肛肠外科
疾病处置与并发症防治

（上）

李曙光等◎主编

吉林科学技术出版社

图书在版编目（CIP）数据

肛肠外科疾病处置与并发症防治/ 李曙光等主编
. -- 长春 ：吉林科学技术出版社，2016.4
ISBN 978-7-5578-0446-6

Ⅰ．①肛… Ⅱ.①李… Ⅲ.①肛门疾病—外科学—防
治②直肠疾病—外科学—防治③肛门疾病—外科学—并发
症—防治 ④直肠疾病—外科学—并发症—防治Ⅳ.
① R657.1

中国版本图书馆CIP数据核字(2016) 第069602号

肛肠外科疾病处置与并发症防治
GANGCHANG WAIKE JIBING CHUZHI YU BINGFAZHENG FANGZHI

主　　编	李曙光　蔺兵虎　常为伟　张小莉
	额尔灯毕力格　刘　洁
副 主 编	厉　珊　张　宁　郭　丽　刘国军
	吕九娣　李相臣　李晓曦
出 版 人	李　梁
责任编辑	张　凌　张　卓
封面设计	长春创意广告图文制作有限责任公司
制　　版	长春创意广告图文制作有限责任公司
开　　本	787mm×1092mm　1/16
字　　数	1003千字
印　　张	41
版　　次	2016年4月第1版
印　　次	2017年6月第1版第2次印刷

出　　版　吉林科学技术出版社
发　　行　吉林科学技术出版社
地　　址　长春市人民大街4646号
邮　　编　130021
发行部电话/传真　0431-85635177　85651759　85651628
　　　　　　　　　　85652585　85635176
储运部电话　0431-86059116
编辑部电话　0431-86037565
网　　址　www.jlstp.net
印　　刷　虎彩印艺股份有限公司

书　　号　ISBN 978-7-5578-0446-6
定　　价　160.00元

主编简介

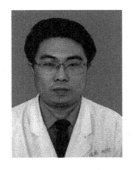

李曙光

1968年出生，副主任医师、副教授，硕士研究生导师。1992年毕业于临床医学系本科，2003年毕业于华北煤炭医学院外科学专业，获硕士学位。就职于河北联大附院普通外科胃肠外科专业。曾于北京二炮总医院进修结直肠外科及胃肠外科专业。近年来主要从事胃肠外科方面研究，尤其是结直肠外科专业。主研方向：胃十二指肠溃疡及癌肿的规范化诊治及其外科治疗的有效性、结肠癌的综合治疗、大肠癌术式分析及应用性研究；低位直肠癌保功能研究；便秘的诊治、家族性息肉病及Crohn氏病外科治疗的保功能研究及随访；直肠脱垂的术式选择及改进；肛门痔、瘘、裂、息肉的外科诊治，尤其是PPH、TST及STAR手术处于国内前沿。在核心期刊发表论文30余篇。主要成果：《骨折愈合的相关性研究》获河北省卫生厅科技进步二等奖1项。2014年被聘为硕士研究生导师，目前已指导4人获硕士学位。在研河北省卫生厅课题1项。

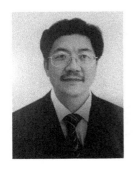

蔺兵虎

1968年出生，现任湖北医药学院附属襄阳医院肛肠科主任，湖北省襄阳市肛肠专业委员会主任委员，曾荣获"襄樊好医生"称号。从事普外科工作近三十年，有丰富的临床经验，擅长消化道肿瘤、痔、复杂性肛瘘、便秘等外科治疗，尤其是低位直肠癌保肛手术及直肠癌的新辅助治疗，PPH（痔上直肠黏膜环切术），EPH（痔上粘膜错位套扎术），肠梗阻，炎症性肠病等疾病的外科诊治及研究领域有着极高的造诣。

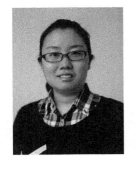

常为伟

1980年出生，工作于河南中医药大学第一附属医院，主治医师，讲师，2003年毕业于河南中医学院，主要从事中医外科肛肠专业的临床、教学及科研工作。对肛门常见疾病的个体化治疗有独到见解，擅长肛肠外科疾病的微创、无痛治疗，注重肛门功能的保护和重建，现参编论著3部，参与省部级科研项目2项，发表论文8篇。

编 委 会

前　言

　　我国肛肠学科是一门融汇中西、古为今用的特色学科。近年来，国内肛肠学科迅速发展，学术活动日渐增多，学术团体不断壮大，医疗技术日新月异，有力地推动了我国肛肠学科的发展。

　　由于人们生活水平的提高，饮食结构的改变及工作节奏的加快等原因，肛肠病的发病率呈逐年增高、年轻化、多样化的趋势发展，引起了医学界的高度关注。科技改变命运，医术提高生活质量，现今衡量现代肛肠科医技水平高低的标准不再局限于传统的解决疾苦。促进康复的层面上，而是在保障患者康复的前提下，如何用"最少的时间、最小的创伤、最轻的疼痛"去解决病情。

　　全书主要阐述肛肠的解剖生理、肛肠疾病的检查方法、术前准备和术后处理、手术方法、术后并发症后遗症的原因及处理方法，以及相关疾病的诊疗护理等方面的内容。全书以中西医结合为特色，同时将现代先进诊疗技术汇集其中。由于编者较多，文笔不一，加之时间仓促和篇幅有限，本书难免有疏漏错误之处，敬请广大读者予以批评指正。

編　者
2016 年 4 月

目　录

第一章

肛肠解剖学

　　肛肠外科解剖学对于肛肠外科医生非常重要。专业医生不仅应熟练掌握肛肠的位置、形态、解剖结构、毗邻关系、血管分布、神经支配、淋巴引流及其变异、畸形等情况，还应掌握其解剖特点与疾病发生发展、诊断、治疗的关系。

第一节　结肠的外科解剖

　　结肠包括盲肠、升结肠、横结肠、降结肠及乙状结肠，成人平均长为 1.5m，约为小肠的 1/4。结肠的解剖特点有：①结肠带：为肠壁纵肌纤维形成的 3 条狭窄的纵行带，其中的一条位于横结肠系膜附着处，称系膜带；另一条位于大网膜附着处，称网膜带；二者之间的 1 条为独立带。结肠带在盲肠、升结肠及横结肠较为清楚，从降结肠至乙状结肠逐渐不甚明显。②结肠袋：由于结肠带比附着的肠管约短 30cm，因而结肠壁缩成了许多囊状袋，称为结肠袋。膨胀的结肠在腹部 X 线平片上的特点是：肠腔内各囊袋之间呈现一些不完整的隔，突向气体的阴影之中，可借此与小肠相鉴别。③肠脂垂：系由肠壁浆膜下的脂肪组织集聚而成，在结肠壁上，尤其是在结肠带附近有肠脂垂，在近端结肠较为扁平，在乙状结肠则多呈蒂状。肠脂垂的外面为腹膜所包裹，有时内含脂肪量过多，可发生扭转，甚或陷入肠内，引起肠套叠。

　　1. 结肠的位置、形态及分部

　　（1）盲肠与阑尾：盲肠是大肠的起始端，上界以结肠瓣为界，下端是 1 个盲端，平均长 6.25cm，宽 7.5cm。

　　盲肠位于右髂窝内，前方和外侧覆有腹膜，前面与大网膜及前腹壁相邻，后面与髂肌和腰大肌相邻，其位置极不恒定，可高至肝下或低至盆腔内，有时因有系膜形成活动性盲肠，也可向内移至腹腔中部或下滑至腹股沟形成腹股沟疝。

　　盲肠的内后方与回肠末端相结合，此处称为回盲结肠口，在回肠进入盲肠壁的入口处有回盲瓣，回盲瓣由上下两个唇状皱襞组成，上唇略呈水平方向，边缘呈弧状，下缘则稍长而稍圆，上下唇在回盲结肠口两端相连，呈狭细的膜性嵴而移行于盲肠黏膜。Vlin 和 Cantor 等认为，瓣两端与回肠和盲肠的环状括约肌所形成的系膜相连续，这些环形肌进入上下两瓣中使回盲瓣具有括约肌功能，可防止大肠内容物反流进入小肠，也可控制食糜不致过快地进入大肠，使食物在小肠内得以充分消化和吸收。

阑尾是起自盲肠末端内侧面的一细长盲管，平均长度 7~9cm，可长至 20cm，短至几厘米，直径 0.5~1cm。阑尾的位置极不恒定，根据其尾体尖所处的位置而分为：①盲肠后位或结肠后位最多见，占64%。②盆位次多见，为32%。③盲肠下位为2%。④回盲前位为1%。⑤回盲后位为0.5%。⑥其他异常位置为0.5%。另外，阑尾的位置依盲肠位置的变化而变化。

阑尾为腹膜内位，并被一三角形的腹膜皱襞限制于原位，此即阑尾系膜。

（2）升结肠：升结肠下端与盲肠相续，上缘在肝下与横结肠相连，长 15~20cm，为腹膜间位；后方借疏松结缔组织与腹后壁相贴。与其相接触的组织器官有髂肌、腰方肌、腹横肌、右肾下极、肝脏面、胆囊、十二指肠等。升结肠发生肿瘤时常可侵及上述肌肉和器官。

（3）横结肠：长 40~50cm，结肠肝曲位于肝及胆囊下方，为升横结肠交界处，其位置常随肝脏的位置有所变化，但一般较恒定；横结肠与降结肠相连处邻近脾脏，称为结肠脾曲。脾曲的位置一般较肝曲为高。脾肿大时可使之下移；肝脾曲之间的结肠其长度差异较大，后方借横结肠系膜附着于胰腺前方为大网膜所覆着，上方为胃，下方为小肠，活动度较大，有时可降至盆腔，当大网膜与某些器官发生粘连时，常将横结肠拉向该器官，甚至成角。

（4）降结肠：长约20cm，与升结肠相似，前方和两侧覆有腹膜，后方借助疏松结缔组织与左肾下外侧、腹横肌腱膜起点及腰方肌相接触。自左季肋部及腰部沿左肾外侧缘向下，至左肾下极，略转向内侧至腰肌侧缘，然后在腰肌和腰方肌之间下行至髂骨骨嵴水平而移行为乙状结肠。

（5）乙状结肠：长度差异很大，为 20~70cm，多呈"乙"字形弯曲，故得此名。短者常较平直，降于盆腔；长者可卷曲数圈后与直肠相续。该段结肠为腹膜内位，系膜多较长，活动度大，有时可发生扭转引起肠梗阻。在行纤维结肠镜检查时尤其应该注意其形态变化，顺其自然弯曲进镜。系膜的后面附着于腹后壁，后面有开口向下的乙状结肠间隐窝。

2. 结肠的血管

（1）结肠的动脉：结肠的血液供应主要来自肠系膜上下动脉。

1）肠系膜上动脉：在第 1 腰椎水平、腹腔动脉的稍下方起于腹主动脉前壁，经脾静脉和胰颈的后方下行，至胰勾突的前面，然后穿过胰下缘与十二指肠下部之间进入小肠系膜根，呈稍凸向左侧的弓状。沿系膜根继续向右下，至右髂窝，其末端与回结肠动脉的回肠支吻合。从弓的突侧自上而下依次分出胰十二指肠下动脉、肠动脉中结肠动脉、右结肠动脉和回结肠动脉。

胰十二指肠下动脉：很细小，当肠系膜上动脉出现于胰下缘时自其发出，行至肠系膜上静脉的后方，分为前后两支。

肠动脉：自肠系膜上动脉的左侧缘发出，在肠系膜两层之间行走，有 12~16 支，分别分布于空、回肠。

上述两支虽然与结肠的血运无关，但在行根治性右半结肠切除、自肠系膜根部结扎动脉时，应注意辨认，勿使之受损，以免造成小肠及胰腺的血运障碍。

中结肠动脉：在胰腺下方自肠系膜上动脉分出，在横结肠缘附近分出左右两支。左支与左结肠动脉分支吻合，分布于横结肠左侧部分；右支与右结肠动脉升支吻合，分布于横结肠右1/30中间段横结肠系膜处有一段无血管区，常可在此处穿过进行手术。有 10% 的人有副中结肠动脉，该动脉发自肠系膜上动脉的左侧壁或肠系膜下动脉，偏左侧进入横结肠系膜内，营养横结肠的左半部及结肠脾曲，此外尚有 2% ~ 5% 的人无中结肠动脉，横结肠由左、右结肠动脉的分支供血。

右结肠动脉：起自肠系膜上动脉的中部，中结肠动脉的稍下方（有时可与中结肠动脉合为一干），沿腹后壁腹膜深面横行向右，至升结肠附近分出升降两支，升支与中结肠动脉分支吻合，降支则与回结肠动脉的升支吻合，供给升结肠和肝曲的血液。该动脉起自肠系膜上动脉者仅占 40%，起自中结肠动脉者约占 30%，由回结肠动脉分出者占 12%，另有 18% 的人无右结肠动脉，而由回结肠动脉及中结肠动脉代替供应。

回结肠动脉：是肠系膜上动脉最低的分支，在右结肠动脉的稍下方发出，沿腹后壁腹膜深面斜向右下方，至盲肠附近分为上、下二干，由此二干再发出以下分支：①结肠支：多为上、下干的延续，转向上，与右结肠动脉的降支吻合，主要供应升结肠。②盲肠支：起自回结肠动脉分支处或上干，分为前后两支，分布于盲肠。③回肠支：为下干的延续，向下至回肠末端附近与肠系膜上动脉的终末支吻合。

阑尾动脉多起自回结肠动脉，也可起自回肠支、盲肠前支或后支，一般为 1 条，有时为 2 条。阑尾动脉干沿阑尾系膜的游离缘走向阑尾尖端，其分支经系膜内分布至阑尾。该动脉与周围动脉无吻合，当血运障碍时可致阑尾缺血或坏死。

2）肠系膜下动脉：在第 3 腰椎水平处自腹主动脉的前壁发出，沿腹后壁腹膜深面行向左下方，其分支有左结肠动脉、乙状结肠动脉，其终末支移行为直肠上动脉。

左结肠动脉：分出后经左精索内血管、左输尿管和腰大肌的前方，腹后壁腹膜的深面横行向左，至降结肠附近分为升、降两支。升支在左肾前方进入横结肠系膜，与中结肠动脉左支吻合，分布于脾曲、横结肠末端，降支下行与乙状结肠动脉吻合，沿途分支，分布于降结肠和脾曲。

乙状结肠动脉：发出后紧贴腹后壁在腹膜深面斜向左下方，进入乙状结肠系膜内，亦分为升、降两支。升支与左结肠动脉的降支吻合，降支与直肠上动脉吻合，供给乙状结肠血液（图 1 - 1）。

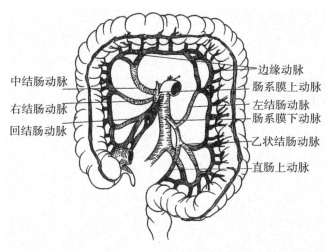

中结肠动脉
右结肠动脉
回结肠动脉

边缘动脉
肠系膜上动脉
左结肠动脉
肠系膜下动脉
乙状结肠动脉
直肠上动脉

图 1 - 1　结肠的动脉

以上各动脉之间在结肠内缘彼此吻合，形成一动脉弓，此弓即结肠边缘动脉，边缘动脉再发分支，从分支又分出长支和短支，与肠管垂直方向进入肠壁，短支多起自长支，少数起自边缘动脉，供应系膜缘侧的 2/3 肠壁；长支先行于结肠带间的浆膜下，然后穿入肌层，沿途发出多数小支供应系膜缘侧的 2/3 肠壁，另有小支至肠脂垂。其终末支穿过网膜带及独立带附近的肠壁，最终分布至系膜对侧的 1/3 肠壁。长短支之间除在黏膜下层有吻合外，其余部位很少有吻合，因此长支是肠壁的主要营养动脉，手术时不可将肠脂垂牵拉过度以免损伤长支（图 1-2）。

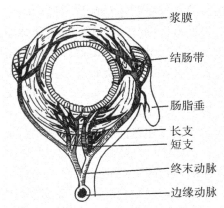

图 1-2 结肠的边缘血管

肠系膜上、下各动脉之间虽有吻合，但有时吻合不佳或有中断，因此边缘动脉尚有薄弱处，临床上中结肠动脉如被损伤，有的可引起部分横结肠坏死。有人认为乙状结肠与直肠间亦存在"临界点"，但也有报道此"临界点并无重要临床意义"。结肠手术时，当某一动脉结扎后，肠壁是否能够保留，应注意肠壁的终末动脉是否有搏动，不可过分相信动脉间的吻合交通。

3）肠系膜侧支循环：21 世纪初以来，解剖学逐渐注意到肠系膜血管的侧支循环。1913 年 Drurnond 首先描述全部肠系膜血管与结肠中央吻合支以及不完整的边缘动脉所相通；1933 年 Steward 发现 6% 尸解标本中有结肠中动脉与左结肠动脉直接交通；Lindstvom 通过主动脉造影发现痔上、中动脉之间有重要的吻合支，1964 年 Felsan 命名结肠中动脉和结肠左动脉中间的侧支为弯曲的肠系膜动脉（mesenterlc artery），认为这种动脉起自结肠中动脉，终于肠系膜下动脉主干。Meyeta 推测仅 48% 的人脾曲有吻合支连接。

肠系膜下上动脉间的侧支循环在临床上有重要意义。在行直肠癌扩大根治时，常需根部结扎肠系膜下动脉；如果行前吻合拖出术或肛门重建术，切断过多肠管可能造成结肠拉下困难，依靠这种侧支循环可以保留较长的肠管而不致坏死。因此，术中应仔细辨认勿使侧支循环受损。

（2）结肠的静脉：结肠的静脉回流入肠系膜上、下静脉。肠系膜上静脉在同名动脉的右侧经肠系膜根上行，至胰头后面与脾静脉会合成门静脉。肠系膜上静脉长度平均为 6.5cm，近端宽径平均 1.5cm，中点平均 1.2cm，远端平均 0.8cm。其属支有：①回肠静脉与空肠静脉；②胃网膜右静脉；③中结肠静脉；④右结肠静脉；⑤回结肠静脉。上支各属支分别与同名动脉伴行，回流到相应肠段的静脉网。

胃网膜右静脉常与右结肠静脉汇合成干（Henle 干）后再汇入肠系膜上静脉，从 Henle 干的汇入点到回结肠静脉的汇入点一般称为"外科干"，由于"外科干"具备以下特点：①长度不小于 2cm；②无粗大属支从左侧汇入；③无动脉分支从外科干的前面或后面横过；④与肠系膜上动脉间无重叠现象。因此，行血管结扎或肠静脉吻合常在此处进行。另外，此处是结肠主淋巴结的所在部位，在行根治性右半结肠切除时应注意清除该处的淋巴结。

肠系膜下静脉由直肠上静脉、乙状结肠静脉、左结肠静脉汇合而成，汇流左半结肠与直肠静脉丛的静脉血，从直肠上静脉与最下乙状结肠静脉的汇合点到汇入下腔静脉处长度 4～22cm，平均 13.2cm，近终端的宽径 0.15～1.01cm，平均 0.85cm。

3. 结肠的淋巴

（1）壁内淋巴：结肠的固有膜究竟是否有淋巴管尚有争议。目前的看法是：大肠的淋巴管存在于固有膜深层或黏膜肌层附近。Fenoglio 利用光镜和电镜发现，大肠黏膜的淋巴管紧密围绕黏膜肌层上下方及肌层本身，肠壁内淋巴管汇流入结肠上淋巴结。

（2）结肠上淋巴结：离肠壁最近，位于结肠壁的浆膜下，亦有人认为存在肠脂垂内，淋巴结体积很小。

（3）结肠旁淋巴结：收集结肠上淋巴结的淋巴，沿结肠动脉弓及其分支周围排列，是结肠癌转移的第 1 站。

（4）中间结肠淋巴结：沿各结肠动脉分支排列，其淋巴液汇入各主结肠淋巴结。

（5）主结肠淋巴结：分布于各结肠动脉的根部和肠系膜上、下动脉根部，分为回结肠淋巴结、右结肠淋巴结、左结肠淋巴结、乙状结肠淋巴结，各主结肠淋巴结分别收纳该动脉分布区的淋巴管，其输出管分别汇入肠系膜上、下淋巴结。

1）肠系膜上淋巴结：位于肠系膜上动脉根部，100～200 个，接受肠系膜淋巴结、回结肠淋巴结、右结肠淋巴结、中结肠淋巴结的输出管，收纳十二指肠下半部到横结肠脾曲以前的消化管的淋巴，其输出管参与组成肠干。

2）肠系膜下淋巴结：位于肠系膜下动脉根部，通常接受左结肠淋巴结、乙状结肠淋巴结和直肠旁淋巴结的输出管，收纳横结肠左半至直肠上段肠管的淋巴。其输出管形成肠干（图 1-3）。

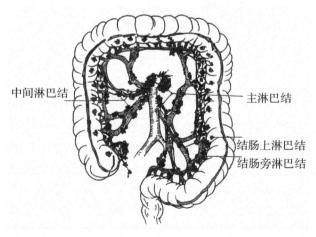

图 1-3 结肠的淋巴回流

（6）肠干：肠系膜上下淋巴结与腹腔淋巴结的淋巴输出管汇合成肠干，汇入乳庭池或腰干。

（李曙光）

第二节　肛管直肠的外科解剖

1. 肛管直肠特异性解剖结构　　见图1-4、1-5。

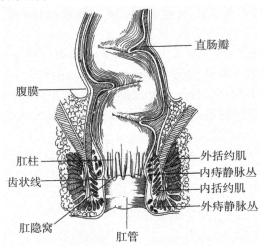

图1-4　肛管直肠结构及毗邻

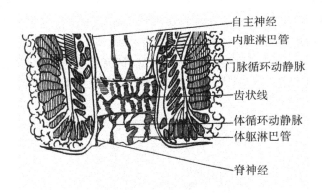

图1-5　齿状线上下的结构

（1）直肠瓣：乙状结肠移行至直肠逐渐失去结肠的特征，继后直肠腔显著扩大的部分称为直肠壶腹，在壶腹内有2~5条半月形的黏膜皱襞，多为螺旋形半月状，称直肠瓣。因该瓣1830年由Houston首次提出，故又称Houston瓣。直肠瓣由黏膜、环肌和纵肌共同构成，向腔内突入，高1~2cm。最上的直肠瓣位于直肠、乙状结肠交界部，距肛门约11.1cm，位于直肠的左壁或右壁上，偶尔该瓣可环绕肠腔1周。中间的1个又叫Kanlrausch瓣，是3个瓣中最大者。其位置较固定，距肛门8.5~9.6cm，相当于腹膜反折平面，该瓣内部环肌层较发达，位于直肠壶腹稍上方的前后侧壁；最下1个瓣位于中瓣的稍下方，位置最不恒定，一般位于直肠的左侧壁，距肛缘 6.19 ± 0.067 cm，当直肠充盈时，该瓣常可消失，而排空时则较显著，直肠检查时，可触及此瓣，易误认为新生物。直肠瓣的功能尚未肯定，可能有使粪块回旋下行和使粪块得到支持的作用。

（2）直肠柱：又称 Morgagni 柱或肛柱。为直肠壶腹内面垂直的黏膜皱襞，有 6~10 条，长 1~2cm，宽 0.3~0.6cm，儿童比较明显。直肠柱是肛门括约肌收缩的结果，当直肠扩张时此柱可消失，各柱的黏膜下有直肠上动脉、静脉的分支，柱内静脉扩张时可形成内痔。直肠柱越向下越显著，尤其在左壁、右后和左前壁者最明显。

（3）肛直线：又称 Herrmann 线，为直肠柱上方的连线，距齿状线上方约 1.5cm。

（4）肛瓣：直肠柱下端之间借半月形的黏膜皱襞相连，这些半月形的黏膜皱襞称为肛瓣，有 6~10 个。肛瓣是比较厚的角化上皮，是原始肛膜的残迹，它没有"瓣"的功能。

（5）肛窦：直肠柱与肛瓣围成的小隐窝称为肛窦，又称 Morgagni 隐窝，为 6~12 个，此窦开口向上，窦底有肛门腺的开口，深度一般为 0.3~0.5cm，窦内储存有黏液，有润滑排便的作用。由于窦常存有粪屑杂质，85% 的人有肛窦发炎。肛窦是胚胎发育中直肠套叠的标志，据统计，45% 的人此窦较深大，17% 的人小而浅，7% 的人无此窦。深大者常见于小儿，随着年龄增长，此窦有由下而上逐渐闭锁和消失的趋势。

（6）肛腺：是一独立结构，在胚胎发育早期即已出现，且常在消化道黏膜肌层出现之前即深藏在肌层的原基内，故而又称肛管肌内腺。Kratzer 等认为，多数肛腺集中在肛管后部，两侧较少，前部缺如，因而临床所见肛瘘多位于肛管后部。周良献认为肛腺向外穿内括约肌，最远可达内括约肌与联合纵肌交界处，未发现向更远的方向延伸，肛腺可超越齿状线与肠腺并存。陈庆兰等报道，肛腺主要位于齿状线附近，分布于黏膜下层内，部分超越齿状线。

（7）齿状线：肛管与直肠黏膜相结合处，有 1 条锯齿状的线，叫作齿状线或梳状线。该线是胚胎期原始直肠的内胚叶与原始肛门的外胚叶交接的地方，在临床上有重要意义。

1）齿状线是固有肛管和直肠的交界线，线以上直肠覆有复层立方上皮，所发生的肿瘤常为腺瘤或腺癌；线以下肛管覆有复层扁平上皮，所发生的肿瘤常为鳞状上皮癌。

2）齿状线以上的动脉来自肠系膜下动脉的直肠上动脉（痔上动脉）和来自髂内动脉的直肠下动脉（痔中动脉）。静脉为痔内静脉丛，汇集成直肠上静脉（痔上静脉），属门静脉系；直肠下静脉（痔中静脉）入髂内静脉。齿状线以下的动脉为来自阴部内动脉的肛门动脉（痔下动脉）。静脉为直肠下静脉丛，经肛门静脉（痔下静脉）注入髂内静脉，最后入下腔静脉。

3）齿状线以上的神经是自主神经，没有明显痛觉，故手术时是无痛区；齿状线以下的神经是脊神经，痛觉敏感，手术时是痛区。

4）一般认为齿状线以上的淋巴管沿直肠上血管达肠系膜下淋巴结，或向侧方沿直肠下血管注入髂内淋巴结。齿状线以下的淋巴管经大腿根汇入腹股沟淋巴结。但近年来有人认为，齿状线上下的淋巴管亦存在交通。王云祥等的淋巴管注射研究表明：齿状线上方的黏膜层及黏膜下层毛细淋巴管可与齿状线下方的浅深层毛细淋巴管网相交通。从肛管下部注入普鲁士蓝氯仿溶液，也可见毛细淋巴管越过齿状线，与齿状线上方的毛细淋巴管网相通，在上、下两部之间并不存在明显界限。

5）齿状线是排便反射的诱发区，感觉非常敏感。当粪便由直肠到达肛管后，齿状线区的神经末梢感受器受到刺激，反射性地引起内、外括约肌的舒张和肛提肌收缩，使肛管张开，粪便排出（图1-6）。

（8）肛乳头：一般把肛管与直肠柱相接区隆起的小圆锥体或三角形的小隆起称为肛乳头。肛乳头的表面被盖的光滑的乳白色或淡红色皮肤，沿齿状线排列，多为1~4个。有肛乳头者约为28%，多数人无此结构，乳头肥大者多并有隐窝炎。

（9）括约肌间沟：又称Hihon白线，距肛缘约1cm，为内括约肌下缘与外括约肌皮下部的交界处。Ewing（1954年）等认为无此线，而三枝纯郎（1965年）提出此线的存在与人种有关，白种人清楚易认，黄、黑种人则不存在。

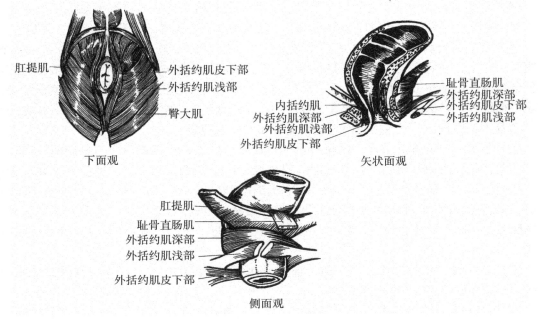

图1-6 肛门内外括约肌及肛管直肠环

（10）栉膜带：1879年Dure将肛管上皮分为3部：皮肤、中间带和栉膜带。中间带是皮肤和黏膜过渡区，皮薄致密，色白光滑，对照上端的肛柱和齿状线似梳带，故被Strond（1895年）命名为梳状区，又称栉膜带，Miel等认为此带是一种痛性的纤维组织环状带。近年来有人认为此带并不存在，而是痉挛的内括约肌下缘。张东铭等报道栉膜带是正常的纤维肌性环，与内括约肌结合较松，高0.65±0.01cm，厚0.12±0.002cm，其功能同内括约肌一样重要。

2. 肛门直肠部肌肉 肛门直肠的肌肉对肛门直肠的生理功能有重要作用，研究这些肌肉的解剖结构及功能，对肛肠肿瘤的手术处理，尤其在保肛手术和肛门重建手术时，具有重要意义。这些肌肉可分为4群，即肛门内括约肌、肛门外括约肌、肛提肌和联合纵肌。

（1）肛门内括约肌：是直肠环形平滑肌延续到肛管部增厚变宽而成，受自主神经支配，上起肛直环平面，下至括约肌间沟，包绕肛管上部2/3部，高1.72±0.01cm，厚0.48±0.004cm。下缘距齿状线下0.79±0.01cm、肛缘上0.9±0.01cm。肌束呈椭圆形，乳白色，连续重叠排列如覆瓦状。上部纤维斜向内下，中部呈水平，下部稍斜向上。在最肥厚的下端形成 1 条环形游离缘。内括约肌的主要作用是控制排便，在非排便时可长时间维持收缩状态而不疲劳；对维持肛门直肠的静息压起重要作用。当直肠内粪便达到一定量时，通过直肠内的压力感受器和齿状线区的排便感受器，反射性引起内括约肌舒张排出粪便。

（2）肛门外括约肌：分为皮下部、浅部和深部 3 部分。

1）皮下部：在肛门缘的皮下。为环形肌束，围绕肛管下端，不附于尾骨，位于肛门内括约肌的外下方，其上缘与内括约肌的下缘相接，肌束呈椭圆形，平均高度为 0.64 ± 0.02cm，平均厚度为 0.95 ± 0.008cm。

2）浅部：在皮下部与深部之间，为椭圆形肌束，起于尾骨，分为两束，在肛门内括约肌之外环绕肛管，在肛管前方又合二为一止于会阴体。

3）深部：在浅部的上方，也是环形肌，为圆形肌束，与浅部无明显的界限，不附于尾骨。

近年来不少学者认为外括约肌分 3 层者仅占少数（28%），多数人外括约肌浅部和深部不易分清，常合为 1 层。应分为浅、深 2 层，即皮下部为 1 层，浅深两部为 1 层。此 2 层肌肉与耻骨直肠肌共同组成肛门外括约肌的三肌襻系统，对控制排便起重要作用。

（3）耻骨直肠肌：起于两侧耻骨下支背面及其邻近筋膜，向后方绕过阴道或前列腺的外侧，于肛管直肠连接处的后方，左右二肌连合成"U"形，像一吊带将直肠肛管结合部向前上方牵引，形成直肠角，其下缘与外括约肌深面紧密融合。过去，把它列为肛提肌的一部分，近年来认为把它看成外括约肌的一部分更为合适。因为该肌与肛提肌无论在形态、神经支配和功能上皆有明显区别，它将直肠颈、尿道、阴道等环抱在一起，构成这些器官的括约肌，对维持肛门的自控起关键作用。

（4）肛提肌和肛提肌复合体：肛提肌包括髂尾肌和耻尾肌，后者又分为提肌板和肛门悬带两部。

1）髂尾肌：起自坐骨棘和盆筋膜腱弓（白线）的后部，其前部肌束在肛尾缝处与对侧相续，后部肌束附着于骶骨下端，正中肌束附着于肛门和尾骨之间。髂尾肌在人类是退化器官，一般较薄弱，甚至完全缺如，或大部分被纤维组织所代替。

2）耻尾肌：是肛提肌的重要部分，起自盆筋膜腱弓的前部和耻骨体背面，两侧肌束在肛尾缝交叉，少数纤维不交叉直接附着于尾骨尖。耻尾肌又分为提肌板和肛门悬带两部。

提肌板：分内外两部，其内侧称为提肌脚，脚的内缘呈"U"形，圈成提肌裂隙，并与隙内的直肠颈借裂隙韧带相连，提肌脚的后方有肛尾缝。以往认为该缝是肛提肌的附着点，实际上是左右提肌腱纤维的交叉线，因而两侧肛提肌不是独立的，而是呈"二腹肌"样，可同时收缩。肛尾缝在排便活动中起重要作用。因该缝如同"宽紧带"一样，提肌脚收缩时，它变窄拉长，提肌裂隙扩大，拉紧裂隙韧带，间接地开大了直肠颈内口，使直肠内粪便进入直肠颈。

肛门悬带：提肌板在提肌裂隙的周缘急转而下形成垂直方向的"肌袖"，称为"肛门悬带"，它绕直肠颈和固有肛管，下端穿外括约肌皮下部，附着于肛周皮肤。提肌板收缩时，悬带相应地向外上方退缩、上提并扩大直肠颈和固有肛管；外括约肌皮下部被拉至内括约肌下端的外侧，肛门张开，以利排便。

提肌脚、肛门悬带、提肌裂隙和裂隙韧带等总称为肛提肌复合体，有固定肛管的作用。肛门悬带固定直肠颈于垂直位，而裂隙韧带从水平方向给予支持，当用力排便时，提肌板收缩，裂隙韧带紧张，密闭了提肌裂隙，防止腹内压的增高。但在慢性腹内压增加并超过了上述结构的负荷极限时，将会导致肛尾缝过度伸展，提肌裂隙扩大，提肌板下塌。裂隙韧带松弛以及肛门悬带断裂，肛管因失去了支持而发生脱垂。

（5）联合纵肌：可分为内、中、外3层。内层属平滑肌，是直肠纵行平滑肌的直接延续；外层与中间层属横纹肌，分别来自提肌板和外括约肌尖顶襻向下的延续延伸部分，联合纵肌的下端在内括约肌下缘水平移行于中央腱，由此分出三束纤维隔，向内止于肛管皮肤，向外进入坐骨直肠窝。向下穿外括约肌基底襻分散交叉形成皱皮肌，止于肛周皮肤。

联合纵肌的中间层即肛门悬带，内层是直肠纵肌的延续，故排便时二者均有缩短和扩大肛管的作用，由于纵肌的收缩将肛管向外上方牵引，因此粪块下降时有抗脱垂的作用。

3. 肛管结缔组织系统　联合纵肌的主要成分除横纹肌和平滑肌外，还有大量的弹性纤维。在齿状线平面以上是以平滑肌和横纹肌为主，由齿状线向下此两种纤维逐渐减少，至内括约肌下缘平面以下，除少量纤维仍为平滑肌外，绝大部分为结缔组织纤维所代替。肛管各部结缔组织系统以联合纵肌为核心，在其下行过程中，分裂出许多纤维束，沿各个方向穿插于肛管周围组织内。

（1）外括约肌结缔组织：肛提肌以下，联合纵肌纤维立刻分支并穿入耻骨直肠肌与外括约肌内，分割、穿插和缠绕肌纤维形成复杂的结缔组织网。有些纤维密集成板层状，可将外括约肌分割成数层或大的肌束，有些纤维包绕肌的外面形成肌鞘。在结缔组织网孔内，均有一条肌纤维居于其中，肌纤维的肌内衣和肌外衣与网壁交织粘着，在形态功能上形成一个整体，结缔组织网主要由胶原纤维组成，但也含有弹性纤维。网的上部与盆膈下筋膜相连，但无纤维穿入肛提肌，这是外括约肌与肛提肌二者之间的重要组织学差异。网的内侧附着于联合纵肌，据统计，由联合纵肌发至外括约肌网的分支数为6～16支，平均10支，多半居外括约肌的下半。网的外侧纤维延伸至坐骨直肠窝的脂肪组织内，止于盆膈下筋膜和窝的外侧壁，最下部纤维部分经内、外括约肌下端之间与皮下结缔组织纤维相连。部分穿外括约肌皮下部止于肛周皮肤。

（2）内括约肌结缔组织：联合纵肌内侧分出约13支纤维束，经内括约肌上部穿入肌内，将内括约肌分割成若干肌束，形成肌束间隙，由肌束间隙再分出大量弹性纤维呈放射状穿入肌束内，每1根肌纤维均与弹性纤维相粘着，换言之，即有收缩力的肌纤维借助于无收缩力的结缔组织附着于联合纵肌。联合纵肌的上部纤维穿经内括约肌进入黏膜下层，而最下部纤维呈"U"形绕内括约肌进入黏膜下端，逆行进入黏膜下层，"U"形束的底部止于肛门肌间隔，其上行束到达齿状线以上便逐渐变薄，至内括约肌上端平面则完全消散。

（3）黏膜下结缔组织：位于肛管黏膜（包括栉膜）与内括约肌之间，包括支持性结缔组织与稳定性结缔组织两种。前者指黏膜下层的固有成分，后者指联合纵肌穿内括约肌进入黏膜下层纤维，在内括约肌的内侧面，形成一层有胶原纤维、弹性纤维与平滑肌纤维相混合的纤维肌性组织，通常为肛门黏膜下肌，亦名肛管肌或 Treitz 肌。

肛门黏膜下肌主要来自联合纵肌穿经内括约肌的结合纤维及其绕内括约肌下端的逆行纤维，也有内括约肌及直肠环肌的迷离纤维参加。是否有黏膜肌层参加意见尚不一致。

肛门黏膜下肌的形状大致可分为4型：①棒状型：由内括约肌上部分出较大的纤维束，沿内括约肌内侧下行。②三角型：由内括约肌上部分出时较细，至下端肌束增宽呈三角形。③纺锤型：出内括约肌处较细，中间粗，下部又变细，呈纺锤形。④呈线状下行。上述各型中，棒状型较少见，其他 3 型出现率相同。

肛门黏膜下肌长度平均 14.8cm，宽度平均 1.2mm，均随年龄增长而逐渐增厚，20 岁以后即趋稳定。其分布方式有 4 种：①呈网状缠绕内痔血管；构成痔静脉丛的支架。②绕内括约肌端或穿其最下部肌束与联合纵肌再次连合。③部分来自联合纵肌的纤维穿内括约肌直接附着于齿状线以下的栉膜区皮肤。④终末部纤维沿内、外括约肌内侧下行，附着于肛周皮下，或穿入内括约肌下部肌束间，或穿入外括约肌下部肌束间形成网状，附着于肛周皮肤。

（4）皮下结缔组织：肛周皮肤与外括约肌皮下部之间有联合纵肌的终末部纤维，通常称为肛门皱皮肌。最早"皱皮肌"这一名称由 Ellis（1873 年）提出，1949 年 Wilde 否认此处有平滑肌的存在，经组织学证实，Ellis 所见的苍白色纤维不是平滑肌而是弹性纤维，1955 年 Goligher 提出黏膜下肌的平滑肌纤维向下延伸构成皱皮肌，但未得到组织学的证实。

Stephens 否认肛门皱皮肌的存在，关于肛门皮肤为何会皱缩，他设想是由于肛提肌向上牵拉联合纵肌的终末部分，加上外括约肌皮下部分的张力，二者联合作用的结果。

（5）坐骨直肠窝结缔组织：来自联合纵肌穿经外括约肌的纤维，在窝内形成网状，将脂肪组织分割包围，固定于盆膈下筋膜、骨盆侧壁以及肛周皮肤。

肛门部的结缔组织系统作为肛管的"骨骼"系统对控制排便、固定肛管等发挥重要作用，亦与某些疾病的发生有关。

4. 肛管直肠周围间隙　肛管直肠周围存在数个正常的组织间隙，这些间隙对疾病的发生有重要意义。肛管外科手术时，常需沿这些间隙进行。肛肠肿瘤外科医生熟悉这些组织间隙，对顺利完成手术、减少手术意外及并发症有重要作用。

肛管直肠周围间隙以肛提肌为界，可分为两组，即肛提肌上间隙和肛提肌下间隙。

（1）肛提肌上间隙

1）骨盆直肠间隙：位于上部直肠与骨盆之间的左右两侧，下为肛提肌，上为腹膜，前为膀胱、前列腺或阴道，后为直肠侧韧带，其顶部和内侧是软组织。

2）直肠后间隙：又称骶前间隙，位于直肠上部与骶骨前筋膜之间，下为肛提肌，上为腹膜反折。在直肠癌切除分离直肠后方时，一定要在此间隙内进行，切忌与骶前筋膜分离，以免造成骶前静脉破裂，发生骶前静脉大出血。

3）直肠膀胱间隙：位于直肠与前列腺、精囊腺、膀胱或阴道之间，上界为腹膜，下界为肛提肌。当直肠前壁发生癌肿时，此间隙发生粘连或受侵，分离时易损伤前列腺、精囊腺甚至后尿道，应特别注意。

4）黏膜下间隙：位于肛管黏膜与内括约肌之间，向上与直肠黏膜下层相连，间隙内有黏膜下肌、内痔静脉丛及痔上动脉终末支等，与内痔发生有关，感染后可以形成黏膜下脓肿。

（2）肛提肌下间隙

1）坐骨直肠间隙：位于直肠两侧，上为肛提肌，内为肛管壁，外侧为闭孔内肌及其筋膜，间隙内有脂肪组织和痔下血管通过，其容量约 50ml。此间隙与皮下间隙直接交通，还可沿中央腱的纤维隔与中央间隙相通，通过纵肌外侧隔或括约肌间外侧隔或外括约肌浅部肌束间纤维与括约肌间间隙交通。此间隙还可向前延伸至尿生殖膈以上，向后内侧经 Courtney 间隙与对侧的坐骨直肠间隙相通。

2）肛管后浅间隙：位于肛尾韧带的浅面。

3）肛管前浅间隙：位于会阴体的浅面，与肛管后浅间隙相通。

4）肛管后深间隙：即 Courtney 间隙，位于肛尾韧带的深面，与两侧坐骨直肠间隙相通。

5）肛管前深间隙：位于会阴体的深面，较肛管后深间隙为小，亦与两侧坐骨直肠间隙相通。

6）皮下间隙：上为外括约肌皮下部，下为肛周皮肤内侧邻肛缘内面，外侧为坐骨直肠窝，间隙内有皱皮肌、外痔静脉丛和脂肪组织。皮下间隙借中央腔的纤维隔向上与中央间隙相通，向内与黏膜下间隙分隔，向外与坐骨直肠间隙直接连续。

7）中央间隙：联合纵肌与外括约肌基底襻之间为中央间隙，内含中央腱。由此间隙向外通坐骨直肠间隙，向内通黏膜下间隙，向下通皮下间隙，向上通括约肌间间隙，由此进而可达骨盆直肠间隙。

8）括约肌间间隙：有4个，位于联合纵肌的三层之间。最内侧间隙借穿内括约肌的纤维与黏膜下间隙交通，最外侧间隙借外括约肌中间襻内经过的纤维与坐骨直肠间隙交通，内层与中间层之间的间隙向上与骨盆直肠间隙直接交通，外层与中间层之间的间隙向外上方与坐骨直肠间隙的上部交通，所有括约肌间间隙向下均汇总入中央间隙（图1-7）。

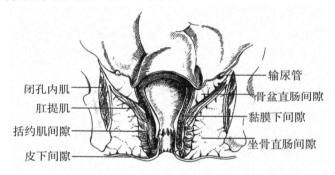

图1-7　肛管直肠周围间隙

5.肛管、直肠的血管　肛管直肠的血液供应主要来自肠系膜下动脉、髂内动脉和腹主动脉的直接分支。静脉起自痔上静脉丛和痔下静脉丛，分别汇入门静脉与下腔静脉。

（1）肛管、直肠的动脉：主要有直肠上动脉、直肠下动脉、骶正中动脉和肛门动脉4支。

1）直肠上动脉（痔上动脉）：是肠系膜下动脉的终末支，在第3骶骨水平分为左右两支，沿直肠两侧下降，约在直肠中部，每1支动脉支再分数支穿直肠肌层至黏膜下层，在肛柱内下行至齿状线附近，沿途分许多小支，主要供应直肠和齿状线以上的肛管，其毛细血管丛与直肠下动脉、肛门动脉吻合。

2）直肠下动脉（痔中动脉）：是髂内动脉的分支，一般比直肠上动脉细小，左右各1支，由直肠侧韧带进入直肠下段的前壁，主要供应直肠下部的前面、膀胱底和阴道上部。

3）骶中动脉：起自腹主动脉分支部上约1cm处的动脉后壁，沿第4、5腰椎和骶尾骨前面下行，行于腹主动脉、左髂总静脉、骶前神经、痔上血管和直肠后面，某些终末分支可沿肛提肌的肛尾缝下降至肛管和直肠。

4）肛门动脉（痔下动脉）：自髂内动脉的分支阴部内动脉发出，经过坐骨直肠窝时分为数支，主要分布到肛提肌、内括约肌、外括约肌和肛管，也分布至下部直肠（图1-8）。

（2）肛管直肠的静脉

1）痔上丛（痔内丛）：位于齿状线以上肛管、直肠的黏膜下层内，静脉丛在直肠柱内呈囊状膨大并以横支相连，静脉丛汇合成5~6支集合静脉垂直向上，约行8cm的距离，穿出直肠壁形成痔上静脉（直肠上静脉），经肠系膜下静脉入门静脉。

2）痔下丛（痔外丛）：位于齿状线以下的皮下，由肛管内壁静脉、肛周静脉、直肠壁外静脉汇集而成，沿外括约肌外缘连成1个边缘静脉干。痔外丛在直肠柱下端与痔内丛吻合，吻合的横支形成静脉环称痔环。下丛的上部入直肠上静脉，下部经直肠下静脉入髂内静脉。肛管皮下的肛管静脉丛，经阴部内静脉汇入髂内静脉（图1-9）。

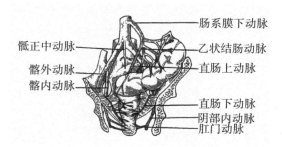

图1-8 肛管直肠动脉分布

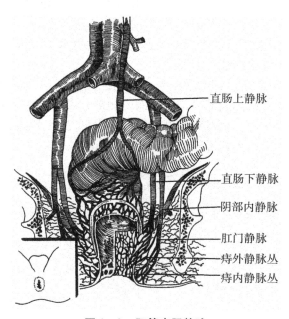

图1-9 肛管直肠静脉

6. 肛管直肠的淋巴引流

（1）肛管直肠的器官内淋巴管

1）黏膜层：有人认为在直肠黏膜层固有膜的深部，于腺底与黏膜肌之间，存有1层毛细淋巴管网，但王云祥等认为此淋巴管网并不存在，临床上原位癌很少有淋巴转移，亦说明黏膜内的淋巴管并不丰富。

2）黏膜下层：淋巴较丰富，毛细淋巴管网位于黏膜肌的直下方，注入黏膜下层淋巴结，黏膜下层淋巴管吻合成丛。该丛多位于黏膜下层毛细淋巴管网的深部，由该丛发出集合淋巴管，穿过肌层走向局部淋巴结，所以癌组织一旦侵及黏膜下层，淋巴转移的概率将大大增加。

3）肌层：在直肠的纵肌和环形肌层的肌纤维束之间，可见毛细淋巴管，在纵、环肌层之间的结缔组织内尚存有一层毛细淋巴网。肌层毛细淋巴管发出的淋巴管一部分汇入通过肌层的黏膜下层淋巴管，其余的直接注入器官外局部淋巴结。

4）直肠齿状线上、下方淋巴管间的联系：多数研究认为齿状线上、下方的淋巴管可相互交通，在齿状线处并不存在界限。临床观察，齿状线上方近齿状线处发生癌肿时，可出现腹股沟浅淋巴结转移，因此对过去以齿状线划分淋巴引流方向的观点现已受到怀疑。

（2）肛管直肠的淋巴流向

1）肛提肌以上直肠壶腹部的集合淋巴管沿直肠上动脉走行，注入沿该动脉分支处及其分支排列的直肠旁淋巴结，这是直肠最重要的淋巴通路，直肠癌转移也以此部最多。直肠旁淋巴结的输出管汇入直肠上动脉旁淋巴结，后者再汇入肠系膜下淋巴结，有时直肠壁集合淋巴管与直肠上动脉旁淋巴结或肠系膜下淋巴结之间可存在直接通路，这是肿瘤跳跃性转移的原因。

2）与肛提肌相邻的肠管的淋巴管沿肛提肌表面走行汇入相应水平的直肠下动脉旁淋巴结，或向前沿盆壁汇入闭孔淋巴结，再汇入髂内淋巴结。关于淋巴管是否穿过肛提肌有不同看法，有人认为可穿过肛提肌，但 Elair Best 等对此持否定态度。

3）肛提肌以下、肛管黏膜部的淋巴管沿肛门动脉过坐骨直肠窝，汇入沿阴部内动脉根部的臀下淋巴结，再汇入髂内或髂总淋巴结。

4）肛门周围皮肤及肛管皮肤部的淋巴管，向前经过会阴及大腿内侧的皮下组织，汇入腹股沟淋巴结，多数注入腹股沟浅淋巴结下群的内侧部，即进入位于大隐静脉末端内侧的淋巴结，一部分至上群的内侧部，腹股沟浅淋巴结的输出淋巴管多汇入髂外淋巴结，一部分注入腹股沟深淋巴结，少数注入闭孔淋巴结（图 1 - 10）。

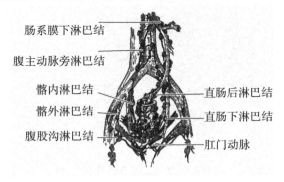

图 1 - 10　肛管直肠淋巴回流

7. 肛管、直肠神经

（1）直肠神经：直肠由自主神经支配。交感神经来自骶前神经丛，该丛在主动脉分叉下前方，于直肠深筋膜之外分为左右两支，向下与骶部副交感神经会合，于直肠侧韧带两旁组成骨盆神经丛。交感神经兴奋，抑制直肠蠕动，减少腺体分泌，使内括约肌收缩，控制排便。副交感神经来自 S_{2-4} 神经，兴奋时增强直肠蠕动，使腺体分泌增加，肛门内括约肌松弛，排出气体和粪便。另外，副交感神经中还含有一种对排便反射和意识控制排便的感觉神经纤维，可感知直肠被粪便充满或空气膨胀的胀满和排便的紧迫感。

（2）肛管神经：肛管的神经从性质上可分为内脏神经和躯体神经两类。

1）肛管和肛周皮肤的交感神经：主要是骶前神经和交感于上的骶部神经以及尾神经节发出的纤维，分布于肛周皮肤内的腺体和血管。交感神经的作用是抑制肠蠕动和收缩内括约肌，故骶前神经被认为是内括约肌的运动神经。

肛管的副交感神经是由直肠壁内肠肛神经丛延续而来，形成联合纵肌神经丛，分布于肛周皮肤。黏膜下神经丛与肛周皮肤的神经丛连接，分布于肛周皮内汗腺、皮脂腺和大汗腺。副交感神经的作用是增加肠蠕动，促进分泌，并开放内括约肌。

2）躯体神经（脊神经）：肛管的躯体神经有以下来源：①来自阴部神经发出的肛门神经，该神经由 S_{2-4} 后支组成，与肛门血管伴行，通过坐骨直肠窝，分布于肛提肌外括约肌以及肛管皮肤部和肛周皮肤。肛门神经是外括约肌的主要运动神经，损伤后会引起肛门失禁。②阴部神经发出的括约肌前支。③会阴神经的肛门支。④由 S_5 与 C_0 合成的肛门尾骨神经。⑤股后神经的长会阴支等。对粪便的控制是通过躯体神经来完成的，但这种控制是有一定限度的。躯体神经与内脏神经之间存在着内在的联系，直肠肛管的生理反射需要两种神经的协同作用完成，任何一种神经遭到破坏均可引起肛门直肠的功能紊乱。

（李曙光）

第三节　与肛肠手术有关的毗邻脏器解剖

肛肠肿瘤在发生发展过程中，常累及肛肠邻近的器官或组织，在行手术治疗时，常需对有关脏器进行解剖或切除，不适当的操作也常能造成邻近器官的损伤。因此，了解有关脏器的解剖是必要的。

1. 盆壁与盆底

（1）骨盆的组成：骨盆后壁由骶骨、尾骨组成，两侧壁为左、右髂骨及坐骨，前壁为耻骨及耻骨联合。各骨壁借关节、韧带和软骨连接而成骨盆。

骶骨岬、骶翼前缘、弓状线、耻骨梳、耻骨嵴及耻骨联合上缘共同围成骨盆界线，界线以上为大骨盆，以下为小骨盆。小骨盆的上口即骨盆界线，近似圆形，下口略呈菱形，由耻骨弓、坐骨结节、骶结节韧带和尾骨围成。骨性盆腔为一短而弯向前的骨腔，后壁由骶尾骨、骶尾关节连接而成，侧壁为髂骨、坐骨、骶结节韧带与骶棘韧带。后二韧带与坐骨大、小切迹围成坐骨大、小孔，通向臀部及会阴部的肌腱、神经及血管经二孔出入盆腔。大孔的前方为闭孔，闭孔动、静脉与神经经闭孔管走向股部。前壁为耻骨联合及耻骨。盆腔内容物有脏器及其血管、淋巴及神经。

男女骨盆有一定差异，男性骨盆狭长，髂翼趋于垂直，骶骨长窄、弯曲度大，小骨盆上口呈尖向前的心形，盆腔漏斗形。耻骨下角呈锐角（70°～75°）。女性骨盆较宽短，骨翼接近水平，骶骨短宽，弯曲度小。小骨盆上口接近圆形，骨盆腔短而宽，呈桶状，耻骨下角呈钝角，为 90°~100°（图 1-11）。

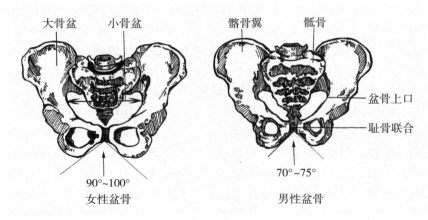

图 1-11　男、女性骨盆

　　（2）盆壁的肌肉：髂腰肌位于髂窝内。闭孔内肌及其筋膜形成侧壁的前份，其上缘参与形成闭膜管。梨状肌形成后壁，起自骶骨前面，肌纤维分别走向外侧，经坐骨大孔出盆，到达臀部止于股骨大转子尖端。该肌穿经坐骨大孔时，肌的上、下缘各留有空隙，称梨状肌上、下孔，孔内有血管、神经穿过。

　　（3）盆膈：又称盆底，盆膈肌为肛提肌与尾骨肌。其上、下两面各有一层筋膜，分别称为盆膈上、下筋膜。盆膈是盆腔与会阴的分界，其前份有盆膈裂孔，在男性有尿道通过，女性有尿道及阴道通过。盆膈裂孔的三角区较薄弱，其浅层有筋膜与肌肉加强称尿生殖膈。盆膈有承托盆内脏器的作用，并与排便、分娩功能有关。

　　肛提肌扁薄，左、右连合成漏斗状，按其纤维起止由前向后排列，可分为耻骨阴道肌（前列腺提肌）、耻骨直肠肌、耻骨肌、髂尾肌四部分。

　　耻骨阴道肌（男性前列腺提肌）起于耻骨盆面、肛提肌腱弓前份，肌纤维沿尿道和阴道两侧走行，与尿道壁的肌层及阴道壁肌层交织，协助缩小阴道口，男性此肌纤维沿前列腺两侧止于会阴中心腱，支持前列腺尖，又称前列腺提肌。

　　耻骨直肠肌、耻骨肌、髂尾肌前已叙述。尾骨肌起自坐骨棘，止于尾骨下部两侧，此肌与肛提肌共同封闭骨盆下口。

　　（4）盆筋膜：可分盆壁、盆脏两层。

　　1）盆壁筋膜：覆盖于骨盆前侧、后壁及闭孔内肌和梨状肌的盆面。向下至盆底与盆膈上筋膜相续，并于耻骨联合后面至坐骨棘间连线的平面增厚形成盆筋膜弓（肛提肌腱弓）。

　　2）盆脏筋膜：是包绕盆腔各脏器周围的结缔组织，其中有通向脏器的血管、神经，形成这些结构的筋膜和韧带，例如前列腺筋膜（囊）、直肠筋膜等。盆脏筋膜增厚形成韧带，支持各脏器，如男性的耻骨前列腺韧带、膀胱外侧韧带，女性的耻骨膀胱韧带、子宫主韧带、子宫骶韧带等。盆腔筋膜向下与盆膈上筋膜相移行，男性形成直肠膀胱膈、女性形成直肠阴道隔等。

　　（5）盆部的血管、淋巴及神经

　　1）左、右髂总动脉：主动脉腹部于第 4~5 腰椎间高度的左前方分成左、右髂总动脉，沿腰大肌的内侧斜向外下，至骶髂关节前方分为髂内、外动脉。动脉后方为左、右髂总静脉。因此，左髂总动脉起始部位于左髂总静脉末段的前方，髂总动脉内、外侧及前面均有淋巴结分布，称髂总淋巴结。

2）髂外动脉：沿腰大肌内侧下行，穿血管腔隙至股部，其起始部前方有输尿管跨过，其外侧在男性有睾丸动静脉及生殖股神经与之伴行，至其末段前方有输精管越过，在女性有卵巢血管自下向上跨越其起始部，子宫圆韧带斜越其末段的前上方。

髂外动脉分支至腰大肌，近腹股沟韧带处发出腹壁下动脉和旋髂深动脉，后者向外上后贴髂窝走行，分支至髂肌和髂骨。髂外动脉两侧有数个淋巴结，称为髂外淋巴结，其输出管向上汇入髂总淋巴结。

3）髂内动脉：沿小骨盆后侧壁，于盆腔筋膜走行，至坐骨大孔上缘分成前后二干，按其分布区域可分为壁支与脏支。①壁支：包括闭孔动脉、髂腰动脉、髂外侧动脉和臀上、下动脉。闭孔动脉下方有伴行的同名静脉，其上方有闭孔神经，三者沿盆侧壁进入闭膜管。异常的闭孔动脉可来自髂外动脉或腹壁下动脉，经股环的内侧及腔隙韧带的深面，向下进入闭膜管，壁支营养臀部及股体侧肌群。沿髂内血管两侧排列有髂内淋巴结，收纳盆壁和盆腔脏器的淋巴，其输出管注入髂总淋巴结。②脏支：包括子宫动脉，膀胱上、下动脉，直肠下动脉及阴部内动脉（图1-12）。

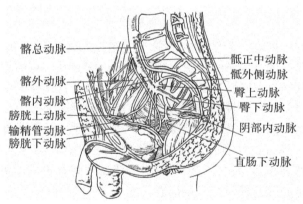

图1-12 盆腔内动脉

盆内脏器周围的静脉互相吻合成丛，与同名动脉伴行最终汇入髂内静脉。骶正中动脉旁有骶淋巴结，其输出管流入髂总淋巴结

4）盆部神经：①骶神经丛：位于盆后壁，紧贴梨状肌前面，其分支出梨状肌上、下孔，分布至臀部、会阴和下肢。②骶交感干：由腰交感干延续而来，沿骶骨前下行至尾骨前面，左、右交感干汇合。每条骶交感干上有3~4个神经节，节后纤维参与构成下腹下丛（盆丛）。③上腹下丛：又名骶前神经，位于第5腰椎及第1骶椎上部前面正中的单一结构，上与腹主动脉丛相续，下行平第3骶椎分为左、右二丛，称为下腹下丛。④下腹下丛：位于直肠两侧，由髂交感神经的节后纤维及骶部副交感的内脏神经共同组成，盆丛发出纤维沿血管分布至盆腔脏器（图1-13）。

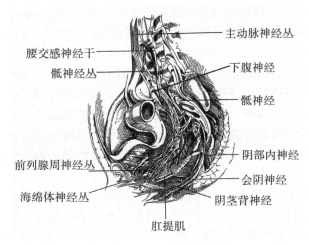

主动脉神经丛
腰交感神经干
骶神经丛
下腹神经
骶神经
阴部内神经
前列腺周神经丛
会阴神经
海绵体神经丛
阴茎背神经
肛提肌

图 1-13　盆腔内脏神经丛

2. 膀胱

（1）膀胱的位置与毗邻：膀胱位于盆腔前部、耻骨联合及左右耻骨支的后方。容量300～500ml，空虚时完全位于小骨盆内，充盈时可膨胀并上升至耻骨联合上缘以上。儿童膀胱位置较高。

膀胱与耻骨之间有一间隙，间隙中有静脉丛及疏松结缔组织，膀胱下外侧面邻近肛提肌、闭孔内肌及其筋膜间的疏松结缔组织，称膀胱旁组织。其中有同侧输尿管、输精管壶腹穿行。后方为直肠，其间有直肠膀胱膈。女性膀胱后面为子宫颈及阴道前壁，其间有阴道膀胱膈，膀胱上面与肠襻相邻，女性则与子宫相邻，膀胱空虚时为腹膜后器官，充盈时可成为腹膜间器官。膀胱前壁可高出耻骨联合内缘以上，故膀胱手术的腹膜外入路即经此处。

（2）膀胱内面观：膀胱在空虚时，其黏膜呈现许多皱襞，唯其底部有一三角形的平滑区，称三角。三角的两侧角即为左、右输尿管口，两口之间有输尿管间襞。三角的前下角是尿道内口。膀胱三角是膀胱镜检时的重要标志。

（3）膀胱的血管、淋巴及神经：膀胱上动脉发自脐动脉，向内下方走行，分支至膀胱上部及中部。膀胱下动脉起自髂内动脉，行于闭孔动脉的后下方，继则转向内。分支至膀胱底、精囊腺、前列腺及输尿管盆部下份等处。膀胱的静脉于膀胱及前列腺的两侧，形成膀胱前列腺静脉丛，最后汇集成与动脉同名的静脉流入髂内静脉。

膀胱的淋巴管则沿血管汇入髂内淋巴结，有的流入髂外淋巴结。

膀胱的交感神经来自 $T_{11～12}$ 节、$L_{1～2}$ 节，经盆丛行走随血管至膀胱，使膀胱平滑肌松弛、尿道内括约肌收缩而储尿。副交感神经来自 $S_{3～4}$ 脊神经前支，其纤维随血管至膀胱，使膀胱平滑肌收缩、尿道内括约肌松弛而排尿。

3. 输尿管的走行与毗邻　输尿管是一对细长的管道，呈扁圆柱状，左右各一，长20～30cm，起自肾盂，终于膀胱。左右输尿管大致相等，其管径平均为0.5～0.7cm。输尿管全长可分为腹部、盆部和壁内部，腹部与盆部以骨盆上口为界。

（1）输尿管腹部：位于腹膜后方，沿腰大肌前面下降。输尿管在男性与精索内血管、在女性与卵巢血管呈锐角交叉，继续下降达小骨盆上口，一般左侧输尿管经左髂总动脉末端的前方，右侧输尿管则经髂外动脉起始部的前方进入盆腔。

（2）输尿管盆部：此段输尿管男性与女性、左侧与右侧均有所不同。在骨盆入口处上方，输尿管居内侧，睾丸（卵巢）动静脉位于外侧。在骨盆入口处，右侧输尿管越过右髂外动脉起始部的前方，左侧输尿管越过左髂总动脉末端的前方。入盆后，输尿管沿盆侧壁经髂内动、静脉，腰骶干、骶髂关节的前方，经闭孔神经、血管的内侧至坐骨棘附近，再向前内行于膀胱组织内，止于膀胱底。

男性输尿管末段经输精管后方与精囊腺之间抵达膀胱底。女性输尿管，自后向内行经子宫颈侧方和阴道弯侧部的上外方，有子宫动脉横越输尿管之上，二者相距很近。子宫切除手术中处理子宫动脉时，注意勿损伤输尿管。

（3）膀胱壁内段：输尿管至膀胱底外上角，则斜向内下穿膀胱壁全层，开口于膀胱三角的输尿管口，此段称输尿管的壁内段，长约1.5cm。膀胱充盈时，壁内段被挤压，有阻止膀胱内尿液逆流的作用。

输尿管盆部的血液供应，来自膀胱下动脉的分支，女性则来自子宫动脉的分支，这些分支自外侧缘分布至输尿管。

4. 前列腺

（1）位置与毗邻：前列腺按形态可分为一底、一尖、前、后及两侧面。底部连接膀胱颈，尿道于底的前份穿入。尖对尿生殖膈上面，尿道于尖部穿出。前面正对耻骨联合，此处耻骨前列腺韧带将前列腺的纤维囊连至耻骨后面，前列腺后面正对直肠壶腹的前面，其间有直肠膀胱膈，直肠指检可触及前列腺。侧面被两侧的前列腺提肌的纤维包绕。

（2）前列腺分叶：前列腺分5叶。前叶，很小，居尿道前方与左、右叶之间。中叶，又称前列腺峡，呈上宽下窄的楔形，居尿道后方，在左、右叶及左、右射精管之间。老年性前列腺肥大，多为中叶增大，突向尿道内口，压迫尿道，引起排尿困难。左、右叶位于尿道侧方，前叶及中叶的外侧，后叶的前方。侧叶肥大亦能从两侧压迫尿道，致尿潴留，后叶位于左、右射精管及中叶的后方。

盆脏筋膜包绕前列腺形成前列腺囊，它与前列腺表面的固有囊之间有一间隙，其内含有丰富的静脉丛，称前列腺静脉丛。系由阴茎背静脉与前列腺静脉汇合而成。前列腺静脉丛与膀胱静脉丛沿膀胱侧韧带走行，注入髂内静脉。

5. 输精管盆段、射精管和精囊腺　输精管盆段始自腹股沟深环，于腹壁下动脉外后方。同时跨过髂外动、静脉入小骨盆。沿其外侧壁至膀胱后面，行于输尿管上方，其终末膨大为输精管壶腹，壶腹的末端细小，向下与精囊腺排汇管汇在射精管，长约2cm，向前下穿经前列腺中叶与后叶之间，分别开口于精阜的前列腺小囊两侧。

精囊腺为一对迂曲分枝状的腺体，位于前列腺上方输精管壶腹的外侧，膀胱底与直肠之间。直肠指检时，隔着直肠前壁，于前列腺上缘可扪及斜向两侧的精囊腺。

6. 子宫及其附件

（1）位置和毗邻：子宫呈前后略扁的倒置梨形，上宽下窄，分为底、体、峡、颈四部。上端钝圆隆起，两侧输卵管以上的子宫部分为底。下端窄细呈圆柱状为颈，颈又分为阴道上部与阴道部。颈与底之间的最大部为体。体与颈之间的缩窄部为峡部。峡部随妊娠期逐渐扩展，临产时延展显著，形成子宫下段。剖宫产时，常在此段切开取胎。

子宫腔可分为体腔、峡管、颈管三部，体腔呈倒三角形，表面平滑，腔底的两侧角通向两侧输卵管的子宫口，腔的下角移行于峡管，为漏斗状短管，上口名峡管内口或子宫内口，下口名峡管外口，通向颈管即是颈管内口。颈管呈梭状，上口经峡管通子宫腔，下口名颈管外口，即子宫口。处女子宫口呈圆形，经产妇的子宫口则呈不整齐的横裂口。子宫口的前缘称前唇，后缘称后唇。

成年女性的子宫长7~8cm，宽3.5~4cm，厚2~2.5cm，子宫颈长约2.5cm，子宫峡长6~10cm。多次分娩的子宫各径均有增大。

子宫位于膀胱与直肠之间，其位置可随膀胱与直肠的充盈状态而变化。当人体直立时，子宫底伏于膀胱后上部，子宫颈保持在坐骨棘平面以上，子宫口对着骶、尾骨的方向。子宫的正常位置为轻度前倾前屈。前倾即子宫体轴与阴道相交呈开口向前的直角。子宫体与子宫颈之间的弯曲称前屈，约为170°。子宫前、后面及子宫底均有腹膜遮盖，子宫为腹膜间位器官。

子宫能保持其生理位置，主要依靠肛提肌和子宫诸韧带、尿生殖膈及会阴中心腱等对盆腔脏器的托持功能来维持，这些支持结构受损或松弛时，可以引起子宫脱垂。

子宫的毗邻：子宫的前面为子宫直肠陷凹，隔此窝与膀胱上面相邻。子宫颈阴道上部的前方借疏松结缔组织与膀胱底部相邻。子宫后面为直肠子宫陷凹，宫颈与阴道后穹隔此凹与直肠相邻，阴道穹后部适对凹底，故作直肠肛门指检时，可查知宫颈与宫体下部的情况。宫体两侧有子宫阔韧带附着，内有子宫动、静脉。宫颈两侧，隔侧穹顶的上外方有子宫主韧带。其中距宫颈侧缘约2cm是输尿管与子宫动脉的交叉处。临床经阴道输卵管结扎或切除子宫时，应避免损伤输尿管。

（2）子宫的韧带

1）子宫阔韧带：覆盖于子宫前、后面的两层腹膜，从子宫两侧向外移行至盆侧壁，构成子宫阔韧带。此韧带呈四边形，上缘为游离缘，内有输卵管；下缘对盆底，前、后腹膜分别移行至子宫膀胱陷凹与子宫直肠陷凹的两侧，此缘夹层中有子宫动、静脉及输尿管；内侧缘对着子宫体的侧缘，其中有子宫动脉并沿此缘迂曲上行；外侧对盆侧壁。外上角与骨盆漏斗韧带（卵巢悬韧带）相续，其内有卵巢血管、淋巴及神经。内上角为输卵管与子宫角相接处，角的前下方，前叶腹膜深面为子宫圆韧带的起始部。阔韧带的后叶腹膜包绕卵巢，经卵巢悬韧带中的卵巢血管于输卵管下缘入卵巢门，此部分腹膜称卵巢系膜（图1-14）。

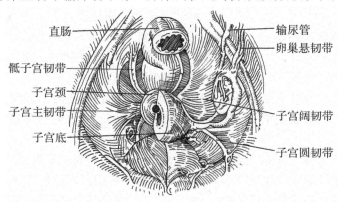

图1-14 子宫韧带

2）子宫主韧带：又称子宫阔韧带基底，由子宫颈两侧和阴道穹侧部的结缔组织束向外侧伸展达盆侧壁，下方与盆膈上筋膜相结合。子宫主韧带是保持子宫颈位于坐骨棘平面以上的主要结构。

3）子宫圆韧带：呈圆索状，由平滑肌纤维及结缔组织构成，长 12～14cm，起自子宫侧角、输卵管子宫段的前下方，位于阔韧带内，沿盆侧壁斜行并转向前方，越过髂外血管上方、腹壁下动脉的外侧，穿腹股沟管出浅环，其纤维分别止于阴阜和大阴唇的浅筋膜。它是维持子宫前倾的主要结构。子宫圆韧带与输卵管之间的阔韧带部分，内有子宫动脉与卵巢动脉的吻合支。

4）直肠子宫壁：起自子宫颈上部，向后绕过直肠侧面，即子宫直肠陷凹的两侧，相当阴道穹后顶部、襞的深面即子宫骶韧带。

5）子宫膀胱襞：自膀胱两侧的后方至子宫颈前面。

（3）子宫的血管、淋巴及神经：子宫动脉自髂内动脉发出，沿盆侧壁向前下内行至阔韧带基底部，在距宫颈侧缘 2cm 处，横越输尿管的前上方，至子宫侧缘迂曲上行，沿途发支进入子宫壁，主干至子宫角处形成终支，即输卵管支和卵巢支。子宫切除术中处理子宫动脉时，应注意邻近的输尿管。卵巢支在阔韧带内与卵巢动脉的分支相吻合。子宫动脉亦分支至圆韧带。子宫动脉与精尿管盆段交叉后即分支至阴道。

子宫静脉组成静脉丛，最后伴同名动脉走行，注入髂内静脉。

子宫底、子宫体上部、输卵管及卵巢的淋巴管随卵巢血管注入髂总淋巴结和左右腰淋巴结。子宫体下部及子宫颈的淋巴，沿盆壁淋巴管注入髂内、外淋巴结。子宫体的一部分淋巴管沿子宫圆韧带注入腹股沟淋巴结。

自主神经的盆丛沿血管壁分布至子宫、子宫颈及阴道上部。

（4）子宫附件

1）卵巢：位于阔韧带近盆侧壁部分的后面，输卵管壶腹的后方。卵巢输卵管端与输卵管伞接近，向后上由卵巢悬韧带（又称骨盆漏斗韧带）连至盆侧壁，子宫端以卵巢固有韧带（卵巢子宫索）与同侧子宫角相连。卵巢门以一横向的卵巢系膜与阔韧带相连。卵巢为腹膜内位器官，自然状态下，子宫附件坠入直肠旁凹，卵巢位于髂内、外动脉分叉处的卵巢窝中，其前界为脐动脉索，后界为髂内动脉与输尿管。凹底的腹膜外，自上而下有闭孔静脉、动脉与神经。卵巢动脉在骨盆入口处，跨过髂总血管，向前下方循卵巢悬韧带进入阔韧带，分支经卵巢系膜进入卵巢，左、右卵巢动脉各有 2 条伴行静脉，右侧者注入下腔静脉，左侧者注入左肾静脉。

2）输卵管：位于子宫阔韧带的上缘，长 8～12cm，起自子宫角，向外侧延伸，沿卵巢门向上绕行，至卵巢输卵管端向后弯曲。以漏斗和伞覆于卵巢游离缘。

输卵管由内向外分为四部：①子宫部：穿行于子宫角壁内，开口于子宫腔，该口称输卵管子宫口。②输卵管峡：此段细直，壁厚，管腔小，输卵管结扎术多在此段施行。③输卵管壶腹：此段弯曲管壁薄，管径大。④输卵管漏斗：呈漏斗状，其开口称输卵管腹腔口。漏斗周缘有许多花瓣样突起，称输卵管伞，其中最长的一个连至卵巢称卵巢伞。

输卵管子宫部和峡部由子宫动脉分支供应，而壶腹与漏斗部由卵巢动脉分支供应，此二动脉互相间有吻合。输卵管的静脉一部分汇入卵巢静脉，一部分汇入子宫静脉。

7. 阴道的毗邻　阴道是有黏膜层的肌性管道，富于伸展性。上端包绕子宫颈阴道部，下端开口于阴道前庭。平时其前、后壁相互贴近，阴道长轴斜向前下，与子宫长轴相交，形成向前的直角。阴道前壁较短，长约6cm，后壁较长，约为7.5cm。上端环绕子宫颈，形成一环形较为宽的阴道穹。阴道盆膈和尿生殖膈，大部分位于盆膈以上，小部分位于尿生殖膈以下。

阴道前壁的上部与膀胱颈部及底部相邻，其间的结缔组织为盆筋膜的一部分，称膀胱阴道膈，内有丰富的静脉丛。阴道前壁的中、下部与尿道相邻，其间的结缔组织特别致密，称尿道阴道膈。阴道后壁的上份（后穹），仅有一层腹膜与直肠子宫陷凹相隔，故阴道触诊可于后穹中触知该陷凹中的情况。阴道后壁中份与直肠壶腹部前壁相贴邻，故经肛门指检可触及子宫口。后壁下份与肛管之间有会阴中心腱。阴道穹侧部的外上方，相当于阔韧带及主韧带的组织——子宫颈旁组织，其内有输尿管及子宫动脉穿行。

8. 尿生殖三角　尿生殖三角区的结构层次，由浅入深依次为：皮肤、皮下组织、会阴浅袋、会阴深袋。

（1）会阴浅袋：由会阴浅筋膜（Colles 筋膜）与尿生殖膈下筋膜围成，或称会阴浅间隙。男性会阴浅袋厚1.5～2.0cm。两侧附着于坐骨和耻骨下支，长约5cm。后缘于会阴浅横肌处，Colles 筋膜与尿生殖膈下筋膜相愈着，长约6cm，故会阴浅袋的后方是封闭的，与坐骨直肠间隙相隔，而前方是开放的，经阴茎两侧可达腹壁。尿道球部或尿道海绵体部损伤时，外渗的尿液多储存于此间隙，并可循阴囊内膜深部蔓延至会阴部、阴囊、阴茎，再向上可达下腹部的疏松组织中，进而可发生尿性蜂窝织炎、感染和坏死。

会阴浅袋内，在男性有阴茎海绵体脚，附着于坐骨下支和耻骨下支的边缘，两脚在耻骨联合下结合。尿道海绵体后端尿道球，位于左右阴茎海绵体脚的中间，附着于尿生殖膈下筋膜。在会阴手术中，尿道球是重要标志。女性会阴浅袋内容与男性基本相似，有左右阴蒂脚，两脚之间为前庭球，呈蹄铁状，位于阴道口及尿道口两侧，贴近前庭球后内端，有前庭大腺，腺管向前内方斜行，开口于阴道前庭的阴道口两侧。

1）肌肉：①球海绵体肌。位于肛门前方，包围尿道球，由对称性的左右两部构成。两部间借尿道球中隔相连接。肌纤维可分为浅、中、深三层，均止于阴茎海绵体侧面及背侧的阴茎筋膜。此肌收缩时可压迫尿道海绵球、尿道球、尿道球腺、阴茎海绵体及阴茎背静脉，以助阴茎勃起，并可缩窄及缩短尿道，帮助排尿或射精，因此又称排尿肌及射精肌。女性的球海绵体肌亦名阴道括约肌，成对，起于会阴中心腱，其中一部分肌纤维为肛门外括约肌的直接连续，沿阴道两侧前进。环绕阴道口，覆盖前庭大腺、前庭球及阴蒂海绵体表面，抵止于阴蒂海绵体白膜及其周围的纤维组织，此肌收缩时，可压迫前庭球，使阴道口缩小；其前部的纤维可压迫阴蒂背静脉，引起阴蒂勃起；还有一部分肌纤维围绕尿道口，具有括约尿道口的作用。②坐骨海绵体肌。成对，以腱和肌纤维起于坐骨结节内面和坐骨、耻骨支、阴茎海绵体肌脚的附着部，向前内侧走行，最后以腱抵止于阴茎海绵体下面及外侧面的白膜，并有一部分腱束达阴茎海绵体背面及两侧面互相交织。此肌收缩时可压迫阴茎海绵体，协助阴茎勃起，故又名阴茎勃起肌。女性此肌比较小，又名阴蒂勃起肌，起于坐骨下支及坐骨结节内面，覆盖阴蒂脚的表面，止于阴蒂脚的侧面和下面。收缩时可压迫阴蒂脚，阻止阴蒂内静脉血的回流，引起阴蒂勃起。③会阴浅横肌。成对，有时一侧或双侧缺如。位于会阴皮下，起于坐骨结节，向内横行止于会阴中心腱。此肌发育与外括约肌关系密切，有时是外括约肌的直接连续。有部分纤维可越过正中线与对侧的会阴浅横肌、球海绵体肌相连续。会阴浅横肌构成会阴浅袋的后界，是分隔肛门、直肠和阴道（或前列腺）的标志，两侧共同收缩时，可固定会阴中心腱。女性该肌的起止、位置及功能与男子类似，但缺少者较男性为多。

2）血管：动脉为来自阴部内动脉的分支——会阴动脉，该动脉穿入会阴浅袋后，立即分成会阴横动脉及阴囊后动脉，分布于球海绵体肌、坐骨海绵体肌、会阴浅横肌以及阴囊的皮肤和内膜。静脉与同名动脉伴行，最后合成阴部内静脉。

3）神经：为阴部神经的分支——会阴神经和阴囊后神经。前者分布于会阴浅横肌、球海绵体肌，穿入会阴深袋支配会阴深横肌、尿道膜部括约肌，并有分支支配肛门外括约肌及肛提肌。

（2）会阴深袋：是尿生殖膈上下筋膜间的一密闭的筋膜袋，又名会阴深间隙或三角韧带。深袋厚约0.5cm，侧缘附着于坐骨及耻骨下支的内侧面，长约5cm，后缘长约7cm。尿生殖膈上下筋膜在此处愈着，形成紧张于两侧坐骨结节之间的会阴横膈，作为肛门三角与尿生殖三角的界限。前缘由尿生殖膈上下筋膜融合形成小而坚固的骨盆横韧带，它与耻骨弓状韧带之间有裂隙，通过阴茎背静脉或阴蒂背静脉。由于深袋各缘是封闭的，故该区发生炎症时，脓液即局限于间隙内。会阴深袋内有男性尿道膜部穿过，在尿道膜部后外侧有1对尿道球腺。

女性由于耻骨弓较宽，并有阴道尿道通过，因而改变了三角韧带的构造。除阴道前方三角韧带比较坚强外，一般较薄弱。有人认为女性三角韧带的后缘不是游离的，而是向后方延伸环绕肛管与外括约肌浅层连续，止于尾骨。所以，三角韧带在女性与其说是三角形不如说是四边形。由于女性尿生殖三角区的肌肉和筋膜均较薄弱，骨盆出口的宽度和长度较大，故女性易发生直肠膨出、膀胱疝和脱垂。

1）肌肉：①会阴深横肌：成对，居会阴浅横肌的深部。起自耻骨支外侧面，肌纤维向内行与对侧来的同名肌在中线交织，附着于会阴中心腱，收缩时可加强会阴中心腱的稳定性。女性会阴深横肌较薄弱，个体差异显著。②尿道膜部括约肌：又叫尿道外括约肌。肌纤维环绕尿道膜部，可分浅、深两层。此肌属随意肌，通常处于收缩状态，具有括约尿道膜部及压迫尿道球腺的作用。女性此肌称尿道阴道括约肌，分浅、深两部。浅部沿尿道和阴道两侧后行进，其中有一部经阴道与尿道之间，两侧互相交织，绕于尿道和阴道周围，最后止于会阴中心腱。深部环绕尿道下端周围。部分纤维沿阴道侧壁下降，并与会阴深横肌交织。尿道阴道括约肌的作用是括约尿道及阴道，并可压迫前庭大腺。

2）血管：阴部内动脉分出会阴动脉后，终末支穿入会阴深袋内为阴茎动脉，分布于阴茎海绵体及尿道海绵体。静脉与同名动脉伴行，汇入阴部内静脉。

3）神经：会阴深袋内有阴茎背神经，沿坐骨下支、耻骨下支向前行，穿尿生殖膈下筋膜及阴茎悬韧带。经耻骨弓状韧带下至阴茎背部。

（蔺兵虎）

参考文献

[1] 李春雨，汪建平．肛肠外科手术技巧［M］．北京：人民卫生出版社，2013．

[2] 何永恒，凌光烈．中医肛肠科学［M］．北京：清华大学出版社，2011．

[3] 张东铭．盆底肛直肠外科理论与临床［M］．北京：人民军医出版社，2011．

[4] 张有生，李春雨．实用肛肠外科学［M］．北京：人民军医出版社，2009．

[5] 李春雨．肛肠病学［M］．北京：高等教育出版社，2013．

[6] 李曙光，张国志，袁强，等．妊娠对兔骨折愈合的影响研究［J］．第三军医大学学报，2010，32（22）：1-4．

[7] 李曙光，贺房勇，苏英杰，等．空肠营养对十二指肠成形术胃功能的影响［J］．现代预防医学杂志，2010，37（24）：4675-4678．

[8] 李曙光，苏英杰，王志文，等．妊娠兔骨折愈合的影像学研究［J］．现代预防医学杂志，2013，40（1）：136-138，145．

[9] 李曙光，苏英杰，张国志，等．空肠营养对胰12指肠切除术后病人胰液分泌的影响［J］．山东医药杂志，2012，51（22）：43-45．

[10] 李曙光，苏英杰，张国志，等．空肠营养对十二指肠乳头成形术后肝功能及胆汁分泌的影响［J］．中国医师进修杂志，2013．36（11）：42-44．

[11] 李曙光，赵永魁，杨光华．经肛直肠脱垂术式改进分析及对照性研究［J］．中国医师进修杂志，2015．38（10）：763-765．

第二章

直肠、肛门病常用的检查方法

第一节　全身检查

肛门直肠疾病虽然表现为局部病变，但与人体各脏器密切相关。其中不少疾病有明显的全身变化，例如：痔核长期便血可引起贫血症状；肺部活动性结核可同时并有结核性肛瘘等。所以肛门直肠病的诊查，必须要重视局部和全身症状，综合分析而下结论。

一、望诊

在做腹部望诊前，应嘱患者排空膀胱，取低枕仰卧位，两手自然置于身体两侧，全腹要暴露完全，上自剑突，下至耻骨联合，躯体其他部分应遮盖，暴露时间不宜过长，以免腹部受凉引起不适。光线宜充足而柔和，检查者应从两个方向对患者进行检查：①站在患者的头侧，这有利于观察腹部是否对称、呼吸运动、表面器官的轮廓、肿块、肠型或蠕动波；②站立于患者的右侧，由上而下地观察腹部，有时为了检查出细小的隆起或蠕动波，检查者应蹲下，将视线降低至腹平面，从侧面切线位进行观察。检查者还需特别注意的是检查环境和自己手指的温度，因为寒冷的环境和用冰冷的手检查腹部时，会引起患者腹部肌肉反射性痉挛，导致诊断错误。

大肠的腹部望诊与一般腹部望诊大同小异，只是侧重点不同，特别需注意的有腹部外形、腹壁皮肤、胃肠型和蠕动波等。

（一）腹部外形

首先你要知道什么是正常的腹部外形，它是以健康成年人平卧时，前腹壁是否与肋缘至耻骨联合位于同一平面或略低于此平面，这成为腹部平坦；前腹壁稍高于肋缘与耻骨联合的平面，称为腹部饱满，常见于肥胖者或小儿；前腹壁稍低于肋缘与耻骨联合的平面，称为腹部低平，多见于消瘦者或老年人。如果不属于上述3种情况则为异常。

1. 腹部膨隆　平卧时前腹壁明显高于肋缘与耻骨联合的平面，外观呈凸起状，称腹部膨隆，又可分为以下几种。

（1）全腹膨隆：腹部呈球形或椭圆形，常见于下述情况：①腹腔积液，当腹腔内有大量液体时称为腹水，由于液体具有流动性，平卧位沉于腹腔两侧，致腹部扁而宽，腹横径大于胸廓横径，临床上称之为蛙腹，当有大量腹水时可致腹内压增高，此时可见脐部突出，重者可致脐疝，此点可与肥胖正常人相区别，后者也有全腹膨隆，但他（她）们的脐部是凹陷的。腹水可见于肝硬化门脉高压症、腹膜癌转移（肝癌、卵巢癌多见）、结肠癌晚期、胰源性腹水或结核性腹膜炎等。当炎症或肿瘤侵及腹膜时，腹部常呈尖凸型，称为尖腹；②腹内积气，胃肠道内大量积气也可引起全腹膨隆，此时腹部也呈球形，但改变体位时其形状无明显变化，临床见于各种原因引起的肠梗阻或肠麻痹，还可见于中毒性巨结肠。

（2）局部膨隆：多由腹腔内病变或腹壁上肿块所致。腹腔内病变致局限性膨隆常见原因为脏器肿大、腹内肿瘤或炎性包块，不同部位的膨隆所提示疾病也不同，如上腹中部膨隆常见于肝左叶肿大、胃癌、胰头肿瘤或囊肿。右上腹膨隆常见于肝肿大、胆囊疾患（结石、肿瘤等）及结肠肝曲肿瘤等。左上腹膨隆常见于脾肿大、结肠脾曲肿瘤。右下腹膨隆常见于克罗恩病、回盲部结核及肿瘤及阑尾周围脓肿等。左下腹膨隆见于降结肠及乙状结肠肿瘤等。腹壁上的肿块多为皮下纤维瘤、脂肪瘤和脓肿所致，那么怎样判断其膨隆是在腹腔内抑或腹壁上，鉴别方法是嘱患者做仰卧起坐或做曲颈抬肩动作，使腹壁肌肉紧张，如肿块更加明显，说明肿块在腹壁上，反之如果变得不明显或消失，则说明肿块在腹腔内。

2. 腹部凹陷　仰卧时前腹壁明显低于肋缘与耻骨联合的平面，称腹部凹陷，亦可分为全腹和局部凹陷。

（1）全腹凹陷：严重时前腹壁几乎贴近脊柱，肋弓、髂嵴和耻骨联合显露，使腹外形如同舟状，称为舟状腹，见于重度脱水、甲状腺功能亢进症、结核病、晚期恶性肿瘤等慢性消耗性疾病，另外早期急性弥漫性腹膜炎可引起腹肌痉挛性收缩也可导致全腹凹陷。

（2）局部凹陷：多由于手术后瘢痕收缩所致。

（二）腹壁皮肤

1. 皮疹　不同类型的皮疹常提示不同的疾病，需特别注意的是伤寒的玫瑰疹，它是在患者发热后第 6 天首先出现在腹部的充血性椭圆形皮疹，对伤寒的诊断极具意义。

2. 瘢痕　对诊断和鉴别诊断也很有帮助，特别是某些特定部位的手术瘢痕，常提示患者的手术史，如右下腹阑尾切口瘢痕标志有阑尾手术史，右上腹直肌旁切口瘢痕标志有胆囊手术史。

（三）胃肠型和蠕动波

正常人腹部一般看不到胃和肠的轮廓及蠕动波形，只有当肠道发生梗阻时，梗阻近端的胃或肠段才显出各自的轮廓，称为胃型或肠型，如同时伴有该部位的蠕动加强，则可以看到蠕动波。肠梗阻时可看到肠蠕动波，小肠梗阻所致的蠕动波多见于脐部，而结肠远端梗阻时，其宽大的肠型见于腹部周边。

（四）呼吸运动

正常时男性及小儿以腹式呼吸为主，女性则以胸式呼吸为主。当有腹膜炎症、急性腹痛和大量腹水时，可致腹式呼吸减弱。

二、闻诊

医师通过鼻的嗅觉分辨分泌物和脓液的气味帮助诊断。恶臭的脓汁多为大肠埃希菌感染，分泌物多有臭味，往往是急性炎症，少而无味为慢性炎症。分泌物恶臭伴有脓血便，应考虑肠道内癌变。听声音，如肛门脓肿患者毒素吸收、高热，可有谵语、狂言。肛门癌患者剧烈疼痛，可有呻吟呼号。实证多声高气粗，虚证多声低气微。直肠癌晚期肠腔出现不完全梗阻时，则听诊可闻及气过水声。

三、问诊

问诊在肛门疾病中占有很重要的位置。通过问诊了解病史，可帮助分析诊断。如肛瘘在肛门周围有多个外口，要问哪一个外口先破溃化脓的。通过原发外口可查到主管与内口。问脓腔初启破溃或前次手术时间，可根据时间长短来判断脓肿部位的深浅。时间长表明部位深，反之脓肿浅表。问患者既往有无结核疾患，出血素质及过敏史等，对决定治疗方案有帮助。此外，了解患者有无高血压和血液系统的疾患，尤其是凝血机制的障碍，以防手术中术后发生意外和出血。对严重的心肺疾患患者和老年患者，通过问诊选择麻醉方法。如心电图提示窦性心律过速，麻醉剂最宜选择利多卡因。对胃肠疾病，如腹泻1天2次以上，或习惯性便秘等要注意通过问诊了解后，选择适当的手术时期和治疗方法。对高热、肛门灼痛，但肛门红肿热痛局部症状不明显的患者，要考虑到直肠周围有无深部脓肿。反复低热，肛门局部流稀薄脓液，如米泔水样，要考虑到结核性肛瘘。对长期原因不明的黏液便，不仅要考虑到溃疡性结肠炎，还要考虑到阿米巴疾病。对老年男性患者伴有慢性前列腺炎和前列腺增生的患者，要注意术后防止尿潴留。妇女月经期不宜手术，以防感染出血。

四、切（叩、触）诊

通过切脉和物理检查，来了解患者全身各部情况。

1. 切脉　主要通过切脉了解患者全身的虚实情况。脉沉细无力者多为虚证；脉弦有力者多为实证。脉紧多为寒证和痛证；脉数有力多为热证，脉数无力多见于贫血、体弱和阴虚内热、低烧者。

2. 物理检查　对患者心、肺、肝、脾、肾，通过心电图、X线透视、超声、实验室检查和听诊、血压检查等，可以确定和排除血管和脏器性病变。对既往有心脏病、肝病、肺结核、高血压等患者，手术前必须进行详细的检查，以决定治疗方案。X线摄片，可以了解和排除直肠、结肠有无狭窄、憩室、息肉和肿瘤。肛瘘碘油造影，可帮助了解瘘管走行方向和内口的位置，以及与肛周肌肉、骶骨和盆骨的关系，其次血尿便等实验室检查，对了解病情有一定的帮助，不可忽视。

（额尔灯毕力格）

第二节　检查体位

检查肛门直肠时，为了利于检查，暴露病变位置，临床上常采用不同的体位。而不同体位各有其优缺点，可根据患者具体情况，身体条件，选用某种体位。

一、侧卧位

患者侧卧，两腿屈起。这是检查肛门直肠疾病和治疗的最常用体位。多用于内痔注射，切开浅部脓肿，以及不能起床、有疼痛和关节活动障碍和心脏病患者，最为适合（图2-1）。

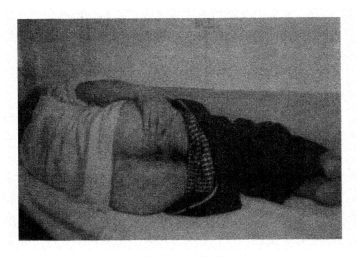

图 2 - 1　侧卧位

二、膝胸位

患者俯卧，双膝屈起跪伏床上，胸部着床、臀部抬高，脊柱与床呈 45°。是乙状结肠镜检查的常用体位，对身体短小、肥胖的患者，此种检查体位最为合适（图 2 - 2）。

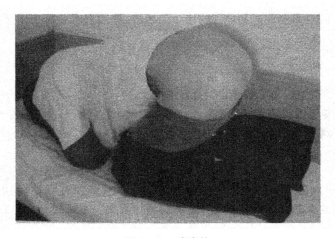

图 2 - 2　膝胸位

三、截石位

患者仰卧，两腿放在腿架上，将臀部移至手术台边缘。对于肥胖患者，因侧卧位不易暴露其肛门，因此常采用此种体位。这种体位虽然可使肛门暴露良好，但不合乎生理，故少用（图 2 - 3）。

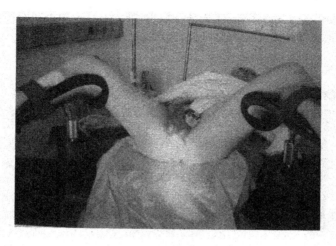

图 2-3 截石位

四、倒置位

患者俯卧，两臂舒适的放于头前，两膝跪于床端，臀部高起，头部稍低。这种体位在施行肛门手术时，可以减少因静脉充血引起的出血或其他病理改变。利于暴露直肠下部，手术方便，可以避免肛门直肠内容物流出污染手术区，术者操作方便，生殖器暴露少。

五、蹲位

患者下蹲用力增加腹压。此种姿势可以用来检查低位息肉、肛门乳头瘤、晚期内痔和静脉曲张型混合痔并有肛门外翻者，以及直肠脱垂等。

六、弯腰扶椅位

患者向前弯腰，双手扶椅，暴露肛门。此种体位方便、不需要特殊设备，适用于团体检查。

七、俯卧位

患者俯卧于手术床上，小腹部置一枕头。两侧臀部用胶布粘住牵引开。此种体位舒适，适用于肛门疾病手术。

八、骑扶位

患者骑于特制木马台上，背向检查者，显露臀部，然后上身向前扶趴于台面，头略转向一侧，两手抓住台身两边的下撑。此体位可充分显露肛门，上下台方便。适用于肛肠疾病的检查、换药及一般手术。

（张　宁）

第三节　局部一般检查法

一、肛门视诊

患者取侧卧位或骑扶位，医师用双手将患者臀部分开，首先从外面检查肛门周围有无内痔脱出、息肉脱出、外痔及瘘管外口等。然后嘱患者像排大便一样屏气，医师用手牵引肛缘，将肛门自然张开，观察痔核、息肉等位置、数目、大小、色泽、有无出血点，同时观察有无肛裂等情况。

二、肛管直肠指检

患者取侧卧位或骑扶位，并做深呼吸放松肛门，医师用带有手套或指套的右手示指，涂上润滑剂，轻轻插入肛门，进行触诊检查。可发现肛管和直肠下端有无异常改变，如皮肤或黏膜变硬、波动感、硬结、狭窄、括约肌紧张度。若触及波动感，多见于肛周脓肿；触到柔软、光滑、活动、带蒂的弹性包块，多为直肠息肉；若摸到凹凸不平的结节，质硬底宽，与下层组织黏结，推之不动，同时指套上有褐色血液黏附，应考虑为直肠癌；若手指插入引起肛门剧烈疼痛，可能为肛裂，不应再勉强插入。指诊后带有黏液、脓液或血液者，必要时应送实验室检查。直肠指诊在肛肠检查中非常重要，常可早期发现直肠下部、肛管以及肛门周围的病变（图2-4）。

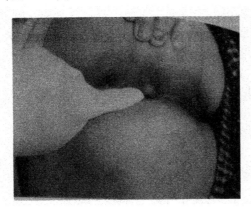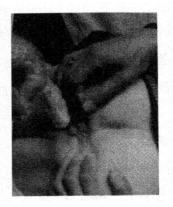

图2-4　肛门指诊

三、肛镜检查

患者取侧卧位或骑扶位，先将肛镜外套和塞芯装在一起，涂上润滑剂，嘱患者张口呼吸，然后慢慢插入肛门内，应先向腹侧方向伸入，待通过肛管后，再向尾骨方向推进，待肛镜全部插入后抽去塞芯，在灯光照明下，仔细观察黏膜颜色，有无溃疡、息肉，再将肛镜缓慢退出到齿线附近，查看有无内痔、肛瘘内口、肛乳头肥大、肛隐窝炎等。

电子肛门镜可使肛管直肠病灶部分图像最清晰地显示在电脑屏幕上。其镜身直径小，可以从肛门处插入，进入肠道内，镜头能多角度、多方位的进行检查治疗，是全新、高智能电脑工作站，可进行随机描图，便于病变的对比、查询、会诊等。对直肠炎、直肠癌、直肠息肉、各种肛周疾病的诊断和治疗有着决定性的作用。

韩国电子肛肠镜是目前诊断肛门直肠病变的最佳选择，通过安装于肠镜前端的电子摄像探头，将肛管直肠的图像传输于电子计算机处理中心后显示于监视器屏幕上，可观察到大肠黏膜的微小变化。如癌、息肉、溃疡、糜烂、出血、色素沉着、血管曲张和扩张、充血、水肿等，图像清晰。电子肛肠镜还可以通过肠镜的器械通道送入活检钳取得米粒大小的组织，进行病理组织切片检查，对黏膜病变的性质进行病理组织学定性，如炎症程度、癌的分化程度等进一步分级，有利于了解病变的程度，指导制定正确的治疗方案或判断治疗效果。通过肛肠镜器械通道还可对结肠一些疾病或病变如息肉、出血、异物等进行内镜下治疗。

优势和特点：无痛电子肛肠镜技术优势：灵巧的一体图像处理装置，电子结肠镜的电子内镜系统的核心是图像处理装置。外形小巧、内置光源的内镜视频处理装置。明显简洁化，完全一体的设计，减少电缆线，置于专用台车，既节省空间又整洁美观。方便的双插头接口，接头只需简单一插，即可完成与内镜图像处理装置和光源的连接。准确容易的观察源于清晰、高画质的图像内置高分辨率 CCD 和数字视频信号处理器，它的电子内镜系统提供敏锐、详细图像，画质和清晰度尤为出色。全边缘的图像清晰地再现病灶，甚至连细微病变也不会遗漏。恰当的亮度使病变和表面结构得到充分的照明。大画面、易观察的图像显示能轻易观察出微小病变。

四、球头探针检查

以球头探针自肛瘘外口徐徐插入，按硬索方向轻轻探查，同时以左手示指插入肛内协助寻找内口，球头探针在肛门直肠内若能顺利通过的部分即为内口。若因内口过小，探针的球头部不能通过时，如手指感到有轻微的触动感，也属于内口的部位。检查隐窝炎时，可将球头探针弯成倒钩状自发炎的肛窦处探索。以球头探针检查，可探知肛瘘瘘管的方向、深度、长度，以及管道是否弯曲、有无分支，以及肛管直肠是否相通、内口与肛管直肠环的关系等。操作时应耐心、轻柔，禁用暴力，以免造成人工管道而将真正的瘘管和内口遗漏，给治疗造成困难。

五、亚甲蓝注入法检查

亚甲蓝注入方法主要是在不能确定肛瘘内口时采用的检查方法。先在肛管直肠内放置纱布卷条，用注射器将 2% 的亚甲蓝注射液注入瘘管腔内，待注射完毕，以手指紧闭瘘口，并加以按揉，稍待片刻，将塞入肛内的纱布取出，观察有无染色。如果有蓝色表示有内口；如纱布没染上蓝色，亦不能肯定没有内口，主要考虑瘘管弯曲度较大，又常通过括约肌各部位之间，由于括约肌收缩，使瘘管闭合，亚甲蓝溶液无法通过内口进入直肠。

六、碘油造影检查

通过碘油造影的检查方法，可以了解瘘管分支迂曲、空腔大小及碘油通过内口进入肠腔的情况。用 10ml 注射器，吸入 30% ~ 40% 碘化油或 15% 碘化油水溶剂，装上静脉切开针头，缓慢地从外口注入瘘管管道，当患者感到有胀痛时即可停止注入，然后进行摄片。

（路　通）

第四节 组织学检查

一、病理组织切片检查

活组织病理切片检查对早期可疑病变和其他良性病变的区别很有价值，取肿瘤病理组织时，应钳取肿瘤中心部位与健康组织之间的组织，不宜钳取一些坏死组织或脓苔，以便判定细胞形态、结构和性质。

二、脱落细胞涂片检查

取肿瘤的分泌物做成涂片进行检查（显微镜下），直肠癌多为腺癌；肛门癌多为鳞状上皮癌，但因直肠内细菌较多，所以胞浆多被破坏，细胞边界不清，但可以找到癌细胞。

（路　通）

第五节 内镜检查

内镜检查在肛肠科是一种重要的检查方法，一些简单方便的检查项目可以在门诊进行，避免了直肠病变的遗漏。有些检查项目有时不能在门诊进行，需要特定的特殊设备，或者是为肛肠疾病检查而特别设计的检查，如各种纤维肠镜和电子肠镜检查，并且还可以利用内镜进行治疗等工作。

一、肛门镜

肛门镜检查虽属于内镜检查的范畴，因其简单便易可在诊室进行，是诊断肛门部疾病不可缺少的检查器械和步骤。在有条件做结肠镜的单位，肛门镜检查常受到忽视。实际上肛门镜与结肠镜各有优缺点，不能相互代替。肛门镜是诊断痔疮、肛窦炎、肛裂和肛管其他病变的最佳器械；尤其是当医师需治疗肛管直肠疾病时，肛门镜是必不可少的。

肛门镜可分为筒状肛门镜和分叶式肛门镜两大类。筒状肛门镜因其筒形和开口形状不同又可分为喇叭形肛门镜、圆筒（直筒）肛门镜、缺口肛门镜等。根据其口径不同可分为大、中、小三种不同型号。筒状肛门镜的用材为镀锌铁质和一次性 PVC 塑料质地两种。分叶式肛门镜因其叶片数量不同又有二叶肛门镜及三叶肛门镜，这些肛门镜还有的配置了冷光源使肠腔显露更加清楚。目前临床上还有在手术中特制的肛门自动拉钩及指套上附有摄影镜头（CCD）可输出图像的数码检查设备，更有利于检查和治疗工作的进行。

肛门镜主要应用于肛管和直肠下端病变的检查，还可借助肛门镜钳取上述部位病变的活组织标本，也可通过肛门镜进行治疗。不同类别和型号的肛门镜，临床应用有所不同。筒状肛门镜主要用于肛肠病的常规检查和对内痔等肛肠病进行注射治疗。其中圆筒肛门镜多用于检查，喇叭形肛门镜则用于治疗。分叶肛门镜主要用于肛瘘、肛周脓肿、肛窦炎等疾病的检查和治疗。

检查步骤：镜检前应首先排空直肠粪便，然后选择适当体位和合适的肛门镜，并帮助患者消除紧张情绪，做好准备工作。检查时体位一般多采用侧卧位和膝胸位。检查前应注意观察镜筒与镜栓是否配套，然后在肛门镜前部表面涂适量的润滑油剂以减少患者痛苦。筒状肛门镜与分叶肛门镜操作方法略有不同，以筒状肛门镜为例，其步骤如下。

1. 进镜　检查者右手持镜柄，拇指紧顶镜栓后部，左手协助牵开患者肛门皮肤，先使肛门镜头部在肛缘作适当按揉，以促使肛门松弛。镜筒指向患者脐部，缓缓推压使肛门镜进入肛管。当肛门镜推入约4cm即到达直肠环时，再将镜筒方向转向骶部，使其充分进入直肠内。

2. 观察　取出镜栓后，首先应观察取出的镜栓顶部有无脓液、血液、黏液，然后再边退镜，边观察肠腔情况，应注意直肠黏膜有无充血、水肿、糜烂、溃疡、出血、脓血、肿物等，还应注意其形状、颜色、位置及有无出血点。注意肛瓣有无充血、水肿，肛窦口有无脓液溢出，肛乳头有无异常肥大。最后观察齿线下的皮肤区，注意有无与齿线上黏膜隆起相关的肿物，肛管皮肤有无损伤等。如果有直肠黏膜松弛脱垂者，可见直肠镜腔内充满黏膜无空隙，看不到近端肠腔，加大腹压脱垂更明显。

注意事项：

（1）检查前应对患者做好解释工作，解除顾虑，取得配合。

（2）如进镜时患者痛苦较大，应立即停止，检查原因。如为括约肌痉挛，可换用小号肛门镜。

（3）观察时，光源要充足。

（4）退镜观察时，如需再进镜，应先放入镜栓，再推镜向上，或全退出后重新进镜，以免损伤组织。

（5）使用分叶肛门镜，当叶片在直肠内已张开时，注意不得闭合叶片，以免夹伤组织造成痛苦。

二、结肠内镜

在19世纪中期，最早的内镜被应用于直肠检查。医师在患者的肛门内插入一根硬管，借助于蜡烛的光亮，观察直肠的病变，这便是内镜的雏形。在此后的发展中，随着科技的进步，经历了纤维内镜和电子内镜的数次革命，现在放大内镜、小肠内镜的应用，拓宽了检查领域，极大提高了病变的检出水平和准确性。内镜检查已成为消化道疾病不可缺少的重要方法。

（一）乙状结肠镜

乙状结肠镜是一种简单、经济、易行的检查方法，当怀疑直肠上端及乙状结肠有病变时即可改用乙状结肠镜进行进一步检查。硬式乙状结肠镜是检查直肠病变的最佳手段，即使是电子或纤维乙状结肠镜，在诊断直肠壶腹病变时也没有硬式乙状结肠镜满意。乙状结肠镜可以观察黏膜赘生物、息肉样病变、肿瘤、炎性病变、狭窄、血管畸形以及肠腔外压性改变。

根据成像原理和技术的不同，乙状结肠镜分为纤维乙状结肠镜和直筒电子乙状结肠镜。后者目前在专业的肛肠医院和肛肠门诊仍在应用。临床常按长度和口径分为几个类型。镜身长度多为25cm、30cm、35cm三种，镜管直径一般成人多为2cm，而用于直肠狭窄的成年患者和婴幼儿的镜管口径多为1.3～1.5cm。

一般每套乙状结肠镜有以下部件构成：①一次性PVC塑料质乙状结肠镜镜筒和肛门镜。②镜身（含有冷光源和CCD图像采集设备）。③光导纤维。④主工作站（计算机、视频摄录器、显示器、打印机、冷光源和气泵）。⑤附件：擦拭器、活检钳等。

1. 适应证

（1）患者体检或直肠、乙状结肠肿瘤普查。

（2）原因不明的便血或大便习惯改变，或左下腹部及肛门不适者。

（3）慢性腹泻、里急后重、大便带有脓血黏液者。

（4）大便变形，或细或扁者。

（5）取直肠、乙状结肠黏膜或病变组织的活检标本。

2. 禁忌证

（1）肛管直肠急性炎症以及近期发作的冠心病、高血压等患者，应慎重或延期检查。

（2）精神病患者或难以合作的儿童。

（3）有出血倾向或凝血功能障碍的患者取活检应慎重。

（4）肛门狭窄或孕妇或腹部有巨大肿瘤压迫肠腔者。

3. 检查前准备

（1）了解患者的病史及病情，并进行详细的视诊、指诊等局部检查。

（2）做好解释工作，消除患者紧张情绪和顾虑，以取得合作。必要时使用解痉和镇静药物。

（3）直筒PVC镜筒为一次性使用，患者无需传染病学检查。

（4）一般无需灌肠，检查前排净大便即可。如遇便秘患者，检查前可用甘油灌肠剂灌肠，达到清洁肠道的目的。

（5）选择适当体位。乙状结肠镜检查最理想体位是膝胸位。年老体弱者可选用左侧卧位，但进镜难度较大。不正确的体位是造成检查失败和引起意外发生的主要原因，所以体位选择一定要慎重。

4. 操作步骤　基本操作原则是循腔进镜。具体步骤如下。

（1）打开、检查设备运转良好，检查主页面输入患者资料，镜筒套入镜身，镜筒表面和肛门镜表面涂润滑剂。

（2）患者取膝胸位，做直肠指诊，再次了解肛管及直肠末端情况，扩张润滑肛管并放入肛门镜。

（3）检查者站在患者左后位，右手持镜，左手顶紧肛门镜镜筒，乙状结肠镜通过肛门镜镜筒进入直肠壶腹，将肛门镜退出。

（4）监视器监视下循腔进镜是乙状结肠镜检查操作的基本原则，循腔的方法是上下左右旋转镜筒方向，寻找黏膜皱襞，如不理想可适当注入空气使肠腔轻度扩张，或稍退镜再寻找。进镜时，遇到肠蠕动收缩，可稍等待，等收缩波过去后再进镜；可根据所见直肠瓣的位置估计镜头端所在位置，当越过上直肠瓣时即可达直-乙交接处。

（5）直-乙交接处肠腔狭窄并转折，且黏膜皱襞小面多，镜检常在此处受阻通过困难，这也是造成肠穿孔的好发部位。通过该部位的方法是，因肠段多向左下方转折，可将镜端稍向此方向压迫，同时配合充入少量气体，常可顺利通过。进入乙状结肠后尽量将乙状结肠镜送至最深处，一般可进至25～30cm的深度，进入乙状结肠后患者常有左下腹不适或微痛。

5. 观察方法　进镜完毕后，边缓慢退镜边上下左右旋转镜端方向以仔细观察，采集视频图片，并打印检查报告。

（1）正常所见乙状结肠黏膜皱襞小而多，呈环形走向，黏膜粉红色，表面光滑而有光泽。在直肠肠腔常有上、中、下3个直肠瓣，边缘光滑而清晰。正常的直肠黏膜呈现淡红色，表面光滑有光泽，黏膜下血管网清晰可见。退至肛管直肠环处可见肠腔变窄，即进入肛管，肛管部分因进镜时未观察，此时应避免遗漏。

（2）病变观察

1）黏膜炎症及受损程度，轻度炎症黏膜仅有充血、水肿，黏膜下血管纹理不清楚甚至消失；中度则见黏膜粗糙、轻度糜烂，触之易出血等；重度可见黏膜广泛充血，糜烂重，有溃疡形成，黏膜表面可有假膜或增殖凸起的假性息肉，有大量脓血性或黏液性分泌物等。

2）肠道肿物或狭窄：应注意其位置、形态、颜色、大小、移动度、数量，与周围正常黏膜界限是否清楚等。必要时取活检行病理检查。

6. 注意事项

（1）动作轻柔，直视下循腔进镜是乙状结肠镜检查的基本原则，须始终遵循。进镜进用力要柔缓，顺其自然，不可勉强。

（2）及时排除观察障碍因素，如粪便堵塞或大量分泌物覆盖、反射性肠痉挛等。粪便和分泌物影响视野无法检查时，量少时可用擦拭器取出，量多时应终止检查再次做肠道准备，或用吸引器将分泌物吸除。如遇反射性肠痉挛可暂停进镜，并适当退镜以避免刺激，待痉挛解除后再设法通过。

（3）不可充入过多气体，气体充入过多可使肠内压升高，肠壁张力增大，因炎症等病变已很脆弱的肠壁，镜检时稍不注意即有造成穿孔的危险。所以进镜时不可充入过多气体，对病情较重者应尽可能避免充气。

（4）钳取组织标本应该注意：①取活检要避开血管。②钳夹肠壁组织不可过深或撕拉组织。③取活检后观察止血是否充分，一定要完全止血后再退镜。

7. 其他

（1）乙状结肠镜检肠管段未见病变，但肠腔近端仍有脓血性内容物，需进一步做电子结肠镜检查。

（2）镜检后，应嘱患者适当休息。

8. 并发症处理

（1）结肠穿孔早期腹膜刺激征（腹痛、腹肌紧张）表现不突出，容易误诊，主要表现为细菌感染、中毒性休克，病死率较高，应提高警惕，及时进行必要的检查以明确诊断，一旦确诊应立即进行手术治疗。

（2）出血表现为镜检后便血不止，里急后重，乏力自汗，头晕，面色苍白甚至休克。可用云南白药粉或白及粉调糊、凝血酶等止血药灌肠止血。发生休克时则应作相应急救。

（二）电子结肠镜

大肠以肛门开口与外界相通，这就极大地方便了借助经肛门内镜直视下对大肠病变的观察。结肠镜不仅是诊断大肠及回肠末端疾病的重要工具，更重要的是可以用来治疗一些大肠疾病，如大肠息肉的摘除，大肠出血的止血，肠扭转复位，假性肠梗阻的治疗，大肠吻合口良性狭窄的扩张以及盲肠造口等。

主要种类电子结肠镜可分为长、中、短三型。长镜又称全长结肠镜，为180（165～185）cm，可通过回盲瓣进入回肠末端。中长肠镜为150（100～150）cm，可插至横结肠或进入回盲部。短镜为 60（55～75）cm，可插至降结肠或结肠脾曲。

主要构件结肠镜一般由操作部、镜身部、镜头部等部件构成。附件主要有光源、吸引器、活检钳、照相机、录像机、高频电凝切器、圈套器、微机、打印机等构成。

适应证、禁忌证基本同乙状结肠镜的相关论述，只是检查的范围包括了整个结肠所有肠段，肠道准备更为严格。

1. 检查前准备

（1）常规检查乙肝抗体、丙肝抗体、梅毒抗体和艾滋病抗体，如有阳性，又必须行肠镜检查，建议患者转传染病院进行检查。有条件的医院可以安排几条专门肠镜检查该类患者，且安排在每日最后一位受检，以便有足够的时间进行充分的消毒灭菌。

（2）检查项目选择视病情决定是否需要血常规、生化、血糖、凝血功能、心电图等检查。

（3）肠道准备：镜检的效果如何，胃肠道的清洁度是关键因素。如果检查时结肠内仍有许多食物及粪便残留，会影响进镜及观察，甚至不能完成检查，或因食物及粪便的掩盖而造成漏诊。因此，检查前做好胃肠道清洁尤为重要。

清洁肠道的方法有很多种，广泛应用的是口服泻药法，其共同之处在于都需要保证充足的液体摄入（至少需要 2 000ml 以上），以防止水、电解质失衡。对患有心血管疾病和肾病的患者这一点更要特别关注。对于服用利尿药物的人在服此药之前应检查血清电解质，必要时服用补充钾的制剂。检查前服用泻药是最常用、最可靠的方法。常用的泻药有聚乙二醇电解质散剂、硫酸镁、甘露醇和番泻叶等。服用方法：检查前 1d 晚饭应避免摄入难以消化的食物，避免过饱；检查当日提前 4h 开始服用肠道清洁剂。便秘者于检查前进低脂、少渣半流质、流质饮食 1～2d，特别强调术前 2d 内不得进食含纤维素多的青菜、水果等。检查当日或前 1d 根据要求口服清洁肠道药物。如果清肠效果不理想，可再服泻药或重新准备。部分肠道清洁不理想的受检者可选择大肠水疗或清洁灌肠辅助清洁肠道。

服药法如下。

1）聚乙二醇电解质散：将一盒中 A、B 小包药粉一并倒入容器中，加温开水至 1 000ml，搅拌使之完全溶解，即可服用。首次服用以患者自觉 8 分饱为度，以后每次间隔时间为 15～20min，以尽可能快，但不要过饱（以免引起呕吐），直至服完。通常需服用两盒，第 2 盒用法同上。注意观察大便的清洁程度，以排出清水样大便为最佳（淡黄色水样便也可）。如药物已服完，但大便仍有残渣，可再服温开水或糖盐水，直至排出无渣水样便时。

2）甘露醇法：于检查前 2～3h 一次口服 20% 甘露醇溶液 250ml，同时服凉开水或糖盐水 1 500～2 000ml，待患者排便为清水样后即可检查。其缺点是甘露醇可能在肠道内被细菌分解，产生易燃气体，当达到可燃浓度时，如进行高频电凝手术，可能引起爆炸，故不宜于肠镜检查中作电灼电切息肉治疗。另外，还可引起身体脱水等并发症，安全性欠佳。不推荐使用。

3）番泻叶法：将 10g 番泻叶用 500～1 000ml 沸水冲泡当茶饮，计 2 次，于检查前 12h 口服 1 次，再于检查前 2～3h 服 1 次。此法可致肠绞痛和肠黏膜充血，清肠效果欠佳，并产生较多泡沫而影响观察。故现已不常用。

4）硫酸镁法：每次 5～20g，清晨空腹服用，同时饮水 1 000～1 500ml，也可用水溶解后服用。此药用于导泻时，大剂量服用可引起水、电解质平衡紊乱，故现已很少使用。

5）灌肠法：也可用于肠道清洁准备。除限制水摄入的心血管病、正在做血液透析的肾病患者、低位肠梗阻的患者、怀疑粪性肠梗阻者或不能口服泻药准备肠道者，均可采用结肠灌洗的方法清洁肠道。具体操作是首先禁食，静脉补液营养支持，上、下午各1次，连续3~4次结肠灌洗，即可达到基本清洁肠道要求（有专用的结肠灌洗仪器）。严重便秘的患者在规定的时间内服用泻药难以排便通畅者，结肠灌洗可以作为肠道准备的辅助方法。

2. 检查前用药　绝大多数患者肠道准备完毕后即可直接行电子肠镜检查，无需解痉、镇静、麻醉等特殊药物。但对于不能配合的小儿患者可常规于检查前给予水合氯醛（10%浓度，按0.3~0.5ml/kg剂量）灌肠或口服，使之安静入睡以便于完成检查治疗；对不能配合的精神障碍患者或过度紧张和焦虑的患者给予地西泮适当镇静处理。

肠镜无痛检查口服药物方法与普通肠镜检查相同，但要注意的是在检查前的6h禁止进食、进水，以免麻醉中出现意外。检查日需有家人陪同前来，检查当日禁止开车、攀高、进行机械操作、做重要决策工作、不宜饮酒。

检查体位患者取左侧卧位，也可取仰卧屈膝位。

3. 操作步骤　进镜的基本原则是直视下前进，循腔进镜。

（1）通过直肠：当镜头端通过直肠后患者由左侧卧位转为仰卧位（或不改变体位）。到达乙状结肠起始处，向右调整角度钮或顺时针旋转镜身60°~90°，再调整角度钮，向上使镜头对准乙状结肠起始弯曲处，缓缓插入，使其通过弯曲部而达移行部。此时将镜头向上并固定，然后缓缓向外撤出肠镜，这样乙状结肠及镜身可被拉直，使移行部的锐角消失（钩拉取直法），镜身继续推进即可送到降结肠。此法1次不成功时可重复钩拉1~2次。如仍不能通过乙状结肠移行部时可采用α形转位法：助手用右手握住镜身逆时针旋转，同时用左手在腹壁上触镜头并将其从左向右推移，边推边旋转镜身，术者也随着逆时针旋转操作部，最终镜头从左侧腹转到右侧腹，使乙状结肠移行部由急弯变慢弯，肠镜较易通过。

（2）通过降结肠：降结肠由后腹膜固定，呈比较直的隧道管腔，循腔进镜便可通过。当到达结肠脾曲时，解除镜身在乙状结肠形成的结圈是必要的难点，助手可握镜身作顺时针旋转，边转边退镜身，很快镜身结襻就可消失，将镜身拉长（旋转取直法）。

（3）通过结肠脾曲：进结肠脾曲时主要在寻找横结肠的开口处。因为脾曲为膨大的盲端，与降结肠接结处的开口常位于盲端稍下的内侧方，故应向各方向调转镜头，仔细辨别。

（4）通过横结肠及结肠肝曲：横结肠的肠系膜较长，始末两端固定于脾曲和肝曲，中段活动范围大，常常下垂明显，使升、横、降结肠呈"M"形，造成进镜困难，可采用"r"型转位法通过。进镜方法是当镜头通过脾曲到达横结肠下垂的最低点时，助手在腹壁外将下垂的横结肠向上推，这样镜头则容易循腔通过。达肝曲盲端时应缓慢后退镜身，寻找升结肠开口，调节镜头向左下方较易发现。

（5）通过升结肠达盲肠：只要通过肝曲，几乎都可通过升结肠达盲肠。到达盲肠后可从侧面观察到回盲瓣，也可进镜对回肠末端进行观察。

结肠走行变化多异，故进镜方法也应灵活掌握，当操作熟练时，每个术者均有自己进镜的经验。总的原则是循腔进镜，反复抽气，采用钩拉、旋转、变换体位、防结襻等方法。

4. 观察要点　退镜时要慢，边退边看，上、下、左、右四壁均应仔细检查，切勿放过观察结肠黏膜的机会。发现问题应该记清病变性质、范围及部位，可先摄影，而后取活体组织检查，在完成活检后，细致观察病灶处无出血时再缓慢退镜。正常黏膜管壁柔软，有时可见到蠕动波，肠腔可见半环形皱襞、黏膜润泽，小血管清晰可见，黏膜表面不附挂任何分泌物或肠内容物。

5. 并发症处理

（1）肠穿孔：多发生在盲目进镜的情况下，一种是镜头紧贴肠壁时盲目进镜致肠管直接破裂，一种是过分伸展肠管致浆膜撕裂形成迟发性穿孔。一旦发现应立即剖腹探查，避免严重并发症的发生。

（2）肠梗阻：当患者患有腹股沟疝时，要特别小心地进行充气操作，结肠过度膨胀导致疝出的乙状结肠发生梗阻，已有文献报道。

（3）系膜撕裂：肠管过度伸展除去造成浆膜撕裂外，还可能造成肠系膜撕裂，致腹腔内出血，小肠疝入裂孔中形成绞窄性肠梗阻已有报道。

（4）爆炸：甘露醇准备肠道可致大肠内产生甲烷等易燃易爆气体，在一个封闭的肠道系统里便形成了爆炸的潜在危险。取活检只能用活检钳夹取，切忌电灼，以免产生电火花。

（5）出血：检查或者活检可以造成黏膜充血，严重的可以引起贫血、休克等，检查完毕后对可疑出血的部位应该仔细检查，细心处理，可给予止血药物喷洒，或者氩等离子体凝固止血，或者应用止血夹止血等。

6. 术中应用

（1）术前已行内镜下"息肉"切除，病理证实为癌，需追加根治性手术时的术中肠管定位。

（2）在腹腔镜辅助下做结肠切除术时的病灶定位。

（3）左半肠癌因不全梗阻，术前未能完成肠镜检查，术中需确定近端是否存在多原发癌或其他情况。

（4）家族性腺瘤性息肉病患者行大肠切除术，小肠息肉可在术中用内镜同时切除。

（5）在开腹手术探查中发现了一个没有遇到的息肉，为了避免肠腔污染，可在内镜下切除。

（三）放大结肠镜

利用高倍率、高分辨率放大结肠镜观察结肠黏膜表面细微结构，为微小病变特别是早期大肠癌的检出及内镜下有的放矢的活检和治疗带来了极大的方便，常用的有变焦放大电子结肠镜、窄频影像技术和共聚焦显微结肠镜。

1. 变焦放大电子结肠镜　最常用的变焦放大电子结肠镜兼有常规内镜和变焦扩大内镜的功能，对小病灶变焦扩大倍数达 100~200 倍，采用染料内镜下喷洒可将病变的范围及表面形态清楚地显示出来，然后采用放大结肠镜对大肠黏膜腺管开口形态进行辨认和评价。大肠黏膜腺管开口形态分类对于判断肿瘤性病变以及早期癌具有重要意义，也是近年来内镜下结肠肿瘤诊断方法的重要进展之一，通过放大内镜对大肠黏膜腺管开口形态观察可以大致预测病理组织学诊断以及早期结肠癌的浸润深度。

2. 操作步骤　放大结肠镜观察病变，一般要结合色素染色技术。

（1）肠道清洁要满意，以免微小、凹陷的病变被粪便黏液覆盖而遗漏，可用放大结肠镜仔细观察、确认病变，必要时病变处黏膜可点墨标记。

（2）除去粪便和黏液：用水反复冲洗病变表面，除去粪便和黏液，以免染色不均匀；必要时加入蛋白酶冲洗，或用 5g/L 甘油液冲洗。

（3）喷洒染色剂：常用色素有 0.1%~0.5% 靛胭脂直接喷洒，靛胭脂几乎不被消化道吸收，主要是隐窝着色。故可清楚显示隐窝的形态和大小。黏液白苔、癌组织、肠上皮化生、异型增生均不着色。靛胭脂很容易用水冲洗，且复原较快，可反复染色观察直至满意。常用的色素还有 0.2% ~ 1.0% 亚甲蓝，喷洒于被观察部位，直接存留病变处，能清楚观察表面凹凸不平，并将微小病变显露出来。亚甲蓝是经肠上皮细胞吸收后着色，黏液白苔、癌组织、肠上皮化生均深染，一次染色后不易用水冲掉，不能反复染色。其他还有许多色素如奥辛蓝（alcin blue）、结晶紫（crystal violet）等都常用于黏膜染色。总之色素与其他药物一样，大剂量应用需谨慎，染色要在局部进行，确认病变后应将多余色素液体吸引出去。

（4）放大结肠镜观察

1）用放大 100 倍以上结肠镜，观察经上述处理的病变部位，可清楚观察隐窝，判断病变性质，如是否是肿瘤，是良性肿瘤还是癌。

2）放大结肠镜观察对隆起型早期大肠癌一般较少遗漏，对于不平坦、凹陷型早期大肠癌则极易遗漏，如侧方发育型肿瘤（LST）常规肠镜检查极易漏诊。因此，必须采用黏液染色剂放大内镜观察。

（5）内镜下治疗：随着结肠镜对早期大肠癌诊断技术的不断进展，特别是放大结肠镜的临床应用，通过内镜治疗早期大肠癌已成为可能，目前内镜治疗可达治愈目的。切除方法有多种，采用高频电息肉切除术、内镜下黏膜切除术（EMR）、黏膜下剥离术（ESD）等都是最有效的治疗方法。

诊断切除的标本要伸展、固定，测量标本及病变大小后，全部瘤体送检做连续切片，如组织学证实：①癌浸润深度达 2cm 以上。②切除断端有癌浸润。③有血管内癌浸润。④低分化腺癌或未分化腺癌，具备其中 1 项者都应追加常规手术。

3. 窄频影像技术（narrow band imaging，NBI）　原理为肿瘤性息肉或病灶在形成时有新生血管，而非肿瘤性息肉或病灶（如增生性息肉）则无此现象。传统的内镜光源有红蓝绿三种颜色组成（RGB），而 NBI 无红色光源，并将蓝光与绿光的频宽缩小，于是 NBI 的光源遇到肿瘤或息肉内的血管时因血管是红色而将光线完全吸收，又因窄频而使血管与周围非血管组织对比更强，如此一来肿瘤性息肉在低倍下如咖啡豆一般，非肿瘤性息肉则与周围黏液颜色无异，高倍下在肿瘤性息肉表面可以看见网状结构，而非肿瘤性息肉无此构造。NBI 与染色内视镜有类似的诊断正确率，可以称为电子染色内镜。

4. 共聚焦显微镜（LCM）　因具有超高的可达 0.001mm 分辨率，能清楚地显示组织的显微结构，从而广泛应用于细胞生物学实验室。近年来，将传统电子内镜的头端与 LCM 整合，诞生了共聚焦内镜。该镜除能作标准电子内镜检查外，还能同时生成共聚焦图像，使在内镜检查过程中能够对体内组织实时成像，实现了活体内组织学检查，其每一个合成图像大致可以代表组织标本的一个光学切面，能达到和活检标本病理切片检查类似的效果。共聚焦内镜在内镜下直接判断病变组织结构，被称为"光活检"或"虚拟活检"。以 PENTAX EC - 3870CIK 为例，其可将图像放大至令人惊叹的 1 000 倍（无数码变焦时放大倍率可达 500 倍）；而且不仅可观察到黏膜组织表面的图像，也可以到表面以下的水平切片。最大观察深度为 250ym。

共聚焦激光内镜的诞生标志着内镜检查的一个新的时代的到来，预示着内镜检查从宏观走向微观，从表层走向深层，从影像走向功能。

三、小肠内镜

（一）胶囊内镜

胶囊内镜是消化道系统无损伤性诊断的一种革命性的技术创新。

1. 适应证

（1）不明原因的消化道出血，尤其怀疑小肠出血者。

（2）不明原因的缺铁性贫血。

（3）不明原因的慢性腹痛、腹泻、消瘦等。

（4）临床疑为炎症性肠病、肠结核、小肠肿瘤者。

（5）其他影像学检查怀疑小肠病变者。

2. 禁忌证

（1）明确或怀疑有胃肠梗阻、消化道畸形、消化道穿孔、较大憩室、狭窄或瘘管者，因为摄像胶囊有不能顺利通过肠道的危险。

（2）严重吞咽困难，不能顺利吞入摄像胶囊者。

（3）体内置入心脏起搏器或其他电子仪器，因为电子仪器会干扰胶囊内镜的工作。

（4）妊娠期。

3. 检查方法　患者像服药一样将"智能胶囊"服下，随着胃肠肌肉的运动，沿胃→空肠与回肠→结肠→直肠的方向运行，同时对经过的肠腔连续摄像，并以数字信号传输图像给患者体外携带的图像记录仪进行存储记录，工作时间达 6~8h，在智能胶囊吞服 8~72h 后就会随粪便排出体外，医师通过影像工作站分析图像记录仪所记录的图像就可以了解患者整个消化道的情况，从而对病情做出诊断。

4. 优点

（1）操作简便：整个检查仅为吞服胶囊、记录与回放观察 3 个过程。

（2）安全卫生：胶囊为一次性使用，避免交叉感染，且检查过程无痛无创；其外壳采用不能被消化液腐蚀的医用高分子材料，对人体无毒、无刺激性，能够安全排出体外。

（3）视野扩展：全小肠段真彩色图像清晰微观，突破了小肠检查的盲区，大大提高了消化道疾病诊断检出率。

（4）方便自如：患者无需麻醉、无需住院，行动自由，不耽误正常的工作和生活（只需注意检查当日不从事重体力劳动和剧烈运动即可）。

（二）术中小肠镜

在手术过程中，经远端自然孔道或在小肠切一小孔，经切口向口侧观察至十二指肠及胃；向肛侧观察至盲肠，结合术前胃镜、结肠镜检查，能在手术中观察全小肠黏膜，大大提高小肠疾病的检查率，从而配合外科医师决定手术方案。如家族性腺瘤性息肉病患者行全大肠切除时或黑斑息肉病（P-J综合征）患者术中均需要常规探查全部小肠，尽可能摘除小肠息肉；还有对消化道出血部位的术中定位等。

（路　通）

第六节　肛肠动力学检查

肛肠动力学是研究结肠、直肠、肛管的各种运动功能的科学。肛管直肠压力测定是用生理压力测试仪检测肛管直肠内压力和肛管直肠的生理反射，以了解肛管直肠的功能状态，目前主要用于排便障碍性疾病的研究。压力测定的方法诊断肛肠疾病始于 20 世纪 80 年代。肛管直肠压力与结肠传输试验、排粪造影、盆底肌电图检查结合，能提供盆底、肛门括约肌生理病理的研究，诊断和治疗。

一、排便过程中肛肠力学变化

（一）安静状态下

直肠处于空虚状态，即使有少量粪便也不引起便意，直肠收缩强于乙状结肠形成长刀运动的逆向梯度，有助于直肠保持空虚状态。直肠静息压约 0.49kPa，蠕动波约 5 次/min。肛管静息压约 6.79kPa，此时肛管静息压主要由肛门内括约肌造成。

（二）排便时

促成排便的蠕动波约 14.9 次/min。当进入直肠的粪便量少，速度缓慢，不会引发直肠的反射，也不会产生便意。当一次进入直肠的粪便量达 10ml，且速度较快时，将引发直肠一括约肌的阈值反射：肛门外括约肌和耻骨直肠肌收缩使肛管压力升高。收缩持续 1~2s，肛门内括约肌张力轻度下降，肛管压力下降，数秒后恢复正常。在未引起便意之前，肛管压力下降程度和时间与进入直肠粪便量成正相关。未产生便意时，直肠肛管对内容物的反应以自动、非意志性自制为主。

当进入直肠的粪便量增加到 110ml，直肠内压达 2.45kPa 时，肛门内括约肌持续弛缓，肛管静息压大幅度下降。同时，此容量刺激盆底排便感受器，引起持续便意（1min 以上），伴有直肠规律性收缩。此时，肛门自制靠盆底肌及肛门外括约肌主动收缩维持（意识性自制）。环境不许可排便，此强大收缩可缩小肛管直肠角，压迫肛门内括约肌，反射性使直肠、结肠松弛，粪便返回，便意消失，肛门内括约肌恢复张力。反之，放弃主动收缩，肛门外括约肌及盆底肌可反射性松弛，粪便顺利排出。若盆底肌麻痹，排便会发生失禁。

进入直肠的内容物增加到 220ml，直肠内压达 4.61kPa，肛门内括约肌失去自制能力。因为盆底肌、肛门外括约肌持续收缩难以超过 60s 加之强烈的便意，故盆底肌、肛门外括约肌完全松弛，肛管压力骤降。同时，因反射性腹压上升而使直肠内压急剧升高，可达 14.7kPa，排便动力超过排便阻力，直肠内容物排出。

另外，排便时，由于耻骨直肠肌的松弛后退，肛管直肠角变大，直肠和远端结肠的纵肌收缩使肛管缩短，乙状结肠和直肠间的角度变大。导致压力梯度逆转、排出通道缩短变直，足以排空直肠甚至高达脾区结肠中的粪便。

一次合理的排便应该有肛门内括约肌、肛门外括约肌、盆底肌的同步弛缓，排便压的有效升高，以及排便通道的畅通无阻。一次直肠排空后，肛门内括约肌缓慢恢复原有张力，不受意识影响。肛门外括约肌先为反射性收缩，然后再恢复原来的张力收缩状态，但也可维持松弛状态，以待下一次直肠充盈与排空。

二、肛管直肠测压仪的工作原理及使用方法

(一) 工作原理

各种型号的肛管直肠测压仪的工作原理基本相同。测压探头放入肛管直肠后，给予一定张力（充气或充液），让其在不同部位不同功能状态下接受肛管直肠内压力变化，并将这种压力变化传至高灵敏度的压力传感器转换成电信号，由显示器显示出来，经测量的图形及峰值得出肛管直肠的压力数值，由记录仪将压力图形或压力数值描记在记录纸上。根据探头工作原理不同，常用的测压方法有：气囊或水囊法、水灌注法和固态微型转换器法。不同型号的仪器性能、参数不一致，需按照厂家的说明书操作，以得到更加准确的测试数值。

(二) 仪器设备

肛管直肠测压仪一般由测压探头、压力转换器、前置放大器、记录仪及其他附件构成。测压探头按感受压力的部件分为充气式、充液式和固态微型压敏装置三类。充气式测压探头传导压力准确度低，现已较少应用。充液式测压探头分开放式和闭合式两种，开放式有持续灌注式和非灌注式，闭合式有单球式和双球式。现多用持续灌注式或单球式测压探头。压力转换器也有多种类型可选择，现多用半导体式。记录仪的配置包括多通道生理记录仪、示波器、电子计算机等。附件包括直肠扩张球、导管、灌注装置、牵引设备等。

(三) 检查方法

1. 检查前准备　询问病史，包括症状（便秘、便失禁、会阴痛等），过敏史，治疗史（肛门手术），骨盆创伤史；签署同意书；排空尿液及粪便；无需麻醉；向患者说明检查全过程，取得合作，减轻不适；检查仪器管道通畅，按使用手册校正仪器。

2. 检查步骤　肛门直肠测压主要检测以下指标：最大自主收缩压－反映肛门外括约肌及耻骨直肠肌功能；排便压力；静息压力；直肠扩张引起的肛门内括约肌抑制性反射（RAIR）；直肠容量感觉阈值，包括引起感觉的最小容量及最大耐受容量阈值；排便动力；肛门括约肌长度（定点牵拉法、自动牵拉法快速牵拉，检测到高压区长度）。

3. 具体检查方法　患者左侧屈膝卧位，测压导管经润滑剂润滑后经肛门插入。灌注式导管插入肛门 6～12cm；检测前休息 2min，以便患者适应导管；以直肠或肛管内压做基线进行校准检测。肛门括约肌静息压测定，可于检查开始或结束前患者最放松时进行；灌注式导管进行肛门直肠测压时，先将导管插入肛门 6cm，再用分段外拉法，每次外拉导管 1cm（即检测插入深度为 6、5、4、3、2、1cm 处的压力）重复测量肛门缩榨压、排便压及静息压；上述步骤测量完毕，重新将导管插入肛门内 2～3cm 处，继续检测 RAIR 及直肠对容量刺激的感觉。检查完毕，拔出导管，取下 EMG 探头或体表电极，记录检查所见，书写报告，清洁、消毒检测导管，按使用手册维护仪器。

三、临床应用

(一) 诊断肛门直肠疾病

1. 先天性巨结肠　肛门内括约肌不规则蠕动波，强烈收缩和缺乏适应性反应，直肠肛门抑制反射消失。需要注意的是直肠肛门抑制反射存在假阴性，故需重复测压，如新生儿出现反射则排除先天性巨结肠。

2. 痔　有症状的痔其肛管静息压、最大收缩压均升高。以出血为主要症状的痔肛管静息压高于以脱出为主的痔。Ⅲ期内痔则下降，扩肛治疗后肛管静息压显著下降，手术后可基本恢复正常。

3. 肛裂　肛裂患者肛管静息压明显高于正常人。同时肛管收缩波可有明显增强，反映肛裂有肛门括约肌异常收缩现象，处于痉挛状态，扩肛治疗及肛门内括约肌切断术后肛管静息压显著降低。

4. 肛瘘　高位肛瘘术前压力与正常人无明显差异。切断肛门内括约肌及耻骨直肠肌后，可见肛管随意收缩压减低，直肠肛门反射减弱，肛门失禁。而术后瘢痕过多则出现肛门不全失禁的情况，此时，水囊排出试验阳性，直肠顺应性低。挂线疗法对肛门括约肌及直肠、肛管静息压的影响较小。

5. 直肠脱垂　肛门外括约肌收缩压显著降低，部分患者缺乏直肠肛门反射。

6. 大便失禁　肛管静息压降低，最大收缩压下降，直肠最大耐受容量减小，较小的直肠容积即可引出直肠肛管抑制反射，咳嗽时，肛门外括约肌反射性收缩消失。

（二）功能性便秘的检查

1. 老年性便秘　肛管静息压降低，最大收缩压下降。

2. 盆底痉挛综合征　排便时，肛门外括约肌或耻骨直肠肌矛盾性收缩，直肠容量阈值不正常升高。

3. 孤立性直肠溃疡综合征　排便时肛门括约肌松弛障碍，直肠内高压、直肠球囊扩张时感觉受损。

4. 耻骨直肠肌综合征　静息压高于正常。

5. 糖尿病　直肠敏感性降低，自发性肛门括约肌松弛增加，测压对出口梗阻性便秘的诊断有一定意义，但必须结合排粪造影、结肠传输试验、肌电图检查等，才能全面反映患者情况。

（三）生物反馈疗法

1. 功能性便秘的生物反馈治疗　用于治疗盆底痉挛综合征导致的便秘。

2. 大便失禁的生物反馈治疗　用于以下原因引起的大便失禁：肛门外括约肌肌张力减弱、直肠感觉障碍、直肠受牵张刺激后肛门内、外括约肌反应协调性丧失。

（于　洋）

第七节　影像学检查

一、X线检查

1. 平片检查　平片检查对结肠疾患的诊断价值有限，一般不作为常规应用。只对某些疾患有一定作用。如在肠梗阻的诊断中，可根据立卧位腹部平片初步确定有无结肠梗阻、梗阻的性质以及部位；对结肠穿孔、间位结肠、巨结肠症、结肠肝曲综合征、结肠脾曲综合征、乙状结肠扭转症及肠气囊肿症等，也有较大的诊断价值；还可用于除外泌尿系结石、胆石等结肠外疾患。

2. 口服钡剂检查 服钡剂后 3~6h，待造影剂到达结肠后进行检查。它所显示的结肠形态比较接近生理状态。对于诊断结肠的运动功能、解剖学位置及形态等异常很重要。有时对诊断右侧结肠病变有帮助，如回盲部病变及结肠憩室等。由于钡剂充盈全部结肠需要花很长时间，当钡剂充盈至 Cannon – Boehm 点附近时水分已被吸收，所以本法对此点以后的结肠病变显示不清。

3. 钡剂灌肠检查 为诊断结肠器质性疾患的较好方法之一。除疑有结肠坏死、穿孔以及因有肛裂疼痛不能作灌肠检查外，一般无禁忌证。

（1）检查前准备：应彻底清洗肠内粪便，以免形成假象，给诊断造成困难。需于检查前 1d 服少渣饮食，多喝水。最好于下午 6 点服蓖麻油 30ml，晚上再做盐水洗肠一次。检查当日做清洁洗肠，经 1~2h 待肠道内水分充分吸收、功能恢复后即可进行检查。

（2）钡剂的制备：用 1 份钡剂加 3~4 份水配成混悬液，加少量阿拉伯胶粉或 2.5% 羧甲基纤维素，以增加钡剂的黏度。

（3）检查技术：钡剂的温度要适中，灌肠筒的高度距检查台面约为 1m。将肛管轻轻插入直肠后，让患者仰卧，于透视下观察。开始注入速度要慢，压力要低。若重点检查直肠，除摄正位片外，还需摄侧位片，测量直肠的骶前距离，观察直肠前后壁和直肠横行黏膜黏襞情况。

重点检查乙状结肠时，注意钡剂不要灌注太多，否则冗长、扭曲的肠管相互重叠而影响观察。并采用各种斜位，以将重叠的肠管展开。

除照局部点外，必要时排钡后作黏膜相观察。待乙状结肠检查满意后，再继续注钡剂，显示上部结肠。

钡剂通过乙状结肠后，即很快进入降结肠到达结肠脾曲，采用左前斜位将结肠脾曲展开，灌肠清楚。钡剂经横结肠到达结肠肝曲，采用右前斜位将结肠肝曲重叠的肠管展开。之后，钡剂逐渐充盈升结肠、盲肠。应避免过多的钡剂反流至回肠，妨碍对结肠的观察。待上述结肠充盈状态检查完毕后，让患者排便，再观察黏膜皱襞的形态。

4. 钡剂空气双对比造影 日本学者采用改良的 Brown 法，经过深入的研究，以直接双对比造影的程序，应用低张药物得以显示结肠黏膜表面的微细结构，即无名沟及其所形成的细小的纺锤形之结肠小区，构成微细的网目状形态。本法能显示结肠黏膜表面细小的凹凸状态，可用于结肠小隆起性及凹陷性病变的诊断、息肉的早期诊断、早期结肠癌的诊断及鉴别诊断等，并能较准确的判断病变的浸润范围。本法主要步骤如下。

（1）造影前肠道准备：不用清洁洗肠法，而是采用饮食、饮水、泻药等综合方法，达到清洁肠道目的。于检查前 1d，让患者吃低脂少渣饮食，大量饮水，给予盐类及接触性泻剂。根据此原则安排一个适当的食谱（包括泻剂的用法、顺序与用量）。一般来说，除个别便秘及乙状结肠过长者外，90% 以上的可以达到检查对肠道的要求，有时有少量小残渣并不妨碍诊断。与清洁洗肠相比，此法节约检查时间，更重要的是它避免了因洗肠液残存于肠道所造成的造影剂的黏膜附着性不好，而易于显示结肠黏膜的微细结构与微小病变。

（2）造影剂：要求流动性好，在黏膜面的附着性好，质量分数为 60%~65%。硫酸钡颗粒应细小而均匀，粒子直径以 0.5~1.5mm 为宜。灌注量约 300ml。

（3）空气量：要使肠管达到充分扩张状态，一般约需 700ml。

（4）低张药物的应用：于造影前 5min 肌内注射山莨菪碱 20mg。以抑制肠管蠕动，除去肠壁张力，在灌注钡剂与空气后，肠管达到充分扩张，利于显示出微细结构。

（5）造影程序：采用气、钡双通管，按以下程序检查：

1）插入肛管后，让患者俯卧头低位10°~15°，注入钡剂至结肠脾曲或横结肠中段（约300ml），即可停止注入。

2）缓慢注入空气，于透视下看到钡剂由于空气的压力移动至盲肠，升结肠、盲肠由于充气而扩张时即可拔去肛管（一般空气量为700ml左右）。之后，让患者向右侧转身，从俯卧位转向仰卧位，再从仰卧位转向俯卧位，如此旋转2~3次，使钡剂充分在黏膜面附着，再回到俯卧低位，即可显示出直肠、乙状结肠至降结肠中下部分的双对比造影。

3）让患者右侧卧位，腹式呼吸2~3次，再回到俯卧位，并升高台面至半立位，取左前斜位即是降结肠中上部、结肠肝曲及横结肠左半部的双对比造影。

4）放平台面，让患者仰卧位再转到右前斜位，升起台面至半立位，即是升结肠中上部、结肠肝曲及横结肠右半部的双对比造影。正位时，即可显示全部横结肠双对比造影。

5）放平台面，让患者仰卧头低位15°，即为盲肠、升结肠下部双对比造影。

注意上述检查应于半小时内完成，时间过长造影剂出现凝固，产生龟裂现象，会妨碍对微细结构的观察。

5. CT扫描　结肠疾患的CT扫描主要作用：①对结肠肿瘤CT扫描可了解肠壁增厚的程度，肿瘤向壁外浸润进展，相邻脏器有无浸润以及有无淋巴腺转移、肝转移、腹膜转移等，从而可对结肠癌进行分期诊断。这对治疗方案的确定是有很大价值的。此外，对于直肠癌术后确定有无复发，CT扫描也有很大价值；②对非上皮性肿瘤还可根据CT值了解肿瘤的组织结构，进而明确诊断，如脂肪瘤、囊肿等。

6. 血管造影　结肠疾患的血管造影检查：①肿瘤性疾患与炎症性疾患的鉴别；②原因不明的结肠出血。每分钟0.5ml之出血，血管造影不仅能明显出血部位，且有助于判断病变的性质，还可进行介入性治疗；③对结肠恶性肿瘤，血管造影有助判断病变的范围、向肠管外的浸润程度及其他脏器有无转移等，对确定治疗方案及判断预后有很大意义；④对血管性疾病，如缺血性结肠炎及结肠血管结构不良等，血管造影对明确诊断及确定治疗方案有一定价值；⑤与肠管外疾病的鉴别诊断；⑥介入性治疗，除了出血外，还可用于晚期恶性肿瘤抗癌剂的动脉灌注性化疗，以及溃疡性结肠炎的肾上腺皮质激素类药物的动脉注入疗法等。

二、排粪造影检查

排粪造影是用钡悬液或钡糊剂进行直肠造影，观察排出过程中肛门、直肠、盆底组织形态的变化，判断直肠排空障碍（出口功能性梗阻）原因的影像学检查。

（一）造影检查方法

1. 肠道准备　要求直肠乙状结肠空虚，一般可在造影前小剂量清洁洗肠，将降结肠大便排空。如观察直肠前滑动性小肠症，可于造影前4h小剂量服用钡剂使第六组小肠充盈再行检查。

2. 直肠造影

（1）钡悬液法：用质量分数为75%~80%硫酸钡悬液灌入直肠至产生便意为止，用量需700ml以上。

（2）钡糊剂法：用硫酸钡粉100g，玉米面200g，加温开水调制成面糊状（近于软便），可用加压注入器注入直肠直至产生便意为止，用量约 300 ml，有食物过敏者慎用。

（3）钡液加钡糊剂法：先注入钡液 150ml，再注入钡糊剂 300ml 进入直肠至产生便意为止。

钡液法操作简单，显示直肠黏膜理想，但钡液流动性大，尤其是直肠紧张度高者，直肠充盈度较差，不易产生便意状态（需加大灌注量），钡液排出时入腹泻状，与正常排便由较大差异，摄片时机较难掌握。

钡糊剂法直肠充盈理想，排出过程近于正常排便过程，患者有正常排便的感觉，能真实反映肛直肠形态的变化，摄片时机易于掌握，能从容地观察排便过程，但直肠近端肠腔不能充盈，直肠黏膜显示不良。

钡悬液加钡糊剂法造影是最为理想的直肠造影法，它具有以上两种方法的优点。

3. 检查摄片　患者侧坐于特制排粪桶上，分别摄取静息、提肛、力排充盈像及黏膜像，可根据病情需要摄片。摄片要包括骶尾骨、肛门及耻骨联合。

（二）读片测量及正常标准

目前采用与照片同一放大率的放大尺（可自制）和底边为 10cm 的角度仪，卢伍华教授研制的排粪桶带有标尺，且透视摄片效果好，由于个体差异较大，采用的造影方法不同，排粪摄影测量标准有异。北京二龙路医院对 120 例排粪障碍者进行观测，提出了国人的正常参考值。

1. 肛直角测量　肛直角系肛管与缘端直肠形成的夹角，其角度对排便力的导向，对粪便排出作用力的发挥有十分重要的作用。肛直角在力排时增大，提肛时减小，直接反映了耻骨直肠肌及盆底组织收缩和松弛功能，对诊断耻骨直肠肌失弛缓痉挛肥厚具有可靠的参考价值。

（1）钡悬液法：静息角 93.5° ± 13.2°，力排角 120.2° ± 17.3°。

（2）钡糊剂法：静息角 99.5° ± 34.28°，力排角 126.7° ± 14.8°。

男女无明显差别。

2. 功能性肛管测量　钡糊剂法检查时显示的肛管宽度相当于排出软便的表现，对诊断肛管远端扩展不良，尤对内括约肌失弛缓异常具有可靠的参考价值。

（1）钡悬液法：静息肛管长（32.75 ± 8.22）mm，力排时肛管长（19.24 ± 8.4）mm。

（2）钡糊剂法：静息肛管长（29.13 ± 5.39）mm，力排时肛管长（20.4 ± 5.39）mm，力排肛管宽（17.4 ± 5.39）mm。

3. 会阴下降度测量　力排时会阴均有不同程度的下降，其程度与盆底会阴组织的发育营养和紧张度有关。目前国内学者采用的测量方法不同，多数学者以耻尾线肛上距为评判标准。耻尾线肛上距：即为耻骨联合下缘至尾骨尖的连线，静息时它相当于盆底上界的水平位置，肛管上界与其接近。力排时随粪便泵出肛管自上而下呈漏斗状扩展，肛管随之功能性变短增宽，粪便顺利排出，所谓肛管上界亦随之下移，肛上距增大。临床亦以肛门与坐骨结节的位置变化来评估会阴下降度。

（1）测量方法测量耻骶线肛上距力排与静息差值为会阴下降度。

（2）临床参考值

1）钡悬液法：（13.5 ± 8.8）mm。

2）钡糊剂法：（20.83 ± 5.38）mm。

女性较男性会阴下降度略大。我们以会阴下降度 <25mm 为参考值。

4. 乙耻距和小耻距测量 分别为力排时充盈钡剂的乙状结肠/小肠曲最低点至耻尾线/耻骶线的垂直距离，正常人力排时乙状结肠和小肠曲最低位置多位于耻尾线即盆底上界之上。当耻尾线标志点不明确时可以耻骶线为标准评估，正常参考值为（10.6±12.7）mm，男性略大于女性，钡悬液法与钡糊剂法无明显差别。

5. 直肠前膨突度测量 直肠前膨突多见于女性，指直肠远端前壁向阴道方向凸出呈囊状，形成原因与女性局部解剖和生理特点有关，在力排时，正常女性中有 77.6% 可出现轻中度直肠前膨突。

测量方法：国内多采用卢武华教授推广的方法，即以半圆仪 90°处对准膨突顶部，后移至膨突起始部，即肛直肠环前压迹上缘处，划一弧线为模拟正常直肠前壁，该线与至膨突顶部距离为深度，该线与直肠相交段为前突宽，前突深度≤15mm 为轻度，深度 16～30mm 为中度，深度≥30mm 为重度前突。

三、超声检查

（一）仪器

实时超声仪能实时显示肠道情况，使用方便。所以，它是肠道超声检查较为理想的仪器。

（二）探头与频率

因患者体形差异，肠道气体干扰和病灶所在深度不同，可选用不同的探头。如体胖，病灶深，并有肠气干扰者应选用扇形探头；气体干扰少，病灶表浅且范围较大者可首选线阵探头；凸阵探头特点介于两者之间；直肠检查时选择专用的直肠探头。探头频率一般可用 5.0～7.0MHz。

（三）显像方法

1. 结肠灌水充盈显像法 通常经肛门缓慢灌注温开水或生理盐水 1 000～1 500ml，在灌水的同时进行超声检查。

2. 直肠水囊显像法 经肛门放入连接肛管的胶囊，然后通过肛管向囊内注水，直至水囊充盈，内部气体排净，即可持探头在小腹部对直肠及其周围结构进行超声检查。

3. 经直肠超声检查方法 应用直肠探头外加保护橡胶套后，直接插入直肠检查。

（1）扫查步骤：超声检查大肠通常是在灌肠的同时进行检查。探头扫查步骤按直肠—乙状结肠—降结肠—结肠脾曲—横结肠—结肠肝曲—升结肠盲肠（回盲部）的顺序进行。扫查中可随时调整探头断面，分别以横断，纵断或斜断来扫查大肠各段的回声情况。必须注意到结肠肝曲和结肠脾曲的位置较高，可通过肝脏、脾脏或肾脏做声窗检查，有利于上述各部位的超声显示。

（2）检查前准备及注意事项：

1）检查前准备：①超声检查必须安排在 X 线钡剂灌肠检查前，若患者已行上述方法检查，最好隔日再接受超声检查；②肠道超声检查前 1d 晚餐进流质，睡前服轻泻剂，以便检查当日排净大便。接受检查之前仍应再行清洁灌肠；③乙状结肠及直肠上段超声检查时，可嘱受检者充盈膀胱，以利于超声检查；④检查前应准备好各类物品，如灌肠桶、肛管、温度计、特制气囊导管、充盈剂及生理盐水等。

2）检查注意事项：①肠道空腹超声检查，目的主要是了解空腹时肠道的回声状态，以便与充盈后的肠腔回声作比较，其次，是观察肠腔内容物的滞留情况以及有无腹水和其他脏器的病变；②灌肠时为避免患者不能忍受而造成检查失败，可采取下列措施保证全段结肠的充盈与暂时保留，以利于超声对大肠的全面检查。a. 灌肠用的溶液温度应控制在37℃左右，切忌使用肥皂水，以免刺激肠道产生便意。b. 灌肠时肛管插入深度以抵达乙状结肠较为合适，同时采用头低臀高位。灌肠完毕后拔出肛管，肛门处填压纱布，并嘱患者自己加以控制配合检查。c. 灌肠速度应控制在60ml/min以下。d. 检查动作应轻巧，避免过重挤压，必须密切注意患者的反应情况；③直肠水囊灌水的注入量一般为80～100ml。以避孕套代替水囊，效果较好，不易破裂。液体注入后使用止血钳加紧导管，以防止液体外溢；④对各种肠道肿块（炎症或肿瘤等）超声定性诊断有困难时，可做超声引导下穿刺细胞学或组织学检查，但穿刺前必须排除动脉瘤等易导致出血的病灶；⑤经直肠检查前须排空大便，并清洗会阴部。

（四）检查适应证

（1）肠道肿瘤

1）良性肿瘤结肠平滑肌瘤等。

2）恶性肿瘤结肠癌、直肠癌、结肠平滑肌肉瘤、结肠恶性淋巴瘤。

（2）肠道炎症性疾病如急性阑尾炎、肠结核等。

（3）肠道梗阻性疾病如肠梗阻、肠套叠等。

（4）肠道其他疾病略。

（五）观察内容和正常大肠声像图

1. 超声观察内容　①肠壁层次结构关系及其连续性；②肠壁有无增厚或局限性肿块与凹陷形成。发现肠壁增厚，肿块及凹陷时，应注意观察其位置、形态、大小、厚度、范围及内容回声结构；③肠壁有无扩张、积液、变形及狭窄；④肠蠕动有无亢进，减弱或消失；⑤怀疑恶性肿瘤者，应重点观察肿瘤的管腔外表现，如周围脏器转移灶等。

2. 标准断面图　肠腔充盈后，探头沿大肠的走向左纵断扫查时，可分别显示直肠、乙状结肠、降结肠、横结肠。降结肠呈长管状结构，并相互连续；如沿大肠走向做横断扫查时则各部肠管可呈"圆形"或"类圆形"的管状结构，形态规整。

3. 正常声像图表现　①大肠声像图，空腹状态下超声仅根据大肠的解剖与体表投影进行扫查，声像图可显示肠腔内容物的回声，但难以显示和辨认肠壁结构。经灌水或充盈剂后，肠腔气体消失，肠壁呈连续的线条状略强回声。乙状结肠、结肠脾曲、结肠肝曲部位的肠壁可扭曲，肠腔宽度较匀称，肠壁黏膜面整齐、光滑；②大肠充盈法超声检查，可显示与胃壁5层结构相似的肠壁层次结构。超声检查声像图自内向外：第1层强回声，为肠内容物与黏膜形成的界面；第2层低回声，为黏膜层；第3层强回声，为黏膜下层；第4层低回声，为固有肌层；第5层强回声，为浆膜层。

四、磁共振检查

磁共振成像（magnetic resonance imaging，MRI）与CT成像基本原理不同，它不是由X线透过人体强度的衰减，而是利用人体组织中原子核运动所产生能级和相位变化，经过电子计算机运算处理而转变成图像。人体组织中大量存在并能产生较强信号的氢原子核（H）或称质子具有自旋及磁矩的物理性能。在外加磁场的作用下，质子以一种特定方式绕磁场方向旋转。在经受一个频率与质子自旋频率相同的射频脉冲激发，便引起质子共振，即所谓磁共振，并发生质子相位与能级变化。在射频脉冲停止激发后，质子的相位和能级又由非平衡状态转入平衡状态。亦即由激发后状态转变为激发前状态。这个过程称为弛豫过程，经历的时间称为弛豫时间（T_1 和 T_2）。它反映质子的运动特征。这些能级变化和相位变化所产生的信号均能为位于身体附近的接收器所测得，经过电子计算机的运算处理转变成图像。因此，构成人体组织的 MRI 的要素是身体组织中的质子密度的差异仅为 10%，而弛豫时间则可相差百分之数百，甚至可以反映分子结构上的差异，这就开拓了 MRI 作为疾病诊断的广阔前景。MRI 与 CT 均属计算机成像，图像都是体层图像，有共同病理生理与病理解剖基础，因此解释图像的许多原则是相同的。

（一）优点

与 CT 相比，MRI 有以下优点：①没有电离辐射，对机体无甚不良影响；②可以直接做出横断面矢状面和各种斜面图像；③没有 CT 图像中的伪影；④比 CT 有更高的软组织分辨率；⑤不需注射造影剂可使心腔和血管腔显影。

（二）缺点

在下列几个方面 MRI 不如 CT：①空间分辨率差；②价格贵；③对体内金属起搏器、金属异物易产生"导弹效应"，属检查禁忌。

（三）临床应用

1. 直肠癌诊断　MRI 除与 CT 一样可提供直肠横断面图像信息外，还可提供直肠矢状面图像。较 CT 优越的是其可检测到软组织内的细微变化。由于脂肪与软组织 MRI 信号的不同，故能较易检测到肿瘤的局部扩展。MRI 可以从没有增大淋巴结中信号的改变来诊断淋巴结的瘤转移。MRI 检测肝脏转移癌的灵敏度与 CT 相等。故 MRI 是术前评估直肠癌的理想检查。目前直肠癌 MRI 的临床诊断多是采用整体线圈自旋回波技术。原发肿瘤可呈局部肠壁增厚，在静注 DTPA 后增强。良好的肠道准备和利用造影剂或球囊的膨胀以扩张肠腔有利于原发肿瘤的检测。病灶的信号取决于射频脉冲系列的选择和肿瘤的组织学性质。但对已经放射治疗患者 MRI 的应用价值受到一定限制，在没有肿瘤组织但有水肿的情况下也可出现亮的信号。

2. 排粪障碍性疾病的诊断　排粪造影在提示肛管直肠功能障碍的功能与形态的异常方面已发挥了很好作用，但其投影性能和不能显示直肠周围软组织，使它的应用价值常受到限制。而 MRI 却可以有多层面显像能力，没有电离辐射，高度软组织分辨率能使盆腔组织器官完整成像来弥补排粪造影的不足。MRI 能清晰地显示盆腔软组织在矢状面和冠状面图像上，并以梯度回波快速扫描技术获得患者静态、盆底收缩以及用力排便时图像。MRI 还可分析一组织对另一组织的相对移动性，特别运用于具有标记性部位，如直肠瓣。因此，利用 MRI 可以评估直肠后壁固定在骶骨上的情况以利于制定手术方案。MRI 在测定肛直角与盆底位置的观察者间误差方面比排粪造影为少。但 MRI 采取平卧位检查时不能反映出真实的排粪功能，常常会遗漏排粪过程的许多形态和功能变化。随着敞开型 MRI 系统的应用，在能取得患者直立位的 MRI 图像之后，MRI 与排粪造影相结合的 MRI 排粪造影变为现实。将一特置排粪造影用座凳放在超导式敞开型的两磁壁间，患者在检查前直肠内灌入 300ml 左右含戊酸双甲基葡胺（dimegluminege - dopentetate）造影液，造影液内配制有土豆粉以模拟粪便。患者坐在坐凳上后，用一根可弯曲的传导接受射频线圈绑在其骨盆的周围。根据轴定位相，计划摄取直肠肠腔矢状面多层相与排粪同步进行。每层 1.5cm 厚。采用以下系列参数：TR/TE 23.9/11.3ms。转交 90°，1 次激发。32cm 视野连接 256×128 矩阵，使平面分辨能力达到 1.25mm×2.5mm、提供每 2s 一幅图像，激发射频带宽 12.5kHz 应用 MRI 排粪造影可评估直肠邻近结构与间隙而不必再将造影剂注入阴道、膀胱、小肠或腹腔内。敞开型 MRI 系统能将直肠与周围结构，如前列腺、阴道、膀胱、小肠或耻骨直肠肌区分开采。若采用多相位矢状面梯度回波照相还能完整地分析排粪时的肛直角、肛管的开放、耻骨直肠肌功能、盆底位置以及会阴下降程度等。此外，它还可观察直肠前后壁的细微情况，MRI 空间分辨能力足可描绘有关形态上的变化如内套叠与直肠膨出等。提高到 1 张/2s，照相的时间分辨也足以显示排粪过程的动态改变。它还具有同时显示肛管、直肠周围软组织的性能可协助评价由耻骨直肠肌反常收缩引起的盆底痉挛综合征以及由盆底薄弱引起的会阴下降综合征；显示位置低下小肠的性能可协助诊断小肠疝。敞开型 MRI 系统开展的 MRI 排粪造影检查，将是非常有前景的检查排粪功能障碍的新方法。

（鲁明良）

第八节　实验室检查

一、血常规、血型检查

血常规、血型检查可以发现贫血、炎症、出/凝血异常、血液病及各种感染等。血常规检查是住院、门诊、健康体检的必查项目，是三大常规检查之一（表2-1）。

表2-1　血常规检查项目

项目名称	临床意义
白细胞计数（WBC）	项目指数：(4.0～11.0)×10⁹/L。升高：各种细胞感染，炎症，严重烧伤，明显升高时应除外白血病。降低：白细胞减少症，脾功能亢进，造血功能障碍，放射线，药物，化学毒素等引起骨髓抑制，疟疾，伤寒，病毒感染，副伤寒。
淋巴细胞百分率（LYMPH%）	项目指数：20%～40%。增高：百日咳，传染性单核细胞增多症，病毒感染，急性传染性淋巴细胞增多症，淋巴细胞性白血病。降低：免疫缺陷。
单核细胞百分率（MONO%）	项目指数：3.0%～8.0%。增高：结核，伤寒，疟疾，单核细胞性白血病。
中性粒细胞百分率（NEUT%）	项目指数：50%～70%。增高：细菌感染，炎症。降低：病毒性感染
嗜酸性细胞百分率（EO%）	项目指数：1.0%～5.0%。增高：慢性粒细胞白血病及慢性溶血性贫血。降低：肾上腺皮质功能亢进，再生障碍性贫血，急性心肌梗死，严重烧伤。大手术后，患大叶性肺炎，伤寒，猩红热等疾病严重。

·50·

项目名称	临床意义
嗜碱性细胞百分率 （BASOY6）	项目指数：0.0% ~ 2.0%。增多见于慢性粒细胞性白血病，霍奇金病，癌转移，铅铋中毒。
淋巴细胞绝对值 （LYMPH）	项目指数：（1.0 ~ 3.5）×10^9/L。增高：百日咳，传染性单核细胞增多症，病毒感染，急性传染性淋巴细胞增多症，淋巴细胞性白血病。降低：免疫缺陷。
单核细胞绝对值 （MONO）	项目指数：（0.0 ~ 0.8）×10^9/L。增高：结核，伤寒，疟疾，单核细胞性白血病。
中性粒细胞绝对值 （NEUT）	项目指数：（2.0 ~ 7.5）×10^9/L。增高：细菌感染，炎症。降低：病毒性感染。
嗜酸性细胞绝对值 （EO）	项目指数：（0.0 ~ 0.7）×10^9/L。增高：慢性粒细胞白血病及慢性溶血性贫血。
嗜碱性细胞绝对值 （BASO）	项目指数：（0.0 ~ 0.1）×10^9/L。增多：慢性粒细胞性白血病，霍奇金病，癌转移，铅铋中毒。
红细胞计数 （RBC）	项目指数：（3.5 ~ 5.6）×10^{12}/L。增高：真性红细胞增多症，严重脱水，肺源性心脏病，先天性心脏病，高山地区的居民，严重烧伤，休克等。降低：贫血，出血。
血红蛋白 （HGB）	项目指数：110 ~ 160g/L。增高：真性红细胞增多症，严重脱水，肺源性心脏病，先天性心脏病，高山地区的居民，严重烧伤，休克等。降低：贫血，出血。
红细胞比积 （HCT）	项目指数：0.32 ~ 0.53。增加：大量脱水、血液丢失及真性红细胞增多症，均由于血液浓缩而使红细胞比积增高。减少：见于各种贫血。
平均红细胞容积 （MCV）	项目指数：80 ~ 110fl。增大：为大细胞性贫血。减少：为小细胞低色素性贫血。
平均红细胞血红蛋白量 （MCH）	项目指数：26 ~ 35pg。增高：严重呕吐，频繁腹泻，慢性一氧化碳中毒，心脏代偿功能不全，真性红细胞增多症。降低：小细胞低色素性贫血。
平均红细胞血红蛋白浓度 （MCHC）	项目指数：310 ~ 370g/L。增高：严重呕吐，频繁腹泻，慢性一氧化碳中毒，心脏代偿功能不全，真性红细胞增多症。降低：小细胞低色素性贫血。
红细胞分布宽度变异系数 （RDW – CV）	项目指数：11.0% ~ 14.1%。用于判断是否有营养缺乏性贫血。
红细胞分布宽度标准差 （RDW – SD）	项目指数：37.0 ~ 54.0fl。用于判断是否有营养缺乏性贫血。
血小板计数 （PLT）	项目指数：（100 ~ 300）×10^9/L。升高：原发性血小板增多症，真性红细胞增多症，慢性白血病，骨髓纤维化，症状性血小板增多症，感染，炎症，恶性肿瘤，缺铁性贫血，外伤，手术，出血，脾切除后的脾静脉血栓形成，运动后。降低：原发性血小板减少性紫癜，播散性红斑狼疮，药物过敏性血小板减少症，弥散性血管内凝血，血小板破坏增多，血小板生成减少，再生障碍性贫血，骨髓造血功能障碍，药物引起的骨髓抑制，脾功能亢进
平均血小板体积 （MPV）	项目指数：9 ~ 17fl。用于判断出血倾向及骨髓造血功能变化，以及某些疾病的诊断治疗。

项目名称	临床意义
血小板分布宽度（PDW）	项目指数：9.0～13.0g/L。增大：急非淋化疗后、巨幼细胞性贫血、慢粒、脾切除、脾功能亢进、巨大血小板综合征、血栓性疾病等。减少：提示血小板减少。
血小板大细胞比率（P-LCR）	项目指数：13.0%～43.0%。增高：见于巨血小板血症患者，血小板减少性紫癜数目少，体积增大者原发性血小板增高症患者可出现巨型血小板增高。
血型	检查ABO血型是输血及组织血源的首要步骤和依据

二、尿常规检查

尿常规检查有助于判定有无泌尿系统感染及结石、肾病、还可以协助诊断其他系统疾病如糖尿病、急慢性肝炎、急慢性溶血等（表2-2）。

表2-2 尿常规检查项目

项目名称	临床意义
尿胆原	项目指数：阴性。增高：肝功能异常，红细胞破坏增加，肠梗阻，长期便秘，急性发热降低：胆管阻塞，急性肝炎，腹泻。
胆红素	项目指数：阴性。阳性：阻塞性黄疸，肝细胞性黄疸，先天性非溶血性黄疸
红细胞	项目指数：阴性。泌尿系结石、结核及肿瘤，肾小管肾炎，泌尿系血管畸形，出血性疾病等。
蛋白质	项目指数：阴性。增高：见于各种肾炎，肾病，泌尿系统感染，肾结石，多囊肾，全身性疾患累及肾脏。药物引起的肾损害等。
白细胞	项目指数：阴性。泌尿系感染（肾盂肾炎、膀胱炎、尿道炎、前列腺炎等），泌尿系结石（肾结石、输尿管结石、膀胱结石），泌尿系结核（肾结核、膀胱结核），泌尿系肿瘤（肾癌、膀胱癌、前列腺癌）等。
葡萄糖	项目指数：阴性。增高：见于糖尿病，甲状腺功能亢进，肾上腺皮质功能亢进，慢性肝脏病等。
pH值	项目指数：4.5～8.5。增高：呼吸性碱中毒，某些代谢性碱中毒，泌尿系变形杆菌感染，肾小管性酸中毒，应用碳酸氢钠等碱性药物，原发性醛固酮增多症等。降低：呼吸性酸中毒，代谢性酸中毒，低钾性碱中毒，应用氯化铵等酸性药物等。
酮体	项目指数：阴性。阳性：糖尿病，饥饿，呕吐，脱水，发热，甲状腺功能减退。
亚硝酸盐	项目指数：阴性。阳性：由大肠埃希菌引起的肾盂肾炎，其阳性率占到总数的2/3以上；由大肠埃希菌等肠杆菌科等细菌引起的有症状或无症状的尿路感染；膀胱炎；菌尿症等。
血红蛋白	项目指数：阴性。阳性：各种原因所致的血尿，溶血，妊娠，妊娠毒血症，大面积烧伤，血型不符输血，肾梗死，阵发性夜间性血红蛋白尿症，阵发性冷球蛋白尿症，药物或毒物中毒，毒蛇咬伤，毒蜘蛛螫伤，感染，溶血-尿毒症综合征，血小板减少性紫癜，DIC，肾皮质坏死，各种原因所致的肌球蛋白尿症、剧烈运动等

项目名称	临床意义
比重	项目指数：1.003～1.030。增高：糖尿病，急性肾炎，腹泻，呕吐，发热。降低：尿崩症，饮水过多，肾功能衰竭晚期，使用利尿剂。
镜检	白细胞增多：泌尿系感染（肾盂肾炎、膀胱炎、尿道炎、前列腺炎等），泌尿系结石（肾结石、输尿管结石、膀胱结石），泌尿系结核（肾结核、膀胱结核），泌尿系肿瘤（肾癌、膀胱癌、前列腺癌）等。红细胞增多：泌尿系结石、结核及肿瘤，肾小管肾炎，泌尿系血管畸形，出血性疾病等。管型增多：红细胞管型：肾脏病变急性期。白细胞管型（脓细胞管型）：化脓性感染（急性肾盂肾炎、间质性肾炎等）。上皮细胞管型：急性肾炎，急进型肾炎，子痫，重金属中毒，化学物中毒，肾移植急性排斥反应等。颗粒管型：慢性肾炎，急性肾炎后期，药物中毒，类脂性肾病，急性肾衰（肾衰管型）等。
颜色	尿色深红带黄如浓茶样，见于胆红素尿，尿色为浓茶色或酱油色，见于血红蛋白尿。尿色呈淡红色云雾状/洗肉水样或混有血凝块，见于血尿。白色乳样尿液称为乳糜尿，见于血丝虫病或肿瘤等原因引起的肾周围淋巴管引流受阻。乳糜尿应与尿内磷酸盐和碳酸盐的灰白色相鉴别。许多药物可引起尿液颜色发生改变。使尿液变黄色的：黄连素，米帕林，复合维生素 B，四环素，维生素 B_2，利福平，磺胺嘧啶，呋喃唑酮（痢特灵），一粒丹，复方大黄片等。使尿液变赤黄或棕色的：呋喃妥因，扑疟喹宁，伯喹，磺胺类药物。使尿液变红色的：氨基比林，酚酞，苯妥英钠，利福平，盐酸氯丙嗪（冬眠灵）。使尿液变绿色的：吲哚美辛（消炎痛），亚甲蓝，阿米替林。使尿液变暗黑色的：甲硝唑（灭滴灵），甲基多巴，左旋多巴，异烟肼，山梨醇铁。使尿液变棕黑色的：非那西丁，奎宁。
气味	刚排出的尿液即有氨臭味，见于慢性膀胱炎及慢性尿潴留；有苹果样气味见于糖尿病酸中毒；有些药品和食物如蒜、葱等亦可使尿液呈特殊气味

三、大便常规检查

大便常规、大便隐血－形状、颜色、红细胞、白细胞、虫卵、隐血试验等（表2－3）。

表2－3　大便常规检查项目

项目名称	临床意义
气味	正常情况：除外异常情况异常情况：粪若呈酸臭味，同时杂有气泡，常见于淀粉或糖类消化不良。
颜色	正常情况：淡黄色。随饮水及出汗多少，色泽深浅可有不同。异常情况：黑色——服用炭剂、铋剂后，呈深浅不等无光泽的炭样黑色；上消化道出血，粪色黑而有光泽，呈柏油样的油黑色。陶土色——见于胆道阻塞，同时见便中有大量脂肪。灰白色——服用钡餐者。白色或带斑点——氢氧化铝类。绿色——因肠道蠕动过速，肠道内粪胆红素转变成胆绿素，故呈绿色，见于乳儿肠炎；粪中含有大量的未消化的蔬菜，甚至肉眼即能看出此时呈菜绿色。黄绿色——蔥醌类。绿灰色——口服抗生素类。红色——新鲜血液混入粪便或附在粪便表面，见于下消化道出血，以及痔疮、肛裂等。粉红色、红色或黑色——抗凝剂类，羟保泰松，肝素，水杨酸类。黑色——低铁盐类。橙色、红色——苯偶氮吡啶。红色——吡维氯胺（扑蛲灵）。红色、橙色——利福平

项目名称	临床意义
形状	正常情况：成形、柱状、软。异常情况：柱状硬见于习惯性便秘；羊粪粒状见于痉挛性便秘；扁形带状便可能由于肛门狭窄或肛门直肠附近有肿瘤挤压所致；糊状便见于过量饮食后及其他消化不良症；液状便见于食物中毒性腹泻及其他急性肠炎；淘米水样便见于霍乱；脓血便见于细菌性痢疾；黏冻便见于慢性结肠炎或慢性菌痢；血样便见于下消化道出血；黏液便见于急性肠炎、慢性结肠炎等。
食物残渣	正常情况：正常肉眼不可见。异常情况：出现时见于消化不良症或肠道大部切除。
细胞	正常情况：镜下偶见少数上皮细胞或白细胞。异常情况：大量红细胞见于下消化道出血；少量红细胞大量白细胞或脓球见于细胞性痢疾；大量上皮细胞见于慢性结肠炎。
粪胆原	项目指数：阳性。正常情况：阳性异常情况：阻塞性黄疸呈阴性反应，部分梗阻或胆汁分泌功能障碍时为弱阳性。
大便隐血（潜血）	项目指数：阴性。正常情况：阴性异常情况：阳性。有消化道溃疡，恶性肿瘤，结核病，痢疾，伤寒等。胃肠道出血越多，反应越强。按显色反应的强弱，可分为 4 级阳性反应

四、生化及免疫学检查

生化及免疫学检查包括肝功、肾功能、性病检测、肿瘤标志物检测、风湿因子检测。

（一）肝功能检查

肝功能系列指标检查可以评价肝脏功能情况和营养状况，是否有肝功能损害、胆道梗阻及蛋白质代谢异常等（表 2-4）。

表 2-4　肝功能检查项目

项目名称	临床意义
谷丙转氨酶 （ALT）	项目指数：0~43U/L。增高：急慢性肝病，胆道感染，胆石症，急性胰腺炎，急性心肌梗死，心肌炎，心衰，肺梗死，流脑，SLE 等。儿童，寒冷，过度劳累，剧烈运动，溶血反应亦可升高。
谷氨酰转肽酶 （GGT）	项目指数：0~54U/L。增高：传染性肝炎、肝硬化、胰腺炎等轻度和中度增高、原发或继发性肝癌、肝阻塞性黄疸、胆汁性肝硬化、胆管炎、胰头癌、肝外胆道癌等明显增高。饮酒后熬夜、疲劳和服用肝损药物等。
乳酸脱氢酶 （LDH）	项目指数：72~182U/L。升高：见于心肌梗死，肝炎，肝硬化，肾脏疾病，恶性肿瘤，某些贫血。
碱性磷酸酶 （AKP）	项目指数：115~359U/L。升高：骨骼疾病如佝偻病，软骨病，骨恶性肿瘤，恶性肿瘤骨转移；肝胆疾病如肝外胆道阻塞，肝癌，肝硬化，毛细胆管性肝炎等；其他疾病如甲状旁腺功能亢进。降低：见于重症慢性肾炎，儿童甲状腺功能不全，贫血等
总蛋白 （TP）	项目指数：60.0~83.0g/L。增加：高渗性失水，多发性骨髓瘤，阿狄森病，某些急慢性感染所致高球蛋白血症等。减少：慢性肝病，肝硬化，慢性感染，慢性消耗性疾病，长期腹泻，肾病综合征，营养不良等。
清蛋白 （Alb）	项目指数：35.0~50.0g/L。增加：偶见于脱水所致的血液浓缩。减低：肝病，肾病，营养不良等

（三）性病检查（表2-5）

表2-5 性病检查项目

项目名称	临床意义
淋球菌检查	直接涂片或细菌培养。涂片染色镜检可见大量多形核白细胞，细胞内外可找到成双排列、呈肾形的革兰阴性双球菌。细菌培养在血平皿上可形成圆形、稍凸、湿润、光滑、透明或灰白色的菌落，直径为 0.5~1.0nm，生化反应符合淋球菌特性。直接涂片镜检阳性者可初步诊断，但阴性不能排除诊断，培养阳性可确诊。
梅毒螺旋体直接检查	用暗视野显微镜检查，也可经镀银染色、吉姆萨染色或墨汁负染色后用普通光学显微镜检查，或用直接免疫荧光技术检查。镜检阳性者结合临床症状和不洁性接触史可确诊。
快速血浆反应素环状卡片试验（RPR）	为非梅毒螺旋体抗原血清试验。人体感染梅毒螺旋体一定时间后，血清中产生一定数量的心磷脂抗体，作为梅毒的诊断筛选试验。本试验敏感性高而特异性低。结果为阳性时，临床表现符合梅毒，可初步诊断。假阳性结果常见于自身免疫性疾病患者、麻风、海洛因依赖者、少数孕妇及老人。
梅毒螺旋体颗粒凝集试验	为梅毒螺旋体抗原血清试验。阳性结果可明确诊断。
衣原体抗原检测法	阳性结果结合临床可确定沙眼衣原体感染，阴性时不能完全排除，可用细胞培养法确定。
支原体检查	取 0.2ml 培养物接种到固体培养基上，培养48h后于低倍镜下观察，有典型"油煎蛋"状菌落者为阳性，可诊断支原体感染

（四）风湿免疫类检查

风湿免疫类检查包括以下几种（表2-6）。

（1）抗"O"检查：诊断由链球菌感染引起的类风湿病。

（2）类风湿因子检查：用于诊断类风湿关节炎。

（3）超敏 C 反应蛋白检查：筛检体内是否有急性或慢性发炎或组织坏死。升高时主要见于各种发炎和胶原病（如风湿热、类风湿关节炎、红斑性狼疮等）。对冠心病、心绞痛、急性冠状动脉综合征等，具有预测心肌缺血复发危险和死亡危险的作用。

表2-6 风湿免疫类检查项目

项目名称	临床意义
抗链球菌溶血素"O"（ASO）	项目指数：0~200IU/ml。人体被 A 族溶血性链球菌感染后 1 周，患者血清中即可出现一定量的抗链球菌溶血素"O"抗体（ASO），3~4 周达到高峰，可持续较长时间。若血清 ASO 滴度不断上升，提示近期有化脓性链球菌感染，对急性扁桃体炎、急性肾小球肾炎、风湿热的诊断有重要意义。类风湿性关节炎患者 ASO 不升高，可作为与风湿病的鉴别诊断。
类风湿因子（RF）	项目指数：阴性。正常老年人可有5%阳性，随年龄增长阳性率可增加，75 岁以上的老年人 RF 阳性率为2%~25%，但在自身免疫性疾病：干燥综合征、系统性红斑狼疮、硬皮病、多发性肌炎/皮肌炎等；感染性疾病：细菌性心内膜炎、结核、麻风、传染性肝炎、血吸虫病；非感染性疾病：弥漫性肺间质纤维化、肝硬化、慢活肝、结节病、巨球蛋白血症等中也出现。持续高滴度的 RF。常提示 RA 的疾病活动，且骨侵蚀发生率高。RF 在 RA 中阳性率70%~80%，是 RA 临床活动性指标。

项目名称	临床意义
血沉（ESR）	项目指数：0~15mm/h。加快：①风湿热和急性传染病：麻疹，猩红热，脑膜炎或败血症等；②活动性结核病；③炎症：肺炎，乳突炎，化脓性胆囊炎和输卵管炎，动脉炎等；④血液和心血管疾病：各类贫血，白血病，多发性骨髓瘤，组织变性或坏死性疾病如心肌梗死，胶原病等；⑤其他：如严重乙醇中毒，恶性肿瘤，黑热病，疟疾，注射异性蛋白和手术等。减慢：真性红细胞增多症，酸中毒，荨麻疹，支气管哮喘等。
超敏C-反应蛋白（S-CRP）	项目指数：8~10mg/L。应用于感染和自身免疫性疾病的诊断和鉴别诊断；适用于预测动脉粥样硬化患者的危险性

（于 洋）

第九节 盆底肌电图

肌电图是应用电生理技术检测肌群自发和诱发产生的生物电活动，来了解神经及其支配肌群的功能状态。1930年Beck首次记录了人和狗的肛门括约肌电生理活动。1953年Fbyd和Walls在临床诊断中首次应用肛门括约肌肌电图。肌电图应用于肛肠科主要有两种，一种是盆底横纹肌肌电图，一种是大肠平滑肌肌电图。盆底肌电图的临床应用较多，因此本文主要讲的是盆底肌电图。盆底肌电图（electromyography of the pelvic floor）主要用于研究盆底神经肌肉的病变，主要分为两种，自发肌电图用于检测肌肉的运动功能，如检测耻骨直肠肌失迟缓症的反常电活动；诱发肌电图主要用于检查盆底肌群支配神经的受损情况。盆底肌电图检查是研究肛肠动力学的重要辅助手段，有助于盆底疾患的诊断、治疗、术前评估和预后评价。

一、盆底肌电图检查操作定位

（一）肛门外括约肌皮下部

肛门外括约肌最易判别，其环绕肛门，位于皮下，可先通过定位括约肌间沟来定位外括约肌和内括约肌。其近肛门处为括约肌间沟，远离肛门处无其他肌性结构。示指置于肛缘，嘱患者反复轻度收缩、放松肛门，即可触及该肌肉的收缩活动。此肌肌束偏细，必须用细电极。

（二）肛门内括约肌

比较容易判别，先触摸到括约肌间沟，继续向肛门中间触摸即可触到肥厚坚实的环形肌肉，即是肛门内括约肌。由于肛门外括约肌、盆底肌等平滑肌收缩时的放电远大于肛门内括约肌放电，因此，只有在消除横纹肌电活动干扰时，才能较为准确地测得肛门内括约肌的电活动。

（三）耻骨直肠肌

示指进入肛管，指腹朝向肛管后方，可触及一肌肉环，即耻骨直肠环，嘱患者提肛时尤为明显，该环上缘为耻骨直肠肌，向前形成左右两翼，犹如"U"形，前端止于耻骨联合后方，指腹转向前时可扣及两翼之间的直肠前壁，由于前方无肌肉阻隔，故显得较后方薄弱。从肛管后方进针至肛管直肠环后方，刺入肛管直肠环上缘，打开扬声器，调整针尖的位置，直至听到清脆的肌音如机枪射击声。

（四）耻骨尾骨肌

较难到达，该肌在耻骨直肠肌两翼的外侧，可用长电极从肛周两侧3点或9点位进针，在示指引导下定位。

（五）肛门外括约肌深部

肛门外括约肌深部位于耻骨直肠肌下外方。从后中线进针，使针尖置于耻骨直肠肌的下后方肌肉丰厚处，进针较耻骨直肠肌浅。但是由于肛门外括约肌深部与耻骨直肠肌同时收缩，形态上结合在一起，准确定位较为困难。

（六）肛门外括约肌浅部

从后中线进针，将针尖置于肛门外括约肌皮下部和深部之间即可。

二、盆底肌电图检查操作

患者取侧卧位，术者戴无菌手套，消毒肛周皮肤，铺无菌洞巾，仔细触摸括约肌间沟，一手持针电极直刺入皮下，一手示指涂石蜡油进入直肠内引导定位，经针电极刺到所需检测的肌肉，进针后休息3min，等待电活动恢复正常后，患者有痛感时必须待痛感解除后才能开始检查，用肌电图分别记录静息状态、提肛、排便时盆底各肌肉的电生理活动。

三、盆底肌电图检查内容

（一）静息状态

一般采用侧卧位，进针后需等3min后才进行检测，假如患者仍因进针感到疼痛，可嘱患者轻提肛几次，可达到相对静息。

正常盆底肌在静息状态时呈低频率连续电活动，每秒返折数为18.7 ± 9.7，电压较低，平均振幅为(149.2 ± 21.3)μV。正锐波为一病理性波，代表肌肉失去神经支配。正锐波图形为一正相、主波向下的双相波，先为低幅正相尖波，随后为一延后低幅负后电位，总体形状类似"V"字形，其基本参数为：波幅一般为$50 \sim 100$μV，时限一般为$4 \sim 8$ms，波形双相，先正相后负相，频率为$1 \sim 10$次/s。

（二）模拟排便

嘱患者坐于一开有直径约20cm圆孔的椅子上，在患者直肠中置入一个带导管的乳胶球，向球中注入37℃温水直至患者有便意感，嘱患者逐渐用力排便，观察肌电活动有无减少，必要可重复数次。

正常人排便时，盆底肌电活动显著减少，每秒返折数下降至9.3 ± 6.9，电压降低至(51.5 ± 16.0)μV。盆底失弛缓患者，模拟排便时肌电活动不但不减少，反而增加。当检查结果显示排便时肌电活动增多时，应排除患者精神紧张、乳胶球刺激不足、进针疼痛等导致的假阳性结果。

（三）轻度收缩

轻度收缩肛门时，可出现分开的单个运动单位电位（motor unit potential，MUP），若仅有单个运动单位的电活动被记录，将重复出现振幅、间隔均一致的运动单位电位，称单纯相。MUP所反映的是单个脊髓前角细胞所支配的肌纤维或者亚运动单位的综合电位，分析时应注意其振幅（电压）、时程、波形。

1. 振幅（电压）　指运动单位电位最高正、负压之差。正常情况下一般为 200 ~ 600μV。其正常值随电极与肌纤维之间的距离、不同的肌肉、同一肌肉的不同点的变化而变化。局部温度降低、缺氧均可使电压降低。肌群萎缩时，由于单位体积内肌纤维数目减少，电压可降低并伴时程缩短。

2. 时程　指运动电位起止的总时间，一般取20个运动单位电位时程的平均值。正常盆底肌运动单位电位时程为 5 ~ 7.5 ms。老年者较年轻人时程轻度延长，温度降低也可使电位时程延长。

3. 波型　正常横纹肌电位以单相、双相和三相为主，可占全部的80%，超过三相以上称为多相电位，多见于老年人、疲劳、缺氧和降温。当神经或肌纤维病变时也可导致多相电位增加，这是因为神经部分受损时各肌纤维受损程度不一致，使得神经传导和肌纤维的收缩先后不一，从而产生多相波。正常横纹肌的动作电位，以单相、双相、三相者多见，双相及三相者占80%左右，超过四相者称多相电位。多相电位占10% ~ 20%时为临界异常，超过20%肯定为异常。

（四）中度或重度收缩

随着肌肉收缩力度的加强，盆底肌肉参与的MUP也越多。中度收缩盆底肌时，有些部位电活动稀疏，有些部位的电活动密集，无法区分出单个MUP，这样单个电位和多个电位均出现者称之为混合相。当用最大力收缩肛门时，几乎全部的盆底肌均参与放电，不同部位电活动互相干扰、重叠，无法分出单个MUP，称为干扰型。若行最大用力缩肛时，仍无任何MUP出现，表明外周神经完全损伤；如仅出现单个MUP或混合相，往往提示脊髓前角细胞疾病或外周神经不完全损伤。

（五）单根肌纤维肌电图

单根肌纤维肌电图电极所用引导电极直径为25μm，一般采用触发扫描，盆底肌单根肌纤维所产生的动作电位一般大于100μV，为先正后负的双相波，时程1ms，振幅比单个运动电位小，一个记录区一般仅能记录到 1 ~ 2 根肌纤维的动作电位。行此项检查一般需患者轻轻提肛，或直肠指诊时轻拉括约肌使盆底产生反射性收缩时记录动作电位。常用指标如下。

1. 纤维密度　记录在同一块肌肉内的20个不同的位点上大于100μV单根肌纤维动作电位个数，其平均值称为肌纤维密度。肌纤维密度随年龄增加而增加，老年人一般多于年轻人，正常人一般可记录到 1 ~ 2 个肌纤维动作电位。病理情况下，当神经损伤后再生时，运动单位内肌纤维分布发生改变，不再是原来的肌内随机分布状态，而是由单个轴突成簇支配一小群肌纤维，造成肌纤维密度增加，肌电图可记录到 3 ~ 10 个幅度增加的多相动作电位。盆底神经损害导致的特发性粪便失禁患者一般可记录到此类肌电图。

2. 电位间歇 指的是同一运动单位内两根肌纤维分别产生动作电位的放电间隔，反映了肌纤维之间去极化阈值的差异，主要用来检查终板功能。低温、缺血时可见电位间歇增加，病理情况下多见于神经肌肉疾患，如重症肌无力。

（刘 洁）

参考文献

［1］ 李春雨，汪建平. 肛肠外科手术技巧 ［M］. 北京：人民卫生出版社，2013.
［2］ 何永恒，凌光烈. 中医肛肠科学 ［M］. 北京：清华大学出版社，2011.
［3］ 张东铭. 盆底肛直肠外科理论与临床 ［M］. 北京：人民军医出版社，2011.
［4］ 张有生，李春雨. 实用肛肠外科学 ［M］. 北京：人民军医出版社，2009.
［5］ 李春雨. 肛肠病学 ［M］. 北京：高等教育出版社，2013.
［6］ 龙梅，额尔灯毕力格，特日根白乙拉. 蒙药外用软膏促进痔疮术后创面愈合的临床观察 ［J］. 中国民族民间医药杂志，2013（10）：65-65.

第三章

肛肠疾病的常见症状

第一节　便血

血随大便而下，或血便夹杂，或先便后血，或单纯下血，均称便血（hematochezia）。便血又名血便、下血、泻血、结阴等，首见于《五十二病方》，云："牡痔……后而溃出血。""牡痔有空（孔）而栾，血出者。"宋代陈言《三因极一病证方论》中对便血有更为明确的描述："病者大便下血，或清或浊，或鲜或黑，或在便前或在便后，或与泄物并下……故曰便血。"后世医家又以血之清浊而立肠风、脏毒之说，且有"近血"与"远血"之分。与肛门直肠有关的便血，属"近血"范畴，以血出色鲜为诊断要点，是内痔、肛裂、息肉、直肠炎、直肠溃疡、直肠癌等病的共有症状。

一、病因病机

（一）中医

《证治汇补》曰："纯下清血者，风也；色如烟尘者，湿也；色黯者，寒也；色鲜红者，热也；糟粕相混者，食积也；遇劳频发者，内伤元气也。后重便减者，湿热蕴滞也。后重便增者，脾元下陷也。跌伤便黑者，瘀也。先吐后便者，顺也。"由此可见，外感毒邪，饮食不当，起居无时等均可引起肛门血络损伤，血液从肛门而出。

（二）西医

1. 发病因素　引起便血的病因较常见于下列疾病。

（1）消化道疾病：消化道肿瘤特别是大肠癌是便血的首要原因，其次是肠道息肉、肠道特异性炎症感染性疾病、非特异性炎症感染性疾病、肠道憩室病和憩室炎以及肠道血管疾病如肠系膜动脉栓塞、肠海绵状血管瘤、先天性毛细血管扩张症等均可引起便血。

（2）肛管直肠疾病：直肠肛管损伤、非特异性直肠炎、直肠息肉、直肠癌、痔、肛裂、肛瘘等。

（3）全身病变：白血病、血小板减少性紫癜、血友病、维生素缺乏症、肝脏疾病、流行性出血热、败血症等。

某些急性传染病、肠道寄生虫病也可影响消化道，引起便血。

2. 发病机制　根据便血的病因，其发生机制如下。

（1）肠道肿瘤：结肠癌、直肠癌、小肠恶性淋巴瘤等可因癌组织破溃或淋巴瘤组织破溃，而表现鲜红色血便或伴有黏液与脓液的血便。小肠良性肿瘤，如平滑肌瘤、腺瘤等出血较少，但瘤体较大可引起肠梗阻。小肠血管瘤感染、破裂可引起急性大出血。

（2）肠道炎症性疾病：如急性细菌性痢疾、急性出血坏死性肠炎、肠结核、溃疡性结肠炎等，均由不同病因所引起的不同部位肠黏膜的充血、水肿、糜烂、溃疡出血甚至坏死。表现为脓血便、血水便甚至鲜血便。

（3）肛管疾病：痔出血是由于排便时腹内压增高，导致痔内静脉丛压力增高，加上硬粪块的直接擦损使痔破裂所致。肛裂在儿童可见蛲虫感染引起肛周瘙痒，抓破感染而形成，排便时剧烈疼痛伴有便血，量少而鲜红。肛瘘最常继发于肛管直肠周围脓肿，少数继发于肠结核。

下消化道血管病变肠系膜动脉栓塞或肠系膜动静脉血栓形成、肠扭转、肠套叠等，因肠黏膜缺血、坏死、脱落，肠管发绀、水肿和大量浆液渗出，全层肠壁坏死，大量血性液体渗出，可出现腹泻，排出暗红色血便。

二、中医辨证

便血鲜红，多因风热所致，风多挟热，热伤肠络，迫血妄行，则血下溢，故见血出如箭；若伴有口渴、便结、尿赤、舌红、苔黄、脉数者，属风热肠燥；若便血，色红稍晦，挟有黄色脂水，且伴口渴不欲饮，大便溏泻，泻之不畅或肛门灼热，加之小便短赤，舌红苔黄腻者，属大肠湿热；便血色淡，日久量多，伴有头昏眼花，心悸，便结，面色苍白无华，舌质淡，脉细无力者，属血虚肠燥；便血色淡稍晦，量多，伴有纳呆，神疲懒倦，头晕目眩，便溏，面色萎黄，舌淡脉弱者，属脾气虚弱。

三、临床表现

凡便血多而无疼痛者多为内痔；出血而伴刀割样疼痛者，多为肛裂；小儿便血与黏液相混者，且大便次数与形状元明显改变者，多为直肠息肉；血与黏液相混，其色晦暗，肛门有重坠感者，有患直肠癌（锁肛痔）的可能。

四、伴随症状

（1）便血伴腹痛：见于急性出血性坏死性肠炎、肠套叠、肠系膜血栓形成或栓塞等。腹痛时排血便或脓血便，便后腹痛减轻者，见于溃疡性结肠炎、细菌性痢疾或阿米巴痢疾。排血便后腹痛不减轻者，常为小肠疾病。

（2）便血伴发热：见于急性传染病（如细菌性痢疾、败血症、流行性出血热、钩端螺旋体病）、急性出血性坏死性肠炎、炎症性肠病等。

（3）便血伴皮肤黏膜出血：可见于急性细菌性痢疾、流行性出血热、重症肝炎、败血症及某些血液疾病，如白血病、血小板减少性紫癜、过敏性紫癜、血友病等。

（4）便血伴肝掌与蜘蛛痣：可能与肝硬化门静脉高压有关。

（5）便血伴腹部肿块：应考虑为小肠恶性淋巴瘤、结肠癌、肠结核、肠套叠以及炎症性肠病等。

（6）便血伴里急后重、肛门坠胀排便不尽感：提示为肛门、直肠疾病，见于细菌性痢疾、直肠炎、直肠癌等。

（7）便血伴块物脱出及便后剧烈疼痛：多为痔、直肠脱垂及肛裂。

五、辅助检查

1. 大便常规　可有助于病因诊断，如大便镜检发现红细胞、白细胞、脓细胞及吞噬细胞时，提示为细菌性痢疾、鼠伤寒；有阿米巴滋养体时，提示为阿米巴痢疾；有钩虫卵时，提示为钩虫病；有血吸虫卵或粪便孵化后找到毛蚴，提示为血吸虫病；找到结核杆菌，提示为肠结核。

2. 血常规　血红蛋白及红细胞数下降，可反映失血量；白细胞数增高，且有中毒颗粒或空泡，提示有感染。如血小板计数降低，提示血小板减少性紫癜或溶血－尿毒综合征；全血细胞减少，提示再生障碍性贫血；出血时间、凝血时间及凝血酶原时间检查，可提示有无出血性疾病等。

3. 肝功能检查及黄疸指数　异常时可提示有肝脏疾患。

4. 尿常规　若蛋白阳性，镜检有红细胞或管型，则提示有溶血－尿毒综合征、尿毒症等。

5. 纤维内镜检查　必要时亦可行结肠镜、直肠镜或乙状结肠镜检查，可发现溃疡、息肉或其他占位性病变。肛门指诊有助于发现直肠病变。

6. 超声检查　可帮助发现肝脏、胆囊及脾脏等部位的病变，也可探查腹部包块。

7. 动脉造影检查　对反复便血而不能确定出血部位者或持续性出血者，血管造影有助于诊断，如选择性动脉造影等。

（常为伟）

第二节　肿痛

肛周肿痛（swelling）是指肛门及其周围以疼痛、肿胀为主的一种症状，多由局部气血壅滞不通所致，多因局部经络阻塞，气血凝滞或渗出而形成。《奇效良方》记载："若夫肠头成块者，湿也。作痛者，风也。脓血溃出者，热盛血腐也。溃成黄水者，湿热风燥也。"本节主要讨论肛裂、肛窦炎、肛周脓肿和外痔、嵌顿痔等疾病的相关症状。

一、病因病机

（一）中医

多因局部经络阻塞、气血凝滞或渗出而形成，其中有虚实之分和寒、热、脓、瘀、气之别。诸邪客于经络，使血行不畅，瘀阻不通，而发生气滞血瘀，肛门发生肿痛。

（二）西医

1. 发病因素

（1）肛门直肠及其周围炎症：如肛窦炎、肛乳头炎、肛周脓肿、肛瘘、炎性外痔以及细菌性痢疾、阿米巴肠病、溃疡性结肠炎等，当其直肠病变较重时或其炎性渗出物经常刺激肛门局部均可引起肛门直肠疼痛。

（2）肛门直肠损伤刺激：如肛裂、肛周皮肤皲裂、肛门异物损伤，过量食入辣椒、烈酒等辛辣之品后，粪便中含有刺激成分，可使肛门疼痛不适。

（3）括约肌痉挛：如肛裂、内痔嵌顿等可引起括约肌痉挛使肛门产生剧烈疼痛。

（4）血栓形成：如血栓外痔、内痔血栓形成均可引起疼痛。

（5）肛门直肠手术后：如痔瘘术后均可引起不同程度的肿痛。

2. 发病机制　肛管齿线以下由体神经所支配，其对痛觉非常敏感。由于肛周手术后创缘循环障碍，使局部原有的静脉、淋巴循环通路被破坏；或者创面压迫过紧，局部循环受阻，组织液滞留，导致肿痛不适。其次术后过早地用力摒粪便，或粪便干燥难解，会加剧肿痛发生。局部的炎症刺激如术中消毒不严、术后引流不畅、创口局部感染，均可发生肿痛。

二、中医辨证

若只痛不肿，且痛如撕裂状者，多为肛裂；坠胀刺痛者属气滞血瘀型，多见于血栓性外痔、内痔嵌顿、肛周外伤；钝痛者，为肛门经络阻滞，可见于肛管狭窄、骶尾部畸胎瘤；重坠灼痛者，为热盛湿阻之阳证表现，可见于肛窦炎、直肠炎、外痔感染或炎性外痔；灼热胀痛，且肛周肿痛高突者，是为湿热下注、气血壅盛之象，可见于肛门直肠周围脓肿、肛瘘并发感染、肛门被异物刺伤而合并感染者，甚或会阴部坏死性筋膜炎；若灼热跳痛，是热盛肉腐成脓之象；若肛周酸胀少痛，伴有面赤颧红、低热、午后潮热盗汗者，属阴虚内热型，可见于结核性肛周脓肿；若肛周肿块坚硬如石，不痛或微痛，日久渐肿胀，时觉掣痛者，属气虚血瘀，多为肛管直肠癌的晚期之象；肛管直肠周围疾病术后1周内，因血液和淋巴液回流不畅，也会导致肛周肿胀，多属湿热或血瘀型。

三、临床表现

1. 肿痛的时间　疼痛与排便同时出现，排便后疼痛缓解，多见于肛裂、肛门狭窄、肛窦炎、混合痔外痔水肿或炎症等。

2. 持续性肿痛　多见于肛门周围脓肿、血栓性外痔、肛管癌、肛门直肠手术后并发感染，肛门外伤有异物嵌入肛门。

3. 胀痛　多见于肛门内嵌入异物而不能排出，直肠黏膜下脓肿。

4. 阵发性疼痛　见于直肠炎症、神经症、阴部神经证候群。

5. 手术后的肿痛　若疼痛发生于术后，往往由于手术创面神经末梢暴露，局部循环不畅，或受到外界刺激，如粪便、分泌物、药物刺激而引起剧烈疼痛。同时手术麻醉效果欠佳，术后肛内填塞敷料过多过紧，术后肛门水肿、血栓形成，或受到创口内异物刺激造成肛门括约肌痉挛性疼痛。有的患者创面愈合，但形成瘢痕压迫神经亦会导致疼痛。

四、伴随症状

1. 发热　为各种病原体感染或无菌性坏死物质的吸收所引起。

2. 便血　若为肛裂、混合痔常合并有便血症状。

3. 流脓　若为肛周脓肿，肛瘘常合并有流脓。

五、辅助检查

血常规、C反应蛋白、肝肾功能检查等有助于分辨肿痛的病因与诊断。

（常为伟）

第三节　流脓

流脓多指肛门周围流脓，系肛周脓肿破溃或久溃不愈，脓水淋漓不尽的症状，也可以包括粪便伴随脓血的临床表现。正如《诸病源候论》中描述的牝痔候："肛边生鼠乳出在外者，时时出脓血者是也。"常见于肛周化脓性感染、肛周囊肿、炎性外痔、肛肠病手术后感染和癌性病变、肠道炎性疾病等。

一、病因病机

（一）中医

中医认为流脓多为外感风热、燥火、湿邪，郁于肠胃，下迫大肠、肛门，蕴结不散，久则化热，热盛肉腐而成脓。或因过食醇酒厚味，损伤脾胃，脾气亏虚，运化失常。或年老体弱，久病大病后素体虚弱，气血不足，邪气留恋。或素体阴虚，外邪不解，郁久化热，耗伤阴液，热毒蕴结，气血瘀滞，肉腐而为脓。

（二）西医

西医认为流脓系疖或（因受伤或疾病而引起的）身体上的类似损害破裂而排出脓性坏死物的过程，常见于以下几种病因。

1. 感染　肛门直肠周围脓肿、肛裂感染、痔感染、会阴部手术感染、痔注射或手术后感染、产后会阴缝合后感染、前列腺、尿道手术后感染、骶尾骨骨髓炎或骨结核等。

2. 肛门周围皮肤及性传播疾病　化脓性汗腺炎、毛囊炎、肛门腺炎、蜂窝组织炎、尖锐湿疣等。

3. 全身性疾病　结核病、溃疡性结肠炎、克罗恩病、糖尿病、白血病、再生障碍性贫血等并发肛周脓肿。

4. 肿瘤　肛管直肠癌破溃或波及深部、平滑肌瘤、血管瘤、脂肪瘤等感染，骶骨前畸胎瘤等。

5. 外伤　枪刀伤、直肠内异物损伤后感染。

二、中医辨证

脓水色黄稠厚量多臭秽为湿热邪毒蕴结；脓水清稀，色如粉浆，臭腥晦暗则为阴虚毒恋或脾虚湿阻。临证应根据不同情况区别辨之。

三、临床表现

观察局部脓液及皮肤状态。脓液稠黄量多，多为金黄色葡萄球菌感染所致的急性炎症。脓液色黄而臭，多属大肠埃希菌感染。脓液稀薄如米泔水样，多为结核杆菌感染或体质虚弱者。脓血相混，伴有黏冻样物，应考虑溃疡性结肠炎或肛周癌变可能。皮肤红、肿、热、痛明显是急性炎症的表现。皮肤色泽不变或偏暗，无明显热、痛，多属于慢性炎症。

四、辅助检查

1. 指诊　指诊检查对辨别脓肿的形态、性质、有无瘘管、瘘管走行以及波及肌肉层次等均有重要指导意义。

2. 探针检查、亚甲蓝着色、X 线碘油造影　可确定肛瘘瘘管走行及内口位置。对于高位脓肿定位不准确，可先穿刺抽脓，然后向脓腔内注入碘剂等造影剂进行摄片，将有助了解脓肿的位置、深浅、大小、形状，以及扩散途径。

3. 内镜检查　伴随腹部症状或便次较多及带黏液者应行内镜检查，以明确肠道病变情况。

4. 超声检查　查明脓肿的位置、腔隙与肛门腺及肛门括约肌的关系。

5. 脓液细菌培养与药敏检查　了解脓液的病原菌种类、性质、药敏，为临床诊断、治疗及判断预后等提供依据。

6. 病理检查　取脓腔壁组织送检，可确定病变性质，尤其在怀疑病变性质为特异性感染或恶性肿瘤时，此项检查更有价值。

（常为伟）

第四节　便秘

便秘是痔、肛裂、肛旁脓肿、肛管直肠癌的常见症状。表现为便次少、排出困难或两者兼有，多伴有腹痛、腹胀、恶心、口苦、口腻、肛痛、便血、下腹及肛门坠胀、烦躁等不适症状。据国外文献，正常排便次数一般在每周 3 次至每日 3 次。

因粪块干硬而难以排出者，多继发于便次少；若粪便并不干硬而依然难以排出者，多为盆底出口因素。应该强调，便秘不是一种独立疾病，只是一种症状，病因非常复杂，需仔细诊断，慎重处理。

中医学对便秘的记载可追溯至春秋战国时期，如《内经》就对大便难提出过指导性原则："其下者引而竭之，中满者泻之以内。"主张治疗便秘应"毒药攻邪，五谷为养，五果为助，五畜为益，五菜为充"。汉代张仲景《伤寒论》提出了便秘的分类：阳结、阴结、脾约，提出了相应治法和方药，还首创了肛内栓剂 - 蜜煎导方。晋代葛洪则发明了灌肠术，所谓"木瓜根捣汁，筒吹入肛内，取通"。后世在辨证治法上进一步发展，金代李杲《兰室秘藏》中的"治病必究其源，不可一概用巴豆牵牛之类下之"，已经意识到治疗便秘不能专用攻下。

一、病因病机

（一）中医

中医传统藏象理论认为，食物的消化吸收依次历经胃、小肠、大肠三腑。胃主受纳，为仓廪之官。受纳饮食，腐熟水谷，通降为顺。胃为水谷之海，五脏之腑，所谓太仓者也。饮食入胃，经初步消化形成食糜，通降于小肠。

小肠主液，受盛化物，分清泌浊。接受食糜，并停留较长时间以进一步消化，其水谷精微及大量水分为人体吸收，其食物糟粕则下传至大肠。

在中医藏象理论中，小肠的消化功能与胃合参，当胃火炽盛时，会移热大肠。大肠热盛，煎熬津液，燥屎内结，导致便秘。

大肠主津，传导糟粕，吸收水分，为传导之官。接受从小肠而来的食物残渣，进一步吸收水分，形成粪便而排出体外。当食物糟粕在大肠中停留时间过长，粪便不能及时排出，则发为便秘。

除上述受纳传输的三腑外，人的消化吸收过程依赖于脾。脾主运化，脾主升清，消化系统统属于脾，一者运化吸收水谷精微，上输心肺，布散全身，滋养人体；二者运化水液，吸收输布水液，防止输液异常积聚，维持人体水液代谢平衡。若脾运失调，无力运化，会直接造成食物在消化道内留滞时间过长，发生便秘；此外，脾失健运，消化吸收功能下降，影响全身，造成全身功能低下，同样引发便秘。

肝主疏泄，能调畅人体全身气机的升降出入，调畅情志并疏泄分泌胆汁，使人体内环境平衡有序。一旦肝气郁滞，气滞不行，影响腑气通达，则引发便秘。另肝经绕会阴而行，若宗筋郁闭，功能失常，可影响肛门正常排便，造成排便障碍。

肺主气，与大肠相表里，肺气闭塞，则大肠壅滞不通；肺之燥热下移大肠，则大肠津液枯涸，而成便秘。

肾为先天之本，主五液而司二便，若肾阴不足，肠道津枯，则便干难下；若肾阳不足，大肠失于温煦而传送无力，则大便留滞不通，导致便秘。

总之本病病位在大肠，并与脾、胃、肺、肝、肾密切相关。此外，好逸恶劳、缺乏锻炼、起居失节、痔裂畏便等，中医都认为是引发便秘的原因。

（二）西医

西医学认识到排便是一个由多系统参与、受多因素影响的复杂生理过程。任何造成肠蠕动减缓或排便不畅的因素，均可导致便秘。

肠蠕动减缓即为慢传输型便秘。影响因素牵涉到大肠结构、功能、肠壁神经丛、肠容积等。一般认为，食物在小肠中的通过时间仅占全肠通过时间的1/10，所以小肠在便秘的病理过程中不占重要因素。

结肠的结构与功能直接影响结肠运动，与便秘密切相关。某些巨结肠病常导致结肠平滑肌细胞数量减少，并产生纤维化，使肠壁变薄，动力下降；而结肠蠕动方式、内压力的改变和神经系统、内分泌系统等，都会影响结肠功能。肠壁神经丛被称为"肠脑"，在某些并没有巨结肠外观的便秘患者中，其结肠切除标本，显示有明显的肠肌间神经丛异常。结肠容积和黏膜的吸收功能因素，则会影响肠内容物的运行方式和性状。

固态粪便平时一般储存于乙状结肠，也可能储存于降结肠，被直肠瓣和耻骨直肠肌所形成的肛管直肠角阻挡。少数人可在直肠中存有少量粪便，但不引起便意。当乙状结肠收缩时，粪便被挤压入直肠，直肠扩张，内压上升，刺激直肠壁及盆底反射，使肛门内括约肌松弛，盆底肌、肛门外括约肌收缩，产生便意。若响应便意，放松肛门，解除盆底肌、肛门外括约肌的收缩，肛管直肠角变平变钝，盆底下降呈漏斗状，直肠收缩，排便通道平直缩短，则完成排便。若强忍便意，盆底肌、耻骨直肠肌、肛门外括约肌主动收缩，阻止粪便进入肛管，一段时间后，直肠、结肠会适应性松弛，直肠内压下降，则便意慢慢解除，粪便可在直肠逆蠕动的作用下重回乙状结肠。上述排便反射中的任何一环受到干扰，都将引起排便障碍。

二、中医辨证

若大便干结，腹部胀满，按之作痛，口干口臭，心烦易怒，身热溲赤，舌红苔黄燥、脉滑实者，多为实热证；若大便不畅，欲解不得，甚则少腹作胀，嗳气频作，舌淡苔白、脉细弦者，多为气滞证；若大便不畅，腹满喜按，临厕无力努挣，挣则汗出气短，面色㿠白，神疲气怯，舌淡苔薄白、脉弱者，多为脾肾气虚；若大便秘结，面色萎黄无华，眩晕时作，心悸，甚则少腹冷痛，小便清长，畏寒肢冷，舌淡苔白润、脉沉迟者，多为肾阳亏虚；若大便干结，状如羊屎，口干少津，神疲纳呆，舌红苔少、脉细数者，多为阴虚肠燥。

便秘而腹满胀痛拒按，伴口臭、舌红、苔黄、脉数等，多为肠道实热证。腹满作胀、喜按，伴面色㿠白、头晕心悸、神疲乏力，舌淡、脉细无力等，多为血虚肠燥或脾虚不运。

三、临床表现

首先必须理解患者所称便秘的真实含义。有人认为必须每日有 1 次排便才算正常；痔疾患者会把肛门异物感误认为排便未尽，把粪条略干说成大便干结；也有些患者长期服用泻剂，医生若不仔细询问病史往往误判。应明确只有自然排便少于每周 3 次，或大便干硬，或大便虽不干硬而排出困难，并伴有不适症状，才能认为是便秘。

结肠器质性疾病可有肠套叠、肠狭窄、巨结肠、结肠冗长等；精神、神经障碍性疾病可有精神病、精神抑郁、神经性厌食、中枢神经肿瘤等；内分泌疾病可有糖尿病、甲状腺疾病、脑垂体疾病等。另外如鸦片类制剂、铁剂、抗抑郁药物、抗胆碱类药物等，也可引起便秘。肛肠科患者常因排便可能导致的肛痛、便血、痔核或直肠黏膜脱垂而强忍便意，久而形成便秘。若因肛肠科手术如肛门术后狭窄等造成的便秘，则属于医疗损害。

幼年起病可能是先天因素，近期发病多为肠道器质性病变或饮食、环境等因素。不良生活习惯如食量减少、饮水不足、偏食挑食、嗜荤拒蔬果、不进主食而每日吞服营养剂以及惯于忽视便意强忍不排者，自我调节远胜于药石治疗。长期服用泻剂者，应详细询问所用药品名、使用方法、起止时间及用药效果。曾行腹部或会阴手术的，应搞清手术与便秘发生的因果关系。一些较为特异的表现如排便时间过长，反复用力过度，直肠会阴坠胀，排便不全，需用手指伸入肛门或阴道以手助排便的，提示盆底出口问题。

粪便的物理性状亦需留意，长期便秘，排粪如板栗状干硬的，可能是结肠问题；软便而排出不畅，粪条细扁的，病位在直肠、盆底。

再次强调便秘不是一种独立的疾病，对便秘的诊断应力求病因诊断，而非症状诊断。接诊医师应按常规对患者进行全面、系统的检查，尤其在导致便秘的原发病相对隐匿的就诊初期。在书写病历时，"便秘"的诊断下应列出可能的病因。

对一时难以明确原发病的患者，应先排除已知的重大器质性病变，只有在全面系统检查排除后，才考虑进行相关功能性检查。

四、分类

1. 慢传输型便秘（结肠型便秘） 粪便在结肠通过缓慢，水分被肠黏膜过度吸收，导致大便干结，难以排出。

（1）迟缓型：多见于年老体弱，结肠蠕动缓慢或结肠冗长患者。表现为肠鸣音减少，自然便次减少，排粪量少。

（2）痉挛型：多见于器质性病变，如结肠扭曲、肿瘤、炎症等。表现为腹胀满，欲便不能，里急后重等。

2. 出口梗阻型便秘（直肠型便秘） 肛门直肠及附近的组织器官病理性改变，导致排便障碍。

（1）直肠前突（RC）：多见于女性，由分娩产伤或不合理的饮食结构、长期久蹲努责等原因，损伤直肠阴道隔而引起。表现为直肠前壁黏膜呈袋状向阴道突入，排便时，粪便陷入袋中。患者会感觉到粪便向阴道方向堆积而不能排空，伴有肛门下坠、便意频仍，用手在前方加压能帮助排便。本病与盆底松弛（会阴下降）关系密切。

（2）直肠内脱垂（内套叠，IRI）：多见于年老体弱、营养不良或长期久蹲强努之中气下陷患者。因直肠黏膜松弛，脱垂于直肠壶腹内造成。患者在排便前会感觉到会阴胀满，排便时下背部疼痛，排便费时费力甚或需数小时。用手在脐周挤压，有助于排便。

（3）会阴下降综合征（DPS）：多见于老年及多产女子。由于固定会阴中心腱的会阴浅横纹肌薄弱蜕变，盆底肌肉松弛下降使整个会阴下垂，肛门位置变浅，肛管变短，伴阴部内神经受损，直肠感觉功能下降。常与直肠前突、直肠黏膜内脱垂等症伴发。患者便意缺乏，会阴胀满，有排便堵胀感。

（4）耻骨直肠肌综合征（PRMS）：与耻骨直肠肌周围感染，如肛窦炎、肛周脓肿、肛裂等炎症刺激有关。可刺激耻骨直肠肌痉挛、增生肥厚，肌纤维水肿、纤维化等病变。导致肛管延长、狭窄和肛门紧锁。表现为即使用力排便，肛门仍然不放松，甚至反而更加收缩。

（5）盆底痉挛综合征（PFSS）：有学者认为本病与耻骨直肠肌综合征为同一疾病的两个阶段。表现为排便时盆底横纹肌不松反紧，封闭盆底出口，造成排出障碍。指诊可触及盆底肌肥大厚硬、肛管狭窄延长（大于 5~6cm）、肛管直肠环呈"搁板"状隆起、后方直肠袋装后突。

（6）内括约肌失弛缓症（ASAI）：因长期强忍便意，神经功能紊乱，导致排便过程中内括约肌不松反紧，表现为无痛性排便困难（与肛裂的疼痛性内括约肌痉挛性便秘相鉴别），便意淡漠，粪便干燥，直肠及尾骶酸胀坠重。

（7）子宫后倾：多见于子宫发育不良、多产保养不当和盆腔炎等，子宫向后下方倾轧，压迫直肠前壁。表现为排便不畅，粪条细扁，排便不尽感，下腹及会阴尾骶酸胀坠痛，可向下肢放射。指诊可在直肠前壁触及光滑厚硬的后倾子宫。妇科检查有助于鉴别本病。

（8）混合型便秘：以上各种因素往往不是独立成病，而是在长期便秘过程中相互影响、数症并存，所以临症应细心鉴别，治疗不能手段单一。

五、伴随症状

1. 粪嵌顿　也称粪栓塞，为多量坚硬粪块留滞嵌塞在直肠壶腹，不能排出。嵌顿的粪块在细菌的分解作用下，会产生液性便糊，由粪块周围不时排出，形成假性腹泻，中医称之为"热结旁流"。粪嵌顿可增加老年人或心脑血管疾病患者排便时猝死的风险，应及时确诊并解除之。

2. 粪石症　粪便中的异物在消化道内留滞过久，钙化而形成的球状坚硬粪块，称为粪石。常见于长期便秘、巨结肠、乙状结肠狭窄及结肠肿瘤患者。粪石中心多为果实种子之类。

3. 宿便性溃疡　粪便长期滞留肠腔，压迫肠黏膜，可引起结肠、直肠溃疡，普通人群少见，可见于长期营养不良、老年人、肿瘤恶病质及长期卧床者。

4. 肛门疾病　痔、瘘、裂及肛窦炎等肛门疾患，与便秘互为因果，多有伴发。

六、辅助检查

1. 视诊　观察肛周皮损、肛门皱褶、痔疮、肛裂、炎性瘘口、会阴下降（臀沟变浅）、盆底肌收缩无力等。

2. 肛门指诊　可诊断直肠前突的程度、肛门括约肌紧张度、耻骨直肠肌肥厚、肛管延长等。

对于直肠前突的分度，国内医学界提出可分为三度：轻度，前突深度为 0.6～1.5cm；中度为 1.6～3cm；重度 ≥3.1cm。Nichols 等建议将直肠前突分为低位、中位和高位 3 种：低位直肠前突者多由分娩时会阴撕裂引起；中位直肠前突最常见，多因产伤引起；高位直肠前突是由于阴道上 1/3、主韧带、子宫骶骨韧带破坏或病理性松弛所致，常伴有阴道后疝、阴道外翻、子宫脱垂。

肛门内括约肌失弛缓症可触及肌环肥厚、弹性增加、箍紧和触痛。

3. 肛门镜检查　可观察肛乳头、内痔、直肠内脱垂等。

4. 肠道钡灌造影　是诊断结肠器质性病变的主要方法之一。若见肠腔紧张变细呈锯齿状，提示痉挛性便秘；若见结肠冗长、扩张或下垂，提示迟缓性便秘；若见直肠明显扩张，提示出口梗阻；另可观察肿瘤、扭转、憩室、息肉等病理状况。

5. 排粪造影　将钡剂注入直肠、结肠，有时还可口服钡剂以观察小肠。患者坐在能透X 射线的便器上，在患者静坐、提肛、强忍、努责及便后的排便过程中，多次摄片或录像，以观察肛管、直肠的影像学改变。对每张摄片均应测量肛直角、肛上距、肛管长度、长耻距、骶直间隙等。直肠黏膜内脱垂可显示武士帽征、环凹征；耻骨直肠肌综合征可显示搁板（搁架）征；直肠前突中度以上者，可见土丘状、囊袋状，合并耻骨直肠肌病变呈鹅头征；肛门内括约肌失弛缓症可见肛管不开放，肛门直肠交界处呈萝卜根征，以及虽排便而钡剂不能完全排空等。

6. 大肠传输试验　也称结肠转运功能检查，是通过追踪口服不透光的 X 线标志物在肠道内存留、分布、转运、排出的过程，以判断肠道标志物运行速度、受阻部位等传输功能的一种动力学检查方法。口服硫酸钡胶粒（每粒 3mm×3mm×3mm，重 15mg）20 粒，每 24h 拍摄腹部平片，连续观察 72h。正常者排出量应达到 80%，留滞于结肠的为结肠传输缓慢，留滞于直肠的为出口梗阻。

7. 气囊排出试验　将一连接气囊的导管插入直肠壶腹，注入 100ml 气体，让患者作排便动作。5min 排出为正常，超过 5min 或排不出，提示出口梗阻。

8. 肛管压力测定　利用生理压力测定仪器，检测肛管压力，可以测试肛管静息压、舒张压、最大收缩压、收缩最长时间、直肠肛门抑制反射、直肠感觉等。

9. 电子全结肠镜检查　主要目的是排除肿瘤性病变，并有助于结肠冗长、巨结肠、肠易激综合征等的诊断。结肠冗长表现为肠段有多处峻急拐弯，肠镜行进难度大；巨结肠病变肠腔显著扩张，大如胃腔，张力低下，蠕动消失；肠易激综合征可因插镜刺激，出现肠腔持久性痉挛。此外，长期灌肠，尤其是用肥皂水灌肠者，可见结肠黏膜水肿、血管纹理不清；长期服用蒽醌类泻剂者，可见肠黏膜黑变，从浅褐色到黑色不等。

10. 盆底肌电图　应用电生理技术，检查盆底肌、耻骨直肠肌、肛门外括约肌等横纹肌及其支配神经的功能状态。如直肠前突、直肠内脱垂的同步肌电图可出现典型失神经点位；

耻骨直肠肌肥厚、盆底肌痉挛的同步肌电图在排便动作时表现反常电活动；肛门内括约肌失弛缓症患者，则放电频率、间隔，扩张直肠时基本电节律表现为抑制。

由于该技术对检查者要求较高，检查结果的判读也较难，所以目前仅用于观察模拟排便时盆底肌的放电情况。该技术属于有创侵袭性操作，除了要注意避免医源性损害，还要注意鉴别因横纹肌保护性反射而引起的假阳性，尤其在同时使用多根电极时。

（常为伟）

第五节　腹泻

腹泻（diarrhea）指粪便水分及大便次数异常增加，通常 24h 内 3 次以上，排便量超过 200g，大便的性状比次数更重要。大便质地稀薄，容量和重量增多，或大便合有脓血、黏液、不消化食物、脂肪，或者为黄色稀水，气味酸臭。常伴随有排便急迫感、肛门不适、失禁等症状。腹泻是肛肠外科疾病的常见症状，有时是一种保护性症状，可将肠道内有毒的和有刺激性物质排出体外。但是持续或（及）剧烈的腹泻可使机体丧失大量水分、电解质及营养物质，从而导致脱水、电解质紊乱、酸碱平衡失调，甚至营养不良和全身衰竭。

《内经》称本病症为"鹜溏""飧泄""濡泄""洞泄""注下""后泄"等，且对本病的病因病机有较全面的论述。如《素问·生气通天论篇》曰："因于露风，乃生寒热，是以春伤于风，邪气留连，乃为洞泄。"《素问·举痛论篇》曰："寒气客于小肠，小肠不得成聚，故后泄腹痛矣。"《素问·至真要大论篇》曰："诸呕吐酸，暴注下迫，皆属于热。"《素问·阴阳应象大论篇》曰："湿盛则濡泄。"说明风、寒、热、湿均可引起泄泻。《素问·太阴阳明论篇》指出："饮食不节，起居不时者，阴受之……阴受之则入五藏……入五藏则膜满闭塞．下为飧泄。"《素问·举痛论篇》指出："怒则气逆，甚则呕血及飧泄。"说明饮食、起居、情志失宜，亦可发生泄泻。此外，《素问·藏气法时论篇》曰："脾病者……虚则腹满肠鸣，飧泄食不化。"《素问·脉要精微论篇》曰："胃脉实则胀，虚则泄。"《素问·宣明五气篇》："大肠小肠为泄。"说明泄泻的病变脏腑与脾胃大小肠有关。《内经》关于泄泻的理论体系，为后世奠定了基础。

汉唐方书将此病包括在"下利"之内，《金匮要略·呕吐哕下利病脉证治》的"下利"包括泄泻和痢疾两病，而对泄泻的论述概括为实热与虚寒两大类，并提出实热泄泻用"通因通用"之法。《三因极一病证方论·泄泻叙论》从三因学说角度较全面地分析了泄泻的病因病机，认为不仅外邪可导致泄泻，情志失调亦可引起泄泻。《景岳全书·泄泻》曰："凡泄泻之病，多由水谷不分，故以利水为上策。"且分别列出了利水方剂。《医宗必读·泄泻》在总结前人治泻经验的基础上，提出了著名的治泻九法，即淡渗、升提、清凉、疏利、甘缓、酸收、燥脾、温肾、固涩，其论述系统而全面，是泄泻治疗学上的一大发展，其实用价值亦为临床所证实。

泄泻一病，《内经》以"泄"称之，汉唐书包括在"下利"之中，唐宋以后才统称"泄泻"。古有将大便溏薄而势缓者称为泄，大便清稀如水而势急下者称为泻，现临床一般统称泄泻。本病与西医腹泻的含义相同，可见于多种疾病，凡属消化器官发生功能或器质性病变导致的腹泻，如急慢性肠炎、肠结核、肠易激综合征、吸收不良综合征等。

泄泻以大便清稀为临床特征，或大便次数增多，粪质清稀；或便次不多，但粪质清稀，甚如水状；或大便稀薄，完谷不化。常兼有脘腹不适、食少纳呆、小便不利等症状，多由外感寒热湿邪、内伤饮食情志、脏腑失调等形成脾虚湿盛而致泻。暴泻多起病急，变化快，泻下急迫，泻下量多，多为外邪所致；久泻则起病缓，变化慢，泻下势缓，泻出量少，常有反复发作的趋势，常因饮食、情志、劳倦而诱发，多为脏腑功能失调而成。

一、病因病机

（一）中医

1. 感受外邪　以暑、湿、寒、热较为常见，其中又以感受湿邪致泻者最多，因脾喜燥而恶湿，外来湿邪，最易困阻脾土，以致升降失职，清浊不分，水谷混杂而下发生泄泻，故有"湿多成五泄"之说。寒邪和暑热之邪，除了侵袭皮毛肺卫之外，亦能直接损伤脾胃，使脾胃功能障碍，引起泄泻，但多夹湿邪。暑湿、寒湿、湿热为患，即所谓"无湿不成泻"，故《杂病源流犀烛·泄泻源流》说："湿盛则飧泄，乃独由于湿耳。不知风寒热虚，虽皆能为病，苟脾强无湿，四者均不得而干之，何自成泄？是泄虽有风寒热虚之不同，要未有不原于湿者也。"

2. 饮食所伤　或饮食过量，停滞不化；或恣食肥甘，湿热内蕴；或过食生冷，寒邪伤中；或误食不洁，损伤脾胃，化生食滞、寒湿、湿热之邪，致运化失职，升降失调，而发生泄泻。正如《景岳全书·泄泻》所说："若饮食失节，起居不时，以致脾胃受伤，则水反为湿，谷反为滞，精华之气不能输化，乃致合污下降而泻痢作矣。"

3. 情志失调　烦恼郁怒，肝气不舒，横逆克脾，脾失健运，升降失调；或忧郁思虑，脾气不运，土虚木乘，升降失职；或素体脾虚，逢怒进食，更伤脾土，而成泄泻。正如《景岳全书·泄泻》曰："凡遇怒气便作泄泻者，必先以怒时夹食，致伤脾胃，故但有所犯，即随触而发，此肝脾二脏之病也。盖以肝木克土，脾气受伤而然。"

4. 脾胃虚弱　长期饮食不节，饥饱失调，或劳倦内伤，或久病体虚，或素体脾胃虚弱，不能受纳水谷、运化精微，聚水成湿，积谷为滞，湿滞内生，清浊不分，混杂而下，遂成泄泻。如《景岳全书·泄泻》曰："泄泻之本，无不由于脾胃。"

5. 命门火衰　或年老体弱，肾气不足；或久病之后，肾阳受损；或房室无度，命门火衰，脾失温煦，运化失职，水谷不化，而成泄泻。且肾为胃之关，主司二便，若肾气不足，关门不利，则大便下泄。如《景岳全书·泄泻》曰："肾为胃关，开窍于二阴，所以二便之开闭，皆肾脏之所主，今肾中阳气不足，则命门火衰，而阴寒独盛，故于子丑五更之后，当阳气未复，阴气盛极之时，即令人洞泄不止也。"

泄泻的病因是多方面的，外感风寒暑热湿等邪气，内伤饮食情志、脏腑失调皆可致泻。外邪之中湿邪最为重要，湿为阴邪，易困脾土，运化不利，升降失职，水湿清浊不分，混杂而下，而成泄泻，其他诸多邪气需与湿气兼夹，方易成泻。内伤中脾虚最为关键，脾主运化升清，脾气虚弱，清气不升，化生内湿，清气在下，则生泄泻。其他脏腑只有影响脾之运化，才可能致泻。此外，外邪与内伤，外湿与内湿之间常密不可分，外湿最易伤脾，脾虚又生内湿，均可形成脾虚湿盛，此乃泄泻发生的关键病机。泄泻的病位在肠，但关键病变脏腑在脾胃。若脾胃运化失司，则小肠无以分清泌浊，大肠无法传导变化，水反为湿，谷反为滞，合污而下，发生泄泻。然而脾气之升降又与肝气之疏泄有关，若肝郁气滞，横逆犯脾，则升降失职，清浊不分，发生泄泻；脾胃之运化又与肾阳之温煦有关，若肾阳不足，失于温煦，则脾失健运，水湿内停，而成泄泻。可见本病症的发生尚与肝、肾有密切关系。

（二）西医

1. 病因　引起腹泻的病因有很多，常常可同时先后有几个病因存在，较常见于下列疾病。

（1）急性腹泻

1）细菌及肠毒素、病毒、真菌、原虫、蠕虫等。

2）急性中毒：①植物性。②动物性。③药物和化学毒物等。

3）其他：①肠道疾病：溃疡性肠炎急性期、急性克罗恩病、放射状肠炎等。②变态反应性疾病：过敏性紫癜、变态反应性肠炎等。③内分泌疾病：甲状腺功能亢进危象等。④急性全身性感染：如败血症、伤寒、副伤寒、霍乱、流行性感冒、麻疹等。

（2）慢性腹泻

1）消化系统疾病：①肠原性：肠道感染、肠道肿瘤、肠管病变、功能性肠病等。②胃原性：慢性胃炎、胃大部切除术等。③胰原性：胰腺炎、胰腺癌、先天性胰酶缺乏症等。④肝胆原性：肝硬化、阻塞性黄疸、长期胆道梗阻等。

2）全身性疾病：①内分泌代谢障碍性疾病：糖尿病、肥大细胞增多症、甲状腺髓样癌、肾上腺皮质功能减退症等。②过敏性：药物副作用、异种蛋白质的摄入等。③其他原因：尿毒症、系统性红斑狼疮、多发性动脉炎等。

2. 发病机制　正常人每24h有大量液体和电解质进入小肠，来自饮食的约2L，来自唾液腺、胃、肠、肝、胰分泌的约7L，总计在9L以上，主要由小肠吸收，每日通过回盲瓣进入结肠的液体约2L，其中90%被结肠吸收，而随粪便排出体外的水分不到200ml，这是水在胃肠道分泌和吸收过程中发生动态平衡的结果。如平衡失调，每日肠道内只要增加数百毫升水分就足以引起腹泻。常见发病机制如下。

（1）高渗性腹泻：在正常人，食糜经过十二指肠进入空肠后，其分解产物已被吸收或稀释，电解质渗透度已趋稳定，故空回肠内容物呈等渗状态，其渗透压主要由电解质构成。如果摄入的食物（主要是碳水化合物）或药物（主要是 2 价离子如 Mg^{2+}）是浓缩、高渗而又难消化和吸收的，则血浆和肠腔之间的渗透压差增大，血浆中的水分很快透过肠黏膜进入肠腔，直到肠内容物被稀释成等张为止。肠腔存留的大量液体可刺激肠运动而致腹泻。

（2）吸收不良性腹泻：许多疾病造成弥漫性肠黏膜损伤和功能改变，可导致消化酶或胆酸分泌不足或缺乏，使食物的分解消化发生障碍；使肠吸收而积滞减少，以及肠黏膜自身吸收功能障碍、细菌在小肠内过度生长、小肠黏膜病变、先天性选择吸收障碍等而导致腹泻。

（3）分泌性腹泻：肠道分泌主要是黏膜隐窝细胞的功能，吸收则靠肠绒毛腔面上皮细胞的作用。各种病原体感染、中毒、肿瘤及某些胃肠激素分泌增加，刺激或损伤肠黏膜，使其分泌大量的黏液，当分泌量超过吸收能力时可致腹泻。

（4）渗出性腹泻：炎性渗出物可增高肠内渗透压；如肠黏膜有大面积损伤，电解质、溶质和水的吸收可发生障碍；黏膜炎症可产生前列腺素，进而刺激分泌，增加肠的动力，引起腹泻。

（5）运动性腹泻：许多药物、疾病和胃肠道手术可改变肠道的正常运动功能，促使肠蠕动加速，以致肠内容物过快通过肠腔，与黏膜接触时间过短，因而影响消化与吸收，发生腹泻。

二、中医辨证

1. 辨轻重缓急　泄泻而饮食如常，说明脾胃未败，多为轻证，预后良好；泻而不能食，形体消瘦，或暑湿化火，暴泄无度，或久泄滑脱不禁，均属重证。急性泄泻发病急，病程短，常以湿盛为主；慢性泄泻发病缓，病程较长，易因饮食不当、劳倦过度即复发，常以脾虚为主。或病久及肾，导致命门火衰，脾肾同病而出现五更泄泻。

2. 辨寒热虚实　粪质清稀如水，腹痛喜温，完谷不化，多属寒证；粪便黄褐，味臭较重，泻下急迫，肛门灼热，多属热证；凡病势急骤，脘腹胀满，腹痛拒按，泻后痛减，小便不利者，多属实证；凡病程较长，腹痛不甚且喜按，小便利，口不渴，多属虚证。

3. 辨泻下之物　大便清稀，或如水样，气味腥秽者，多属寒湿之证；大便稀溏，其色黄褐，气味臭秽，多为湿热之证；大便溏垢，臭如败卵，完谷不化，多为伤食之证。

4. 辨久泻的特点　久泻迁延不愈，倦怠乏力，稍有饮食不当，或劳倦过度即复发，多以脾虚为主；泄泻反复不愈，每因情志不遂而复发，多为肝郁克脾之证；五更飧泄，完谷不化，腰酸肢冷，多为肾阳不足。

三、临床表现

健康人每日解成形便1次，粪便量不超过200～300g。腹泻指排便次数增多（每日＞3次），粪便量增加（每日＞200g），粪质稀薄（含水量＞85%）。腹泻超过3～6周或反复发作，即为慢性腹泻（chronic diarrhea）。腹泻应与肠运动过快所致的排便次数增多和肛门括约肌松弛失禁区别。

四、分类

（1）临床根据病程将腹泻分为急性和慢性两大类，腹泻在2个月以上的为慢性腹泻。肛肠科常见的腹泻多为慢性腹泻，临证应结合患者年龄、起病和病程、粪便性质、腹泻时间及伴发症等相鉴别。急性腹泻：起病急骤，每日排便可达10次以上，粪便量多而稀薄；慢性腹泻起病缓慢或由起病急而转为慢性。

（2）起病和病程：急性食物中毒、急性痢疾、霍乱发病前有不洁饮食及饮水史，被污染的食物及水源进入人体后，潜伏期较短，很快发病。成人乳糜泻、肠道功能性腹泻常在一次急性腹泻后发病。间歇性腹泻伴有缓解期者常提示非特异性溃疡性结肠炎、克罗恩病、阿米巴结肠炎或糖尿病。结直肠癌患者多先有大便习惯性改变。

（3）粪便颜色、性状：急性细菌性痢疾多见先水样便后为脓血便，伴里急后重；食物中毒多见粪便稀薄如水样，无里急后重；阿米巴痢疾或肠套叠多见粪便暗红色、果酱色或血水样；急性出血坏死性肠炎的粪便带有恶臭、呈紫红色血便。如腹泻、呕吐物呈米泔水样、失水严重，应考虑霍乱或副霍乱；排便带鲜血伴疼痛，病变多在肛门；粪嵌塞时大便不能排出，便意频频，亦可下利少量稀粪，味臭。

五、伴随症状

引起腹泻的病症很多，症状与变化也较复杂，有必要进一步结合伴随症状相鉴别。

1. 腹痛　应首先仔细询问腹痛的性质、部位。痛在脐周，便后不得缓解，而在餐后可诱发者，常为小肠病变；病在脐以下，排便后缓解，常为结肠病变；直肠疾病常位于左下腹，肛门疾病多位于肛管及肛门周围。急性腹痛多考虑阑尾炎、部分肠梗阻、溃疡性肠炎；伴有呕吐，多见于食物中毒、肠变态反应性疾病；腹部隐痛多见于结肠癌、克罗恩病、功能性肠病等。

2. 发热　多考虑急性感染性疾病，如急性菌痢、伤寒、副伤寒等。

3. 里急后重　可见于急、慢性痢疾，直肠癌，溃疡性肠炎，性病淋巴肉芽肿等。

4. 贫血、体重减轻、腹部包块　多见于器质性病变，如消化系统肿瘤等。

六、辅助检查

（一）实验室检查

（1）常规化验血常规和生化检查可了解有无贫血、白细胞增多、糖尿病以及电解质和酸碱平衡情况。粪便常规是诊断急、慢性腹泻病因的最重要步骤，可发现出血、脓细胞、原虫、虫卵、脂肪瘤、未消化食物等。隐血试验可检出不显性出血。粪培养可发现致病微生物。鉴别分泌性腹泻和高渗性腹泻有时需要检查粪电解质和渗透性。

（2）小肠吸收功能试验：粪脂测定、D-木糖吸收试验、维生素 B_{12} 吸收试验、胰功能试验等。

（二）影像学检查

1. X 线检查　X 线钡餐、钡灌肠检查和腹部平片可显示胃肠道病变、运动功能状态、胆石、胰腺或淋巴结病变。选择性血管造影和 CT 或增强 CT 对诊断消化系统肿瘤尤有价值。MRI 对明确诊断具有重要作用。

2. 内镜检查　直肠镜、乙状结肠镜和活组织检查对相应肠段的癌肿有早期诊断价值。纤维结肠镜检查和活检可观察并诊断全结肠和末端回肠的病变。小肠镜可观察十二指肠和空肠近段病变并作活检。怀疑胆道和胰腺病变时，内镜逆行胰胆管造影（ERCP）有重要价值。

（李曙光）

第六节　分泌物

分泌物系指肛管直肠周围瘘口溢出或肛周皮肤异常渗出。正如《医宗金鉴》云："破溃而出脓血，黄水浸淫。淋沥久不止者……"《疡科选粹》云："痔疮绵延不愈……涓涓流水如甘而稀。"临证应依据分泌物的性质、气味、颜色、量多少、时间长短、混杂物及排出位置全面考虑。常见于肛周感染性疾病、肛门皮肤病、Ⅲ期内痔、肛门失禁、直肠脱垂、痔瘘术后等。

一、病因病机

（一）中医

中医认为分泌物过多为湿热邪毒蕴积，下注大肠，气血壅遏，脓成破溃流溢；风热湿邪侵袭，阻于肛周或脾虚湿阻，下注肛门，浸淫流滋而成。

（二）西医

西医认为肛门四周滋水淋沥，或伴有瘙痒、肿痛、溃破糜烂，可能与以下疾病有关。

（1）肛门周围皮肤及性传播疾病：化脓性汗腺炎、肛门湿疹、尖锐湿疣等。

（2）肛周脓肿破溃、肛瘘。

（3）内痔及直肠黏膜松弛、脱垂。

（4）痔瘘术后：分泌物稀薄色淡，分泌物量多色黄稠，可能存在局部感染因素。

（5）不完全性肛门失禁：久痢滑泄、小儿先天性疾病、老年粪嵌塞。

（6）肿瘤：肛管直肠恶性肿瘤，分泌物多混有黏液或脓液，有时在粪便中可见到脱落的坏死组织。

二、中医辨证

若滋水量多，质稠为实证，滋水清稀而绵绵不绝为虚证。热重于湿则皮肤潮红、水疱、糜烂、潮湿，边界弥漫，瘙痒剧烈；湿重于热则皮色不红，但滋水淋沥不断，瘙痒较甚，红或不红，水疱不多，却滋水浸淫。对肛瘘所致的肛周脓性分泌物，应辨别邪正的盛衰。一般来说，病程较短，疼痛剧烈，脓水较多，为邪实；若病程较久，经常有脓水溢出，污染内裤，伴有神疲乏力或心烦口干者，多为正虚。

三、临床表现

1. 部位　分泌物由肛内排出，为直肠和肛管病变，如痔、肛窦炎等。肛周皮肤病变，局部渗液，甚或糜烂，如肛门湿疹、接触性皮炎等。肛瘘、窦道排出之脓水多浸及瘘口周围皮肤。

2. 量、色、质、味　分泌物黄稠厚量多，多是金黄色葡萄球菌等所致的急性感染；黄白相兼稠厚而臭，多是大肠埃希菌感染，混合绿色脓液，应考虑铜绿假单胞菌感染。肛周皮肤病、术后创面渗液或肛内排出，分泌物稀薄色淡。

3. 位置　依据创口部位可出现局部分泌物（创面位置）和肛周分泌物（如肛门湿疹等）。

四、辅助检查

1. 分泌物细菌培养与药敏检查　了解分泌物的病原菌种类、性质、药敏为临床诊断、治疗及判断预后等提供依据。

2. 病理组织学检查　取分泌源组织送检，确定病变性质。

（李曙光）

第七节　瘙痒

瘙痒又称肛门瘙痒，系指肛门及肛周皮肤因受刺激产生痒感，常需搔抓者。《五十二病方》称之为"朐痒"。又如《诸病源候论》云："风瘙痒者，是体虚受风，风入腠理，与血气相搏，而俱往来与皮肤之间，邪气微，不能冲击为痛，故但瘙痒也。"《医门补要》曰："肛门内生虫奇痒……热结脏腑之内……流入大肠，盘居肛门，奇痒异常。"临床常见于肛门瘙痒症、肛门湿疹、肛周尖锐湿疣、肛瘘等疾病。

一、病因病机

（一）中医

中医认为本病为风、湿相互为病，风邪浸淫肌肤，湿邪下注肛门，营卫不和，皮肤受损；又或肛周肌肤营卫空疏，肌表不固，营血不足，血虚生风，血分生热，则形成慢性病损。故有"血虚则生风，风聚则发痒"之说。

（二）西医

西医认为瘙痒是一种自觉症状，其机制尚不明确，病因有全身性及局部性因素两个方面。

1. 全身性因素

（1）内分泌和代谢性疾病：糖尿病、甲状腺功能低下、痛风症、妇女及男性更年期等。

（2）肝肾疾病：梗阻性胆道疾病、胆汁性肝硬化、慢性肾盂肾炎及肾小球肾炎所致的慢性肾功能衰竭。

（3）血液病：缺铁型贫血、红细胞增多症等。

（4）胃肠疾病：慢性及急性腹泻、便秘、胃肠神经症等。

（5）恶性肿瘤：霍奇金淋巴瘤、胃癌、肠癌、白血病等。

（6）寄生虫：血吸虫病、钩虫病、蛔虫病，特别是蛲虫病。

（7）神经和精神疾病：神经衰弱、焦虑症等。

（8）药物：如可卡因、吗啡、砷剂，某些维生素、口服避孕药等。

（9）食物：对某些食物如鱼、虾、鸡蛋等的变态反应。酒类、辣椒、芥末、大蒜等对直肠黏膜及肛门皮肤的刺激。

（10）其他：某些原因不明的肛门发痒，可能与遗传或知觉异常敏感有关。

2. 局部性因素

（1）皮肤病变：肛门湿疹、皮炎、疣、癣、性病以及皮肤、汗腺、皮脂腺分泌的脂肪、蛋白质堆积，粪便留附肛周皮肤皱襞、接触异物（动物毛发、植物细毛、玻璃纤维、干硬纸张及油墨等）。出汗过多亦常致肛门发痒。

（2）肛门直肠及会阴疾病：痔、肛裂、肛瘘、肛窦炎、肛乳头肥大、直肠脱垂、直肠炎、息肉、直肠癌；阴道炎、阴道分泌物、女性尿道炎、前列腺炎等。

（3）环境因素：肛门经常摩擦，冬季因皮脂分泌减少而干燥皲裂；夏季高温多湿妨碍汗液发散，均可使肛门发痒。

（4）皮肤寄生虫及感染：疥螨、阴虱及霉菌、滴虫感染。

（5）手术后创面愈合期发痒：主要由于创面肉芽组织生长，创面内血管相互交通而致，一般属生理现象。

二、中医辨证

肛门瘙痒不外乎风，但有风热、风湿、血虚生风之别。临床辨证应分清虚实，虚者多为阴血亏虚，实者多为风、热、湿邪郁阻。他如虫蚀、痔、瘘等引起的肛门瘙痒，则应针对其致病原因进行治疗。

三、临床表现

病起短暂，肛门皮肤潮湿红润，有粟粒样丘疹，散在或密集成片，局部渗液，痒感较重者为肛门湿疹。病久皮肤肥厚粗糙，色素沉着，弹性减弱，或呈苔藓样改变，奇痒难忍，更有甚者搔抓揉搓不得解，为肛门瘙痒症。肛门作痒，夜间尤甚，有时可在肛周见细小白虫，为肛门蛲虫病。肛门脓水或分泌物刺激一般瘙痒较轻。

四、分类

肛门瘙痒一般可分为原发性瘙痒和继发性瘙痒两类。

1. 原发性瘙痒　不伴有原发性皮肤损害，以瘙痒为主要症状，典型病症有肛门瘙痒症、老年性瘙痒症、冬季瘙痒症，肝、肾、内分泌疾病的瘙痒症及精神性瘙痒症等。

2. 继发性瘙痒　产生于原发性疾病及各种皮肤病，伴有明显的特异性皮肤损害和原发病变，瘙痒常是原发病变的一个症状。痔、肛瘘、肛裂、直肠脱垂等肛门直肠病的肛门发痒，肛门湿疹、湿疣、神经性皮炎、肛门白斑症以及蛲虫、蛔虫等引起的肛门瘙痒均属此类。

五、辅助检查

由于目前尚无测量痒的性质和程度的客观方法，且各人对痒的感受程度存在个体差异，表述也有所不同，其受精神因素影响较大。因此，在诊断时不能单纯凭借问诊内容，而需进行全面体格检查及针对性的实验室检查，包括血、尿常规，粪及虫卵检查，肝、肾功能，血糖及糖耐量试验，甚至皮肤组织活检。

（李曙光）

参考文献

[1] 李春雨，汪建平. 肛肠外科手术技巧 [M]. 北京：人民卫生出版社，2013.
[2] 何永恒，凌光烈. 中医肛肠科学 [M]. 北京：清华大学出版社，2011.
[3] 张东铭. 盆底肛直肠外科理论与临床 [M]. 北京：人民军医出版社，2011.
[4] 张有生，李春雨. 实用肛肠外科学 [M]. 北京：人民军医出版社，2009.
[5] 李春雨. 肛肠病学 [M]. 北京：高等教育出版社，2013.
[6] 李曙光，张国志，袁强，等. 妊娠对兔骨折愈合的影响研究 [J]. 第三军医大学学报，2010，32（22）：1-4.
[7] 李曙光，贺房勇，苏英杰，等. 空肠营养对十二指肠成形术胃功能的影响 [J]. 现代预防医学杂志，2010，37（24）：4675-4678.
[8] 李曙光，苏英杰，王志文，等. 妊娠兔骨折愈合的影像学研究 [J]. 现代预防医

学杂志，2013，40（1）：136-138，145.

［9］李曙光，苏英杰，张国志，等.空肠营养对胰12指肠切除术后病人胰液分泌的影响［J］.山东医药杂志，2012，51（22）：43-45.

［10］李曙光，苏英杰，张国志，等.空肠营养对十二指肠乳头成形术后肝功能及胆汁分泌的影响［J］.中国医师进修杂志，2013.36（11）：42-44.

［11］李曙光，赵永魁，杨光华.经肛直肠脱垂术式改进分析及对照性研究［J］.中国医师进修杂志，2015.38（10）：763-765.

第四章

肛肠科的麻醉方法

麻醉，一般指人体的全身或局部通过药物导致患者部分中枢神经系统的功能暂停，意识、感觉和反射性运动的暂时消失，肌肉松弛，便于手术。

麻醉的原则：安全、无害、患者无痛苦、能满足手术需要。

第一节　麻醉前准备及麻醉种类

麻醉前做好充分的准备，方能达到最佳的麻醉效果，避免麻醉意外，增强患者对手术和麻醉的耐受能力，避免和减少围手术期的并发症和病死率。

一、麻醉前患者准备

1. 询问病情　医生在术前访视患者，全面了解病史，掌握体检资料，结合各种化验检查及影像学检查结果，详细了解各脏腑器官功能以及水、电解质和酸碱平衡的状态，了解有无服用麻醉禁忌药物，对病情和对手术的耐受性做出正确的评估，缓解患者的紧张心态。

2. 患者准备　手术对大多数患者来说是一个陌生的过程，术前存在紧张、焦急的心情，对麻醉的耐受程度降低。术前访视患者，向患者详细说明麻醉的过程及存在的风险，做好麻醉后的护理工作，解除患者的思想顾虑和焦急情绪，耐心听取并解答患者的问题，取得患者的全面合作。术前做好肠道准备，禁食足够长的时间，避免术中出现呕吐后误吸。

3. 手术室准备　手术前准备好各种麻醉用具，配置麻醉机、急救设备和麻醉药品，防止在术中出现紧急情况而进行抢救。麻醉期间必须监测患者的生命体征，如血压、呼吸、体温、脉搏和心电图等。术后麻醉清醒后，亦需观察患者生命体征，以免出现术后麻醉并发症。

二、肛肠科麻醉种类

肛肠科手术方式较多，不同的手术方式有不同的麻醉。肛门、直肠下部手术多采用局部麻醉、腰俞麻醉和蛛网膜下腔阻滞麻醉。小儿不易合作，以采用全身麻醉为多。结直肠手术多采用全身麻醉或连续硬膜外麻醉。

（蔺兵虎）

第二节　麻醉前用药

麻醉前为使患者情绪安定和麻醉过程中的平稳，增强麻醉效果而给的一定药物，称为麻醉前用药。

一、目的

（1）平稳患者的紧张、恐惧心理。
（2）增强麻醉的效果，提高麻醉的安全性。
（3）降低自主神经的兴奋性，消除因手术或麻醉引起的不良反应，使麻醉过程顺利，减少并发症。

二、麻醉前常用药物

麻醉前常用药的使用，因药物和患者的个体差异不同而不同。应根据麻醉方式和病情来选择用药的种类、用量、给药途径和时间，还应考虑到使用药物的禁忌证。

1. 安定镇静药　具有镇静、催眠、抗惊厥、抗焦虑的作用；可以使肌肉松弛，增加麻醉效果；对局部麻醉药的毒性反应也有一定的预防和治疗作用。常用的药物有地西泮、利眠灵、氯氮平和氟哌利多等。

2. 镇静催眠药　主要用巴比妥类药物，有抑制大脑皮质、镇静、催眠和抗惊厥作用，能提高大脑皮质对局部麻醉药的耐受，预防局部麻醉药中毒的效能。常用的药物有苯巴比妥、戊巴比妥、司可巴比妥等。

3. 镇痛药　主要为阿片类药物，具有镇痛作用，可消除患者紧张、焦虑的心情。但这类药物有呼吸抑制、引起组胺释放和致吐作用，常用药物有吗啡、哌替啶等。

4. 抗胆碱药　能抑制呼吸道分泌，预防喉痉挛。常用的药物有阿托品、东莨菪碱等。该类药物易使老年人出现烦躁、意识模糊，故老年人慎用。

5. 抗组胺药　可预防术中输血、输液等引起的过敏反应。常用药物有异丙嗪。

（蔺兵虎）

第三节　常用麻醉药物

一、局部麻醉药

1. 普鲁卡因
（1）主要特点：普鲁卡因是酯类短效局部麻醉药物，维持时间短，水溶液不稳定，故其扩散和穿透力都较差，不宜储存过久。它具有扩张血管作用，能从注射部位迅速吸收，而表面局部麻醉的效能差。
（2）用法与剂量：0.5%～1.0%普鲁卡因溶液，适用于局部浸润麻醉。在行局部浸润或神经阻滞时可加入 1：200 000 肾上腺素。

2. 利多卡因

（1）主要特点：利多卡因是酰胺类中效局部麻醉药，具有起效快，弥漫性好，穿透性强，性能稳定，无明显扩张血管作用的特点。

（2）用法与剂量：局部浸润浓度为 0.5%～1.0%，常用量以每小时 400～500mg 为限，持续时间 60～80min，作用持续时间与加用肾上腺素有关。

3. 丁卡因

（1）主要特点：丁卡因是酯类长效局部麻醉药，毒效强，多用于脊椎麻醉，起效时间需 10～15min，时效可达 3h 以上。而其水解速度较普鲁卡因慢，丁卡因不适于多次高压灭菌。

（2）用法与剂量：浓度为 0.15%～0.2%，起效时间需要 10～15min，持续时间 2～3h。

（3）主要特点：丁哌卡因是酯类长效局部麻醉药，丁哌卡因的镇痛作用时间比利多卡因长 2～3 倍，比丁卡因长 25%。丁哌卡因适用于神经阻滞、硬膜外阻滞和蛛网膜下腔阻滞。正常人的消除半衰期约为 8h。其对温度较稳定，可行高压灭菌。

（4）用法与剂量：0.25%～0.5% 溶液适用于神经阻滞；0.75% 溶液用于硬膜外阻滞，给药后 5～10min 起效，可维持较长时间，且运动神经阻滞更趋于完善，适用于外科大手术。

二、全身麻醉药物

（一）吸入麻醉药

1. 异氟烷

（1）主要特点：异氟烷是无色、透明、挥发性强的液体麻醉药，组织及血液溶解度低，对中枢神经系统的抑制与用量相关。异氟烷降低血压主要是由于周围血管阻力下降所致。异氟烷能增强琥珀胆碱的作用，由于异氟烷本身有肌肉松弛作用，所以可减少肌肉松弛药的剂量。

（2）优点：麻醉效能强，苏醒快，无致吐作用，可以减少麻醉用量；肌肉松弛作用良好，扩张冠状动脉，对颅内压升高不明显。

（3）缺点：气味刺激性，能使心率加快。

（4）适应证：适用于所有部位及各年龄段的手术。

（5）麻醉方法：常用吸入浓度为 0.5%～2.0%，麻醉维持时循环功能稳定，停药 10～15min 后苏醒。因其对外周血管扩张明显，而对心肌收缩力抑制轻微，可用于控制性降压。

2. 七氟烷

（1）主要特点：七氟烷为无色透明、无刺激性液体。七氟烷的组织溶解性较低，化学性质不稳定，在体内的代谢率为 3%。七氟烷对循环系统有依赖性的抑制作用，有一定的肌肉松弛作用。七氟烷诱导、苏醒作用迅速，诱导过程平稳，苏醒期平稳，麻醉深度容易调节。

（2）优点：无刺激性气味、诱导迅速，麻醉深度易掌握。

（3）缺点：遇碱性物质不稳定。

（4）适应证：适用于各种年龄、各部位的手术。

（5）禁忌证：原因不明的肝损害者、本人或家属对卤化麻醉药有过敏或有恶性高热因素者、肾功能差者慎用。

（二）静脉麻醉药

1. 硫喷妥钠

（1）主要特点：该药为高脂溶性静脉麻醉药，淡黄色粉针剂，水溶液不稳定，保留时间一般不超过24h。静脉注射后到达血管丰富的脑组织，使患者神志迅速消失而进入麻醉状态。

（2）优点：麻醉作用迅速、短暂。

（3）缺点：水溶液不稳定，有血压骤降、呼吸抑制、喉痉挛等并发症。

（4）适应证：适用于全身麻醉诱导、抗惊厥、脑保护。

（5）禁忌证：有呼吸道疾病及严重失代偿性心血管疾病和心功能不稳定的患者，有苯巴比妥类药物过敏史者禁用。

2. 丙烯硫喷妥钠

（1）主要特点：又名硫戊巴比妥钠、硫代速可眠。白色粉末针剂，内含6%无水碳酸钠。常用浓度为2.5%。

（2）优点：水溶液稳定，可保存时间长，麻醉效能强于硫喷妥钠。

（3）缺点：有血压骤降、呼吸抑制、喉痉挛等并发症。

（4）适应证：适用于全身麻醉诱导、抗惊厥、脑保护。

（5）禁忌证：同硫喷妥钠。

3. 氯胺酮

（1）主要特点：该药为苯环己哌啶的衍生物，是一种非麻醉性镇痛类的静脉麻醉药。常用剂量是5~10mg/kg，起效时间为2~6min，维持10~30min不等。静脉单次给药起效迅速，麻醉维持时间15~20min。

（2）优点：脂溶性高，易于透过血-脑脊液屏障，麻醉及苏醒作用迅速。

（3）缺点：对精神运动反应及心血管系统作用明显，可引起一过性呼吸暂停，幻觉、噩梦及精神症状，眼压和颅内压增高。连续使用易出现耐受性和依赖性。

（4）适应证：适用于短小手术及小儿麻醉，具有镇痛作用。

（5）禁忌证：禁用于严重高血压、肺心病、颅内压升高、甲状腺功能亢进、精神病等患者。

4. 异丙酚

（1）主要特点：又名得普利麻、丙泊酚，具有镇静、催眠、轻微镇痛作用，属于烷基酚类化合物，不溶于水，是一种高脂溶性速效超短效静脉麻醉药物。

（2）优点：起效迅速、诱导平稳，对肌肉运动副作用小。

（3）缺点：对呼吸系统及心血管系统有明显的抑制作用。

（4）适应证：适用于门诊患者的胃镜、肠镜诊断性检查、人工流产等短小手术。

（5）禁忌证：有过敏史及心肺功能不全者慎用。

（蔺兵虎）

第四节　常用麻醉方法

一、局部麻醉

局部麻醉是应用药物阻断身体某一区域神经传导的麻醉方法。局部麻醉简便易行，安全性大，并发症少，适用于较表浅局限的中小型手术。

（一）适应证

适用于痔、肛裂、单纯肛瘘、肛窦炎、肛乳头肥大、直肠息肉、浅部肛周脓肿、肛周皮肤病等手术。

（二）禁忌证

局部感染较重的患者，不合作的小儿，病情复杂的肛门疾病均不宜使用局部麻醉。

（三）常用药物

1. 普鲁卡因　浓度为 0.5%～1.0%，用量为 30～50ml。
2. 利多卡因　浓度为 0.5%～1.0%，用量为 10～30ml。
3. 丁哌卡因　浓度为 0.5%，用量为 10～30ml。

（四）局部麻醉操作方法

临床常用两点（3、9）、四点（3、6、9、12）注射点注射，根据病变区域和患者全身情况来选择不同的注射点位。一般距肛缘 1～1.5cm 处垂直进针，先做皮内至皮下浸润，然后注入肛门外括约肌皮下层至浅层和深层。可用左手示指插入肛管直肠做引导，以免穿透肠壁，深度为 2.5～3cm 至直肠黏膜下层。在整个操作过程中一定要做到边进针、边注射、边加压、边回抽。随时调节注射方向。做到穿刺点要少，浸润和区域阻滞围要大。每处注射药量为 3～5ml。每侧总量不宜超过 10ml。为使麻醉时间延长，减少出血，可于每 10ml 麻醉药中加入 0.1% 肾上腺素，对高血压、心脏病患者慎用。

（五）局部麻醉并发症及处理

1. 神经反应　患者因焦虑、恐惧、饥饿、全身状况较差，以及疼痛、体位不良等因素引起神经系统反应，导致患者出现一系列毒性症状。因此术前应做好患者的思想工作，消除其紧张情绪。

2. 变态反应　多表现在酯类局部麻醉药，多见荨麻疹、药疹、眼结膜充血、脸面水肿等；偶有发生惊厥、昏迷、呼吸心搏骤停而死亡。但两者均不多见。一旦出现，立即给予吸氧，对症治疗。为了预防过敏的发生，术前应详细询问有无酯类局部麻醉药物及其他药物过敏史。

3. 中毒反应　常因局部麻醉药在血液中浓度骤然升高，以及直接快速注入血管而引起。应边回抽，边注药，适当控制用药剂量，必要时及时停用药物。

4. 感染　注射针穿过炎症区或直接在炎症区注射，未按照无菌原则操作。为预防感染发生，应避免上述操作。

二、腰俞穴位麻醉

腰俞穴位麻醉，也称腰俞麻醉，这是以中医穴位而命名的。如以现代解剖学和麻醉学观点则称骶裂孔麻醉（骶管麻醉），为骶部麻醉方法之一。一般认为骶部麻醉包括骶管麻醉、骶孔阻滞麻醉和经骶阻滞麻醉。

（一）适应证

适用肛门、肛管及会阴部手术。

（二）禁忌证

尾骶部结构畸形，尾骶部局部感染，极度肥胖者。

（三）常用药物

1. 普鲁卡因　浓度为2%，15～30ml。

2. 利多卡因　浓度为1%～2%，10～20ml。

3. 丁哌卡因　浓度为0.25%～0.5%，10～20ml。

（四）腰俞穴位麻醉操作方法

患者取侧卧位，腰背要尽量向后弓曲，寻找到骶骨孔，做好标记，先在标记穿刺区皮下做一皮丘，再浸润韧带，然后垂直或向前上方刺入腔内。进入腔内后有落空感，即通过黄韧带后阻力突然消失。针尖进入骶管腔，以45°斜向骶管注药，注药前必须进行回抽，无脑脊液和血液方可推药。推药要缓慢，注入药物后，观察5min无眩晕、头痛，方可缓慢将药注完。穿刺后针尖不得超过髂后上棘连线，即不能超过6cm，以防误入蛛网膜下腔，发生全脊髓麻醉的危险。

（五）不良反应

如患者出现药物毒性反应，如烦躁、心慌、头晕、耳鸣等，应立即停止给药，嘱患者平卧，数分钟内症状可消失，无需特殊处理。严重时肌内注射苯巴比妥钠，有谵语、肌肉抽动、惊厥时，采用静脉分次少量注入地西泮。

三、蛛网膜下腔阻滞麻醉

蛛网膜下腔阻滞（简称腰麻）麻醉，是把局部麻醉药注入蛛网膜下隙，使脊神经根、背根神经节及脊髓表面部分产生不同程度的阻滞，常简称为腰麻或脊髓麻醉。

（一）适应证

下腹部、盆腔、肛门会阴部及下肢手术。

（二）禁忌证

心血管系统病变；中枢神经病变、严重脊椎畸形、穿刺部位有感染病灶者；严重大出血、休克、极度衰弱、重度贫血者；败血症。

（三）常用药物

用麻醉药物有普鲁卡因、丁卡因。

（四）操作方法

患者取侧卧位，背部与床面垂直，与手术台边缘平齐，腰背向后弓曲，两膝尽量向腹壁靠拢，常选用第3～第4腰椎间隙，穿刺点内作皮内、皮下和棘间韧带逐层局部浸润麻醉。然后用左手拇、示指固定穿刺点皮肤，以腰穿针从棘突间隙中点与患者背部垂直的方向进针，针尖偏向颅侧缓慢刺入，当针尖穿过黄韧带时，有阻力突然消失的"落空"感，继续推进时常将黄韧带和硬膜一并穿透，则往往只有一次"落空"感，一般由皮肤达脊髓腔深 4~6cm，针尖进入蛛网膜下腔后拔出针芯有脑脊液流出，缓慢注入麻醉药物。麻醉药物注入蛛网膜下腔后，应在较短的时间内使麻醉平面控制在手术所需的范围之内。

（五）并发症及处理

1. 血压下降　血压下降的发生率与麻醉平面密切相关。麻醉平面越高，血压下降越明显，下降幅度越大，麻醉过程中应监测患者的血压及血容量。

2. 呼吸抑制　发生的原因与麻醉平面有关，临床表现为胸闷气短，咳嗽无力，讲话困难。如果呼吸抑制后导致呼吸停止，应立即行气管内插管和人工呼吸急救。

3. 恶心呕吐　腰麻平面过高，血压降低和呼吸抑制，脑缺氧而兴奋呕吐中枢；迷走神经亢进，胃肠蠕动增强。发生上述症状，应头偏向一侧，清理口腔内呕吐物，防止误吸，暂停手术，升压，吸氧。

4. 头痛　头痛是腰麻后的并发症，主要是穿刺后硬脊膜上有穿刺孔，脑脊液外漏，颅内压降低，脑干可能下降挤压枕骨大孔造成。大量输液增加脑脊液的生成可缓解症状。

5. 尿潴留　排尿反射发生障碍、患者紧张情绪、肛门会阴部手术刺激与切口疼痛或不习惯卧排尿等有关。出现上述情况时，缓解患者的紧张情绪，疏导患者心理，必要时留置导尿。

四、硬膜外阻滞麻醉

硬膜外阻滞麻醉的适应证和禁忌证与蛛网膜下腔阻滞麻醉基本相同。但由于麻醉药注入硬膜外间隙，其中有疏松结缔组织，可限制药液的扩散，故较蛛网膜下腔阻滞麻醉易于控制，颈部以下的手术均可使用，尤以腹部手术最为合适；对循环系统的影响较脊椎麻醉小，可根据手术的需要任意延长麻醉时间，可留管进行术后镇痛。

（一）操作方法

患者取侧卧位，在选定穿刺间隙行局部浸润麻醉后，以导管穿透皮肤或棘上韧带。将硬膜外针沿导针孔刺入皮肤、棘上及棘间韧带，然后缓慢推进。当针尖遇到坚韧感时，退出针芯，接毛细管后再徐徐推进。遇到有阻力突然消失或出现负压现象时，表示针尖已进入硬膜外间隙。接有 2~3ml 水或空气的玻璃注射器，回抽无脑脊液流出，注时无阻力，进一步证明穿刺成功。置管前应检查导管，经穿刺针将导管插入硬膜外腔，导管穿过针口 3~5cm 时，一手顶住导管，一手将穿刺针退出。导管置入长度以 3~4cm 为宜。

（二）术中并发症

（1）全脊椎麻醉：指全部脊神经被阻滞。当硬膜外阻滞麻醉的大量药物注入蛛网膜下腔，即可导致全脊椎麻醉。主要表现是呼吸困难，血压下降，继续发展甚至出现意识消失、心脏骤停，应立即进行人工通气、升压等处理。

（2）硬膜外血肿：当穿刺或置管时，损伤血管，导致血肿形成，继而压迫脊髓，出现腰背酸痛等相应的临床症状。一旦发生应在血肿形成后 8h 内行椎板切开减压术。超过 24h 一般很难恢复。

（3）直接脊髓损伤：穿刺触及脊髓时，可引起脊髓和神经根损伤。患者肢体有电击样异感。轻者数分钟消失，可继续硬膜外麻醉。重者异感持续不退。立即静脉点滴氢化可的松

100mg，持续3d，可减轻后遗症的程度。

（4）导管折断：断端在椎管外组织内者并不难取出，留在硬膜外腔者并不一定需要取出，但应随访是否有神经症状。因此，术前应仔细检查导管质量，对于拔管困难者，可于1～2d后再拔出。

（5）感染：因消毒或无菌操作不严格导致。患者有明显的感染症状，剧烈腰背痛、寒战高热、白细胞增多。脓肿形成后压迫神经，出现放射性疼痛、肌无力，严重者可出现截瘫。应用大量抗生素抗炎，必要时切开引流。

五、蛛网膜下腔阻滞、硬膜外联合麻醉

蛛网膜下腔阻滞麻醉、硬膜外联合麻醉简称为腰硬联合阻滞麻醉，此方法是在硬膜外麻醉基础上加入蛛网膜下腔阻滞麻醉，麻醉效果更加完善，肌肉松弛良好，麻醉用药少，一般持续作用2.5～4h，并发症较少，是一种较实用的麻醉方法。

（一）常用药物

（1）0.75%丁哌卡因1ml和10%葡萄糖2ml。

（2）1%丁卡因1ml加麻黄碱30mg/ml与10%葡萄糖1ml。

（二）具体操作

患者取侧卧位，常规消毒穿刺部位皮肤，于第3到第4腰椎间隙穿刺，穿过黄韧带后，取腰穿针穿入蛛网膜下腔，可见清亮的脑脊液缓慢渗出，针尖斜面向下缓慢推药，退出腰穿针，根据手术要求向头或向尾置入硬膜外导管，退针固定导管平卧后调整阻滞平面达到手术要求。如平面未达到手术要求时，可经硬膜外导管给局部麻醉药，每次2ml，至平面升至手术要求为止。

（三）注意事项

（1）脊椎麻醉针长须超过硬膜外针尖1cm稍多，以刺破硬脊膜，针尖以笔尖式为佳。

（2）为避免脊椎麻醉针尖折断，退针遇阻力时应连硬膜外针一起拔或旋转180°再拔试，勿强行拔出。

（3）若脊椎麻醉针推进几次均无脑脊液流出，可重新行硬膜外间隙穿刺。如硬膜外针穿破硬脊膜又退至硬脊膜间隙，则导管进入针孔的可能性很大。

（4）为判断硬膜外导管位置的正确性，除注药前回抽外，可在脊椎麻醉平面固定后，硬膜外间隙注入等比重2%利多卡因1.5ml，观察阻滞平面的改变。如导管在硬膜外间隙，平面最多升高两个阶段，若出现更高平面的阻滞，应疑有误注入蛛网膜下腔的可能。

六、全身麻醉

（一）静脉全身麻醉

静脉全身麻醉是指将一种或几种药物经静脉注入，通过血液循环作用于中枢神经系统而产生全身麻醉的方法。按照给药方式的不同，静脉麻醉可分为单次给药法、分次给药法和持续给药法。

1. 给药方式

（1）单次注入：一次注入较大剂量的静脉麻醉药，以迅速达到适宜的麻醉深度，多用

于麻醉诱导和短小手术。

（2）分次注入：是指先静脉注入较大剂量的静脉麻醉药，使达到适宜的麻醉深度后，再根据患者的反应和手术的需要分次追加麻醉药，以维持一定的麻醉深度。

（3）连续注入：包括连续滴入或泵入，是指患者在麻醉诱导后，采用不同速度连续滴入或泵入静脉麻醉药的方法来维持麻醉深度。

2. 主要麻醉药物　硫喷妥钠、丙泊酚、氯胺酮、依托咪酯。

3. 给药方法

（1）静脉诱导麻醉：是静脉注射全身麻醉药物使患者由清醒到神志消失的过程，利用单次静脉注射麻醉药物来完成静脉麻醉的诱导。药物的选择和剂量应根据患者的具体情况调整，如体重、年龄、循环状况、术前用药等。

（2）静脉维持麻醉：利用麻醉药静脉连续滴入或泵入来维持患者的麻醉，麻醉维持时还需复合应用麻醉性镇痛药、肌肉松弛药或吸入性麻醉药。完善的静脉全身麻醉主要涉及三大类药：一是静脉全身麻醉药，如丙泊酚、咪达唑仑等；二是麻醉性镇痛药，如芬太尼、哌替啶等阿片类药物；三是肌肉松弛药，如去极化肌肉松弛药琥珀胆碱及非去极化肌肉松弛药维库溴铵等。

（3）静脉麻醉恢复：应用麻醉药到患者完全清醒这一时期，患者苏醒时间与麻醉药的浓度密切相关。良好的麻醉恢复迅速，并有足够的镇痛作用。

4. 禁忌证　对麻醉药物过敏者、严重循环功能不全者、妊娠和哺乳期的妇女、高血脂患者、有精神癫痫病史者。

（二）吸入全身麻醉

1. 主要特点　吸入麻醉是指挥发性麻醉药或麻醉气体经呼吸系统吸收，抑制中枢神经系统而产生的全身麻醉的方法。吸入麻醉药在体内代谢、分解少，大部分以原型从肺排出体外，因此吸入麻醉具有较高的可控性、安全性及有效性。

2. 主要药物　异氟烷、七氟烷、氧化亚氮、恩氟烷。

3. 操作方法

（1）麻醉诱导：分为开放点滴法和面罩吸入诱导法，面罩吸入诱导法是先用面罩扣入患者口鼻处，然后吸入高浓度麻醉药，直至外科麻醉期，行气管插管，实施辅助或控制呼吸。诱导中应注意保持呼吸道通畅，否则影响呼吸，并易导致误吸。

（2）麻醉维持：麻醉诱导完成后即进入麻醉的维持阶段。经呼吸道吸入麻醉药物以维持适当的麻醉深度，维持患者无痛、无意识、肌肉松弛及器官功能正常，应激反应得到抑制，水、电解质及酸碱保持平衡，血液丢失得到及时补充。平稳的麻醉要求了解手术操作步骤，掌握麻醉药物的药理学特性，能提前预测手术刺激，以及时调整麻醉深度。目前吸入麻醉是维持麻醉的主要方法。术中应根据手术特点，术前用药情况以及患者对麻醉和手术刺激的反应来调节麻醉深度。

（3）麻醉苏醒与恢复：吸入麻醉患者的苏醒过程与诱导过程相反。整个手术操作结束后，用高流量纯氧来快速冲洗患者及回路里的残余麻醉药。在洗出吸入性麻醉药时，静脉可给予一定的镇痛药来增加患者对气管导管的耐受，以有利于吸入药的尽早排出，同时还可减轻拔管时的应激反应。

（蔺兵虎）

参考文献

[1] 李春雨，汪建平．肛肠外科手术技巧［M］．北京：人民卫生出版社，2013．
[2] 何永恒，凌光烈．中医肛肠科学［M］．北京：清华大学出版社，2011．
[3] 张东铭．盆底肛直肠外科理论与临床［M］．北京：人民军医出版社，2011．
[4] 张有生，李春雨．实用肛肠外科学［M］．北京：人民军医出版社，2009．
[5] 李春雨．肛肠病学［M］．北京：高等教育出版社，2013．

第五章

直肠、肛门手术的术前准备及术后处理

第一节 手术前评估及手术方案的准备

一、手术前评估

疾病的治疗效果取决于诊断的正确与否，只有在正确诊断前提下，才有可能获得成功的治疗。对大肠、肛门外科疾病的患者来说，如果因诊断错误而进行了不恰当的手术治疗，不仅难以治愈疾病，还有可能造成新的损害，使病情复杂化，甚至终生残疾，增加了治疗的难度。因此，原发疾病的正确诊断对外科治疗至关重要。实践中，要求外科医师在决定治疗方案或手术方式之前，尽可能明确诊断。对于大肠、肛门手术前应对几方面进行评估：①患者是否能耐受某种手术，这种手术对患者可能会产生哪些损伤；②计划所施行的手术是否能适合患者的情况，这种手术能否取得预定的效果；③对于肿瘤手术，要考虑到在患者身上能否获得根治的效果；④对患者局部与全身情况应全面评估，避免术后产生各种不良影响。

对于疾病的诊断，总是依据有关的病史、体格检查和辅助检查（包括实验室及特殊检查）得出。临床上，大部分疾病（如阑尾炎）根据典型的症状和体征即可作出诊断。然而，有些临床表现不典型或比较复杂的疾病，需要通过对病情变化的观察，如要系统地询问，对以前的住院记录要详细查看，有时家族史也非常有启示，并做一些相关的辅助检查，而后将所得的资料加以科学的分析，才可作出正确的诊断。例如，对腹部肿块的诊断，往往需要在病史、体检的基础上，选择做腹部 B 超、X 线胃肠气钡双重造影、泌尿系造影、血管造影和CT 扫描等检查，来鉴别肿块是位于腹壁、腹腔还是腹膜后，肿块属实质性还是囊性，起源于何种组织或哪个脏器，以推断出可能的诊断。也有些肿块的诊断最后还需要依靠剖腹探查及病理组织检查来明确。

Bulkey 报道，有诊断价值的信息，70% 来自病史，20% 来自体检，其余 10% 来自实验室和辅助检查。例如直肠癌，有经验的外科医师凭借详尽的病史询问及直肠指诊，90% 的患者可明确诊断。但目前仍有一些医师对可疑直肠癌患者不做这一常规检查，以致延误诊断和治疗，有人统计 50% 的患者延误诊治。实际上，这种诊断方法简单可行，经过直肠指检还可判断肿块的大小和浸润程度，是否固定，有无肠壁外、盆腔内种植性转移等。这表明绝大部分疾病的诊断要立足于病史采集和体检。但是，随着医学科学技术的发展，一些先进的辅诊检查不断问世。例如，放射免疫测定（radio immuno assay，RIA）法，它是一种将放射性核素分析的灵敏性和免疫反应的特异性相结合的测定方法，对肿瘤的诊断具有较高的价值。外科常用它来测定甲胎蛋白（AFP）和癌胚抗原（CEA），以诊断肝癌和胃肠道癌。又如，选择性血管造影、数字减影血管造影（digital subtraction angiography，DSA）、超声波成像、经内镜直肠摄影、放射性核素显影、计算机体层照相术（computed tomography，CT）、磁共振显像（magnetic resonance imaging，MRI）等已形成一门新的学科——医学影像学，使人们对许多疾病有了新的认识和发现。此外，直肠内超声显像检查是以探测直肠癌外侵和肿瘤对直肠壁的浸润程度为目的的一种新的诊断方法。直肠内超声显像检查能正确地诊断出肿瘤所侵犯的部位及大小，已愈来愈多地受到临床医师的重视和应用。

二、术前准备

1. 一般准备 当确定诊断并有手术适应证时，就应制定完善的手术方案，包括麻醉、切口、手术方案和时间的选择，术中可能发生的意外及保护措施等。如诊断把握性较大时，可按手术学常规切口进行手术。如把握性不大，可在腹痛部位最明显处做相应的探查切口（经右侧腹直肌或经左侧腹直肌），这样如遇到意想不到的病情时，可以向上、下延伸，扩大切口，便于处理病变。特别对大肠肛管肿瘤需行人工肛门手术的患者，应做好思想工作，以免患者拒绝接受手术。

2. 手术时机选择 手术时机的选择十分重要，尤其是大肠、肛门外科急症患者。例如，急性阑尾炎、消化道穿孔、肠扭转、肠系膜血管栓塞、肠梗阻、肛周脓肿等。一般来说，诊断确立后应立即进行手术。但临床上往往遇到一些特殊病例，症状与体征不典型，尤其是老年和儿童患者，因病情变化快，需要争分夺秒，采取果断措施进行手术治疗，以免延误手术时机，影响预后。对大肠肿瘤只要诊断明确，就应积极准备，不宜迟延过久，应该在近期内手术。

3. 手术中的情况估计与对策 大肠肛门外科的病种繁多，病情复杂，手术过程中可能遇到各种各样的情况。所以，术前应对术中可能发生的问题做到充分估计，并准备好对策。一般来说，对术中可能发生的情况估计得愈充分，术中遇到的困难与险情愈少，手术效果愈满意，患者预后更理想。特别需要指出的是，对60岁以上的老年人，在施行手术之前，应做好全面系统检查与充分准备，针对重要脏器做原发疾病的治疗，纠正和恢复功能。此后，根据全身状态确定老年人外科疾病的手术适应证，使其顺利渡过手术期。

手术方案的选择应根据患者的个体情况决定，如一低位直肠癌患者已属中晚期，若癌肿能切除，当然 Dixon 手术为佳，但切不干净时，则不应该做 Dixon 手术；但可考虑做 Miles 手术；若不能做根治性手术时，则可做 Hatman 手术；若患者已有肝转移时，为保证患者的生存的质量，也可考虑做 Dixon 手术。又如一患者患了乙状结肠癌或高位直肠癌合并完全性肠梗时，若患者全身情况差，不能耐受大手术时，则应做肿块近端的结肠双筒造口术，然后再考虑 II 期手术；若肿块能切除，则切除肿瘤，关闭远端肠管，近端肠管造口，然后再考虑 II 期关瘘术；若患者情况很好时，可考虑做大肠次全切除，回肠与直肠吻合，笔者曾做过4例，术后恢复顺利。

（张　宁）

第二节　手术前并发症的处理

对于某些疾病的患者，如果不能正确估计和未能妥善处理手术前并发症，将大大增加手术危险性。

1. 心脏病　手术时可能因长时间麻醉而发生缺氧、二氧化碳潴留、酸中毒、血容量减少、周围血管阻力下降，均能抑制心脏功能，使有病的心脏更加不能耐受。手术时患者处于应激状态，儿茶酚胺大量分泌，而诱发心排出量下降，心肌供血不全，或诱发心律失常，使病情恶化。心脏病患者对术后并发症如肺不张、心肌缺血等的耐受性很低，易发生危险。因此术前必须充分估计。

（1）高危患者

1）术前 3 个月内曾得心肌梗死者。

2）严重主动脉瓣狭窄，患者可骤然死亡。

3）高度房室传到阻滞，心房率 70 次/分，心室率仅 30~40 次/分者病死率极高。

4）心力衰竭未加控制者不能耐受手术和麻醉。

（2）术前准备

1）洋地黄的预防性应用：术前是否应用洋地黄类药物，取决于术前患者的心功能情况。此类药物的应用是期望术前心功能处于最佳状态，一般最好从小剂量开始，达到最佳维持量。

2）心律失常的纠正：室性期前收缩频繁者可静脉滴注利多卡因，以 2g 利多卡因加于 5% 的葡萄糖内（1 000ml），以 2mg/min 的速度滴入。术前开始，术中维持。

3）伴有较严重的心脏病患者：术前、术中、术后最好请内科医生协助监护。

2. 高血压病　高血压患者手术时容易出血，麻醉时血压波动不稳，术后可能骤然降低，容易发生脑血管意外。对于已有心脑肾损害者危险性极大，病死率很高。

高血压合并充血性心力衰竭者术前应积极处理：

1）应用利尿剂。

2）抗高血压药物、血管扩张剂、增强心肌收缩力的药物（如洋地黄）的应用。用抗高血压药物不宜过低的降压，最好合用利尿剂。原则是轻症者限制食盐，服利尿剂。无效时加用抗高血压药。如上述处理无效加用血管扩张剂。

3）手术前应用利血平者应于术前 2 周停用。如停用后血压又升，可用排出较快的降压药。严重高血压术前不能停用利血平者，术中应防止血压下降。舒张压以控制在 14.7~14kPa（110~105mmHg）为宜。

3. 糖尿病

（1）一般准备：糖尿病患者在手术后期病情加剧，酮血症增加。这类患者极易发生感染。手术前应对病情进行控制。一般需要查血糖、尿糖外，还要做血清电解质、血化学检查、血尿素氮、血清肌酐等，必要时行血气分析。

（2）血糖准备

1）血糖及尿糖须调整并保持在最佳水平，否则需要重新调整。

2）术前须重查血糖及尿糖以核查病情，调整控制降糖药物的剂量。

3）对口服降糖药或长效胰岛素者，于术前 2 ~ 3d 改用正规胰岛素。已经使用正规胰岛素者，在手术日晨将日需量的皮下注入，随即开始输入 10% 葡萄糖液；或在静脉输液时将糖和胰岛素同时输入，其比例 3 ~ 5g 糖：1U 胰岛素。术后仍然需要处理。

（郭　丽）

第三节　肛门部手术前准备

肛门部手术前准备包括肛门、肛管和直肠下部常见疾病一般手术的准备，如痔、肛瘘、肛裂、肥大乳头和息肉等手术的准备。

1. 检查　详细询问发病经过，做全身检查，尿常规检查，血常规检查，血沉、出血和凝血时间检查，X 线胸部透视。高血压、糖尿病和严重营养不良应先治疗或得到控制，脱水和电解质紊乱应予矫正。直肠窥器检查确定病变情况和范围，有的需要做特殊检查。

2. 饮食　不常限制饮食，手术前日晚餐可给少渣饮食，或手术前 8 小时禁食。如在下午手术，早晨可给流质饮食。

3. 灌肠　手术前晚温水灌肠 1 次，以免直肠内存积粪便，妨碍手术；手术后第 1 次排便通畅，避免干硬粪块。有的排便正常患者，每日定时排便，手术前能自行排便，也可不用灌肠。常用以下几种灌肠方法：

（1）温水灌肠：是常用的灌肠方法。用约 40℃ 的温水，如无温度计，可以手部试验，以不烫为度，不加药物。常用直肠管为 14 ~ 16 号软橡胶管，接连灌肠吊筒，筒内盛温水，胶管涂水溶性滑润剂，排出管内气体。患者平卧，将直肠管插入直肠，距肛门缘 6 ~ 7cm，抬起吊筒高于肛门 30 ~ 90cm，使水以缓慢均匀的速度流入直肠，一般流入 500 ~ 700ml 后将管拔出。

（2）盐水灌肠：即用大量生理盐水，反复分次灌洗，直到排出的液体清亮无粪渣为止。生理盐水灌肠可避免引起水中毒和电解质丢失。

（3）碳酸氢钠灌肠：适用于肠内分泌物较多或直肠有刺激症状的患者。将碳酸氢钠 4g 溶于 500ml 水内灌肠，可减少肠内黏液，减轻里急后重。

（4）油剂或液状石蜡灌肠：常用温花生油或温液状石蜡 60 ~ 100ml，缓慢注入直肠，做保留灌肠，可减轻里急后重。

（5）过氧化氢灌肠：直肠内粪便干硬，排出困难，可用 3% 过氧化氯溶液 60ml 溶于 500ml 水内灌肠，可使于硬粪块变软，容易排出，但有时可引起出血性直肠炎。

（6）磷酸二氢钠灌肠：磷酸二氢钠 16g 和磷酸氢二钠 6g 溶于 100ml 水内灌肠，这种灌肠方法简单，作用也快，灌入后 5 ~ 10 分钟即能排便。

（7）结肠灌洗：适用于粪便嵌塞，常用于肠功能不良，粪便排出不畅，结肠内存积大量粪便，发生肠梗阻症状，宜用结肠灌洗。将软橡胶管放入直肠接连三通管上，将盐水用低压缓慢灌入结肠，然后将盐水由三通管排出，再灌入盐水又排出。反复多次灌洗，使粪便逐渐排出，或过一段时间再反复灌洗可解除肠梗阻。

4. 皮肤准备　包括将肛门部、会阴部和骶尾部的毛完全剃去，会阴部和肛门部用肥皂水冲洗，有利于手术时消毒皮肤，便于手术后伤口的处理。肛门直肠脓肿疼痛的患者可在麻醉后或给止痛药后再准备皮肤。

5. 安眠药和镇痛药　手术前晚给安眠药 1 次，如地西泮 5mg，或异戊巴比妥钠 0.2g，使患者安睡，减少恐惧，手术前 2 小时再给 1 次。手术前 0.5 ~ 1 小时皮下注射哌替啶 50 ~ 100mg 或吗啡 8 ~ 10ml。

6. 抗生素　非化脓性疾病不给抗生素，慢性化脓性疾病如肛瘘等也不给抗生素，如有急性炎症和化脓的手术前应给抗生素。

7. 常用器械　一般手术刀和弯形刀、直剪和弯剪、海绵钳和皮肤镊、直止血钳和弯止血钳、粗细直探针、钩探针、槽探针、弯槽探针、直肠镜、两叶和三叶窥器、大小刮匙、弯缝针和粗细缝线，这些是必需的器械。

（郭　丽）

第四节　直肠手术的肠道准备

结、直肠癌根治术，肛门括约肌修补术和肛管直肠成形术等，以及肛门的各种手术均须做直肠、结肠肠道准备。肠道准备的目的是清除肠道内容物，减少肠内细菌数量，防止手术后感染发生并发症。大肠是人体内最大的细菌和毒素库，粪便中细菌的重量占粪便干重的三分之一。粪便中的细菌有 400 多种，含有大量的需氧菌和厌氧菌，而且这些细菌都是导致腹部感染的常见致病菌。厌氧无芽孢革兰阴性杆菌是结肠最常见的细菌，主要是拟杆菌，正常人每克粪便内有 $10^9 ~ 11^9$；需氧菌主要是大肠杆菌属，正常人每克粪便内有 $10^4 ~ 10^6$。其次是需氧乳杆菌、厌氧乳酸菌和链球菌。另外有少量变形杆菌、假单胞菌、梭状芽孢杆菌和葡萄球菌。结肠和直肠手术后感染因手术时沾染了肠内的拟杆菌、脆性拟杆菌、大肠杆菌和由皮肤来的葡萄球菌；葡萄球菌在感染开始时无大影响，但在肠内细菌引起感染中起重要协同作用。沾染范围按流出肠内容量数、细菌数量和局部组织抵抗力有所不同，所以在大肠手术前，如能将肠道中的细菌降至最低限度，就能减少和防止手术后的并发症的发生，保证手术的成功。

一、机械性肠道准备

大肠机械性清洁是大肠手术肠道准备的最重要方法之一，是手术前肠道准备最基本的措施。当大肠内充满成形的粪便时，不但手术污染腹腔的危险性增大，并且粪便团块本身就是细菌的最好滋生和保护环境，使口服抗生素无法发挥其作用。清洁的肠道可增加口服抗生素在胃肠道内及血浆中的浓度，提高抗生素的效力。目前，机械性肠道准备主要包括饮食调整、导泻和灌肠。

1. 饮食调整

（1）传统方法：术前第 3 天给予半流质食物，术前第 2 天给予流质食物，术前第 1 天禁食。术前 3 天的饮食调整能够有效地减少粪便中的食物残渣和粪便量，缺点是时间长，效果有时并不完全满意。

（2）要素饮食：最初要素饮食是为宇航员研制的一种无渣的饮食，其所有的成分都能被机体所吸收。要素饮食在医学上主要应用于肠内营养。要素饮食制剂近十几年来发展很快，营养素愈来愈齐全，而且各种营养素的比例更符合机体的需要。目前，临床应用最多的要素饮食制剂为安素（ensure）和能全素（nutrison）。安素和能全素都能配制成等渗溶液，口感好，易被患者接受。术前5~7天口服，可最大程度的减少肠腔中粪便量，且患者无任何痛苦。

2. 导泻

（1）甘露醇：甘露醇是一种在肠腔中不被吸收的晶体溶液，进入肠腔中可以使肠腔消化液渗透压增高引起渗透性腹泻，将肠腔内容物排出体外，达到清洁肠道的作用。

如果患者排便次数每日超过2次或解稀便，一般口服甘露醇500ml即可达到要求。若常有便秘或近几日粪便干结者，口服量可增加到1 000ml，必要时可再增加。绝大多数患者在服药后30分钟后便出现腹泻，腹泻2~4次后，肠道基本清洁。由于甘露醇在肠腔中不吸收，形成高渗作用，其导泻作用较强，患者常有腹胀、腹痛或不适感，一般不需特殊处理。如有脱水，患者需加服生理盐水。

（2）番泻叶：番泻叶是一种中草药，其药理作用是在体内水解产生大黄素，大黄素刺激肠蠕动，从而引起腹泻。该药剂量大时，对肠壁的刺激作用很强，患者出现肠蠕动亢进，少数患者甚至出现较剧烈的疼痛。因此，番泻叶的剂量不宜过大，一般以5g为宜，大多数患者服5g番泻叶4~7小时后开始排便。番泻叶导泻的优点是价廉，护理简单，对患者影响小。

（3）果导：果导属于酚酞类药物，可将水分吸入肠腔，同时刺激肠蠕动。果导导泻的效果缓慢，从服药到首次排便需要13~16小时。长期服用此药可产生耐药性，可加大剂量或1g顿服。只有少数患者在服药后第3天才开始腹泻。

3. 灌肠

（1）温开水灌肠法：手术前晚或术前半日、术前3小时，将500~800ml温开水加入灌肠器，软质肛管外涂以润滑剂，插入肛门内6~10cm，使水缓慢灌入盲肠后将肛管拔出，等20分钟之后进行排泄。

（2）盐水灌肠法：取0.9%生理盐水500ml灌肠，方法同上。

4. 全消化道灌洗　传统的机械性肠道准备——饮食调整、结肠灌洗，虽然也能取得较高的肠道清洁度，但存在准备时间长、对全身状况影响大、患者不易耐受的缺点。一多年来人们一直在探索一种能够在短时间内就能使肠道清洁的方法。临床医师在用生理盐水进行全消化道灌洗治疗霍乱时，意外地发现全消化道灌洗可以清洁肠道，而且清洁肠道的效果要比传统的肠道准备方法好。

（1）生理盐水全消化道灌洗法：生理盐水是最初常用的肠道灌洗剂。将生理盐水加温至37℃，以每小时400ml的速度从胃管注入。一般在1小时后，粪便由成形变为液状。一直灌洗至从肛门排出的液体完全没有粪渣为止，整个过程大约需4小时，生理盐水总量10~12L。与传统的肠道准备方法相比，生理盐水全消化道灌洗使准备时间大大缩短，肠道清洁度高。但是，生理盐水全消化道灌洗需要的液体量大，患者不易耐受，有过多的水钠吸收；同时有钾和碳酸氢盐的丢失，在老年人、心脏病和肾功能有障碍等患者，使用生理盐水全消化道灌洗有一定的危险性。

（2）聚乙二醇电解质灌洗液全消化道灌洗法：聚乙二醇电解质灌洗液（polyethyleneelec-trolyte lavage solution，PEG - ELS）是一种等渗、平衡的电解质灌洗液。成分为：125mmol钠、10mmol钾、80mmol硫酸盐、35mmol氯、20mmol碳酸氢盐和20mmol聚乙二醇。与生理盐水相比，增加了钾、碳酸氢盐和聚乙二醇。钾和碳酸氢盐能够有效地减少或阻止由于消化道灌洗所造成的钾和碳酸氢盐的丧失，硫酸盐可减少钠的吸收。在检查的前 1 天晚上，患者口服或通过胃管注入聚乙二醇电解质灌洗液，速度为 $1 \sim 1.25 L/h$，直到直肠排泄物变清为止。整个过程约需 5 小时，液体 4L。Eronstoff 曾对聚乙二醇电解质灌洗液用于全消化道灌洗进行了前瞻性研究，发现 PEG – ELS 全消化道灌洗肠道清洁效果非常好，肠道清洁度比传统方法要高。除少数患者有轻度的恶心外，无其他严重不适，患者耐受良好。肠道准备前后，患者的体重、生命体征、心电图及全血细胞计数等均无显著性变化。PEG – ELS 对机体无不良影响，患者使用非常方便，目前口服 PEG – ELS 已开始逐步取代传统的肠道准备方法。

（3）无硫电解质灌洗液全消化道灌洗法：无硫电解质灌洗液（sulfatefree electrolyte solution，SF – ELS）是一种新型等渗、平衡电解质溶液，是在 PEG – ELS 基础上的发展。和 PEG – ELS 相比，SF – ELS 主要是不含硫酸盐，钾、钠略有减少，PEG 含量略增加。由于 SF – ELS 不含硫，口感要比 PEG – ELS 好，具有更好耐受性。和 PEG – ELS 一样，SF – ELS 同样是非常好的肠道清洁剂，有很高的肠黏膜清洁度，它所需要的液体量少，准备时间短，无水钠潴留，对全身影响非常小，是一种非常有前途的全消化道灌洗液。

二、抗生素准备

细菌不仅存在于大肠粪便中，还存在于肠黏膜和黏液，机械清洗法只能去除大肠中的粪便，但对黏附于大肠黏膜和黏液上的细菌却作用甚微。因此，在大肠手术前的肠道准备中抗生素的应用是必不可少的。应选择对厌氧菌和需氧菌有高度杀菌效能，作用迅速，防止致病菌的发生和生长，局部和全身毒性低的抗生素。抗需氧菌的有氨基糖苷类，如硫酸新霉素和硫酸卡那霉素、强力霉素、头孢菌素、庆大霉素和环己烯胺。抗厌氧菌的有红霉素、甲硝唑、甲氧噻吩头孢菌素和强力霉素。抗拟抗杆菌特别是脆性拟杆菌的有甲硝唑、甲氧噻吩头孢菌素、克林霉素、红霉素和氯霉素。

1. 给药途径　①经肠道给药如口服或经结肠造口注入；②不经肠道的有静脉、肌内或皮下注射给药；③局部给药是直接滴入手术伤口。

（1）口服：常合用 2 种抗生素，如新霉素和红霉素，甲硝唑和卡那霉素，庆大霉素或新霉素。口服肠道不吸收或吸收不好的抗生素，只在肠内有效用，细菌沾染时组织内抗生素达不到有效浓度，虽能减少伤口感染率，但不可靠。口服能吸收的抗生素，伤口感染明显减少。口服抗生素可发生抗药菌株，重复感染和假膜性结肠炎，氨基糖苷类抗生素可在短时期内出现葡萄球菌和大肠杆菌的抗药菌株。

（2）肠外给药：当细菌沾染时组织内有抗生素，才能有预防感染效用。静脉或肌肉注射抗生素，血、组织和腹膜内抗生素浓度高，防止手术时菌血症，抵抗伤口感染。抗生素到尿内，减少尿路感染。比口服效用好，也安全。如与口服合用效果更好。

（3）局部给药：手术时伤口滴入抗生素，减少感染，但效果不好。常用于口服不吸收抗生素，如氨苄青霉素。

2. 给药时间和时期　给药时间应在沾染时组织内已有足够抗生素浓度，才能有最大效用。有 3 种给药方法。

（1）手术前给药：手术前 24 小时和 60 小时准备，结肠内需氧菌、厌氧菌和抗生素浓度无明显差别，因此，应在 24 小时或不到 24 小时短时间准备。给药时间愈长，出现抗药菌株和感染率愈高。手术前只用不吸收的抗生素，效果较差，口服能吸收的抗厌氧菌抗生素24小时准备是有效方法。

（2）手术期间给药：是手术开始前、手术中和手术完毕当日给药，即开始手术前注射1次，手术中注射1次，6～8小时再注射1次。

（3）手术后给药：手术前和手术期间给药，手术完成后继续给药24～48小时。如延长给药时期，不能改进效果。

3. 抗生素效用和用法

（1）新霉素：对多种革兰阳性和阴性菌有杀菌效能，能消除或减少需氧菌，也抑制厌氧菌。口服无毒性，少量由肠吸收。发生效用快，迅速抑制需氧菌，对厌氧菌效能较小。手术前口服，每次1g，每4小时1次，连续24小时。负荷剂量手术前每小时1g，连续4次，然后4～6小时1次，每次1g，24小时。如延长给药，可出现抗药菌株。

（2）红霉素：对厌氧菌包括拟杆菌有明显抑制效能，常与新霉素合用。口服新霉素1g，红霉素250～500mg，每4小时1次，24小时结肠内需氧菌和厌氧菌平均是10^3～10^4，伤口感染率降至3%。

（3）卡那霉素：效用与新霉素相似，但不能抑制厌氧菌及拟杆菌生长，对粪内常见需氧葡萄球菌有效。口服吸收很少，静脉比口服安全，效用更好。

（4）甲硝唑：对脆性拟杆菌有杀菌效能，对常见的厌氧菌也有效用，对需氧菌无效用。由胃肠道吸收，扩散到各种组织。可口服或静脉注射，安全无毒性，无明显副作用，患者耐受好，剂量较小。与抗需氧菌抗生素合用，不发生厌氧菌感染。手术前日服2日甲硝唑750mg，每日3次；新霉素1g，每日3次，1日，血内和结肠壁内浓度相同。或手术前日下午5时口服甲硝唑2g，手术后下午1.5g，每日1次，连续5日，无脆性拟杆菌感染。或手术前1小时甲硝唑500～1 000mg溶于1 000ml生理盐水静脉输注20～30分钟，然后间隔8小时500mg输注2次，静脉给药迅速排入肠腔，药量比口服高。

（5）克林霉素：在肠内分布和排泄期快，黏膜浓度比血清内高。对黏膜病治疗和预防效果较好，但可引起假膜性结肠炎。

（6）头孢菌素：为抗需氧菌和厌氧菌的广谱抗生素，对革兰阳性球菌、阴性需氧杆菌和大部分厌氧菌包括脆性拟杆菌有效。毒性低，副作用小，不出现耐药菌株。因半衰期短，应多次注射。可单独或与其他抗生素合用，短时间肠道准备，降低感染率，静脉注射比甲硝唑静脉注射效果好。

4. 目前国际上常用于肠道准备的口服抗生素和使用方法　①新霉素：每次1.0g，手术前一天，1：00PM、2：00PM和11：00PM口服；②红霉素：每次1.0g，手术前一天，1：00PM、2：00PM和11：00PM口服；③甲硝唑：每次0.75g，手术第3天起，每天3次，口服。

5. 快速肠道准备时抗生素的使用　在未做肠道准备而必须行大肠手术时，采用不吸收的抗生素（以头孢菌素为佳），稀释1%～2%浓度，取100～200ml注入所需准备的肠腔，钳夹20分钟即可抑制或消灭肠腔内90%以上的细菌。

6. 肠外抗生素在大肠围手术期中的应用

（1）肠外抗生素的选择：应该从药理学、微生物学、临床经验和价格四个方面综合考虑围手术期肠外抗生素的选择。目前认为理想的围手术期肠外抗生素选择应符合以下标准：

①高效杀菌力；②抗菌谱广；③高度的组织渗透力；④维持组织内有效浓度时间长；⑤不良反应少；⑥良好的价格/效益比。

抗生素预防感染的效果主要取决于组织内有效药物浓度，这一浓度必须高于大多数可能污染手术野细菌的最低抑菌浓度。因此，在选择抗生素时首先要考虑药物在组织中的渗透能力（渗透指数）。几乎所有高渗透指数的抗生素，其血清蛋白结合力均较低，即半衰期短。这一药理现象，使绝大多数抗生素的入选受到限制。我们应在那些渗透指数高，而半衰期又长的抗生素中寻找适合作为肠外预防性用药的抗生素。

第三代头孢菌素对围手术期可能导致感染的大多数革兰阴性和革兰阳性病原菌均有良好的杀灭作用，并且毒性低。第三代头孢菌素中的头孢曲松组织中渗透力强（渗透指数为93%），半衰期长（超过 8 小时），已经愈来愈多地用作围手术期主要的预防性用药。

（2）肠外抗生素的给药时间：围手术期抗生素用药时间是预防感染成功的关键，给药时间不当将使组织处于感染危险性最大时而不能维持有效的杀菌浓度。抗生素预防用药的时间应该在污染可能发生前就使患者有关的组织达到足够的药物浓度，以阻止嗣后的细菌生长繁殖。显然手术结束、患者回病房后才给药不是最好的预防方法。实验和临床应用结果显示，肠外预防性抗生素的首次给药时间应以术前 2 小时为宜，亦可在麻醉开始前或患者进入手术室前给药。

围手术期肠外抗生素的应用时间应尽可能缩短，能覆盖感染危险期即可。一般认为右半结肠手术感染危险期为 12 小时，左半结肠手术的感染危险期为 24 小时。所给药的量和次数应根据抗生素的半衰期和在组织内维持有效药物浓度而定。由此可见，半衰期长、单次剂量即可覆盖感染危险期的抗生素，最适合于围手术期的应用，这也是近年来头孢曲松愈来愈多地被选择为预防用药的原因之一。头孢曲松除了有良好临床效果外，它还有以下优点：①毋需重复给药，节省时间、人力或费用；②药物毒性小，不良反应少；③减少细菌耐药性与耐药菌株的产生。

三、并发症

灌肠和泻药可引起电解质紊乱，胃肠吸收能力减少。清洁灌肠宜用生理盐水或林格液，以免发生水中毒。过多用泻药可丢失过多液体。口服不吸收的广谱抗生素可使结肠内葡萄球菌过度生长，金黄色葡萄球菌耐药菌株增多，引起肠炎和假膜性肠炎。有时白念珠菌过长，婴儿和儿童更敏感。红霉素、氯霉素和克林霉素可引起腹泻和假膜性结肠炎，卡那霉素和新霉素、氨基糖苷类抗生素可损害听神经或造成肾损害。由于抗生素肠道准备抑制肠道菌丛，促进癌细胞在吻合线上植入，局部复发增多。

体会：肠道准备的基本原则是在不影响手术效果的前提下缩短肠道准备和抗生素使用时间。安全合理的肠道准备应达到：①减少患者的经济负担，如减少术前术后用药，减少并发症发生后的额外负担；②患者老龄化趋势，合并疾病多，缩短肠道准备时间，有利于减少患者的疾苦，防止因肠道准备过度对患者造成的损害；③减少肠道准备的并发症，如水电解质紊乱及可能发生的菌群失调。

（张 宁）

第五节　直肠肛管疾病术后的一般处理

结、直肠癌行 Dixon 或 Miles 手术，或行右半结肠切除等手术的患者，术后肠功能恢复较慢，一般需要 3~4 天。因此，术后良好的处理是关系到患者康复的一个重要环节。一般大肠手术后均应进行以下处理：

（1）持续胃肠减压 3~4 天，待肠鸣音恢复及肛门排气后，才进流质食物。

（2）在进半流质食物前继续补液；术后第 2 天开始即可补钾等；注意维持水电解质平衡，必要时应用脂肪乳剂、输血、血浆或人体白蛋白。

（3）全身应用抗生素。如头孢曲转钠、甲硝唑、庆大霉素等。

（4）会阴部双套管引流，应持续负压吸引，5 天后逐渐拔出。注意吸引力不能过大。

（5）留置导尿。如行 Miles 手术，术后应留置导尿 1 周。在留置导尿期间，可用 0.02% 的呋喃西林液 250ml 冲洗膀胱，每日 2 次。在拔除导尿管前 2 天开始夹管。2~4 小时放导尿管 1 次，以达到恢复膀胱力及感觉之目的，防止术后尿潴留。

（6）蒸汽或雾化吸入，每日 2 次。并注意口腔护理，防止呼吸道感染。

（7）术后 24 小时应更换敷料 1 次。如有人工肛门，应注意其血循环及有无回缩等。

（8）肿瘤患者，术后 1 周如恢复较好，可开始免疫疗法、化疗等；亦可服用中药，增强免疫力。

（9）结肠造口的处理：①如采用钳夹或缝合关闭式造口法，术后 48 小时去除钳子，或拆除缝线。然后用粘胶式人工肛门袋，防止粪便污染衣物。并注意人工肛门的血循环，有无出血、回缩等；②如术后立即使用粘胶式人工肛门袋，以两件式人工肛门袋为好，以便随时更换人工肛门袋的袋子部分，而贴在皮肤上的胶板部分不动。在更换袋子时或透过塑料薄膜袋，观察人工肛门的血循环，有无出血等。此类人工肛门袋便于观察病情变化或更换敷料；③术后 2 周开始用手指检查人工肛门，注意有无狭窄。如有狭窄，应酌情 1~3 天扩张 1 次，以能顺利通过成人的第二指节为宜。

（10）术后严密观察，防止并发症的发生，并及时处理。

（张　宁）

参考文献

[1] 李春雨，汪建平 . 肛肠外科手术技巧 ［M］. 北京：人民卫生出版社，2013.

[2] 何永恒，凌光烈 . 中医肛肠科学 ［M］. 北京：清华大学出版社，2011.

[3] 张东铭 . 盆底肛直肠外科理论与临床 ［M］. 北京：人民军医出版社，2011.

[4] 张有生，李春雨 . 实用肛肠外科学 ［M］. 北京：人民军医出版社，2009.

[5] 李春雨 . 肛肠病学 ［M］. 北京：高等教育出版社，2013.

[6] 丁义江 . 丁氏肛肠病学 ［M］. 北京：人民卫生出版社，2006.

第六章

直肠、肛门病手术后并发症及处理

第一节　尿潴留

一、概述

尿潴留是指患者在做完肛门直肠手术后，由于各种因素引起的排尿不畅或不能自行排尿，尿液留于膀胱而言。

二、病因

（1）肛门直肠的各种手术对肛门直肠及其邻近组织的牵拉、挤压和切割损伤所引起的括约肌痉挛、疼痛和局部水肿，可以导致反射性尿道和膀胱颈括约肌痉挛而产生排尿不畅或尿潴留。

（2）肛门手术麻醉不全、括约肌松弛欠佳、手术操作粗暴、剧痛、老年人前列腺增生也是尿潴留的原因。

（3）同时尿道狭窄、异物刺激，手术后肛门直肠内填塞敷料过多，压迫尿道以及年老体弱、膀胱平滑肌收缩无力，精神过度紧张或因药物麻醉后作用的影响也都会发生尿潴留。

（4）个别患者不适应环境变化，如不习惯卧床排尿等，也会引起排尿不畅。

三、处理方法

做好手术后患者的思想工作，解除顾虑，消除紧张情绪，选择合适的环境排尿；如术后6h不能自行排尿，伴小腹胀满不适，应及时采取如下措施。

（1）因肛门填塞纱条或压迫过紧时要注意在术后 6~12h 适当放松敷料，有利于排尿。

（2）由于精神过度紧张，无其他因素时可采用流水引尿法。用流水声刺激造成条件反射的尿意感增强而排尿。

（3）用热水袋敷患者会阴和下腹部以缓解尿道、肛门括约肌痉挛。

（4）压穴法：尿潴留膀胱充盈时，可在患者脐下四横指腹正中线处用手指尖垂直缓慢向下压2min，当患者有尿意感时令其排尿。注意勿用力过猛，以免损伤膀胱。此压穴法，必须是有经验的医生来操作。

（5）针灸疗法：神经发射性尿潴留取穴中极、关元、气海、三阴交。前列腺增生引起的尿潴留取穴足三里、阴陵泉、三阴交。

（6）封闭疗法：手术后肛门疼痛引起的尿潴留，可用0.5%盐酸普鲁卡因10～20ml作长强穴封闭注射。

（7）药物疗法：强痛定、盐酸哌替啶（杜冷丁）50mg肌内注射。适用于手术后因疼痛引起的尿潴留。新斯的明注射液0.5mg肌内注射，兴奋膀胱逼尿肌以帮助排尿。但新斯的明对机械性肠梗阻、尿路梗阻和心绞痛患者禁用，支气管哮喘者慎用。适用于因麻醉药物作用而引起的尿潴留，气虚所致者可用补中益气汤，湿热下注者可用八正散。年老体弱伴前列腺增生患者，可用特拉唑嗪0.2g，于每晚睡前口服，效果明显。

（8）肛门直肠术后数天不排便，由于便秘刺激括约肌痉挛而发生的尿潴留可用温生理盐水300～500ml灌肠，达到缓解肛门及尿道括约肌痉挛利于排便排尿。

（9）导尿：如果用上述方法均无效，患者膀胱充盈平脐或术后已超过12h尚未排尿，自觉症状明显者可予以导尿。

（10）对于术后数小时内的尿潴留，常用两种方法使其迅速排尿：①嘱患者解除纱布，将肛门坐浴至事先准备好的温水之中，使肛门及尿道括约肌痉挛状态得到改善，从而有利于小便排出；②嘱患者在厕所下蹲，用力排便，通过加强腹压，放松肛门，而使尿道括约肌痉挛得到解除。老年和体弱者需有家属或护士陪同以防意外发生。

四、预防

（1）术前解除患者紧张心理，使其放松。对于前列腺增生的患者，术前先用药物治疗。如老年患者伴有心脏功能欠佳或前列腺增生明显，排尿不畅，点滴而出者，可留置导尿。

（2）手术应轻柔细致，尽量减少不必要的损伤。麻醉后止痛松弛效果应完全，术后可在创面用亚甲蓝注射液局部封闭以延长麻醉时间。

（3）肛门术后切口及肠腔填塞纱布条不能太多，加压包扎不能过紧。

（蔺兵虎）

第二节　出血

一、概述

肛门直肠部位手术后数小时至伤口愈合前的出血，出血量不等。齿线以下的出血即可发现。齿线以上的不易发现。患者感觉小腹、肛门坠胀、欲排便感时突然排出数百毫升鲜血或暗红色血块，伴面色苍白、晕厥、心慌等。临床上将其分为原发性出血和继发性出血。

二、病因

（1）如内痔结扎术，多因结扎线滑脱，手术时残端留得过少又未采用缝扎而结扎线滑脱所致。

（2）切口超过齿线以上，从黏膜层到黏膜下层和基层之间，由于此处血管极为丰富，处理不当容易导致出血。

（3）手术切口过大，对活动性出血点未及时处理，肛门创面填塞不紧敷料压迫固定不牢引起创面出血。

（4）手术后由于活动剧烈或当日排便，容易引起创口出血。

（5）内痔结扎手术后 7～10d 是痔核坏死脱落期，此期因大便干燥或剧烈运动易出血。

（6）因大便干燥蹲厕用力过猛、扩肛或剧烈运动时造成创面损伤和血痂脱落发生出血。

（7）凝血功能障碍：如血小板减少、纤维蛋白、凝血因子缺乏、血友病等均容易引起术后出血。

（8）高血压病，肝硬化、腹内肿瘤、腹水等均可引起门静脉回流障碍产生原发性出血和继发性出血。

（9）长期服用抗凝药物，如阿司匹林等。

（10）不遵医嘱，吃过多刺激性食物，如饮酒等。

三、处理方法

（1）准确找到出血部位，是有效止血的方法。

（2）对创面渗血用明胶海绵、云南白药、止血粉或凝血酶覆盖创面，加压强迫止血。患者卧床休息，同时肌内注射酚磺乙胺（止血敏），也可静脉滴入氨甲苯酸（止血芳酸）注射液，必要时用抗生素，以免发生感染加重出血。

（3）广泛性渗血不止，可在出血点基底部用含肾上腺素的湿纱布压迫，或用云南白药压入渗血处。上述方法若效果不明显，可采用下列方法：①纱卷压迫，取一中空乳胶管，长 8～10cm，在胶管外侧缠绕数层纱布，直径约 6cm，以粗丝线扎紧外围涂上药膏及止血粉，然后以分叶肛门镜置入肛内，撑开肛门镜，置入纱卷，撤除肛门镜；②对出血较多，血量达数百毫升，因血压下降而引起血管回缩出血暂时，找不到出血点者，可在输液升压的同时细致轻柔地观察病灶。为了预防血压全部恢复正常后遗漏的小血管再次出血，应对可能发生的出血创面上缘做缝合结扎。

（4）一般处理无效时，多见有搏动性动脉出血或血管结扎线脱落出血，应在骶管麻醉下用肛门镜在充分暴露病灶部位的同时找到出血点，予以缝扎止血。

（5）全身治疗，对于大出血伴有休克者在局部止血时要马上控制大的活动性出血点，迅速治疗休克。吸氧、保持静脉畅通或代血浆，以补充血容量。保持收缩压（12kPa）以上。严重者还应给予输血。对有出血倾向者可内服或肌注维生素 K、酚磺乙胺、云南白药、三七粉。

（6）出血处理后，也应检查血常规，出、凝血时间及血型。严密观察生命体征。

（7）72h 内控制排大便，减少刺激、摩擦、感染，避免再次出血。

（8）抗生素的治疗，头孢曲松钠、青霉素、甲硝唑等。

四、预防

（1）严格掌握手术指征，术前必须检查血常规、血小板、出、凝血时间、凝血酶原时间等，询问病史及详细的术前谈话。

（2）手术中避免粗暴牵拉，防止组织撕裂伤。结扎缝线要收紧，止血要彻底。各种手术方法技术操作要规范。

（3）术后及时应用抗生素及止血的药物，以防感染及出血。

（4）术后 24h 禁止大便。此后给口服润肠通便药物，保持大便通畅，每日 1 次。

（蔺兵虎）

第三节　感染

一、概论

肛门手术的创口是一种污染伤口，由于肛肠解剖生理特点，手术后很容易感染。在胃肠道可能有感染的手术中，切口感染率可高达 7% ~ 10%。术后 2 ~ 3d 体温到 37.5℃ 左右，这是常见吸收热，一般不算是感染，不需要特殊处理。如果体温在 38.5℃ 以上，就应该考虑为感染，需要进行认真的检查鉴别，给予抗炎处理。

二、病因

（1）因手术创面处理不当，伤口止血不彻底、结扎组织过多、留有死腔、血肿或引流不畅等引起感染。

（2）手术后换药不彻底，不及时，引流纱条留在伤口内也可导致感染，伤口不愈。

（3）手术无菌观念不强，消毒不彻底，或局部麻醉操作不规范，将细菌随针头或器械引入组织内，引起感染。

（4）特殊人群：全身情况不同，抗感染力各异，如身体虚弱，全身机体抵抗力下降、营养不良，术前并发糖尿病、多次手术，也容易引起感染。

三、处理方法

（1）局部伤口红肿、疼痛者，全身症状不明显，无发热，白细胞不高可局部应用抗生素冲洗，应用清热解毒中药熏洗等治疗。

（2）术后发现深部脓肿或伤口感染形成脓腔应及时切开引流。表浅脓肿切口要大而敞露，只需放凡士林纱布条，胶条作为引流物。深部或腔隙的脓肿则需放置胶管或烟卷引流，防止感染扩散。

（3）手术伤口有假性愈合，引流不畅，应及时扩创，清洁伤口，换药时将纱条嵌入创口基底部，充分引流伤口，防止假性愈合。

（4）术后出血患者在控制出血的同时也要积极控制感染。

（5）提高患者的抗病能力，对贫血、营养不良患者可选择营养治疗，必要时输血，以增强患者免疫能力；合并糖尿病患者要积极控制血糖。正确合理地应用抗生素和局部适时用药，必要时可细菌培养选择全身应用抗生素，及抗厌氧菌药物，促进创面修复。

四、预防

（1）术前充分肠道准备，彻底消毒手术部位及皮肤，术前配合饮食调整。
（2）术前适当纠正贫血、营养不良、糖尿病，降低易感因素。
（3）术后换药要及时，排大便后每天换药 1 次。
（4）手术严格执行无菌操作原则，保证手术创口引流通畅，彻底清除腔内坏死组织。
（5）合理预防应用抗生素。

（蔺兵虎）

第四节 术后肛门直肠狭窄

一、概述

肛门直肠狭窄是指肛门、肛管或直肠手术后管腔直径变小、缩窄、排便通过困难，导致肛门疼痛、大便形状变细，肛门不能顺利通过一个示指，因部位不同临床上分为肛门狭窄和直肠狭窄。

1. 肛门狭窄　肛管、肛门周围皮肤因手术、外伤、感染、药物腐蚀原因而使皮肤形成瘢痕、增生、挛缩、管腔变细，造成大便困难。

2. 直肠狭窄　直肠肠腔的缩窄、变细，排便困难，多发齿线上 3～5cm，或在直肠壶腹处。

二、病因

1. 外痔、混合痔切除时　肛门和肛管皮肤切除过多、损失面积过大，或结扎痔点过多过深，愈合后引起瘢痕挛缩性狭窄。

2. 内痔注射治疗时　药物注射过深、量大，使齿线上黏膜及黏膜下组织局部感染广泛坏死，形成直肠肛门瘢痕狭窄。

3. 炎症　如肛周脓肿、复杂性肛瘘、肛管肛周皮肤长期溃疡手术愈合后形成瘢痕性狭窄。

4. 肿瘤　因肛门、肛管直肠肿瘤，性病性淋巴肉芽肿、平滑肌瘤等手术后引起。

三、治疗

1. 药物治疗　如麻仁丸、麻仁软胶囊、液体石蜡、果导片、番泻叶等。

2. 物理治疗　用热水坐浴、微波、红光等照射促进血液循环，及扩肛仪进行扩肛治疗，每 2～3d 一次，减少瘢痕挛缩，促进瘢痕软化。

3. 手术治疗　肛管切开扩张术是治疗肛门狭窄的主要方法，在肛管后方纵行切开狭窄瘢痕，再将切口加深加长，切开部分内括约肌及外括约肌皮下部，从而松解肛管，解除狭窄。术后再加上定期扩肛，能有效治疗、防止肛门再次狭窄。

（蔺兵虎）

第五节　术后肛门失禁

一、概述

肛门失禁是指肛门对粪便、气体、黏液失去控制的一种并发症。临床根据失禁的程度分为完全性肛门失禁、不完全性肛门失禁和感觉性失禁。

二、病因

1. 瘢痕　肛门及其周围组织损伤过重，瘢痕形成，肛门闭合性下降导致失禁，如痔环切术，痔结扎术，脓肿和瘘管手术等。

2. 肛门括约肌损伤过多　损伤浅层及内括约肌可出现不完全失禁。切断肛管直肠环则导致完全失禁。如肛管癌切除，高位复杂性肛瘘切除等。

3. 肛直角破坏　术中切断肛尾韧带，破坏肛直角、耻骨直肠肌，储粪作用消失，发生失禁。

4. 排便反射器破坏　大面积损伤黏膜，环痔脱核期，或注射硬化剂、坏死剂，排便反射感受器破坏，可致感觉性失禁，偶尔见于痔环切术、环痔分段结扎术、直肠癌切除保留肛门术。

5. 其他　年老体弱、以往肛门功能不良或多次肛门手术者。伤口内长期填塞纱布也可影响肛门功能。

三、处理方法

1. 提肛运动　可随时随地进行，每次 5min 以上，通过提肛运动，可使残留的括约肌收缩得到加强，以代偿被损伤括约肌的功能。

2. 药物治疗　使用益气养血的中药治疗，增强括约肌的收缩力，可口服补中益气丸、参苓白术散。

3. 按摩疗法　可按摩两侧臀大肌、肛提肌及长强穴，提高肛门的制约作用。

4. 电针疗法　针刺肾俞、白环俞等穴，配合电疗使肛门自主括约肌能力增强。

5. 手术治疗

（1）肛管直肠手术损伤或肛门组织缺损过多造成的肛门失禁，则应做肛门括约肌修补术。

（2）因肛管上皮缺损，瘢痕过大的感觉性失禁应做皮瓣移植术。

四、预防

（1）术中尽量减少对组织的损伤，减少对肛门括约肌的损伤，避免瘢痕形成引起失禁。同时减少对肛管上皮和黏膜的损伤，保留排便感受器。禁止切断肛管直肠环、肛尾韧带、耻骨直肠肌以避免肛直角消失而发生肛门失禁。

（2）对于手术造成的肛门失禁，要从根本上废除一些不规范的手术，才能减少或杜绝此症的发生。不仅治愈疾病，而且不影响肛门功能和肛门外观，才是成功的手术。

（蔺兵虎）

参考文献

[1] 李春雨，汪建平．肛肠外科手术技巧［M］．北京：人民卫生出版社，2013.

[2] 何永恒，凌光烈．中医肛肠科学［M］．北京：清华大学出版社，2011.

[3] 张东铭．盆底肛直肠外科理论与临床［M］．北京：人民军医出版社，2011.

[4] 张有生，李春雨．实用肛肠外科学［M］．北京：人民军医出版社，2009.

[5] 李春雨．肛肠病学［M］．北京：高等教育出版社，2013.

[6] 丁义江．丁氏肛肠病学［M］．北京：人民卫生出版社，2006.

[7] 陆金根．中西医结合肛肠病学［M］．北京：中国中医药出版社，2009.

[8] 蔺兵虎，龚明敏，王建军，等．重组人生长激素对老年急性肠梗阻肠黏膜屏障功能、细菌移位及全身炎症反应的影响［J］．世界华人消化杂志，2016（4）：643-647.

[9] 蔺兵虎．逆蠕动盲肠直肠吻合术与结肠全切除回直肠吻合术治疗重度顽固性慢传输型便秘的比较［J］．临床外科杂志，2015（4）：275-277.

[10] 蔺兵虎．大肠癌并发肠梗阻一期手术治疗的疗效及并发症观察［J］．实用癌症杂志，2014（4）：475-476.

第七章

小肠疾病

第一节 肠梗阻

一、概述

肠内容物不能正常运行或通过发生障碍称为肠梗阻（intestinal obstruction）。

（一）病因和分类

1. 根据梗阻发生的基本原因分类

（1）机械性肠梗阻：最常见，系各种原因所致的肠腔狭小。①外压（肿瘤或脓肿、粘连带、肠套叠、肠扭转、嵌顿疝及先天性肠旋转不良）。②内堵（瘤、石、虫）。③肠壁本身病变或损伤〔先天性肠隔膜（蹼）或肠闭锁、炎症（Crohn病、憩室炎、溃疡性结肠炎和结核）、狭窄、放射性损伤或子宫内膜异位症〕。

（2）功能性梗阻：系神经功能失调出现肠蠕动异常，分为：①麻痹性（肠肌的蠕动减弱），见于腹腔手术后、腹腔感染、腹腔炎症、腹膜后血肿、后腹膜分离的手术、神经根受压、严重电解质紊乱、阿片类药物、拟交感药、副交感阻断药。②痉挛性（肠肌强烈、不协调收缩），为暂时性，见于铅中毒。

（3）缺血性肠梗阻：肠管血供障碍致肠麻痹，见于肠系膜血管血栓形成或栓塞。

2. 根据肠壁血供有无障碍分类 ①单纯性肠梗阻仅有肠内容通过障碍，无缺血或穿孔等并发症。②绞窄性肠梗阻是梗阻肠襻的血供明显障碍，原因有血管受压（肠扭转）或血管阻塞（肠系膜血管血栓形成或栓塞）；长时间单纯性梗阻肠壁小血管受压或微血栓形成也可发生绞窄。

3. 根据梗阻部位分类 ①高位小肠梗阻。②低位小肠梗阻。③结肠梗阻。

4. 根据梗阻肠襻两端的通畅性分类 ①开襻性肠梗阻（梗阻肠襻的远端不通，近端通）。②闭襻性肠梗阻（梗阻肠襻的两端均不通），见于肠扭转和结肠梗阻。闭襻性肠梗阻容易发生绞窄。

5. 根据肠腔通畅程度分类 ①完全性肠梗阻。②不完全性肠梗阻。

6. 根据发病缓急分类 ①急性梗阻（发病时间为几小时或几天，发展迅速，易发生绞窄）。②慢性梗阻（病程较长，伴营养不良、便秘和慢性病的其他体征，不容易绞窄）。

7. 根据病因分类　常见的肠梗阻依次为粘连性肠梗阻、嵌顿疝和肿瘤性肠梗阻。小肠梗阻病因中60%为术后肠粘连，20%为嵌顿性疝，其他原因有Crohn病、肠套叠、肠扭转和肠肿瘤。

（二）临床表现

1. **症状**　在病史采集和体格检查中，重要的是既往腹部手术史、腹痛的性质（绞痛、阵发性痛抑或持续性痛）、腹胀情况和肠鸣音情况。

（1）痛：①阵发性绞痛是机械性肠梗阻的特征，梗阻部位越高，疼痛发作越频。②持续性阵发性加剧的绞痛提示缺血（绞窄）性肠梗阻或机械性肠梗阻伴感染。③持续性胀痛，无绞痛提示麻痹性肠梗阻。

（2）吐：①高位小肠梗阻呕吐早、频繁，吐出物呈胆汁样。②低位小肠梗阻呕吐迟、稀疏、量多、稠，吐出粪臭样物。③结肠梗阻呕吐迟，以腹胀为主。④吐出咖啡样物或血性物提示绞窄性肠梗阻。

（3）胀：①高位梗阻一般无腹胀，可有胃型。②低位梗阻腹胀出现迟，有肠型。③结肠梗阻腹胀出现早。④不均匀腹胀提示绞窄性肠梗阻。

（4）闭（停止肛门排便、排气）：见于急性完全性肠梗阻。梗阻初期、高位梗阻、不全性梗阻可有肛门排便、排气。血性便或果酱便见于绞窄性肠梗阻、肠套叠、肠系膜血管栓塞等。

2. **体格检查**

（1）全身情况：单纯性肠梗阻可发生水、电解质和酸碱平衡紊乱。绞窄性肠梗阻可发生休克，表现为 T、P、R、BP 的改变。

（2）腹部：①望：腹部膨隆、肠蠕动波、肠型提示机械性肠梗阻；不均匀性腹胀提示肠扭转；均匀性腹胀提示麻痹性肠梗阻。②触：压痛提示单纯性肠梗阻；腹膜刺激征提示绞窄性肠梗阻；扪及痛性包块提示绞窄性肠梗阻；索条状肿块提示蛔虫性肠梗阻。③叩：移动性浊音提示腹内有渗液。④听：肠音亢进提示机械性肠梗阻；肠音消失提示麻痹性肠梗阻。⑤直肠指检：扪及肿块提示肿瘤或肠套叠的套头；血迹提示肠套叠或绞窄。

（三）辅助检查

（1）实验室检查：单纯性肠梗阻晚期，白细胞计数增加；血液浓缩后，红细胞计数增加、血细胞比容升高、尿比重增高。绞窄性肠梗阻早期即有白细胞计数增加。水、电解质紊乱时可伴 K^+、Na^+、Cl^-、CO_2CP 改变。磷酸肌酸激酶（CPK）测定对肠绞窄的诊断有一定意义。

（2）X 线腹部平片（AXR）：立位和卧位 AXR 在肠梗阻的诊断中都同样具有重要价值。①在梗阻 3~5h 后立位 AXR 可见到梗阻近段肠襻扩张和多个气液平，梗阻远段肠内无气体。小肠直径大于 3cm、近段结肠大于 8~10cm、乙状结肠大于 4~6cm 时，称肠扩张。②空肠梗阻 AXR 示 "青鱼骨刺" 征，结肠梗阻示结肠袋。③肠梗阻 X 线征、胆液内气体加右下腹不透光结石影是胆石性肠梗阻 X 线三联征。④肠梗阻，尤其当有坏疽、穿孔可能时，忌钡灌肠检查，因为钡剂溢入腹腔会加重腹膜炎。结肠梗阻和肠套叠时低压钡灌肠可提高确诊率。⑤闭襻性肠梗阻时气体难以进入闭锁肠襻内，因此在梗阻早期很难从 AXR 上识别。

（3）CT：不但可以了解梗阻存在与否，对是否存在绞窄也有良好的判断价值，如增强扫描时肠壁未见强化增强、腹水、肠系膜水肿、肠壁增厚和肠壁积气都提示绞窄性肠梗阻。CT 三维重建可以进一步提高诊断的正确率。

（四）诊断

诊断中必须辨明下列问题。

（1）有无梗阻：根据症状（痛、吐、胀、闭）、腹部体征（波、型、响）及 X 线（积气、液平、肠管扩张）可诊断。

（2）机械性梗阻抑或麻痹性梗阻：麻痹性梗阻见于腹膜炎和腹部手术后（参见本节分类），患者无阵发性绞痛，早期即有均匀性腹胀、肠音低或消失，AXR 示大、小肠均扩张。

（3）单纯性梗阻抑或绞窄性梗阻：这是肠梗阻诊断中最重要的问题。下列情况应考虑绞窄性梗阻。①全身情况：早期出现休克，一般抗休克治疗无效；体温高；脉率 > 100 次/min、白细胞计数升高、血淀粉酶升高、代谢性酸中毒。②腹痛骤起、剧烈、伴或不伴腹膜刺激征；腹痛呈持续性阵发性加重伴腰痛或腹膜刺激征。③呕吐出现早、频繁。④腹胀不对称、可扪及固定痛性肿物。⑤血性液：呕吐物中、粪便中、腹穿液中或指检时发现血性液。⑥肠音消失。⑦影像检查：AXR 示扩张肠襻不随时间改变、空回肠转位或假肿瘤影（病变肠内有液体无气体，周围环绕着含气肠襻）；黏膜水肿、肠壁增厚、肠壁积气。CT 示梗阻处"鸟嘴样"狭窄、肠系膜水肿或血管充血、肠壁中度或重度增厚和肠壁积气，腹腔积液。超声示腹水多、肠襻扩张、无蠕动。血肌酸磷酸激酶（CPK）测定：肠绞窄坏死时 CPK 会增高。

（4）梗阻原因：可根据年龄、病史和体征做出判断。如新生儿以肠道先天性畸形多见；婴幼儿以肠套叠和疝多见；儿童以蛔虫性梗阻多见；青年以粘连性梗阻、疝及肠扭转多见；老年人则以肿瘤多见。

小肠梗阻病因中 60% 为术后肠粘连，20% 为嵌顿性疝，其他原因有 Crohn 病、肠套叠、肠扭转和肠肿瘤。肠扭转可很快发生坏死、穿孔，很少有前驱临床表现。在医疗条件差的国家和地区，小肠梗阻最常见的原因是嵌顿疝，其次是肠粘连。

大肠梗阻病因中结肠癌占 65%，憩室病占 20%，结肠扭转占 5%（其中 90% 为乙状结肠扭转，10% 为盲肠扭转）。

（五）治疗

肠梗阻的诊断和治疗主要根据临床征象。原则是解除梗阻、治疗缺水、酸中毒、感染和休克等并发症。小肠梗阻，尤其是高位小肠梗阻，一般应尽早手术。对有机械性肠梗阻依据，又无手术史的患者，也应即时手术，不要等待。

1. 一般治疗 "四禁"（禁食、禁止灌肠、禁用强导泻剂、禁用强镇痛剂）、"四抗"（抗腹胀——胃肠减压、抗生素、抗水和电解质紊乱、抗休克）。

2. 非手术治疗 麻痹性和某些单纯性肠梗阻（如粘连、蛔虫、粪块、结核）可先考虑非手术治疗。方法有针灸、颠簸、麻油 200ml 经胃管注入、低压灌肠和解痉剂。

3. 手术治疗

（1）适应证：绞窄性梗阻（紧急手术）、闭襻性梗阻或极度扩张的结肠梗阻（尽早手术）和非手术治疗无效或恶化的单纯性梗阻。

（2）手术时机：对有手术适应证者要尽早手术，切勿坐失良机。围术期要用覆盖 Gram

阴性菌和厌氧菌的抗生素，降低术后切口和腹腔内感染的发生率。

（3）手术原则：①去除病因［松解粘连、解除疝环压迫、扭转复位、取蛔虫、切除病变肠管（肿瘤、坏死、狭窄）］。②排尽梗阻近侧肠道内的积气、积液，减少毒物吸收。③恢复肠道通畅，修补腹壁缺损。④腹腔清洗、引流。⑤对肠切除后可能发生短肠综合征的患者，可将"坏死"的肠管放回腹腔，等24h后再次探查（second-look），此时往往有部分"坏死"的肠管恢复了活力。

（4）肠管活力判断：①临床指标是肠壁色泽、肠系膜血管搏动、蠕动和切缘出血情况，但这些指标受低血容量和体温影响。②多普勒超声检查肠壁对系膜缘有无血流，距有血流处1cm切肠吻合是安全的。③静脉内注入荧光素100mg，用紫外线灯观察肠壁有无荧光，可精确判断肠有无血供。

（六）小肠切除及吻合术要点

小肠手术最常见的指征是肠梗阻，往往是再次手术。

（1）切口：对粘连性肠梗阻患者，一般习用沿原切口进腹解除梗阻，切口应超过原切口瘢痕上方或下方2cm，从无瘢痕处切开腹膜进腹，这有利于避开粘连入腹。进腹后分离粘连的策略是"先易后难"。作者主张用剪刀钝锐结合分离粘连。

（2）小肠切除：在预定切除范围的肠系膜做"V"字形切开。先剪开系膜表面的腹膜，显露其下的系膜血管，用血管钳对拟切断的血管逐一钳夹、切断、结扎，最后切断小肠系膜的另一侧腹膜。

（3）吻合肠襻选择：要求供吻合的小肠血供良好，吻合后吻合口无张力。

（4）吻合：主张用单层间断吻合法，针距和边距均为3mm。当小肠近远断端口径相差悬殊时（如肠梗阻肠切除后），可用1/2等分法进行吻合，即先在系膜缘和对系膜缘各置一针全层吻合线，打结。此后，每次都在两针中点缝第三针，直至吻合完毕。

二、粘连性肠梗阻

粘连性肠梗阻是最常见的一种肠梗阻，占小肠梗阻的一半以上。粘连可为广泛性，累及全部腹膜，也可为局限性，仅累及部分肠管。一般是腹部手术或腹内炎症后的并发症，常见于阑尾切除、子宫切除和腹会阴联合手术后；少数由胎粪性腹膜炎或Meckel系带等先天性因素所致。

剖腹术后早期（30d内）粘连性肠梗阻的发生率约为1%。大多数见于结肠手术等下腹部手术后，尤其是腹会阴联合手术，上腹部手术后很少发生这种肠梗阻。术后早期粘连性肠梗阻中90%为粘连，7%为疝，剩余的原因是肠套叠、脓肿和技术问题。75%的术后早期粘连性肠梗阻保守治疗有效，这种梗阻一般不会发生绞窄，如无特殊情况，应尽可能选择观察保守治疗。但对腹痛突然发生，短时间内肠鸣音由正常或亢进发展至消失者，或观察中有绞窄征象出现者，应及早手术。

大多数患者在术后1~2年内发生机械性肠梗阻。80%的小肠粘连性梗阻非手术治疗有效，是否采取手术治疗取决于患者的临床表现。对不完全性梗阻、单纯性梗阻或广泛粘连者可行观察，保守治疗48~72h，否则应手术治疗。

预防粘连的方法是精确止血，操作轻柔，不在腹内残留异物和用单股缝线关腹。

三、嵌顿或绞窄性疝

嵌顿疝是一肠段离开原来位置经腹壁缺损（外疝）或经肠系膜、网膜缺损（内疝）突出，被狭小的疝环卡压所致。

在肠梗阻的原因中，嵌顿疝仅次于粘连性肠梗阻，占第二位。内疝包括闭孔疝、十二指肠旁疝、Winslow孔疝、膈疝和系膜孔疝，一般都在手术中才得到证实。对嵌顿疝应立即进行体液复苏，并送手术室手术。手术要点是解除嵌顿，切除无活力肠襻，修补缺损。

四、恶性肿瘤性肠梗阻

在肠梗阻原因中处于第三位的是恶性肿瘤性肠梗阻，其中最常见的是结肠腺癌，其次为类癌和淋巴瘤。肿瘤性肠梗阻多见于结肠，特别是左半结肠；小肠肿瘤致肠梗阻少见，多为不全性肠梗阻，常伴有消化道出血。

小肠肿瘤可分为良性和恶性，均可伴有消化道出血。良性小肠肿瘤所致的梗阻主要是肠套叠，表现为急性梗阻，可反复发作。恶性小肠肿瘤呈浸润性生长，因此，主要表现为不全性肠梗阻。

恶性肿瘤性肠梗阻中另一类是既往曾因恶性肿瘤手术，本次表现为肠梗阻入院的病例。这种患者是否为恶性肿瘤复发而致肠梗阻取决于原发恶性肿瘤的起源、原发恶性肿瘤的分期以及当初手术的方式（治愈性或姑息性）。一般来讲，胃癌和胰腺癌易发生腹膜种植，造成梗阻，而结直肠癌在切除后所发生的梗阻患者中，有一半以上为粘连性梗阻，即使是肿瘤复发，也有75%的病例可做肠捷径术。

五、肠扭转

肠襻沿其系膜纵轴旋转180°以上者称肠扭转，原因有肠系膜过长、肠管重量增加（餐、粪）或体位改变。肠扭转造成肠梗阻和不同程度的肠系膜血管受压。常见的肠扭转有小肠扭转和结肠扭转，结肠扭转不会在肠襻充满粪便的情况下发生。结肠扭转主要见于乙状结肠（90%），其次是盲肠（10%）。

（一）小肠扭转

小肠扭转多见于青壮年劳动者，患者多在餐后或劳动后突然发生腹部绞痛、频吐、很快出现休克，AXR示空回肠换位或多形态小跨度肠襻等特有征象。小肠扭转应立即手术。

（二）乙状结肠扭转

乙状结肠扭转与慢性便秘有一定关系，导致乙状结肠冗长，活动度大。患者大多为长期不活动的体弱老年男性，15%的人有使用精神性药物史。

1. 诊断 表现为突然腹痛，呕吐不著、腹胀显著呈鼓音、便秘。AXR示极度扩张的乙状结肠襻，其内有两个气液平。CT可以见到特征性的肠系膜"漩涡改变"。低压盐水灌肠不能灌入500ml。泛影葡胺灌肠见梗阻部呈典型的"鸟嘴样"改变。疑有肠坏疽者，忌灌肠。

2. 治疗 原则是体液复苏，尽早减压。①如没有腹膜炎体征，首选纤维乙状结肠镜下将镜子缓慢推进直至气体和粪液喷出，并置入肛管排气、排液，保留1~2d。然后在充分的肠道准备下择期行乙状结肠切除术，否则，复发率达40%。乙状结肠缝合固定术和乙状结肠系膜折叠术的疗效均不可靠。本病非手术治疗复发率很高。②若患者有腹膜炎体征、全身感染症状、休克或肠镜下发现有血性物或黏膜溃疡，应急诊行液体复苏和乙状结肠切除、近侧结肠造口术，以后再考虑二期手术恢复肠道通畅。

（三）盲肠扭转

正常盲肠固定于后腹壁。若盲肠在胚胎时未固定，盲肠和升结肠系膜过长，活动度过大，则容易发生扭转。盲肠扭转是以回结肠动脉为轴心，属闭襻性肠梗阻。

1. 诊断　临床上为急性小肠梗阻表现，有腹膜刺激征时提示肠绞窄。AXR 和钡灌肠有助于诊断。

2. 治疗　原则是立即手术，诊断和治疗的延误可导致死亡率增高。总死亡率约 10%。①有血运障碍时，应做右半结肠切除，然后根据患者情况行回肠横结肠吻合或末端回肠造口术。②无血运障碍时，可在扭转之结肠复位后，将盲肠与侧腹壁缝合固定。

六、肠套叠

原发性肠套叠多见于 2 岁以内的小儿，原因不明，可能与病毒感染有关。继发性肠套叠多见于成人，占肠套叠的 5%，其中 65% 以上的患者肠腔内有息肉样肿瘤，如脂肪瘤等小肠和结肠内的良性肿瘤。

1. 临床特点　①阵发性腹痛、呕吐、黏液血便和腹部肿块四大症状。②直肠指检可扪及宫颈样套入部及果酱样便。③钡灌肠见钡剂阻于杯口阴影部，这是诊断肠套叠的主要手段。

2. 治疗　原发性肠套叠 48h 内、无腹膜炎者可通过灌肠复位治疗，否则，应手术治疗。继发性肠套叠应手术治疗，不主张用灌肠复位治疗。

七、急性肠系膜缺血综合征

腹腔动脉与肠系膜上动脉通过胰十二指肠动脉弓相交通；肠系膜上动脉与肠系膜下动脉通过 Drummond 边缘动脉弓和 Riolan 结肠系膜动脉弓相互吻合；肠系膜下动脉与髂内动脉通过直肠上动脉经直肠中、下动脉弓相沟通。因此，除肠系膜上动脉外，在肠系膜下动脉和髂内动脉两支中，任何一支发生闭塞，都不会导致肠缺血。

（一）肠系膜上动脉栓塞

本病占急性肠系膜缺血的 1/2，早期诊断困难，死亡率高。栓子一般来源于心脏，常见的是房颤和心肌梗死后的附壁血栓，此外，心律失常、心脏解剖缺损、心房黏液瘤也可有栓子脱落。横结肠中动脉分叉以远是肠系膜上动脉栓塞最常见的部位，因此，近侧空肠的血供一般不受影响。

1. 诊断

（1）典型临床表现是患者在全身情况良好的前提下突然出现 Bergan 三联征。①中上腹持续性剧痛阵发加剧骤然发作，患者可以准确记忆发病的时间。②在剧痛时发生强烈的胃肠道排空症状，表现为呕吐或"爆炸性"排便。③器质性心脏病或栓塞史，心脏检查可发现心律不齐、杂音或心脏增大。

（2）发病早期腹部检查的特点是"重症轻征"，症状重、体征轻（无压痛和反跳痛）。

后期表现为腹膜刺激征、血便、休克。25%的患者既往有栓塞病史。

（3）确诊的"金标准"是血管造影和剖腹探查。血管造影耗时，又会延误剖腹探查时机，仅适用于不全性闭塞（病情迁延）病例。多排螺旋 CT 增强加血管三维重建已逐渐取代血管造影的地位。Doppler 超声虽然也可用于诊断，但欠确切。对年龄大于 50 岁突然剧烈腹痛，症征不符的患者应该立即进行剖腹探查。

2. 治疗　首选开腹取栓。

（1）如果先选择血管造影，无论患者是否为闭塞性肠缺血，都可经导管灌注盐酸罂粟碱，先用 2min 推注罂粟碱 60mg，然后按 30～60mg/h 泵入，再进行手术取栓。

（2）在剖腹探查中确诊者，应进行手术取栓或坏死肠段切除。在手术恢复肠系膜血供前，不要先切除肠管，因为部分似无活力的缺血肠管在血供恢复后，仍然可以恢复。

（3）确诊后应立即进行体液复苏、肝素化、患者立即送手术室。

（4）预防用抗生素，并进行血流动力学监测。栓子多位于动脉分叉处，常见的部位是胰十二指肠下动脉或结肠中动脉起始处。因此近侧空肠的血供一般不受影响。一般在横结肠系膜下方、胰腺下缘切开后腹膜（切断 Treitz 韧带），沿结肠中动脉起始部寻找显露肠系膜上动脉，阻断栓子近、远侧动脉，横行切开动脉前壁，用 3～4F 的 Fogarty 管先取远侧的栓子，后取主干的栓子，然后注入罂粟碱。用 5－0 或 6－0 Prolene 线缝合动脉切口（间断缝合、连续缝合均可），血流再通后，肠管的颜色会明显改善。探查全部肠管，确认无缺血后再关腹。

肠系膜上动脉的远端如果没有血栓，即使反流弱也不会有问题，注意不要反复取栓以免损伤血管内膜。

阻断肠系膜上动脉要用血管钳，不要用狗头夹，因其力量不足。

（5）如果剩余肠道长度不足 2m，则应严格限制肠切除范围，必要时将"生机可疑的肠管"放回腹腔，24h 后做"再次探查"（second－look），此时，偶可见到跳跃式分布的梗死区，宁可做多个吻合最大限度地保留肠管长度。

（二）肠系膜上动脉血栓形成

患者有动脉粥样硬化的基础。邻近腹主动脉肠系膜上动脉的开口处是肠系膜上动脉血栓形成最常见的部位，全部小肠和右半结肠的血供一般都会受影响。

1. 诊断　①表现为剧烈的中腹部疼痛，但发病不像栓塞那样突然。②部分患者既往有多次肠缺血绞痛史，临床特点是进餐后诱发肠缺血性绞痛，结果患者惧怕进餐，出现消瘦。③有些患者有恶心、呕吐、便秘等肠运动功能障碍表现，常被疑诊为肠道恶性肿瘤而进行检查。也可以表现为腹胀而误诊为肠梗阻，直到白细胞明显升高以及病情急剧恶化时才进行动脉造影确诊。④内脏动脉造影有助于诊断，但闭塞的部位比 X 线检查所显示的往往要广泛得多。⑤血管超声肠系膜上动脉收缩期峰值流速 >275cm/s 提示狭窄程度 >70%，肠系膜上动脉舒张末期流速 >45cm/s 提示狭窄程度 >50%。

2. 治疗　原则是恢复肠道灌注。①本病须紧急手术，坏死肠管应切除之；对慢性缺血的部位也要用人造血管或自体静脉做血管再通手术。常用的术式是右髂动脉—回结肠动脉侧侧吻合、肠系膜上动脉—腹主动脉侧侧吻合以及肠系膜上动脉—腹主动脉架桥吻合。②由于这种患者全身情况差、消瘦、营养不良、免疫功能差、愈合能力差，手术风险很大。③对无肠坏死者，可用溶栓剂灌注等方法达到暂时维持肠管活力的目的，如果该方法有效，待营养改善后择期手术。

（三）肠系膜上静脉血栓形成

肠系膜上静脉血栓形成起病急、累及范围广者可导致小肠广泛坏死，危害不亚于肠系膜上动脉闭塞。由于病情复杂，早期诊断困难，临床上应予重视。

1. 病因　一般由肿瘤或血液病高凝状态所致（红细胞增多症）。

2. 临床表现　缺乏特征性。轻重不一，可以无症状，也可以极为严重。典型临床表现是缓慢的进行性全腹痛和腹胀、厌食和呕吐，进展不如急性肠系膜动脉缺血那样迅速，易与肠梗阻相混淆。可以有消化道隐性出血，没有肉眼出血。

3. 诊断

（1）CT检查可发现肠系膜静脉壁有造影剂浓聚，但静脉腔内无造影剂流过。CT典型三联征为肠系膜上静脉低密度、小肠壁增厚以及腹腔积液。

（2）腹部平片可以显示小肠壁增厚和门静脉内气体。

（3）经腹腔动脉或肠系膜上动脉门静脉造影可以发现肠系膜上静脉闭塞。

4. 治疗　手术处理对静脉闭塞效果不理想。溶栓疗法治疗本病的效果也不明了。因此，一旦明确诊断，只有选择全身抗凝治疗，限制血栓进一步发展。同时治疗原发病。如诊断及时，治疗恰当，75%的患者可通过非手术疗法治愈。

（1）许多患者是在剖腹后才得到明确诊断：如果术前明确了诊断，手术应该推迟到出现肠坏死依据。手术原则是尽可能保留足够长度的有生机的肠管。

（2）这些患者容易发生血流动力学不稳定和多脏器衰竭，围术期处理需要内科支持治疗，包括ICU监护、气管插管、肠外营养和广谱抗生素等。

八、麻痹性肠梗阻

麻痹性肠梗阻（ileus）是指肠运动功能障碍而造成的功能性梗阻。这里主要介绍术后麻痹性肠梗阻。术后肠功能恢复迟缓受许多因素影响，如腹膜炎、毒性肠内容物（酸、胆汁、粪）的溢出、交感神经亢进、内源性阿片样物质和其他肽类（降钙素基因相关肽和胃动素）释放增多、抗胆碱和镇痛药的应用、低钾血症、高钙血症或低钙血症、低镁血症、尿毒症、糖尿病酮症酸中毒、甲状腺功能低下。

（一）诊断

不同手术后肠功能的恢复时间不同，如胆囊切除后一般不会超过48h，而结肠低位前切除后可达3~5d。超过预计时间肠功能仍然未恢复，患者诉腹胀，腹部平片示小肠和大肠均有积气时，应考虑麻痹性肠梗阻。但要注意与术后早期粘连性肠梗阻鉴别。CT扫描有助于鉴别，并且可发现脓肿等其他病变。

（二）治疗

临床研究表明甲氧氯普胺、西沙必利和红霉素能加速胃排空，对上消化道的麻痹性梗阻有效。手术操作应细致、轻柔，少用镇痛药，防止电解质和代谢紊乱，及早识别感染并发症，可防止麻痹性肠梗阻。

九、假性结肠梗阻

假性结肠梗阻又称Ogilvie综合征，是大肠的一种以急速进行性腹胀为特征的无痛性麻痹性肠梗阻，主要累及右半结肠。这种梗阻为非机械性，但盲肠壁可因极度扩张而发生血运障碍和坏疽，甚至穿孔、腹膜炎和休克。

（一）病因

（1）原发性假性结肠梗阻是一种空腔脏器肌病综合征或弥漫性肠壁自主神经动力性疾病。

（2）继发性假性结肠梗阻比较常见，可能病因很多，确切病因仍不清楚。主要诱发因素是严重创伤、骨科手术、急性心脏疾病或冠状动脉搭桥手术、急性神经疾病或神经外科手术等。发病机制之一是交感神经兴奋过度、骶副交感神经传出障碍。支持该理论的间接依据是新斯的明治疗该病有效，此外，用硬膜外麻醉阻断交感神经后也有效。

（二）诊断

除临床表现外，确诊性检查首推水溶性造影剂灌肠。可以用排除法来诊断。

（1）一般见于老年患者，服地高辛或抗帕金森病药物者。但是最常见的还是重症患者。

（2）起病缓急：假性肠梗阻可以急性发病，也可以慢性起病。急性发病者多有慢性肾、呼吸道、脑或心血管疾病，一般仅累及结肠；而慢性起病者多累及胃肠道的其他部位，表现为亚急性发作或不全性肠梗阻，且有反复发作倾向。对既往有慢性病突然发生腹胀的患者，应该考虑急性假性结肠梗阻的诊断。

（3）早期表现是腹胀，无腹部疼痛和压痛，晚期症状与一般肠梗阻相似。此时，患者的腹部呈鼓音、无压痛，肠鸣音存在。

肠壁血运障碍的临床特点是局限性压痛，白细胞增多，代谢性酸中毒，全身感染征象和全身情况迅速恶化。

（4）AXR 示结肠扩张，以右侧结肠和横结肠为著，貌似大肠梗阻。但是，结肠扩张与小肠扩张不成比例。在肝曲或脾曲处常有切断征。

疑为假性结肠梗阻时，只要患者的全身情况允许，都应该做低压水溶性造影剂灌肠，这是诊断假性结肠梗阻最有意义的检查手段，可以鉴别机械性抑或假性（非机械性）。

（5）结肠镜对假性梗阻既有诊断价值，又可减压治疗。

（6）本病应与肠扭转、机械性肠梗阻、先天性巨结肠、中毒性巨结肠和粪块堵塞等鉴别。

（三）治疗

大多数患者经保守治疗有效。

（1）补充细胞外容量、纠正水和电解质及代谢紊乱，胃肠减压。停用阿片等抑制肠蠕动的药物，动态观察腹部情况并做 X 线检查。

（2）保守治疗 48h 结肠扩张不能缓解者或盲肠直径大于 10 ~ 12cm，同时无肠壁血运障碍或中毒症状的患者，可行结肠镜下肠腔减压，60% ~ 90% 有效。缺点是有结肠穿孔之虞。此外，若结肠再次扩张，可能需要再次行结肠镜减压。肛管减压对近段结肠扩张无效。

（3）假性结肠梗阻的诊断明确，排除机械性肠梗阻（通过水溶性造影剂灌肠或结肠镜）后，可用新斯的明 2.5mg 静脉缓慢注入（2mg/h），不良反应是心动过缓，用药时应该监测心率，备阿托品，心脏病患者不宜使用新斯的明。

（4）T_7 硬膜外注射利多卡因阻断结肠的交感神经丛可以缓解本病。

（5）疑有肠血供障碍或结肠镜减压失败时，应考虑手术切除坏疽肠襻，行回肠或结肠造口术，待Ⅱ期行吻合术。

十、内疝

（一）发病率

在急性肠梗阻的患者中，内疝不足5%。内疝并发肠扭转时，绞窄和坏疽的发生率达80%。

（二）病因和病理

有先天性和后天性原因之分。

1. 先天性原因　包括肠旋转失常所致的结肠系膜疝（mesocolic hernias，又称十二指肠旁疝，分左、右两类），以及回盲系膜异常开口所致的跨系膜疝（transmesenteric hernias）。其他比较少见的还有盲肠旁疝（paracecal hernias）、乙状结肠系膜疝、横结肠系膜疝、胃结肠韧带疝、肝胃韧带疝和大网膜疝。

（1）右侧结肠系膜疝形成是动脉前的中肠肠襻未能绕肠系膜上动脉旋转，结果，大部分小肠依旧位于肠系膜上动脉右侧。与此同时，盲肠和近侧结肠向右侧的逆时针旋转以及与后腹膜的固定照常进行，结果小肠被裹入右侧结肠的系膜后方（右侧结肠的系膜构成了疝囊的前壁），回结肠血管、右结肠血管和横结肠血管都走行于疝囊前壁中，肠系膜上动脉沿疝囊颈的内下缘走行。

（2）左侧结肠系膜疝是小肠在肠系膜下静脉与后腹壁之间突出，降结肠系膜构成疝囊的前壁，肠系膜下动脉和下静脉都走行于疝囊前壁中。

2. 后天性原因　有肠切除后和肠造口后系膜孔缺陷。既往手术形成的粘连也可以有小肠疝入。

（三）诊断

一般需要等到肠襻疝入腹内缺损处形成肠梗阻才能得到诊断。先天原因所致的内疝，既往可以没有腹部手术史。内疝继发急性肠梗阻的死亡率为10%～16%。

（1）症状：同小肠梗阻，没有腹外疝的依据。此时，肠梗阻和肠绞窄的诊断都依据临床，不依靠实验室。

（2）影像检查：AXR示小肠梗阻征象，术前腹部CT有助于确立内疝的诊断。也可以做造影检查。

（3）鉴别诊断：需要与肠梗阻的其他原因做鉴别，如粘连、恶性肿瘤、胆石性肠梗阻以及肠套叠。

（四）治疗

内疝的诊断一般是在肠梗阻剖腹探查术中做出。

梗阻近侧肠襻扩张、水肿、脆，梗阻远侧肠襻塌陷。疝复位后应该对肠襻的活力进行评估，没有活力的肠襻应该切除。如果有大段的肠襻活力存在疑问，可以暂时关腹，24～48h后再次剖腹（second-look laparotomy），往往能减少肠襻的切除长度。疝的缺损部位应该用不可吸收线一期缝闭。

（1）右侧结肠系膜疝的手术方式是沿右侧结肠外侧剪开腹膜反折，把盲肠和右半结肠翻向左侧，肠道的位置按胚胎期未旋转的中肠（动脉前中肠和动脉后中肠）放置。不要切开疝囊颈，以免损伤肠系膜上血管，也不可能使疝出的小肠回纳。

（2）左侧结肠系膜疝的手术方式是沿肠系膜下静脉右侧剪开后腹膜与后腹壁的附着，在肠系膜下静脉下方回纳疝出的小肠。最后，将静脉旁的腹膜与后腹壁缝合，关闭疝囊颈。

（李曙光）

第二节　小肠憩室病

小肠憩室是一种较常见的消化道疾病，是指由于肠腔内压力影响或先天性肠壁发育缺陷，薄弱肠壁向外膨出所形成的袋状突起，或者因胚胎期卵黄管回肠端未闭而形成的 Meckel 憩室。前者憩室壁因不含肌层，称为假性憩室，后者则为真性憩室。

小肠憩室按发生部位可分为十二指肠憩室，空肠、回肠憩室，以及 Meckel 憩室，其中以十二指肠憩室最多见，钡餐检查发现率为 3% ~ 7%，空肠、回肠憩室发现率次之，Meckel 憩室最少见，发现率仅为 1% ~ 2%。本节主要讨论空回肠憩室和 Meckel 憩室。

一、空肠、回肠憩室

空肠、回肠憩室中以空肠憩室为多，且 2/3 为多发性憩室。回肠憩室则少见，同时累及空肠、回肠者更为罕见。男性发病率是女性的 2 倍，最常见于 70 岁以上的老年人。

1. 病因病理　发病原因尚不清楚。憩室壁主要由黏膜、黏膜下层和浆膜层组成，肌层极少或缺如。憩室一般位于小肠系膜缘，但亦可位于对系膜缘侧。肠系膜两叶附着处之间和穿入肠壁肌层的两支纵行血管之间的局部肠壁常较薄弱。进入肠壁的动脉在空肠上段较粗，往下逐渐变细，到回肠末端又变粗。进入肠壁的血管越粗，该处的肠壁也越薄弱，所以小肠憩室多位于空肠上段和回肠下段。由于黏膜通过肠壁薄弱部分向肠腔外突出，可发生不协调的肠蠕动亢进，即所谓的"空肠运动障碍"。

2. 临床表现　空肠、回肠憩室一般无任何自觉症状，少数患者有模糊的消化不良、餐后不适、腹鸣音等症状，但这些症状均缺乏特异性。患者有明显腹部症状而就诊时，往往提示伴有并发症出现：①憩室炎和憩室穿孔：憩室内异物容易积聚或肠石存留，反复刺激黏膜，可引起炎症。如果异物堵住狭窄的憩室口，细菌在内滋生感染，憩室内压力增高，最终可导致憩室穿孔，出现弥漫性腹膜炎、局限性脓肿，或形成肠内、外瘘。患者感觉明显腹痛，疼痛可扩散至全腹，并伴有明显的腹部压痛，肠鸣音消失等腹膜炎征象，以及体温升高、脉搏增快等全身反应。②出血：肠黏膜溃疡可导致大量和反复出血，与胃十二指肠溃疡出血相似，所以在为消化道大出血的患者施行手术时，如果未发现有消化性溃疡，应注意检查有无憩室。③梗阻：炎症引起的粘连，憩室所在部位肠袢扭转或巨大憩室压迫周围肠管可引起肠梗阻。④代谢方面紊乱：空回肠在正常空腹时是无菌的，发生憩室后可继发混合性大肠杆菌生长，导致消化紊乱和维生素 B_{12} 吸收障碍，患者出现脂肪痢和巨幼红细胞贫血。

3. 诊断　凡有消化不良和餐后不适等症状而常规检查不能确诊的患者，均应怀疑消化道憩室。腹部隐痛或反复发作的腹部绞痛，常提示有亚急性肠梗阻。腹部平片显示散在性含气囊袋阴影时提示憩室的存在。钡餐 X 线检查可以进一步帮助确诊，可见造影剂进入憩室内，肠道黏膜延续完整，表现为肠道一侧囊袋状龛影。也有人认为螺旋 CT 对小肠憩室诊断更有效。

4. 治疗 空肠、回肠憩室大部分可内科保守治疗，通过适当增加粗纤维饮食，解痉、抗生素抗炎以及补充维生素 B₁₂等处理，症状一般会缓解。在内科治疗无效或有严重并发症时，考虑手术治疗。

手术采用右侧脐旁或经腹直肌切口。术中仔细寻找憩室，特别注意憩室多发情况。单个憩室只需行单纯憩室切除术，对于较集中的多发憩室，可切除该段肠袢并行端端吻合术。如多发憩室散在整个小肠，应限于切除最大憩室所在肠段。在大出血、憩室穿孔等紧急情况下只应切除有并发症的憩室所在肠段。

对于腹部其他手术时发现的无症状憩室，如憩室较大，可手术切除，对小的多发憩室一般不作处理。

二、Meckel 憩室

Meckel 憩室在小肠憩室中最为少见，为胚胎期卵黄管退化不全所致。男性发病多于女性，比例为 2∶1。大多数人终生无症状，出现症状时多为发生了各种并发症。任何年龄可出现临床症状，但大多数见于 2~3 岁以内的婴幼儿期，成人后很少再出现症状。

1. 病因病理

（1）病因：胚胎在正常发育早期，卵黄囊与中肠通过卵黄管相通。胚胎第 7 周时卵黄管逐渐萎缩，管腔闭锁形成纤维索带，出生后很快从肠壁脱落消失。发育异常时，由于退化不完全，卵黄管可全部或部分残留形成各种类型的畸形：①脐肠瘘或脐窦，即卵黄管未闭，肠与脐相通，或肠端已闭合而脐端开放。②卵黄管囊肿，即卵黄管两端均已闭合，未闭合的中间部分由于分泌液的积聚而形成囊肿。③Meckel 憩室，为卵黄管靠近回肠侧未闭合而形成的指状或囊状结构，最多见。

（2）病理：Meckel 憩室多数位于距回盲瓣约 100cm 的回肠末段，一般长约 4~5cm，偶可达 20cm。憩室腔较回肠腔窄，一般直径为 1~2cm。与空肠憩室开口肠系膜缘不同，95% Meckel 憩室开口于肠系膜对侧缘，仅 5% 开口靠近回肠系膜，盲端常游离于腹腔，顶部偶有纤维索条与脐部或腹壁相连。Meckel 憩室有自身的血供，组织结构与回肠基本相同，但憩室内常伴有异位组织，如胃黏膜（80%）、胰腺组织（5%）、十二指肠黏膜、结肠黏膜组织等。异位组织黏膜能分泌消化液，可引起溃疡、出血或穿孔。

2. 临床表现 临床症状与发生以下并发症有关。

（1）下消化道出血：出血多见于婴幼儿，约占 Meckel 憩室并发症一半以上，为异位胃黏膜分泌胃酸导致回肠溃疡所致。急性出血时便血鲜红，短期内可发生失血性休克。慢性长期出血可引起严重贫血。出血常反复出现，检查腹部无阳性体征。

（2）肠梗阻：张于憩室顶端和腹壁的纤维索带可压迫肠管，或以索带为轴心发生的肠扭转，以及憩室带动回肠形成的回结型肠套叠，均可导致急性肠梗阻，常为绞窄性，起病比较急骤，病情严重，很快发生肠坏死及全腹膜炎。

（3）憩室炎及穿孔：憩室有异物存留或引流不畅时可发生炎性病变。慢性憩室炎患者可有反复右下腹隐痛，急性憩室炎除腹痛加重外，还可引起憩室坏疽性穿孔，此时腹痛突然加剧，呕吐和发热，腹部检查右下腹或脐下明显的腹膜炎体征。急、慢性憩室炎注意与急、慢性阑尾炎鉴别。

（4）憩室肿瘤：憩室偶然会发生良性肿瘤（平滑肌瘤、脂肪瘤、神经纤维瘤、腺瘤）、恶性肿瘤（平滑肌肉瘤、腺癌、类癌）以及囊肿。

（5）其他：憩室自身扭转也可发生坏死；憩室滑入腹股沟管疝囊内形成 Littre 疝，嵌顿后会引起不完全性肠梗阻症状。

3. 诊断　Meckel 憩室并发症与急慢阑尾炎、阑尾坏疽穿孔、其他原因引起的肠梗阻以及下消化道出血等疾病的临床表现相似，诊断比较困难，多数患者需要手术探查才能明确诊断，但在儿童期出现上述临床表现，尤其是 5 岁以下小儿有反复便血者，均应考虑本病的可能。腹部体检时发现有脐瘘或脐窦，有助于确诊。

钡餐 X 线检查偶可发现 Meckel 憩室，诊断率较低。由于异位胃黏膜对锝元素有摄取浓聚的特性，故利用^{99m}Tc 同位素扫描检查具有诊断意义，准确率可达 70% ~ 80%。

4. 治疗　对于已出现并发症的 Meckel 憩室，均应行手术切除。较小憩室可楔行或 V 形切除 Meckel 憩室所在部分回肠壁，烧灼残端，横行缝合缺口两端肠壁，防止肠腔狭窄。对于巨大憩室或有溃疡出血、憩室穿孔、恶性肿瘤等严重并发症患者，主张将憩室及其所在一段回肠一并切除，行端端吻合术。术中发现有纤维索带压迫肠管、肠扭转、肠套叠等情况，解除梗阻后应仔细检查肠管活力，切勿将活力可疑肠段未经处理就送回腹腔。

对于其他疾病腹部手术时意外发现的无症状憩室，切除与否仍有争议。有学者认为，如果患者情况允许，尽量切除憩室以免后患。也有人认为 Meckel 憩室出现并发症的比例很低，成年后几乎很少发生症状，切除憩室不仅没有必要，还会增加术后并发症。一项研究显示，40 岁以下男性，憩室长于 2cm 者有较高危险性，应考虑行憩室切除。

（李曙光）

第三节　小肠肿瘤

一、小肠肿瘤

（一）概述

小肠肿瘤（small intestine tumor，SIT）是指发生于小肠的肿物，可发生于小肠各种组织，种类繁多，临床表现缺乏特异性，复杂多样，缺乏有效诊断方法，漏诊或误诊率高，而小肠肿瘤手术切除较容易，早期治愈率较高。因此，早期诊断是提高小肠肿瘤诊治水平的关键。临床医师必须熟悉小肠肿瘤的流行病学及临床表现，对有反复腹痛、腹部包块、不全性肠梗阻及不明原因发热或消化道出血等临床表现的患者应将小肠肿瘤作为主要鉴别诊断之一，对于小肠疾病的各种检查手段宜合理选择、联合应用、互为补充，对于检查阴性而症状反复者须注意定期随访。

（二）流行病学

小肠占胃肠道全长的 70% ~ 80%，其黏膜面积逾消化道总面积的 90%，但小肠肿瘤少见。目前缺乏详细的流行病学资料，但依据现有的临床资料，认为小肠肿瘤约占全胃肠道肿瘤的 1% ~ 5%，小肠原发性恶性肿瘤约占全胃肠道恶性肿瘤的 1% ~ 3.6%。好发部位依次为回肠、空肠、十二指肠，以恶性肿瘤居多，约占 75%，良性者约占 25%。发病年龄多在

40 岁以上，男性多见，男：女 = 1.64 : 1。

（三）病因和发病机制

小肠肿瘤的发病与遗传因素、环境因素、免疫因素、胆盐衍生物及病毒感染等因素有关。

（1）遗传因素：研究表明，某些遗传性综合征的患者患小肠癌的发病率明显高于一般人群，约占 1% ~ 5%，家族性腺瘤性息肉病危险性最高。遗传性非息肉病性结肠癌综合征的患者可发生多源发性癌，常见于结肠、胃、子宫及卵巢。发生于小肠的 Peutz – Jegh – ers 综合征常引起肠梗阻。

（2）环境因素：临床研究发现，回肠造瘘术的患者发生造瘘术内腺癌的发生率高，可能由于术后回肠造瘘部的菌群与结肠相似，接触的致癌物多于正常回肠。另外，克罗恩病发生癌变的部位多位于炎症活动的病变区，故考虑与慢性炎症刺激及黏膜的内分泌细胞异常增殖有关。

（3）免疫因素：各种原因引起的免疫功能低下者的小肠肿瘤发病率高于一般人群。艾滋病者以 Kaposi 肉瘤和淋巴瘤较常见。

（4）胆盐及其衍生物：研究发现胆盐在细菌的作用下可转变成致癌物质，后者在小肠肿瘤的形成过程中起一定的作用。脂肪摄入与小肠肿瘤的发生明显相关。

二、小肠良性肿瘤

小肠良性肿瘤（benign tumor of the small intestine）发病年龄以 40 ~ 60 岁多见，男女发病率相近。肿瘤通常根据组织来源分类，其中腺瘤、平滑肌瘤、脂肪瘤、血管瘤相对常见，而纤维瘤、神经纤维瘤、淋巴管瘤较罕见。

（一）临床病理

（1）腺瘤：好发于十二指肠，可以是单个或多个，也可成串累及整个小肠段。由增生的黏膜腺上皮构成，常呈息肉状。根据其组织学结构可分为 4 种类型，其中管状腺瘤是十二指肠内最常见的良性肿瘤，绒毛状腺瘤和管状绒毛状腺瘤容易发生癌变，Brunner 腺瘤罕见、极少恶变。

（2）平滑肌瘤：好发于空肠和回肠，多单发，由梭形平滑肌细胞组成，边界清楚，但无包膜，外观灰色，呈分叶状。肿瘤大小不一，生长方式多种，以腔内生长多见。约 15% ~ 20% 的平滑肌瘤可发生恶性变。

（3）脂肪瘤：为起源于黏膜下层、界限明显的脂肪组织肿块，好发于回肠末端，多见于老年男性。

（4）血管瘤：多见于空肠，分为毛细血管瘤、海绵状血管瘤、混合型血管瘤 3 种类型，无被膜，界限不清。

（5）纤维瘤及神经纤维瘤：均少见。纤维瘤由致密的胶原囊及多少不等的成纤维细胞组成，可累及黏膜下、肌层或浆膜层。神经纤维瘤由增生的神经膜细胞和成纤维细胞构成，多发生在终末回肠、盲肠部和升结肠及其相关的肠系膜，常为多发性而称为神经纤维瘤病。

（6）错构瘤样病变：最常见的是 Peutz – Jeghers 综合征，有家族史。错构瘤不属于癌前病变，是肠道息肉而不是真性肿瘤。典型的临床表现是界限清晰的黑色素斑，直径 1 ~

2mm，分布在面部、唇颊黏膜、前臂、手掌、足底、指（趾）和肛周区。息肉数目很多，大小不等，多在空肠和回肠。

（二）临床表现

小肠良性肿瘤多无症状，而在手术、体检或尸检时发现，少数患者以急腹症或腹部肿块就诊。其临床表现与肿瘤类型、瘤体大小、部位、生长方式等有关，一般认为腹痛、消化道出血、腹部肿块、肠梗阻为主要表现，但对确定肿瘤性质无鉴定意义。如腺瘤、平滑肌瘤、脂肪瘤均可使表面黏膜糜烂、溃疡而发生肠道出血，亦都能引起肠套叠、肠腔狭窄、肠扭转导致肠梗阻。血管瘤和错构瘤样病变均主要表现为反复消化道出血。

（三）实验室检查及特殊检查

（1）实验室检查：血常规可有血红蛋白减少，白细胞升高。

（2）X线钡餐检查：应作为常规和首选，主要的X线表现包括充盈缺损、肠袢推移、龛影及肠套叠或梗阻。

（3）内镜检查：胃镜及结肠镜检查可发现十二指肠和回肠末端的肿瘤，对怀疑小肠肿瘤者具有重要的鉴别意义。小肠镜对本病的诊断有重要作用，但因这种方法费时长、技术高，临床尚未普及。胶囊内镜的应用可提高小肠肿瘤的检出率，其缺点是不能取活检。超声内镜对小肠肿瘤的诊断亦有重要价值。

（4）其他：腹部CT、B超、放射性核素扫描及选择性肠系膜上动脉造影有助于小肠肿瘤的诊断。对于疑诊者，必要时可行腹腔镜检或剖腹探查。

（四）诊断和鉴别诊断

小肠肿瘤的诊断较为困难，近年来，随着影像、腹腔镜、小肠镜以及胶囊内镜等诊疗技术的提高和应用，其检出率明显提高。对有以下临床表现者需警惕小肠肿瘤可能性：①原因不明的小肠梗阻，或反复发作的不完全性小肠梗阻，并可以除外术后肠粘连及腹壁疝的患者。②原因不明的多次消化道出血，或伴有贫血表现而无胃及结肠病变的患者。③原因不明的下腹部或脐周肿块患者。宜进一步做X线或内镜检查等方法加以明确，必要时可考虑剖腹探查。

（五）治疗

手术是首选方法，由于小肠良性肿瘤可引起严重并发症，并有恶变可能，因此一旦诊断明确即应积极切除。近年来，由于内镜和腹腔镜技术发展，一些病例可采用内镜、腹腔镜治疗。

（六）预后

一般经手术切除或内镜下治疗者预后良好，少数可发生癌变。

三、原发性小肠恶性肿瘤

原发性小肠恶性肿瘤（primary malignant tumorof the small instestine）占全消化道恶性肿瘤的1%~3%，60~70岁较多，男性多于女性。小肠恶性肿瘤以腺癌、恶性淋巴瘤多见，平滑肌肉瘤及类癌较少见，其他少见的尚有脂肪肉瘤、纤维肉瘤、血管肉瘤和恶性神经鞘瘤等。

（一）临床病理

（1）腺癌：好发于十二指肠和空肠上段，尤以十二指肠降部最多见。组织学分为腺癌、黏液腺癌及未分化癌，以分化较好的腺癌多见。腺癌呈息肉样肿块或浸润型增生，容易转移至区域淋巴结，晚期穿透浆膜侵犯邻近脏器，并可转移到肝、肺、肾和肾上腺等处。小肠腺癌有时可同时有两个原发病灶，另一个癌灶可位于结肠、乳房、胰腺、肾脏等器官。

（2）平滑肌肉瘤：占各型小肠肉瘤的90%以上，可发生于小肠各段，以空肠最多，十二指肠最少。小肠平滑肌肉瘤与平滑肌瘤往往较难区别，肿瘤细胞异型性、凝固性坏死和核分裂象多少对平滑肌肉瘤诊断及其恶性程度判断很重要，一般认为10个高倍镜视野下 >5 个核分裂象是诊断平滑肌肉瘤的依据。肉瘤可直接浸润周围组织或通过血道转移，常见的是肝、肺和骨转移，也可通过腹膜种植转移。

（3）类癌：是一组源于嗜铬细胞，能产生小分子多肽或肽类激素的肿瘤，即 APUD 细胞瘤。90%以上的类癌发生于胃肠道，主要见于阑尾、小肠和直肠。小肠类癌发病年龄平均60岁左右，男性较多。多见于末端回肠，常为黏膜下多发性小肿瘤，发生转移者远多于阑尾和直肠类癌，转移主要和肿瘤大小有关。

（4）恶性淋巴瘤。

（二）临床表现

早期常无典型临床表现，甚至无症状，中晚期出现症状亦表现多样复杂且无规律。主要临床表现有：

（1）腹痛：最常见，轻重不一，隐匿无规律，呈慢性过程，也有急性起病呈急腹症。腹痛可因肠梗阻、肿瘤牵拉、肠管蠕动失调及继发肠管炎症、溃疡、穿孔所致。

（2）消化道出血：以腺癌最常见，平滑肌肉瘤和淋巴瘤次之。可表现为间歇性，反复小量出血，亦可表现为急性消化道大出血。

（3）肠梗阻：多为不完全性梗阻，如肿瘤带动肠扭转，可导致绞窄性肠梗阻。

（4）腹块：恶性肿瘤腹部肿块多于良性肿瘤，肉瘤多于腺癌。

（5）肠穿孔：恶性肿瘤穿孔发生率明显高于良性肿瘤，常由于肠壁发生溃疡、坏死、感染引起，可导致腹膜炎，死亡率高。

（6）其他：常可出现腹泻、发热、腹胀、乏力、贫血、消瘦等症状，位于十二指肠的肿瘤，特别是十二指肠乳头及其附近可出现黄疸。肿瘤广泛浸润可压迫淋巴管引起乳糜泻、小肠吸收不良、低蛋白血症、浮肿、恶病质、腹水及远处转移等症状。此外，类癌由于能分泌 5 - 羟色胺、缓激肽、组胺等生物活性因子，可引起血管运动障碍、胃肠症状、心肺病变等，称为类癌综合征。

（三）实验室检查及特殊检查

各种检查手段运用应遵循合理顺序。腹部平片可显示小肠梗阻的典型征象。怀疑患者小肠肿瘤，常先行胃、十二指肠镜和结肠镜检查，能发现十二指肠和回肠末端病变。如无病变，可通过导管插入将稀钡注入小肠行低张气钡双重对比 X 线检查。如已有梗阻，则禁用稀钡灌肠造影，可先插管吸引减压，梗阻缓解后再用30%泛影葡胺溶液经管缓注造影，也有助于小肠肿瘤诊断。X 线主要表现为病变部肠管僵硬、黏膜破坏、充盈缺损、龛影或不规则狭窄，伴有近侧的扩张张及组织阴影等。若上述 X 线造影检查阴性，并不能排除肿瘤存在可能性，应进一步采用选择性肠系膜上动脉造影，对血管瘤和血管丰富的平滑肌肿瘤、腺癌等具有较高诊断率。放射性核素扫描能显示胃肠道出血部位，与血管造影联合应用可提高诊断率，并可作为血管造影的预先检查方法。近年来，内镜技术发展，可望提高小肠肿瘤早期检出率：双气囊小肠镜能观察全部小肠的病变并能进行组织活检，超声内镜对十二指肠肿瘤的诊断和鉴别诊断具有重要的价值，胶囊内镜亦应用于临床，患者耐受良好。至于 B 超、CT 及 MRI，对肿瘤早期诊断价值不大，但对中晚期肿瘤性质鉴别、生长和浸润转移情况、指导肿瘤分期、穿刺活检以及治疗方案有意义。总的来说，虽然小肠肿瘤的检查方法很多，但各有其局限性，应注意联合应用。如经各种检查仍不能确诊，应考虑行腹腔镜检查或剖腹探查术。

（四）诊断和鉴别诊断

小肠恶性肿瘤早期症状多缺乏或不典型，极易漏诊误诊，而且从症状出现到明确诊断往往经历较长时间，一经确诊，多属于晚期。因此对出现下列情况应做进一步检查，及早确诊：①近期食欲减退、消瘦、腹痛、不明原因的反复消化道出血或持续大便隐血阳性，而经食管、胃、结肠等部位各种检查未发现病变者；②无痛性黄疸、慢性腹泻或不完全性肠梗阻，成人反复肠套叠或腹部有肿块者；③不明原因的贫血，伴有粪便隐血反复阳性或有慢性小肠穿孔及腹部包块伴压痛者。

（五）治疗

手术仍为首选的治疗方法，应尽可能行根治手术。多数小肠恶性肿瘤对化、放疗不敏感，化疗需根据病理分类选用药物，以联合用药较好，肝转移者还可行供瘤动脉栓塞化疗。但小肠淋巴瘤术后应辅以化疗和/或放疗，能明显减少术后复发和提高治愈率。化疗也可提高腺癌术后疗效，但类癌一般对化疗不敏感，类癌患者还应注意防治类癌综合征。

（六）预后

在小肠恶性肿瘤中，5 年生存率腺癌最低，约 20% ~28%，预后最差。

四、小肠恶性淋巴瘤

小肠恶性淋巴瘤（malignant lymphoma of the small instestine）起源于肠道黏膜下淋巴组织，在小肠恶性肿瘤中占较大比例，发病年龄多在 40 ~50 岁，男多于女，发病部位以回肠最多，其次为空肠。

（一）临床病理

根据组织病理学，淋巴瘤可分为霍奇金淋巴瘤（Hodgkin lymphoma，HL）和非霍奇金淋巴瘤（non Hodgkin lymphoma，NHL）两大类。2001 年 WHO 的分型方案将淋巴组织肿瘤分为三大类：B 细胞肿瘤、T 和 NK 细胞肿瘤和 HL。NHL 大部分为 B 细胞性，常有侵袭性，发展迅速，早期即易远处扩散。小肠恶性淋巴瘤多为成熟 B 细胞肿瘤，T 细胞淋巴瘤和 HL 很少见。常见的淋巴瘤亚型有：

（1）弥漫性大 B 细胞淋巴瘤：最常见的侵袭性 NHL，呈弥漫生长，常有 BCl - 2 或 BCl - 6 基因过表达。

（2）伯基特淋巴瘤（Burkitt lymphoma，BL）：多见于感染 EB 病毒的儿童和青少年，多累及末端回肠，是严重的侵袭性 NHL。BL 由形态一致的小无裂细胞组成，表达表面 IgM 和泛 B 细胞标志，伴 t（8；14），与 MYC 基因表达有关。

（3）结外边缘区 B 细胞淋巴瘤：是发生在结外淋巴组织淋巴滤泡及滤泡外套之间区域的淋巴瘤，亦称为黏膜相关性淋巴样组织（MALJT）淋巴瘤。细胞表达分泌型免疫球蛋白，B 细胞相关抗原，常出现 3 号染色体三体，cylin D_1（-）。临床预后较好，但也可能向高度恶性转化。

（4）套细胞淋巴瘤：由淋巴小结外套区的 B 淋巴细胞发生，常在肠黏膜下形成多个结节，肉眼观察似息肉，称淋巴瘤息肉病。细胞常同时表达 sIgM、IgD、泛 B 细胞抗原 CD_{19}、CD_{20}、CD_{22} 和 T 细胞相关抗原 CD_5，常有 t（11；14），表达 cylin D_1。本病多见于老年男性，发展迅速，化疗完全缓解率低。

（5）滤泡淋巴瘤：发生于生发中心的淋巴瘤，细胞表达泛 B 细胞标志和 BCl-2 蛋白，伴 t（14；18）。肿瘤属低度恶性 B 细胞淋巴瘤，但不易治愈，病程长，反复复发或转成侵袭性。

（6）T 细胞淋巴瘤：原发性于肠道者少见，包括肠病型 T 细胞淋巴瘤和无肠病表现的 T 细胞淋巴瘤，以前者常见，来源于肠道黏膜 T 淋巴细胞群。细胞表达全 T 细胞抗原（CD_3^+、CD_7^+），也表达 CD_8 和黏膜淋巴抗原 CD_{103}，常存在 TCRβ 基因的克隆性重排。本病多见于有麸质过敏性肠病病史的成年男性，病变常见于空肠，呈单个或多发的黏膜溃疡，为穿孔性，伴或不伴相关性包块。病情进展快，预后差。

（二）临床表现

小肠恶性淋巴瘤病程较短，症状较明显。主要表现为腹痛，呈隐痛、钝痛或胀痛，当有梗阻时，出现阵发性绞痛。其次为恶心、呕吐、食欲减退、体重下降、乏力、腹泻、便秘、间歇性黑便、吸收不良综合征等。常有发热，易并发肠穿孔，也可发生肠套叠。体检时可扪及腹部包块，质地较硬，呈结节状，有时尚可触及肿大淋巴结。

（三）诊断和鉴别诊断

诊断要排除继发性小肠恶性肿瘤，可参考 Dawson 原发性胃肠淋巴瘤诊断标准：①无浅表淋巴结肿大；②无肝脾肿大；③胸片无纵隔淋巴结肿大；④周围血白细胞总数及分类正常；⑤手术证实病变局限于小肠及引流区域淋巴结。

怀疑小肠恶性淋巴瘤，应进一步做影像、内镜等检查。X 线钡剂造影可显示小肠呈现不规则边缘，多发性结节状隆起或溃疡形成。B 超、CT 可显示肠壁局限或不规则增厚，腹腔淋巴结肿大等，超声内镜有助于判断病变深度和分期，对疑难病例应尽早手术，内镜下活检及术后组织病理学检查是最可靠的确诊方法。在组织学诊断基础上，应尽量采用单克隆抗体、细胞遗传学和分子生物学技术，按 WHO 的淋巴组织肿瘤分型标准进行分类分型诊断。

明确淋巴瘤的诊断后，还需根据其分布范围进行临床分期，可参考表 7-1。

表 7-1　原发性小肠 NHL 分期

分期	分布
Ⅰ 期	累及小肠局部肠段，无淋巴结转移
Ⅱ 期	累及小肠局部肠段，伴局部淋巴结转移
Ⅲ 期	累及小肠和膈上、下淋巴结，脾脏
Ⅳ 期	广泛累及器官和组织，无论其有无淋巴结受累

（四）治疗

应采取手术，放、化疗等相结合的综合治疗。手术可以切除病灶，解除肿瘤所致的肠梗阻，还可预防出血和穿孔。对肿瘤局限于某一肠段，无或仅有区域淋巴结转移或肠道梗阻有明显外科体征者，首选手术治疗。但除局限于黏膜层的孤立病灶外，其余术后需辅加放疗或化疗，对有残存病变者可先给予放疗。

如病变广泛则根据肿瘤范围和恶性程度，进行以化疗为主的放、化疗结合的综合治疗。滤泡淋巴瘤、边缘区淋巴瘤等低度恶性 NHL，放、化疗有效，但不易缓解。单药可给予苯丁酸氮芥或环磷酰胺，联合化疗可用 COP 方案（环磷酰胺、长春新碱、泼尼松）。临床资料表明无论单药或联合化疗，强烈化疗效果差，不能改善生存。新药氟达拉宾、2 - 氯去氧腺苷等有报道能提高缓解率。高度恶性 NHL，如大 B 细胞淋巴瘤、套细胞淋巴瘤、周围性 T 细胞淋巴瘤等，不论分期均应以化疗为主，常用的化疗方案为 CHOP（环磷酰胺、阿霉素、长春新碱、泼尼松），BACOP（博莱霉素、阿霉素、环磷酰胺、长春新碱、泼尼松）等，伯基特淋巴瘤等增生极快，应采用强烈的化疗方案予以治疗。小肠 HL 非常少见，其化疗方案同其他部位的 HL，一般首选 ABVD 方案（阿霉素、博莱霉素、长春碱、达卡巴嗪）。

近年来，生物辅助治疗淋巴瘤取得可喜进展：①单克隆抗体。凡 CD_{20} 阳性的 B 细胞淋巴瘤，均可用 CD_{20} 单抗治疗，与化疗合用疗效更好。②干扰素 α 用作低度恶性淋巴瘤化疗后的维持治疗，可延长患者的无病生存期。③BCl - 2 的反义寡核苷酸可减少 BCl - 2 基因的表达，促使表达 BCl - 2 的淋巴瘤细胞凋亡，靶向治疗淋巴瘤。

中、高度恶性 NHL 患者，如常规治疗只取得部分缓解或复发，应及时做自体骨髓移植治疗。对某些高危型如伯基特淋巴瘤，如不为化疗和放疗所缓解，宜考虑行异基因骨髓移植。

（五）预后

恶性淋巴瘤预后较差，仅次于腺癌，5 年生存率约35%，与年龄、性别、组织病理类型及原发肿瘤大小等因素有关。

（李曙光）

参考文献

[1] 李曙光，张国志，袁强，等. 妊娠对兔骨折愈合的影响研究 [J]. 第三军医大学学报，2010，32（22）：1 - 4.

[2] 李曙光，贺房勇，苏英杰，等. 空肠营养对十二指肠成形术胃功能的影响 [J]. 现代预防医学杂志，2010，37（24）：4675 - 4678.

[3] 李曙光，苏英杰，王志文，等. 妊娠兔骨折愈合的影像学研究 [J]. 现代预防医学杂志，2013，40（1）：136 - 138，145.

[4] 李曙光，苏英杰，张国志，等. 空肠营养对胰 12 指肠切除术后病人胰液分泌的影

响 [J] . 山东医药杂志, 2012, 51 (22): 43 –45.

[5] 李曙光, 苏英杰, 张国志, 等. 空肠营养对十二指肠乳头成形术后肝功能及胆汁分泌的影响 [J] . 中国医师进修杂志, 2013. 36 (11): 42 –44.

[6] 李曙光, 赵永魁, 杨光华. 经肛直肠脱垂术式改进分析及对照性研究 [J] . 中国医师进修杂志, 2015. 38 (10): 763 –765.

[7] 李曙光, 苏英杰, 高敬华, 等. 妊娠兔骨折愈合的组织学及 I、II 型胶原研究 [J] . 中国医刊, 2013. 48 (8): 36 –40.

[8] 李曙光, 苏英杰, 张国志. 妊娠兔骨折愈合相关性内分泌改变的对照研究 [J] . 中国医刊, 2012. 47 (12): 24 –26.

[9] 李曙光, 苏英杰, 高敬华, 等. 妊娠兔骨折愈合的羟脯氨酸及 Ca、P、ALP 变化研究 [J] . 中国医刊, 2013. 48 (6): 29 –31.

[10] 贺房勇, 李曙光, 张国志, 等. 自制铸式可调型肝钳在肝段切除中的应用 [J] . 中国组织工程研究, 2012, 16 (53): 10032 –10036.

[11] 苏英杰, 李曙光. 不同穿刺部位 PICC 并发症比较 [J] . 山东医药杂志, 2011, 51 (22): 89.

[12] 张国志, 李曙光, 李会利, 等. 腹腔镜逆行胆囊切除术在上腹部再次手术中的应用 [J] . 中国综合临床, 2007, 23 (1): 71 –73.

[13] 蔺正印, 李曙光, 张国志, 等. 腹腔镜联合胆道镜治疗胆总管结石的临床体会 [J] . 中国综合临床, 2011, 26 (4): 421 –423.

第八章

痔

第一节　概述

　　"痔"这个字早已见诸古文献中，据说距今 3 000 年前，在我国殷墟出土的甲骨文中就已查到"痔"字的原型。痔的外文字是："hemorrhoids"也是早在公元前 500～300 年就已出现于古希腊语。可是直到 20 世纪的今天，Thomson（1981）和 Bayless（1984）还在哀叹道："痔这一术语的概念现在变得越来越含糊不清了"。许多人常把众多的肛门症状述说为"痔疮"，甚至有些医生也不一定运用的十分准确。究其原因，这是有历史渊源的。

　　我国古文献中的"痔"并非专用于肛门，而是泛用于人体"九窍"。痔病不是专指现代的内、外痔，而是指肛门部所有疾病的总称，如直肠脱垂称脱肛痔，尖锐湿疣称珊瑚痔，幼年息肉脱出称樱桃痔，结肠息肉脱出称葡萄痔等。古代学者常将"痔"与"瘘"合用，如宋朝王伯学的《痔瘘论》、滑寿的《痔瘘篇》，并非专门论述痔病和肛瘘，而是肛肠病专著。这就不能不使人们对痔的认识更加混乱。

　　这里需要指出的是，上述我国古文献中有关痔的观念，在当今科学时代来看，似乎是已成历史不屑再提，但是，事实并非如此，这些观念一直沿用至今，而且广泛地流传于民间，如民间俗称，"十人九痔"就是泛指肛门疾病，并非单指痔。中医"痔瘘科"并非专门诊治痔病和肛瘘，而是"肛肠病科"。我国现行中医外科教材《肛门直肠疾病》一章概论中开章明义地指出：痔、肛裂、肛周脓肿、肛瘘、脱肛、直肠息肉及肛管癌等，在祖国医学文献中统称为痔疮或痔瘘（漏）。因而难怪公众至今仍倾向于把有关的全部肛门症状都称为"痔疮"。因此，目前要做到规范名称、统一认识，实非易事。

　　痔的学说很多，其中大多数应该说是有一定根据的，对促进痔科的发展作过一定贡献。但是不可否认，自 20 世纪 70 年代以来，国外对痔本质的研究取得了巨大的或突破性的进展，其显著的标志是，确认了"痔是人体正常解剖结构"，即所谓"肛垫学说"。肛垫学说最早由 Thomson（1975）提出，随后，在 Jacobs（1980）、Alexander‑Williams（1982）（1983）、Haas（1983）、Melzer（1984）、Gibbons（1986）等著名专家的积极参与下，得到了进一步的充实、完善和发展。到了 20 世纪 80 年代后期，国外学者对痔已基本上取得这样的共识，即："痔不是曲张静脉，确切地讲是血管垫，是胎生期就已存在的解剖学实体，不能认为是一种病；只有肛垫组织发生异常并合并症状时，才能称为病（痔病），才需要治疗；治疗的目的是解除症状，而非消灭痔体"。这一概念比较科学地指出了痔的本质和合理的治疗原则。目前已为越来越多的专家学者所认可和临床医生所接受。

长期以来，痔的传统概念主张：①静脉曲张是痔的本质；②痔是病理组织；③只有消除痔体才能根治。这种论点从 Morgani（1761）时代起，在国外已广为流传，后来传入中国，成为我国外科（包括中医痔科）诊断和治疗痔病的理论基础和行动指南。殊不知，早在 18 世纪国外学者对这种概念已陆续提出质疑。由于静脉学说缺乏证据，经不起日益进步的科学检验，直到 20 世纪 80 年代，终于澄清了过去对痔的种种误解和讹传，静脉学说才遭到彻底摒弃，确立了全新的痔的现代概念即肛垫学说。

一、病因病理

关于痔的病因，学说很多，至目前为止尚无统一认识。痔虽然是一种局部病变，但它的形成却与全身有着十分密切的联系。例如：人类特有的长期直立姿势，日常某些饮食嗜好，过量食用辛辣等刺激性食物，直肠血管不规则地斜穿肠壁肌肉以及痔静脉无静脉瓣等因素，都可以促进痔的发生。

总之，痔发生的原因是多方面的，主要与下列因素有关：

1. 解剖学因素　早在 18 世纪，国外就有人重视这方面的研究。古今中外对这个问题的研究尚有分歧意见，但归纳起来，主要有 3 个学说。

（1）静脉曲张学说：痔的基本变化是不连续的静脉扩张，关于静脉扩张的原因有：①静脉内压力增高。人类的直立姿势，排便姿势，增加腹压（例如妇女妊娠期，腹腔肿物的压迫等）以及静脉斜穿肠壁肌肉而形成"纽扣孔"样的洞穴等因素都影响静脉回流，促使静脉内压力增高。②静脉壁受损伤后，管壁变薄弱的结果。其原因可能是排便时，直肠末段黏膜下静脉反复受此摩擦、压迫以至损伤所致。

在犬的直肠下段进行人工造痔实验中，分别采用上架组（使之直立）与未上架（四足着地）两组对照，虽然饲养方法，培养痔核的条件都一致，仅有上架与不上架的区别，但结果不同。上架组（直立组）的痔组织病理改变与人类痔的病理改变相符合，而未上架组（四足着地）的病理改变与人类痔的病理改变完全不符。通过上述实验证明，直立姿势是人类患痔的关键因素。

（2）血管增生学说：认为痔的发生是由于黏膜下层类似勃起的组织发生演变所造成。因为直肠末端黏膜下层有丰富的动静脉交通联合支，因此具有勃起的性质（称直肠海绵体）有助于肛门的闭合，而当直肠海绵体增生过度时即产生了痔。

（3）肛垫下移学说：直肠末段黏膜下层的结构确有 3 处特别发达增厚，状如衬垫，由丰富的动静脉丛所组成，正常排便时即可导致其充血。如支持它的结缔组织损伤，使之下移，则可形成痔。

2. 习惯性便秘因素　由于干硬粪便长时间的压迫刺激，使局部充血及血流发生障碍，导致痔静脉压力升高及静脉壁张力降低。

3. 职业因素　久蹲、久坐、久立等均可使盆腔内血流缓慢和腹腔内脏器充血，导致痔静脉过度充盈，静脉壁压力降低。

4. 饮食因素　低纤维饮食、过度饮酒及过量食用辛辣刺激性食物，以及饮食无规律等因素，都可使盆腔内脏器充血而导致痔的发生。

5. 腹腔内压力增高的因素　腹腔内较大肿瘤，妊娠后期，前列腺肿大，以及中医所说"饱食"等，均可使腹腔内压力增高，妨碍静脉血液回流。

6. 局部慢性刺激与感染因素　慢性结直肠炎、多发性肛窦炎、便秘、腹泻以及肛门部长期受冷热刺激等，都可以影响静脉回流。使静脉壁张力下降，导致痔的发生。

二、分类

临床上按痔的发生、部位及其病理分为：内痔、外痔、混合痔三大类。

1. 内痔　指齿状线上方肛垫移位及病理性肥大。但由于内痔存在病程长短、病变程度的不同，又分为4度。

Ⅰ度：便时带血、滴血或喷射状出血，便后出血可自行停止，无痔脱出。

Ⅱ度：常有便血，排便时有痔脱出，便后可自行还纳。

Ⅲ度：偶有便血，排便或久站、咳嗽、劳累、负重时痔脱出，需用手还纳。

Ⅳ度：偶有便血，痔脱出不能还纳。

2. 外痔　指齿状线以下肛周皮肤和皮下结缔组织炎性增生，静脉扩张或血栓淤滞而形成的肿块。临床又有炎性外痔、血栓性外痔、静脉曲张性外痔、结缔组织性外痔之分。

3. 混合痔　指内痔和相应部位的外痔相融合成一整体。

此种分类法简明易懂，目前国内西医和中医最为常用。

（常为伟）

第二节　临床表现

一、临床表现

1. 内痔　内痔初期症状不明显，无痛苦，有时可有轻微的肛门不适感。临床表现往往随痔核的逐渐增大而明显或加重。常见的临床症状有以下几点：

（1）出血：出血是内痔最常见的症状，往往是患者就诊的主要原因。临床上出血程度有很大不同。轻者仅在排大便时发现大便表面附有少量血液，或仅在手纸上染有血迹；中等者可在排便时见有鲜血自肛门滴出；重者则在大便后或下蹲做排便动作时即有鲜血自肛门部喷出。

少量出血对患者健康无明显影响，反复大量出血，则可引起慢性失血性贫血。

（2）肛门肿物脱出：由于内痔长期存在及体积逐渐增大，在大便时受到粪便的挤压，逐渐与肠壁肌层分离，以至脱出肛外。最初仅在排便时脱出，便后可自行还纳。如果继续发展，则排便时内痔脱出后，必须经手托或长时间卧床休息方可还纳。更为严重的除排便脱出外，即使是下蹲、举重、行走及咳嗽时也可脱出。脱出的痔核，若不及时还纳，易受感染。常因炎症、水肿致使脱出痔核体积增大，以至还纳困难，造成嵌顿。

（3）黏液外溢、瘙痒：由于痔核的长期刺激，使末段直肠黏膜发生慢性炎症，肛腺及黏膜内杯状细胞分泌量增加，轻者仅在大便时有黏液流出；重者黏液随时流出肛外，尤其是内痔脱出时，分泌物更多。患者肛门周围潮湿不洁，局部皮肤长期受到此分泌物刺激而发生湿疹，瘙痒。

（4）疼痛：单纯内痔一般无疼痛，仅有肛门内坠胀感或感大便排出困难。只有当痔核发生肿胀或痔内有血栓形成时，才会出现肛门部疼痛。一旦痔核脱出不能还纳时，则疼痛加重。当痔核发生嵌顿，坏死时，可有剧烈疼痛。

（5）局部检查：肛门部外观常有黏液性分泌物，单纯内痔患者外观无皮肤隆起。初期内痔在指诊时，一般不易摸到痔核，但在肛门镜等窥镜下，可见齿状线以上有圆形发暗的痔核。晚期内痔由于体积较大，指诊时可在齿状线上方摸到较大柔软无痛性肿物，有时指套上可有血迹带出；因其反复脱出肛门外，致使黏膜变厚，窥镜下见痔核表面粗糙，可见出血点或溃疡面。内痔痔核常见位置有 3 处，即右前、右后及左正中位（截石位 3、7、11 点）。在此 3 处发生的内痔俗称母痔，其余部位发生的内痔称继发性内痔、俗称子痔。继发性内痔无明显规律，齿状线处任何部位都可以发生。

（6）分度：临床上，由于内痔的病程长短和病变程度各有区别，而将内痔具体分为 4 度，以便于治疗术式的选择。

Ⅰ度内痔：除偶尔大便带少量鲜血外，余无其他症状。肛门镜可见齿状线上方有小的黏膜突起，但黏膜组织正常，痔核表面呈朱红色。黏膜下静脉丛曲张，按之柔软。痔核体积小，不脱至肛外。

Ⅱ度内痔：有间歇性便后滴血的病史，痔核较大，排便时易脱出肛门外，便后可自行还纳。检查时，肛门镜下见黏膜增厚，质地变硬，呈紫红色，并有少量脓性分泌物附着。本期内痔在受刺激或摩擦时易出血。

Ⅲ度内痔：肛门松弛，痔核体积增大且极易脱出肛门外，脱出后不能自行还纳，常须手托还纳。由于经常发炎，故表面可有溃疡、糜烂，分泌物增多等现象，患者感到肛门潮湿不洁。检查时，可见痔核体积增大，呈紫红色，表面有溃疡、糜烂及脓苔样物附着，黏膜增厚，质地硬而脆，触之极易出血。有时因大便干燥而擦破溃疡基底部，引起大量出血，出血呈喷射样，患者常因反复出血而有继发性贫血的表现，临床上可见明显贫血貌。

Ⅳ度内痔：环形脱出，伴严重疼痛多发生血栓、水肿或有组织坏死（嵌顿），不能复位。

2. 外痔

（1）结缔组织性外痔：此类外痔又称皮赘外痔或赘皮痔，呈黄褐色或黑色，大小形状不等，往往无明显不适感，或只有轻度异物感，或因存在皮赘而难于擦干净肛门而便后有内裤易污的表现。检查时可见肛缘存在散在的或呈环状的、鸡冠状或不规则形状的皮赘，表皮皱褶往往也增多、变深，并常常色素增生，触之柔软无疼痛。在女性患者，结缔组织外痔常见于肛门前侧，尤其在经产妇更是如此。肛裂时伴发的结缔组织外痔多位于肛门前后正中。

（2）静脉曲张性外痔：静脉曲张性外痔是齿状线以下肛缘处曲张静脉团块。大多无明显自觉不适或伴有轻度的肛门坠胀不适。检查时可见肛门两侧或周围有柔软的或半圆形隆起，且表皮常较松弛，这种隆起可在排便时、久蹲后、久站后出现或变大，而在卧床休息后萎缩变小。无触压痛。

（3）血栓性外痔：血栓性外痔即肛周皮下血肿。好发于肛门两侧，一般只有 1 个，有时也有 2 个以上同时发生，甚或多个小血栓同时集合成块。常在用力排便后，在肛门缘皮下忽然起一圆形或近圆形肿块。肿块越大，疼痛越重，并常在排便或活动时加重，重者可妨碍行走，患者坐卧不安。肿块色紫红，稍硬，可移动，位置比较表浅，触痛明显。有时，肿块小者经 2 ~3d 后血栓吸收，疼痛减轻，可以自愈。肿块大者则难以吸收，如渗血广泛，皮肤紧张，可以溃烂，血栓排出。偶尔亦有感染化脓者。

（4）炎性外痔：炎性外痔是肛缘皮赘因感染和炎性增生所致。皮赘红肿隆起，痒热灼痛，排便时加重。检查时可见肛门部皮赘或皱襞红肿充血，甚至鲜红发亮，皮肤纹理变浅或消失，触痛较甚，有时伴有少量分泌物。

3. 混合痔　混合痔兼有内痔和外痔的症状和体征。

（常为伟）

第三节　诊断与鉴别诊断

根据上述症状、体征和检查，诊断并不困难，有时仅根据症状一项即可做出明确诊断。有时因临床粗心大意，极易误诊，故应与下列疾病相鉴别。

1. 肛裂　肛裂可有急性肛门疼痛和便血，患者常自我诊断为"痔病"，易与皮赘性外痔、血栓性外痔或内痔血栓形成相混淆。其鉴别要点是：肛裂的疼痛多呈周期性，与血栓性外痔剧烈的局限性疼痛不同。内痔很少与急性肛门疼痛有关，除非并发血栓形成。内痔出血是有特征性的，常为鲜血，滴血，有时呈喷射状出血，而肛裂出血一般为在手纸上见到几点血迹。依靠触诊和视诊可在肛门前、后正中等部位查见肛管全层皮肤有纵形裂开或溃疡形成、肛管闭合较紧、肛乳头肥大等变化。

2. 低位直肠息肉　低位直肠息肉易误诊为痔。带蒂的直肠息肉，若脱出肛门外有时误诊为痔脱垂或脱出性痔。正常肛垫在排便期可有一定程度的脱出。有些脱出性痔由于排便时肿胀的肛垫被紧缩的括约肌圈套，可呈充血状态，可是一旦还纳肛内，充血即消失，一般不可能摸到。而息肉的特点是多见于儿童，息肉体隆起于直肠黏膜面，附着在肠壁上。单发息肉多带细长的蒂，或呈乳头状，紫红色，易出血，质较软，指诊可扪及；多发息肉则个体较小，呈颗粒状突起于直肠黏膜，易出血，散在分布。

3. 肛乳头肥大　较大的肛乳头肥大（肛乳头纤维瘤）虽肛内也有肿物隆起，或有脱出，擦破时也可见有便血，有时误诊为脱出性痔，但易被鉴别，因为肛乳头位于齿状线部，呈乳头状或三角形，上覆上皮，色灰白或黄白，质较硬，有触痛，无出血，可回纳。指检时可触到，而痔一旦返回肛管，即不可能摸到。

4. 直肠脱垂　有脱出症状须与内痔脱出相鉴别。直肠脱垂多见于儿童和老年人。脱出的直肠黏膜或直肠呈圆柱状，呈放射状有环状皱襞，色鲜红，表面光滑柔软，无分界线，无痛，无蒂，为正常黏膜色，有时表面有少量黏液，很少有出血，可回纳肛内。但嵌顿时亦表现为肛门不能回纳的肿物。单纯的直肠黏膜脱垂较少嵌顿，其在急性期与嵌顿环形痔较难鉴别，主要应根据病史；直肠完全脱垂并嵌顿在发生坏死前，脱垂黏膜呈环状，表面黏膜有"同心环"皱襞，由于全层脱出，触诊肿物较厚。脱出性痔不论单个或多个脱出时常与静脉丛同时脱出，质地较软，分界清楚，重度内痔常不见回纳，且有灼痛等症状可资区别。

5. 直肠远端黏膜内脱垂　此类脱垂有时易与Ⅱ、Ⅲ度内痔相混淆，特别是直肠黏膜前脱垂，单纯从临床表现上很难与痔区别，二者均可引起便秘和排便不全感。对两种病应用容积性泻药均有效。但是，压力测定表明，前部黏膜脱垂的患者肛管内压低，直肠感觉异常以及对低容量的直肠充胀反应异常敏感，腹压增大时常引起直肠内压增大超过括约肌的收缩压，痔病患者的肛内压异常升高，并显示超慢波，当直肠充胀时括约肌不松弛。显然，二者的测压特点是十分不同的。

6. 肛管直肠癌 肛管癌及低位直肠癌因有便血及齿状线上或齿状线下肿块隆起，常易被误诊为内痔。误诊的主要原因是仅凭症状诊断，未进行肛门指诊及肛门镜检查，因此，在痔诊断中一定要做到以上两种检查。直肠癌在肛门指诊下可扪到高低不平的硬块，表面有溃疡，且多与周围组织粘连，而推之不能移动；肠腔常狭窄，指套上常染有血迹。直肠癌引起的直肠出血多为暗红色或果酱色；内痔出血多为鲜红色，多呈间歇性。特别要注意的是内痔或环状痔可与直肠癌同时并存，绝不能看到有内痔或环状痔，就满足于痔的诊断而进行痔的治疗，直到患者症状加重才进行直肠指诊或其他检查而明确诊断，这种误诊、误治的惨痛经验教训，在临床上并非少见，值得重视。对于那些已经确诊内痔的病例，如果发现直肠肛管内同时存在可疑的硬结、溃疡、黏膜下包块等都应提高警惕。

7. 直肠炎 痔与直肠炎二者均有便血症状，容易混淆，如果对炎性肠病的患者进行痔切除术或冷冻治疗，可能引起严重的问题。肛门镜检查：直肠炎在急性期或亚急性期其直肠黏膜呈紫红色或红色，充血明显，有弥漫性出血点，触之出血较多。但临床上往往见到内痔出血而忽略了直肠黏膜出血，特别是在直肠炎慢性期炎症并不十分明显，仅有黏膜粗糙，颜色呈苍白色，出血点不多时易被漏诊。但只要通过病史及详细检查，根据出血部位、直肠黏膜色泽，有的曾经做过内痔治疗无效，应考虑该病存在。血便多，嘱患者蹲位排便时检查可直接看到内痔是否有出血点，此法有助于排除内痔出血。高位的直肠炎单靠肛门镜检查不足以鉴别，有时需行乙状结肠镜检查。

8. 克罗恩病性皮赘外痔 克罗恩病时的皮赘外痔多为水肿和糜烂的皮肤皱褶，比一般皮赘大，厚而硬，并有特征性的蓝色。活体组织检查时可见有典型的肉芽肿。

9. 肛门直肠性传播性疾病 肛门性病病原体感染引发的皮疹表现与痔的临床症状、体征相仿，无明显差异，如不注意鉴别，极易造成误诊，如扁平湿疣误诊为炎性外痔，二期梅毒误诊为炎性混合痔者，临床上屡有报道。二期梅毒皮损形态多变，类型复杂；有的呈大小不等淡红色肿块，散布于肛周或直肠下段。肿块质硬光滑或无痛溃烂。有的肿块恰位于3、7、11点典型痔的位置，伴有黏液血便，肛门潮湿，瘙痒不适等。

造成误诊的原因与没有仔细询问病史、没有全面进行体检及没有进行必要的实验室检查有关。因此必须加强性病防治宣传培训，让医生掌握全科医生的知识，增强性病防治意识。除加强病史的询问外，特别对肛门分泌物、排泄物、皮肤病、不明原因的肿块、溃疡、脓肿、淋巴结肿大、瘘管等应进行必要的实验室检查（如梅毒血清试验，TPPA，USR，分泌物PCR检验）或进行活体组织病理检查，是避免性传播疾病误诊和延误治疗的关键。

10. 肛缘皮下脓肿 主要症状是肛门部肿痛，常位于后方或侧方皮下部，疼痛为持续性跳痛，易与外痔混淆。检查可见病变处明显红肿、有硬结和压痛，脓肿形成可有波动感，穿刺时可抽出脓液。

11. 肛缘脂肪瘤、粉瘤、纤维瘤 肛缘处良性肿瘤与外痔的鉴别要点是，脂肪瘤发病缓慢，无疼痛，肿块软，呈分叶状，无触痛。粉瘤无感染时无明显疼痛，发病慢，病程长，肿块边缘清楚，质地软，无触痛，当感染时其表现同脓肿。纤维瘤病程长，多无疼痛，边界清楚，表面光滑，质地较硬，可活动，无明显触痛。

（常为伟）

第四节 痔非手术治疗

痔的临床表现复杂，病情较长，不同时期，不同类型，痔的治疗方法理应选择不同，不能盲目用其中一种方法，应该强调治疗的个体化。

一、中医治疗

中医学非常重视应用内治法治疗痔病。内治法大致可概括为 8 大法：即疏风法、利湿法、清热法、润燥法、凉血法、通下法、升举法等。方剂和药物很多，例如：以"泻火凉血"的代表方剂如《外科大成》的"凉血地黄汤"，仲景的"当归赤小豆汤"；以"清热、祛风、利湿"的代表方剂如《医宗金鉴》的"止痛如神汤"，《外科正宗》的"防风秦艽汤"；以"润燥、滋阴、清热化湿"的代表方剂如《外科准绳》的"脏连丸"，《医宗金鉴》的"苦参地黄丸"，《证治准绳》的"地榆丸"，《局方》的"槐角丸"等。这些积累了丰富经验的方剂对痔的治疗发挥了重大作用。这些方剂是在中医的辨证施治理论下拟订的，不仅注重局部治疗，还注重全身脏腑功能的调整以及对饮食结构和大便习惯的调整与治疗，有其独到之处。

（一）中药汤剂

根据《中华人民共和国中医药行业标准》将痔分为下列证型进行辨证施治。

1. 风伤肠络　大便带血、滴血或喷射状出血，血色鲜红或有肛门瘙痒。舌红、苔薄白或薄黄，脉数。

治法：疏风清热、凉血止血，消痔固脱。

方药：凉血地黄汤加减。细生地黄 10g，当归 10g，地榆 10g，槐角 10g，黄连 10g，天花粉 10g，升麻 10g，枳壳 10g，黄芩 10g，荆芥 10g，侧柏炭 10g，生甘草 6g。每日 1 剂，水煎服。或用槐角丸加减（减当归加葛根 15g，秦艽 10g，炒荆芥 15g）或服用消痔合剂。

2. 湿热下注　便血色鲜红，量较多，肛内肿物外脱，可自行回缩，或脱出物分泌物较多，黏膜糜烂，或伴大便黏滞不爽，肛门灼热，潮湿不适。舌红，苔黄腻，脉滑数。

治法：清热利湿、凉血止血。

方药：①五神汤加减。茯苓 10g，金银花 10g，牛膝 10g，车前子 10g，地丁 15g，黄芩 10g，归尾 10g，赤芍 10g，甘草 10g。每日 1 剂，水煎服。②槐角丸或止痛如神汤合三仁汤加减。若痔核下脱明显，可加黄芩 15g，升麻 10g，柴胡 10g，以益气升阳固脱。若肿痛明显可酌加蒲公英 15g，土茯苓 15g，黄芪 35g。

3. 气滞血瘀　肛内肿物脱出，甚或嵌顿，肛管紧缩，坠胀疼痛，甚则肛缘有血栓，水肿，触痛明显。舌暗红，苔白或黄，脉弦细涩。

治法：活血化瘀，消痔散结。

方药：①活血散瘀汤加减。当归尾 10g，赤芍 10g，桃仁 10g，大黄 10g，川芎 10g，牡丹皮 10g，枳壳 10g，瓜蒌 10g，槟榔 10g。每日 1 剂，水煎服。②桃红四物汤加郁金 10g，槟榔 10g；或用活血散瘀汤加地榆 15g，黄芪 35g。

4. 脾虚气陷　肛门坠胀，肛内肿物外脱，需手法复位。便血色鲜或淡，可出现贫血，面色少华，头昏神疲，少气懒言，纳少便溏。舌淡胖，边有齿痕，舌苔薄白，脉弱。

治法：健脾益气，升阳举陷，消痔固脱。

方药：方用补中益气汤加减。黄芪30g，党参15g，白术9g，陈皮6g，炙甘草5g，当归6g，升麻10g，柴胡9g，赤石脂15g。每日1剂，水煎服。一般减当归加地榆15g，山药15g，葛根10g，仙鹤草15g。若食欲不佳可加焦三仙30g。或用参苓白术散加黄芩35g，地榆15g，枳壳10g；若年老体虚，伴气虚便秘可用补中益气汤合扶正润肠丸；如有脾胃虚寒，先便后血者，可用黄土汤加减，或四君子汤加地榆15g，黄芪10g，白及15g，仙鹤草15g，无花果15g；若心脾两虚、心悸气短便血者，用归脾汤加地榆15g，阿胶（烊化兑服）10g。

5. 阴虚肠燥　头昏咽干，五心烦热，盗汗，形体消瘦，大便秘结，便时肛门疼痛，痔核下脱，滴血。舌红，少苔或苔薄黄，脉细数无力等。

治法：养阴润燥。

方药：方用六味地黄丸加地骨皮15g，阿胶（烊化兑服）10g，地榆15g，槐角15g，黄精35g；或用扶正润肠丸合消痔合剂。

6. 大肠实热　渴喜饮，唇燥咽干，大便燥结，便时出血较多，滴血或射血，血色鲜红，痔核脱出，糜烂不能回缩，灼热疼痛。舌质红，苔黄，脉洪数。

治法：清热泻火，凉血止血。

方药：选方常用凉血地黄汤合槐角丸加减或服消痔合剂与复方穿心莲片。如腹胀明显、大便秘结，可用小承气汤加地榆15g，槐角15g，仙鹤草15g，生地黄10g，葛根15g；若尚有面红目赤、心烦、脉弦数者，可用龙胆泻肝汤加地榆15g，草决明15g。

（二）中成药

常用内服的中成药，一般具有清热凉血、祛风润燥、清热利湿之功效，如槐角丸、化痔丸、脏连丸、十全大补丸、麻仁丸等。

二、口服药物

痔的口服药物包括微循环调节药和非特异性药物两类。近年来，以肛垫学说为理论依据，针对痔的血管病理生理改变，一些微循环调节药在缓解或消除痔的症状方面取得了满意疗效。其中微循环调节药的代表药物有，地奥司明和草木犀流浸液片等。非特异性药物的代表药物有对乙酰氨基酚等。

三、局部治疗

局部治疗适用于各类内痔及内痔嵌顿肿痛、出血等或伴有外痔发炎者或肛门手术后使用。

（一）熏洗坐浴法

目前在临床上常用于治疗痔的熏洗剂，依其主要作用大致可归纳为以下几类。①清热燥湿类：如起痔汤、祛毒汤、苦参汤等；②行气活血化瘀类：如活血散瘀汤等；③消肿止痛类：如洗痔枳壳汤；④燥湿收敛类：如白矾汤、五倍子汤等；⑤其他类：如熏痔汤、莲房枳壳汤、熏洗方。此外各地医院也大多有适合当地情况的、自己用于治疗痔病的熏洗方。但所有药物不外乎清热解毒、疏风胜湿、行气活血、消肿止痛、收敛生肌、杀虫止痒等。

熏洗法一般无明显禁忌证。但是对于急性传染病，重度心血管疾病，妇女妊娠及月经期间，饮食或饥饿以及过度疲劳时，内痔出血量大时，均不宜进行。缝合术后禁忌坐浴。炎性外痔，在发病24h以内应先局部冷敷，24h后再改为中药坐浴。

1. 操作步骤

（1）坐浴前应嘱患者排除大小便。

（2）将煎好的药物趁热倒入盆内，患者暴露臀部借其熏腾之药气熏患部。

（3）待药汤的温度到40℃时，将臀部坐于盆内泡洗。Dodi通过实验证实，在40℃热水中坐浴15min，肛管静息压可持续降低15～30min，而在5℃、10℃、23℃的水中，则肛管静息压力下降不明显。

（4）坐浴完毕，用干毛巾擦干患处。如有伤口，用消毒纱布擦干患处，然后敷药。

2. 注意事项

（1）冬季坐浴时，应注意保暖，夏季要避风。

（2）药汤温度要适宜。熏洗时间较久，药汤稍凉时，须再加热，持续温热熏洗，才能收到良好的效果。坐浴时不可太热，以免烫伤皮肤或黏膜，也不可太冷，以免产生不良刺激，坐浴温度要以40℃左右为宜。

（3）夏季要当日煎汤当日使用，药汤不要过夜，以免发霉变质，影响治疗效果和发生不良反应。

（4）煎药时，一般在药物中加水500ml左右，沸后煎20min，再将芳香之品加入，烧滚后即可取下使用。每日使用2次，每次熏洗20min左右。疗程长短，则视病情而定。

3. 常用方剂 熏洗常用药物为苦参汤、五倍子汤等。若肛门皮肤瘙痒可用苦参汤加百部30g，白鲜皮30g，紫荆皮15g，川椒15g或用祛痒洗散；局部热证明显用苦参汤加千里光30g，蒲公英30g，大黄60g，或用消炎洗散兑开水熏洗；水肿湿甚用苦参汤加苍术25g，泽泻25g，土茯苓30g，芒硝15g，白矾15g，或用五倍子汤合苦参汤；兼有风毒、皮疹者用苦参汤加羌活15g，防风30g，升麻15g，柴胡15g，紫荆皮15g，黄芪50g；若肿痛明显用五倍子汤合苦参汤熏洗。

中药熏洗坐浴操作简便，易于推广，不需住院。医护人员在较短时间内就可以熟悉常用药物和熏洗方剂，且疗效显著。上述药物对溶血性链球菌、金黄色葡萄球菌、铜绿假单胞菌、痢疾杆菌、伤寒杆菌、大肠杆菌以及多种皮肤真菌均有较强的抑制作用。五倍子的鞣酸尚能使皮肤、黏膜溃疡等部的组织蛋白凝固收敛，使血液凝固呈止血作用。川椒、薄荷有局部麻醉作用，止痛效果较好。甘草还有抗破伤风毒素和抗过敏作用，故当内痔脱垂或嵌顿、血栓性外痔初期、炎性外痔（发病24h后）、静脉曲张性外痔、结缔组织性外痔和术后水肿等发炎肿胀明显、疼痛剧烈者，在用中药熏洗后，常在24h内疼痛逐渐消失。应用时可根据病情辨证，选用不同方药，并应注意有关事项。

（二）外敷塞药法

1. 外敷法 系将药物直接涂敷于患处或肛内，多于熏洗后敷药。主要用于炎性外痔及血栓性外痔及各类痔手术之后，还可用于内痔出血及内外痔手术创面的止血。常用药物有马应龙麝香痔疮膏、消炎止痛膏、九华膏、金黄膏、生肌玉红膏、五倍子膏等。操作方法：将所用油膏装入油膏注射枪中，待患者便后将油膏从肛门注入肛管直肠腔内，或用药物自带接头将接头插入肛门内把药物挤入肛管内即可。

2. 塞药法 是将药物制成栓剂塞入肛门内而达到治疗效果的方法。栓剂适用于各度内痔，但对妊娠期妇女及哺乳期妇女则应慎用或禁用。使用方法：便后洗净肛门后，或在术后换药时，先在栓剂头端涂上少许甘油或油膏等，然后用手指或栓剂助推器放进肛内。常用的栓剂有：九华痔疮栓、麝香痔疮栓、消炎止痛栓、洗必泰痔疮栓等。

（常为伟）

第五节　痔手术疗法

手术疗法术式众多，但归纳起来临床上大概分为 4 种：内痔手术方式，外痔手术方式，混合痔的手术方式，其他手术方式。

一、内痔术式

目前最常用的是胶圈套扎术、硬化剂注射术、吻合器直肠黏膜环切术（PPH）、内痔手术切除法等。

（一）胶圈套扎法

内痔胶圈套扎法是由祖国医学文献记载的方法发展而来的。祖国医学古籍，如《外科正宗》《太平圣惠方》等就有用结扎方法治疗痔疮的记载。本方法主要利用橡胶皮圈较强的弹性，通过器械紧扎于内痔基底部，阻断其血液循环，人为的使内痔发生机械性绞窄，从而因缺血、坏死而脱落，以达到治疗的目的。

1. 适应证　适用于单纯的 Ⅱ、Ⅲ 度内痔，尤其适用于已纤维化的较大而又孤立的内痔。

2. 禁忌证　①糖尿病患者；②血液病患者；③门脉高压症患者；④内痔伴有直肠炎，肛周感染等应待其治愈后再行套扎治疗；⑤服用抗凝药的患者，如阿司匹林、波利维等。

3. 术前准备　套扎前的准备：套扎前嘱患者排尽大便，便秘者可用温水 500ml 加液状石蜡 50ml 灌肠 1 次。

套扎器使用前应高压灭菌，但橡皮圈不宜高温消毒，以免变质不能使用，可将其浸泡于 0.1% 苯扎溴铵溶液或 75% 乙醇溶液中，经过 25min 即可使用。如无套扎器时，可将两把无齿直钳代替。

4. 操作方法　患者侧卧位，肛门内插入喇叭状肛门镜，将内痔核充分暴露，用 0.1% 苯扎溴铵棉球或碘仿棉球，充分消毒直肠下段及痔核表面黏膜。将套扎器通过肛门镜套在痔核上，轻扣扳手，将套扎器内产生负压，吸紧痔核，进一步扣动扳手，将橡皮胶圈推出，套住内痔的基底部。根据患者具体情况，每次最多可套扎 3 个痔核。

如无套扎器，可用两把直血管钳代替。方法是：将胶圈套在一把直钳根部，用该直钳夹住内痔核的基底部，用另一直钳穿入胶圈，扩张拉长胶圈，跨过痔核顶端，套扎于内痔的基底部，然后去除两把钳。

5. 术后处理　套扎后控制排便 24h，避免剧烈活动，套扎治疗期间保持大便通畅。

6. 注意事项

（1）在套扎痔核脱落时，局部可遗留一创面，在此期间应避免局部机械检查，防止大便干燥，以免造成继发出血。

（2）女性直肠前壁痔套扎或贯穿缝扎时，一定要注意直肠阴道壁，过度牵拉套扎和缝扎，愈后易造成直肠阴道瘘。

7. 并发症　直肠轻度不适感与充盈感可能会存在数日，但症状多较缓和，一般可通过坐浴与止痛药缓解。另外我们发现还有以下并发症：

（1）迟发性出血：一般多见于胶圈套扎疗法后 1～2 周。

（2）剧烈疼痛：一般可通过坐浴与止痛药缓解，如不行应考虑其他治疗方法。

（3）外痔血栓形成：血栓形成后，可采用坐浴及大便松软剂治疗，必要时切除血栓。

（4）溃疡形成：胶圈脱落早，一般 2～5d 脱落，形成溃疡。有的溃疡较大，合并肛裂，可采用坐浴及大便松软剂治疗，必要时行肛门内括约肌切开术。

（5）胶圈脱落：多见于第 1 次或第 2 次排便。

（6）败血症：注意术前清洁洗肠；术后肌注破伤风抗毒素；应用抗生素。

（二）硬化剂注射法

作用原理：目前公认的是利用硬化剂在组织中产生无菌性炎症，促进痔组织及其周围组织纤维化，将脱垂的肛垫粘连固定于内括约肌的表面，从而达到止血和防止脱垂的目的。

1. 适应证

（1）Ⅰ度内痔，即有便血的非脱出性内痔，可以达到明显止血的目的，效果显著。

（2）Ⅱ、Ⅲ度内痔可以防止或减轻内痔脱垂的症状。

（3）对年老体弱、严重高血压或合并有心、肝、肾等疾病患者可缓解或消除便血或脱出的症状。

2. 禁忌证

（1）任何外痔及有内痔并发炎症或血栓、嵌顿的。

（2）有炎症表现的内痔，如痔黏膜溃疡形成或坏疽、糜烂的内痔。

（3）肛门皮赘、肛瘘、肛裂、肿瘤等。

（4）溃疡性结肠炎、克罗恩病等。

3. 注射前准备

（1）注射前，向患者说明本疗法操作特点，解除患者的思想顾虑，安定患者情绪，同时嘱患者在治疗期间忌食辛辣等刺激性食物，取得患者合作。

（2）对于个别精神紧张的患者，可在注射前 1d 晚上服用镇静药物。

（3）应了解患者既往出血性疾病及重型高血压史，以防注射后发生渗血不止的现象。

（4）注射前嘱患者排净大便，便秘患者，可在注射前清洁灌肠，以防注射后过早排便，引起痔核脱出、感染、水肿、嵌顿、坏死及诱发大出血。

（5）对于急性肠炎的患者应先积极治疗肠炎，控制肠道炎症，减少排便次数。

（6）药物及器械准备：①消痔灵 1 支（每支 10ml），消痔栓或消炎止痛膏适量。②液状石蜡棉球数个，0.1% 苯扎溴铵棉球或碘仿棉球，生理盐水棉球，灭菌干棉球适量，敷料 2 块。③5ml 或 10ml 注射器 1 具，6～7 号长针头 2 个，肛门镜 1 具，弯盘 2 个，长镊子 2 把。

4. 用量及操作方法

（1）用量：成人每千克体重 0.2～0.5ml，小儿用量酌减。

（2）操作方法：取 5ml 注射器，选用 6～7 号长针头，抽消痔灵及利多卡因按 1 ∶ 1 备用。患者取侧卧位，肛门镜外涂液状石蜡置于肛门内，充分显露内痔。先用生理盐水棉球清洗痔核表面，再用 0.1% 苯扎溴铵棉球或碘仿棉球对下段直肠及痔核表面黏膜反复进行消毒。注射时，从痔核最高点进针达中心部位，回抽无回血，即可注药，使药液均匀地分布在痔核内，要严防药液注入过深或过浅。然后再将针刺入痔核基底部及痔核稍上方，注入少量药液，以阻断痔动脉的血液供应。注射的药量，视痔核大小而定，每个痔核可注射 1.5～2.0ml，1 次注射 2～3 个痔核。退针后，注射部位如有渗血，可用干棉球轻轻按压止血。注射完毕，肛内放置消炎止痛膏棉球 1 个或消痔栓 1 枚。

5. 注射后处理：注射后嘱患者控制大便 24h，以后每日大便后用消炎止痛膏换药 1 次；或将消痔栓交予患者，嘱其每日大便后自行塞入肛门 1 枚；连续换药 3～4d。注射后第 3～5 天做肛门镜检查，了解注射后痔核萎缩情况，如果痔核萎缩不满意或有遗漏，同时再做第 2 次补充注射治疗。

6. 注射后的并发症及其处理

（1）下坠感：多在注射后 2h 内出现，这些都是药物刺激而出现的一种正常反应，一般不需处理，4～6h 后即可自行消失。

（2）水肿：多是由于药液注射过浅，或是注射后患者活动过多，受到强烈摩擦而引起的，可用花椒、食盐水坐浴（花椒 15g，食盐 30g，加水 3 000ml 煮沸，待水温降至适宜坐浴，每日 2 次），或用消水肿膏塞入肛门，每日 1 次，直至水肿消除为止。

对于因水肿而脱出的痔核，可将脱出的痔核复位，局部可涂以消水肿膏，每日 1 次。

（3）尿潴留：由于药物的局部刺激作用，影响到了支配膀胱括约肌的神经支配，反射性地引起膀胱括约肌发生痉挛，从而导致尿潴留；或者由于患者惧怕疼痛，不敢增加腹压逼尿，也可以出现尿潴留，尤其是在 6 点或 12 点部位的痔核注射后较容易发生。这种反应一般在 3～6h 可以自行缓解。如不缓解，可行下腹部热敷，并配合针刺三阴交穴，强刺激不留针处理后，都能解除。

（4）疼痛：多因注射部位太靠近齿状线而引起。疼痛较剧烈者，可酌情给予止痛药物来对症处理。

（5）出血：注射退针后，有时针眼处可有少量出血，多为针尖刺破小血管造成，用干棉球轻轻按压片刻即可止血。注射 3d 以后发生的出血，多因注射技术不熟练，或某一痔核注射过量药物，导致痔核坏死、脱落而造成。对于少量出血，一般经再次在出血点旁注射消痔灵及利多卡因按 1：1 的 2.5ml 后即可达到止血目的。

（6）发热：注射后 12h 内出现的发热，可能为患者对某种药物过敏而引起的变态反应性发热，酌情口服脱敏药即可缓解。注射 1d 后出现的发热，多由于药液误注入前列腺引起急性前列腺炎，或注射后换药不及时而引起继发感染所致。治疗以抗炎为主，给予广谱抗生素，必要时可静脉滴注，配合加减三黄汤保留灌肠。

（三）吻合器直肠黏膜环切术（PPH）

1. 手术原理　PPH 环形切除直肠下端 2～3cm 黏膜和黏膜下组织，恢复直肠下端正常解剖结构，即肛垫回位。同时，黏膜下组织的切除，阻断痔上动脉对痔区的血液供应，术后痔体萎缩，也被认为是 PPH 治疗痔的机制。因为 PPH 仅切除直肠下端黏膜和黏膜下组织，在感觉神经丰富的肛管和肛周不留切口，理论上减轻术后疼痛。因为吻合口位于肛管直肠环以上，括约肌损伤的机会相对减少。

2. 适应证

（1）直肠黏膜脱垂、直肠黏膜内套叠。

（2）Ⅲ度、Ⅳ度内痔，特别是脱出呈环状、伴有黏膜外翻和黏膜脱垂的患者。

（3）进展期的Ⅱ度内痔：Ⅱ度内痔以便后痔块自行回纳为特点。

3. 禁忌证

（1）直肠壁全层的脱垂被视为PPH绝对禁忌证。

（2）女性直肠阴道隔薄弱时不宜行PPH手术，因为术中荷包缝合或吻合器击发时易损伤阴道壁，导致直肠阴道瘘，属于相对禁忌证。

（3）有肛门直肠手术史的患者，术后瘢痕挛缩，吻合器置入困难或术后痔回缩受限，也应谨慎使用吻合器。

（4）脱出物为肛乳头，反复脱出致脱出物硬化纤维化、脱出物可疑其他病理改变等，肿物回纳后致患者术后肛门坠胀、异物感。

（5）溃疡性结肠炎、克罗恩病等。

（6）嵌顿痔：为痔的急症，以脱出物水肿、剧痛为特点。

4. 术前准备　一般术前1d采用硫酸镁或聚乙二醇电解质散行肠道准备，排除肠道内宿便，使患者手术日和术后第1天无成形便通过吻合口。手术日晨起清洁灌肠，清洁手术野。女性患者还需行阴道冲洗。

5. 麻醉的选择和体位　一般采用骶麻，其操作简便，安全，有效，很大程度上减少术后尿潴留的发生。一般采用截石位或剪刀位。

6. 手术步骤

（1）探查：探查中应注意：①仔细检查直肠、肛管，排除不能行PPH的一切情况，如肿瘤、溃疡、肥大纤维化的肛乳头等。②判断内痔的位置、大小、脱出程度，外痔、单发、环状、皮赘的情况。③确定齿状线的位置，预计荷包缝合的高度。④对于难以回纳的外痔和皮赘，用纱布尽量回推，可以初步判断术后回纳的效果，对于回纳程度差、内痔脱出轻的患者可以放弃PPH手术。⑤探查结束后决定是否行PPH。

（2）置入扩肛器和肛门镜：3把或4把无创伤钳向外牵拉肛缘，润滑扩肛器后旋转进入肛管。前后位正中各固定1针。也可以将固定线预先留置在肛缘，向外牵拉预留线后将肛门镜置入肛管，系紧预留线固定肛门镜，取出内芯（扩肛器）。肛门括约肌张力高或有肛管狭窄时，可先置入扩肛器，并持续1~2min，一般不需要手法扩肛。

（3）荷包缝合：借助半弧形肛门镜，在3点位置进针，顺时针缝合一圈。荷包缝合是PPH手术的关键，以下问题值得关注。

1）荷包缝合的位置：齿状线以上至少2cm。<2cm吻合时易损伤齿状线，导致术后疼痛。在痔脱垂的情况下，齿状线可能发生移位，特别是不均匀脱垂时，齿状线也可能不在同一水平，加上扩肛器挤压，齿状线难以辨认。因此也有人建议在距离肛缘4~6cm处，或距离痔核顶点2cm以上行荷包缝合。

2）荷包缝合的深度和距离：荷包缝合深及黏膜和黏膜下层。如果太浅，仅缝合黏膜层，影响痔的回纳效果，向下牵拉痔核进入钉仓时易导致黏膜撕脱，导致吻合不全。太深则易致括约肌损伤。荷包缝合应连续，不留间隔。在黏膜皱褶处或缝至10~12点时，对女性患者要特别注意不要缝穿直肠阴道隔全层而导致直肠阴道瘘，缝合后阴道指诊可以确定。

3）单荷包和双荷包：根据国内外报道，以术者的经验决定。

（4）置入吻合器、击发：旋松吻合器，在荷包缝合线之间将吻合器头端送入直肠。收紧荷包缝合线，将其系于吻合杆上，分别从侧空引出。向下牵拉荷包缝线，打开保险装置，旋紧吻合器至安全刻度，击发，保持击发状态 20～30s，逆时针旋松并取出吻合器。检查吻合口是否完整和出血。手术结束后，肛管内留置保护黏膜的栓剂和薄片油纱，以利于术后观察和引流残余血液。术后检查切除标本，黏膜应呈均匀环状，并送病理检查。

7. 手术中注意事项

（1）吻合前用手指再次检查确保黏膜环完全进入钉仓。

（2）保持"适当"张力牵拉荷包缝合线，并保持吻合器纵轴与直肠方向一致，否则易损伤直肠壁肌层。

（3）在旋紧吻合器时，女性患者还需阴道内触诊，防止直肠阴道隔全层进入钉仓而导致直肠阴道瘘。

（4）击发后吻合口多有渗血，可压迫、灌注生物纤维蛋白胶或局部注射肾上腺素盐水，如有搏动性出血需用 0 号或 1 号丝线缝合止血。

（5）吻合不全或痔核回纳不充分时需要补缝或切除痔核。残留孤立皮赘也应切除。

8. 术后处理　术后预防性应用抗生素 1～3d，麻醉恢复后即可下地活动，一般不用控制饮食，但需缓泻 1 周。患者排便后坐浴，不用换药。如无特殊情况，1 周后行肛门指诊。术后处理应注意以下事项：

（1）PPH 术后疼痛轻微，一般服用非甾体类药物镇痛可以有效地控制术后疼痛，少数情况（多数在出现并发症的时候）需要静脉或肌内注射哌替啶或吗啡。

（2）控制术中出血的主要方法是减少术中创伤、术后彻底止血、缝合出血点，留置薄片油纱的目的是为了观察术后出血和引流残余血，切勿采用大卷油纱或肛门排气管压迫止血，增加患者疼痛，因为吻合口在肛管直肠环以上，很难达压迫止血的目的。

（3）术后缓泻非常重要，可以减少因用力排便而导致的并发症。一般采用乳果糖类泻剂。

（4）术后麻醉恢复后即可下地活动，一般不控制饮食，但为了减少术后尿潴留的发生，需减少手术中和手术后输液量和输液速度，并限制患者过多饮水。

9. 并发症　吻合器痔切除是一种治疗Ⅲ度、Ⅳ度内痔和混合痔的新方法。虽然多数随机临床试验证实 PPH 治疗痔脱垂具有安全、有效的特点，并且与传统痔切除相比明显减轻术后疼痛，很快恢复正常生活和工作。但经近 10 年的临床应用，还是有多家报道一些临床并发症。如继发性出血、直肠狭窄、尿潴留、下腹痛，甚至严重的腹膜后感染、直肠穿孔等并发症的发生。

（1）吻合口出血：最常出现于术后 12h 以内，鲜血外渗容易诊断，有些患者因鲜血积存于直肠内而仅觉肛门坠胀。术后活动性出血经保守治疗不缓解者需在麻醉下结扎出血点、局部注射肾上腺素盐水或止血纱布压迫。术后渗血或少量排便带血往往不需要特殊处理。

（2）尿潴留：发生比例各家差异较大，与术后肛门疼痛和麻醉方式有关。

（3）肛门疼痛和下腹痛：PPH 环状切除直肠下端黏膜，在感觉神经相对丰富的肛管没有切口，因此术后疼痛轻，多数患者术后感觉轻微疼痛。当吻合口接近齿状线或位于齿状线以下时，会感觉术后剧烈疼痛。但多数患者感觉下腹牵拉痛或坠胀感，其发生机制尚不明确，可能与牵拉和吻合口刺激有关。一般无需特殊处理，术后 1 周逐渐缓解。如有持续性的肛门疼痛、下腹疼痛伴有发热、便嵌塞等症状，应高度怀疑有肛周或腹膜后感染的可能，肛门指诊和腹部 X 线平片可以协助诊断。

（4）吻合口狭窄：Seow - Choen 报道 8.8% 患者发生吻合口狭窄，与术后不遵医嘱服食纤维素食品有关。

（5）手术无效：PPH 与外剥内扎手术不同的是手术依靠对痔上方直肠黏膜切除，将肛垫向上方牵拉，使肛垫复位。如果荷包缝合部位过高，尤其是重度痔脱垂患者，手术可能完全无效，使术者处于非常尴尬的境地。因此荷包缝合线位置应在齿状线以上 3 ~ 4cm 处为宜，对于脱垂 >3cm 的患者可以通过双荷包缝合，切除更多的组织，提高悬吊作用。如果出现痔核回缩不全，应当追加外剥内扎手术，避免二次手术。

点评：PPH 术式适应证为直肠黏膜内脱垂，环状内痔。它存在几点不足：①费用太昂贵，不适合乡村等医疗单位推广使用。一般 1 例患者治疗费用为万元左右。②环状内外混合痔，只能消除内痔，对外痔还得切除，不能一次完成。③在吻合钉未完整脱落前，多数患者有肛门下坠感加重，有的钉子脱落时易出血。④在直肠黏膜荷包缝合时，女性患者前壁不慎缝合过深，易造成直肠阴道瘘。

尽管 PPH 为重度环形脱垂性痔的治疗提供了一种简单、有效、痛苦小的手术方法，但其只是对原有痔治疗方法的一种补充，而不是替代。由于其本身的特点，应当加强手术适应证的合理选择和并发症的预防，使其达到应有的治疗效果。

（四）内痔缝扎切除术

1. 适应证　Ⅲ度、Ⅳ度内痔。

2. 手术步骤　肛周皮肤肛管常规消毒，用 0.25% 丁哌卡因（或 1% 普鲁卡因）于肛管做局部菱形或扇形浸润麻醉；或常规消毒骶尾部在两骶角连线中点垂直进针进入骶裂孔内，将 0.25% 丁哌卡因 10ml 注入下段骶管内做低位骶管麻醉，然后进行如下操作。

（1）内痔切除钳下缝合法：扩肛显露痔核，碘仿消毒，用小血管钳钳夹内痔顶部上提，再用中弯血管钳在齿状线上 0.5cm 处于内痔根部钳夹，用剪刀剪去中弯血管钳上部钳夹之痔核，然后用 2 - 0 肠线在钳下连续贯穿褥式缝合以关闭伤口，同法处理其他痔核。为预防术后出血，可在传统母痔（即 3、7、11 点）上部即痔上动脉区用肠线缝扎一针深达黏膜肌层。

（2）内痔切除绕钳缝合法：扩肛显露痔核，碘仿消毒，用小血管钳钳夹内痔顶部上提，再用中弯血管钳在齿状线上 0.5cm 处于内痔根部钳夹，用剪刀剪去中弯血管钳上部钳夹之痔核，然后用 2 - 0 肠线围绕弯钳连续缝合黏膜，边退钳边抽紧缝线打结关闭伤口。

以上为单钳连续缝合法。另外尚有双钳连续缝合法、边切边缝法以及全程缝合法。双钳法是在单钳切去钳上痔组织后，再置一弯钳，然后进行连续缝合，肠线绕过双钳，缝至齿状线处，松去下钳，上钳提起缝线，边退钳，边逐个收紧缝线，切勿颠倒顺序，以免影响紧线，造成出血。

（五）内痔结扎术

1. 适应证　Ⅲ度、Ⅳ度内痔。

2. 手术步骤

（1）单纯结扎法：在麻醉下常规消毒肛周和肛管，显露痔核，于齿状线上痔核高突点用蚊式血管钳钳夹牵拉固定痔核，用碘仿消毒后，再用中弯血管钳于痔核底部齿状线上

0.5cm 处钳夹痔核高突部位，然后用 7 号丝线做单纯结扎。

（2）8 字缝扎法：在麻醉下常规消毒肛周和肛管，显露痔核，于齿状线上 1.5cm 处，即内痔核上端用组织钳或蚊式血管钳钳夹黏膜上提使下脱痔核复位或向上移位，再用中弯血管钳于组织钳下部钳夹，一般选择截石位 3、7、11 点结扎或 3、7、9、11 点结扎。用圆针穿 7 号丝线于中弯血管钳钳夹处上中 1/3 交界处进针做 8 字缝扎。

（六）分段贯穿结扎术

1. 适应证　Ⅲ度、Ⅳ度内痔。

2. 手术步骤　扩张肛管，常规消毒后将痔核牵出肛管；以中弯钳自齿状线上约 0.3cm 夹住痔基底，取长约 50cm 的 10 号丝线，自线两端各穿一圆针，将痔核于钳下分段贯穿 2 针，结扎 3 段。

（七）内括约肌部分切断术

1. 适应证　内痔伴肛管静息压增高的患者。

2. 手术步骤

（1）直尖剪刀皮下切开法：消毒皮肤肛管黏膜后，左手示指伸入肛管作指示，与 5 点位或 7 点位切一个放射状切口或用直尖手术剪刀在距肛缘 1.5cm 处刺入皮下，然后分离进入内括约肌外侧。

在左手示指引导下，经内括约肌外侧分离至齿状线，张开剪刀喙部，用左手示指将内括约肌下缘推入剪刀喙并剪断，此时即刻有肛管松解感。

退出手术剪刀，左手示指在内括约肌切开处能摸到缺损并用力压迫，此项操作目的有三：①检查内括约肌切开情况，如果切开满意，应能扣及局部缺损；②凭借示指向外压力，使未断裂的内括约肌纤维断裂；③通过 2～3min 的压迫，以防切口渗血。

退出左手示指，缝合切口 1 针，肛管内填塞油纱条，无菌纱布加压包扎，以防渗血和水肿。

（2）手术尖刀皮下切开法：消毒后，左手示指伸入肛管作指示，用 4 号手术尖刀在 9 点位括约肌间沟刺入，刀在内括约肌内侧面潜行，进刀的多少根据切开内括约肌的宽度定。

转刀 180°刀刃向内括约肌，并向外下方用力，切断内括约肌下缘。

拔出手术刀，在切断内括约肌处用示指尖稍用力向外压迫。退出示指，缝合切口 1 针，肛管内填塞油纱条，无菌纱布加压包扎，以防渗血和水肿。

（3）内括约肌直视切开法：消毒后，左手示指伸入肛门，扣清括约肌位置后，在 7 点位距肛缘 1cm 处放射状切口长约 1cm。用中弯血管钳由切口经括约肌间沟在皮下与内括约肌间向上分离至齿状线。

退血管钳回括约肌间沟，在内括约肌外侧分离至齿状线，向上向内用力，将内括约肌挑出，直视下切断。

缝合切口 1～2 针，肛管内填塞油纱布，无菌纱布加压包扎。

二、外痔手术方式

根据病变的类型选择不同术式。

（一）血栓性外痔剥离摘除术

1. 适应证

（1）发病急，疼痛剧烈，48h 内不见缓解。

（2）保守治疗后仍有剧烈疼痛，肿块仍较硬较大，不易自行吸收消散者。

（3）肿块已经发生破溃、感染。

2. 手术步骤

（1）在痔核外侧皮内注射 0.5%～1% 利多卡因注射液，先做皮丘。然后由皮丘将利多卡因注射液 2～5ml 均匀地注入痔周围的组织中。

（2）以血管钳夹起痔核表面皮肤，切开一个与肛管长轴平行的小切口。

（3）对孤立与周围组织无粘连的血栓，用拇指和示指将血栓向外全部挤出即可。

（4）对有粘连的血栓，提起创缘皮肤，用弯剪刀或蚊式血管钳沿皮肤和血栓之间分离，完整游离血栓。

（5）将血栓取出，切除多余皮肤，用纱布压迫止血。重新消毒创口，缝合切口 1～2 针。

术后每日或大便后用 1 ：5 000 高锰酸钾温溶液坐浴，再以油膏纱条嵌塞，外盖纱布块，直至愈合。

3. 注意事项

（1）分离时勿钳夹栓体，以免包膜破裂。

（2）血栓剥离后余留皮瓣较大时，可切除一部分，以免留下皮赘。

（3）血栓挤出应彻底，不要遗留小血栓。

（4）如果疼痛严重，血栓累及范围不足肛周的一半，可在门诊或急诊室局麻下立即手术切除，不提倡单纯切开排出血栓，因为血栓复发率很高。

（二）结缔组织性外痔切除术

1. 适应证

（1）肛周皮赘较大，常有水肿发炎。

（2）多发肛周皮赘，影响局部清洁。

2. 手术步骤

（1）常规消毒肛周肛管，用 1% 普鲁卡因或 0.25% 丁哌卡因或长效止痛液做局部浸润麻醉。

（2）用中弯止血钳将欲切除之结缔组织外痔由根部钳夹一会，取下血管钳，再用剪刀顺钳痕剪除外痔，也可顺钳夹血管钳上方将外痔剪除。

（3）观察无出血，创面敷云南白药或生肌散，纱布包扎术毕。

3. 注意事项

（1）若伤口较宽或有明显出血可缝合固定 1～2 针。

（2）如果多个外痔切除，应注意保留痔间皮桥，以防肛管狭窄。

（三）结缔组织性外痔切除缝合术

1. 手术步骤

（1）肛周肛管常规消毒，局部浸润麻醉铺巾。

（2）对于结缔组织性外痔伴静脉曲张者，用血管钳钳夹外痔顶端做放射菱形切口切除皮赘，再用小血管钳将其下曲张静脉丛牵出用剪刀清除干净，然后用小三角针 1 号丝线全层缝合伤口 1～3 针，上生肌散，外盖纱布包扎即可。

（3）若为弧形增生的结缔组织性外痔，用血管钳将外痔顶端钳夹固定，由根部平行将其剪除，伤口修剪整齐，再用 1 号丝线三角针全层缝合，上生肌散纱布包扎术毕。

2. 注意事项　术中若有多个外痔切除要保留足够皮桥防止肛门狭窄。

（四）结缔组织性外痔锥形剥离切除术

1. 适应证

（1）界限明显的结缔组织性外痔。

（2）孤立较小的静脉曲张性外痔。

2. 手术步骤

（1）常规消毒手术野后，用血管钳提起要切除的痔核，在痔核上 1/3 与下 2/3 交界处做梭形切开，切口方向与肛缘平行。

（2）在切口皮下锐性分离至痔核的基底，在基底部切除痔组织。

（3）彻底止血后将切口对合。如果发现保留的皮片过长，可适当修整，直到切口能满意对合为止。然后用无菌纱布覆盖切口胶布固定，丁字带加压包扎。

（五）静脉曲张性外痔剥离切除术

1. 适应证　单个孤立状静脉曲张性外痔。

2. 手术步骤

（1）取侧卧位（病侧在下）常规消毒铺巾。

（2）在齿状线下做 V 形切口，切开皮肤后，用血管钳在两侧皮下做潜行分离，用钳提起曲张静脉团块，用组织剪在皱皮肌浅面剥离出团块并切除之。

（3）两侧皮瓣稍加修平，少许渗血，可盖上明胶海绵压迫止血，或电灼止血，覆盖敷料。

（六）静脉曲张性外痔潜行旁剥缝合术

1. 适应证　肛缘环状或半环状静脉曲张性外痔。

2. 手术步骤

（1）取俯卧折刀位，阔胶布牵开臀部，常规消毒铺巾，肛管局部浸润麻醉。

（2）沿曲张静脉外缘做弧形切口至皮下，沿切口向肛管方向潜行剥离曲张的静脉团块并全部剔除，电凝、钳夹后结扎止血。

（3）细丝线间断缝合皮肤皮下组织，如果在摘除曲张静脉丛后皮片过长，应适当修剪多余皮肤后缝合切口。同法处理其他部位的静脉曲张性外痔。

（4）术毕消毒缝合创面，无菌敷料加压包扎。

3. 注意事项

（1）剔除静脉团时注意勿损伤肛门括约肌。

（2）若同时伴有结缔组织增生，可在剥离切除曲张静脉丛时将多余结缔组织切除。注意设计皮瓣，防止过多损伤皮肤。

（七）炎性外痔切除术

1. 适应证

（1）已形成血栓肿痛明显的炎性外痔。

（2）肿痛明显的局限性外痔，炎症消退后会形成明显皮赘者。

2. 手术步骤

（1）常规消毒肛周肛管皮肤黏膜，根据炎性外痔的病变情况，决定手术切口的部位。一般情况下切口应选在肿胀明显或者已经形成血栓的部位。

（2）钳夹并提起外痔，在痔的基底用剪刀剪一放射状 V 形口，扩大切口，摘除全部血栓，剪除多余痔组织，彻底止血，活跃出血点可以结扎或电凝，渗血用于纱布压迫止血，用同样方法切除其他痔核。

（3）肛缘注射长效麻药，切口用油纱条无菌纱布覆盖，胶布固定，丁字带加压包扎。

3. 注意事项

（1）炎性外痔疼痛一般均较显著，术后因切除病灶而减轻，为避免疼痛可用长效止痛液做切口周围局部封闭。

（2）若肛周呈环状发炎水肿，可选择痔核高突点明显者进行切除，可缓解其他水肿，或同时做放射状切口减压。

三、混合痔手术方式

目前，临床上最常用的混合痔的术式是外剥内扎术、外剥内扎注射术、环形混合痔整形术、内外痔分离术等。

（一）外剥内扎术

1. 适应证　混合痣，尤其是较孤立的混合痔或外痔部分较大的混合痔。

2. 手术步骤

（1）麻醉后用组织钳夹住痔核部位皮肤向外牵拉，显露内痔。在痔核基底部两侧皮肤用小剪刀做 V 形切口，注意只剪开皮肤。不要剪破痔静脉丛。

（2）夹取皮肤，用包有纱布的手指钝性分离外痔静脉丛，沿外痔静脉丛和内括约肌之间向上分离，并将痔核两侧黏膜切开少许，充分显露痔核蒂部和内括约肌下缘。

（3）用弯血管钳夹住痔核蒂部。蒂上用 7 号粗丝线结扎一道，再贯穿缝合结扎一道，防止结扎不牢出血，最后剪除痔核。若痔核较大，也可用 2－0 号肠线连续缝合痔核蒂部，皮肤切口不必缝合，以利引流。

（4）用同法切除其他 2 个母痔。一般在切除的 2 个痔核之间，必须保留一条宽约 1cm 的正常黏膜和皮肤，以免发生肛门狭窄，创面敷以凡士林纱布。

3. 注意事项

（1）痔核基底部两侧皮肤不宜切除过多，以防肛门狭窄。

（2）将混合痔、外痔部分钝性剥离至内痔处，一般不会有出血。

（3）痔核蒂部应做双重结扎。

（4）两个创面之间应留有皮桥，以防肛门狭窄。

（二）外剥内扎注射术

1. 适应证　同外剥内扎术。

2. 手术步骤

（1）消毒、麻醉、铺巾、扩肛。

（2）显露痔核，用小血管钳分别于齿状线上 0.5cm 处钳夹内痔，碘仿消毒痔表面，参照硬化剂内痔注射，首先进行硬化剂内痔注射。注射完毕后，取下血管钳钳夹外痔顶部在其外缘（或下缘）做 V 形或棱形切口，切除外痔剥离静脉丛至齿状线下 0.3cm 处，将剥离切除外痔组织连同内痔上提用中弯血管钳于内痔下半突出部钳夹，然后用圆针 7 号丝线在中弯血管钳下中上 1/3 交界处做 8 字贯穿缝扎，修剪多余残端组织。同法处理其他混合痔。

（三）环状混合痔整形术

1. 适应证　适于Ⅲ、Ⅳ度环状混合痔。

2. 手术步骤

（1）内外痔上方结扎止血：在充分暴露痔核后，在距其上方约 1cm 处（黏膜）做贯穿缝扎 1 针，在痔核基底部下方约 1cm（皮肤）行贯穿缝扎 1 针（其目的是减少术中出血，并有利于手术野清晰），待手术完毕后，再将内外缝扎线拆除，以恢复局部血液供应，切不可遗忘。

（2）在肛门左右两侧内外痔交界处切开皮肤及黏膜，分别做 3~5 个呈 W 形切口，并利用切口潜行剥离外痔皮肤及黏膜（向上跨越齿状线上方 0.5cm 处）向上翻转，将已剥离的曲张静脉团及其结缔组织切除，结扎活动性出血点。

（3）利用外痔皮肤修剪成 W 形皮瓣，稍做游离并向上方推移，直肠黏膜游离后向下移行亦修剪成 W 形，再将内外 W 形皮瓣行上下对角缝合 1 针，缝合是在黏膜角尖端处深缝至肌层，单缝针至皮肤处宜在角尖端浅浅缝合即可（入针深出针浅），注意缝合时只做角对角缝合，各个边不另做缝合。缝合后切口缘呈波浪形（其目的是切缘不在同一水平线上，减轻术后瘢痕挛缩）。

（4）对角缝合完毕后，在后侧 5 点或 7 点肛缘皮肤线上方做约 0.5cm 横切口，用蚊式钳挑出外括约肌皮下层部分纤维切断（其目的是减轻术后括约肌痉挛致肛门狭窄）。

3. 本术式特点

（1）术前在内外痔的上下方行贯穿缝扎减少术中出血，令术野清晰。

（2）术中保留部分肛垫结构组织，使术后功能不受影响。

（3）利用外痔皮肤制成皮瓣呈 W 形，移行于创面覆盖，以缩短愈合时间。

（4）手术设计成环形大 W 形，使切口不在同一水平线，防止术后瘢痕挛缩造成的环形狭窄。

（5）术毕行外括约肌部分纤维切断以减轻术后水肿、疼痛，并防止术后肛门狭窄。

（6）术后肛门完整、平坦，保证肛门闭合功能正常。

4. 术后处理　术后应用有效抗生素预防感染。局部每日清洁换药保持干燥，参照整形植皮术后处理原则。术后 4~6d 视伤口情况拆线，拆线前禁止坐浴及使用膏油类药物外涂伤口。

（四）内、外痔分离术

1. 适应证　混合痔齿状线未消除者或同一方位内痔、外痔高突隆起而尚未相融合者。

2. 手术步骤

（1）外痔切除 + 内痔单纯结扎术：适用于混合痔的外痔皮赘较小、内痔较大者。

（2）外痔剥离 + 内痔单纯结扎术：适用于外痔是血栓或者是静脉曲张性外痔，内痔较大的混合痔。

（3）外痔潜行旁剥离缝合 + 内痔单纯结扎术：适用于外痔是半环形或环形静脉曲张性外痔，内痔较大的混合痔。

（4）外痔切除缝合 + 内痔单纯结扎术：适用于结缔组织外痔和内痔都比较大的混合痔。

（5）外痔锥形剥离切除 + 内痔单纯结扎术：适用于外痔是孤立的圆形，外痔内痔较大的混合痔。

（6）外痔切除 + 内痔注射术：适用于结缔组织性外痔与较小的内痔组成的混合痔。

（7）外痔切除 + 内痔套扎术：适用于外痔较小、内痔较大的混合痔。

四、其他手术方式

（一）冷冻疗法

一般是应用 -196℃ 的液态氮或 -89℃ 的液态一氧化氮，通过特制的探头与内痔接触，通过快速冻结内痔组织及随后快速解冻来达到组织细胞坏死的目的。内痔坏死后，通过修复，纤维组织收缩，使内痔皱缩，达到治疗目的。

1. 适应证

（1）适用于Ⅰ、Ⅱ度内痔或脱垂性混合痔、血栓外痔或结缔组织外痔。

（2）年老体弱或伴有心、肺、肝、肾功能不良而不宜手术者及其他方法治疗后复发者。

2. 禁忌证

（1）有急性肛窦炎或肛周炎的慎用。

（2）严重高血压者。

3. 并发症

（1）继发性出血：据文献统计痔冷冻后出血率为 1% ~ 3%。一旦发生出血，应及时静脉滴注止血药物，创面应用止血粉或凡士林纱布填塞。所以重在预防，对高血压及便秘患者应先治疗，后再手术。

（2）肛门肿痛：多与操作不当有关，冷冻范围过大，易造成肛管皮肤损伤、愈后遗留肛管皮肤黏膜缺损，甚至造成狭窄。目前对冷冻疗法不提倡使用，因术后局部水肿、疼痛较重。

总之，冷冻疗法缺点较多，主要是术后疼痛较重，肛门渗液时间较长，创面愈合时间过长（6 周左右），易发生继发性出血。以及残留皮赘和复发痔需要再处理等。因此，现在该方法很少使用。

（二）红外线凝固疗法

治疗原理是：由特制的 14V（伏特）卤素钨丝灯发出的光通过镀铝反光器反射后成为红外光汇聚一点，再经过石英热导管将红外热能传递到治疗器的探头，在短时间内温度骤升到200℃以上，在治疗时利用红外线光束的高热能作用于痔组织，使组织凝固变白，产生无菌性炎症，1周后发展为黏膜的浅表溃疡，2~3周后形成瘢痕，黏膜下纤维化，固定肛垫，减轻脱垂，术后痔萎缩，症状缓解，达到治愈内痔的目的。红外线凝固作用经过测定大约为直径深3mm/s，精确地确定对组织的作用量，根据作用量测算，一般内痔大致需要照射1.5~2s。

1. 适应证

（1）内痔出血及Ⅰ度内痔。

（2）年老、孕妇和伴有其他疾病而不宜手术者。

2. 禁忌证

（1）陈旧性肛裂。

（2）血栓性外痔。

（3）嵌顿痔。

（4）有结肠、直肠炎症者。

总之，红外线凝固疗法虽然具有操作简单、止血快等特点。但对混合痔效果欠佳，治愈率低，治疗时患者有剧烈的热感和针刺感，现在此方法很少使用。

（三）激光疗法

激光是20世纪60年代出现的光电子技术，70年代开始用于治疗痔疮。原理是利用激光束的能量集中，方向性好，聚焦点微小等特点，使组织凝固、炭化和汽化，而达到治疗目的。目前常用的激光器有氦-氖激光器、二氧化碳激光器、Nd∶YAG激光器。

不同性质的激光对生物体的作用不同，在痔疮治疗中适应证不同，采用的方法也不同。

（1）照射法：使用低功率的氦-氖激光器。激光照射局部组织可使血流加快，血液及淋巴循环改善，代谢增强，促进康复；激光的光化学作用及生物刺激作用能促使局部新生血管形成，加快创面愈合；氦-氖激光具有抑菌作用，增强局部抗感染能力，达到消炎、消肿、镇痛、促进创面愈合之目的。

（2）烧灼法：一般使用高功率的二氧化碳激光器和Nd∶YAG激光器。激光作用组织，局部组织吸收光能后可产生200℃~1000℃高温，同时由于激光的压强作用可使被作用组织发生凝固、炭化、汽化，从而消除病变，达到根治痔疮的目的。

（3）切割法：临床上多用二氧化碳激光器。激光聚焦光斑非常细小，可小至0.2mm，用此光斑沿预想的切割线移动，可迅速切开组织，称为"激光刀"。治疗时用激光刀对准血管钳夹提的痔根部，在钳上0.2~0.3cm处切割，可彻底切除痔组织。

1. 适应证　烧灼法与切割法激光治疗适用于各度内痔、外痔、混合痔。多发的或环行痔一般不宜一次切割，以分期分组切割为宜，待第1次手术切面愈合后，再行第2次手术。

2. 禁忌证　有严重主要脏器功能障碍、衰竭等病变不宜手术；痔核糜烂、感染、水肿炎症期或肛门湿疹不宜手术。

3. 手术步骤

（1）术前准备：局部备皮，术前清洁灌肠。

（2）麻醉：骶麻或局部浸润麻醉。

（3）操作方法：患者取患侧侧卧位，上腿屈膝、手术野以0.1%苯扎溴铵溶液或碘仿溶液充分消毒后，1%利多卡因局部浸润麻醉，注药后略做扩肛，暴露痔核，用组织钳夹住拟切除的痔核,以弯血管钳夹其基底部,用消毒生理盐水纱布在钳下包绕痔核四周,保护邻近正常组织以防误伤,然后手术医生戴防护眼镜,将 CO_2 激光器功率调至 40~60W,对准钳上痔核进行切割,切除后的创面再减低功率至 20W 左右,进行炭化凝固止血,必要时缝扎止血,最后撤去纱布及血管钳,塞入凡士林纱条、敷上塔形纱布,术毕。

4. 并发症

(1) 出血:烧灼凝固不充分、血管内栓塞不全或焦痂脱落过早,活动过多均可能出血。大便干燥,用力过猛,长时间下蹲用力排便等也易造成出血。少量的血性分泌物不需处理,活动性出血应及时重新止血。

(2) 水肿:一般术后 3~7d 可消退。较重的可用中药熏洗坐浴,可得到缓解。

(3) 疼痛:一般较重,不需处理。疼痛重的可应用止痛片或布桂嗪(强痛定)100mg肌内注射。

(4) 大小便困难:术后排便困难、尿潴留者很少见,无需导尿。一般可于术前术后口服润肠通便药。

总之,激光疗法有操作简单;切除速度快、出血少,并发症少;不需住院,术后不需特殊护理及用药,但术后水肿、疼痛重。如操作失误,术后有大出血及肛门狭窄的可能。因此必须掌握好激光功率、适应证,现在此方法很少使用。

(四) Utrold 疗法 (直流电疗法)

Utrold 装置是 20 世纪 80 年代从美国进的电子痔疮治疗仪。治疗原理是利用直流电阴阳极作用于痔组织时,电解作用在阳极下产生酸,阴极下产生碱;酸使组织凝固变性,碱使组织蛋白溶解破坏,造成局部化学损伤,继而纤维蛋白渗出,组织机化,出血停止,痔核缩小,达到治疗目的。

Utrold 治疗机是一个单极低电压装置,包括一个电源、一个可连的手柄、一次性无菌探头、一个基垫和一个绝缘的肛门镜。适合各期内痔和混合痔的内痔部分。

总之,据有关文献报道,Utrold 疗法对内痔治疗的临床疗效较好。但其不足之处是治疗时间长,操作者必须在一个固定姿势下操作,极易疲劳;对外痔无效,如混合痔的外痔部分。在内痔治疗发生炎症时,则需再次手术;远期效果较差,现在此方法很少使用。

(五) 双极透热疗法

双极透热疗法 (bipolardiathermy) 是 1987 年 Griffith 首次报道,其原理如同红外线凝固疗法一样,通过电发生器使电流集中到探头,探头放在痔核上,直至痔组织凝固而达到治愈。双极透热疗法起先用于治疗消化性溃疡出血,以后又用于缓解食管癌及直肠癌的症状。电流在探头顶端两个邻近电极之间的组织通过。就单极凝固疗法、激光凝固疗法或红外线凝固疗法等其他疗法相对而言,双极透热疗法理论上的优点为:保持了一个较短而且局限的电流路径,因此,即使多次使用后其穿透深度仍较为有限。

总之,这种治疗方法的优点是安全、简便、清洁,对出血症状疗效较好,但对痔脱出等的效果不甚理想,且操作时间长,现在此方法很少使用。

(六) 微波热凝疗法

"微波"是指波长在 1m 至 1mm,频率在 300MHz (1 兆赫等于 100 万赫) 到 300GHz (1吉赫等于 1 000MHz) 之间的电磁波。它在本质上与无线电广播用的中波 (波长 545~182m,

频率550～1 650kMz）和短波（波长130～136m，频率2.3～22MHz）相同，只是它的波长更短，故称为微波。微波的频率极高，振荡周期很短，仅 $10-9～10-12s$，目前，临床上常用的微波是 2 450MHz，波长12.5cm。

当微波作用于人体时，体内电解质即随频率的变化而发生趋向运动，在振动与转动的过程中，彼此摩擦或与周围媒介相摩擦而产生热效应。使机体局部升温，加速血液循环，增进组织的新陈代谢，改善微循环，有利于血管和神经功能的恢复，达到消炎、消肿止痛的作用。大强度的微波功率可使蛋白质迅速凝固。

微波治疗内痔的原理是通过微波产生高频热量，促使局部血液循环，并可使痔血管丛细胞变性而纤维化，达到止血硬化的效果。

1. 适应证　Ⅰ、Ⅱ度内痔、血栓性外痔、炎性内痔疗效最好。Ⅲ度内痔和环状内痔严重脱垂者、血管瘤性内痔效果较差。

2. 手术步骤　微波电凝治疗电极分为双极型和单极型电极两种。使用双极型电极时，要将内外电极同时接触病灶，微波热凝型电极又可分为接触式电极和刺入式电极，使用接触式电极时将电极压在病灶表面电灼，火化电灼容易使组织炭化。注意因为微波电凝作用有一定范围，考虑热凝效果有一定穿透力，电极刺入痔体底部，不要紧靠根部。

患者取膀胱截石位、左侧卧位均可。在肛门镜下暴露痔核，用苯扎溴铵或碘仿棉球消毒后，将辐射器平行于直肠壁插入痔核内黏膜下，插入密度间隔5～10mm，基底中心部微波输出时间可稍长，25W功率可8～10s，30W功率5～8s，40W功率辐射3～5s，此时可见辐射器周围黏膜成苍白改变。处理完痔核基底部以后，改变辐射器插入方向，由痔核左右顶点方向分别插入辐射器，其余痔核均用同法治疗，但一般每次固化不超过3个痔核。结束手术后，用甲紫（胆紫液）涂于创面，缓缓退出肛镜。行外痔治疗时，需局麻或骶麻醉，用止血钳夹住痔核基底部，用针式辐射30～50W强度，沿止血钳上缘辐射，视痔核大小需5～9s。

3. 注意事项

（1）选择合适的磁控管电流强度，即MA量（W），应能使病变接触部位迅速汽化，白色凝固，而又不炭化。MA量不宜太大或太小，过大则组织炭化粘连显著，既不利于操作，又易产生深溃疡，反致撕裂出血，过小则不起治疗作用。

（2）务必使病灶充分暴露，以利于微波灼除而不伤及正常黏膜。

（3）不能治疗电极空载，治疗间隙及时停止微波散放。

总之，微波治疗有方法简便、快速、安全，疗程短，疗效高，不需住院的优点。而且止血、止痒效果好，无瘢痕而且反应轻。但微波对早期内痔效果较好，对晚期内痔尤其重度痔及静脉曲张性外痔、环状混合痔的疗效较差，远期疗效不肯定，易复发。

（七）射频疗法

射频也属于高频电范畴，作用于组织时能产生60℃～80℃高温，可使痔组织表面凝固坏死，血管内血栓形成，止血效果好。仅用于内痔治疗。

（八）磁场疗法

20世纪70年代起，国内用磁治疗内痔，实验用磁栓，外形如手枪子弹，磁场强度为300～500高斯，重2.55～5g。其治疗原理是在病灶周围形成磁场，加快病灶部血液循环，使组织恢复生理状态。治疗方法是将磁栓上涂上液状石蜡，插入肛内 2 ~ 3cm，每日 1 次，每次 1 粒，连用 7d。本法对Ⅰ、Ⅱ度内痔有明显疗效，特别对伴有出血和炎症的内痔有显著疗效，无疼痛及毒副作用。缺点是复发率高，对Ⅲ度内痔疗效较差。

（九）ZZ 肛肠综合治疗仪

系利用高频电容场对生物体产生内源性热作用和直流电在生物体产生的电解以及利用直流电药物离子导入等原理，而研制成功的多功能治疗仪。针对痔疮的病理特点设计研制出专用的电容式痔治疗钳，钳的两内侧面为高频输出电极。使用该电极钳夹住痔基底部，可达到200℃高温，作用 3 ~ 5d，可使血管闭合，组织干结凝固，但不发生组织炭化，凝固的痔组织在 3 ~ 5d 后脱落，达到治疗目的。

1. 适应证　适用于各度内痔、外痔、混合痔，对于较大的混合痔根据情况分次间断治疗，外痔部分每次不宜超过 3 个。此法治疗内外痔无需结扎，再发出血的可能性极小。

2. 手术步骤　患者左侧卧位，常规消毒铺巾，局部浸润麻醉，必要时可采用骶麻。将 ZZ 型肛肠综合治疗仪接通 220V 电源，打开开关预热。肛镜暴露痔核，1‰氯己定液消毒肛管直肠。用其电极钳沿直肠纵轴方向夹住内痔核基底部，注意保留齿状线处正常敏感区。在电极钳前端及下方置纱条以保护周围组织。踏下脚踏开关，仪器开始工作。3 ~ 5s 后，仪器自动报警断电。痔核组织基底部钳夹处干结凝固。松开电极钳，无需结扎和剪除。同样方法逐一钳夹其他痔核，痔核间要保留皮肤及黏膜约 0.5cm，一般治疗 3 ~ 4 个痔核。各钳夹顶点连线呈齿形，不在同一平面。混合痔的外痔部分用其电刀切除止血，切口呈放射状 V 形。术毕用洗必泰痔栓塞肛，凡士林纱条加马应龙痔疮膏填压创面，外盖无菌纱布压迫固定。

总之，临床报道用该治疗机治疗各类痔的有效率为 68% ~ 87%。方法简单，痛苦少，愈合快。由于该仪器是利用高频电容场产生的内源性热，热源是被作用物的本身，所以，具有热的可控性好、局限性强、定向性准、产热快，作用部位与邻近组织有明显温差界限等优点，不同于激光、红外线等外源性热。外源性热为传导热，作用部位与邻近组织无明显温差界限。这就使 ZZ 型肛肠综合治疗仪对治疗部位以外的组织产生较小的影响。高频电容场痔疮治疗技术系靠组织内带电离子和偶极子在两极间高速振荡产热，当带电离子耗竭至组织间液干结时，两极间的电阻值增加，仪器自动停止工作，因此，被治疗组织只能达到干结而不会出现炭化现象，更不会造成立即脱落而导致的大出血。干结组织数日后脱落，在内源型热作用下，3 ~ 5d 各种凝血因子在局部增多，再加上血管闭塞粘合等因素，极少发生治疗后的再次出血，不仅如此，且对较大血管的出血有很好的止血作用。但治疗痔核过大、过多者，有肛门皮肤缺损、肛门狭窄可能。

（十）铜离子电化学法治疗

铜针的临床应用始于治疗海绵状、蔓状血管瘤。漫无边际的海绵状血管瘤、广泛的高低流速的脉管畸形虽属良性疾病，但危害极大，常导致肢体残疾、面容改变或器官损害，严重影响患者身体健康和精神状态。手术治疗创伤大、出血多，常危及患者生命，效果多不理想。1998 年，国内多家医院将铜针留置结合通电疗法（铜离子电化学疗法）用于痔的出血和脱出。临床应用的结果，铜离子电化学疗法有效地治疗痔出血和脱出，手术方法简单、创伤小，可在门诊完成操作和治疗，无严重并发症之虞，因此也被认为是治疗痔的一种新方法。

铜针留置及通电疗法（铜离子电化学疗法）治疗内痔的原理：痔的发生机制相对复杂。通常认为，痔是肛垫的移位而产生，肛垫黏膜下有丰富的静脉丛和动脉静脉吻合网。当腹内压增高、慢性便秘等持续性肛管静息压增高时，肛垫支撑组织变性、退化，甚至断裂，肛垫移位，脱出肛门外形成痔。痔属于血管性病变，铜针留置及通电疗法同样适用于痔的治疗，推测其机制如下：①纤维组织形成。包绕或限制黏膜下静脉丛（和动脉丛）。如果铜针直接置入在痔体内，纤维组织形成可以起到支持和保护层的作用，减少静脉丛在粪便排除时受到的创伤，减少出血。也可以作用于静脉丛，阻塞管腔并导致血栓形成。血管的闭塞从止血的角度讲，起到了止血的作用。如果铜针作用的部位更高，在痔上直肠黏膜，纤维化的形成将会限制并且完全阻塞痔上静脉的根部，同时痔蒂部位的痔上动脉及其分支也被阻断。因此痔体萎缩，在用力排便时痔不会过度的充血、肿大，减轻出血。②肛垫和直肠壁之间纤维组织的瘢痕挛缩使痔的支撑结构加强，使痔固定在黏膜下肌层，这样在排便时不至于脱出肛门外。

1. 适应证
（1）出血为主要症状的Ⅰ、Ⅱ度痔。
（2）部分出血的Ⅲ度痔。
（3）以脱出为症状的Ⅱ、Ⅲ度痔。

2. 禁忌证
（1）脱出难以回纳的Ⅳ度痔，如果患者不能耐受手术治疗也可以作为保守治疗的方法使用。
（2）以皮赘和外痔为主的混合痔。
（3）痔伴发肛乳头肥大、息肉、直肠炎等疾病的患者。
（4）有恶性肿瘤的患者。

3. 术前准备、体位和麻醉　铜离子电化学疗法方法简单、创伤小，可在门诊完成全部操作和治疗。术前明确诊断，除外无需或不能行铜离子电化学疗法的情况。常规术前检查包括血、尿常规和凝血功能检查。治疗前灌肠1次。根据医生习惯和喜好选择左侧卧位、截石位和剪刀位。因剪刀位暴露好，患者舒适，医生从上往下操作，利于助手协助和教学，因此受到更多医生青睐。离子电化学疗法方法全部操作在齿状线以上，痛觉不敏感，仅是在置入肛门镜时感觉疼痛不适，一般采用局部麻醉即可满足手术要求。

4. 手术步骤　①常规消毒，铺无菌巾。碘仿或苯扎溴铵棉球消毒肠腔，直肠镜或乙状结肠经检查，确定痔核部位、大小，再次除外不能行铜离子电化学疗法的情况。②将铜针探头刺入齿状线上痔核，深8~15mm。按照治疗仪默认的参数治疗280s，取出铜针。同法处理其他痔核。以脱出为主要症状的患者，可以选取齿状线上痔核根部更高的位置置入铜针。③治疗后取出肛门镜，纳入黏膜保护剂或消炎栓。

5. 注意事项　①治疗期间要注意观察患者痔核部位的变化情况。②每一个痔核可同时治疗3次，每次治疗最多4个痔核。③出血为主要症状的患者一般治疗1个痔核即可起到明显作用，而以脱出为主要症状的患者，需扩大治疗范围，治疗区域一般选择在截石位3、7、11点，脱出严重的可以适当地增加在1或9点的治疗。④出血的患者可以将铜针直接刺入痔核内部，脱出的患者则需要将治疗区域上移，在痔核根部或痔上区域。

6. 并发症　铜针留置法治疗血管瘤时，因为铜针为手工制作，而且在体内留置时间长，部分患者可见到体温升高、厌食及局部疼痛。铜离子电化学疗法经过不断改进，用于痔的治疗尚未见到上述并发症，也没有发现出血、水肿、局部感染、发热、剧烈疼痛病例。

总之，铜离子电化学疗法操作简单、对患者创伤小，符合现代微创医学观点，而且手术不切除痔，仅通过铜离子导入和通电治疗，使痔静脉丛血管闭塞、纤维硬化，在肛垫与支撑组织之间形成无菌性炎症和纤维化粘连，达到治疗痔出血和脱出的目的，符合痔的现代观念和解剖生理特性。李东冰等的临床试验证实，铜离子电化学疗法用于痔的出血和脱垂，主要症状缓解率高，未观察到明显的并发症发生。但试验中，虽然采用了对照方法，铜离子电化学疗法与自制栓剂对比，其可比性仍须进一步关注。临床试验中仅单独针对痔出血或者脱出做单一症状观察，痔的其他症状的缓解或加重情况尚不清楚。术后患者肛门功能（失禁和便秘）和远期效果有待长期随访证实。

（十一）枯痔法

枯痔法治疗内痔已有 1000 多年历史。目前改进的枯痔钉疗法和中西医结合的枯痔注射疗法都是在我国传统枯痔散疗法基础上发展起来的。枯痔散的主要药物是"砒"和"明矾"。而其他药物（轻粉、朱砂、乌梅肉、雄黄、蟾蜍等）只是作为"佐药"和"使药"来用的。传统的枯痔钉是由砒、矾、乳香、没药、朱砂、雄黄、糯米粉等药物配制而成。呈两端尖并有一定硬度的钉状物，直接插入痔核。由于并发症多而且严重，目前临床已不用。

痔是常见病。常有"十人九痔"一说。在痔、瘘病例中，痔约占 68% 的比例。目前对"痔"的治疗方法繁多，但缺乏针对的辨证施治原则，常不按分类进行选择最佳的治疗手段。往往在介绍一种疗法时，"谓之"一统百病，如某注射药物疗法除"痔"外，还治肛裂、肛瘘、内外混合痔等，实际上目前还没有一种疗法什么期的痔都能治好。不论哪一种治疗方法都有它的适应证，哪一种治疗方法都不是万能的，不分轻重、对任何人的痔的病理变化、性质、个体差异、年龄大小、病史长短，一律使用统一治疗方法是错误的。

选择治疗方法，依据痔的分期，病理改变、性质再选择保守或手术治疗，才是科学的方法。

1. 非手术疗法　适用于痔的早期、炎症期，予以局部消炎，外涂"活血化瘀"的水剂（喷雾）、软膏，配合中药坐浴，饮食调整（忌刺激性食物、饮酒，多吃清淡宜消化的食物，多喝白开水，保持粪便软化）采用上述方法，大多的Ⅰ、Ⅱ期早期痔可以不注射或不手术，完全可以自行消退。

2. 注射疗法　对Ⅱ、Ⅲ期内痔又伴有轻度脱出、痔核表面糜烂出血。年老体弱，患糖尿病、心脑血管疾病的患者，不适应手术者，可采用注射疗法：宜采用消痔灵 1：2 的浓度，注射痔核中心，每一痔核内注射 0.5~1ml。目前国内使用的注射药液品种太多，从药理机制上分类，可分为两类作用的药液。一种是起促使组织脱水"硬化"的作用，还有一种是"坏死剂"，两种药液使用上比较安全易掌握的是前一种"硬化剂"。笔者不主张"低浓度大剂量注射"。大剂量在直肠黏膜下注入易造成 3 种后遗症：①直肠末端黏膜与直肠壁肌层粘连，直肠正常的排便功能下降，致"出口梗阻"；②大剂量注入正常直肠黏膜下，会形成环状硬化带；③一旦感染就会大面积的形成溃疡，甚至肠坏死。所以，笔者的意见是低浓度小剂量的注入痔核体中心即可。

3. 外剥内扎疗法　此种手术适应证是环形混合痔。痔核脱出肛门外，不易自行还纳。痔核组织已形成纤维化，体积较大，不适应注射及保守疗法，可采用此种治疗效果较为理想的疗法，但应注意几点：①外剥结扎不应超过 3 个痔核，否则肛门术后易狭窄；②结扎痔体之间一定要留健康的皮肤黏膜，否则脱落后形成溃疡不宜愈合；③结扎的痔核外加以胶圈套扎，可加速坏死脱落，以防出血；④外痔剥离到结扎痔核的根部时，应在此处皮肤缝合 1 ~ 2 针，以防痔核脱落时坠入创面或摩擦创面致出血；⑤主张在外痔部位纵行切开皮肤后，在剥离切除曲张的静脉纤维团组织后，切口皮肤修剪整齐，一次性间断缝合；笔者将此称为"外修内扎术"，避免留下过大的瘢痕；⑥结扎的痔残断端内注入"消痔灵"使痔膨胀，以促进残端硬化加速，防止术后出血。

4. 痔环切术　此种手术的适应证为内外混合环形痔。这种术式目前我国基本不提倡使用，因它的术后并发症较多。其 3 大后遗症：①不全性失禁（感觉性）；②环形瘢痕挛缩；③肛管皮肤黏膜缺损。

5. 外涂枯痔散　此种方法是古老的"疗法"，通过敷药使组织坏死腐蚀一圈肛门皮肤。全国肛肠学会早已禁止使用坏死、腐蚀、烧灼性治疗方法。目前有人推行所谓"不开刀、不住院、无痛苦"快速根治痔的疗法。在门诊施治，涂药后肛门内外痔全被腐蚀坏死，致肛门一周形成溃疡创面，愈合后创面瘢痕挛缩造成"狭窄"，还需行再次肛门整形。

6. PPH　此种方法是近 3 年由国外引进的新方法。国内开展的医院较少，有报道术后易造成直肠阴道瘘，直肠狭窄，长期直肠内异物刺激下坠感等并发症，而且手术费用昂贵。关于这种疗法，远期疗效如何，还待观察随访，总而言之应从"少花钱治好病"的国情出发。PPH 手术笔者认为适合直肠黏膜脱垂的患者。

7. 铜离子、红外线照射等物理疗法　适合单纯性内痔，对外痔无效，对内痔Ⅰ、Ⅱ度痔有一定的疗效，消炎作用强。对那些不适应手术的病例，可采用物理的保守治疗。

8. 电烧、激光、射频等疗法　对一些单纯性外痔治疗可以使用，但不要一次切除多个外痔，最好分期治疗。此类疗法对内痔不太合适，因直肠内遗留创面，不宜愈合且容易出血。

9. 环状混合痔整形术　本术式适于Ⅲ、Ⅳ度环状混合痔。此为环状混合痔最佳手术方式。

（常为伟）

参考文献

［1］李春雨，汪建平．肛肠外科手术技巧［M］．北京：人民卫生出版社，2013.

［2］何永恒，凌光烈．中医肛肠科学［M］．北京：清华大学出版社，2011.

［3］张东铭．盆底肛直肠外科理论与临床［M］．北京：人民军医出版社，2011.

［4］张有生，李春雨．实用肛肠外科学［M］．北京：人民军医出版社，2009.

［5］李春雨．肛肠病学［M］．北京：高等教育出版社，2013.

［6］刘佃温，杨会举，常为伟．康复新液直肠滴注治疗溃疡性结肠炎 34 例［J］，河南中医，2009（2）：192 – 193.

［7］常为伟. 迈之灵片防治混合痔术后水肿的临床观察［J］. 求医问药：下半月刊，2012（2）：641–642.

［8］常为伟. 皮损切除配合长效止痛剂扇形注射治疗肛门瘙痒症［J］. 医药论坛杂志，2010（23）：136–136.

第九章

肛门直肠瘘

第一节　概述

肛门直肠瘘简称肛瘘，古称痔瘘。系直肠肛管与肛门周围皮肤之间的感染性异常通道。它是一种常见病，在肛门直肠疾病的发病率仅次于痔，约占 1/4，占一般外科疾病的 3% ~ 5%。可发生于任何年龄组，但多见于青壮年，男性高于女性。

一、病因

细菌感染是肛瘘的主要病因，常见的致病菌有：大肠杆菌、变形杆菌、铜绿假单胞菌及结核杆菌等。化脓性感染发展而形成肛瘘约占肛瘘的 95% 以上，其余为克罗恩病、肉芽肿性直肠炎、颗粒性直肠炎、直肠癌、化脓性大汗腺炎及肛门直肠部外伤所引起。

二、病理

肛窦、肛腺感染→炎症扩散肛门直肠周围脓肿→破溃排脓肛瘘，这是肛瘘形成过程中的 3 个主要阶段。

肛门直肠周围脓肿：经皮肤自行破溃排脓或手术切开引流后，大部脓液排出，脓腔内压力减小，周围结缔组织增生，使脓腔缩小变细，但内口（感染肛窦）继续存在感染因素，脓性分泌物不断由外口（皮肤破溃口或切开引流口）排出，外口经久不愈，形成肛瘘。

现代医学认为：肛窦是细菌侵入的门户，而引起脓肿和肛瘘的真正感染灶是肛腺。因此在肛瘘手术时，不应把切开内口看作是彻底清除感染灶的方法，而应在切开内口的同时，对其周围的结缔组织进行清创、搔刮，防止遗留肛腺导管及肛腺分支，致使肛瘘复发。

肛瘘除特殊情况下，一般都有：内口、瘘道主管和支管、外口 3 部分组成。外口是皮肤破溃口或切开引流口，瘘道主管是连接内、外口的主要通道，支管是其分支。瘘道主管及支管的走行常是迂回曲折的，瘘道腔内为感染性分泌物（即脓液、坏死组织、血性分泌物或干酪样物质等），瘘道内壁内炎性肉芽组织、外部包绕着纤维组织。支管是由于主管引流不畅，在其附近又继发脓肿，脓肿破溃后即可形成支管，一个主管可以发展成许多支管，有的支管有外口，有的为盲管。支管的管壁与管腔内容物与主管相同。

三、分类

肛瘘的分类方法有多种，祖国医学把肛瘘（肛漏）分为：肾囊漏、大肠漏、屈曲漏、中臀漏、蜂巢漏、通肠漏、阴漏等。

现代医学按内、外口的数目、分布及分支情况将肛瘘分为：单口内瘘、单口外瘘、内外瘘、全内瘘、全外瘘、直瘘、弯曲瘘、简单瘘和复杂瘘等。近期的肛瘘分类原则主要是按瘘道与肛门括约肌的关系进行分类。

1. Parks 分类法（1969）将肛瘘分为 4 类　①括约肌间瘘；②括约肌瘘；③括约肌上瘘；④括约肌外瘘。

2. Mark 医院分类法（1977）将肛瘘分为 5 类　①表浅肛瘘；②括约肌间瘘；③横穿括约肌间瘘；④括约肌上瘘；⑤括约肌外瘘。

3. 隔越章男分类法（1979）分为 4 类　①皮下或黏膜下瘘；②内、外括约肌间瘘；③肛提肌上瘘；④肛提肌下瘘。

4. 我国于 1975 年全国肛肠学术会议上制定了统一标准分类法　即以外括约肌深部为界线，瘘道在此界线以下为低位肛瘘，经过此界线以上为高位肛瘘。具体如下：

（1）低位肛瘘：①低位单纯性肛瘘：仅有一个瘘道且位于括约肌深层以下，内口位于肛窦处；②低位复杂性肛瘘：有 2 个或 2 个以上的瘘道及外口，瘘道位于外括约肌深层下，有 1 个或 2 个以上的内口于肛窦处。

（2）高位肛瘘：①高位单纯性肛瘘：仅有 1 个瘘道且经过外括约肌深部以上，内口位于肛窦处。②高位复杂性肛瘘：有 1 个或 1 个以上的外口，瘘道有分支，其主管经过外括约肌深部以上，有 1 个或 1 个以上的内口。

此分类法的指导思想来源于肛瘘的切开挂线疗法。

5. 与临床治疗方法密切联系的分类法　我们根据 20 多年的临床实践经验，借鉴国内外学者同行们的宝贵经验，总结出一种与临床治疗方法密切联系的肛瘘分类法。

（1）皮下或黏膜下瘘：瘘道位于皮下或黏膜下，而未经过肛门括约肌。

（2）直管瘘：瘘道经过内外括约肌之间，可经过外括约肌皮下部及浅部，瘘道走行较直。

（3）马蹄形瘘：内口位于后或前正中肛窦处，瘘道走行弯曲，可于皮下或坐骨肛门间隙，外口位于肛门左右两侧。可为单侧，即半马蹄形瘘，瘘道向一侧弯曲，开口于该处肛旁皮肤；也可为双侧，即全马蹄形瘘，瘘道同时向左右两侧弯曲走行，开口于两侧肛旁皮肤。马蹄形肛瘘可在不同的位置上经过括约肌。

（4）肛门间隙瘘：瘘道位置深，经过直肠后间隙、坐骨肛门间隙或骨盆直肠间隙，即瘘道经过肛提肌和外括约肌深部。

（5）皮下多发性瘘：内口位于肛窦处，往往只有 1 个；而外口则有数个至数十个不等，瘘道分支多，但位置表浅。仅位于皮下，或经过外括约肌皮下部等，外观异常复杂。

①皮下或黏膜下瘘：a. 皮下瘘；b. 黏膜下瘘。②直管瘘：a. 单侧直管瘘；b. 双侧直管瘘。③马蹄形瘘：a. 前马蹄形瘘；b. 后马蹄形瘘。④直肠间隙瘘：a. 直肠后间隙瘘；b. 直肠坐骨间隙瘘（左、右）；c. 骨盆直肠间隙瘘（左、右）。⑤皮下多发性肛瘘。

此外，对于特殊感染引起的肛瘘，要结合其病源学诊断综合命名，如结核性直肠后间隙瘘。

（常为伟）

第二节　临床表现

1. 局部症状

（1）流脓：肛门周围流脓或由肛门内向外流脓是肛瘘的主要症状，脓液的多少和性质同肛瘘的病程长短和类型有关。新生的瘘管流出的脓液一般较多，多呈黄色，黏稠而有臭味且常伴有血液；病程较长的肛瘘脓液较少，脓汁稀薄色淡且时有时无。若脓液突然增多则多表示又有新的瘘管形成。有时由于外口暂时闭合，脓液引流不畅，可无脓液流出，但此时即表现为体温升高，局部疼痛和肿胀加重，封闭的外口再次破溃，或由他处另破一口，流出脓液。肛瘘内口较大时，可有粪便及气体随脓液一起由外口排出。对于流出的脓液进行观察，有利于判断肛瘘的性质。如流出的脓液呈清稀或夹杂米泔样分泌物，则考虑有结核杆菌感染；如脓液色黄有粪臭味，多属大肠杆菌感染；如脓液呈绿色，则表示有铜绿假单胞菌感染。当瘘道与膀胱、尿道、子宫、阴道相通时，都有其特殊的表现。如直肠膀胱瘘患者，常有尿液自肛门流出等。

（2）疼痛：当肛瘘外口未闭或管道通畅时，患者一般只感到局部发胀，无疼痛感或仅为轻微疼痛。只有在行走或活动较剧烈时感觉疼痛加重。反之，若肛瘘外口封闭，瘘道引流不畅，则使脓液积存于管腔内，使管腔内感染加重，压力增高，此时疼痛明显，尤其是排便或活动时，疼痛更为剧烈。

（3）肛门部湿疹：由于肛瘘外口经常流脓及分泌物排出，使肛门部皮肤长期受其刺激，致使表皮脱落，出现湿疹样改变，局部皮肤增生变厚，患者自觉肛门部经常有潮湿不洁和异物感。

2. 全身症状　单纯性表浅短小的瘘管一般无全身症状。瘘管复杂而病程较长的患者，可伴有贫血、消瘦、精神萎靡、低热、神经衰弱等症状，甚至可出现排便、排尿困难。

3. 体征　肛门周围可见一个或多个肛瘘外口，它在皮肤上呈现很小的凹陷或隆起，隆起为乳头状，是由过度生长外翻的肉芽形成。外口周围皮肤因受长期刺激而发生颜色改变和脱皮现象。外口距肛门口 3cm 之内的肛瘘多表浅，瘘道较直；外口距肛门口 3cm 以上，尤其是超过 5cm 的肛瘘，瘘道多较深且弯曲；左右两侧有外口的肛瘘多为马蹄形瘘。

肛门部触诊：常可摸到一较硬索条状物，由外口处伸向肛内，按压时可有轻微疼痛，并有脓血从外口溢出。较深的肛瘘触之条索状物不明显。黏膜下瘘，直肠指诊时，在黏膜下可触及条索状物。外口较多，且距肛门口较远，触诊无明显条索状物通向肛内的则多为汗腺炎或放线菌感染。

肛门指诊时，在齿状线处可摸到质地较硬的小突起或凹陷，可有轻微压痛，这通常即为肛瘘内口，肛门镜检查时，可见内口处呈苍白色凹陷或暗紫色隆起，其方位多在后正中肛窦或后正中线附近的肛窦。

（常为伟）

第三节　诊断与鉴别诊断

根据患者有急性肛门直肠脓肿的病史，脓肿自行破溃或手术切开排脓后切口经久不愈，常有脓血排出，并有疼痛、湿疹等症状，体检时发现有肛瘘外口，瘘道及内口存在，诊断便可确立。

肛瘘的诊断并不困难，但能否确定肛瘘的类型，真正准确地找到肛瘘内口，则需做进一步深入细致的检查，这是因为它是决定治疗成功的关键。

内口是肛瘘的感染源即原发病灶，准确地找到真正的内口，以及明确内口的数目，在肛瘘的诊断及治疗中均有重要意义，现将几种常用的寻找内口的方法介绍如下。

1. 肛门直肠指诊　沿着通向肛门口的条索状物摸到其在肛门内的终止处，或在齿状线处触及质地较硬的小凹陷或小突起伴有轻微压痛，多为肛瘘的内口。

2. 肛窦钩检查　用圆筒形肛门镜或肛门拉钩、显露齿状线处，发现有颜色改变或隆起的肛窦时，用肛窦钩轻轻探查，如能够顺利进入肛窦，其深度在 2～3mm 以上者，即可能是内口。

3. 探针检查　用金属探针从外口沿瘘道走行方向轻轻探入，用另一手的示指在与探针头相应的齿状线部位进行检查，有时可摸到探针头从内口穿出，从而找到内口。探针检查，一般对直管瘘容易成功，但对于马蹄形瘘等瘘道弯曲的肛瘘往往不易成功，而且很容易造成假内口，因此，在做探针检查时，切不可粗暴。

4. 色素染色法　常用 5% 亚甲蓝溶液从外口注入瘘道。注药前直肠内放置一卷干纱布，注药时要压紧外口，防止药液从外口溢出，如果在注药后发现纱布被染成蓝色，即表示有内口，纱布卷被染蓝的部位即为内口存在的部位。但是，纱布卷未被染色，也不能完全排除内口的存在，因为瘘道弯曲，瘘道内有分泌物阻塞，括约肌痉挛压迫闭合瘘道及注药量太少，从外口溢出太多等因素，都可影响药液到达内口，使纱布不能染色。

5. X 线造影检查　用 30% 碘化油从肛瘘外口注入，压紧外口，防止造影剂外漏，拍正、侧位片，观察肛瘘走行及分支情况，根据造影剂从内口排出，分析内口所在部位。此法对鉴别骶尾骨部畸胎瘤及骨结核造成的瘘道有很大的意义。该方法同色素染色法一样有若干因素阻碍造影剂顺利进入瘘道以至显影不充分。对反复多次手术和复杂性肛瘘的瘘道走行、分支、和内口位置不清者，可做此检查。注意摄片前应在肛门口与直肠内放置标记物，以帮助判断病情。

6. 超声检查　将超声的直肠探头插入直肠，用 1.5% 过氧化氢溶液，从外口注入瘘道中，根据所产气泡观察瘘道走行、分支及内口所在部位，在检查前用生理盐水反复冲洗瘘道，去除其中分泌物及坏死脱落组织以提高诊断准确率。

7. 所罗门（Solomon）定律和 Goodsall 法则　经过肛门左、右两侧中点画一横线，如外口在此横线之前，距离肛门口 5cm 之内，其内口在齿状线处与外口相对应，则瘘管较直。如外口在横线前距肛门口超过 5cm 或在横线之后，这些瘘管则多向后弯曲，内口在肛门后正中线及其附近的齿状线上。根据此定律或法则可帮助寻找肛瘘内口，但不符合该定律或法则的情况也时有出现，不可过分依赖。

8. 其他　对常见肛瘘患者在已知或怀疑有炎性肠道疾病时，应进行纤维结肠镜检查。

应与以下疾病相鉴别：

1. 骶骨前窦道 直肠与骶骨前间隙感染化脓时，脓液由尾骨附近皮肤穿破流出，形成瘘道。瘘道的管道与直肠平行向上走行，但无内口，常呈 Y 字形，外口常在尾骨尖平面，有时可见对称的 2 个外口。

2. 骶尾部脓肿破溃 当臀部外伤感染或疖肿感染形成脓肿后，脓液由臀沟上端破溃流出，形成瘘管。此种瘘管只有外口而无内口。

3. 骶尾骨骨髓炎破溃 脓液不断由骶尾部流出后形成瘘道和外口，但无内口与直肠相通连。

4. 骶尾部畸胎瘤及骶尾部囊肿继发感染破溃 此为先天性疾病，多在青壮年时期发病。其外口常在臀沟中部或尾骨尖处，有时从外口处可发现毛发、牙齿等物，无内口与直肠相通，X 线造影检查有助于鉴别。

5. 会阴尿道瘘 本病患者常有尿道损伤或尿道狭窄病史，瘘管在尿道球部与会阴部皮肤相通，排尿时有尿液从外口流出。若尿液从外口流出量很少时，则很难与肛瘘鉴别，如合并感染则更难鉴别，做 B 超或 X 线检查，有助于鉴别。

（常为伟）

第四节　治疗

肛瘘的治疗分为非手术治疗及手术治疗两种。

1. 非手术治疗 非手术治疗主要是通过局部或全身使用抗生素及中药的方法，但不能彻底治愈肛瘘，只起到减轻症状，控制感染，防止病情进一步发展的作用。常用的抗生素有：庆大霉素、头孢菌素类、青霉素类、红霉素类以及磺胺类等。中医认为本病因虚实夹杂，本虚标实。初期表现为标实，当以清热解毒、利湿为主，方选萆薢渗湿汤加减。后期则充实局部，可根据病情选用清热解毒、消肿止痛、祛风止痒、收敛生肌等作用的中药煎剂熏洗肛门部，常用洗剂有：三黄液、苦参汤、硝矾洗剂。

2. 手术治疗 根据祖国医学扶正祛邪的原则，从全身着手，辨证施治口服中药，术后全身应用抗生素，局部换药配合中药坐浴，对于结核性肛瘘，结合全身抗结核治疗。无论选用哪种术式，原则是先用中药脱管，利用中药化腐生肌的原理，去除瘘道内无生机组织。

具体脱管方法是将所研制成的中药脱管钉或用药物浸泡过的药条、棉线绳置于瘘道内，24h 后去除脱下的无生机组织。在肛瘘术式选择上，研究出一整套独具特色的中西医结合治疗肛瘘的系列术式。

现代医学认为，肛瘘唯一可靠的治疗方法是手术，因为只有通过手术才能彻底清除感染的肛窦、肛腺导管和肛腺腺体，即感染的原发病灶。

（1）肛瘘切开术

适应证：皮下及黏膜下瘘。

方法：一次切开瘘道前壁，彻底处理内口及感染源，并清除瘘道内无生机组织。

特点：这种类型肛瘘表浅，侵犯组织少，手术切口小，愈合快，术后不遗留任何后遗症。

（2）肛瘘剔管术

适应证：直瘘管。

方法：纵行切开外口周围皮肤，环绕瘘道纤维化管壁外侧剥离至内口处，在黏膜下结扎内口，切除结扎线以外游离之瘘道，创面不加缝合。

特点：由于内口处结扎及瘘道被剔除，肠腔内分泌物不能灌入瘘道使之再感染，剔管后的瘘道内壁为正常新鲜组织，可自然愈合。

（3）肛瘘改道压垫术

适应证：马蹄形肛瘘及其他弯曲度较大的肛瘘。

方法：由肛瘘内口处起始切开上段瘘道前壁至相应处肛缘，修剪切口皮缘使之引流通畅。其余部分瘘道，在中药脱净管壁的基础上，用皮针、7号丝线于瘘道旁皮肤进针，绕过瘘道后壁至对侧穿出，如此方法等距离尖端贯穿3针。用这3组线将木制垫加压固定于瘘道前壁皮肤上。缝线时近端1针要尽量靠近内口，结扎时内口侧压力要稍大于外口侧。对于瘘道较深或肥胖的患者，缝线绕过瘘道后壁有困难时，可在同侧深缝，对侧结扎。术后5～7d拆线。也可在压垫前，由外口处将适量医用粘合剂注入瘘道内，再将木制垫加压固定。

特点：这种类型肛瘘的瘘道走行长、弯曲度大，且在不同的高度穿过或绕过括约肌。改道术以阻断肛瘘的感染源为出发点，以小切口改变其引流方向，不全程切开瘘道。远端瘘道在中药脱管的基础上，借用压垫之持久压力，使瘘道前壁塌陷与后壁粘连，闭合管腔，收到一期愈合的效果。粘合压垫术是利用粘合剂的特性，使瘘道前后壁充分粘连闭合。

（4）扩创引流加直肠内气囊压迫术

适应证：直肠后间隙瘘及骨盆直肠间隙瘘。

方法：切开扩大肛瘘外口，使之引流通畅，充分搔刮上段瘘道及脓腔内壁，去除其中无生机组织，但要注意清创时要防止损伤肠壁及骶前静脉丛。在扩创后的外口处放置硅胶管以利引流。然后在直肠内放置双腔橡皮气囊，向气囊内注入空气80～120ml（根据患者具体情况而定），使气囊膨胀。充气后观察肛管局部皮肤颜色正常，能摸到直肠动脉搏动为适宜。向外牵引气囊使之压迫于上段瘘道或脓腔前壁上。每隔4h放出气囊内空气，防止受压部位黏膜缺血坏死，间隔30min后，再次注入等量空气牵引固定。次日换药前取出气囊，检查其是否完好，如有漏气及时更换。持续压迫3～4d。

特点：这种肛瘘上段瘘道腔隙较大，加上肛提肌及骶尾骨倾斜度的影响，低位切开引流不畅；全程切开或切开挂线时易造成肛管直肠环损伤，出现肛门完全或不全失禁的并发症，且愈后遗留较大的瘢痕组织。气囊压迫法在保证引流通畅的基础上，借助于气囊压力，使瘘道内炎性渗出物充分排出，瘘道闭合达到消灭"死腔"的目的，加快了愈合速度，同时防止了假愈合的形成，避免了愈合后局部遗留较大瘢痕及肛门失禁等并发症的发生。

（5）带蒂肌瓣填充、带蒂皮瓣移植术

适应证：瘘道深而宽大或经一次或几次手术治疗未愈，局部遗留较大瘢痕组织的肛瘘，以及外口密集、局部皮肤瘢痕化严重的皮下多发性肛瘘。

方法：切开瘘道上方皮肤，分离并切除瘘道及周围的无生机组织后，创口较深大者，从周围健康组织处带蒂肌瓣，转移充填于创腔中；用肠线缝合固定，丝线间断缝合皮肤。创面较浅时，在切口外侧带蒂游离健康皮瓣，将其转移覆盖于创面上，丝线全层间断缝合。术后5～7d拆线。

特点：这种肛瘘由于局部瘢痕组织较多，且其中可能存在着隐蔽的分支，加上瘢痕组织再生能力较差，采用切开法，切口大、愈合时间长，效果也不可靠。再者因为瘢痕组织硬度大、弹性差，不适宜做压垫手术。本法将瘢痕组织连同瘘道一并切除，可以达到一期愈合的效果，这样既缩短了疗程、减轻了痛苦，又防止了愈合后因瘢痕挛缩而引起的肛门狭窄及变形。

目前，国内外对肛瘘的分类及治疗方法意见尚不统一。尽管治疗方法各有不同，但基本都认为，手术是治疗肛瘘唯一可靠的方法。各种手术方法虽然都收到了不同程度的效果，但失败例数所占的比例也不容忽视，其中造成肛门括约肌功能障碍等严重并发症的情况也时有发生，尤其是在复杂性肛瘘的治疗过程中，所出现的问题最为突出。国外对肛瘘的治疗以手术切开为主，对于高位复杂性肛瘘虽然推行保留直肠环的术式，但同时还存在着复发率高的问题。国内则在手术切开的基础上，继续延用古老的挂线疗法，这种方法存在着疗程长、痛苦大、手术创伤大、恢复慢、术后容易造成肛门变形等缺点，笔者不提倡用挂线手术方法。

我们认为，用某一种单一术式来治疗全部类型肛瘘的办法是不切合实际的，因为每一种术式都有它本身的片面性和局限性。甚至有人主张不论肛瘘位置高低，均采用挂线或一次切开的方法治疗。而我们采用的中西医结合的系列术式弥补了上述不足。我们的治疗方法是以中西医结合为出发点，术前根据中医扶正祛邪的原则，辨证论治，从全身着手口服中药汤剂；局部应用自行研制的中药脱管钉，化腐软坚、祛腐生肌；术后配合中药熏洗坐浴，对创面的愈合起到了良好的促进作用。

这一系列治疗方法，是以保留直肠环为前提。术中在彻底处理内口及感染源的同时，尽可能地不损伤肛管直肠环，防止愈后肛门括约肌功能下降。本术式以皮肤损伤少、遗留瘢痕小为突出特点。如马蹄形肛瘘的治疗，用小的改道切口取代了瘘道全程切开，手术造成的较大创面，采用皮带蒂的皮瓣移植术的方法，有效地防止了术后的瘢痕挛缩，保留了肛门局部形态的完整性。用中药脱管钉脱管，避免用刮匙搔刮法清除瘘道内无生机组织时对周围组织的损伤。

肛瘘改道黏合压垫加直肠内气囊压迫术，是在充分引流的基础上，借助于外力的作用，使瘘道闭合，消灭"死腔"，因此既缩短了疗程，又提高了疗效。对342例病史在5年以上的各种类型肛瘘做了病理学检查，发现其中95%以上属于化脓性瘘管，即由肛门直肠周围脓肿自行破溃或单纯切开排脓后，引流口经久不愈而形成的。对怀疑有恶变的肛瘘患者取活检时，标本应取自瘘道中段，不要在内口或外口处留取标本。

（常为伟）

参考文献

[1] 李春雨，汪建平. 肛肠外科手术技巧 [M]. 北京：人民卫生出版社，2013.
[2] 何永恒，凌光烈. 中医肛肠科学 [M]. 北京：清华大学出版社，2011.
[3] 张东铭. 盆底肛直肠外科理论与临床 [M]. 北京：人民军医出版社，2011.
[4] 张有生，李春雨. 实用肛肠外科学 [M]. 北京：人民军医出版社，2009.
[5] 李春雨. 肛肠病学 [M]. 北京：高等教育出版社，2013.

[6] 刘佃温，杨会举，常为伟．康复新液直肠滴注治疗溃疡性结肠炎34例［J］，河南中医，2009（2）：192－193.

[7] 常为伟．迈之灵片防治混合痔术后水肿的临床观察［J］．求医问药：下半月刊，2012（2）：641－642.

[8] 常为伟．皮损切除配合长效止痛剂扇形注射治疗肛门瘙痒症［J］．医药论坛杂志，2010（23）：136－136.

第十章

便秘

第一节　慢性顽固性便秘

慢性便秘是由不同的病因所引起的十分常见而又复杂的临床症状，主要是指不经常排便或排便困难以及排出干结的粪便。便秘病人可能就诊于不同的学科，但顽固性便秘常就诊于消化内科和肛肠或胃肠外科。美国每年有 400 万以上的人因便秘就诊，发病率约 2%；每年有 200 万~300 万便秘病人用泻剂辅助排便，住院病人的出院诊断中有便秘一项者有 92 万人，约 900 人死于便秘或与便秘有关的疾病。北京、天津地区普通人群的便秘患病率相近，分别为 4.6% 和 4.43%。60 岁以上老年人的便秘患病率明显增高，天津地区对普通人群的调查显示，60 岁或 60 岁以上的便秘者达 50% 以上，脑力劳动者多于体力劳动者，分别为 5.7% 和 3.4%。

一、定义

便秘不是一种疾病，而是一种可见于多种疾病的症状群，不同的病人有不同的含义，近年来，对慢性便秘的定义提出了量化的指标。在不用通便剂的情况下，1 周自发性排空粪便（spontaneous complete defecation，SCD）不超过 2 次，且 1/4 以上的时间内至少具有硬便、排便困难或排便不畅三项之一，为时 3 个月以上，称为慢性便秘。便秘病人可伴有腹痛、腹胀等症状。顽固性便秘病人常依赖于药物才能排便，或对各种治疗无反应。重度或顽固性便秘病人常焦虑不安，不能坚持工作和正常生活，生活质量受到明显影响。临床上，因便秘诊治的病人数量和耗资巨大。不少病人由于疗效不佳，滥用泻药，反而加重了病情。

二、病因

正常排便要求结肠和肛门直肠有正常的功能。粪便在结肠内以正常的速度通过，到达直肠后刺激直肠引起肛门直肠反射，再依赖于正常的盆底肌群的协调运动，使粪便顺利排出。以上排便生理上任何环节的异常均可导致便秘，包括：①平滑肌功能异常，导致肠内容物通过减慢，直肠感觉阈值增加，低级或高级中枢神经功能异常，排便反射敏感性降低；②肛门和盆底肌群的功能不协调，使排便时肛门括约肌呈反向性收缩，导致肛门出口阻力增加，排便困难。

1990 年 11 月在全国便秘诊断、治疗标准研讨会上对便秘的原因进行了详细地探讨，将便秘的病因分为六类二十七条。

1. **不合理的饮食习惯和不良的排便习惯** ①饮食摄入量不足（食物含纤维素少）；②过度吸收（粪便量少）；③平日运动量少；④人为抑制便意；⑤滥用泻剂；⑥环境改变。

2. **结肠、直肠功能性障碍及器质性病变**

（1）结肠机械性梗阻：良性与恶性肿瘤、扭转、炎症（憩室炎、阿米巴病、结核、性病性肉芽肿）、缺血性结肠炎、吻合口狭窄、慢性套叠、子宫内膜异位症等。

（2）直肠、肛管出口处梗阻：①肛管，狭窄、痔、裂；②直肠，直肠前膨出、直肠黏膜内套叠、盆底痉挛综合征、会阴下降综合征；③结肠神经病变及结肠肌肉异常，先天性巨结肠、后天性巨结肠、传输性结肠运动缓慢、结肠易激综合征。

3. **结肠神经异常** ①中枢性：各种脑部疾患、脊髓损伤、肿物压迫、多发性硬化症；②支配神经异常。

4. **精神障碍** ①抑郁症；②精神病；③神经性厌食。

5. **医源性** ①药物（可待因、吗啡、抗抑制剂、抗胆碱剂、铁剂）；②制动。

6. **内分泌异常及代谢性疾病** ①甲状腺功能低下；②甲状旁腺功能亢进；③高钙血症；④低血钾症；⑤妊娠；⑥糖尿病；⑦垂体功能低下；⑧嗜铬细胞瘤；⑨原发性或继发性脱水；⑩铅中毒；⑪老年、营养障碍。

在国外，对便秘的分类方法较多，如有根据病因将其分为原发性和继发性的；有根据部位分为结肠型、直肠型的；也有根据病理分为功能性和器质性的。在这些便秘当中，与外科治疗关系密切的主要是结肠、直肠的器质性病变，如乙状结肠冗长、出口处梗阻等。

三、检查方法

为了制订合理的治疗方案，治疗前详细评估便秘的动力障碍类型非常必要。目前，用于调查便秘的方法有结肠通过时间测定、肛门直肠测压及排粪造影等（表 10 - 1）。

表 10 - 1　调查慢性便秘的有关检查方法

检查方法	检查目的
胃肠通过时间	测定通过时间和判断便秘类型
肛门直肠测压	测定肛门括约肌功能和神经反射
直肠壁感觉和顺应性测定	测定排便阈值和直肠壁的顺应性
排粪造影	检测排粪功能及肛门直肠角的变化
肛门外括约肌肌电图测定	了解是肌源性或是神经源性异常
阴部神经潜伏期测定	了解是否存在神经传导的异常
超声内镜	判断有无肛门括约肌受损及其程度和方位

1. **结肠运输时间测定** 是采用不透 X 线标志物测算胃肠通过时间（gastrointestinal transit time，GITT）。包括全胃肠、结肠及不同节段结肠的通过时间。1992 年国内所制定的统一标准：口服 1 枚内装 20 粒不透 X 线标记物的胶囊 72h 后摄片，结肠标记物剩余数 72h ≥ 4 粒，可诊断为结肠慢传输型便秘（STC）。实际上 STC 的诊断不仅要根据 72h 标记物剩余数

的多少，还要看剩余标记物在各部结肠分布的情况，以助评估慢传输结肠病变的程度、部位和范围及是否有出口梗阻。结肠运输实验的结果易受到被检者的生活规律、情绪、饮食等多种因素的影响，所以不能仅凭检查的结果而轻易做出诊断。最近同位素扫描法被认为是肠道运输的金标准，常用^{111}In 标记颗粒检测从回盲部到直肠的运输过程，24～48h 可获得结果，但目前尚未普及应用。这是诊断结肠慢传输型便秘不可缺少的检查，但应与其他生理检查进行综合分析。

在多数情况下，结肠节段运输时间延长是出口处梗阻的结果，随着梗阻的解除这种异常可以恢复正常。只有在直肠排空功能正常或治疗后排空功能恢复正常后仍有便秘的情况下，结肠传输试验才能发现真正的原发性结肠慢传输型便秘。

2. 肛管直肠压力测定　病人取左侧卧位，先不做直肠指检，将球囊或探头置于肛管内，测量肛管静息压和最大缩窄压。然后将球囊送入直肠壶腹部测量直肠静息压，导管接拖动装置测括约肌功能长度。换双囊导管，大囊置于壶腹，小囊置于肛管，向大囊内快速充气50～100ml，肛管压力下降且时间大于30s 为肛管直肠抑制反射阳性。所测得肛管括约肌的压力、直肠容量及其顺应性以及肛管直肠抑制反射（RAIR）是否存在，并可协助诊断有无直肠前突和黏膜内脱垂。若 RAIR 存在，则可除外巨结肠症；若 RAIR 不存在或有疑问，则可行肛管直肠切断术以协助诊断。

3. 排粪造影检查　经肛管注入 300～400ml 钡剂，让病人坐在特制的排粪桶上，X 线侧位透视下调整位置，使左右股骨重合并显示耻骨联合。以通过肠腔内钡剂的显影来观察直肠和盆底在动静态下的 X 征象，为功能性出口梗阻的诊断奠定了基础，特别是对直肠形态的改变判断已很准确。由于盆腔造影同步排粪造影可使盆腔同时显影，所以增强了对盆底病变的观察。四重造影进一步使直肠、盆腔、子宫、膀胱全盆脏器同时显影，使对肠疝、腹膜疝、子宫后倾、膀胱脱出等诊断更为准确。

4. 直肠感觉功能测定　包括直肠扩张试验和直肠黏膜电感觉试验，分别通过直肠内球囊注气或电感受测试直肠感觉阈值。方法是将球囊导管插入壶腹，每隔 30s 注气 10ml，当受试者刚开始有直肠扩张感觉时，记录注入的气体量，此即为直肠感觉阈值，以后每次注入 50ml，当受试者出现排便紧迫感时，即为排便容量阈。继续注气当出现无法忍受的排便感觉时或疼痛时为最大耐受容量。慢性便秘病人直肠感受功能常常下降，而结直肠炎病人直肠敏感增加。

四、治疗

便秘治疗宜采取综合措施和整体治疗，以改善或恢复肠道动力及排便的生理功能。

1. 一般治疗　注重改变生活方式，对那些饮水量很少、膳食中纤维太少以及活动少的便秘病人，应鼓励增加晨起一次性饮水量、每日的膳食纤维摄取量和活动量。增加饮水和膳食纤维能增加和保留粪便内的水分，使粪便变软，体积变大。膳食纤维能加快胃肠通过速度。同时，应消除某些诱因尤其是引起便秘的药物因素。避免滥用泻药，因为长期服用大剂量刺激性泻药，可以损伤肠壁神经丛细胞，加重便秘。

2. 药物治疗　药物治疗的目的是软化粪便，促进肠道动力，刺激排便。临床上可根据便秘的程度、类型和性质，选用合适的通便剂（表 10-2）。

表 10 − 2　便秘的药物治疗

药物分类	举例	作用
长性泻药	欧车前、麦胶等	强吸水性，增加容积，松软粪便，加强刺激
渗透性泻药	福松（聚乙二醇 2000）	增加容积，松软粪便，加强刺激
	杜秘克（乳果糖）	
盐类泻药	镁盐，如硫酸镁	高渗盐吸收大量水分，增加容积，松软粪便
润滑剂	液状石蜡、麻仁润肠丸	润滑和松软粪便
刺激性泻药	番泻叶、鼠李、酚酞、蓖麻油	刺激肠道动力和分泌
肠促动力药	西沙必利、普卡必利	作用于肠神经丛（ENS）的 5 − HT$_4$ 受体，并刺激神经递质，刺激肠动力
软化剂	开塞露、灌肠	松软粪便，刺激排便
中药	通便灵、新清宁片	辨证施治
微生态制剂	培菲康、丽珠肠乐	纠正肠内异常菌群

3. 心理和生物反馈治疗　除药物以外，有些便秘病人需要接受心理或生物反馈治疗。严重便秘病人常有焦虑或伴有抑郁，有一半以上盆底痉挛综合征病人有应激史，包括手术、分娩等，焦虑可加重便秘，因而，这些病人需接受心理治疗。虽然抗抑郁、焦虑药有引起便秘的不良反应，但有些便秘病人由于症状严重，终日虑及如何排出粪便，精神异常焦虑，对该类病人抗焦虑治疗是必要的。

对一些盆底痉挛综合征的病人，如治疗不满意，可以选择生物反馈治疗，纠正病人在排便时肛门括约肌和盆底肌的不协调运动。该法系让病人在排便时腹肌用力，而盆底包括肛门外括约肌则放松，使之引起适宜的腹内压和肛门括约肌的压力梯度，从而达到排便的效果。

4. 外科治疗　便秘手术治疗的主要适应证是慢通过型便秘。对一般治疗和药物治疗无效、严重影响工作和生活的病人，可以考虑手术切除结肠。但在对慢通过型便秘手术治疗的评估中，应注意有无并发出口梗阻性便秘。对于出口梗阻性便秘的手术治疗指征，目前已逐渐取得一定的共识。由于出口梗阻性便秘常并发肛门直肠以及盆底的解剖结构异常，如直肠前膨出、直肠脱出等，因此对是否需要手术和怎样手术，应进行分析和判断，对手术后疗效做出术前预测。某些肛门痉挛的病人合并的直肠前膨出，在进行直肠前膨出纠正术后，仍可能存在排便困难，这在术前应充分估计到，要在病人全面理解，完全同意的基础上才能进行。

（常为伟）

第二节　习惯性便秘

习惯性便秘（habitual constipation，HC）是指原发性持续性便秘。如果只是排便间隔时间超过 48 小时，无任何痛苦时，则不属于便秘。习惯性便秘在临床上把它视为一个独立的疾病。便秘是指比健康时便次减少，粪质干硬、排便困难及患者有不舒适的感觉而言。笔者在临床上经常遇到这类患者，虽然中老年人较多见，但每个年龄组均可见到，在治疗上均感到棘手。

一、病因

1. 原发性（功能性）便秘的原因　正常情况下，从横结肠开始的推进性集团蠕动每日发生 3~4 次，使粪便进入直肠，引起便意。这种蠕动是胃－结肠反射引起，故常发生在进食后。一般正常人多于每日早餐前后形成了排便 1 次的习惯。便秘常见原因有：①结肠功能紊乱：如肠易激综合征；②食物过少或过精，缺少纤维残渣对结肠运动的刺激；③妊娠：妊娠后期平滑肌动力减低，可能是由于黄体酮的作用所致；④生活规律的改变；⑤某些药物：如鸦片、吗啡、可待因、抗胆碱能和神经节阻滞药、镇静药、抗郁药、某些制酸剂（碳酸钙、氢氧化铝）等。此外，经常应用灌肠和服用泻药，可使肠道的敏感度减弱，以致引起或加重便秘。

2. 便秘一般分类　①按病因性质分为原发性（功能性）便秘和继发性（器质性）便秘；②按解剖部位分为结肠性便秘和直肠性便秘；③按结、直肠平滑肌状态分为弛缓性便秘和痉挛性便秘。

二、临床表现

1. 一般表现　便秘患者由于粪块在乙状结肠和直肠内过度壅滞，常觉左下腹胀压感，且有里急后重，排便不畅等症状。痔疮常为便秘的继发症而出现。习惯用泻药或洗肠的患者，由于胃肠运动功能的紊乱，可有中上腹饱胀不适、嗳气、反胃、恶心、腹痛、腹鸣、排气多等表现。长期便秘部分患者可有食欲不振、口苦、精神萎靡、头晕、乏力、全身酸痛等症状。少数患者有骶骨部、臀部、大腿后侧隐痛与酸胀感觉，系由于粪块压迫第三、四、五骶神经根前支所致。

粪便形状常成为患者的特有的主诉。直肠便秘者排出的粪便多数粗大块状，而结肠便秘则多为小粒，类似羊粪状。硬便的机械性刺激引起直肠黏膜分泌黏液，常覆在硬粪的表面及缝隙间，有时呈黏液膜状排出。便秘患者有时于排便过程中，突然腹痛发作，开始排出硬便，继之有恶臭稀便排出称为"假性腹泻"。

2. 便秘者多无明显体征　痉挛性便秘者，可触及痉挛收缩的肠管；直肠便秘时，左下腹部可触及质硬肿块，系滞留的粪块，在排便后肿块消失。

3. 钡餐检查　对观察胃肠运动功能有参考价值。在张力减退性便秘者，可看到钡剂到达结肠后排空明显延迟，在左侧结肠内长期停滞，能显出扩张的直肠壶腹。痉挛性便秘者，可见钡剂在结肠内被分成许多小块，并可见由于逆蠕动已到达降结肠或乙状结肠的钡剂，有时又逆行到横结肠的征象。胃肠 X 线钡剂检查的更大意义在于排除肿瘤、结核、巨结肠症等器质性病变致梗阻而引起的便秘。

4. 直肠、乙状结肠镜及纤维结肠镜检查　可直接观察肠黏膜的状态、肿瘤、狭窄等，并可做组织活检，明确病变的性质。在习惯性便秘患者，由于粪便的滞留和刺激，结肠黏膜特别是直肠黏膜常有不同程度的炎性改变，表现为充血、水肿、血管走向模糊不清。在痉挛性便秘者，除炎症改变外，有时肠镜下可见肠管的痉挛性收缩，表现为肠壁向腔内聚拢，肠腔收缩变窄，推进肠镜困难，稍停片刻痉挛可缓解。

三、诊断与鉴别诊断

习惯性便秘的诊断须依靠病史，分析便秘的原因，配合指诊可做出便秘的诊断。必要时可进行胃肠道 X 线钡灌肠和（或）结肠镜检查，以排除器质性疾病，确定习惯性便秘的诊断。便秘患者的发病年龄有时可提供线索。如年幼开始就有顽固性便秘时，应想到过长结肠和先天性巨结肠症的可能；中年以上患者，排便习惯一向规律，逐渐发生顽固性便秘时，应注意除外结肠癌，选择必要的 X 线检查及结肠镜检查尤为重要。

四、治疗

根本的治疗在于去除病因。对于习惯性便秘者，应建立合理的饮食和生活习惯。纠正不良习惯、调整饮食内容，增加富含纤维素的蔬菜和水果，适当摄取粗糙而多渣的杂粮，如标准粉、薯类、玉米、大麦等。油脂类的食物、凉开水、蜂蜜均有助于便秘的预防和治疗。

合理安排工作和生活，做到劳逸结合。适当的文体活动，特别是腹肌的锻炼有利于胃肠功能的改善，对于长期脑力劳动，久坐办公室少活动者更为有益。

养成良好的排便运动习惯。建立每日按时排便运动产生条件反射。对神经衰弱的患者，可适当服用安慰剂调节自主神经中枢的功能。对有肛裂、肛周感染、子宫附件炎的患者，应及时给予治疗，消除其以反射方式影响排便，造成便秘。

经上述处理未能解除的顽固性便秘患者，主要应选择润滑性药物治疗，必要时可考虑酌情使用下列药物。如甘油或石蜡油，硫酸镁或氧化镁、山梨醇、半乳糖果糖苷、酚酞、番泻叶、大黄苏打片、通泰胶囊。另外还可以采用温盐水或肥皂水灌肠以及使用开塞露或甘油栓剂均有一定疗效。

（张　宁）

第三节　结肠慢传输型便秘

结肠慢传输型便秘又称结肠无力，其病因尚未完全明确。除肠壁神经丛的神经节细胞减少或缺如以外，可能与水分摄取、性别、年龄以及神经内分泌改变、体液变化等因素有一定关系。长期大量使用泻药也会造成结肠运输缓慢。本病以中老年女性发病率较高。1908 年 Arburthnot 首次提出经腹手术治疗慢性顽固性便秘，1911 年 Chapple 也报告 50 例慢性顽固性便秘的外科治疗。手术方式主要有次全结肠切除及回肠乙状结肠吻合（ISA），结肠转流及回肠乙状结肠吻合，结肠转流及回肠－直肠吻合（IRA）。早期报道成功率不高，且有一些严重的并发症，但却给慢性顽固性便秘的外科治疗打下了基础。

一、临床表现及诊断

在慢性顽固性便秘中结肠慢传输型便秘（STC）约占 45%，其绝大多数是由于结肠结构变异或结肠神经节病变（如缺如、萎缩甚至消失）引起结肠蠕动张力下降和推进速度减慢所形成的不完全或假性肠梗阻。结肠慢传输型便秘者常有腹部膨胀及不适，病人无自行排空大便史，用泻剂的效果比用灌肠，栓剂及手法助排便为好，结肠传输时间测定可发现结肠明显弥漫性延迟。排粪造影及肌电图可发现耻骨直肠肌有阵发性收缩。若单有结肠无力，可考虑行结肠切除术治疗便秘；若合并有耻骨直肠肌阵发性收缩，则应首选反馈治疗以改善肛管括约肌功能。当训练完毕应重做生理学检查，若结肠传输时间测定仍有结肠无力，而耻骨直肠肌阵发性收缩已改善，则可行结肠切除术。

二、治疗

结肠慢传输型便秘患者的肠道功能丧失是一个渐进过程，为尽早减轻患者痛苦，避免病变加重和病情复杂化，对经正规系统保守和联合治疗 6 个月无效者，在排除出口处梗阻型便秘和手术禁忌证的前提下，积极慎重的外科手术治疗应作为慢传输型便秘的首选，Rex 认为下列几点是长期严重便秘患者行结肠切除术的指征：①有确切结肠无张力的证据；②无出口处梗阻；③肛管有足够的张力；④临床上无明显的焦虑、忧虑及精神异常；⑤无弥漫性肠道运动失调的临床证据，如肠激惹综合征。此外还须考虑以下 3 点：①对发病时间短的病人不要轻率行结肠次全切除术；②对须做结肠次全切除术者，不要轻易接受精神科的评价而下结论；③不要以单项检查来诊断出口梗阻型便秘。对轻型病人仍首先考虑保守治疗为主。

手术目的是使慢性便秘患者结肠解剖关系得以恢复以改善排便功能。自 1908 年 Arburthnot 首先提出经腹部手术治疗慢性顽固性便秘至今，国内外关于手术治疗慢传输型便秘的主要方式有以下几种。

1. 全结肠切除术 切除从回肠末端至直肠上段范围内的结肠、施行回肠直肠吻合，是国外治疗慢传输型便秘的经典手术，术后长期有效率约90%，该术式彻底，复发率低，已作为国内外公认的标准术式。据国内外总的综合资料分析，其治愈率为50%～100%。主要并发症包括腹泻，其发生率为30%～40%，尤其是短期腹泻几乎100%，主要是由于切除了回盲部，短期内腹泻发生率较高，需经0.5～1年不断治疗和训练方可望好转，但若术中发现盲肠功能差，不做切除，术后腹泻同样不可避免，甚至更加严重，故大多学者认为，术前或术中发现盲肠功能差，扩张明显者应选用此术式，可减少腹胀、腹痛和腹泻。另一常见并发症为小肠梗阻，发生率为8%～44%，小肠梗阻发生率如此之高，除了粘连性肠梗阻缘故外，可能由于肠肌层神经反射障碍，而影响肠道功能。也有学者认为，这种障碍也可能影响近端小肠。约10%的患者术后便秘复发，其中41%～100%须再次手术。其他的并发症有吻合口漏和盆腔感染。因此，除从严掌握手术适应证外，还需在术中特别注意手术技术，以免发生粘连性梗阻和便秘复发。

2. 结直肠全切除、回肠储袋肛管吻合术 切除回肠末端至齿状线范围内全部大肠，取30cm 回肠做15cm J 型储袋，行储袋肛管吻合术。鉴于该术式创伤大，操作复杂，术后可能出现吻合口漏、储袋炎、储袋排空障碍、性功能及排尿功能障碍等多种并发症，不作为慢传输型便秘的常规手术方式，仅在结肠（次）全切除术后效果不佳，经测压、排粪造影等证实存在直肠无力时采用，有助于改善其生活质量。Kalbassi 报道15 例，均行暂时性去功能回肠襻式造口，无吻合口漏，2 例因顽固性盆腔疼痛切除储袋，平均排便次数 5～8 次/天，病人生理功能、社会功能和疼痛记分明显改进。Aldulaymi 报道 1 例慢传输型便秘术前直肠排空正常，但最大耐受容积达 700ml，行结肠次全切除后仍然便秘而行回肠储袋肛管吻合治愈。Hosie 等也报告 13 例手术治疗的经验。8 例结肠无力行结肠次全切除及回肠 - 直肠吻合，5 例有巨直肠、便秘及肛门失禁。巨直肠施行手法回肠肛管吻合，其余的用吻合器吻合。随访 20 个月，排便白天 4～8 次，晚间 1～2 次。白天污染内裤 1 例，晚上污染内裤 6

例，11 例（85%）对手术效果满意。

3. 结肠次全切除术　有切除升结肠至直肠中上段、施行盲肠直肠吻合，以及切除盲肠至乙状结肠中下段、施行回肠乙状结肠吻合两种方法。前者又有顺蠕动和抗蠕动的盲肠直肠吻合两种，均保留盲肠、回盲瓣和末端回肠襻，有助于控制食糜进入结肠的速度，同时盲肠作为一生理性容器，保留了代谢未消化的淀粉和制造短链脂肪酸的结肠菌群，有助于形成正常的粪便，维持正常的水分、钠和维生素 B_{12} 吸收，减少术后腹泻发生，预防肾、胆结石等；但升结肠须从右侧翻转 180°，操作较复杂，增加肠梗阻发生率，切除直肠可能损伤腹下神经，顺蠕动吻合须还保留 5～10cm 升结肠，术后便秘复发率及腹痛发生率较高。后者保留全部盆腔结直肠，术后无性功能及排便功能障碍，也保留了末端回肠，操作简单；但术后一段时间内可出现腹泻。结肠次全切除术疗效不低于全结肠切除术而术后腹泻发生率却明显降低，损伤也较之减小，恢复较快，已作为国内外推荐式式。刘勇敢等报道用次全结肠切除盲肠直肠端端吻合术治疗 73 例，复发 1 例，并发肠梗阻 1 例，短期腹泻 19 例，与全结肠切除术相比，腹泻发生率降低了 26.6%；刘勇敢等又报道用次全结肠切除（旷置）盲肠直肠端侧吻合术治疗 12 例，手术均成功，术时平均 85 分钟，出血 50～200ml，平均 72ml，术后无肠梗阻和切口感染，排便 1～3 次/天，而对照组做次全结肠切除盲肠直肠端端吻合术 34 例，手术成功 33 例（1 例因肠吻合口梗阻次日回肠造口），术时平均 174 分钟，失血200～750ml，切口感染 2 例，排便 1～5 次/天，两组术后随访 1 年均无症状复发，两组相比，治疗组具有疗效确切、手术时间短、出血少、损伤小及术后并发症低等优点；Vasilevsky 曾报道用次全结肠切除回肠乙状结肠端端吻合术（ISA）治疗 46 例，有效率 79%，术后排便2～8 次/天，有 60% 伴有多种并发症，且有 5 例再次手术治疗，他认为严格选择该术式对治疗特发性便秘患者还是有意义的。1992 年 Pena 报告了 Vasilevsky 的 105 例行次全结肠切除术病人长期随访结果，术前排便次数为 4～6 次/周，随访 8 年（1～15 年）。共随访 84 例。结果：10% 排便明显改进，28% 仍用泻剂，16% 仍用灌肠。术后排便次数每天 3 次，27% 病人主诉腹泻，89% 病人感觉满意。

4. 结肠部分切除术　根据结肠传输试验和结肠压力测定，若动力障碍局限于某一肠段，可行选择性肠段切除，如乙状结肠切除或左半结肠切除等。由于对结直肠生理病理的认识尚不全面，如扩张的直肠是否影响近端肠道的传输等；以及各种功能检查本身的局限性，如放射线标记物法的节段性结肠传输时间计算方法简单地将结肠分为右半、左半及乙状结肠直肠部，并不能计算出某一具体结肠段的传输时间；而放射性核素法和腔内压力测定方法远未普及，故该手术有较大争议，多数学者认为其复发率高，不应作为慢传输型便秘的手术方式。Kamm 认为，特发性便秘除了全结肠切除外，其他手术治疗方式常有不可预测的结果。国内众多资料亦表明：结肠部分切除术效果不肯定而不主张采用，尤其是半侧结肠切除效果最差，除非患者拒绝其他术式。黄显凯等认为：对于便秘病史较短、钡灌肠片显示结肠梗阻段扩张、胃肠通过时间证明标志物滞留于某一肠段，做局部部分切除效果尚好；张连阳等认为结肠部分切除虽然疗效较差，但肠道结核病变和功能丧失是一个渐进过程，它可由起初的某一肠段病变逐渐发展到整个结肠，为避免长期滥用泻剂而引起泻剂性结肠和使病情加重或病变复杂化，对经长期保守治疗效果不满意者，在胃肠通过时间计时检查并测定传输指数（IT）值以及钡灌肠摄片判定明确为结肠属某一肠段病变的情况下，做部分结肠切除术仍有一定的积极和实际意义。此类手术保留了更多的结肠，术后不易发生腹泻和肛门失禁。随结

直肠功能检测方法的进步，特别是放射性核素法传输试验和 24 小时不卧床的结肠测压方法的应用，该手术的成功率可望提高。

结肠慢传输型便秘的手术治疗是有效的，但其手术方式目前尚未完全定型，国外应用较多的是全结肠切除及回－直肠吻合，也公认有较好的结果。其次为结肠次全切除及盲－直肠吻合。有关结肠部分切除，一般预后不佳，若钡灌肠只有一段结肠扩张，可切除该段结肠，后果良好。以上手术可治愈一些难治性便秘患者，但仍有一些后患及并发症，因此，对手术适应证的选择一定要严格。决定是否手术，及采用何种术式，一定要靠结肠运输时间及盆腔动力学检查，并结合病史及体格检查进行综合分析，然后决定治疗方案。

5. 慢传输型便秘患者常常合并出口处梗阻型便秘　Kamm 认为慢传输型便秘合并出口梗阻者，行结肠切除效果不好，手术的成功率只有 50%。混合型便秘手术治疗的成功率不仅和慢传输病变的结肠是否切除完全有关，还和所并发的出口梗阻是否能予以纠正密切相关。因此对混合型便秘的手术治疗，除选择适当的结肠切除术式外，还对其所伴有能通过手术治疗的出口梗阻病变等采取同期或分期手术治疗的方案。①分期手术方案：对合并有直肠前突、直肠黏膜内套叠或脱垂及耻骨直肠肌肥厚的病变者，于结肠切除前期先行前突修补、黏膜结扎切除或耻骨肌切开等相应的纠正手术。一般于 3 个月后再Ⅱ期行结肠切除术。采取此方案主要是基于考虑到出口梗阻有时很难和左半结肠慢传输相鉴别，而先行纠正出口梗阻手术的优点是如术后便秘好转，即可避免结肠切除。倘若手术证实出口梗阻已解除，但仍有便秘存在，则再行结肠切除；②同期手术方案：对合并有盆底下降、盆底腹膜疝或子宫后倾者，于结肠切除同期采用盆底抬高、直肠悬吊、子宫固定之相应修复手术。对合并有严重的直肠黏膜内套或内脱垂的病人，可考虑将有黏膜病变的直肠尽可能切除后行低位吻合。但混合型便秘比在单纯慢传输型便秘的诊断和治疗均为复杂和困难，术后便秘的改善率明显低于单纯慢传输型便秘的病人，所以混合型便秘的病人采用手术治疗更应慎重选择。

（张　宁）

第四节　出口处梗阻型便秘

出口处梗阻型便秘（OOC）又称盆底肌功能不良，是一组导致顽固性便秘的常见疾病，过去对这一组疾病认识不清，目前国内、外报道逐渐增多，而且愈来愈受到人们的重视。

一、分类

出口处梗阻型便秘按盆底和肛门括约肌解剖结构与生理功能的病理变化分为盆底肌失弛缓综合征（SPFS）和盆底肌松弛综合征（RPFS）两类，依其病变盆底肌失弛缓综合征包括内括约肌失弛缓症（ISAI）、耻骨直肠肌痉挛（PRMS）、耻骨直肠肌肥厚（PRMH），后二者又称为耻骨直肠肌综合征（PRS）；盆底肌松弛综合征包括直肠前突（RC）、直肠前壁黏膜脱垂（AMP）、直肠脱垂（IRP）、直肠内套叠（IRI）、肠疝（EC）、会阴下降（PD）、骶直分离（SRS）、内脏下垂（SP）。由于 CFC 常以混合型便秘（MC）形式出现和出口处梗阻型便秘本身两类病变可同时以并发病的形式发生，为获满意确切疗效，必须在排除慢传输型便秘前提下对治疗以出口处梗阻型便秘某一病变为主的同时处理并发病，因而往往涉及到联合治疗。

二、临床表现及诊断

其主要表现为粪便在肛管、直肠处排出受阻，临床以排便困难为主要表现，其次有排便不尽感，有时须用手法协助排便。诊断要点：①有长期排便困难史，排便有时须用手法助排便，如用手指伸入直肠内挖大便；或在阴道内、会阴部加压协助排便；②体格检查有下列不同表现：如直肠指诊，肛管内压力较高、直肠黏膜向前膨出、直肠黏膜松弛、摒便可将直肠内手指排出、盆底肌不松弛；③排粪造影：直肠不能排空；④气囊逼出试验：气囊不能或延迟排出；⑤结肠运输时间测定：仅在乙状结肠、直肠处有延迟。

三、分类及治疗

出口处梗阻型便秘是一组盆底肌功能不良的疾病的总称，临床上常见的有直肠前突、直肠内脱垂、耻骨直肠肌综合征 3 种类型。严重出口处梗阻型便秘须手术治疗。现分述如下：

（一）直肠前突（rectocele，RC）

直肠前突多发生在直肠前壁向阴道内突出，类似疝突出，又称直肠前膨出。由于直肠前突多见于女性，当排粪时，直肠腔中高压的作用方向改变，压力朝向阴道，而不向肛门口（图 10 - 1）。部分粪块陷入前突内不能排出，而当排粪用力停止后，粪块又可"弹回"直肠内，排粪不全或可迫使病人作更大用力，导致前突逐渐加深，形成恶性循环，致使便秘症状逐渐加重，患者不得不用手指插入阴道压迫阴道后壁将粪便挤出，有利于粪便排出。其原因多数与分娩引起的直肠阴道隔的损伤和长期用力排便有关；有人发现它与会阴下降的程度正相关，会阴下降愈重，直肠前突也愈重。这就可以解释未婚妇女中有时也可以出现直肠前突，其原因为盆底下降伴有的子宫下降所引起的阴道松弛所致，并无直肠阴道隔损伤。值得注意的是直肠前突常常伴有直肠内脱垂，因为二者与盆底同时有脱垂与松弛之故。

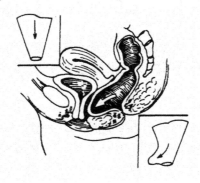

图 10 - 1　直肠前突

1. 分类　直肠前突可分为高位、中位和低位三型。低位直肠前突多因分娩时会阴撕裂所致，常伴肛提肌、球海绵体肌撕裂。中位直肠前突是最常见的类型，其薄弱区呈圆形或卵圆形，多位于肛提肌上 3～5cm 处，也可延至近端 7～8cm。这类直肠前突是由于直肠阴道隔松弛及随着年龄增大、经产、不良的排便习惯和腹腔压力增高出现渐进的直肠前壁松弛而造成。高位直肠前突由于阴道上 1/3 和子宫骶骨韧带的拉长造成，其缺损部位离肛缘约 8cm，且通常与生殖器官完全脱垂和阴道后疝有关。

根据排粪造影所显示的影像，直肠前突的深度分为轻、中、重三度。正常应 < 5mm；5 ~ 15mm 为轻度；15 ~ 30mm 为中度；> 30mm 为重度。

2. 临床表现及诊断　中老年妇女多见。主要症状为排便困难、费力、肛门阻塞感。Khubchandani 提出直肠前突所致的便秘可有以下特点：①不能排净大便；②排便时肛门处有持续压力下降感；③有肛门下坠感；④排便多需灌肠协助；⑤需在直肠周围加压才能排便；⑥须用手指插入阴道或直肠内才能排便；⑦将卫生纸卷或纸卷插入直肠诱导排便；⑧肛门处有陷凹或疝的感觉。

直肠指诊可确诊。膝胸位，于肛管上端的直肠前壁扪及易凹陷的薄弱区，嘱病人作用力排粪（摒便）动作时，该区向前下方突出或袋状更明显。排粪造影：是诊断直肠前突的可靠影像学依据。在造影照片上可见：①排便时直肠前下壁呈囊袋状向前突出，相应部位的直肠阴道隔被推移变形；②如果发现钡剂残留在前突的囊袋中，则是直肠前突导致排便困难的重要依据；③排粪造影还可显示直肠前突的深度和长度。排粪造影有钡液法和钡糊法，前者操作简便，后者较繁琐。但钡糊法与日常排粪较接近，且能显示钡剂滞留和嵌顿，其结果较真实、可信、可帮助决定是否应行手术治疗，是其优点。高位直肠前突应与阴道后疝相鉴别。阴道后疝是指阴道和直肠间的腹膜疝囊，其内容物包括小肠、肠系膜、网膜等。病人多有盆腔的沉重感和下坠感，特别是在站立时。这是由于疝囊内容物中肠系膜的重力牵引所致。诊断方法：当病人站立且有下坠感时，应用瓦尔萨尔瓦手法同时做直肠和阴道检查，若觉拇指和示指间有饱满感，表明有阴道后疝。若阴道后疝误诊为直肠前突而手术，则术中易损伤腹腔内容物，且直肠前突修补后很快复发。

3. 治疗　直肠前突若无坠胀及排便困难的症状，一般不必处理。只有引起严重症状时才予以治疗。首先应按松弛性便秘共同的非手术方法治疗。经非手术治疗无效可考虑手术治疗。对中度者酌情做联合治疗，对重度者手术修补效果最好；而国外许多学者则主张只要发现直肠前突，均须治疗，以免病情加重，同时认为在直肠前突未形成之前应注意治疗引起直肠前突之原因——便秘，一旦直肠前突形成则须治疗直肠前突之病因——直肠阴道隔薄弱，而不是直肠前突之结果——便秘。必须提出：单纯直肠前膨出较少见，绝大多数合并直肠内套叠、会阴下垂、肠疝等疾病，应同时给予处理，否则将影响治疗效果。

其手术指征为：①症状严重长达 1 年以上的单纯直肠前突；②排粪造影中直肠前突 > 3 ~ 4cm，且有钡剂滞留在前突内一半以上；③若伴有直肠内脱垂或盆底疝及子宫脱垂后倒时，应结合同时处理；④无长期滥用含蒽醌的刺激性泻剂如大黄类等历史，无慢传输型便秘存在。

（1）套扎、注射、松解：作为一种联合疗法，其适用于直肠前突及合并盆底肌失弛缓综合征患者，鲁明良等用胶圈套扎法治疗直肠前突 48 例，有效率为 92.8%；曹树怀等用套扎注射法治疗直肠前突 50 例，总有效率为 100%，认为套扎疗法治愈率虽高，但远期疗效有待观察；喻德洪用硬化注射固定法治疗直肠前突 36 例，总有效率为 77.14%；李友谊用硬化注射加肛门内括约肌切断术治疗直肠前突合并内括约肌失弛缓症 34 例，总有效率为 100%；杨成荣等采取直肠前突修补缝扎加耻骨直肠肌切断术治疗直肠前突合并耻骨直肠肌综合征 56 例，总有效率为 100%。

（2）经肛门吻合器直肠黏膜环切术治疗：适用于直肠前突及其合并盆底肌松弛综合征者。梁秀芝报道用 PPH 治疗直肠前突合并痔脱出及直肠脱垂（IRI）100 例，总有效率达79%；贺平等报道治疗直肠前突合并直肠前壁黏膜肌垂 15 例，有效率为 93.3%；董全进等报道治疗直肠前突合并经肛门吻合器直肠黏膜环切术 24 例，有效率达 79.16%，并随访 1～38 个月，显效率为 100%。PPH 的应用使得直肠前突和直肠脱垂、套叠的黏膜以及痔核的切除标准化，并使缝线与荷包缝合位置均得以量化，通过直肠壁 270°范围的黏膜紧缩，使疝入阴道及脱垂的黏膜切除部分后向上悬吊或牵拉收紧固定，在保证局部血供的前提下恢复了肛管的通畅性，保留了正常的肛垫组织，符合生理解剖，并能一次治疗两种及其以上相适应的出口处梗阻型便秘的病变，手术操作安全方便、损伤小、时间短、恢复快，但有吻合口出血、肛门坠痛，腹胀和腹泻等弊端，又因钉仓容量限制，对范围较大的病变尚需同时两次或分期治疗。

（3）手术修补：对重度直肠前突者以手术修补为宜，手术修补的原则是修补缺损，消灭薄弱区。手术途径有 3 种：①经直肠：喻德洪做经直肠切开修补 51 例，总有效率为76.5%；张鹏用涤纶布修补 18 例，远期有效率达 100%；②经阴道：丁义江等用切开缝合修补注射硬化剂治疗 36 例，显效率达 94.4%；韩进霖等做荷包缝合治疗 30 例，总有效率为 100%；杨向东等做横行折叠缝合 45 例，有效率达 96.44%；③经会阴：李云峰等做经会阴切开缝合直肠阴道隔、提肛肌、内括约肌、会阴浅横肌治疗 24 例，有效率达 100%。

从临床报道资料看，直肠前突 3 种修补术式的疗效差别无可比性，远期疗效尚不能确定，可比之处为：从直肠修补直肠前突操作简便，可在局麻下完成手术，且可同时处理盆底肌松弛综合征中直肠腔内并发病，但存在术野小、操作难、易发生尿潴留、感染和直肠阴道瘘等弊病。而经阴道修补具有术野暴露好、易于操作、较少发生尿潴留和感染之优点，尤其是多次肛管手术后瘢痕性狭窄，扩肛困难的患者以及高位直肠前突以经阴道修补为宜。但也存在有阴道狭窄和疼痛之缺点；至于经会阴修补，其不损伤直肠和阴道腔壁，可避免感染和损伤引起的并发病症。

经直肠修补直肠前突有切开修补法和闭式缝合法两种，常见手术方式有三种，现述如下：

1）Sehapayak 手术：麻醉可采用腰麻、骶麻或局麻。体位以患者俯卧位为宜，扩肛至4～6 指。在齿线上方、直肠前正中做纵切口，长 5～7cm，深达黏膜下层，显露肌层，沿黏膜下层向两侧游离黏膜瓣。根据前突宽度游离 1～2cm，游离黏膜瓣时助手左示指插入阴道作引导，2-0 号铬制肠线间断缝合两侧肛提肌边缘 4～6 针，以修补直肠下端的直肠阴道隔薄弱区。剪除多余的黏膜瓣，然后间断或连续缝合黏膜切口（图 10-2）。Sehapayak 报道应用该术式治疗直肠前突 353 例，随访 204 例，其中 101 例（49.5%）症状消除，72 例（35%）症状明显改善，28 例（14%）症状有所改善，3 例（1.5%）无效，总有效率为98.5%。尿潴留为最常见的术后并发症，其发生率为 44%，直肠阴道瘘 1 例，深部感染 4例，轻度感染 15 例，感染率为 56.6%。

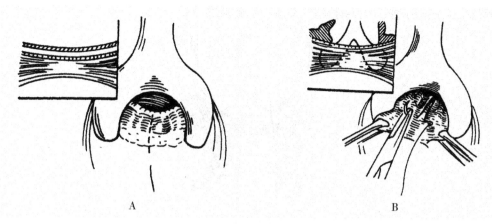

图 10 - 2　直肠前突 Sehapayak 手术
A. 切口；B. 缝合

2）Khubchandani 手术：前面步骤同 Sehapayak 手术，在齿线上方 1.5~2cm 行横切口，长 2~3cm，在切口两端向上各做纵切口，每侧长约 7cm。游离基底部较宽的黏膜肌层瓣（瓣内必须有肌层）。黏膜肌层瓣向上分离需超过直肠阴道隔的薄弱区。先间断横行（左右）缝合 3~4 针，纵行缝叠松弛的直肠阴道隔。再间断垂直（远近）缝合 2~3 针，上下折叠直肠阴道隔，缩短直肠前壁，降低缝合黏膜肌层瓣的张力，促进愈合。切除过多的黏膜，将黏膜肌层瓣边缘与齿线间断缝合，然后间断或连续缝合两侧纵切口（图 10 - 3）。Khubchandani 报道应用该式治疗直肠前突 59 例，其中 37 例（62.7%）疗效优良，10 例（16.9%）良好，8 例（13.6%）好，4 例（6.8%）差。3 例发生肠管狭窄，未经手术治愈；3 例并发直肠阴道瘘，术后 6 个月自愈；18 例黏膜肌层瓣收缩，黏膜坏死及延期愈合，预防方法是黏膜瓣基底部要宽，并带有肌组织。本法适用于较大的直肠前突。

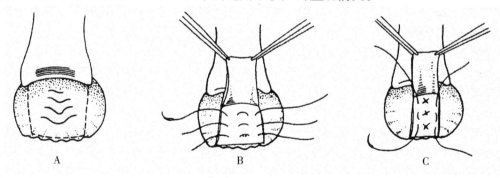

图 10 - 3　直肠前突 Khubchandani 手术
A. U 形切口；B. 横行间断缝合；C. 纵行间断缝合

3）Black 手术（闭式修补术）：按前突大小，用血管钳钳夹直肠黏膜，用 2 - 0 号铬制肠线从齿线处自下而上连续缝合直肠黏膜及其肌层，修补缺损。缝合时应注意连续缝合须呈下宽上窄，以免在上端形成黏膜瓣影响排便（图 10 - 4）。Infantino（1995）报告直肠前突 21 例，有 13 例应用 Block 法修补，随访 2 年，有效率为 80.9%，他认为本法简单、有效。

但笔者认为本法仅适用于较小的（1～2cm）直肠前突。

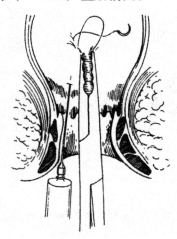

图 10 -4　直肠前突 Black 手术

（二）直肠内脱垂（internal rectal prolapse，IRP）

又称直肠内套叠、隐性直肠脱垂或不完全性直肠脱垂等，是指直肠黏膜层或直肠全层套叠入远端直肠腔或肛管内而未脱出肛门的一种功能性疾病。该病多发生于直肠远端，部分患者可累及直肠中段，近来的研究显示其中有相当一部分病例存在骶直分离。

1. 临床表现及诊断　本病多见于女性，中老年或老年发病。尽管出口处梗阻型便秘患者中男性明显少于女性，但男性患者以直肠内套叠为主。患者主诉直肠内有阻塞感、排便不全、便次多，每次粪量少。诊断靠下列检查：①直肠指检可发现直肠下端黏膜松弛或肠腔内黏膜堆积；②乙状结肠镜检查虽不能发现内套叠，因插入肠镜时已将套叠复位，但在内套叠处常可见溃疡、糜烂、黏膜红斑或水肿，常易误诊为直肠炎症性疾病；③排便动态造影是有价值的检查方法，可明确本病诊断。典型的表现是直肠侧位片可见黏膜脱垂呈漏斗状影像，部分患者有骶骨直肠分离现象。

2. 治疗　肠内脱垂致顽固性出口梗阻性便秘经非手术治疗无效后，可借助外科手术治疗改善症状。手术的目的就是纠正造成梗阻的形态学异常，去除病因，阻断其与便秘间的恶性循环。直肠内脱垂的手术治疗方法有两种类型，分为经肛门手术和经腹手术。

（1）经肛门直肠内脱垂手术

1）直肠黏膜间断缝扎加高位硬化剂注射疗法：目前国内外报道的手术方法包括直肠黏膜间断缝扎加高位注射术、多排直肠黏膜结扎术、纵行直肠黏膜条状切除术、经肛门吻合器直肠黏膜环切术（PPH）。本手术的机制在于消除松弛的直肠黏膜，恢复肠壁解剖结构。2004 年至 2006 年中南大学湘雅二医院老年外科采用经肛门吻合器直肠黏膜环切术加高位消痔灵注射疗法治疗直肠黏膜内脱垂 12 例，术后近期取得较好的疗效，其机制是利用圆形吻合器切除齿线上部分松弛的直肠黏膜袖，使肛垫上移，达到恢复肛管解剖、维持正常排便功能的目的，同时黏膜下层可注射硬化剂，以加强固定效果。

2）胶圈套扎术：在齿线上方黏膜脱垂处做 3 行胶圈套扎，每行 1～3 处，最多套扎 9 处，以去除部分松弛的黏膜。必要时可在套扎部位黏膜下层加注硬化剂。

3）Delorme 手术：本手术除能完全环行切除直肠内脱垂的黏膜（4～10cm），还可同时修补直肠前突及切除内痔（图 10 - 5），只要病例选择恰当，又无结肠慢传输型便秘、乙状结肠疝、乙状结肠套、肛提肌综合征、肠易激综合征等。也不适用于合并腹泻及外脱垂者。Watts 等报道了 113 例 Delorme 手术，其中 101 例术后随访 >12 个月，其中 30 例复发，手术有效率为 70.3% 。并认为 Delorme 手术是一种简单、安全、有效的手术方法，适用于任何年龄的病人。但是，该手术的复发率高。

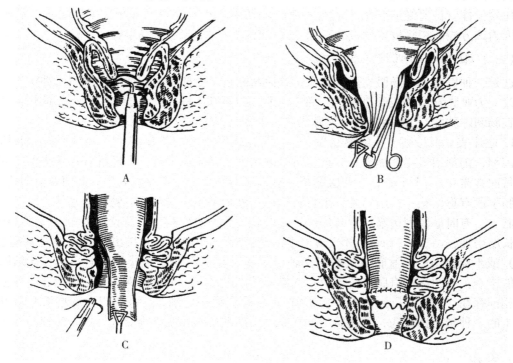

图 10 - 5 Delorme 手术
A. 切口；B. 分离；C. 分离完成；D. 缝合

（2）经腹直肠内脱垂手术

1）Ripstein 手术：Ripstein 手术是一种安全有效的手术方式，特别对于直肠脱垂或直肠壁全层内脱垂。Scultz 等报道 112 例 Ripstein 手术后随访结果，结果表明直肠出血、肛门疼痛、里急后重症状较术前明显好转。直肠内脱垂病人的直肠排空困难明显好于术前。综述国外 14 篇文献，报道了 2338 例 Ripstein 手术，手术的复发率为 0 ~ 12% ；另外手术并发症的发生率为 0.8% ~ 29.3% 。该手术并发症较多，特别是大便梗阻，因此，选用该方法时应慎重。采用修补材料行直肠固定时，固定直肠的一侧，或者年龄大的病人将修补材料固定于骶骨，在直肠后固定直肠。

2）功能性直肠悬吊和盆底抬高术：该手术包括以下 4 个方面：A. 改良的 Orrs 直肠悬吊，用丝线 U 形单侧悬吊直肠，留有直肠活动的余地；B. 盆底抬高，将下降的 Douglas 陷窝缝合至膀胱颈及子宫骶韧带水平；C. 切除过多的乙状结肠；D. 缝合缩短子宫圆韧带，将子宫抬高固定与纠正后倒。该手术方法是在纠正直肠内脱垂的同时，不损伤直肠的神经，全面纠正盆腔形态学的异常改变，达到功能性治愈的目的。刘宝华等采用功能性直肠悬吊术治疗 48 例，手术有效率 72.6% 。

3）腹腔镜手术：目前经腹腔镜治疗直肠内脱垂包括结肠部分切除后直肠内固定术和单纯直肠内固定术。

目前，直肠内脱垂各种手术方式的疗效报道不一致，在选择手术方法时应首选经肛门手术方式，因为该手术创伤小，病人容易接受；其次是经腹治疗直肠内脱垂创伤大、相当多的病人疗效欠佳。目前经肛门吻合器直肠黏膜环切术（PPH）治疗直肠黏膜内脱垂方法较理想，因为该方法能切除较多的直肠黏膜，并发症少，手术方法容易掌握。

（三）耻骨直肠肌综合征（puborectalis）

这是一种以耻骨直肠肌痉挛性肥大，致使盆底出口处梗阻为特征的排便障碍性疾病。组织学改变为耻骨直肠肌肌纤维肥大。确切病因尚不清楚，可能与先天异常、局部炎症（如坐骨直肠间隙脓肿）、滥用泻药及盆底肌痉挛等因素有关。

1. 临床表现及诊断　临床表现为：①进行性缓慢加重的排便困难；②排便需灌肠协助或服泻剂，泻剂用量逐渐加大；③排便时过度用力，常大声呻吟，大汗淋漓；④排便时间过长，每次常需 0.5 ~ 1 小时；⑤便次频繁、有排便不畅感；⑥排便前后常有肛门及骶后疼痛，或直肠下段有重压感。诊断依据：①直肠指检：肛管紧张度增高，肛管长度延长，耻骨直肠肌较肥大，有时呈锐利边缘，常有触痛；②肛管压力测定：静止压及收缩压均增高，括约肌功能长度增加，可达 5 ~ 6cm；③气囊逼出试验：50ml 气囊自直肠排出时间延长（常超过 5 分钟）或不能排出；④盆底肌肌电图：耻骨直肠肌有不同程度的异常肌电活动；⑤结肠传输功能检查：有明显的直肠滞留现象；⑥排便动态造影：各测量值尚正常，但静止、摒便及排便相都存在"搁架征"。本病应与盆底肌痉挛综合征相鉴别，后者是以盆底肌群痉挛性收缩为主的一种功能性疾病，盆底肌肉反常收缩，病理检查无肌纤维肥大，保守治疗多数可以治愈。

2. 治疗

（1）渐进性肛管扩张术：Maria（1997）报告用渐进性肛管扩张术治疗耻骨直肠肌综合征，能改善自主排便的频率。因肛管扩张器能阻止外括约肌和耻骨直肠肌静止期生理性收缩，从而降低耻骨直肠肌矛盾性收缩。方法：采用三种扩张器（直径为 20、23 及 27mm），每日对病人行渐进性肛管扩张，由小到大，每次扩张 10 分钟，为期 3 个月。结果：13 例耻骨直肠肌综合征经以上治疗效果满意，自然排便增加到 0 ~ 6 次/周，无 1 例出现排便失禁。12 例治疗前需用缓泻剂平均 4.6 次/周，治疗后仅 2 例用缓泻剂 1 次/周。8 例治疗前需灌肠平均 2.3 次/周，扩张后仅 3 例需灌肠 1 次/周。肛管直肠测压：治疗前为 93mmHg，扩张后下降至 57mmHg，6 个月后平均压力为 62mmHg。排粪造影检查：肛管直肠角测量，扩张前为 95°，扩张后增加至 114°，6 个月后为 110°。该法费用低，操作简便，能在家中治疗，并根据需要可多次重复扩张，也有助于生物反馈训练。

（2）A 型肉毒素（BTX – A）[2s]：A 型肉毒素为一复合物，含有神经毒素和血凝素，但仅神经毒素有临床治疗作用。毒素作用于神经肌肉连接处以及自主神经末梢，通过突触前抑制阻碍神经末梢释放乙酰胆碱，引起受胆碱能神经支配的骨骼肌麻痹，产生软瘫和麻痹现象，对抗和缓解肌肉痉挛，使各肌肉间的力量达到新的平衡，从而改善一系列与肌肉痉挛有关的临床症状。但其作用仅维持 6 ~ 8 周。Hallen 等报道 7 例盆底肌痉挛综合征（Anismus），经 A 型肉毒素局部注射治疗后，4 例临床效果明显，临床症状得到完全改善；2 例症状有所改善，但出现短期便失禁，1 例无效。Joe 报道 4 例盆底肌痉挛综合征，经 A 型肉毒素治疗后 2～4 天内症状得以缓解，疗效良好，但 2 个月后有 2 例症状复发，无便失禁。A 型肉毒素一般直接注射于耻骨直肠肌肉处，每块肌肉选择 2～8 个注射点，通常用 6U（1U 相当于 0.04ng）。不良反应有暂时性便失禁，但多可恢复。本疗法仍须继续观察其大宗病例的长期效果。

（3）若耻骨直肠肌有病理性改变，如肥厚、炎性增生致肛管狭窄，则须采用耻骨直肠肌部分切除术，以解除肛管狭窄引起的梗阻。

手术方法：术前按直肠前膨出经直肠切开修补术要求进行准备。采用腰麻，患者取俯卧位，屈髋至 135°，从尾骨尖向下做正中切口至肛缘上方，长 3～4cm，距肛缘 1～2cm。切开至深筋膜，暴露尾骨尖，即为耻骨直肠肌上缘标志。术者左手示指伸入直肠，向上顶起耻骨直肠肌，弯血管钳沿肠壁与耻骨直肠肌之间的间隙小心分离，向两侧各分离出 2～3cm，注意不要损伤直肠壁。用两把止血钳夹住游离好的耻骨直肠肌，在两钳间切除 2～2.5cm 宽的耻骨直肠肌肌束，两断端缝扎止血。切除后，在直肠内可扪及 V 形缺损，若仍能触到纤维束，则应予以切除。伤口冲洗后置橡皮片引流，缝合皮下组织及皮肤。

耻骨直肠肌综合征的手术方式及疗效见表 10－3。

表 10－3　耻骨直肠肌综合征的手术方式及疗效

作者	年份	疾病	术式	病例	有效
Wasserman	1964	耻骨直肠肌综合征	后方部分切除	4	3
Wallanee	1969	耻骨直肠肌综合征	后方部分切除	44	33
河野通孝	1987	耻骨直肠肌综合征	后方部分切除	7	3
Barnes	1985	慢性便秘	后方切断	9	2
Kamm	1988	顽固性便秘及巨直肠症	侧方切断单侧	12	1
			侧方切断双侧	6	3
喻德洪等	1990	耻骨直肠肌综合征	后方部分切除	18	15

（四）乙状结肠膨出

乙状结肠膨出是指在动态的排粪造影中见到冗长的乙状结肠阻碍肛管直肠排空。乙状结肠膨出占慢性便秘的 5%。

1. 病因和分类　Litshagi 及 Kaser 将肠膨出（小肠疝、阴道后疝、乙状结肠膨出）分为原发性及继发性两种。前者与多产、高龄、肥胖、便秘及腹压增高等因素有关；后者多因妇科术后，特别是经阴道子宫切除而致乙状结肠膨出。Nichols 根据病因将肠膨出分为 4 类：先天性，推出性，牵拉性和医源性。推出性是由阴道穹隆外翻所致；牵拉性则是膀胱膨出、直肠前膨出下端外翻牵拉所致。Jorge 根据排粪造影时乙状结肠襻最低位置与骨盆解剖标志间的关系将结肠膨出分为 3 度：Ⅰ度：乙状结肠襻未超过耻尾线；Ⅱ度：乙状结肠襻超过耻尾线但在坐尾线之上；Ⅲ度：乙状结肠襻低于坐尾线。

2. 临床表现及诊断　乙状结肠膨出的主要症状有便秘、排空不全、排便用力、腹胀、直肠膨胀感和腹痛等。诊断主要依据排粪造影的结果，排粪造影可准确、客观地评价乙状结肠膨出，在其诊断中起着主要作用。它可显示直肠子宫或直肠膀胱陷窝的深度，降入直肠子宫或直肠膀胱陷窝之乙状结肠或小肠的轮廓及其位置。

3. 治疗 经保守治疗无效，特别是Ⅲ期乙状结肠膨出可行手术治疗。如经腹将冗长乙状结肠切除，降结肠，直肠端端吻合，或用腹腔镜行冗长乙状结肠切除，乙状结肠吻合术。

（五）肛管内括约肌痉挛性收缩或肛管内括约肌失弛缓症

直肠或直肠乙状结肠的扩张可立刻引起肛管内括约肌（IAS）反射性松弛，此反射称为直肠括约肌松弛反射，或称为直肠抑制反射，对排便很重要。若肛管内括约肌呈痉挛性收缩不能松弛，将导致出口处梗阻型便秘。

1. 临床表现与诊断 主要为无痛性排便困难，便意淡漠或无便意，大便干燥，部分病人有会阴部酸胀不适感。肛门直肠指诊内括约肌弹性增强，可有触痛，肛管压力增高，甚至指尖进入肛管都很困难。直肠内有较多粪便蓄积。主要检查有：

（1）排粪造影：可观察到：①肛管不开放，直肠颈部呈对称性囊状扩张，在肛管直肠交界处呈萝卜根样改变；②静息相见直肠扩张明显，甚至出现巨直肠；③钡剂不能完全排空。

（2）肛肠压力测定：肛管的静息压主要靠内括约肌维持，故本病患者的静息压明显高于正常。此外，肛管内括约肌松弛反射幅度下降或不能引出，对诊断有肯定意义，表现在气囊扩张直肠时，肛管压力下降不明显或上升。

（3）直肠最大耐受量明显升高。

（4）盆底肌电图：内括约肌肌电图的放电频率和放电间隔，以及扩张直肠时有无电节律抑制，对诊断本病及鉴别其他出口梗阻性便秘有重要意义。

2. 治疗

（1）保守治疗：口服粗纤维食物，应用缓泻剂均可获得暂时效果，但不能治愈。在局麻下肛管扩张有一定疗效。生物反馈疗法，可训练机体控制功能，有较好的疗效。

（2）手术治疗：对严格保守治疗无效者，可考虑肛管内括约肌和直肠平滑肌部分切除术。Shafik报告146例原发性排便过少患者行肛管内括约肌切断术，术后132例（90.4%）症状得到改善，排便次数及直肠压力也恢复正常，随访3~7年并无复发。因此，肛管内括约肌切断术是治疗肛管内括约肌痉挛性收缩的一种有价值的方法。

肛管内括约肌痉挛性收缩是一种肛管直肠功能紊乱性疾病，临床不太少见，多与长期忽视便意有关。本病诊断不难，直肠指诊时，内括约肌弹性增强，肛管压力增高，甚至指尖进入肛管困难。而耻骨直肠肌综合征指诊时，内括约肌松弛，可进入肛管，但仅在耻骨直肠肌段有狭窄或肥厚。治疗应以保守治疗为主，局麻下肛管扩张效果明显，保守治疗无效时可考虑手术治疗。

（张 宁）

参考文献

［1］ 李春雨，汪建平．肛肠外科手术技巧［M］．北京：人民卫生出版社，2013．

［2］ 何永恒，凌光烈．中医肛肠科学［M］．北京：清华大学出版社，2011．

［3］ 张东铭．盆底肛直肠外科理论与临床［M］．北京：人民军医出版社，2011．

［4］ 张有生，李春雨．实用肛肠外科学［M］．北京：人民军医出版社，2009．

［5］ 李春雨．肛肠病学［M］．北京：高等教育出版社，2013．

第十一章

结直肠肛门损伤

第一节　结肠损伤

结肠损伤（injury of colon）是腹部钝性损伤及穿透性损伤所致的较常见的空腔脏器损伤，也可因医源性损伤如钡剂灌肠、结肠镜检查、电切除肠息肉所引起的结肠穿孔等。其临床特点为：有外伤史、腹痛、腹胀、恶心、呕吐、腹部压痛、反跳痛及肌紧张，可有全身中毒症状。结肠损伤发病率仅次于小肠，居腹腔脏器伤的第 2 位，占全腹部损伤的 30%，其中，开放式结肠损伤发生率为 95% 左右，闭合性损伤发生率为 5% 左右。据统计，结肠损伤以横结肠和降结肠、乙状结肠损伤最多见。单纯结肠损伤的病死率为 4% ~ 10%，而在合并其他脏器损伤时，其并发症和病死率均增加 4 倍。本病属中医"腹痛"的范畴。

第一次世界大战以前，结肠损伤的病死率几乎是 100%。第一次世界大战中，大多采用缝合关闭结肠损伤，病死率高达 60% ~ 77%。在第二次世界大战及朝鲜战争中，损伤肠襻外置及近端结肠造瘘的常规应用大大降低了病死率，但仍约 37%。近年来随着外科手术技术的进步，抗生素及抗休克措施的进展，以及对结肠损伤诊治技术的提高，结肠损伤的病死率已降至 10% 以下。

一、病因病机

（一）中医

结肠损伤的发病原因多为外伤等原因致肠络气滞血瘀，肠络气机、血运受阻。轻者因肝郁而致气机郁滞，不通之气攻窜两胁、少腹而发。重者肠管破裂，离经之血停滞，终致瘀血阻滞于肠络，不通则痛而发。

（二）西医

结肠损伤的病因大致分为以下几类。

1. 火器伤　多为枪弹和炸伤，以枪弹居多而弹片伤较少，合并身体其他部位的损伤也很多见，是结肠损伤的主要原因。

2. 利器伤　常有锐器的直接刺、切和割伤，各种交通事故，以及摔伤、打击伤、挤压和撞击伤等。

3. 医源性损伤　比较少见，常见原因有：

（1）腹部手术损伤结肠血液循环或直接损伤结肠，或手术中腹腔引流不当，如引流物过硬或时间过久。此外，行脾切除或其他与胃肠道无关的手术而发生肠穿孔。

（2）在乙状结肠镜、结肠镜等检查时，息肉电凝切除和灌肠时，偶可发生结肠损伤。另外，钡剂灌肠所致医源性结肠损伤也有报道。

（3）其他：如用腐蚀药物灌肠（高浓度石炭酸等）、肛门插入异物而致破裂、内脏手术或移植损伤等均有报道。

结肠损伤的伤情与致伤条件、损伤物的性质、受伤时患者的体位及确诊的时间有关。结肠内容物不具有强烈的化学刺激性，低位结肠内容物较干，因此结肠破裂后早期反应轻，腹膜刺激征不明显，尤其是腹膜后损伤，临床表现不明显，致早期诊断困难。结肠系膜或伴较大血管损伤可发生大出血，甚至休克，此时以失血性表现为主。结肠损伤常伴腹内其他脏器损伤，如肾、小肠、胰腺及肝脏等，由于消化液的刺激可影响结肠裂口的愈合。结肠破裂晚期由于粪便污染所致的严重感染，可发生严重的腹膜炎，使患者发生全身中毒表现，甚至败血症及感染性休克等，常可因此而危及生命。

二、诊断

（一）病史

无论是穿透性损伤，还是非穿透性损伤，均有外伤史。

（二）临床表现

结肠损伤后的症状与体征与以下因素有关：①有否开放性伤口。②损伤的部位。③就诊的时间早晚。④合并伤的伤情。

1. 症状

（1）腹痛：严重程度视损伤的性质不同和合并伤的情况而定。由钝性腹部外伤所致的结肠损伤，可有25%左右在早期无明显腹痛症状；若结肠破裂，则有进行性加重的持续性腹痛。

（2）腹胀、恶心、呕吐。

（3）可有便血史。

（4）严重者有全身性感染中毒性休克。

2. 体征　穿透性损伤可见明显的伤口，非穿透性损伤虽没有明显伤口，但有腹式呼吸减弱，全腹弥漫性腹痛，伴有反跳痛和腹肌紧张等体征。有时可以出现肝浊音界缩小或消失，随腹膜刺激征的症状逐步加重，常出现明显的腹胀和肠鸣音减弱或消失及移动性浊音。肛门指诊有血迹。

（三）辅助检查

（1）X线检查：结肠损伤后，腹部X线检查可发现部分患者中有膈下游离气体，火器性盲肠伤引起者还能显示腹腔内金属异物残留，对诊断有参考价值。因此，对疑有结肠损伤而又诊断不明确的患者，首先应行X线检查，以观察是否有膈下游离气体和腹腔内金属异物的存在。

（2）诊断性腹腔穿刺：当腹腔内存在200ml以上的积液时，能经穿刺吸出腹腔液做检查，阳性率较高。但应注意，腹腔穿刺表现阴性结果时，也不可轻易排除结肠损伤的可能。

（3）直肠指诊：远端结肠损伤在进行直肠指诊中通常指套有血迹，即使未有血染也不能排除结肠损伤存在的可能性。

（4）导尿：借此可以排除泌尿性损伤，具有十分重要的鉴别诊断价值。

（5）腹腔灌洗术：对腹部钝性伤疑有结肠损伤时，采用腹腔灌洗术灵敏度可高达95%以上。

（6）腹腔镜检查：不仅可了解损伤部位，还可观察损伤程度。

（7）剖腹探查术：对伤情较复杂严重而诊断难以确定的患者，若经细致观察分析后仍不能确诊结肠损伤的患者，应及早进行剖腹探查术以免误诊或漏诊。同时，对腹部伤在剖腹探查时不要忽略结肠的系统探查，方能提高结肠损伤的早期诊断处理率。

三、鉴别诊断

1. 小肠损伤　症状、体征与结肠损伤均相似。腹腔诊断性穿刺和灌洗液中可抽到食物纤维、胆汁；CT 照片显示小肠壁缺损、肠周围积液和小肠壁血肿可作为诊断小肠损伤的金标准。

2. 十二指肠损伤　早期疼痛较轻，全身情况相当稳定，体格检查阳性体征少。钡餐检查造影剂从肠腔外溢出征象和见到十二指肠黏膜呈"弹簧样"，X 线征象可诊为十二指肠损伤。

3. 直肠损伤　有损伤的病因，同时出现下腹剧痛，并可弥漫至上腹部，而且有腹肌紧张、压痛、反跳痛，叩诊有肝浊音区缩小或消失，并在较晚出现低血压、高热、寒战、腹胀。行腹腔穿刺，可有肠内容物、血液抽出。

四、辨证论治

（一）气机郁滞证

1. 症状　脘腹胀痛，胀满不舒，攻窜两胁，痛引少腹，时聚时散，得嗳气、矢气则舒，遇忧思恼怒则剧。苔薄白，脉弦。

2. 辨证分析　结肠损伤轻者肝郁气滞，腹部气机逆乱，肠络气行不畅，故腹部不通则痛。

3. 治法　疏肝解郁，理气止痛。

4. 方药　柴胡疏肝散加减。

常用中药：陈皮、香附、川芎、枳壳、芍药、炙甘草、柴胡等。

常用的中成药有逍遥丸、四磨饮等。

（二）瘀血阻滞证

1. 症状　少腹痛，痛势较剧，痛如针刺，甚则尿血有块，经久不愈，舌质暗紫，脉细涩。

2. 辨证分析　结肠损伤重者，肠破血流，离经之血溢于脉外，血停肠络不通而发剧烈腹痛。

3. 治法　活血化瘀。

4. 方药　少腹逐瘀汤加减。

常用中药：川芎、五灵脂、当归、延胡索、小茴香、官桂、赤芍、蒲黄、干姜等。

常用中成药有活络丸、云南白药等。

五、手术疗法

凡疑有结肠损伤，均应及时给予手术探查和治疗。手术时间愈早，愈年轻，全身情况愈好，腹腔污染及腹膜炎愈轻者效果愈好，否则则差。损伤后 2 ~4h 施行手术，效果最佳，手术每延迟 4h，死亡率将提高 15%。现手术方法有如下几种。

（一）一期修复术

1. 适应证　手术前患者血压大于 80/60mmHg（10.7/8.0kPa）；肠穿孔较小，外溢肠内容物很少，腹腔粪便污染局限于结肠破裂周围；创伤至手术时间小于 8h；失血量小于 1000ml；结肠损伤肠壁血运良好，不需要切除，肠壁能一期关闭腹部创伤。

2. 禁忌证　结肠中度、重度损伤。

3. 操作要点　连续硬膜外阻滞或全身麻醉。术时取平卧位，用碘酒、乙醇消毒皮肤，铺无菌手术单，在上腹至耻骨的正中做切口，游离损伤段结肠，分离结肠系膜，吻合结肠断端，充分冲洗腹腔，并吸尽腹腔内冲洗液，关腹。注意引流置于吻合或修补处之附近，不可与吻合口直接接触。术后胃肠持续减压至肛门自动排气。

（二）损伤肠段外置术

1. 适应证　游离段肠襻局部清创后做无张力缝合并提出腹腔外；缝合后疑有不安全应外置造瘘的某些病例，如血浆蛋白过低、老年人或感染严重；短距离两处以上损伤；损伤部结肠之远端不存在第 2 处损伤；术后无法进行优良的治疗和无法留治观察者。

2. 禁忌证　轻度结肠损伤。

3. 操作要点　连续硬膜外阻滞或全身麻醉。术时取仰卧位。按一期修复术的方法将损伤肠段修复。通过戳创伤口将修复的损伤肠段引到腹壁外，腹壁创口不可太小，以防止狭窄，一般 5 ~7cm 为妥。在系膜上无血管区戳 1 ~2 个小孔，两个小孔间距离为 4 ~5cm，置一根或两根两端套有橡皮管之玻璃棒以支撑结肠不使回缩。注意外置肠襻应保持湿润，以防止发生浆膜炎而导致裂漏。观察 7 ~10d，如修补缝合部已愈合，则还纳腹腔，否则可在床边直接改为外置造瘘术。

（三）肠管外置术

1. 适应证　患者全身情况太差，如严重休克；腹腔污染严重；损伤肠管挫灭伤严重，对其生机力判断有困难。

2. 禁忌证　轻度结肠损伤。

3. 操作要点　连续硬膜外阻滞或全身麻醉。术时取仰卧位。将损伤肠管拖出置于腹壁外，待患者情况好转后，再次手术处理及放回损伤的肠管。

（四）结肠造口闭合术

1. 适应证　结肠造口后 2 ~3 周，钡剂灌肠或结肠镜证实远段结肠梗阻已解除者。

2. 禁忌证　患者全身状况不好，局部有炎症或结肠远端未通畅者。

3. 操作要点　连续硬膜外阻滞，术时取仰卧位。用碘吡酮纱布堵塞造瘘口，在黏膜与皮肤交界线外 3 ~4cm，沿结肠造口周围一圈切开皮肤。提起造口边缘，沿切口向深部分离，显露结肠浆膜层，在结肠浆膜与周围皮下脂肪分离，直达前鞘筋膜。显露前鞘筋膜缘，剪除其周围 1 ~2cm 的皮下脂肪，然后分离结肠壁与前鞘筋膜缘，直至腹腔。进入腹腔，即可用示指深入，轻轻分开横结肠附近粘连，然后在示指保护下结肠与前腹壁完全分离。游离出造口肠襻 5 ~6cm，切除造口皮肤缘，一般需修剪 3 ~4cm 造口缘的正常结肠壁，仔细检查肠壁有无损伤。若缝合的肠壁有明显张力，需扩大切口，充分游离横结肠，甚至需游离结肠肝曲，然后切除造口肠襻，分两层做端端吻合。回纳已缝闭或吻合的肠襻，用抗生素溶液冲洗伤口，再逐层缝合腹膜及后鞘、腹直肌前鞘。由于一期缝合皮肤易于发生伤口污染，故可视伤口污染情况，皮下置引流条缝合皮肤，或用纱布松散地填塞皮下，待肉芽生长后做二期缝合。术后持续胃肠减压 1 ~2d，术后 3 ~4d 开始流质饮食，术后 1 周禁止灌肠。

六、其他疗法

用于术前、术中及术后针对革兰阳性菌和厌氧菌引起的各种与感染相关的并发症的治疗。WHO 推荐应用"金三联"，即甲硝唑、庆大霉素、氨苄西林三者交替静脉给药。但并不反对使用其他新型抗生素，应做到合理使用，鼓励做药物敏感试验。此外可在加强局部处理的情况下，适当应用全身较少使用的抗生素做局部应用。

七、预防调护

常生活中注意自身安全，不要打架斗殴，遵守交通秩序。行肠镜或手术时，谨慎操作，避免医源性损伤。

（常为伟）

第二节　直肠肛管损伤

直肠肛管损伤（injury of rectum and analcanal）多由外伤引起，有时只是腹膜外损伤，重者可损及腹腔内，常有其他内脏损伤或骨折，并发症多，可造成肛门、肛管和直肠狭窄及肛门失禁。其临床特点为：①直肠内容物为成形粪便，细菌含量较多，一旦直肠、肛管损伤，极易感染，对患者危害大。②直肠下端周围组织间隙多，内充有较多的疏松脂肪组织，血运差，易感染，且极易向周围组织扩散，常伴有其他组织器官的损伤。③因发病率低，临床医师诊治此类伤的经验不足，易于误诊或漏诊。直肠、肛管损伤较结肠损伤少见，在平时其发生率占腹部外伤的 0.5% ~5.5%，战时为 10% 左右。如果诊断和治疗不及时，死亡率达 5.7% ~16.7%。本病并发感染可参照中医"肛痈"。

中医学对本病早有论述，如《诸病源候论》有："夫金创断肠者……肠两头见者可速续之。先以针缕如法连续断肠，便取鸡血涂其际，勿令气泄，即推内（纳）之。"近 30 年来，随着严重创伤救治水平的提高，尤其是液体复苏、抗生素进展、伤后确定性手术处理时间缩短、麻醉技术提高等，对本病的救治水平有了明显提高。

一、病因病机

（一）中医

直肠肛管损伤并发感染多因直肠肛管破损染毒，轻者血瘀热结，致经络阻塞而成。重者热毒蕴结而发。再甚者，肠破血流，气随血脱而成。或久病伤阴而热毒未尽致阴虚毒恋。

（二）西医

直肠肛管损伤的病因大致分为以下几类。

1. **火器伤** 弹头、弹片及各种飞行器，多见于战时，经直肠周围组织穿入肠腔，常合并其他损伤。

2. **穿刺伤** 各种尖锐金属利器，战时多见于刀刺伤，平时多见于斗殴、凶杀、抢劫等治安事故。意外事故如高处跌落、坐于尖锐硬物，直接刺入膀胱直肠。还可见于骨盆骨折，可刺伤直肠并容易损伤尿道、膀胱和阴道。农村还可见牛角顶伤。

3. **钝性暴力伤** 当腹部突然受到挤压，肠道内的气体可能挤入直肠而引起肠壁破损。举重、排粪以及分娩时用力过猛，有时造成直肠破裂。矿井或隧道塌方、建筑物倒塌、车祸等钝性暴力打击，可广泛撕裂肛门皮肤、肛管、肛门括约肌和直肠。

4. **异物损伤** 吞下的尖锐异物，如鸡鱼骨、义齿、铁钉、别针、牙签等，或由肛门插入的异物，如啤酒瓶、木棒、手电筒、大玻璃杯等，可直接损伤肠管；由肛门灌入腐蚀性物质也可损伤肛管直肠。

5. **医源性损伤** 内镜插镜或息肉电切时引起，或钡剂灌肠时因患者肠壁套叠受压过久，再加上压力过大，可致穿孔。手术误伤可见于盆腔内手术如膀胱全切除术，会阴部手术如后尿道修补术，阴道内和骶尾部手术操作不当均可引起误伤直肠或肛管。内痔或直肠脱垂注射，由于注射部位不当，注射药量过大或误用药物，可造成化学性损伤。测肛门温度时，体温表断裂割伤肛门。

6. **放射性损伤或烧伤** 直肠盆腔的恶性肿瘤，长期行放射线治疗，可有肠黏膜及周围组织的损伤、坏死，引起放射性直肠炎。肛管及肛周烧伤后造成肛管及肛门口部狭窄，而产生排便障碍。

直肠、肛管损伤的病理改变，视病损的部位、程度、范围、时间及有无合并伤等而定。仅伤及浆膜层或黏膜而无全层破裂者，一般无严重后果；若伴有大血管、骶前静脉丛损伤时，可致大出血，以致发生失血性休克，甚至死亡。腹膜内直肠破裂可致弥漫性腹膜炎；腹膜外直肠破裂可致严重的盆腔蜂窝织炎；直肠后壁和侧壁损伤可引起直肠后间隙感染。这些损伤所致的感染，可造成严重的毒血症、败血症，甚至发生中毒性休克致死。肛管损伤可因括约肌本身的损伤、感染、瘢痕挛缩及括约肌功能障碍等而发生肛门失禁或肛门狭窄，还可形成损伤瘘或窦道。

二、诊断

（一）病史

包括外伤，据伤道的方向和行径，常可判断有无直肠损伤。凡伤口在腹部下、会阴部、大腿内侧或臀部等处的外伤，均可能伤及直肠肛管。或者医源性损伤，如肠镜检查或手术。

（二）临床表现

1. 症状

（1）腹痛：为直肠肛管损伤最常见的症状。凡腹膜内损伤，有下腹疼痛，以后有腹膜炎症状和体征；腹膜外损伤，疼痛不如腹膜内损伤严重，一般无腹膜炎症状。如有骨盆骨折、膀胱和尿道破裂时，耻骨部可有疼痛。

（2）肛门流血：直肠或肛管损伤常引起肛门流出血性液体，此乃诊断直肠或肛管损伤的一个重要标志。有时伴有肛门坠胀。

（3）严重感染的征象：腹膜内直肠破裂可致弥漫性腹膜炎；腹膜外直肠破裂可致严重的盆腔蜂窝织炎；直肠后壁和侧壁损伤可引起直肠后间隙感染。这些损伤所致的感染，可造成严重的毒血症、败血症，甚至发生中毒性休克致死。

2. 体征

（1）腹膜刺激征：腹膜内直肠损伤可见腹部有明显的压痛、反跳痛、腹肌紧张，肝浊音界缩小或消失，肠鸣音减低。

（2）直肠指诊时疼痛，指套上常染有血迹，或于直肠下段可触及裂口。肛管或直肠下段损伤时，直肠指诊可发现损伤部位、伤口大小及数量。当损伤部位置较高时，指诊不能达到而指套染血是一明确的指征，直肠指诊尚可判明肛门括约肌的损伤情况，为治疗提供参考。

（3）腹腔穿刺到血性液体或粪臭味混浊渗出液。

（三）辅助检查

（1）X线检查有时可见膈下游离气体或腹膜后气肿。骨盆X线摄片、骨盆骨折的错位情况，有助于判断直肠损伤的诊断。如为盲管伤，可经X线确定金属异物的位置，也可粗略估计伤道的走向。当疑有直肠、肛管损伤时，禁止做灌肠检查，以免加速感染扩散。

（2）超声、CT扫描或腹膜腔冲洗有助于内脏损伤的诊断。但要注意的是只有在腹腔内有足够的血和（或）液体时，才能发现损伤，且有赖于操作者的经验。对于血流动力学稳定的患者首选影像学检查，腹腔内游离液体是肠道损伤时CT最常见的影像学改变，直肠内灌注造影剂对于明确肠道断裂（不连续）、造影剂外溢等提示直肠损伤是必要的。

（3）肛门直肠镜检查：因不需要特殊的准备，检查方便，对于怀疑的患者可首先进行检查。如直肠指诊为阴性，又疑有直肠损伤时，可行直肠镜检查，但应在病情允许时进行，不能作为常规应用。直肠镜检可见直肠伤口或证明腔内积血，可据伤情决定在检查室或手术室进行。

（4）结肠镜检查：如高度怀疑肛管直肠损伤，特别是直肠损伤存在，但未发现明确证据的，可考虑行结肠镜检查。但是注意不要灌肠，以防加重腹腔感染，进镜时尽量少注气，动作需轻柔，以防扩大直肠裂口。一旦明确，立即退镜，不可试图插镜至回盲部。

（5）直肠腔内超声：直肠腔内超声可以发现直肠后的血肿和脓肿，还可发现直肠肛管损伤时肛门括约肌损伤的长度、部位，利于术中探查。

三、鉴别诊断

直肠损伤，若为腹内部分，易与结肠损伤相混淆；盆腔部分易与患者原有的周围炎相混淆，同时应注意有无合并膀胱及尿道损伤。根据既往史、损伤史及手术探查一般可以鉴别。

四、辨证论治

（一）血瘀热结证

1. 症状伤后肛门周围刺痛肿胀，可见皮肤青紫，固定不移，甚至痛引少腹，拒按，低热不恶寒。舌质淡红，苔薄黄，脉弦涩。

2. 辨证分析　直肠肛管损伤早期轻者，瘀血阻滞与感受外来热毒相搏结，血瘀热结，则肛门刺痛肿胀，刺痛不移。

3. 治法　活血化瘀，解毒止痛。

4. 方药　复元活血汤加减。

常用中药：当归、柴胡、穿山甲、红花、桃仁、制大黄、香附、泽兰、苏木等。

（二）热毒蕴结证

1. 症状　伤后腹痛腹胀，高热，甚则神昏恍惚，局部红肿热痛剧烈。舌质红绛，苔黄，脉洪数。

2. 辨证分析　损伤进一步发展，热毒攻窜入营血分，热毒扰乱心神，可见神昏恍惚，热毒入血，红肿热痛剧烈。

3. 治法　清热解毒，消肿散结。

4. 方药　五味消毒饮合仙方活命饮加减。

常用中药：金银花、野菊花、紫花地丁、蒲公英、青天葵子、败酱草、黄连、天花粉、牡丹皮、乳香、没药等。

（三）气随血脱证

1. 症状　伤口深，出血量多，四肢厥冷，大汗淋漓，甚至不省人事，舌质淡，脉微弱。

2. 辨证分析　损伤重者或延误诊治者，脉络破损，血溢脉外，久之气随血脱而见厥证。

3. 治法　益气、回阳、固脱。

4. 方药　独参汤或参附汤。

常用中药：生晒参、制附子、干姜等。

（四）阴虚毒恋证

1. 症状　肛门肿痛，皮色暗红，伤口外渗脓血稀薄，疮口难敛，伴有午后潮热，口干心烦，舌红苔少，脉细数。

2. 辨证分析　久病或失治误治者，热毒耗阴，阴虚而热毒未尽，致阴虚毒恋，故可见皮色暗红，疮口难敛，潮热、口干、心烦。

3. 治法　养阴清热解毒。

4. 方药　青蒿鳖甲汤合三妙丸加减。

常用中药：青蒿、知母、生地黄、牡丹皮、黄柏、苍术、牛膝等。

五、外治法

肛门直肠损伤后，伤口可用复方紫草油纱条，或油纱条换药引流。若伤口肉腐脓多，换药时可掺以渴龙奔江丹，待腐去新生。创面肉芽鲜嫩，则用生肌散或生肌玉红膏换药收口。伤口周围红肿发炎明显，可用金黄散外敷。肛内可注入熊珍膏，或放入熊珍栓以清热解毒，生肌止痛。

六、手术疗法

除腹膜内直肠针尖状的小穿透伤可行保守治疗外，直肠肛管损伤原则上应尽早采取手术治疗。手术愈早，腹腔内及直肠周围组织感染程度则愈轻，预后也好。当伴有创伤失血性休克时，应先行抗休克治疗以挽救患者生命，然后尽早手术。按部位的不同，可分为以下三种情况。

（一）腹膜内直肠损伤

有肠道准备的内镜检查、肠内息肉电切时损伤和术中误伤直肠等可立即缝合伤口并盆腔引流，而战伤、直肠广泛伤及位置低、时间长和感染严重的直肠损伤，都应在损伤的近侧（乙状结肠）做去功能性结肠造瘘，远侧肠道大量盐水冲洗并彻底清除粪便后关闭远端。直肠破裂处在剪去坏死组织后缝合，并置盆腔引流。待患者伤口愈合后，再择期手术，端端吻合关闭肠瘘。

（二）腹膜外直肠损伤

即腹膜反折以下直肠损伤。仍应近侧乙状结肠做去功能性结肠造瘘，远侧冲洗后关闭残端。若破口在腹膜反折线附近，可游离直肠周围，显露直肠破口进行缝合或定位缝合，然后将盆腔腹膜缝于破口近侧直肠，使裂口位于腹膜外，并在腹膜外裂口附近放置负压引流。破孔小而位置低，污染不重者可不修补。低位直肠损伤经腹腔不易修补者，在经上述腹腔处理后关闭腹腔；然后改为侧卧位，骶尾部消毒铺巾后，在尾骨上做纵切口，游离切除尾骨，切开直肠周围的筋膜，止血后进入骶骨前凹和直肠周围间隙，清除血肿中的血块、异物和骨折片，反复清洗后将直肠裂口缝合或定位缝合，骶骨前放置香烟卷式引流，由切口引出并缝合部分伤口。待裂口及伤口均愈合后再二期关闭结肠造瘘。

（三）肛门和肛管的损伤

若仅有较表浅的肛门和肛管损伤，可不做造瘘，但应彻底清创，尽可能地保存健康组织，对内外括约肌更应妥善保存和修补；黏膜和周围组织应予缝合，而皮肤可不缝合或部分缝合，以利引流。若损伤严重伤口过大，甚至有少量组织缺损时，则应做乙状结肠去功能造瘘，远侧彻底冲洗后关闭残端，随后关腹腔。然后转到会阴，修复直肠肛管的黏膜、括约肌、皮下和皮肤并做引流。若组织缺损较多，应尽可能将周围组织转移到缺损区以补充缺损组织，尽可能地达到保持直肠肛管的完整，残余括约肌应尽可能修复或做定位缝合，以利将来功能的恢复。只有广泛性的组织缺损和坏死的毁伤性损伤，才可考虑做会阴切除和永久性的腹壁人工肛门。

七、其他疗法

1. 抗感染与全身支持治疗　由于大肠内粪便中存在有大量细菌，可造成伤口的严重感染，故术前、术中及术后及时大剂量联合应用抗生素十分必要。选用抗生素时须兼顾抗需氧菌及抗厌氧菌，同时术中和术后可进行分泌物培养和药敏试验，以便及时调整使用抗生素。由于严重的创伤、出血，术后进食和消耗，以及术后创口的大量液体渗出等，均可致患者的内环境失衡及营养和能量的不足，故应及时注意纠正水、电解质失衡，少量多次输血、血浆或白蛋白等，有条件者还应进行全静脉内营养支持。

2. 术后经肠营养（TEN）　可经小肠造瘘或经口给予，据患者不同情况，选用不同的要素合剂，如复方要素合剂、加营素、活力康、复方营养要素等。其中含有多种氨基酸、糖、脂肪、维生素、微量元素，比例搭配合理，各种成分均为元素状态，容易吸收、利用，含渣滓量少，用后排便很少，特别适合于肠道疾病患者，使用简便，并发症少，容易监测。

3. 引流处理　放入腹内的引流以采用硅胶管为宜，如引流通畅、患者无发热，可于术后3~5d拔掉；如有感染可每日用0.1%甲硝唑溶液冲洗，直至感染控制再拔掉引流。会阴部的引流，术后可安置负压袋，3~5d后即可拔除。

八、预防调护

（1）在行肠镜或手术时，谨慎操作，避免医源性损伤的发生。

（2）手术后加强护理，正确换药，加强营养支持，促使伤口愈合，防止并发症。

九、现代研究

（一）直肠损伤的治疗研究

1. 乙状结肠造口　除医源性损伤外，其他损伤行乙状结肠造口是较为稳妥的治疗措施。下列情况应行乙状结肠造口：①直肠损伤并发腹内其他脏器损伤。②骨盆骨折合并膀胱破裂等盆腔脏器损伤。③受伤时直肠充盈饱满者。④受伤时延迟治疗4h以上者。可根据具体情况选择标准式襻式造口、远端肠道关闭法襻式造口、双腔造口、Hartmanns 手术等，当肛门、肛门括约肌、腹膜外直肠严重毁伤时则选择经腹会阴直肠切除、乙状结肠造口。对于腹膜外直肠损伤，如果无泌尿生殖系统损伤，不行直肠损伤修补时，则可行腹腔镜乙状结肠造口，可同时探查腹腔内脏器有无合并伤。Navsaria 探讨和平时期腹膜外直肠枪伤的手术处理，认为低能量腹膜外直肠损伤可仅行造口转流粪便治疗。

2. 直肠伤口修补　直肠伤口修补仅应用于：①容易显露的损伤处。②在暴露探查周围脏器如膀胱、髂内血管、阴道时，同时发现的损伤。③伴泌尿生殖系统损伤时，直肠损伤修补多作为造口基础上的辅助措施，对于损伤程度不重、刺伤，尤其是损伤前已行肠道准备的医源性损伤，经慎重考虑后可行一期修补。Levine 报道30例直肠腹膜外损伤，认为不流转的直肠修补适用于不伴严重伤、治疗在8h以内、直肠损伤评分<2分的病例。

3. 应用腹腔镜技术处理因结肠镜诊疗所致的结直肠损伤　方法为：脐部为观察孔，二氧化碳气腹压设置为1.33~2.00kPa，右侧腹分别取直径0.5cm的两个操作孔，用电钩、电剪刀或结扎束（ligasure）分离。先腹腔探查、冲洗后找到损伤处。若腹腔污染轻、肠管炎症水肿不重，正常肠管或息肉电切患者，选择一期修补，用3-0可吸收线间断全层缝合后浆肌层缝合，游离一块带蒂大网膜从左侧腹下移，覆盖并固定于穿孔修补处，留置肛管；若腹腔炎症重、溃疡性结肠炎、肿瘤或全身情况差等，则在左下腹（相当于右侧腹麦氏点）取3~4cm切口，行双筒或单筒造瘘，根据情况选择单纯造瘘或合并穿孔修补或肿瘤切除术。与开腹手术相比，腹腔镜手术诊治因结肠镜诊治导致的结直肠损伤，具有切口小、腹腔冲洗干净、腹腔干扰小的优势。腹腔镜下视野开阔，可以对腹腔的各个小间隙进行冲洗，减少术后腹腔脓肿的发生。腹腔镜手术减少了开腹手术中纱布、拉钩及手对腹腔的干扰。腹腔镜下寻找结直肠损伤一般不困难，可以根据腹腔污染、出血或炎症相对明显的地方，判断受损的肠段。对于系膜侧的结直肠或腹膜后的结肠损伤，可用电钩和结扎束或超声刀分离系膜或侧腹膜寻找到。

4. 自体组织在结直肠损伤Ⅰ期修复术中的应用　选用自体组织片（带蒂侧腹膜片及带血管蒂的大网膜片），根据大肠损伤部位的不同，选择不同的自体组织片进行修复。升结肠、降结肠、乙状结肠及直肠上段的损伤，常规行局部肠管修补或肠吻合后，切取离损伤肠管最近处的侧腹膜，制作成宽 2.5cm，长 4~5cm 保留蒂部的侧腹膜片，以浆膜面对浆膜面的方式平整覆盖于肠修补口或吻合口处，一般只需覆盖肠管周径的 2/3 即可，用 1 号线间断缝合 4~8 针；横结肠损伤则选用带血管蒂大网膜片，以同样方法覆盖于吻合口或修补口处。带蒂侧腹膜片加强修复者 27 例，带血管蒂大网膜片加强修复 5 例。结果 32 例 I 期手术修复全部治愈。术后肠瘘 1 例，占 3.1%，经引流管灌洗、负压吸引、全身应用抗生素及肠外营养支持等方法治愈。合并腹腔脓肿 1 例，切口裂开 1 例，切开感染 1 例，均经引流、切口清洗、II 期缝合治愈。本组住院时间 10~15d，平均 12d。随访时间 1~36 个月均健康，无肠瘘及肠梗阻并发症。

（常为伟）

第三节　结直肠肛门异物

　　肛门异物是指各种异物进入肛门后，造成肠壁、肛管及周围组织的损害，临床上比较少见。其临床特点为：肛门内坠胀、沉重、刺痛、灼痛、里急后重等。异物可由口、肛门进入，由于肛门在消化道的终末端，一般异物均可自行排出体外，部分异物可在大肠狭窄或弯曲处发生刺伤或梗阻，其中最常见的部位为肛管直肠部。另外，由肛门进入的异物，多为外力所致，常合并直肠损伤。本病属于中医"大肠内异物"范畴。

　　肛管直肠内异物种类较多，大小不等，来源不同，所致的症状也不一。在中医学中，肛门异物多有记载，如清代《医门补要·医法补要》中说："长铁丝鱼钩插入肛门，钩之背必圆，可入内。而钩尖向外，钩住内肉，拖之难出，痛苦无休。用细竹子，照患者肛门之大小相等，打通竹内节为空管，长尺许。削光竹一头，将管套入在外之钩柄，送入肛门内。使钩尖收入竹管内，再拖出竹管，则钩随管而出。"

一、病因病机

（一）内源性异物

　　食物内化学物质在肠内不被吸收，积成硬块，有时形成异物。此种异物与患者生活习惯及居住地区有关。常吃大量药品，如碳酸氢钠、镁、钙等，易结成硬块。含有钙盐区，常喝硬水，肠内分泌物减少，能使粪便生成硬块。此种硬块，可在直肠或肛门成为异物。

（二）外源性异物

　　1. 从口进入　由口不慎，或精神患者及小儿将异物吞下，由胃肠道排至直肠而堵塞。如鱼骨刺、骨片、牙齿、金属币、西瓜子、铁钉、纽扣、发夹等。损伤结果，以异物大小、形状和时间而不同。

　　2. 从肛门进入　意外伤，如戳伤，由高处跳下或坠下，坐于直立的木桩、铁柱、工具柄、树枝或其他棒状物体上，可将这些棒状物折断留于肠内；自行置入，心理变态和暴力，将木棍、胶管、玻璃瓶、灯泡、钢笔、金属器械，以及瓜、茄子、红薯等植物置入直肠；医源性失误，在治疗过程中，将灌肠器头、注射器、肛门温度计、探针和扩张器等掉入直肠。

二、诊断

1. 病史　因异物来源不同，其病史亦多种多样，有的患者还隐瞒病史，医生应耐心询问。

2. 症状　小而光滑的异物能自动排出，多无任何症状。肛管直肠异物的症状主要是排便障碍。如果为尖锐针头、缝针、铁钉或是边缘锐利的骨片、玻璃碎片可破入肠壁，或横入肛窦则肛痛，排便时加重或便血。如异物位置较高可破入肠壁引起局限性腹膜炎。如异物大，形圆而表面滑只觉得肛门堵塞感，沉重和腹痛。

3. 体征　肛门指诊和镜检是最可靠的诊断方法，可触到肛门内或见到直肠下端的异物，并可测知异物的形状、大小和性质。

4. 辅助检查　乙状结肠镜检查可发现直肠下段异物。如异物在直肠上部，可行 X 线透视或拍片。结肠镜可发现位置较高异物。B 超及放射检查可了解异物部位、大小、性质及肠管损伤情况。

三、鉴别诊断

1. 肛裂　是肛管皮肤非特异性放射状纵形溃疡。肛管前后位发生较多，患者常有便秘，便后有滴血及周期性疼痛。检查可见肛裂溃疡面。

2. 肛门旁皮下脓肿　脓肿发生于肛周的皮下组织，常继发于肛隐窝感染。局部红肿热痛明显，无便血，直肠指诊无异物发现，但肛管、直肠异物取出后，亦可继发肛门旁皮下脓肿。

四、辨证论治

（一）血瘀热结证

1. 症状　异物引起肛门周围刺痛肿胀，可见皮肤青紫，固定不移，甚至痛引少腹，拒按，低热不恶寒，舌质淡红，苔薄黄，脉弦涩。

2. 辨证分析　直肠肛管异物所致的瘀血阻滞与感受外来热毒相搏结，血瘀热结，则肛门刺痛肿胀，刺痛不移。

3. 治法　活血化瘀，解毒止痛。

4. 方药　复元活血汤加减。

常用中药：当归、柴胡、穿山.甲、红花、桃仁、制大黄、香附、泽兰、苏木等。

（二）瘀血阻滞证

1. 症状　少腹痛，痛势较剧，痛如针刺，甚则尿血有块，经久不愈，舌质暗紫，脉细涩。

2. 辨证分析　肛门直肠异物导致肠破血流，离经之血溢于脉外，血停肠络不通而发剧烈腹痛。

3. 治法　活血化瘀。

4. 方药　少腹逐瘀汤加减。

常用中药：川芎、五灵脂、当归、延胡索、小茴香、官桂、赤芍、蒲黄、干姜等。

常用中成药有活络丸、云南白药等。

（三）气随血脱证

1. 症状　出血量多，四肢厥冷，大汗淋漓，甚至不省人事，舌质淡，脉微弱。

2. 辨证分析　病情重者或延误诊治者，脉络破损，血溢脉外，久之气随血脱而见厥证。

3. 治法　益气、回阳、固脱。

4. 方药　独参汤或参附汤。

常用中药：生晒参、制附子、干姜等。

五、其他疗法

治疗原则：以取出或排出异物为目的，方法应灵活，并同时处理并发症。

小型异物，表面平滑，大半可自然排出。患者多吃使增加粪便体积的食物，如马铃薯、燕麦、黑面，然后再服用缓泻药，有时可使异物随粪便排出。剧烈泻药使肠蠕动加强，可将异物驱向肠壁，损伤肠壁。有时可给患者牛奶面包，因牛奶可在异物表面做成滑膜，再服泻药，可使异物容易排出。

如不能自然排出，宜行手术。异物在肛门口，可直接取出。在肛窦内的异物，先麻醉，扩张肛门，将异物取出，再涂以消毒剂。软质异物可先将异物穿一大孔，使空气流出，以减少肠内吸力，然后取出。小的软质金属异物，如发卡、钢针或是铁钉等，可以钳夹碎，分段取出。如异物形圆、质地硬，可用石钳或取铆钳取出。

有时许多的异物连合成块，如樱桃核、石榴子可分块取出。大的质脆异物，则先用麻醉，扩张肛门，然后取出。牙签、鱼刺、果核等异物直位刺入肠壁者，可用肛门拉钩避开异物后拉开肛门，暴露异物末端，用血管钳夹住反向拔出异物。异物横位卡住者，可用肛门拉钩沿着异物刺入方向拉开肛门，使异物一端退出肠壁后，立即用血管钳钳住异物后，将异物取出。如异物较长或术野暴露不满意，可用2把血管钳夹住异物两端，用剪刀将异物剪断后取出。异物较大者，可切开肛门后位括约肌及切除部分尾骨。如异物为玻璃瓶、灯泡等，取出难度较大，特别是异物大头朝向肛门者，可取软质丝线网，以血管钳送入直肠，使任一网眼套住异物上缘；向外牵拽取出。如未成功，可用整块胶布或纱布包裹异物后，破碎异物，分块取出。取异物时，应用各种方法保护直肠和肛管，防止损伤和穿孔。

六、预防调护

（1）使用肛门温度计或内镜时应仔细，防止器械折断、遗留。

（2）发生消化道异物后，不宜盲目使用竣泻药，以免发生严重后果。

（3）照管好心理变态者或小儿。

（张　宁）

参考文献

［1］李春雨，汪建平．肛肠外科手术技巧［M］．北京：人民卫生出版社，2013．

［2］何永恒，凌光烈．中医肛肠科学［M］．北京：清华大学出版社，2011．

［3］张东铭．盆底肛直肠外科理论与临床［M］．北京：人民军医出版社，2011．

［4］张有生，李春雨．实用肛肠外科学［M］．北京：人民军医出版社，2009．

［5］李春雨．肛肠病学［M］．北京：高等教育出版社，2013．

［6］陆金根．中西医结合肛肠病学［M］．北京：中国中医药出版社，2009．

［7］沈福兴，吴庆平，冯敏．直肠肛门异物78例临床分析［J］．浙江创伤外科，2012，17（3）：351-352．

第十二章

大肠、肛管良性肿瘤

第一节　概述

息肉一词来自希腊文 Polypous，临床上把这一类向肠腔内生长，形成突出黏膜面有蒂或广基底的增生性病变统称为大肠息肉，是大肠腔内肿物的非特异性名称。息肉大体形态基本相似，但病变性质却有不同，可包括增生性炎症、瘤样病变、良性上皮性肿瘤（腺瘤）、错构瘤、良性非上皮性肿瘤和部分恶性肿瘤等。此外，还有一些性质不清的病变也可呈息肉样生长，为区别这些病变，对息肉进行合理分类和命名是十分必要的。

一、息肉的命名和分类

息肉命名和分类的基本要求是把肿瘤性息肉和非肿瘤性息肉，具有恶变倾向和极少或不具有恶变可能的息肉区别开，对同类性质的病变要有一个基本的概括，但实际上有些息肉依据目前材料，分类仍有一定困难。近年提出的分类方案主要有：

1. Bacon 的息肉分类方案（1964）

腺瘤性息肉（孤立性、多发性）

幼年性息肉（青年性腺瘤）

乳头状（绒毛状）腺瘤

弥漫性家族性腺瘤病

依人名命名的综合征伴弥漫性家族性腺瘤病包括：

Peutz – Jegher 综合征

Gardner 综合征

Croukhite – Canada 综合征

Zanac 综合征

假性腺瘤病（假性息肉病或炎性息肉）

良性直肠肛门病变伴发恶性变

2. Jackman 的息肉分类方案（1969）

常见息肉：

（1）小息肉（直径≤0.5mm）

增生性黏膜赘生物（hypertrophic mucasal tags）

微小腺瘤性息肉（可伴有轻、中、重度不典型增生或原位癌）

假性息肉

淋巴样结节

错构瘤（错构瘤性息肉）

平滑肌瘤，脂肪瘤

类癌

（2）中等大小息肉（直径在 6~10mm）

增生性黏膜赘生物

腺瘤性息肉（可伴轻、中、重度不典型增生或原位癌）

典型增生或原位癌

假性息肉

平滑肌瘤，肌性错构瘤（Myohamartoma）

（3）大息肉（直径 >10mm）

腺瘤性息肉（可伴轻、中、重度不典型增生或原位癌或浸润癌）

息肉样癌

类癌

幼年性息肉

平滑肌瘤，淋巴管瘤等。

不常见肿瘤

家族性多发性腺瘤病

Gardner 综合征

Peutz – Jegher 综合征

幼年性息肉

假性息肉病

绒毛状肿瘤

Jackman 的分类注意到息肉大小的临床意义，但却在同一大小息肉中包括了不同性质的肿瘤，有炎性也有肿瘤性；有良性也有恶性；有上皮来源者，也有非上皮来源者。

3. Morson 息肉分类方案（1968） Morson 提出的方案是一个较全面的分类方案，其特点是明确了肿瘤性和非肿瘤病变，对多发性息肉和单发性息肉作了对应性分类，概念明晰。具体方案见（表 12 – 1）。

表 12 – 1　Morson 息肉分类方案

	单发性	多发性
新生物性	腺瘤	家族性腺瘤性息肉病
	乳突状腺癌	（结肠息肉病）
	绒毛状乳突瘤	
错构瘤性	幼年性息肉	幼年性息肉病
	Peutz – Jegher 息肉	Peutz – Jegher 综合征

	单发性	多发性
炎症性	良性淋巴样息肉	良性淋巴样息肉病 炎性息肉病
未分类	化生性息肉	多发性化生性息肉

4. 北条对 Morson 方案修改方案（1975） 北条对 Morson 息肉分类方案作了进一步补充，除具有 Morson 的分类优点外，对息肉病和肿瘤性息肉都有新的见解。北条的息肉分类方案见（表 12 -2）。

表 12 -2　北条的息肉分类方案

	单发性	多发性
肿瘤性	小管状腺瘤 绒毛小管状腺瘤 绒毛状腺瘤	家族性息肉病（非家族性息肉病） Gardner 综合征 Turcot 综合征 散发性息肉病
错构瘤性	幼年性息肉 Peutz – Jegher 息肉	幼年性息肉病 Peutz – Jegher 综合征
未分类	增生性（化生性）息肉	增生性息肉病（化生性息肉病）
炎症性	炎性息肉	假息肉病
其他	类癌、血管瘤、平滑肌瘤	淋巴性息肉病 Crokhite – Canada 综合征

5. 全国肠癌病理专业协作组分类方案（1981）（表 12 -3） 我国学者根据自己的研究，对北条和 Morson 方案作了调整和充实，提出了一个分类方案，从癌变情况大致可看出肿瘤性息肉和非肿瘤性息肉的基本界线，该分类有一定的临床意义。

表 12 -3　全国大肠癌病理专业协作组的息肉分类方案

	单发性	癌变率（%）	多发性
肿瘤性	管状腺瘤 管状绒毛状腺瘤 绒毛状腺癌	2 ~19.5 10 ~55.6	家族性多发性息肉病 Gardner 综合征 Turcot 综合征
错构瘤性	幼年性息肉 Peutz – Jegher 息肉	0	幼年性息肉病 Crohkite – Canada 综合征 Peutz – Jegher 综合征
炎症性	炎性息肉 血吸虫性息肉 淋巴性息肉	0	假息肉病 多发性血吸虫性息肉 淋巴性息肉病

	单发性	癌变率（%）	多发性
化生性	化生性（增生性）息肉		化生性息肉病
其他	黏膜肥大性增生	0	

有学者认为炎性息肉属非肿瘤性息肉，一般不发生恶变，应属瘤样病变。良性息肉包括一组上皮性来源和非上皮性来源以及来源不明的息肉样生长的良性肿瘤，发生恶变的可能性很少。其中微小腺瘤体积在 0.5mm 以下包括所谓的黏膜肥大性增生及早期的管状腺瘤。癌前性息肉是一类临床上常见的具有恶性潜能的良性上皮性肿瘤，其癌变常和腺瘤生长的部位、时间、体积大小等有关，临床上应按癌前病变做比较彻底的治疗。至于恶性息肉，只是外形作息肉状，本身就是恶性或部分已癌变。

一般病例临床初诊只能按息肉处理，待病理检查后才能做进一步处理，对部分恶变的腺瘤和直肠息肉状类癌，应特别注意。

息肉病指大肠内有数十或数百个多发性息肉。息肉类型多为癌前性息肉，可遍及整个大肠，或波及某一大段肠区。若仅有大肠内众多的息肉而无肠外脏器或组织病变称单纯性息肉病，若同时或先后合并发生肠外病变称息肉综合征。多发性息肉指大肠内同时发生 2 个以上的息肉，但数量不像息肉病那样多，以 2~6 个为多见。几乎每一类息肉都有多发的可能，它在临床上虽较单发性息肉少见，但更应受到重视，对临床诊治有一定意义。

二、大肠息肉的发病情况

大肠息肉的发病情况各统计不一，有的包括了一切具有息肉样生长的病变，有的仅统计具有真性肿瘤性质的息肉，由于诊断标准不同也使发病率统计各异，大致范围为 1.8%~17.2%。

Ridevetol 通过内镜及 X 光摄影检查 7487 例，大肠息肉发病约为 5.35%。芝加哥防癌中心在 50 000 人常规防癌检查中，大肠息肉发病率为 7.9%。由于多数息肉发生在乙状结肠和直肠，用乙状结肠镜检查 81 120 个受检者，息肉发现率仍高达 5.4%。不同年龄息肉发病率也不同，对 45 岁以上症状的人普查，息肉发病率达 17.2%。若能改进普查方法，息肉的发病率还会更高，如 Bacon 综合统计美国不同地区 37 751 例尸检标本，大肠息肉的发现率平均高达 11.7%，比临床发现率高两倍。Jackman 分析 1000 例息肉病例，单发者占 73.5%，多发者占 26.5%，后者半数为 2 个息肉。息肉的发病率与检查方法、检查部位及年龄有关。

国内部分地区直肠病变普查，息肉检出率在 2.28%~4.4%，血吸虫病流行区较非流行区高。大肠息肉在我国病检标本中占 1.4%~2%，西安医大附一院统计占病检标本的 0.75%。

各个类型的息肉发病率各地报告不同，就我国资料分析以幼年性息肉和管状腺瘤较多见（表 12-4）。

表 12 - 4　大肠息肉的相对发病率

	类型	占大肠息肉的比例（%）
炎症性息肉	炎性息肉	0.46 ~ 1.8
	血吸虫性息肉	1.86 ~ 12
	淋巴性息肉	
良性息肉	微小息肉	0.79
	化生性息肉	2.32 ~ 14.6
	幼年性息肉	8.64 ~ 62.8
癌前性息肉	管状腺瘤	10.6 ~ 67
	绒毛状腺瘤	0.26 ~ 13

三、大肠息肉的国际诊断标准

（1）便血或黏液便。

（2）可有里急后重、便秘或便次增多等。

（3）X 线钡灌肠有充盈缺损。

（4）纤维结肠镜检查可见单个或多个大肠黏膜增生物。

（5）病理检查明确诊断。

具备上述 1 和 2、3、4 中的任 2 项可成立诊断。本病应和慢性结肠炎所致的假性息肉病、多发性幼年性息肉病、Peutz – Jegher 综合征相鉴别，后 3 者都不是腺瘤。

（张　宁）

第二节　大肠良性息肉

良性息肉泛指目前认为不发生癌变或极少发生癌变的息肉，包括一些特殊形态的息肉（幼年性息肉，增生性息肉等）和良性肿瘤呈息肉样形态者，炎症性息肉也属于此类息肉。

一、幼年性息肉及幼年性息肉病

幼年性息肉（Infacy polyp）为儿童期多发的一种息肉。病理形态上以腺体扩大成囊及有丰富的间质为特征。因部分病例也发生于成人且病理形态上有囊样腺体出现，有人建议改称囊肿性腺瘤或潴留型息肉，以便纠正认为本病只发生于儿童期的不全面理解。息肉超过 100 枚以上称为息肉病即全胃肠道幼年性息肉病（generalized gastrointestinal polypsis）。

1. 病理

（1）大体形态：息肉大小在 0.2 ~ 4cm 之间，平均 1cm 左右，1cm 以内者占 78%。一般儿童息肉较成人大。息肉外形为球形、卵圆形或分叶状，表面光滑，暗红或灰红色，部分附有灰黄或灰白色渗出物，少数表现呈细粒状如桑葚，有的可有溃疡。切面灰红或灰白色，有特征性小黏液囊肿出现，直径为 0.1 ~ 0.3cm，个别大息肉囊肿直径可达 1.5cm。息肉多数有蒂，儿童较多；广基底者较少，多见于成人。

（2）微观形态：息肉由类似正常大肠腺的增生腺管组成，腺管大小不一，其柱状上皮中有较多的杯状细胞，在息肉内可查到几个到十几个明显扩张的囊状腺管，这是幼年性息肉的特点之一。囊内含有黏液、细胞碎屑、中性白细胞或脓样物质。若囊内容物过多，可使管壁上皮压迫萎缩呈扁平状，甚至消失。内容物还可突破基底膜浸润间质，出现显著的间质反应。这种形态要和分化性黏液癌相鉴别。有人在大组病例研究中发现部分增生腺体上皮有不典型增生改变，对探讨幼年性息肉的本质很有意义。

幼年性息肉的另一特点是息肉内间质丰富。间质主要由纤维血管组织构成，有突出的浆细胞，嗜酸性粒细胞，淋巴细胞和中性粒细胞浸润，个别会有淋巴滤泡形成或异物巨细胞反应。由于间质较多，腺体相对较少，分布分散且不均匀。一般间质内无平滑肌囊出现，间质的这种特殊改变和管状腺瘤不同。

息肉表面上皮可部分或全部被炎性肉芽组织代替，表层附有炎性渗出物，偶有溃疡形成。上述改变都可能使腺管开口阻塞，分泌物潴留以致扩大成囊，为囊肿形成的机制之一。

（3）幼年性息肉的性质：幼年性息肉由于结构特殊，极少发生恶变，引起了许多学者的兴趣，对其性质也有不同的看法。

1）炎症性病变：由于结肠反复发生慢性炎症，黏膜上皮破坏，溃疡或瘢痕形成。造成黏膜腺的开口阻塞，分泌物潴留扩大成囊。炎症刺激又导致腺管增生，间质炎性浸润，最后形成息肉状结构。但病人很少有结肠炎病史，标本检查也难证实息肉周围肠壁有炎症改变，所以有人否认此说。

2）错构瘤样病变：Morson 认为此息肉是正常组织的异常组合，因腺体和正常大肠腺相似，又无不典型增生改变，应属错构瘤。

3）新生物性病变：有人发现管状腺瘤和幼年性息肉在形态上彼此有过渡形态可寻。幼年性息肉也出现不同程度的上皮非典型增生的变化，有发展为癌的倾向。国内曾报告一例幼年性息肉发生癌变（低分化黏液癌）。Ramaswom 和 Rozen 先后也报道过幼年性息肉病发生不典型增生和癌变的病例。因此幼年性息肉被认为是一种真性肿瘤，只是恶变率极低。有人推测幼年性息肉可能是一种退变的管状腺瘤，所以它常有自行脱落而愈的可能。

4）幼年性息肉病：在结、直肠内同时或先后发生 1000 个以上的幼年性息肉，就形态观察比单发者更富于腺管，有的和分化好的管状腺瘤相似。息肉多在 1cm 左右，绝大多数发生于幼儿，平均年龄 6 岁，男性略多，主要分布于左半结肠，偶见于胃、小肠等部位。部分病例有家族史，有的可合并发生心脏畸形，肠道转位异常，脑积水等。Morson 称"错构瘤样综合征"。

2. 临床表现

（1）年龄：可见于 4 个月婴儿到 62 岁的老人，但 90% 病例为儿童，高峰年龄 3~5 岁，成年人病例平均年龄为 25 岁。男女两性均可发病，男性略多，男女比例为 6：4。

（2）部位：绝大多数病例发生于直肠和乙状结肠，以直肠为多，其他结肠偶有发生。

（3）数目：约 2/3 病人为单发，1/3（25%~30%）的病人可多发，一般为 2~3 个，或数十个之多。

（4）症状：幼年性息肉有两个突出的症状。①便血：多为带有黏液的血便，以儿童病人多见（93%）。有的可间歇性发作，达 6 年之久。成人绝大多数无此症状；②便后息肉脱出：多为长蒂息肉，反复多次息肉脱出，使蒂部组织拉长变细，以致断离而发生息肉脱落（自我切除），这种情况几乎只发生于儿童（10%）。

3. 治疗　幼年性息肉一般为良性，年长后多自行脱落，一般不需特殊治疗亦可内镜或手术切除。幼年性息肉病，可考虑行肠段切除，也可大肠次全切除。但尽量保留肛门、直肠，以免影响排便功能。

二、增生性息肉

增生性息肉又称化生性息肉（Metaplasticor – hyperplastic polyp），是一种具有特殊组织学形态的良性增生性病变。此病形态特征早有人描述过，但性质上并未和管状腺瘤区别开。1962 年 Morson 命名为增生息肉以区别于管状腺瘤，被大多数学者所接受。在直肠镜普查中其检出率在 0.2% ~0.04%，约占大肠息肉的 10%。结肠癌切除标本中，增生性息肉发现率可达 90%（Lane）。

1. 病理

（1）大体形态：增生性息肉是一个突出于肠黏膜面的半球形结节，表面光滑，色淡红或淡褐色，除极少数（5%）有蒂外，均为广基底或基底略有内缩的突出物，犹如半个球状物黏附于肠黏膜面。切面可见肠黏膜局限性增生，黏膜下略有增生。息肉一般在 5mm，直径在 1cm 以上者不到 3%，已报告最大的增生性息肉为 24cm。

（2）微观形态：息肉由大小不一的腺管组成，纵切面腺管增生延长达正常腺体长度的 1.5 倍（正常结肠腺的平均长度为 451μm）。接近表面时腺管带扩张为喇叭状，息肉表面凹凸不平，腺体开口呈放射状排列，因而被有人描述为褶扇状。腺上皮向管腔内作不规则增生突向腺腔，或褶起形似乳头。因此纵切面腺管内面呈锯齿状，横切面似花瓣状，与分泌晚期子宫内膜腺体的横切面相似。

腺管由高柱状上皮构成，胞浆丰富，呈嗜酸性，有显著的纹状缘，核短杆状或卵圆形，染色不一，位于基底部，可见小核仁。在腺体下部偶见分裂相。电镜观察，柱状上皮表面微绒毛增多加长，底部与基底膜的接触增宽。腺体上皮间杯状细胞数量减少，尤以腺体上部为明显。

若用网状纤维染色可发现腺体开口间的黏膜上皮下基底膜增厚，并向腺体上部延续。腺体间质仅见少量淋巴细胞、浆细胞或嗜酸性粒细胞浸润，血管无扩张。黏膜肌增厚，排列较乱，有的可见肌束伸向息肉腺体之间。黏膜下层一般无明显病变。

（3）增生性息肉的性质：

1）肠上皮过度成熟的结果：Hayashi 在 1974 年通过电镜观察发现增生性息肉内上皮基底宽和基底膜接触面大，细胞伸长，相邻细胞嵌合加强，成熟细胞保持于腺体表浅部迟迟不脱落。放射性核素追踪观察息肉上皮更新的时间延长，新生细胞由腺体基底部向表浅部移动的时间延缓，以致大量的过熟的柱状细胞拥挤，并向腔内突出形成乳头状。所以有人建议改称"过熟性息肉"。

2）肠吸收上皮化生的结果：增生性息肉的柱状上皮在电镜或光镜下均和小肠的吸收上皮相似，故称为"化生性息肉"。

3）慢性炎症刺激的结果：以上学说都提示增生性息肉为一非肿瘤性良性增生性疾患，与炎症刺激有关，而和腺瘤无关。但近来发现增生性息肉有局灶性不典型增生，有向管状腺瘤转变的形态。Goldman 在 7 例绒毛状腺瘤中找到增生性息肉的病灶，他认为增生性息肉可能是绒毛状腺瘤或管状腺瘤发生的基础，是腺瘤甚至是癌形成的初始阶段。也可看到增生性息肉内有局灶性不典型增生，个别区域已形成绒毛状腺瘤结构。这类增生性息肉一般体积都已超过 5mm，可能是在增生性息肉基础上由于某些因素作用而发生腺瘤的。总之增生性息肉本身为一良性病变，但不能完全排除其向腺瘤过渡的可能性。Franzin 报告 1 例 45 岁男性横结肠增生性息肉，直径 2cm，息肉腺体有明显典型增生，息肉中央腺体已癌变（腺癌）。这种癌变究竟是增生性息肉转变为腺瘤后，在腺瘤基础上发生的还是增生性息肉腺体直接癌变，目前仍不清楚。

4）多发性增生性息肉：个别病例可同时或先后出现几个或十多个增生性息肉，散在分布于一小段肠管内。增生性息肉还可作为其他息肉病的成分之一。

2. 临床表现　增生性息肉多见于男性，男女比例为 3 : 1。随年龄增大，发病逐渐增高。半数以上病人年龄大于 40 岁，3/4 病人年龄大于 50 岁。Arthur 报告 60 岁以上的老人，80% 能在结肠内查到此病，绝大多数无临床症状，多在结肠疾病检查或切除的结肠标本中偶尔发现，是一种主要发生于中老年人的良性无症状病变。

3. 鉴别诊断　增生性息肉外形和组织结构上与管状腺瘤或微小腺瘤相似，若不仔细分析会造成误诊。三者可从下述特点鉴别（表 12 - 5）。

表 12 - 5　增生性息肉和管状腺瘤及微小腺瘤的鉴别

	增生性息肉	管状腺瘤	微小腺瘤
大小	<0.5cm	>0.5cm	<0.5cm
腺管	大小一致	大小不一致	大小一致
	排列紧密	排列不均较平整	排列均匀
腺管内缘	呈锯齿状，不整	较平整	平整光滑
腺上皮	高柱状，浆嗜酸	柱状，浆偏碱	柱状，浆偏碱
不典型增生	无或Ⅰ°	Ⅱ°~Ⅲ°	无或Ⅰ°~Ⅱ°
杯状细胞	减少	明显减少	基本正常或略少
基底膜	增厚	变薄	正常

约 20% 的增生性息肉有灶状的管状腺瘤成分，特别在息肉的底部，有 1/3 绒毛状腺瘤，也可发现有灶状增生性息肉成分。这些混合形态出现应诊断为管状腺瘤或绒毛状腺瘤，以利临床做出正确处理。

4. 治疗　该病因无临床症状，故临床意义不大，无须特殊治疗，仅予观察。

三、淋巴性息肉

淋巴性息肉（lymphopolyp）是大肠固有淋巴组织增生形成的息肉状病变又称良性淋巴瘤或良性肠淋巴组织增生等。原因不清，可能和肠壁慢性炎症有关。多见于青少年及婴幼儿。

1. 病理

（1）大体形态：淋巴性息肉多无蒂，为半圆形突破的肿物，若有蒂也较短粗。表面光滑，质地较软和周围黏膜色泽相近，有溃疡和糜烂时可呈灰褐色或暗红色。切面可见黏膜下有一界限较清楚的灰白或灰红色圆形小结节。

（2）微观形态：淋巴性息肉主要由黏膜层和黏膜下层的固有淋巴组织增生形成，淋巴组织内有一至多个活跃增生的淋巴滤泡，生发中心扩大，滤泡间隙除淋巴细胞、组织细胞、网状细胞外，往往有较多浆细胞出现。淋巴组织无淋巴窦，周围可有或无纤维结缔组织包膜。息肉表面被覆正常大肠黏膜组织，有的有糜烂、萎缩和出血。本病组织学改变较活跃时，应和滤泡性淋巴瘤鉴别。由于淋巴性息肉淋巴组织分化成熟，有清楚的生发中心，滤泡内外淋巴细胞形态不一，和淋巴瘤不应混淆。

（3）淋巴性息肉的性质：发生于大肠黏膜的淋巴性息肉和身体其他部位淋巴组织对刺激（包括炎症）的反应性增生无本质区别，只因它位于肠黏膜下故可呈息肉状外观。其他肠道慢性病变和慢性溃疡性结肠炎，阿米巴痢疾及慢性菌痢时，形成的息肉样病变中有个别也是淋巴性息肉，原发病治愈后，淋巴性息肉会自行消失。1973 年池永达雄报告 2 例结肠淋巴滤泡弥漫性增生，增生性的淋巴组织大小为 2 ~ 3mm，表面被覆正常黏膜，多位于大肠远端，经治疗数周后消失，也支持淋巴性息肉为一反应性增生的看法。

2. 临床表现　淋巴性息肉绝大多数在 1cm 以下，一般无症状。极个别直肠内淋巴性息肉可达 4 ~ 5cm，可出现排便困难等，但无特殊性。淋巴性息肉可发生于大肠任何部位，但以乙状结肠和直肠多见，大肠远端也可以多发。

3. 治疗　本病原因不明，一般不影响健康，又无恶变倾向，只要明确诊断后无须特殊处理，密切观察，一般常在几个月至几年后可自行消失。少数症状明显，可在内窥镜下摘除较大的息肉，并送活检。

四、炎性息肉

炎性息肉（inflammatory polyp）是指因炎性增生形成的息肉样病变。肠壁同时也有炎症改变，特别是慢性溃疡性结肠炎、克罗恩病、肠结核等。炎性息肉一般常多发，有人称为假性息肉病。

炎性息肉多见于中青年人，最常发生于直肠和盲肠，其次为乙状结肠，极少累及小肠：单发者症状甚少，多发性炎性息肉可使病人原发病引起的症状明显加重，多数有腹泻、腹痛、便血，发生于盲肠时肠壁增厚，腹部可触及肿块。

1. 病理形态

（1）大体形态：炎性息肉很少超过 1cm，病程愈长，病情愈严重，息肉数目也相应愈多：息肉外形各异，往往是在肥厚的粗网状黏膜组织表面出现半球状灰红色突起或细长指状突起：息肉可见于溃疡边缘和无溃疡的黏膜，有的还见于肠切除后的吻合口边缘。息肉表面色泽不一，呈暗红、灰红或灰黄色等。一般和周围组织边界不清，有蒂息肉较少不到 20%。

（2）微观形态：炎性息肉在镜下形态不一，往往和原发病有关。

1）肉芽组织息肉：由肉芽组织增生构成，表面为炎性渗出物或坏死细胞覆盖，在肉芽组织内有散在的残留腺管结构。息肉组织血管扩张，有的颇似血管瘤。间质除炎性细胞外有较多的含铁血黄素沉着。此类息肉几乎全为广基底，病人有明显的便血史。

2）纤维性息肉：主要由增生的纤维组织或瘢痕组织构成。纤维组织内可见有灶状的炎性细胞浸润或囊状的平滑肌纤维增生，但残留的腺管极少。息肉表面为薄层肉芽组织或由单层柱状上皮被覆，呈灰白或暗红色，质较硬，都为广基底，与黏膜下层连接紧密；从形态分析，可能由肉芽组织息肉发展而来。

另一种特殊形态的炎性纤维性息肉，自 1949 年由 Vanek 描述以来至今文献上仅查及 100 余例。在临床和病理上与一般纤维性息肉不同，呈一种孤立性损害，极少多发，发病年龄平均 53 岁。除结肠外最常累及胃（70%）和回肠。有的可达 10cm，是位于黏膜下层的一种无包膜的增生性病变。组织学观察主要由以下成分构成：①增生的梭形或星形细胞分布于丰富的黏膜黏液性基质中（Alcion blue 染色阳性），胞核卵圆或梭形，染色质细粒状，有小核仁，胞染嗜双色性。细胞无异型性，分裂相极少；②丰富的网状血管：主要由毛细血管构成，毛细血管网分布于细胞之间，个别管壁有玻璃样变；③炎性细胞浸润：最突出的炎性细胞为嗜酸性粒细胞，其次有淋巴细胞、浆细胞和肥大细胞等。淋巴细胞可做局灶性分布，但无生发中心出现。

电镜观察发现增生的细胞胞浆有丰富的粗面内质网和伴有致密小体（Deuse body）形成的微粒束，特别在胞浆突内较多，有的可见吞饮泡。细胞表面可有小片状基底膜，其形状符合肌纤维母细胞来源（Myofibroblast）。因此 Palacois 认为此息肉和纤维瘤病或结节性筋膜炎相似，但 Stout 等认为系血管来源，Morson 认为系炎症反应的结果。本病和嗜酸性肉芽肿的区别在于后者发病年龄小，周围血管中嗜酸性粒细胞增多，可以多发，病变弥漫。但 Suen 认为两者为同一疾病。临床上炎性纤维息肉往往和溃疡病、Crohn 病或癌合并出现，所以有人认为本病可能是一种特殊的炎性增生疾病。

3）腺瘤样炎性息肉：这种息肉早期实际上是局限性黏膜腺体增生，和正常黏膜腺体结构一样。间质有明显的炎细胞浸润，甚而有肉芽组织出现。后期增生的黏膜层和黏膜下层组织呈弓形隆起，如增高的黏膜皱襞，大体形态可呈梁状、指状、扁带状等。有的在梁状隆起的表面又有半球状息肉突起。腺瘤样炎性息肉和微小腺瘤的区别在于增生的腺上皮和正常黏膜腺上皮相似，无典型增生，间质炎症反应明显。

4）血吸虫卵性息肉：在其他炎性息肉的基础上，肌间质内出现血吸虫卵沉着和异物肉芽肿反应。由于虫卵沉着的量、部位及周围组织的反应程度不同，其结构也有差别。有的伴有钙化，有的伴有明显的纤维组织增生，有的还可出现不同程度的黏膜腺体不典型增生。血吸虫卵性息肉往往作簇状分布，体积较小，质地较硬，灰白或橘黄色。

2. 炎性息肉原发病变和大肠癌发生的关系 炎性息肉本身不会发生癌变，但引起炎性息肉的原发病变都和大肠癌的发生有一定关系。

（1）慢性溃疡性结肠炎：慢性溃疡性结肠炎由于其他原因做结肠切除的标本中癌发现率为 5.2% ~ 8.1%。据 Dukes 报告慢性溃疡性结肠炎有 11% 的病人并发大肠癌，癌经常出现在结肠炎比较严重的降结肠、乙状结肠和直肠等部位（90%），对照组大肠癌发病率为 0.02%。在结肠切除标本和尸体解剖研究中证实（shands，Bacon）溃疡性结肠炎合并癌时，标本内多发性炎性息肉（假性息肉病）发生率高达 52.8% ~ 70%。有假性息肉病的人癌发生率也高于无假性息肉病的人（17.2% ~ 27%，Bacon）。在溃疡性结肠炎基础上发展为大肠癌有两种可能：

1）Castleman 等认为慢性溃疡性结肠炎形成炎性息肉（10% ~ 32.5%），特别是腺瘤样炎性息肉（1/3），经过一定时期，个别息肉可能转变为真性肿瘤，如管状腺瘤或绒毛状腺瘤。所以结肠炎的癌变可能来自个别的癌前性息肉的癌变。

2）Dukes 等认为慢性溃疡性结肠炎发生癌变可能和炎性息肉的形成无关，而是在炎症、溃疡和修复过程中一些上皮细胞巢或小腺管被隔离或埋入黏膜下层，这些增生的上皮细胞在一定条件下，就可能发生癌变。这一学说解释了在其某些早期癌变的病例，癌完全位于黏膜层之下的现象。

慢性溃疡性结肠炎发生癌变的影响因素有：①病程：Dumbal 认为结肠炎病程越长癌变率越高，如 20 年病程癌变率为 12.5%；25 年病程者癌变率提高到 25%，长于 30 年的病程癌变率高达 40%。Dukes 分析 63 例病人，病程 10 年以内者癌变率为 3.8%，病程在 10~15 年的病例，癌变率上升为 45.5%。Loumonler 提出一个公式，结肠炎 10 年以下病程很少有癌变，10 年以上病程者，每增加病程 10 年癌变率提高 10%~20%。国内报告慢性溃疡性结肠炎癌变率较低（0.7%~1.7%）可能和观察的病程较短有关；②发病年龄：首次发病在青少年时期者癌变率比在成人首次发病者高。Kiefer 报告结肠炎癌变者，70% 首发年龄在 15~34 岁。Bacon 统计其首次发病年龄多在 10~20 多岁。Edward 发现慢性溃疡性结肠炎首次发病在 10 岁以下者，癌变的可能性为 1/8；10~30 岁发病者癌变可能性下降为 1/25；迟于 30 岁以后发病者（31~50 岁），仅有 1/38 的病人可能发生癌变。可见慢性溃疡性结肠炎发病越早癌变可能性越大，特别是初发病时症状严重者更可能如此；③结肠炎的严重性：慢性溃疡性结肠炎严重的病人特别是全结肠炎者，癌发生的可能性高于轻症病人。

溃疡性结肠炎癌变从组织学上分类有高分化性腺癌、低分化黏液癌、未分化癌、腺鳞癌、类癌、基底细胞样癌和鳞癌，个别报告还会合并发生淋巴肉瘤，其中 90% 以上为前三种组织学类型。

（2）血吸虫病：有人提出在血吸虫病流行区大肠癌高发的原因之一可能和血吸虫病的感染有关。理由之一是患大肠血吸虫病时，虫卵沉积处特别是炎症反应明显处常有上皮不典型增生（发生率有报告达 77.46%，对照组仅为 8%）。上皮不典型增生的发生率与虫卵沉着数量及炎症反应程度呈正相关。如邢氏在分析 107 例血吸虫病人活检材料后发现，少量虫卵沉着时不典型增生发生率为 40.35%，重度不典型增生占 3.51%；大量虫卵沉着者不典型增生发生率为 69.23%，重度不典型增生占 23.08%，两者有明显的统计学差异。理由之二是大肠血吸虫病患者中约有 28% 形成息肉状病变，息肉中 66.66% 为炎性息肉，6.7% 为管状腺瘤，3.3% 为绒毛状腺瘤。

以上事实提示血吸虫病和大肠癌的发生似有一定关系。血吸虫病是通过形成腺瘤而癌变还是直接导致上皮不典型增生进而癌变，至今无直接的实验材料。临床观察血吸虫病合并的大肠癌，癌组织分化较好，恶性度低，转移发生较晚，可能更符合前一种方式。

（3）克罗恩病：克罗恩病（Crohn）发生于结肠者又称肉芽肿性结肠炎、节段性结肠炎、局限性结肠炎等。由于基本病变和慢性溃疡性结肠炎相似，临床上也有鉴别的必要。为此日本（1975 年）专门成立克罗恩病探讨委员会对两种病分别制定了临床病理诊断标准。克罗恩病多见于 30~40 岁成人，为消化管全层局限性病变，伴有溃疡，纤维化及淋巴细胞和浆细胞为主的炎细胞浸润，好发于回盲部、回肠和结肠。从表 12-6 可与溃疡性结肠炎相区别。

表 12 – 6　Crohn 病和慢性溃疡性结肠炎的鉴别

鉴别点	Crohn 病	慢性溃疡性结肠炎
年龄	30 ~ 40 岁多见	30 岁以下多见
部位	右半结肠多见	左半结肠多见
	乙状结肠、直肠少见	乙状结肠、直肠受累达 95%
病变分布	局限性，跳跃式	弥漫分布
炎症范围	波及全层肠壁	一般仅波及黏膜和黏膜下层
大体形态	黏膜面呈卵石样	无卵石样外观
	肠壁增厚明显	无或轻度肠壁增厚
	有深裂隙状溃疡，可形	广泛的领口状溃疡，无瘘管，
	成瘘管，炎性息肉少见	炎性息肉多见
微观形态	隐窝脓肿少或无	多见
	杯状细胞数正常	减少
	淋巴管扩张明显（黏膜下层）	少见
	结核样肉芽肿多见（50% ~ 90%）	无
	纤维化明显	不明显

　　Crohn 病形成炎性息肉比较少见，有人分析 14 例 Crohn 病例标本，仅发现两例有息肉形成，位于裂沟旁，大小在 1cm 内，组织学都为腺瘤样炎性息肉。文献中 Crohn 病合并肠癌者仅 80 例报告，少数发生淋巴瘤或类癌。Weedon 认为 Crohn 病的结直肠癌发生率比对照人群高 20 倍。因 Crohn 病常形成局限性肿块及肠腔狭窄在临床上和大肠癌有重要的鉴别意义。

　　（4）囊性结肠炎：一般按病变深浅分为浅表性囊性结肠炎（囊肿在黏膜肌层）和深在性囊性结肠炎（囊肿在黏膜肌层以下）。有人认为前者和烟碱缺乏或急性炎症有关，后者可能为一种慢性炎症的结果。由于炎症破坏了黏膜肌层和刺激腺体增生，并向深层生长，扩大成囊。有个别病例腺体增生可深达浆膜下。

　　临床上病人可有腹痛、腹泻、黏液便或黏液血便。大多数病变部位在直肠，少数波及整个结肠。多见于青壮年，平均年龄为 31 岁。

　　病理形态：黏膜面可见大小不一的囊肿突出呈息肉状，直径 1 ~ 3cm。切面囊内含黏液，囊内壁光滑，整块肠壁增厚。镜检在黏膜或黏膜下层可见有腺体增生和囊肿形成。腺体形态正常，囊肿内被覆柱状、立方或扁平上皮。有的上皮消失，周围有异物巨细胞和炎细胞反应，形成"黏液池"。有的囊肿破裂，黏液外溢，浸润肠壁组织。和分化性黏液癌区别在于上皮无异型性，常有萎缩。

　　囊性结肠类还未见癌变报道的病例。笔者见到一例 64 岁男性，盲肠部黏膜出现多发性囊肿性息肉样病变，多达 30 余个，大小在 0.2 ~ 1cm。镜检浅层囊肿被覆正常形态的黏膜柱状上皮，有的为实性肉芽组织息肉，内有异物巨细胞形成，囊肿间肠腺有增生和扩张。但深部囊肿已达肌层或浆膜下，囊壁被覆上皮有不典型增生和癌变，形成分化性黏液癌。本例似乎提示囊性结肠炎有癌变的可能，特别是对于病程较长的老年人，更应考虑这种可能。

（5）其他：能发生炎性息肉的结肠慢性炎症还包括慢性菌痢、慢性阿米巴痢疾、肠结核以及慢性霉菌性结肠炎等；这些病变形成的炎性息肉较少。息肉形成一方面和上皮组织过度增生有关；另一方面与肠壁肌层纤维瘢痕收缩、黏膜下层水肿消退和炎性浸润细胞减少等造成的黏膜相对过剩有关。所以炎性息肉多发生于原发病的消退期或缓解期。本身形态多样，大小不一，镜下具有与正常黏膜大致一样或有稍厚的黏膜肌层。

（张　宁）

第三节　息肉病和息肉综合征

一、单纯性息肉病

本病54.1%~73%的病人有家族史，称为家族性息肉病或家族性弥漫性息肉病。少数无家族史的病例称非家族性弥漫性息肉病。还有人称为息肉性肠炎，弥漫性息肉病，多发性息肉病，先天性多发性息肉病，多发性腺瘤病等。由于本病息肉除真性腺瘤外，还有少数其他类型的息肉。"息肉病"一词本身就包含了"多发"和"弥漫"的意思，但又不伴有特定的肠外脏器病变，所以我们称为单纯性息肉病。

早在1859年，Menzel已描述过本病，一个世纪后Chargelaine命名为弥漫性腺瘤病。1882年Cripps描述了该病家族倾向和恶变可能，经过Hauser研究和文献整理对息肉病有了较深刻的了解，基本肯定了恶变倾向。后来不少人从临床和病理角度，做了大量研究。

1. 临床表现

（1）发病情况：国外有人估计8 300例分娩中，就可能有一例婴儿将来发生单纯性息肉病。Staemmler在23年中统计17 000例尸体解剖材料中仅发现5例。自Cripps（1882）报告本病以来，Schaffer（1952）收集世界文献，20世纪70年代中只报告184例。但从20世纪50年代以后文献中已有大组病例报告，如1958年Dukes一次分析57个家族共700例息肉病，并认为有增长趋势。国内报告至今不足10例，根据1978年浙江大肠癌协作组在海宁县普查结果，按人口推算我国4亿30岁以上成人中约有4 028例单纯性息肉病。

（2）遗传现象：本病属常染色体显性遗传性疾病。一般在患者子代中有半数发病，男女几率相等。无家族史者在临床表现、发病部位、发病年龄及病程等方面和有家族史者相似。因此认为无家族史的病人可能与新代基因突变遗传给子代有关，子代疾病素质还可遗传给孙代，主张统称为家族性单纯性息肉病。

（3）发病年龄：本病只在生后一定年龄发病，一般是随着肠淋巴组织和上皮组织的增生而显现。大多数病人幼儿期肠内并无息肉，多在20岁左右发病，男性略多于女性（5：4）。据Bacom统计的77例中90%在20岁以后发病。Jackman认为40岁后开始，发病甚少，因此提出有息肉病家族史的人，若35岁仍未发病，当会幸免，但在其后代中仍具有潜在发病的可能。疾病素质仍会遗传给子代。

（4）发病部位：息肉最常累及的部位为大肠远端，报告的病例中几乎无例外的侵犯到乙状结肠和直肠。就结肠来讲，左半结肠病变重于右半结肠，这一特点为临床诊断提供了有利条件，乙状结肠镜即可获得较肯定诊断。本病除累及大肠外常可侵犯胃、十二指肠、小肠等。有报告在胃内同时发现息肉可多达 72.2%。

（5）临床症状：息肉病的临床症状常和发病年龄、息肉数量、大小、部位、侵犯范围、是否癌变及有无溃疡等因素有关。发病早、息肉数量多、范围广者，病人自觉症状明显，若伴溃疡或癌变者，会在短期内出现症状加重现象。

息肉病的症状，据 Dukes 统计，平均开始年龄为 21.1 岁，最常见的症状是便血和大便习惯改变（占 92%），半数病人有腹泻、腹痛、腹部不适。个别病人有绞痛、梗阻或肠套叠（小儿多见）。便血可为半数病人的唯一症状，持续时间长短不一，短者几个月，长者可达 20 年。有症状者约有 10% 的息肉大于 5mm，无症状者仅 2% 的息肉大于 5mm，有的病人可能一直无症状，当出现症状就医时，发现息肉已有癌变。普查有助于早期发现。

2. 病理形态

（1）大体形态：在受累肠段内的黏膜面可见成百个密集分布的息肉（50～3 500 个），其大小、形态、色泽都不甚一致，仅部分有蒂。息肉大小在几毫米到 4～5cm，个别可造成部分肠梗阻。息肉形状呈圆形或卵圆形，有的呈不规则形。个别息肉表面有糜烂或溃疡。若无继发改变色泽为灰黄或灰红色，表面光滑，质地较软。息肉质地变硬、大于 2cm、伴有溃疡现象出现时应疑有癌变，应取材镜检。在息肉和息肉之间，肠黏膜形态正常。

（2）微观形态：单纯性息肉病的息肉大多数为真性腺瘤，包括微小腺瘤、管状腺瘤、绒毛状腺瘤，少部分具有其他息肉形态（幼年性息肉、增生性息肉等）。息肉都位于黏膜表面，不侵犯黏膜下层。

3. 预后 息肉病具有明显的癌变倾向。Lockhart – Mummery 曾预言"每个息肉病者，任其自然发展，终会发生癌变"。Bussey 报告随诊 35 年的病人 100% 单纯性息肉病，主要分布于直肠和乙状结肠，最大的息肉直径 4cm，均已有癌变。病人因症状加重就诊时癌变率为 36%（Hullsiek）或 73%（Dukes）。癌变的倾向性被认为和基因变异对致癌因子的敏感性升高有关。

病程长短和息肉病癌变率呈正相关。Muto 统计 59 例病人癌变情况，病程 5 年以内者癌变率为 12.7%，5～10 年病程者达 41.8%，10 年以上病程者癌变率更高（45.4%）。该组病例有 4 例 20 年后还未发现癌变。

癌变和年龄有关。本病多在 20 岁左右发病，10 岁以前、40 岁以后发病者少，癌变年龄大都在 30 岁以后，比一般人癌发生早 10～20 年。Dukes 分析大组病例后认为从发病到诊断癌变，平均相隔 8～15 年。按年龄组分析，癌变率 19 岁以下为 29%，20～29 岁为 38%，30～39 岁为 82%，50～59 岁为 92%。

息肉病发生癌变者，多中心性发生者多，直肠和乙状结肠癌变者多。临床活检时应注意这些特点。

单纯性息肉病在手术或电灼治疗后残留的大肠黏膜有重新形成息肉的倾向性，再形成的息肉被称为"复发性息肉"。Jackman 在 56 例的术后随访中发现，70% 可出现复发性息肉，其中 12.5% 发展为癌：近年多主张做结肠全切，但至 1962 年，世界上也报告过 10 例单纯性息肉病自发消退的病例，其机制不清。笔者亦观察到 3 例这样的患者，其中 1 例多年肠镜发现肠息肉越来越少：另 2 例因该病行大肠部分切除后 3 年内肠镜观察，直肠的息肉基本消退。这 3 例患者仅间断服用过抗生素与维生素等药物，未作任何其他治疗。

二、息肉综合征

指肠道有多发性息肉或息肉病，在肠外特定组织同时或先后出现病变者，称为息肉综合征，主要有以下几种：① Gardner 合征；② Tucot 综合征；③ Cronknit－canada 综合征；④Peutz－Jegher 综合征：

1. Gardner 综合征　本病早在 1923 年 Nichols 就已提到，但直至 1950—1953 年 Gardner 连续报告 6 例后才为本病的确立提供了基础。他认为大肠有家族性息肉病同时或先后伴发骨瘤及皮肤软组织肿瘤（表皮样囊肿、纤维瘤、脂肪瘤、带状纤维瘤等）时，为一独立的症候群。后来除一些零星报告外，在 20 世纪 50 年代后期 Smith 和 Collins 两人先后发现这类病10 例，取得了较大进展。Gardner 综合征罕见。Bacon 在 1954 年仅收集到 31 篇文献报告。Smith 于 1958 年复习 23 年间遇到的 23 例家族性息肉病，仅有 1 例具备完全的 Gardner 综合征。Collin 在 25 年连续住院病人 239 478 例中，有 19 例家族性息肉病，其中也只有 3 例为 Gardner 综合征。我国至今未见报告。

本病和单纯性息肉病同属常染色体显性遗传，多在 14 岁以后发病，男性多见，男女比例约为 3 ：1。

综合征包括：

（1）单纯性息肉病：有综合征病人的大肠内腺瘤，在形态、数量、部位和癌变倾向方面均和无综合征病人相似。除大肠外，息肉还可在胃或小肠内见到。

（2）间叶组织肿瘤有如下几种：①骨瘤：Gardner 综合征出现骨瘤者占 5%，最常见的部位为颅骨，尤以上下颌骨和蝶骨为多。伴发骨瘤的病例中下颌骨发病者 93.1%，其次为筛骨、颞骨。少数发生于肋骨，四肢长骨和脊柱骨等。骨瘤多发者比单发者常见，故有人称为"骨瘤病"。骨瘤小则几毫米，大者可使面颅变形。组织学检查少数为骨软骨瘤，多数为骨瘤；②纤维组织肿瘤：多见的为带状纤维瘤、纤维瘤，极少数为纤维肉瘤。带状纤维瘤多发生于息肉病手术切除的部位或腹壁瘢痕处（Smith）。病人有潜在性的纤维组织增生倾向。手术后易形成肠粘连，腹腔纤维带。有的纤维瘤病可发于数处，如 Smith 报告一例女性 16岁单纯性息肉病例，同时在臂丛、腹股沟、盆腔都有纤维瘤病。Bennett 认为青年妊娠妇女这种情况更多；③平滑肌瘤：可发生于腹膜后、胃壁、回肠壁等；④脂肪瘤：Collins 在 14例单纯性息肉病例中发现有 8 例发生脂肪瘤，可见于腹膜后、腹部、臀部、背部、腰部、回肠系膜等处。大小不一，较大者多位于腹膜后。

（3）皮肤组织肿瘤：可发生表皮样囊肿、皮脂腺囊肿和毛发上皮瘤，可单发或多发，部位不同。约 65%~75% 的 Gardner 综合征病人合并发生。

Gardner 综合征中皮肤和间叶组织肿瘤有的发生于息肉病发病前 2 年，有的出现于病后24 年，所以息肉病在手术后定期观察中还应注意有无皮肤、间叶组织肿瘤发生。有的结肠息肉手术病人，术后若发生带状纤维瘤，应观察是否有息肉病发生，这对临床上观察和治疗有一定意义。

2. Turcot 综合征　本病是 Tunrcot、Despres 和 Pierre 在 1959 年首先报告的，报告了兄妹两个家族性息肉病，于术后伴发中枢神经系统恶性肿瘤而死亡的病例。兄 15 岁，腹泻便血4 年，直肠镜检和 X 片检查发现在直肠、乙状结肠和上段结肠有许多大息肉形成，术后检查直肠和乙状结肠各有一息肉癌变，随诊 2 年后病人发生急性脊髓炎死亡，尸体解剖证实脊髓内为髓母细胞瘤。妹 13 岁，因同一疾病检查，诊断为直肠和结肠息肉病，全结肠切除后 8 年，发生头痛并伴有意识障碍，一月后死亡，尸解证实左额叶后部为胶质母细胞瘤，垂体有小的嫌色细胞瘤。

该综合征国内尚无报告，日本已发现 10 多例，息肉除发现于大肠外，还见于胃、小肠，有明显的癌变倾向。

Turcot 综合征的息肉组织形态和家族性息肉病相同，为典型的管状腺瘤，已报告的脑瘤有室管膜细胞瘤、髓母细胞瘤、胶质母细胞瘤、星形细胞瘤Ⅲ、Ⅳ级。另外 Turcot 综合征还可并发肝和小肠肿瘤。

本病有明显的家族性，兄弟姐妹共患 Turcot 综合征患者 54%（19/35），但有的父母不患此征，可能为一种隐性遗传病。

3. Cronkhite – Canada 综合征　　Cronkhite 和 Canada 在 1955 年报告两例女性病人都有胃肠道息肉病，同时还发现有外胚层功能障碍，如皮肤色素沉着、脱发、指趾甲萎缩脱落等，被称为综合征。其中一例为 42 岁女性，病后 8 月死亡，尸解证实息肉为管状腺瘤，但无癌变。例 2 为 72 岁，病后 7 个月死于心衰，术后未尸解，但生前 X 光检查证实为胃肠道息肉病。日本文献统计息肉发生于胃和大肠者较多占 94.7%，小肠息肉为 78.9%，个别还见于食管。息肉分布弥漫，大小形态不等，部分有蒂。镜检为管状腺瘤，其中腺管可扩张，黏液分泌旺盛。病人常有黏液便、腹泻和腹痛等。

皮肤色斑呈深褐色或灰褐色，出现于面、颈、手等皮肤，但口腔内无色斑。色斑可反复出现或自行消失。肾上腺功能正常。色斑出现的同时胸前、腋下、头顶有脱发，指趾甲萎缩或指甲脱落等。

Canada 认为息肉病系原发。外胚层障碍可能和肠道因大量息肉存在，致使肠道吸收不良，造成某些营养素缺乏有关，如低蛋白血症，维生素 A、维生素 B2、维生素 C 等缺乏症等。

这一综合征是否为一真正疾病单元，由于积累病例尚不足 20 例，有待进一步研究。

4. Peutz – Jegher 综合征　　本征是指肠道有多发性息肉或息肉病，同时皮肤或黏膜出现黑色素斑者。部分病人有家族史。有人把仅有皮肤色斑而无息肉病者称不完全性综合征。1921 年 Peutz 首先报告了一家三代人中有 7 例患小肠息肉病和口唇、颊黏膜出现黑色素斑。此后不断有相似病例报道，直至 1949 年 Peutz 等又综合文献已报告的 31 例和他本人积累的 10 例作详细分析，确定为一独立疾病，命名为 Peutz – Jegher 综合征。本病少见，我国姚氏综述，国内于 1981 年已报告 14 例。1990 年湖南医大附二院皮执民报告 14 例。青木认为至 1976 年日本已报告 222 例。1977 年 McAllis 综述欧美文献共发现 321 例。笔者 30 多年临床工作中总共收集了 Peutz – Jegher 21 例，其中 15 例具有口唇、颊黏膜黑色素斑，13 例有眼睑或眼结膜黑色素斑，4 例发生癌变。

（1）一般情况

1）年龄和性别：大多数在儿童或青年时期发病，约 1/3 在 16 岁以上，极个别年仅 2 岁。国内平均发病年龄为 25.4 岁，个别病例达 77 岁。两性发病几率相等。

2）遗传现象：本病为常染色体显性遗传，由单一多效基因传递。在家族成员中发病率为 30% ~ 40%，越代或散发病例常见。我国报告病例中有家族史者约 38%，因此家族中有一人确诊后，其余成员应定期检查。

（2）综合征

1）皮肤黏膜黑色素斑：为本综合征必有的症状之一，无一例外。

色斑部位：最常见的部位是口唇周围皮肤和颊黏膜，占70%，下唇最为明显，其次为舌、牙龈、上腭、鼻前庭、鼻周、眼睑、结膜和前额等。除颜面部外，身体其他部位也可出现色斑，如手指、手掌、手背、足趾、足底及膝关节周围。极少数病人色斑还可出现于胸前、腹壁、会阴、肛门周围、阴茎头部及直肠黏膜等。临床上除注意到色斑常见部位外，应行全身皮肤和内镜对黏膜的检查。

色斑形态：色斑一般较少，直径1～5mm，呈圆形、卵圆形或不整形，分布不均匀，不高出皮面，边界清楚，很少互相融合。色斑色泽深浅不一，黑色、黑褐色、深褐色或蓝黑色。色斑形态、大小和肠内息肉的多少无关。

色斑的消退：70%色斑出现在生后不久，随年龄增长而加深，数目增加，有的左右对称出现。色斑在青春期后可逐渐变淡而褪色，30岁后皮肤色斑可以消退，但黏膜色斑终身不变。

色斑的组织学形态：色斑局部基底细胞内黑色素沉着量增加，有的在真皮浅层纤维组织内有噬色素细胞或黑色素散在。黏膜色斑可见黏膜上皮下固有膜内有色素沉着。

2）多发性胃肠道息肉或息肉病

息肉部位：可遍及胃肠道，以小肠最多见，其次为大肠，胃内息肉少见。极少数病例息肉还可见于食管、膀胱、鼻腔。息肉外观灰红色或灰黄色，质软，可以有蒂，大小不一。小者仅几毫米，大者达7cm。结肠息肉常比小肠息肉大。息肉分布散在或群集。数目相差悬殊，10余个到数百个不等，极个别病人仅发现有一个息肉。

息肉微观形态：绝大多数是幼年性息肉的改变，息肉间壁黏膜正常。息肉发生部位不同，形态有一定变化。大肠内息肉腺管上皮中柱状细胞最为突出；胃息肉上皮成分中可见壁细胞、主细胞和黏液细胞；十二指肠息肉可有Brunnev腺；小肠息肉上皮成分中可发现有Paneth细胞，因此有人认为本病为错构瘤性。

息肉的临床症状：少数病人长期无症状，症状出现多在10～30岁之间。主要有：①腹痛：一般为隐痛或阵发性绞痛反复发作，可达数年之久。痛时伴有恶心或呕吐。部分病人腹痛与肠套叠形成有关，套叠头部有较大的息肉（有重达16g者）。息肉刺激肠管作不规则的剧烈蠕动，在息肉的顺势牵引下发生套叠。肠套叠的发生率可高达43.9%，其中90%～95%发生于小肠，仅少数发生回结套叠或结结套叠；②腹块：约1/3病人可摸到肿块，如腊肠状，可活动，偶有压痛，发生套叠时更明显；③肠道出血：由于息肉表面糜烂、溃疡或炎症所致。病程长者可致贫血（25%），有的病人少量多次出血，血红蛋白可下降到50g/L，往往是病人就诊的原因。约50%病人可有肠道出血，发生咖啡色便、黑便或便血；④腹泻、便秘或腹胀；⑤女性5%～15%可合并卵巢肿瘤。

息肉的恶变倾向：Peutz-Jegher综合征，息肉属幼年性息肉，本身癌变率很低，有的随诊30年以上未见恶变。过去文献报告本病息肉癌变率达20%～25%，被认为把肠道的其他恶性肿瘤误计在内，真正属息肉发生癌变者不过2%～3%，如潘氏统计文献报告的327例中仅3例证实和癌变有关。发生癌变的部位大多在小肠。Bacon统计28例癌变病例，其中21例发生在小肠，仅7例发生于大肠。64%年龄在40岁以下。笔者统计的21例中癌变4例（占19.05%）。

三、各种息肉综合征的区别

息肉综合征包括一组不同组合的遗传性疾病，一般都有基因变异现象，上述4种主要区别如（表12-7）所示。

表12-7　4种息肉综合征鉴别表

病种	遗传方式	息肉分布	息肉数目	息肉性质	综合征	癌变率（%）
Gardner 综合征	常染色体 显性遗传	结肠直肠 为主	>100个	腺瘤	皮肤和间 叶组织瘤	50~70
Turcot 综合征	常染色隐性 或显性遗传	结肠直肠 多	数十个	腺瘤	中枢神经 系肿瘤	?
Cronkhite - Canada 综合征		胃、大肠	数十个	腺瘤 幼年性息肉	外胚层 功能障碍	?
Peutz - Jegher 综合征	常染色体 显性遗传	小肠为主	数十个	幼年性 息肉	皮肤黏膜色斑	2~3

（吕九娣）

第四节　癌前性息肉（肿瘤）

癌前性息肉系指大肠内发生的腺瘤，其大体形态与大肠内其他息肉相似，属于真性上皮性良性肿瘤。Morson认为至少有半数大肠癌来自腺瘤恶变，故称癌前性病变。主要包括管状瘤和绒毛状腺瘤，微小腺瘤虽极少发生癌变，但它可发展为管状腺瘤和绒毛状腺瘤，故一并讨论。

一、腺瘤和大肠癌的关系

大肠癌发生于乙状结肠以上者，约占22.5%，乙状结肠以下者74.4%。

1. 腺瘤发展为癌的演变过程　腺瘤先发生不同程度的不典型增生，进而癌变。发展的各种过渡形态常可在不同区域看到。Morson在长达10年的动态观察中发现10%的腺瘤可发展为癌，Cooper在81.7%的Ⅰ级腺癌组织中发现有腺瘤成分。一般癌组织分化愈好，浸润愈浅，腺瘤成分发现率愈高。如癌组织仅侵及黏膜下层，约56.5%的病例有腺瘤成分，癌侵达肠周组织时，则仅有7.6%可发现腺瘤成分，腺瘤成分的发现率，黏膜癌为91.3%，黏膜肌层癌为73.8%，黏膜下层癌为26.4%。Eide观察到分化良好的腺癌内约有43%发现腺瘤成分，中分化腺癌内有23%发现腺瘤成分，低分化癌只有19%的发现率，印戒细胞癌内无一例腺瘤成分。可见，愈是癌症早期，腺癌和腺瘤混合存在的机会愈多，从腺瘤向腺癌演变的过渡形态看得也愈清楚。在大肠癌腺瘤成分一般位于肿瘤边缘部分。

2. 大肠腺瘤和大肠癌有相似的组织化学变化　Czernobilsky测得大肠腺癌和大肠腺瘤组

织内酸性磷酸酶、酯酶及三磷酸腺苷酶活性丧失，碱性磷酸酶难以测到。只是琥珀酸脱氢酶在腺癌时活性减退，在绒毛状腺瘤中含量减少，在管状腺瘤活性反有增强。这一变化提示腺瘤和腺癌在发生学上有联系。

3. 腺瘤组织内有癌胚抗原测出　Bartin 用荧光免疫法观察 25 例息肉组织，发现正常细胞抗原减少，而大肠癌所具有的癌胚抗原（CEA）出现，较大息肉变化更明显。

4. 腺瘤病人和大肠癌病人有类似的染色体异常。

以上证据支持腺瘤和大肠癌在发生学的联系。也有一部分学者对上述关系表示怀疑，他们认为还难以断定腺瘤和大肠癌间的相关关系，Spratt 报道在 225 例大肠癌组织内无一例有腺瘤成分残留。

二、微小腺瘤

1. 概念　Jackman 提出微小息肉应包括瘤性和非瘤性的病变，微小的息肉状类癌也应包括在内，这显然不够恰当。所谓微小腺瘤是指直径小于 0.5cm 的管状或绒毛状腺瘤。尽管微小腺瘤内可出现腺体的不典型增生灶，但发生癌变者却不到 0.5%。当微小腺瘤体积更小，又无不典型增生灶，仅出现腺管增生延长，使黏膜局灶性增厚时，有人称为黏膜肥大性增生。我们对癌旁黏膜的观察中认为，黏膜肥大性增生实际上是瘤性增生的前驱病变。它和直径小于 0.5cm 的腺瘤基本结构相似，所以我们认为黏膜肥大性增生应包括在微小腺瘤内。这样做在临床病理诊断时较易掌握，治疗上也有共同性。若腺瘤直径大于 0.5cm，应按组织学形态归类。

2. 临床表现　无一例病人由于微小腺瘤引起的症状而就诊，多在大肠疾病普查或因其他病切除的大肠标本中被发现。微小腺瘤偶有多发（2～5 个）。发病年龄 30 岁以后渐多，60 岁以上患结肠病者约 1/3 可在大肠内发现微小腺瘤。

3. 病理形态

（1）大体形态：微小腺瘤直径小于 0.5cm，几乎都是界限清楚的黏膜面半球状肿物，表面光滑，基底宽或向内缩，色泽和正常黏膜相同，如一米粒状突起，黏附于黏膜面。从切面看，黏膜层增厚，向表面呈弓形突出，黏膜肌和黏膜下组织也相应突起如中轴样。有的微小腺瘤切面则仅见局限性黏膜增厚而无黏膜肌突起。

（2）微观形态：微小腺瘤有 3 种组织结构：①腺瘤内大肠黏膜腺管增生，黏膜局限性增厚，可伴有黏膜肌和黏膜下层组织相应突起，整个结构如一横切的黏膜皱襞。腺管上皮和正常大肠黏膜不同，腺管密度大，上皮细胞增生，核呈短杆状，上皮细胞间杯状细胞略少。若有不典型增生也多在个别腺体的上 1/3 段；②腺瘤由大小基本一致的腺管组成，腺内缘平整，杯状细胞和柱状细胞比例略有变化，个别腺体上皮（多在表层腺管）可有不典型增生，但绝大多数腺体和正常大肠腺体形态相近，黏膜肌层平坦，仅有小肌束分布于腺体之间；③腺瘤表面有乳头状结构，其中不典型增生改变较明显。

从发展看 Ⅰ 型微小腺瘤在增大时可出现有蒂的息肉状结构，Ⅱ 型则发展为广基底的息肉形态。腺瘤间质为少量的纤维结缔组织及浸润的炎细胞，嗜酸性粒细胞较多，可有血管扩张。

4. 微小腺瘤的恶变问题　微小腺瘤据 Jackman 组织学观察，约 64% 的腺瘤内发现不典型增生，发生率和微小腺瘤的体积有正相关倾向。如 $1mm^3$ 的腺瘤内 Ⅰ 级不典型增生不足

10%，无Ⅲ级不典型增生：3mm³的腺瘤，Ⅰ级不典型增生为30%，Ⅲ级为20%；若腺瘤体积长大到5mm³，Ⅲ型不典型增生达40%。微小腺瘤的癌变率甚低，不到0.5%（Enguist）。

微小腺瘤并不都是逐渐长大，以致发生癌变，有些会渐渐消退。Knoernscild对257例已查出微小腺瘤的病人进行长期观察，病人同意不做切除，直至腺瘤长至15mm为止。除44例因其他缘由被除去外，其余213例每6~12月检查一次，持续3~5年。结果是4%微小腺瘤体积变大，70%体积未变，8%体积缩小，18%完全消失，仅0.9%的微小腺瘤发生癌变。2例癌变者年龄分别为68和70岁，观察了37个月和32个月，癌变时腺瘤直径为0.7cm和2cm，已不属微小腺瘤范围。

由此可见，一个初发性肿瘤既可长大发生恶变，又可因某些因素（机体免疫能力、局部组织的功能变异等）而逐渐缩小，甚至消失。真正变大的微小腺瘤不到5%，且进程相当缓慢。笔者认为：微小腺瘤虽然癌变率低，允许观察，但仍然可发生癌变，在临床上笔者遇到这样的病人，均采取内镜下切除病理检查。曾有两例小于5mm的微小腺瘤在内镜下切除后病检，发现局灶性癌变。其中1例患者强烈要求再次剖腹手术切除病灶，病灶切除后病检，未发现癌灶。

5. 癌周"卫星"病灶　20%~25%的大肠癌标本的癌周黏膜上可看到许多息肉状病灶（卫星病灶），其大小、形态有一定差别。若为多发癌，"卫星"病灶的发现率达50%。Jackman在49例大肠癌标本中，发现癌周"卫星"病灶175个，组织学检查可为管状腺瘤、绒毛状腺瘤、炎性息肉或为小癌灶。约4.5%的标本可同时出现上述4类病变，35%为癌前性息肉或已发生癌变，其余59%的"卫星"病灶均为微小腺瘤。"卫星"病灶的出现据Grosberg对400例大肠癌标本观察，对病人预后无明显影响。

三、管状腺瘤

具有不同程度非典型增生的腺管所构成的腺瘤称管状腺瘤，属于真性肿瘤，有一定恶变倾向，全结肠镜检查发病率约为30%，约占大肠腺瘤的80%，是临床病理研究中的一个重要课题。

1. 临床表现

（1）年龄：多见于20岁以后的青壮年，30岁以后发病率随年龄增高。国内报告的高峰年龄为30~50岁（国外为45~54岁），占全年龄组的88.53%，平均年龄为32~37岁，较国外（51.2岁）平均年龄为轻。

（2）部位：管状腺瘤在直肠和乙状结肠多见，左半结肠比右半结肠多，肝曲和脾曲最为少见。临床材料与尸解材料分布部位有相似性（表12-8）。

表12-8　管状腺瘤的发生部位

部位	Helwig No	尸解材料（272例）（%）	Grinnell No	临床材料（1593例）（%）
盲肠	32	11.8	17	1.1
升结肠	42	15.4	75	4.8
肝曲	12	4.4	14	0.9
横结肠	32	11.8	118	7.4
降结肠	22	8.1	81	5.1

部位	Helwig No	尸解材料（272 例）（%）	Grinnell No	临床材料（1593 例）（%）
脾曲	13	4.8	26	1.6
乙状结肠	76	27.9	810	50.8
直肠	43	15.8	452	28.4

（3）性别：男性多于女性，男女比例为 3 : 2。Wilson 发现性别发病率和年龄有关，男性 40 岁以下发病率为 2.62%，40 岁以上为 7.68%。女性 40 岁以下发病率为 1.42%，40 岁以上为 2.8%。

（4）腺瘤数目：管状腺瘤可单发也可多发，单发者居多（80%）。多发性腺瘤临床上统计约 15%，尸体解剖报告可高达 33% ~ 63%。纤维结肠镜的应用明显提高了多发性管状腺瘤的发现率。Helwing 认为多发性腺瘤的意义在于倾向发生另一个新的息肉，癌变率明显高于单发者。一般单发性息肉病人发生另一息肉的机会比无息肉者多 4 倍，多发性息肉病人新发息肉的机会比无息肉者高 8 倍，比单发息肉者高 2 倍。单发或多发具有预后意义。

（5）症状：腺瘤较小或位于乙状结肠以上常无症状。无症状病人大便隐血试验，有 50% ~ 70% 为阳性。仅有 20% ~ 30% 的腺瘤病人因出现症状而就医。

常见症状有：①便血：因为腺瘤组织出血所致。腺瘤可因肠内容物或肠管本身过强的舒缩运动受到损伤，也可因腺瘤表面溃疡形成而出血。血液与粪便混合或仅染及粪便表面，呈咖啡色或暗红色，有的只在便后有少许血液排出。排便费力的病人出血现象更为常见，且伴有肛门疼痛。腺瘤出血常为不规则间断性，量较少，不致引起贫血；②便秘或腹泻：可单独或交替出现，病人排便习惯改变。症状一般较轻，不易引起病人注意，多在医生询问中才回想起。有腹泻时，大便每天仅 2 ~ 3 次，为黏液便不易成形。腺瘤较大或多发性腺瘤病人腹泻较为明显；③腹痛：仅有少数病人出现，多和腺瘤受到某种形式的牵扯或因腺瘤蒂较长发生扭转有关。个别病人腹痛是并发肠套叠的结果。近肛门的带蒂腺瘤从肛门脱出时也可引起疼痛。

2. 病理形态

（1）大体形态：绝大多数管状腺瘤直径在 0.5 ~ 1.0cm 之间，大于 1cm 者不到 20%，个别可达 5cm，多发性管状腺瘤体积往往较单发者大。

腺瘤外形多呈圆球状或半球状，少数呈不规则或分叶状，表面灰红、灰褐、暗红色或有浅表性溃疡形成，部分附有坏死物质，可有出血区。无继发改变时腺瘤多较光滑。1cm 以上的腺瘤多数有或粗或细、长短不一的蒂，无蒂广基底者体积较小。

腺瘤切面呈灰红或暗红色，偶有灶状出血和坏死，常看到黏膜肌层，甚至黏膜下层组织增生，通过蒂部向腺瘤内伸展，形成分枝状间质中轴。

（2）微观形态：由大小、形态不太一致的腺管组成。由于腺管分支、扭曲的程度不同，排列无一定秩序。腺管分布比较均匀，活跃增生时腺管可密集分布达到背靠背的程度，只有较少的间质间隔。

腺管形态与正常大肠腺相似，呈卵圆形或圆形（横切），但管壁上皮中杯状细胞数量明显减少，甚至消失，由柱状上皮细胞取代。柱状上皮作单层排列，腺腔内缘整齐。胞浆空泡状，充有一定量的黏液。核为短干状位于基底部，一般看不到核仁，偶见核分裂相。就整个腺瘤来说，腺管上皮在不同区域常出现不典型增生的改变，个别腺瘤上皮可有鳞状上皮化生。

腺管间一般仅有少量纤维结缔组织间质，有淋巴细胞、浆细胞、巨噬细胞、中性粒细胞或嗜酸性粒细胞浸润。部分腺瘤间质血管扩张，数量增加，有出血及含铁血黄素沉着。若在血吸虫病流行地区，还可在基底部发现血吸虫卵沉着。

腺瘤表面一般都有增生的单层柱状上皮被覆，有继发改变时，上皮细胞可消失由肉芽组织、炎性渗出物、血痂和坏死组织覆盖。

（3）腺瘤内上皮细胞不典型增生的形态改变：由腺瘤逐渐发展为癌的过渡形态就是上皮细胞出现由轻到重的不典型增生，腺瘤经过不典型增生而发生癌变，一般需 5 ~ 10 年，国内报告癌变发生率为 1.9% ~ 14.9%，国外为 0.3% ~ 5.6%。管状腺瘤不典型增生的发生率，由于形态标准不统一，各家报告资料极不一致（表 12 – 9）。

表 12 – 9　管状腺瘤内不典型增生发生情况

	不典型增生发生率（%）			癌变率（%）
	I	II	III	
王氏	11.3	60.4	28.3	1.9
冼氏	34.2	3.4	13.4	14.9
苏氏	5.3	14.3	5.3	8.0

四、绒毛状腺瘤

1. 绒毛状腺瘤的概念　由于腺瘤内出现乳突状结构程度不同，对绒毛状腺瘤的诊断标准不甚一致。全国大肠癌病理专业会议时制定的标准是：管状腺瘤表面可有绒毛形成，但不超过黏膜层增生厚度的 1/5，若超过 1/5 而不到 4/5 则称绒毛状腺瘤，超过 4/5 以上称管状绒毛状腺瘤。但在显微镜下精确定量有一定困难，还可能因估计而增加一些主观因素，临床上也不实用。另有一些学者主张，只要管状腺瘤内出现乳突状结构，不论其数量如何，都称为绒毛状腺瘤。笔者认为后一概念较明确，从形态易于掌握，并取消了管状绒毛状腺瘤这个过渡性的名称减少分类的繁琐性。

2. 发病情况　绒毛状腺瘤较少见，在文献中 100 例以上的研究报告寥寥可数。国外报告占大肠息肉的 8% ~ 26.8%，国内报告为 0.26% ~ 13%。绒毛状腺瘤一般为管状腺瘤的 1/10 ~ 1/5，但绒毛状腺瘤临床意义却较重要。Jackman 认为 0.5 ~ 1.0cm 的息肉中绒毛状腺瘤只占 10%。1cm 以上的息肉中绒毛状腺瘤可达 40%。笔者在临床上发现绒毛状腺瘤并非少见，其中 2 例直径大于 8cm，最大者直径在 10cm 以上。

3. 病理形态

（1）大体形态：绒毛状腺瘤一般体积较大，90% 直径在 1cm 以上，个别沿黏膜面扩展或环绕肠腔生长，波及范围可达 10cm 以上。腺瘤表面呈天鹅绒样或桑葚状，可有粗大的分叶，色灰红或暗红富于黏液样光泽。无溃疡时腺瘤质地松软，有一定活动性，90% 为广基底无蒂。若肿瘤表面出现溃疡，局部硬化或失去活动性时，应认为有恶变的可能。腺瘤切面富有黏液呈灰白色，中央有轴样灰红色组织从黏膜下层突入瘤结内。

由于绒毛状腺瘤质地松软如天鹅绒样，有时肛门指诊不易感知。Jackman 报告指诊的漏诊率可达 25.8%。

（2）微观形态：腺瘤组织由无数指样分支乳头较规则的排列组成。腺瘤底部多为囊腺状，腺腔内也会有乳头形成和黏液潴留。乳头都有纤维血管中轴及炎症细胞，个别还有神经和平滑肌纤维。乳头表面被覆柱状上皮细胞，胞浆略嗜碱性，可有空泡。核位基底排列整齐，呈长卵圆形或笔杆状，染色较深，核仁不清，偶见核分裂相。在柱状上皮细胞间杂有成熟的杯状细胞，但数量甚少。还散在有个别 Paneth 细胞。腺瘤上皮和周围正常黏膜上皮之间，有的有过渡性形态变化，有的则变化突然。腺瘤基底可有黏膜肌层增生，排列杂乱。绒毛状腺瘤内大都有不同程度的上皮不典型增生。

4. 临床表现

（1）年龄：Ackerman 观察绒毛状腺瘤 86% 发生于 50 岁以上，平均年龄 60 岁左右。个别报告可发生于 15 岁以下的儿童。

（2）性别：男性稍多于女性，男女比例为 5：4。

（3）部位：大多数乳头状腺瘤发生于直肠和乙状结肠，距肛门 25cm 的肠段内者约占 90%（Goldfard）。Jackman 报告距肛门 9cm 内占 66.3%，10～19cm 肠段内占 32.7%，若距肛门 20～25cm 肠段，绒毛状腺瘤仅占 1%。可以认为 60% 以上的绒毛状腺在直肠指诊范围内。有的统计腹膜返折线以下的绒毛状腺瘤可达 78.5%。就整个大肠而言，左半结肠比右半结肠多，直肠比结肠多。直肠内腺瘤可发生于任何一侧的肠壁，前壁者约占 21.5%，后侧壁者占 7.1%，前侧壁者 25%，面积较大，波及较广者占 39.2%。一个直径 2cm 以上的腺瘤中绒毛状腺瘤的可能性很大。

（4）数目：绒毛状腺瘤一般为单发的大腺瘤和管状腺瘤，多发者更少，个别绒毛状腺瘤呈大面积分布，细查常是许多小腺瘤毗邻发生，聚集生长的结果。

（5）症状：绒毛状腺瘤 19%～40% 的病人可无任何临床表现，多由查体时内窥镜发现。这类病人因无症状，很少早期就医，一旦发现往往较大或已癌变，是临床上值得注意的问题。有半数以上的病人有一定的临床表现，最多见的是便血和黏液便。①便血：腺瘤发生在直肠和乙状结肠时可伴有便血，发生率约 70%。便血一般量少或仅有血迹染及粪便表面，常混有大量黏液为其特点。病人排便时粪便与腺瘤不断摩擦，出现小创伤是出血的原因之一；②黏液便：主要因绒毛状腺瘤分泌较多的黏液而致。因为夜间绒毛状腺瘤分泌物积存在直肠内，所以黏液便较常发生在起床后。个别病人绒毛状腺瘤较大（10cm），可因大量黏液分泌被排出，造成电解质过多丢失。有人把此种现象称为"黏液性结肠炎"或"假性腹泻"。病人发生此症状者占 31.4%～35.4%；③肿物突出肛门：约 20% 病人发生，多因腺瘤位置较低且多有蒂；④便秘：少见（15%），往往是便秘和黏液便交替出现。

除以上症状外，有的病人还有肛门部不适、消化道功能紊乱、乏力、体重下降等。

（吕九娣）

第五节　结肠、直肠息肉切除术

结肠、直肠息肉是一种临床常见病。在结肠、直肠黏膜表面任何突出到肠腔内的实质性隆起状病变称为肠息肉（Polyps）。根据息肉数目分为单发性息肉、多发性息肉和肠息肉病（Polyposis）。单发性息肉指结肠内仅有 1 枚息肉，多发性息肉指肠内有 2 枚以上息肉，肠息肉病指肠内有 100 枚以上腺瘤样息肉。根据息肉的大体可分为长蒂息肉、短蒂息肉、宽基底蒂息肉、半球形息肉、丝状息肉和桥形息肉。现我国多采用新生物性和非新生物性两大类方法分类。

1. 新生物性息肉 ①管状腺瘤性息肉；②管状绒毛状腺瘤性息肉；③绒毛状腺瘤。后两种癌变率较高，多数息肉表面呈淡红色，常伴充血、糜烂。

2. 非新生物性息肉 ①错构瘤性息肉，包括幼年性息肉及色素沉着息肉综合征（Peutz - Jegher 综合征），此征癌变率比较低；②炎性息肉，包括良性淋巴样息肉等；③化生性息肉即增生性息肉；④其他，如肠黏膜肥大赘生物等。

肠息肉可发生在任何年龄，40 岁以上发病率明显增高。如伴有免疫功能低下、冠心病、动脉粥样硬化、大量吸烟及长期饮啤酒均使肠息肉的发生率增加。

大多数肠息肉病人无明显临床症状，部分病人可出现腹泻或排便次数增多的肠道刺激症状，或出现黏液血便。便血表现为鲜血或血块，息肉较高位时粪便中混有血，低位者粪便表面附有血液。

肠息肉的诊断多无大困难，直肠通过肛门指诊，结肠通过纤维结肠镜检查可明确诊断。

一、结肠镜结肠息肉切除术

经纤维结肠镜应用高频电刀，激光或微波摘除或凝除肠息肉，这样使肠息肉病人避免了住院开腹手术的痛苦，又可一次性摘除多处息肉。此术式较安全、方便、痛苦较小，易被病人接受。

（一）适应证

（1）无蒂小息肉。

（2）有蒂息肉，蒂小于 2.0cm。

（3）宽基底息肉，息肉基底小于 2.0cm。

（二）禁忌证

（1）严重冠心病、高血压、装有心脏起搏器者。

（2）出血性疾病。

（3）严重肠梗阻，腹泻、腹胀、恶心、呕吐者。

（4）严重的腹膜炎，疑有肠穿孔。

（5）息肉基底部大于 2.0cm。

（6）息肉已恶变浸润至蒂根部。

（7）息肉较集中局限在肠黏膜同一部位，范围较大。

（8）妊娠妇女。

（9）不能配合检查或体弱者。

（三）术前准备

（1）器械准备检查和调整镜检和电切等器械。

（2）病人准备：

1）测血凝状态，血小板计数。

2）术前 2 日用半流质饮食，术前 1 日用全流饮食，当日早禁食。

3）肠道准备：①口服蓖麻油法：蓖麻油 30ml，在术前晚口服，约在 4 小时左右产生稀便。术前 2 小时左右用温开水（37℃左右）清洁灌肠；②口服全肠道灌洗液法：无菌灌洗液内含有无水乙酸钠、聚乙烯乙二醇、氯化钾、氯化钠、碳酸氢钠，加蒸馏水 500ml。用前加温开水至 2500ml。在术前 1 日下午 4~8 点服完，不需灌肠；③口服甘露醇法：在采用电灼息肉时应慎用，防止因服后产生甲烷，在电灼时产生爆炸，发生肠穿孔。

（四）手术步骤

1. 圈套摘除息肉法

（1）清洁息肉周围肠壁，如粪水、黏液等，防止因其导电而击伤肠壁。

（2）充分显露息肉，利于圈套，可变换病人体位，使息肉位于 3、6、9 点处（肘膝位）。

（3）抽换肠内气体 2~3 次，减少肠内可燃气体的浓度。

（4）圈套丝尽量套在息肉颈部。较小息肉可提起，较大息肉应尽量使息肉头部较大面积接触肠壁，这样会减小因电流密度过大而损伤肠壁。

（5）巨大分叶状息肉（大于 3.0cm）应从息肉周边分叶向息肉蒂部烧除，这样可使蒂内较大血管因多次受电热而凝血。注意不要在视野不清时盲目套入息肉蒂或蒂凝固不全而发生出血等并发症。对于不分叶的且大于 3.0cm 的息肉，每次圈套不应过大，应小于 2.0cm，防止切割部分相互接触，电流密度分散不能切除息肉。

（6）通电后在圈套丝处组织发白或圈套丝处冒白烟时，助手应收紧圈套丝，在收紧圈套丝时应间断通电，达到完全烧断蒂部。通电过度会使肠壁烧穿，通电不足或收紧圈套过快会因凝固不佳而蒂部出血。

2. 热活检钳切除息肉法　适用于 0.5cm 左右的息肉。

（1）凝固电流放在 2.5~3 档。

（2）钳住息肉头部提起，使息肉基底部人为形成一假长蒂。通电后钳内的息肉受电流影响小，组织学改变小可行病理学检查。

3. 电凝器凝除息肉法

（1）凝固电流放 2~3 档。

（2）电凝器对准息肉头部，凝除息肉 2/3 即可，如凝除过深易发生穿孔。

（五）注意问题

（1）术中术者和助手在圈套器使用与通电时间要配合默契。如通电时间过短或圈套器收紧过快易使蒂部出血。如通电时间过长或圈套器收紧过慢易过度烧伤发生肠穿孔。

（2）要使圈套器确切套在息肉颈部，防止套在肠壁或接触肠壁，通电后发生正常肠壁损伤而穿孔。

（3）息肉取出。对单个息肉可用篮式取出器取出或用钳钳住随镜退出，同时摘除多个息肉者可用双镜法取出或让病人自行便出，要记录息肉形态、部位，使之定位及辨别良恶性，利于下一步治疗。

（六）术后处理

（1）单个息肉摘除，不用特殊处理。多个息肉摘除、疑根部易出血者或较大息肉者术后应用止血剂，必要时可应用抗生素或输液。

（2）术中息肉根部通电切除时间过长或疑肠壁有损伤者，应留院观察 24 小时左右。

（3）良性息肉摘除术后，应在半年或一年时间定期复查结肠镜。

（4）腺瘤样息肉有局部恶变时应在术后 1~2 个月复查一次，半年后可根据检查结果决定 3 个月或延长时间复查。

（七）术后并发症

1. 肠穿孔　多在较大息肉或息肉较集中时易发生，确认肠穿孔后应立即手术治疗。

2. 息肉根部出血　可发生在术中或术后结痂脱落时，均可经结肠镜采用高频电凝止血，也可局部喷洒凝血酶或生物蛋白胶。

3. 腹膜后气囊肿　较少发生。在观察其变化同时注意心肺功能，尤其是老年病人。必要时可应用抗生素：

二、开腹术加纤维结肠镜经肛门行结肠息肉切除术

（一）适应证

对于腹膜反折以上，结直肠息肉蒂宽大的息肉，用结肠镜难予切除者。

（二）术前准备

（1）术前用纤维结肠镜了解结直肠的全部情况，检查心电图及血糖。

（2）术前 3 日进半流食，口服肠道抗生素。

（3）术前 1 日进全流食，晚服蓖麻油 30ml 或清洁灌肠。

（4）术晨清洁灌肠，留置导尿管。

（三）手术步骤

（1）经左下腹旁正中或经腹直肌切口。

（2）定位息肉：当息肉小于 2cm 或有多处多个难以确认息肉部位时，术中应行结肠镜检查，确定部位后用缝线作标记。

（3）用肠钳阻断两侧肠内容物，切开息肉部位肠壁，消毒肠腔。

（4）切除息肉：对于有蒂或亚蒂者，切除后残留部贯穿缝合结扎。对基底部较大时应行梭形切除，间断缝合创面。如术中疑息肉有恶变的可能，应行术中快速病理检查。如息肉恶性变应行相应部位的肠切除术。

（5）横行全层缝合或内翻全层缝合肠壁切口。浆肌层包埋，清拭盆腔，逐层关腹。

（四）术后处理

（1）术后 3~5 日，禁食，补充液体，应用抗生素。

（2）术后 5~7 日后，可进全流饮食，渐进半流食，14 日左右可进普食。

（3）女性病人留置导尿 7 日左右。

（4）切除后随访，同前节纤维结肠镜经肛门息肉切除术。

（五）注意事项

对于息肉较小、多发者或较肥胖、脂肪垂较多而大，术中难以明确息肉部位，一定要术中结肠镜定位，避免术中遗漏或再次手术。

三、经肛门直肠息肉切除术

大部分直肠息肉可经肛门手术切除，对部分位置偏高者，可经纤维结肠镜切除，其手术

方法同经结肠镜结肠息肉切除术。

（一）适应证

（1）息肉可脱出肛门外者。

（2）息肉不能脱出肛门外，但在麻醉状态下肛门松弛后，用组织钳或手指可将息肉拖至肛门缘或肛门外者。

（二）术前准备

一般情况下，温盐水灌肠 1~2 次即可，必要时清洁灌肠。

（三）麻醉及体位

息肉不能脱出肛门外者须采用骶管阻滞，能脱出肛门者不需麻醉。体位可采用侧卧或截石位。

（四）手术步骤

（1）扩肛，使肛门括约肌松弛。

（2）用手指或组织钳将息肉勾出或牵拉到肛门外或肛缘。

（3）在息肉蒂部用血管钳钳夹，用 7 号丝线结扎，在其远端用 4 号丝线贯穿缝扎，切除息肉。广基息肉边切边缝。

（4）肛门内放油纱卷，包扎。

（五）术中注意问题

当息肉不能脱出肛门外时，要注意牵拉时不要用力太大，否则易使息肉蒂拉断，使手术效果受到影响。

（六）术后处理

在术后 7 天内，大便后用 1 : 5 000 高锰酸钾溶液坐浴，用太宁栓或痔疮栓塞肛。每日可用 1~2 次，如息肉较大可用甲硝唑 0.2，每天 3 次口服。

四、经骶直肠息肉切除术

（一）适应证

位于直肠 10~14cm 以下息肉；较大息肉不能经肛门切除者；基底部较大息肉小于肠壁周径 1/3~1/2 者。

（二）术前准备

同开腹术加纤维结肠镜经肛门行结肠息肉切除术。

（三）麻醉与体位

硬膜外阻滞或全身麻醉。取俯卧位，臀部垫高，两腿稍分开。

（四）手术步骤

（1）后中线由骶骨下端至肛门切口。

（2）逐层切开皮肤、皮下组织，显露尾骨、肛尾韧带、肛门外括约肌及肛提肌。

（3）切开尾骨骨膜并予剥离，切掉部分尾骨，切断肛尾韧带。

（4）在后中线处切开肛提肌及直肠固有筋膜，分离直肠后脂肪组织，显露出直肠后壁。

（5）缝合支持悬吊线后，中线位置切开直肠后壁。

（6）显露直肠息肉，距息肉外 0.5～1cm 4 角处各缝一针牵引，在其外做横梭形切口，全层切除息肉。切除时边切边缝，闭合创面。

（7）直肠后壁切口处横行缝闭，肌层间断缝合包埋。依次缝合直肠后脂肪、肛提肌、皮下组织及皮肤，留置胶管引流。

五、经肛门后括约肌直肠息肉切除术

（一）适应证

适于靠近肛门处息肉。

（二）手术步骤

按经骶直肠息肉切除术所述切口切开分离，切断肛门外括约肌及耻骨直肠肌，在后正中线从下向上切开肛管及直肠后壁。距息肉边缘 0.5～1cm 处切除息肉及基底部肌层。间断全层缝合创面，内翻缝合直肠，肛管后壁切开处依次缝合外括约肌、耻骨直肠肌、肛提肌、皮下组织及皮肤。

（三）术后处理

（1）术后 3～5 日禁食，补充液体，应用抗生素。

（2）术后 5～7 日进全流食，根据病人恢复情况逐渐进半流食，14 日左右进普食。

（3）术后 2～3 日拔除引流管。注意保持会阴部清洁干燥，女性病人留置尿管 7 日左右。

（4）术后定期复查纤维结肠镜。

（四）注意事项

（1）切断尾骨时注意创面止血，如息肉位置较高，显露困难可切除骶椎。

（2）切开直肠壁前，要查明息肉在肠腔内确切位置，再在相应位置切开直肠后壁，如息肉在直肠后壁可直接行直肠后壁横梭形切除即可。

（3）息肉切除时应行横梭形切口，可边切边缝，防止肠腔狭窄。直肠后壁切开处纵行缝合避免狭窄。

六、经肛门前括约肌直肠息肉切除术

（一）适应证

适应证同经骶直肠息肉切除术，尤其女性病人。

（二）术前准备

（1）女性病人避开月经前及月经期，注意阴道清洁。

（2）坐浴 3 日。术前 3 日服肠道抗生素。

（3）术前 1 日进全流食，晚及术晨清洁灌肠，或术前 1 日晚服蓖麻油 30ml。

（三）麻醉与体位

骶管阻滞或硬膜外阻滞。选截石位。

（四）手术步骤

（1）取肛门与阴道中间横切口约5cm。

（2）沿直肠阴道间隔分离，显露肛门外括约肌及直肠前壁，切断肛门外括约肌，在直肠前壁中线纵行切开肛管、直肠。

（3）显露息肉，基底较小有蒂息肉可在根部钳夹后切除，贯穿缝合。基底部较大的息肉可作横梭形切口，切口距息肉边缘0.5～1cm包含肌层，边切边缝。

（4）缝合直肠，肛管前壁切口处，包埋肌层，缝合肛门外括约肌及肛提肌。

（5）纵行缝合皮下，皮肤。皮下放胶皮或胶管引流。

（五）术后处理及注意事项

（1）术中注意勿损伤阴道壁，防止形成直肠阴道瘘。

（2）根据息肉部位决定分离直肠阴道隔的深度和直肠壁切开的位置。

（3）彻底止血。

（4）术后要及时清除阴道分泌物。

（吕九娣）

参考文献

[1] 李春雨，汪建平．肛肠外科手术技巧［M］．北京：人民卫生出版社，2013．

[2] 何永恒，凌光烈．中医肛肠科学［M］．北京：清华大学出版社，2011．

[3] 张东铭．盆底肛直肠外科理论与临床［M］．北京：人民军医出版社，2011．

[4] 张有生，李春雨．实用肛肠外科学［M］．北京：人民军医出版社，2009．

[5] 李春雨．肛肠病学［M］．北京：高等教育出版社，2013．

[6] 陆金根．中西医结合肛肠病学［M］．北京：中国中医药出版社，2009．

第十三章

大肠、肛管恶性肿瘤

第一节　概述

一、手术发展史

对于大肠、肛管恶性肿瘤。国外 John Baptista Cortestus 于 1625 年在 1 例尸检病人的结肠腔内发现一个大的肉赘（癌）。Quenu，pinault 等到 1839 年才做了 9 例经肛门割除直肠癌的报道。同年，Amusset 报道了直肠癌导致肠梗阻而行姑息性结肠造瘘的成功病例。1884 年 Czemy 被迫实施了腹会阴联合切除直肠癌的先例。1885 年 Kraske 又成功地进行了切除骶骨，扩大视野，局部切除肿瘤，缝合肠管，保留肛门的手术。1892 年 Maunsell HW 首先报道了经腹、经骶从后方进行肠管切除吻合的保存肛门手术。1903 年 Charless Mayo 在美国首先报道直肠癌腹会阴联合切除术。1906 年乌汤、左藤在日本报道了 50 例腹会阴合并直肠癌切除术。1904 年 Friedrich 提出了升结肠癌应行右半结肠切除回肠、横结肠吻合术。Miles 在大肠、肛管肿瘤方面做出了巨大贡献，他不但改进、完善了腹会阴联合切除直肠癌的方法，还对直肠癌的淋巴结转移规律，作了深入细致的研究，得出了淋巴结是沿上、中、下三方面淋巴转移的结论，提出了要根治癌肿，必须廓清三方通路上的淋巴结的观点；并在 1907 年 1 月 7 日按这一观点进行了第一次根治性腹会阴联合直肠癌切除术，1908 年发表他的警世论文。从此就开始了直肠癌手术治疗的新时代。

1990 年日本高桥孝把直肠癌外科治疗的发展史归纳为 4 个阶段，第一阶段即是上述的从原发病灶的试用外科切除到 1908 年的 Miles 手术问世；第二阶段就是 1908 年的 Miles 手术诞生到 1939 年的 Dixon 术式问世。这就是 Dixon 在病理学家 Dukes 于 1932 年提出的大肠癌病理分期的基础上，1939 年提出高位直肠癌，经腹切除后，将两段端肠管吻合的前切除术，这避免了人工肛门，又为直肠癌的手术开辟了新的途径。

随后又出现经腹骶进行切除吻合的 Kraske 手术（后切除术）以及 Bacon 术式为代表的拖出性手术，以 Parks 为代表的套叠性术式。1970 年以来双吻合器尤其是一次性双吻合器的临床采用，使保留肛门更趋简单、安全。一些肿瘤位置更低的直肠癌病人，也有幸获得了保存肛门功能的根治性切除术。虽然手术方法上有很大的改进、提高、完善，但术后生存率却始终徘徊在 35% ~55% 之间。1980 年前后日本开展了保存盆腔植物性神经的直肠癌根治术，这一段时间即谓第三阶段。

第四阶段则是目前提出的对于不同病人而采用不同手术方法的根治术。①缩小性根治术：淋巴结清除范围小，在 D_1 或 D_2 范围之内，或不清除；肠管的切除范围也小，有时只切除病灶，肠管切除一般在肿瘤上下 5cm 之内；肠管周围剥离范围小，有时紧靠肠管进行切除；②标准性根治术：是指 D_3 范围内的剥离切除术；③扩大切除术：是指 D_4 范围内的剥离切除术。

另外，近年来在提高大肠癌的治疗效果研究中，多主张综合性治疗。认为效果较好的是外科治疗加放射性治疗。一旦发现能再次根治性切除的病灶，应及时再次行根治性手术切除。

中国的大肠、肛管恶性肿瘤病的治疗是从清朝末期，外国传教士涌入中国之后，随着一些教会医院的建立，才逐渐发展起来，以前只是我国独特的中医中药治疗方法。1925 年由红军在闽西创办的红色医院，开始采用中西结合的方法，一直在不断地研究之中，并取得了巨大的成就。解放前中国只有少数几家医院能够进行大肠癌手术，共报道了 12 例。解放后医疗事业长足发展，大肠癌的研究与临床工作获得显著成绩。自 1959 年天津全国肿瘤学术座谈会之后，大肠癌学术会议先后在杭州、哈尔滨、苏州、西安等地多次召开，每次会议均取得了可喜成果。1991 年颁布了我国大肠癌诊治规范。全国各地医院在大肠、肛管恶性肿瘤治疗方面不断向前发展，积累了大量的临床研究资料，辽宁省肿瘤医院 1980—1989 年实施了直肠中、下端癌低位切除术 209 例，其中吻合口距齿线 3cm 以内者 102 例（48.2%），无手术死亡，术后吻合口瘘仅 6 例（2.9%），5 年生存率为 70.69%。浙江省"大肠癌的流行病学调查研究"，东北诸省"直肠癌扩大根治术的研究"，四川等地"保留盆神经的根治术研究"，北京等地"直肠癌保留肛门括约肌的研究"，皆已达到世界先进水平。中南大学湘雅第二医院对大肠、肛管癌的临床诊治工作中，在飞跃发展"扩大切除"的联合脏器（肝、肾、胆、脾、胃、十二指肠等）的切除与部分切除，尤其是大肠癌肝脏转移中的Ⅰ期或Ⅱ期肝部分切除或肝动脉插管、埋置泵化疗 30 余例中取得了可喜疗效，无一例死亡，提高了生存率，降低了并发症的发生，以及如何提高直肠癌病人术后生存质量、护理与预防复发等方面做了大量工作。目前我国很注重大肠癌的综合治疗，但多数病例还是优选外科治疗以及围手术期辅以化疗和放疗或其他治疗。

二、大肠、肛管癌的病因与发病概况

大肠癌是我国 9 大常见恶性肿瘤（胃癌、食管癌、肝癌、宫颈癌、肺癌、大肠癌、白血病、鼻咽癌和乳腺癌）之一，在恶性肿瘤致死人群中占 5.29%，死亡率为 5.49%。肠癌中小肠原发癌少见，绝大多数为原发性大肠癌。发病率在男性占第三位，在女性占第四位。大肠癌死亡率各个国家明显不同。根据世界卫生组织资料，肠癌死亡水平最高的国家为新西兰，亚洲最高的国家为新加坡，我国处于较低水平。

1. 我国大肠癌死亡率　各省、市、自治区也有差别。据戴旭东医师分析，我国大肠癌死亡情况有如下方面值得注意：

（1）大肠癌死亡率的分布地区和胃癌、肝癌、血吸虫病的分布地区呈高度正相关，而与食管癌的地区分布无明显相关性。

（2）我国大肠癌性别年龄组死亡率随年龄增长而变化，其中 15～25 岁之间增长最迅速，以后则保持在年龄组间增长为50%左右。各年龄组间男性死亡率均高于女性，总的性别比为1.35：1。

（3）我国大肠癌35岁以上死亡者占全部肠癌死亡的93.35%，50岁以上死亡者占77.21%，55~74岁死亡者占53.14%。可见大肠癌有半数死于55~74岁之间。死亡平均年龄为60.8岁，男性略低为59.29岁，女性稍高为61.25岁。

（4）在各年龄组中大肠癌死亡占总癌死亡的比例不同，15~34岁组大肠癌死亡占该年龄组恶性肿瘤死亡的6.66%，居第四位；35~54岁年龄组占4.91%，居第6位；75岁以上年龄组达7.76%，居第3位。青年组和老年组的大肠癌死亡率较高。

（5）大城市大肠癌死亡率明显高于中小城市和农村。大城市死亡率为4.63%，中等城市为3.94%，小城市为3.96%，农村只为3.74%。累积死亡率也有同样倾向。

（6）大肠癌死亡率我国以上海最高为6.21%，其次是浙江6.02%，福建4.84%，江苏4.51%。全国大肠癌死亡率最低的是甘肃1.82%，广西1.74%，西藏1.68%，分别相当于全水平的51%，49%，47%，以东南沿海地区死亡率较高。

虽然我国大肠癌在世界上处于低发地区，但个别地区的发病率或死亡率却和世界高发地区相近或已超过，如浙江嘉善县1978年统计发病率达22.36/10万，1974—1976年调查的大肠病标准化死亡率为22.65/10万，浙江海宁县统计的发病率为17.13/10万，同年上海市统计发病率20.14/10万。

2. 大肠癌发病因素　大肠癌在不同地区发病情况截然不同。大肠癌是仅次于肺癌的男性常见恶性肿瘤，发病率约51.8/10万，每年死亡率达22/10万。大肠癌在美国各地发病情况也有差异，一般北方比南方多。非洲大肠癌非常罕见，曾在非洲不同国家21所医院中统计，一年内仅见到4个病人。

大肠癌发病和许多因素有关，除地区不同外，种族、性别、饮食、生活习惯、生活方式以及环境因素等都有差异。具有一定的病因学意义。而大肠癌的直接病因至今还不清楚。人们借助于流行病学、微生物学、病理学、分子生物学、遗传学、放射医学和免疫学等方法，对这一领域进行了广泛的研究，通过分析地区、种族、性别、年龄、饮食习惯、社会变迁等因素在大肠癌发病中的作用，一般认为和下列因素有关。

（1）大肠癌和高脂饮食的关系：大肠癌的发生和人们饮食中所含的某些成分有关。在流行病学调查中发现大肠癌的发生有明显的地理差异，如北美、西欧、澳大利亚和新西兰等国和地区发病率明显高于亚非拉各国。提出大肠癌发病和经济发展的程度有关，而和种族类别无关的设想，如美国居住的黑人比非洲居住的黑人发病率高，但这一理论不能解释经济发达的日本大肠癌发病率不高的现象。后来许多学者对上述高发人群生活习惯、饮食起居等和低发区人群对比，发现高发区的人均以肉食为主，食物内脂肪含量较多。大肠癌死亡率和整个地区的脂肪消耗量呈正比。动物实验结果也支持这一发现。据此提出大肠癌发生和高脂饮食有关的理论。

大量研究认为高脂饮食：a. 可提高致癌剂对动物大肠肿瘤的诱发率；b. 增加肿瘤的恶性度和转移率；c. 缩短患癌动物的生存期。Pozhairssk提出高脂饮食影响大肠癌发病的机制可能为：a. 饮食脂肪量决定了大肠中酸性和中性固醇的浓度；b. 大肠菌可把部分固醇代谢为辅助致癌物或致癌物；c. 脂肪干扰了机体免疫状态和改变了参与致癌物代谢的酶系统等。

（2）大肠癌的发生和食物中纤维素含量的关系：目前认为食物中的纤维素（主要指不

被消化酶水解的碳水化合物，如果胶、木质素、半纤维素和纤维素等）量和大肠癌发病率呈负相关，如高纤维素饮食的非洲人，大肠癌发病率远较低纤维素饮食的美国人为低，纤维素减低大肠癌发病率的机制可能与其物理和化学作用有关。

1）食物中纤维素增多可使结肠内容物增多，能对大肠致癌物起直接稀释作用，降低了肠黏膜接触致癌物的浓度。据测量高纤维素饮食的人，每天粪便量平均为460g，高脂低纤维饮食者仅为115g。

2）高纤维素可刺激肠壁，增加蠕动频率，使粪便在肠道内存留时间缩短，因而可缩短肠黏膜和致癌物的接触时间；低纤维素者，肠蠕动慢而波幅小，排便时间延长，胆汁酸、胆固醇和肠菌作用时间延长，代谢产物增多，同时也延长了致癌物和肠黏膜接触时间，有利于肿瘤的发生。有人测得高纤维素饮食者排便时间平均为14.5h，高脂饮食长达28.4h。

3）Swith 证明纤维素可能和二甲肼结合，减低其致癌性，甚至可显著抑制偶氮甲氧烷的致癌作用（Jerrold），植物纤维能降低血清胆固醇和粪便中的胆汁酸含量，蔬菜中植物固醇（β-谷固醇）还能使甲基亚硝基脲的致癌性部分失效，这都对大肠具有保护作用。每天饮食中增加糠麸100g，粪便中胆固醇含量可减少约一半；糠麸还可以和 DMA 等致癌物结合，减少其致癌性。

4）据研究纤维食物中的木质素经糖苷键裂解、脱甲基和氧化后，可成为一种肠内酯。它能提高巨噬细胞活力，增强机体免疫力。木质素和肠内脂都是抗氧化剂，可抑制肠菌作用下形成致癌物的过程。这可能是纤维素能降低大肠癌发生的机制之一。

近年 Garaf 认为植物性食物中，能降低大肠癌发生的成分不是多纤维素，而是植物酸（六磷酸肌醇）。植物酸能有效地阻碍氧族物质生成；它能和大量金属，特别是铁形成无反应化合物。已知几种致癌物是通过铁催化类脂的过氧反应起作用的。含铁溶液中加入少于等分子量的植物酸盐，几乎可完全抑制羟基和类脂过氧化物的形成，因此，可起防癌作用。高脂饮食的人，植物酸摄入减少，扩大了铁的来源，因而大肠癌发生率高。

（3）大肠癌与食物中亚硝酸盐含量的关系：亚硝酸胺在食物中含量少，且极不稳定，但其前体二级胺，三级胺及亚硝酸盐等在人类食物中却有一定的含量。它们进入人体后在一定环境中经肠菌作用可还原为亚硝胺，酸性环境更利于这种变化。若有细菌存在即在中性环境中也可形成亚硝胺。亚硝胺在肠菌作用下，可转化为肼类化合物，成为强致癌物。Liginsky 认为亚硝酸盐在食物中的含量增多可能和缺钼有关。他发现缺钼的地方，大肠癌发病率高。钼是植物硝酸还原酶的组成成分，此酶在植物体内可使亚硝酸盐转变为硝酸盐。土壤中缺钼，植物中此酶相应缺乏，亚硝酸盐含量就会增多，食人这类植物经肠菌作用可使其中的亚硝酸盐还原为亚硝胺，成为致癌物。

（4）大肠癌与大肠菌丛的关系：大肠正常菌丛是维持肠道正常功能的重要因素，它起着帮助消化食物（如分解多糖为单糖、氨基酸脱羧脱氨作用等），为机体提供少量的维生素（如维生素 B_1、B_2、B_{12} 泛酸、烟酸及维生素 K 等），保持肠道一定的酸性环境，调节肠蠕动等方面的作用。但正常菌丛也产生一些酶（如肠菌酶等）使一些已被结合的致癌物或促癌物游离，对肠癌发生又有一定的促进作用。实验证明二甲肼在常规情况下，对大鼠的诱癌率为93%，在无菌情况下，对大鼠的诱癌率仅为20%，说明肠菌至少是一种诱发癌的促进因素。有人认为有这种作用的细菌可能为厌氧菌，但也有人认为与需氧菌关系更大（Varrgo，1980），各种菌丛不同，肠内可能形成与癌症发生有关的物质种类和量就不相同，发病可能就有差别。

（5）大肠癌和血吸虫病的关系：临床上血吸虫病病人常伴发大肠癌。在大肠癌标本检查中，也常看到浸润处，有血吸虫卵沉积。我国学者对此进行了不少研究，结论尚不统一。他们从流行病学调查着手发现大肠癌的发病率、死亡率和血吸虫感染率在地理分布上呈正相关。如在地理因素、饮食习惯大致相同的昆山县（血吸虫病流行区）和沙洲县（非血吸虫病流行区）大肠癌平均死亡率分别为 13.13/10 万和 4.69/10 万，有显著统计学差异。刘佰齐利用我国 1975—1979 年人口死亡主因调查资料分析 24 个有血吸虫病流行的地区，发现大肠癌死亡率和血吸虫病死亡率有平行关系；重流行区的浙江嘉善县大肠癌调查死亡率男女分别为 32.33/10 万和 32.40/10 万，是我国大肠癌县级统计的最高地区。在我国消化道常见恶性肿瘤中仅大肠癌和血吸虫病流行在统计学上有相关性，并和血吸虫感染流行的轻重程度有关。在临床研究中发现两者有一定的联系，如合并血吸虫病的大肠癌发生于直肠者较未合并血吸虫病者少，但发生于乙结肠、降结肠、脾曲及横结肠者数倍于直肠，这一特点不符合一般大肠癌的分布倾向，却与血吸虫病灶在大肠的分布特点一致。合并血吸虫病的大肠癌发病年龄较早（平均为 38.15 岁），大肠息肉的发生机会也较多。上述事实支持在血吸虫感染时大肠癌发病相应增高的结论。但也有人认为两者可能无发病学联系，如实验中先让小白鼠感染血吸虫 1 个月后，再用 MNNG 灌肠，诱癌率和对照组相似。

（6）大肠癌发生中的抑制因素：在实验中发现某些化学物质防癌作用，Metzger 用兔做二甲肼诱癌实验时，在饮用水中加用 20mg/L 消炎痛，可使诱癌率从 35% 下降至 31%（P<0.05）。Wattenberg 发现二硫龙能抑制二甲肼的致癌作用。Pamukcu 报道二硫龙能抑制欧洲蕨类的肠道致癌作用，使肠道肿瘤的发生率减少 25%~30%。消炎痛和二硫龙的化学防癌作用只有动物实验资料，在人类的作用如何，尚不清楚。

四、大肠癌的年龄、性别、发病部位

1. 年龄和性别　我国大肠癌发病年龄高峰 40~60 岁，平均年龄 45 岁，较欧美提早 10~15 岁；30 岁以下的青年大肠癌约占 12%，最幼年龄报道为 6 岁。欧美青年大肠癌多在 6% 以下，最小年龄为 9 个月婴儿（Kern1958）（表 13-1）。大肠癌男性多于女性，大致为 1.5：1。女性病人发病年龄平均较男性稍大。

表 13-1　我国大肠癌发病年龄和性别特点

报道人	例数	男	女	男：女	年龄范围	平均年龄	高峰年龄	30 岁下（%）
杭州肿瘤医院	1886	1109	771	1.40：1	15~82	49.2	40~59（56.0%）	6.2
文锦	862	519	343	1.50：1	9~81	44.5	30~60（90.0%）	-
苏泳元	753	475	278	1.70：1	16~85	46.4	31~60（69.0%）	9.46
李凌	500	287	213	1.35：1	18~78	-	40~59（55.0%）	13.00
张效儒	111	67	41	1.50：1	17~69	40.1	41~60（63.0%）	18.3
潘帼利	3147	1850	1297	1.42：1	-	45.0	40~60（56.5%）	10.1

2. 发病部位　大肠癌左半结肠多于右半结肠，乙状结肠多于其他结肠，直肠多于乙状结肠。大肠癌约 46% 发生于直肠，结肠癌中肝曲和脾曲癌最少，盲肠和乙结肠癌较多，其他部位发病无明显差别。大肠癌至少有半数可在肛门指诊探及的范围，这是一个有临床意义

的特征。

3. 多原发性大肠癌 多原发癌按 Warren 的标准，每个肿瘤都应是恶性并排除原发癌转移的可能性，这一标准已为多数学者所采纳。大肠是全身多原发癌好发部位之一，多原发癌约占大肠癌病例的 0.6% ~9.1%。按 Warren 标准，Bacon 在 2 100 例大肠癌病例中发现 187 例多原发癌（8.9%），仅发生于大肠者 103 例（55.1%），其中癌分布于直肠者 103 例，乙状结肠 74 例，降结肠 11 例，横结肠 15 例，升结肠 9 例，盲肠 9 例。1 例病人先后有 6 个原发癌，其中 4 个发生于大肠。Warren 本人统计仅发生于结肠的多原发癌占 33%，在尸体解剖中比例更高。国内报道的大肠多原发癌仅累及大肠各段者为 0.53% ~4.3%。笔者曾统计 370 例大肠癌，其中多原发癌占 1.35%。由于大肠多原发癌较多见，故手术前与手术时要予以注意防止漏诊。

（李相臣）

第二节 结肠癌

一、概述

结肠的范围在临床上包括从盲肠开始至乙状结肠末端，在这一范围内的肿瘤，统称结肠癌。通常包括盲肠癌、右半结肠癌、横结肠癌、左半结肠癌、乙状结肠癌。结肠癌是消化道中常见的恶性肿瘤。结肠的部位不同，其解剖生理特性也有所不同。右半结肠的特点：①盲肠及升结肠的蠕动较小，较密，粪便在右半结肠呈稀糊状；②肠壁较薄，肠腔较大，故右半结肠发生梗塞的比例较少，约 17.4%；③血液循环与淋巴组织丰富，吸收能力强，因而造成全身中毒症状较其他部位大肠、肛管癌明显严重。左半结肠的特点：①粪便由糊状变成半固体或固体状；②肠腔较右半结肠狭窄，故而发生肠梗阻；③距肛门距离近。

二、临床表现

结肠癌主要有下列几组症状：

1. 排便习惯与粪便形状的改变 常为最早出现的症状。改变了平时正常的排便时间与次数的习惯，多表现为排便次数增加、腹泻、便秘，粪便中带血、脓或黏液。

（1）血便：结肠癌血便主要是由于炎症、血运障碍与机械刺激等因素引起，导致癌灶表面黏膜发生糜烂、溃破，甚至癌灶本身破裂出血。几乎所有患者均主诉血便。在癌肿局部出血的早期，出血量较少，肉眼不易发现，仅大便隐血试验为阳性。出血量大时，血便则肉眼可见。直肠肛管癌出血属下消化道出血，血便呈暗红色或鲜红色；位于右半结肠或更靠近回盲部的癌灶，出血在肠腔内停留时间较长，亦可表现出黑便或柏油便，常被患者所忽视，因时间较长，故表现出慢性贫血状态，全身乏力与消瘦。出血量的多少与癌肿大小不成正比关系，血便亦非癌肿所特有，应与许多疾病鉴别，肠结核、克罗恩病、溃疡性结肠炎、痔疮、肛瘘等等。

（2）黏液血便或脓血便：由于大肠肛管癌所处的特殊部位与环境，几乎所有病人粪便中都混有脓液与黏液，形成黏液血便与脓血便。尤其绒毛状腺癌分泌大量黏液，有明显的黏液便。溃疡型大肠癌由于溃疡常伴有继发感染，故常出现脓血便或黏液便。右半结肠癌所分泌的黏液，由于肠蠕动细弱而频繁，使黏液与糊状粪便均匀混合，肉眼难于所见；而左半结肠癌粪便基本成形，黏液与粪便不相混合，易被发现。上海肿瘤医院的资料统计表明，右半结肠癌伴黏液便占8.6%，而左半结肠癌占40.5%。

（3）排便习惯改变：结肠癌患者往往改变了既往的排便习惯，表现出便秘、便稀、排便次数较多，以及里急后重感。排便习惯的改变主要是由于癌肿本身对肠道的刺激，以及癌肿继发感染，局部渗出或黏液的分泌增多，而引起肠道功能紊乱所致。临床上主要表现出便稀或便秘，有时便稀与便秘交替出现。一般是便稀出现在前，便秘出现在后，因便秘大多是由于急或慢性肠梗阻所引起的较晚期表现。上述表现以左半结肠以下部位肿瘤患者居多，愈靠近大肠远端的症状愈明显，尤其是便稀与大便次数增多，有时一天可达数十次并伴有里急后重与排便不尽的感觉。

2. 腹痛　这是早期症状之一，腹痛发生率为60%～81%。常为定位不确切的持续性隐痛，或仅为腹部不适或腹胀感。出现肠梗阻时则腹痛加重或为阵发性绞痛。腹痛主要是由于：①癌灶局部侵犯，尤其达黏膜下层以及肌层时，疼痛的程度与频率随癌灶侵犯的深度而增加；②腹痛可因癌灶刺激肠道而引起；③癌肿透过肠壁引起周围炎症，以及与腹膜或周围脏器粘连造成牵引痛；④癌肿引起肠梗阻时发生阵发性腹痛；⑤癌肿引起肠穿孔时发生急性腹膜炎而出现腹膜刺激征。

3. 腹部肿块　多为癌肿本身，有时可能为梗阻近侧肠腔内的积粪。肿块大多坚硬，呈结节状。如为横结肠和乙状结肠癌，可有一定活动度。而癌灶在升结肠、结肠肝曲或脾曲时，则肿块的活动度较小。如癌肿穿透并发感染时，肿块固定且有明显压痛。腹部包块是结肠癌的主要表现之一，其发生率在右半结肠癌中占就诊患者的79%，在左半结肠癌中占20%～40%。

4. 肠梗阻症状　一般属结肠癌的晚期症状，多表现为慢性低位不完全性肠梗阻，主要表现是腹胀和便秘，腹部胀痛或阵发性绞痛。当发生完全梗阻时，症状加剧。左侧结肠癌发生的几率较右侧结肠癌为高，甚至有时以急性完全性肠梗阻为首先出现的症状。上海肿瘤医院报告226例病人中，左半结肠癌肠梗阻发生率为31.5%；右半结肠癌占17.4%。而在结肠梗阻的病人中，经手术证实有20%～55%为结肠癌所致。在急性肠梗阻病人中，国外报道1%～3%为结肠癌所致。因此当患者，尤其是老年人，出现阵发性腹痛、腹胀、排便排气停止、呕吐、肠鸣音亢进等下消化道梗阻的临床表现时，应考虑到结肠癌的可能性。

5. 急性弥漫性腹膜炎　一般属于结肠癌的晚期并发症，结肠癌合并肠穿孔而致急性弥漫性腹膜炎者占结肠癌患者的6%左右。在肠穿孔发生前常伴有不同程度的低位肠梗阻表现，在此基础上患者突然出现腹部剧痛、发热、腹部压痛与反跳痛等腹膜刺激征，合并全身中毒症状者，应考虑结肠癌合并急性肠穿孔之可能性。

6. 全身症状　由于慢性失血、癌肿溃烂、感染、毒素吸收等，病人可出现贫血、消瘦、乏力、低热等恶病质表现。

病情晚期可出现肝肿大、黄疸、水肿、腹水、直肠前陷窝肿块、锁骨上淋巴结肿大及恶病质等。

由于癌肿病理类型和部位的不同，临床表现也有区别。一般右侧结肠癌以全身症状、贫血、腹部肿块为主要表现，左侧结肠癌则以肠梗阻、便秘、腹泻、便血等症状为显著。

三、诊断

结肠癌早期症状多不明显，易被忽视。凡中年以上有下列表现而又原因不明者，应警惕有结肠癌的可能：①近期内出现排便习惯改变或持续性腹部不适、隐痛或腹胀；②粪便带血、脓或黏液；③进行性贫血和体重减轻、乏力等；④腹部肿块。对可疑患者应采取下列措施进一步检查。对怀疑为乙状结肠癌时，可用乙状结肠镜检查，其他部位的结肠癌可行 X 线钡剂灌肠或气钡双重对比造影检查，以及纤维结肠镜检查，不难明确诊断。B 型超声和 CT 扫描检查对了解腹部肿块和肿大淋巴结，发现肝内有无转移等均有帮助。血清癌胚抗原（CEA）值约 60% 的结肠癌病人高于正常，但特异性不高，用于手术后判断预后和复发，有一定帮助。

四、治疗

早期发现，切除为主，综合疗法。

1. 结肠癌根治性手术　它的切除范围须包括癌肿所在的肠襻及其系膜和区域淋巴结。

（1）右半结肠切除术：适用于盲肠、升结肠、结肠肝曲的癌肿。对于盲肠和升结肠癌，切除范围包括右半横结肠、升结肠、盲肠，包括长 15～20cm 的回肠末段（图 13 - 1），做回肠与横结肠端端或端侧吻合。对于结肠肝曲的癌肿，除上述范围外，须切除横结肠和胃网膜右动脉组的淋巴结。

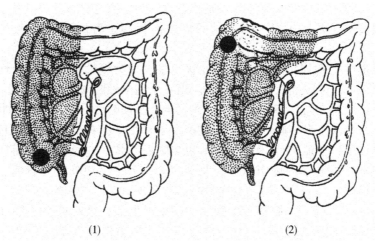

(1)　　　　　　　　　　(2)

图 13 - 1　右半结肠切除范围

（2）横结肠切除术（图 13 - 2）：适用于横结肠癌。切除包括肝曲和脾曲的整个横结肠，包括胃结肠韧带的淋巴结组，行升结肠和降结肠端端吻合。倘若因两端张力大而不能吻合，对偏右侧的横结肠癌可切除升结肠、盲肠，然后做回肠与降结肠吻合。对偏左侧的横结肠癌，则可切除降结肠，行升结肠、乙状结肠吻合术。

（3）左半结肠切除术：适用于结肠脾曲和降结肠癌。切除范围包括横结肠左半，降结肠，并根据降结肠癌位置的高低切除部分或全部乙状结肠（图 13 - 3）。然后做结肠间或结肠与直肠端端吻合术。

（4）乙状结肠癌的根治切除术：要根据乙状结肠的长短和癌肿所在的部位，分别采用切除整个乙状结肠和全部降结肠，或切除整个乙状结肠、部分降结肠和部分直肠，做结肠直肠吻合术（图 13-4）。

在结肠癌手术切除的具体操作中，首先要将肿瘤所在的肠管远近端用纱布条扎紧，以防止癌细胞在肠腔内扩散、种植。随即结扎相应的血管，以防止癌细胞血行转移，然后再进行肠管切除。

结肠手术的术前准备十分重要，常用的是口服肠道抗生素，泻药以及多次灌肠的方法。

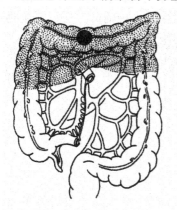 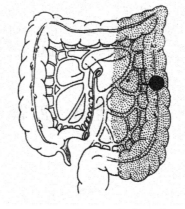 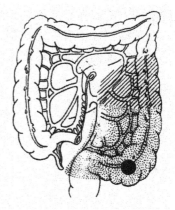

图 13-2　横结肠切除范围　　图 13-3　左半结肠切除范围　　图 13-4　乙状结肠切除范围

2. 结肠癌的综合治疗　外科手术切除一直是治疗结肠癌的主要手段，虽然现代外科手术有长足发展，尽管手术切除率及根治性切除率不断提高，但部分患者就诊时失去彻底治愈的机会，即使能施行根治性切除，其中还会有部分病人复发或转移。单纯依靠外科手术提高治愈率已相当困难，因此广大的医务人员已开始向综合治疗迈进，多学科合作治疗结肠癌是治疗癌肿的趋势。

（1）化学药物治疗：结肠癌围手术期辅助化疗，目前受到十分重视，每种化疗药物有不同的用药方案，如 MF 方案、MeF 方案、FP 方案、MCF 方案、FAM 方案、MFC 方案以及 FMVM 方案等。每种化疗药物均有毒性反应，要严格掌握指征，期待着有对结肠癌更有效、毒性反应低的药物出现。

（2）免疫治疗：包括防御、平衡、监视三大功能。肿瘤免疫是人体免疫系统对肿瘤的识别、排除、耐受等性能的总称。机体抗肿瘤的免疫效应机制十分复杂，包括体液免疫及细胞免疫：①抗体的抗瘤效应，对防止肿瘤转移有一定作用；②T 细胞的抗瘤作用，直接杀伤肿瘤细胞；③NK 细胞的抗瘤作用具有抗肿瘤效应，具有吞噬而杀灭体内癌细胞的功能；④吞噬细胞抗瘤作用；⑤细胞因子的抗瘤作用，它包括 IL、IFN、TNF 与 MAF 等，这些因子可杀伤肿瘤细胞。

肿瘤的免疫治疗就是采用各种方法，包括主动的或被动的，特异性的或非特异性的方法，还有过继免疫，基因治疗等，用以提高人体免疫系统的功能，调动人体免疫防御系统，以及调动人体免疫监视系统的作用，以达到遏制肿瘤生长，破坏以至削减肿瘤细胞的目的。

免疫治疗肿瘤将是今后综合治疗肿瘤中一种不可缺少的新方法。但在临床研究与应用中仍存在许多问题，有待进一步研究解决，而随着医学事业的发展，将能够得到圆满的解决。

（3）中医中药治疗：中医依据辨证施治的原则，正确处理整体与局部的辨证关系，按轻重缓急灵活变通，常采用不同的治疗方法，清热解毒、活血化瘀、扶正固本、以毒攻毒、软坚散结、化痰利湿等。中药在结肠癌的治疗中有许多特色：①某些中药确有抑癌作用，但作用弱而缓和；②能改善症状，提高生存质量；③药物本身毒副作用较轻；④能辅助或增强其他治疗方法（化疗、放疗等）的作用。总之中医中药是祖国医学的宝库，在不断的开发和提高，在肿瘤的防治工作中起到很大的作用。

（4）其他疗法：①放疗：是用电离辐射（X 线、γ 射线、电子线或中子线等）治疗恶性肿瘤的方法。在结肠癌的治疗中较少采用，作为手术综合治疗的一种辅助方法；②生物治疗：在肿瘤治疗中有一定作用，对体内临床形式存在的肿瘤细胞可起到杀伤作用。

其他的加热治疗：冷冻治疗、激光治疗等在直肠癌的治疗中已开始运用。

（李相臣）

第三节　直肠、肛管癌

一、直肠癌

直肠、肛管癌在整个大肠癌中占 60% ~ 70%。在直肠、肛管癌中腹膜反折以下的直肠是癌肿的好发部位，约占 75%。因此从总体而言，约有半数大肠癌位于直肠指检可触及范围之内。有关直肠癌的病因、病理等均在本章第一节提及。

（一）临床表现

便血和排便习惯改变是直肠癌最早出现及最常见的症状。80% ~ 90% 的直肠癌可有便血，血液呈鲜红或暗红色，混有黏液或脓液，有时可见脱落的坏死组织。由于癌肿的刺激，早期患者可出现排便次数增多，有排便不尽感，随着病灶增大，阻塞出口，可引起便秘、大便变细变形、腹胀等症。

男性患者当癌肿穿透前壁侵犯前列腺或膀胱时，可出现血尿、尿频、尿急、尿痛等。女性患者则可浸润阴道后壁引起白带增多，严重时可形成直肠阴道瘘。穿透直肠后侧壁可侵犯盆壁、骶骨和骶神经丛，可致骶尾疼痛、坠胀感，这种症状多持续而顽固。

（二）诊断

本病的诊断并不十分困难，约 75% 以上的患者仅通过简单的直肠指检就能发现病灶。但直肠癌的误诊率却很高，其主要原因是医生忽视了直肠指检。基于直肠癌属于常见的消化道恶性肿瘤，但又极易误诊，临床医师应对每一个具有便血、直肠刺激症状或排便习惯改变者常规做直肠指检和乙状结肠镜检查，及早发现病变。

1. 指检

（1）体位：一般采用胸膝位或截石位，体质虚弱者用左侧卧位。这些体位可触及距肛门 7 ~ 8cm 的病变。必要时采用蹲位，可扪及 10 ~ 12cm 以内的直肠病变。

（2）视诊：观察肛门有无畸形，有无肿块脱出，皮肤有无结节、溃疡、红肿、瘘管等情况。

（3）进指：手指指套上涂足润滑油，用食指轻轻揉肛门以使肛门括约肌松弛，在患者肛门放松状态下使手指轻轻进入肛门，并尽量进入最深处。

（4）了解直肠肛管黏膜：进指后依次检查直肠肛管四周壁，并逐渐退指。注意有无结节、溃疡、僵硬、肿块及触痛。

（5）肿块触诊：如触及肿块，应了解肿块大小、质地、活动度、表面情况、在肠壁上的所占方位、距肛门的距离等情况。如因肿瘤致直肠肛管狭窄，手指不能通过时不应强行突破。一般来说，来自直肠外的肿块，其表面黏膜较光滑，这是区别直肠肿瘤和直肠外肿瘤的重要特征。同时应注意鉴别正常的组织器官如子宫颈、前列腺等。

（6）退指：退指应检查指套有无脓血、坏死组织。

通过肛诊做脱落细胞检查是简单易行的诊断方法。对有可疑病变者，可常规行此检查。方法是在指检完毕后，将指套上的粪便或脓血、黏液直接涂在玻璃片上做细胞学检查，阳性率可在80%以上。

2. 乙状结肠镜检查　对直肠指检未能触及肿块，而有可疑临床症状者或不能排除肿瘤者，必须进一步做乙状结肠镜检查。对直肠癌来说，一般硬质乙状结肠镜已足够，在镜下可直接看到病变的大体形态，并藉以取得活组织标本。

纤维结肠镜及气钡灌肠对比造影有助于了解和排除大肠的多发癌灶，后者对直肠癌诊断无甚价值，钡灌肠的X线表现不仅无法显示直肠病变，反而易让人们产生无病变的错觉。

3. B超检查　对发现直肠肿瘤的病例，可进一步做直肠腔内B超，这是一项近年发展起来的无创检查，其优点可判断直肠癌的浸润深度及范围，同时对淋巴结是否有转移也有一定价值。肝脏B超尤为重要，以防直肠癌肝转移的漏诊。

4. 病理学检查　由于直肠癌手术常涉及改道问题，影响患者生存质量，为避免误诊误治，术前或术中一定要取得病理学检查的结果，以指导治疗。绝对不要轻易挖除肛门。

5. CT检查　CT对直肠癌早期诊断无甚价值，目前主要用于诊断直肠癌术后复发。对施行Miles术式患者，术后3个月常规行盆腔CT检查一次，作为以后随访的对照，以后如有症状或复查，再做盆腔CT与术后3个月CT片对比，这样比较容易发现骶前复发灶。

6. 癌胚抗原测定　癌胚抗原（CEA）测定已普遍开展，一般认为对评价治疗效果和预后有价值，连续测定血清CEA可用于观察手术或化学治疗效果。手术或化学治疗后CEA明显降低，表示治疗效果良好。如手术不彻底或化学治疗无效，血清CEA常维持在高水平。如手术后CEA下降至正常复又升高，常提示肿瘤复发。

7. 直肠中下段黏膜外肿块的诊断与鉴别诊断　在肛肠科诊疗过程中，通过指检发现直肠黏膜外肿块是比较常见的事。由于黏膜外肿块不像直肠癌那样直观，良恶性一时也难于鉴别，因此常易误诊。直肠黏膜外肿块其起源复杂，可来自于黏膜外肠壁组织或肠外组织。根据病变性质这些肿块可分为三类：①良性肿瘤，如平滑肌瘤、纤维瘤、脂肪瘤；②恶性肿瘤（包括原发和转移），如平滑肌肉瘤、恶性淋巴瘤、畸胎瘤、胃癌种植转移等；③炎性肿块或其他良性增生，如痔疮注射治疗后组织反应性增生或机化，结核，性病性肉芽肿等。

以直肠黏膜外肿块为首发症状者较少，多数是以直肠会阴部症状而发现的，这些症状与直肠癌症状又极为相似，所以如果是单纯凭指检结果往往与直肠癌相混淆，尤其是肿瘤突破直肠黏膜者。全面的询问病史，对诊断有一定帮助，腔内B超可确定肿块大小及范围，对判别肿块来源也有帮助。对于较大的肿块或来自骶骨的肿瘤，CT或MRI可了解肿瘤的占位情况及破坏情况。有一部分肿瘤来自于胃肠肿瘤的转移，应注意寻找原发病灶，如胃镜、钡餐等。肿块活检是唯一的确诊手段，活检应在良好的麻醉下进行，松弛肛门括约肌，切开黏膜层，在明视下切取肿块组织。一次活检失败后可多次重复，多数病例可获得确诊。

（三）治疗

外科医师在术前与术中一定要注意：①严格的肠道准备，因为手术创伤大，部位深，污染重感染机会多；②正确的式式选择，因为直肠癌的术式很多，要根据患者的全身情况与局部病变等因素，综合考虑选择一种最适合的术式，一定要尽量达到根治的目的；③直肠癌若发生梗阻时，要正确地选择是急诊手术还是择期手术，要尽量将急诊手术变为择期手术；④手术中要严格掌握"无菌"与"无瘤"的原则，手术操作要按正规程序进行；⑤手术中要仔细检查，注意大肠的多原发癌特点，及远处转移；⑥手术中要防止意外损伤与大出血的发生；⑦手术中要正确地掌握直肠癌的根治范围；⑧对肝转移的处理，笔者在临床上经常遇到这样的情况，是Ⅰ期处理还是Ⅱ期处理，这不仅要根据患者的全身与局部情况决定，还一定要重视患者与家属的意见才能决定。处理的方法：肝转移灶局部切除、肝部分切除、栓塞或介入埋泵等根据具体情况来决定。

1. 手术治疗的方式 手术治疗是直肠癌获得根治的唯一方法。目前常用于直肠癌的手术方式有以下几种。

（1）腹会阴直肠癌联合切除术（adbominoperineal resection）：即 A-P 切除术，又称 Miles 手术。这是治疗直肠癌的经典术式。1908 年 Miles 首先详细描述了这种手术的操作过程，手术要求将肛门、肛管、直肠及其周围的提肛肌和脂肪组织及部分乙状结肠予以切除，还要切除盆腔内结直肠系膜以及系膜内的淋巴组织、盆底腹膜等，并须做永久性乙状结肠造口以使粪便改道。现在人们所做的 Miles 手术已在诸多方面有别于 Miles 本人所做的手术，在诸多方面有所改良，这主要表现在：①适应证的改变，许多病例已由后来的一些保肛手术所替代，此种改变的理论基础是对直肠癌淋巴转移规律和逆行直肠壁内扩散的认识；②骶前间隙及会阴部伤口的处理，Miles 只用敷料填充伤口，任其开放等待二期愈合，而现在一般将会阴部伤口一期缝合，骶前间隙内放置胶管引流；③淋巴结廓清范围的扩大及相应的植物神经保留的功能性扩大淋巴结廓清；④与 Miles 手术相结合的联合盆腔内脏器切除；⑤腹壁造口技术，在这方面有了许多的研究和改进。

（2）低位前切除术（Dixon 手术）：是 Dixon 于 1939 年倡导的保肛手术。手术时将直肠病变根治性切除后做乙状结肠与直肠的端端吻合，该术式最突出的优点是符合生理要求，最大缺点是吻合操作较为困难，尤其是肥胖、骨盆狭小等不利因素时。其指征一般限于距肛缘 7~8cm 以上的直肠癌或其他恶性肿瘤，在使用吻合器的条件下，可使距肛缘 4~5cm 以上的直肠癌获得切除并完成低位或超低位吻合。有学者认为保生命是第一位的，若施行 Dixon 手术只是为了保肛，不能到达根治的目的，则应寻求其他的术式。

（3）结肠经肛管拖出术（Bacon 手术）：这种手术由 Babcock（1932）首创，后由 Bacon（1945）推广，现在进行的多为改良的 Bacon 手术。适应于距肛缘 6~10cm 的直肠癌。如乙状结肠系膜太短，切除肿瘤后无足够长度将结肠拖出肛门，或游离直肠和乙状结肠后血供不良，则不适宜做这种手术。腹部操作基本同 Dixon 手术，会阴部操作是经肛在齿线上方切断直肠，将乙状结肠从肛门拉下固定于肛门。10~14 天后切除肛门外多余结肠，这种手术由于操作比较繁琐，目前多由 Dixon 手术取代。

（4）经腹直肠切除结肠肛管吻合术（Parks 手术）：又称为肛管袖套内结肠肛管吻合术，

Parks 于 1972 年提出这一手术方法，他在 Bacon 手术的基础上进行了改良，要求同时保留了肛门内外括约肌。这要求保留一定长度的直肠，并将保留之直肠残端黏膜自齿线上剥除（仅保留内括约肌），然后将结肠自保留之肛管袖套内拖出与肛管行单层缝合。这一手术方法适用于距肛缘 5～7cm 以上的直肠癌，癌肿远侧直肠切除不少于 2cm。经过长期观察，Parks 手术的长期效果是良好的，其 5 年生存率与术后复发率均与 Dixon 手术差不多。但并发症较多，处理困难。

（5）直肠切除乙状结肠造口术（Hartmann 手术）：经腹将直肠癌病灶切除后，将远侧直肠残端关闭，并将乙状结肠造口于左下腹部。适用于直肠肿瘤姑息性切除术后或病灶切除后的全身或局部情况不允许行结肠直肠吻合的病例。经过观察，如果病人生存超过 2 年以上而无复发征象者，还可考虑行结肠直肠吻合，消除造口以改善生存质量。

（6）其他：除了以上几种比较常用的术式之外，还有一些术式可供选择：①经肛门直肠肿瘤局部切除术；②后盆腔清除术；③全盆腔清除术；④经骶尾直肠肿瘤局部切除术；⑤经腹骶直肠切除术；⑥经耻骨径路直肠癌低位切除术；⑦腹会阴切除、肛门成形术；⑧腹会阴切除、原位肛门重建术；⑨腹腔镜下直肠癌切除术；⑩姑息性手术：如乙状结肠造口，姑息性局部切除等。这些术式各有其相应的指征，可根据病情需要、医者技术而选择。

2. 手术方式的选择　直肠癌手术所面临的关键问题仍是保肛问题，众多的术式也是围绕此问题而产生。如何根据病情选用好最适宜的术式，使患者达到既根治了疾病又有良好生活质量，则是专科医师面临的抉择。

（1）直肠的外科分段与术式选择：直肠解剖学上的上中下段分界尚无统一标准，多数学者认为肛管约 3.5cm，3.5～8.0cm 为下段，8.0～12.0cm 为中段，12.0～16.0cm 为上段。尽管直肠的长度相对恒定，但个体之间仍有较大差异，因此规定这样一个国际公认的标准似乎不切实际。而从外科学角度提出直肠的外科分段应该更符合实际需要，有人认为其分段的大致标准是：肛管－齿状线以下到肛缘的距离，为 2.0～3.0cm；直肠下段－距肛缘 6.0cm 以下；直肠中段－距肛缘 6.0～8.0cm 范围内的直肠，上界为腹膜反折水平以下；直肠上段－距肛缘 8.0cm 以上的直肠，即腹膜反折水平以上的直肠。

根据这样的直肠分段标准，在单一考虑肿瘤所在部位因素的情况下，术式选择宜遵循：①直肠上段癌原则上都可选做直肠前切除术，但对癌肿已侵透肠壁向周围浸润者，为了切除的彻底性，可考虑行 Hartmann 手术或 Miles 手术等术式；②直肠中段癌，腹膜反折以下的癌肿，在直肠得以从盆底充分游离后，并保证肿瘤远侧肠管能被足够切除（一般为 2～3cm）的情况下，肛提肌以上残留的直肠长度是决定手术方式的重要因素。残留直肠大于 2cm 者考虑做 Dixon 手术，小于 2cm 者可用吻合器做超低吻合术或 Bacon 手术或 Parks 手术；紧贴肛提肌者做 Miles 手术；③直肠下段癌主要采用 Miles 手术，近年来对早期病例也行局部切除。

（2）肿瘤病变特点与术式选择：①当癌肿已侵犯肛管直肠环时，Miles 手术是唯一可供选择的术式；②当癌肿位于直肠前壁，侵犯女性阴道或子宫者可选做后盆腔清除术；侵犯男性前列腺或膀胱而无其他组织结构受累可做全盆腔清除术；③病灶位于腹膜反折线以下，局限于黏膜或黏膜下层，分化程度高，肿瘤直径 <3cm 者，可做经肛门或经骶或经会阴局部肿瘤切除术；④对原发病灶能切除伴有孤立可切除性转移灶者，可争取一期切除原发灶和转移灶；对转移灶不能切除者，宜将原发灶切除，术后给予其他辅助治疗；⑤癌肿局部浸润、固

定，经分离后虽能切除，但对局部切除的彻底性有怀疑，估计局部复发的可能性较大，而肛提肌又可保留者，可选用 Hartmann 手术，局部标上银夹，术后辅以放射治疗。2 年后如局部无复发，而患者有恢复肠道连续性的要求，可再次剖腹探查，如确无异常情况，可行结肠直肠吻合术；⑥癌肿局部浸润、固定，分离切除困难而又无远处转移，可先做乙状结肠襻式造口，同时经直上动脉插管做区域性化学治疗或做放射治疗，如治疗后肿瘤缩小，则可考虑做二期肿瘤切除。如肿瘤变化不大或进一步发展，则继续保持乙状结肠造口状态，以防止梗阻；⑦癌肿浸润、固定，伴有远处转移或腹腔内广泛播散，宜做横结肠襻式造口，防止梗阻。

笔者根据以上的原则，对某些病例采用了下列的选择：①为了改善患者生存后的生活质量，对 12 例直肠中下段癌并肝转移患者，因原发灶能切除，而肝脏转移灶又不能切除时，而采用了 Dixon 手术；②对 19 例直肠癌并肝转移患者，因原发灶能切除，而对肝脏的转移灶采用了 I 期手术的不同方式处理：8 例行肝叶切除、4 例行肝肿瘤局部切除、7 例行肝动脉结扎、栓塞、化疗，均取得良好效果。

（3）患者特点与术式选择：①某些高龄或有重要脏器功能障碍者，无法耐受经腹部的直肠切除术，肿瘤≤3cm 时可做经肛肿瘤局部切除，手术前、后应加做放射治疗。晚期有梗阻者作为姑息处理，用电灼、液氮冷冻或激光部分去除肿瘤组织以疏通肠道；②患者心理状态：这主要涉及保肛问题，原则上应在最大可能达到治愈的前提下才考虑患者的生存质量。但如患者一味追求保肛，就要考虑患者的意见，在有可能牺牲根治的情况下保留肛门。然而这种做法应是在患者具有强烈书面要求的情况下作为不得已的选择；③患者的经济情况：如患者仅有勉强进行手术治疗的经济条件，而无法保证后续的综合治疗，手术则以根治性切除为主；④患者的肥胖程度和盆腔大小：有些病例尽管直肠肿瘤位置不很低，但如果患者肥胖或骨盆狭窄，使得做结肠直肠手术吻合十分困难，这样很难保证吻口严密性，在无吻合器的情况下不妨改行其他术式。

（4）双吻合技术的应用：自 20 世纪 70 年代始管状吻合器在我国逐渐得到应用。吻合器的问世尽管解决了手工缝合的困难，但由于在盆腔深部进行直肠残端的荷包缝合仍十分困难，即使后来有了荷包缝合器，也未真正解决超低位吻合问题。双吻合器的出现则改变了这种困境，使得结直肠低位或超低位吻合变得容易而从容，从而使原本切除后无法进行对端吻合的病例完成了低位或超低位吻合，不但提高了保肛率，而且吻合口漏的发生率有了显著降低。目前结直肠双吻合器吻合和结肠 J 型袋肛管吻合已成为当前保肛手术中两个主要术式。

上海瑞金医院报告了 183 例直肠癌手术，其中 124 例为低位直肠癌，占同期直肠癌的 71.26%，其中有 61 例属超低位前切除术（即吻合口距肛缘≤3cm），占全部直肠癌病例的 35.06%。全组吻合口漏发生率为 4.03%，局部复发率为 6.45%。中南大学湘雅二医院外科自 1998 年以来采用双吻合器为低位直肠癌病人行低位前切除术大约 220 余例，吻合口最低者距肛缘仅 3cm，除了在短期内排便功能有一定影响外，3 例发生吻合口漏。为了确保疗效，选择病例时以病变属早、中期为好（Dukes A 和 B 期），中晚期病例酌情选用，但要求术前、术后采用综合治疗。

有资料显示，双吻合器吻合术后排便功能优于 Park 手术，一般认为在距肛缘 6~7cm 以上的吻合，其功能良好；在距肛门 5cm 的吻合口常有排便功能不良，特别是吻合口距肛缘仅 3cm 者症状更重，这主要表现为排便次数增多、里急后重。但这种排便功能不良随着时间的推移一般均可恢复，一般不超过一年。近年国外为了改善术后的排便功能，有学者将结肠 J 袋肛管吻合术取代结肠肛管直接吻合术，资料表明结肠 J 袋肛管吻合术后的控便功能至少在术后 1~2 年内明显优于结肠肛管直接吻合术，但长远来说两者差异并不明显。应用吻合器吻合的病例其吻合口狭窄的发生率高于手工吻合，因此要求吻合器管径宜在 33mm 左右。

（5）直肠癌的局部切除：直肠癌局部切除术实际上也是保肛手术。由于手术创伤小，恢复快，它在低位直肠癌中的应用有所增多，然而这种手术只切除了肿瘤和邻近有限的正常组织，作为根治性手术，它的适用范围有限，仅适用于黏膜或黏膜下层、癌肿 ≤3cm、低恶性或中等恶性、隆起型、早期低位的直肠癌，临床检查及腔内 B 超扫描需无可疑的肿大淋巴结。对于某些癌肿已浸润或穿透肌层，但患者年迈、体弱，伴心、肺、肝、肾等功能不全，不能耐受剖腹手术的病员，可选做姑息性局部切除术，术后辅以放疗和化疗。严格选择病例是手术取得成功的保证。肌层受侵或高度恶性癌肿原则上是不宜采用局部切除术治疗的。笔者认为直肠癌局部切除，必须严格遵守上述原则，选择合适的病例，同时要与患者及其家属反复交代局部复发率高，术后要进行正规的化疗与放疗。笔者已行直肠癌局部切除 20 余例，其中 5 例在 1~2 年内复发而行 Mile 手术，两例术后两个月，患者及家属坚决要求改行 Mile 手术。

局部切除术的另一个进展就是经肛门内窥镜微创手术（Transanal Endoscopic Microsurgery，TEM），这使原来限于低位直肠癌的局部切除术扩展到直肠上段，甚至乙状结肠。Buess 等在总结他们 113 例直、乙状结肠癌采用 TEM 的结果时指出，虽无手术死亡，但术后发生严重并发症须再次手术者 8 例，占 7%。因此他们强调局部切除术不应超越黏膜下病变。

（6）腹腔镜直肠癌切除术：腹腔镜手术是一种微创伤手术技术，它具有创伤小，安全性高，并发症少，康复快，住院时间短等优点，近年来越来越多被应用到直肠癌手术。既往所担心的是能否达到根治要求和开窗部位复发问题，随着技术的熟练与同开腹手术相差无几，在淋巴结清除数目上亦无差异。最近的一些报道已无开窗部位复发。为了保证腹腔镜直肠切除术的疗效，应遵循下列原则：①初起时应固定一组人员操作，以便较快地掌握手术要点，有利于降低手术死亡率和并发症发生率；②严格选择病例，目前仅适用于良性病变、早期癌肿和局限于肠壁的癌肿，并要求体型不胖者；③手术如感困难，应及时中转剖腹，切勿犹豫以免发生并发症及意外。

3. 根治性切除的新认识

（1）直肠系膜全切除：直肠癌根治性切除的范围应包括癌肿和其两端足够长度的肠段及其系膜、血管和引流淋巴结，以及受侵的邻近组织。1986 年 Heald 等首先报道并强调直肠系膜全切除（Total Mesorectal Excision，TME）在直肠根治性切除术中的重要性，但并未引起人们的重视。1992 年他们报道一组 152 例直肠癌按直肠系膜全切除的要求行根治性切除术，结果显示其中 42 例肿瘤远切端 ≤1cm 的病例中，术后未见复发；另 110 例远切端 >1cm 组中术后 4 例复发（3.6%），全组局部复发率为 2.6%，创造出大组病例复发率最低的纪录。他们再次指出直肠系膜全切除是降低局部复发的重要因素。在解剖学上认为直肠是没有系膜的，而 Heald 等提出的直肠系膜全切除究竟指的是什么呢？实际上是指由盆筋膜脏层包裹的直肠背侧的脂肪、血管和淋巴组织。直肠系膜全切除的手术要求是在直视下在骶前间隙中进行锐性分离，保持包裹直肠系膜的盆筋膜脏层的完整无损，以防癌细胞播散、种植和残留。他们指出即使直肠系膜内无淋巴结转移，亦常隐藏着腺癌细胞巢。以往人们采用钝性分离，不但直肠系膜切除不全，而且可引起癌细胞的播散和残留，可能这就是导致直肠癌根治术后局部复发率居高不低的主要原因。为了保证直肠系膜内转移的癌细胞被彻底清除，对行保肛手术的病例，肿瘤远端的直肠系膜切除应不少于 5cm。按照这一原则，Aitken 报道了64 例直肠根治性切除术，其中 52 例为低位前切除，12 例为腹会阴联合切除，平均随访 33个月，结果并无 1 例单纯局部复发。Carvalho 等报道了 51 例直肠切除术，其中 46 例为根治性切除，平均随访 19.9 个月，仅 1 例（1.9%）局部复发。Wibe 等比较了 1978～1982 年间未采用 TME 时直肠癌根治性切除术后的局部复发率为 35%，而 1993～1996 年间 109 例，按TME 原则手术后的局部复发率为 6.6%，两组差异有显著性。这些资料说明直肠系膜全切除对提高手术疗效、降低局部复发率的重要意义。Hida 等认为切除远端直肠系膜 5cm 是完全必要的。直肠系膜全切除原本是属于直肠癌根治性切除的范围，只是现在才认识到它在根治性切除中的重要性。因此，作为直肠根治性切除，不论保肛手术或腹会阴切除术，都应按照直肠系膜全切除的操作原则来进行手术。除此以外，术中严格的无瘤操作也非常重要，为了消灭创面残留的肿瘤细胞，减少术后复发，笔者近来使用无水酒精局部灌洗创面 30 秒，可有效杀死癌细胞，达到减少复发之目的。

（2）侧方淋巴结清扫的扩大根治术：日本学者自 20 世纪 70 年代起即致力开展侧方淋巴结清扫的扩大根治术治疗直肠癌。但由于手术创伤大，术后导致排尿障碍和性功能障碍，致使手术的推广采用受到限制。后来他们又提出了保留自主神经的侧方淋巴清扫术，实践证明一侧自主神经保留后排尿功能和性功能有所改善。但手术的疗效究竟如何呢？最近 Moriya等报道了一组 565 例腹膜返折下 T_2 期以上的直肠癌治疗结果，448 例行根治性切除术，包括行侧方淋巴清扫术者 322 例和一般根治术 126 例。448 例中 218 例伴淋巴结转移，62 例侧方淋巴结阳性，在复发病例中，94% 的淋巴向上转移，27% 伴侧方淋巴转移，其受累淋巴结通常为直肠中和闭孔淋巴结。从肿瘤浸润深度来分析，T_2 肿瘤的侧方淋巴结扩散率为5.5%，在 Dukes C T_2 期中侧方淋巴结扩散率则为 19%，Dukes C T_3 期为 30%，Dukes C T_4期则为 40%。全组总的局部复发率为 9.4%，Dukes C 期的局部复发率为 16%，侧方淋巴结受侵的局部复发率为 27%。Dukes C 期的 5 年生存率为 55%，向上转移与向侧方转移的 5 年生存率分别为 59% 和 43%，并无差异。在侧方淋巴结清扫的病例中，淋巴结受累侧自主神经切除与否，5 年生存率分别为 27% 与 53%（P＜0.01），有显著差异。故他们认为侧方淋巴结受累时该侧自主神经不宜保留，同时指出侧方淋巴结清扫的扩大根治术仅适用于直肠系膜内淋巴结有转移或癌肿已侵及肠周径一圈者。

4. 直肠癌并发症的处理

（1）并发肠梗阻的外科处理：结肠梗阻是直肠癌的晚期并发症之一，可为突然发生，也可为逐渐发生。多由肿瘤增生阻塞肠腔或肠腔缩窄所致，也可由于肿瘤处发生急性炎症、充血、水肿、出血等所致。鉴于梗阻多发生在病程的晚期，患者常伴有恶病质，一般情况较差。手术治疗是绝对指征，但须重视积极的术前准备，目的是改善患者的全身情况，纠正紊乱的内环境，以提高对手术的耐受性和安全性。具体措施为：①胃肠减压；②纠正水、电解质及酸碱平衡失调；③纠正低蛋白血症和贫血；④应用抗生素；⑤重要器官功能的支持。手术方式为：①原发病灶能切除者，无论是根治性还是姑息性手术，均要求予以一期切除。切除后肠道能吻合重建者，采用灌洗方法在台上清洁肠道。方法是经盲肠部插一 Foley 导尿管进入盲肠内，充盈气囊，用缝线紧缩固定插入处防止渗漏；在准备予以切除的远侧结肠上也插入一较粗的胶管用于排出清洗液，妥善用缝线紧缩固定插入处肠壁，以防渗漏污染；从 Foley 导管灌入生理盐水 1200ml；将结肠内容彻底排净后拔出 Foley 导管，缝合该处肠壁，再做肿瘤切除。如肠壁水肿严重宜做造口；②对原发病灶不能切除者，做乙状结肠或横结肠造口。

（2）直肠癌并发穿孔的外科处理：直肠癌并发穿孔有两种情况：①穿孔发生在癌肿局部；②近侧结肠穿孔，系癌肿梗阻的并发症。穿孔发生后，临床可表现为弥漫性腹膜炎、局限性腹膜炎或局部脓肿形成，弥漫性腹膜炎常伴有中毒性休克，病死率极高。直肠癌并发穿孔者应行急诊手术，手术原则为：①清理腹腔；②尽可能切除原发病灶。对无法切除病灶者做乙状结肠双管造口，一期开放减压，并尽量吸尽和清除肠段内的粪便，防止粪便继续进入腹腔；③对于近侧结肠所发生的穿孔，在癌肿切除和结肠造口减压后，穿孔处予以修补缝合或将穿孔处造口。

5. 腹部造口的围手术期护理及其并发症防治　对直肠肛管恶性肿瘤患者来说，术后结肠造口是很常见的情况，术后做好护理不但使患者心理上感觉良好，而且可减少伤口感染，便于清洁卫生。现在许多造口都是一期开放，术后即可排便。为了做好护理减少污染，目前使用的一次性造口袋可解决此问题，方法是根据造口大小裁剪造口袋背面的猪油膏，然后将造口袋贴于造口周围的腹壁皮肤上，使造口突入造口袋内，排出的粪便可通过袋尾部的开口放出，并可进行冲洗。一个造口袋可使用 3～5 天，术后使用 2～3 个袋即可维持到伤口拆线。

6. 综合治疗　肠壁和淋巴结阳性的直肠癌病例采用术后辅助放疗和化疗已成为常规，并有肯定的作用。

（1）放射治疗：手术切除虽然目前是治疗直肠癌的最好治疗手段，但单纯切除后局部仍有较高的复发率，无疑盆腔放射性治疗是清除残留癌细胞的唯一可供选用的方法。这种辅助性的放射治疗在于杀灭残留癌细胞或降低癌细胞的活性。临床应用方式有：①术前放射治疗：具有减弱癌细胞活性，减少术中癌细胞播散，缩小肿瘤，提高切除率等优点。缺点是手术时间要推迟，一般在放射治疗后 4～10 周手术才能进行，因而有增加远处转移的危险。放射治疗剂量以中等剂量为宜，约 3500～4500cGy；②术后放射治疗：在肿瘤切除后对可能有残留的地方标记银夹进行定位，有助于照射部位的精确性。术后放射治疗对减少盆腔内复发具有肯定效果。直肠癌与结肠癌不同的是放射治疗对直肠癌的效果是肯定的，对于估计首先行手术切除困难的晚期病例或高度恶性病例，术前放射治疗可增加手术切除机会和切除的容易程度，并可减少由于手术操作造成的转移。

辅助性放射治疗的选用，凡属 Dukes B、C 期的患者均适用于辅助性治疗。术前指检如发现肿块固定，活动度小，往往表示肿瘤已穿透肠壁侵犯周围组织，在未发展有远处转移时，可争取术前放射治疗。术后证实肿瘤已透出肠壁侵犯周围组织或证实有淋巴结转移或为直肠癌早期行局部切除者，术后可加做辅助性放射治疗。对手术的彻底性感到有怀疑者应及早进行。

（2）化学治疗：化学治疗是直肠癌综合治疗的重要组成部分，目的是减少转移复发。化学治疗可分为术前、术中和术后化学治疗。①术前化学治疗：可将 5-Fu 乳剂或栓剂放于直肠内，400mg 分 2 次给予，总剂量在 6～8g。尽管理论上有较好效果，但实际应用得较少；

②术中化学治疗：术中向直肠内注入 5 - Fu 0.5 ~ 1.0g，以减少术中医源性种植；③术后化学治疗：目前多主张从术后第一天就开始，将 5 - Fu 0.75 ~ 1.0g 加入 5% 葡萄糖溶液 1000ml 中，缓慢静脉滴注维持 12 小时以上，连续 3 天。这种术后短期化学治疗一般无明显不良反应，大多数患者能够耐受，对伤口愈合也无不良影响。术后 2 周到 1 个月开始进行第二疗程。目前化学治疗的方案较多，但就结直肠癌来说，5 - Fu 是最有效的药物，一般采用以 5 - Fu 为主的方案，亚叶酸钙（CF）＋5 - Fu 是目前认为比较合理的方案，亚叶酸钙作为 5 - Fu 的增敏剂一般用 200 ~ 500mg，在 5 - Fu 使用前 2 小时内静脉滴入或与 5 - Fu 同时静脉滴入。现认为 5 - Fu 长时间低浓度滴注比一次性静脉注射对肿瘤细胞杀伤效果要好，原因是直肠癌细胞生长速度较慢，静止期细胞较多，一次性高浓度给药，药效维持时间短，往往达不到应有的杀生效果。化学治疗期间应常规测定血常规，尤其是白细胞计数和分类，当白细胞 $<4 \times 10^9$/L 时应暂时停药。术后化学治疗的常用途径有：①口服给药：如口服 FT - 207，氟铁龙等；②静脉给药：主要用于 Dukes B、C、D 期患者；③直肠内给药；④腹腔内给药：对腹腔内有转移者，可在腹腔内置管给药，近年来有报道采用热化学治疗，效果比单纯化学治疗更好；⑤动脉给药：直肠癌广泛浸润、固定，无法切除时，可在直肠上动脉插管、埋泵给药，进行区域性化学治疗；肝转移时可做肝动脉化学治疗性栓塞或肝动脉插管化学治疗。

（3）生物治疗：近年来一些生物制剂用于直肠癌的治疗，如干扰素、白细胞介素 - Ⅱ 等，多作为辅助治疗，确切疗效有待进一步临床验证。

二、肛管癌

肛管癌（Carcinoma of the anal canal）没有直肠癌常见，发生在肛管及肛周皮肤的癌占全部大肠癌的 1% ~ 2%。其发生可能与人类的乳头瘤状病毒、疱疹病毒、吸烟及宿主的免疫抑制有关。近来在治疗原则上亦发生了根本的转变，多学科的综合性治疗在选择的病例中已逐渐替代了明显破坏性的单一手术治疗。

（一）概念

肛管目前概念尚不统一，可分为 2 种：①解剖学肛管：又称皮肤肛管，是指齿状线以下至肛门开口的区域，其管腔内覆以移行皮肤，平均长为 2.1 ± 0.03cm，男性略长；②外科学肛管：又称括约肌肛管，是指齿状线以上约 1.5cm 的肛管直肠线（肛直线、Herrmann 线）至肛门开口的区域。其管壁全部由内、外括约肌包绕，肛直线是直肠柱（Morgagni 柱）上端的连线。平均长为 4.2 ± 0.04cm，男性略长。从某种意义上来讲，无论是从胚胎发育与解剖学上来看，还是从肿瘤发生与转归来看。解剖学肛管比较合理，但是直肠黏膜与肛管上皮没有截然的明显标志，也就是没有一种绝对的划分方法。

由于肛管目前的概念较不一致，也使肛缘的含义模糊。有的将解剖学肛管发生的癌称为"肛缘癌"；也有的将以肛门为中心的直径 5 ~ 6cm 圆形区域内的皮肤癌称为"肛缘癌"，而从肿瘤学观点来看，"肛缘癌"的含义以后者为好。发生在肛管及肛周皮肤的癌以鳞癌（80% 以上）最多见，其他还有基底细胞癌、一穴肛原癌（发生于移行上皮的癌）、腺癌（多由直肠癌向肛管播散，少数源于肛管腺）、恶性黑色素瘤，以及各种软组织的肉瘤等。多系浸润性生长。淋巴道转移是主要途径，一般转移到腹股沟淋巴结和盆腔淋巴结，恶性程度较高时可有肠系膜淋巴结转移。

（二）临床表现与处理

1. 临床表现　主要表现为肛门处肿块、皮肤溃烂、结节形成、肛门狭窄、排便失禁、疼痛与血便等。肛管癌早期即可侵犯神经引起剧烈疼痛，尤其在排便时，疼痛明显加重，因排便恐惧造成便秘。排便失禁是因为肿瘤侵犯肛门括约肌所致。肛管癌肿有时外翻而突出肛门处成菜花状，有的中央凹陷四周隆起呈环堤状溃疡，触之容易出血，多为鲜血，附在大便表面，故容易误诊为痔疮。若发生闭孔淋巴结转移而累及闭孔神经时，患者常顽固性会阴部疼痛并向大腿内侧放射。若淋巴引流向下与肛周皮肤淋巴结相汇合后引流至腹股沟淋巴结，或因肿瘤并发感染时，均可引起腹股沟淋巴结肿大，淋巴结质硬，固定融合时，多为癌肿转移所致。

肛管癌临床表现典型，指检与局部组织活检多能确诊。但应与痔疮、性病以及其他肛管直肠良恶性肿瘤鉴别。

2. 处理　以手术切除为主的综合治疗，手术前后辅助性化疗、放疗以及其他中医中药、免疫治疗等。少数早期病例做局部切除即可达到治愈目的。大多数患者在确诊时已到进展期，因此腹会阴联合切除术是主要术式，腹股沟淋巴结肿大时一并清扫。术后辅以放射治疗和化学治疗。

（李相臣）

第四节　早期大肠癌

国内近年来对早期大肠癌报道颇多，大约100余例（表13-2），占同期大肠癌的3%~5%（日本为6%~15.2%）。若能大规模普查，相信会提高早期大肠癌的发现率，这是防治大肠癌的一个重要环节。

表13-2　国内报告的早期大肠癌

作者	例数	占同期大肠癌%	男	女	年龄	直肠	结肠	肛管	黏膜内癌	黏膜下癌
甘肃省人民医院	7×	5.4	4	3	39~72	7			4	3
蒋莲慈	4		3	1	40~46	4			4	
张文范	7		3	4	34~62	7			5	2
陈必宗	3	2			3					
赵延忠	10	6.5	6	4	41~72	7	1	2	3	4*
周锡庚	62	5	35	27		46	16		33	29
王年吉	10	29.41	9	1	57~79	2	8		7	1
皮执民	12	7.5	8	4	35~72	7	4	1	7	5

注："×"作者包括一例类癌被除外；"*"3例先化疗后切除未见癌组织。

1. 早期大肠癌概念　仅仅是指病变处于组织发生的早期阶段，只能是相对而言，绝对化这一概念并不现实。早期大肠癌一般应指癌浸润浅表，局部切除或其他合理治疗后病人预后良好的病例。临床上一部分息肉状癌肿，直径在2cm内或浸润未超越肌层，又无淋巴结转移时，经合理治疗 5 年生存率达 100% 。从临床效果分析，后者绝大部分也应属早期癌。但 2cm 以内的癌肿可有 30% 发生淋巴结转移，把这些病例也包括在早期癌内显然不妥。日本大肠癌研究会在 1975 年提出 "癌限于大肠黏膜层或黏膜下层者称早期癌"。这一概念为我国许多学者所赞同，但黏膜下层癌仍有 5% ~10% 发生淋巴结转移，实际已属 Dukes C 期。有的病例癌仅侵及黏膜层，即是波及面积达肠管 1/3 周径时，面积报告 3.5cm² 预后仍很好。因此笔者认为 "凡未浸润到肌层又无淋巴结远处转移的病例应称为早期癌"。这一概念包括了一部分腺瘤癌变未浸润到肌层的病例。

2. 病理形态

（1）大体形态：据 Mark 医院统计，早期大肠癌 97.9% 来自腺瘤癌变，主要是向腔内生长形成息肉状外观（有蒂或无蒂）。若癌组织向黏膜下浸润，则会使息肉状外形变平或出现凹陷等。日本有人对 113 例早期大肠癌进行分型研究，提出息肉隆起型（77%），扁平隆起型（15%），扁平隆起伴溃疡型（8%）。日本内窥镜学会将早期大肠癌分为四型即有蒂型、亚有蒂型（广基底型）、扁平隆起型及扁平隆起中央凹陷型。早期大肠癌极少形成溃疡，如出现溃疡硬结，多有肌层浸润。早期大肠癌大体形态开始绝大多数为息肉型，随着癌肿向黏膜下及蒂部浸润，外形渐变扁平或中央出现凹陷。我国报告的 100 余例早期大肠癌中，可供大体分型者 31 例，息肉型 29 例，盘状型 2 例。息肉型癌肿多局限于黏膜层内，盘状型癌肿已浸润黏膜下层，癌结变扁平，基底宽，表现中央部有不同程度的凹陷，周围部分相对抬高，外形如盘状。

（2）微观形态：发生于大肠的早期癌绝大部分为分化性腺癌，少数为低分化腺癌和低分化黏液癌。发生于肛管部的早期癌多为鳞状细胞癌。国内报告的病例统计，腺癌占 93.5% 。有些类癌仅浸润黏膜或黏膜下层，一般体积都不超过 1cm，也符合早期癌范畴。但类癌有自己特殊的生长规律，应另作别论。总之大肠早期癌基本上可包括黏膜原位癌，黏膜内癌和黏膜下癌。

3. 早期大肠癌的临床表现　早期大肠癌主要发生于中老年人，男性多见，绝大多数发生于乙状结肠和直肠，与大肠腺瘤好发部位相仿。从腺瘤发展为早期癌据 Morson 观察平均约 10 年左右，但个别病例仅间隔 9 个月。所以治疗腺瘤是防癌的重要手段之一。

症状：早期大肠癌大多数无症状，少数病人有不引人注意的便血、排便习惯改变、便次增多、便不成形、便秘或便后不适等。有的病人仅表现为黏液血性分泌物或大便隐血试验阳性。由于病人无多大痛苦不为其重视，就诊时病程多在半年左右。少数病人会有贫血、腹胀、腹痛等。国内曾报告一例升结肠早期癌直径达 3.5cm，术前引起肠套叠，腹部能触及肿块。

早期大肠癌直径一般在 0.5~2cm 间，1.5cm 以上者多已有黏膜下浸润，个别直径可达 4cm。故笔者认为早期大肠癌无需过分强调癌肿大小和波及的面积，应主要看其浸润深度。

4. 早期大肠癌的诊断

（1）对任何排便习惯改变的病人都应做便隐血试验，作为排除早期大肠癌的第一步。有人提议应把大便隐血试验作为常规检查，为进一步检查缩小范围。

（2）大便隐血阳性病人宜做肛门指诊检查。因为大肠癌 60% 以上发生于直肠，有经验的医生都能够发现可及范围的病变。

（3）肛门指诊阴性而大便隐血阳性者，应进一步做 X 线气钡双重造影，确定结肠部位病变为做镜检提供线索。据报道 X 线双重造影能够发现直径 0.5cm 的病灶。

（4）纤维结肠镜检查：镜检能够直接观察病变形态和取材活检。但由于腺瘤癌变往往只发生于腺瘤的一小部分，所以内镜取材的确诊率仅 60% 左右。为了提高活检诊断率，息肉整块切除活检甚为必要。

5. 早期大肠癌的治疗与预后　早期大肠癌一经确诊，即应手术治疗，最好做局部整块切除，切除范围应包括邻近系膜内淋巴结。这样治疗可防已有转移的淋巴结"漏网"。据高桥报告黏膜内癌切除后 5 年生存率为 100%，黏膜下癌和体积近 2cm³ 者，5 年生存率为 97%，环形生长达 1/3 周者预后很好，5 年生存率为 83%。选择具体的处理方法，应考虑以下几个因素：①肿瘤的部位；②肿瘤浸润的深度和淋巴转移状况；③癌的恶性程度。

（1）根治性手术：对于早期大肠癌仍是一种有效的确切的手术方法。因为这些病人中，有的肿瘤已浸润黏膜下层，有的属低分化腺癌或黏液腺癌。这些病人中淋巴结转移可达 10%，因此没有必要单纯为了减少并发症而做小范围切除，使病人冒复发的危险。但由于早期癌浸润较浅，根治性切除时切除肿瘤下缘 2～3cm 肠壁即可，这样可以最大限度地保留肛门，很少应用 Mile 手术。

（2）局部肠段切除：是早期大肠癌常用的手术，仅切除肿瘤远、近两端 5cm 以上的肠管及其系膜即可。对于直肠中下段癌时，只要切除肿瘤下缘 2～3cm 肠管即可。

（3）局部切除或局部扩大切除：是应用较广的手术，若肿瘤位于腹膜反折线以下时，已侵犯黏膜下层亦可考虑经肛门、阴道或骶前做扩大局部切除。笔者认为做局部切除时应注意：①切除肿瘤边缘应超过 1cm；②切除的标本在术中应快速送病理切片，若发现肿瘤的底部或边缘仍有癌时，应立即采用扩大局部切除或根治性切除；③决定行局部切除前，应同患者讲清楚术后肿瘤复发率较高，有改用其他术式的可能性。笔者行局部切除术 8 例，其中 2 例采用局部扩大切除，1 例术后 1 个月患者与家属坚决手术改用 Dixon 手术。

（4）经内镜肿瘤切除术：近年来已得到广泛采用。但应该严格掌握这种方法的适应证：①局限于黏膜的息肉样肿瘤；②肿瘤蒂部细长；③不能耐受手术者。笔者认为这种方法切除早期大肠癌虽然是微创手术，但出血与穿孔的危险性很大，肿瘤的复发率很高，因为仅仅只处理了肿瘤本身，而对肠壁与肠壁外的病变不能处理，故切除不彻底。笔者遇到 3 例早期大肠癌病例，因经内镜下肿瘤已经切除，术后病检发现基底部仍有癌细胞，故患者要求手术切除。手术时虽有肠镜报告但很难找到病灶，手术只好在肠镜引导之下行局部肠段切除。

（李相臣）

第五节　青年期大肠、肛管癌

1. 概念　青年期大肠癌指 30 岁以下患者所患的大肠癌。国外也有人以 40 岁为青年大肠癌的年龄上界。但是年龄的界限并非是绝对的，随着社会的进步与时间而改变。我国专题报告的青年期大肠癌 1000 余例，平均占同期大肠癌的 12%。欧美大肠癌发病率高，但青年期大肠癌却多数不足 6%，可见我国青年期大肠癌发病率相对较高。青年期大肠癌，一般应除外 12 岁以下的儿童大肠癌，以往报告中将这一部分都包括在青年大肠癌内研究似乎不妥，因为 12～30 岁青年大肠癌的统计研究范围，较符合人体正常发育的生理阶段，即从青年发育期开始到机体完全发育成熟为止。

以往认为我国青年期大肠、肛管癌与血吸虫病有关，然而根据资料分析，非血吸虫病流行区域如东北、西北、华北等地的报告中，青年期大肠肛管癌也高达 10.5% ~ 15.7%，可见不能用血吸虫病来解释。我国大肠癌发病率比欧美国家要低得多，为欧美地区的 1/3 ~ 1/2，而我国各地大肠癌的发病高峰年龄都比欧美地区提前 10 ~ 15 岁，青年期大肠癌所占比例比欧美国家高 10 倍左右。世界各地大肠癌发病率较低的国家和地区，反而青年期大肠癌所占比例要高。即使是同一民族，其居住地不同大肠癌发病率也不同，青年期大肠癌所占比例也不同，故与民族也无关系。可能与社会生活的环境、饮食习惯有关。有人推测发展中国家人们接触的某种致癌因子的致癌性强，较短时间的接触即可致癌。另外发展中国家人们的生活饮食中缺少一种"保护因子"（如维生素 C、维生素 E、维生素 A 等）而使致癌所需的时间短之故。

2. 青年期大肠癌的特点　青年大肠癌和中老年大肠癌比较有自己的特点。表现为发病年龄集中，误诊率高，癌组织分化差，淋巴结转移率高，治疗效果不太满意，术后五年生存率低，预后较差（13 - 3），因此青年期大肠癌恶性度较高。

表 13 - 3　青年大肠癌和中老年大肠癌比较 *

	青年大肠癌（%）	中老年人大肠癌（%）
乙状结肠和直肠	70 ~ 80	50 ~ 60
低分化癌	35	15 ~ 25
误诊率	40 ~ 70	30
手术切除率	40 ~ 50	50 ~ 70
淋巴结转移率	50 ~ 70	20 ~ 40
Dukes 分期 B 期	40	60
C 期	55	35
术后五年生存率	25 ~ 40	40 ~ 55

注："*"表内数字为文献资料的平均范围值。

（1）病理学特点：青年期大肠、肛管癌有显著特点，即低分化癌（黏液腺癌、印戒细胞癌等）所占比例明显高于中老年组。根据欧美资料报告高于 3 ~ 5 倍，占青年期大肠癌的 50% ~ 60%，20 岁以下的大肠癌患者中 80% ~ 90% 为黏液腺癌。低分化癌浸润性强，转移发生早，是一个重要的预后不良因素。有人推测癌细胞分泌的大量黏液可能形成保护癌细胞的"外衣"，阻断机体免疫细胞对癌细胞的作用，同时黏液存在也有利于癌细胞在组织内的扩散。

（2）青年大肠癌淋巴结转移率高：青年大肠癌淋巴结转移率高，一般手术时约半数以上已有转移。据李氏观察，转移淋巴结数青年组高于老年组，如 1 ~ 2 个淋巴结转移者青年组占 43.9%，中老年组占 56.4%，但 3 个以上淋巴结转移者青年组占 24.5%，中老年组只有 12.2%。因此青年大肠癌预后不如中老年组好。国内资料分析，青年大肠癌患者肿瘤浸润浆膜层外以及有淋巴结转移的比例均明显高于中老年组，约有 20% 的青年大肠癌患者在诊断时已有淋巴结转移，属 Duke C 和 D 期者占 50% ~ 80%。

（3）青年期大肠癌直肠发病率高：青年大肠癌发生于直肠者较中老年组稍高。李炳华报告青年大肠癌 63 例，直肠癌占 82%。从手术难易考虑，直肠血管和淋巴管丰富，彼此吻合复杂，转移规律难以掌握，手术难度较其他部位大，这也是一个预后较差的影响因素。

（4）癌肿诊断较晚：青年大肠癌半数以上诊断时已为 Duke C 或 D 期，已侵犯肠腔的 3/4 至全周，根治切除机会不到40%，郁氏观察青年大肠癌若能根治切除，其5年生存率有的可达 71.3%。争取根治切除是提高治疗效果的重要措施。

（5）青年期大肠癌易被误诊：青年人胃肠道非肿瘤性疾病较多。大肠癌的症状和肠结核、慢性细菌性痢疾、慢性溃疡性结肠炎颇相似，有时和慢性阑尾炎，甚至痔核都不易鉴别。因此，由于肠道疾病就诊时，易考虑为一般性疾病，常忽略排除癌的必要性。一些癌的早期症状也因被忽略而未能做进一步检查。临床报告的误诊率有的高达92%。误诊时间有 1/2 病人在半年以上。手术时多数病人已是 Dukes C 或 D 期，单纯手术治疗已经相当困难。提高治愈率的关键在于早期诊断。若临床上对有大肠癌症状的青年都能做直肠指诊，至少有 60% 可被及时发现，若能进一步再做乙状结肠镜检，确诊率还会提高。

3. 女性青年期大肠、肛管癌　女性青年大肠、肛管癌较男性更为复杂，与男性及中老年妇女相比亦有其特殊性。存在着治疗前后的婚姻、生育问题以及社会学问题。

（1）卵巢转移：Mackgan 等发现绝经期前在有功能的卵巢较易发生转移。莫善兢报告 96 例女性青年大肠肛管癌患者中，在手术时或随访时发现卵巢转移者12例，占12.5%，同期30岁以上的女性大肠肛管癌患者中，卵巢转移率为3.6%（18例）。文献中报道女性大肠癌卵巢转移的发生率为3%～8%，而绝经期前高达22%～25%。大肠癌的卵巢转移主要通过三条途径：直接浸润、种植转移、淋巴道转移。但大多数学者认为，对女性青年大肠肛管癌患者，采取两侧卵巢预防性切除宜慎重。应在术中切除距癌肿距离较近一侧卵巢的一半，应快速冰冻切片，若证实有转移者则切除卵巢，否则应保留。临床上有的女性青年大肠癌患者以卵巢肿瘤为首先发现，常误诊为原发卵巢肿瘤而施行妇科手术，直至手术中才发现是大肠癌卵巢转移；有时术中仍未被发现，直到术后病理学检查才予证实；有的甚至到术后数月出现大肠癌典型症状时，做肛查、肠镜或手术时才被证实。笔者曾遇到过类似病例，故在此提醒临床外科与妇科医师要高度重视这一点，不要发生误诊。

（2）女性青年期大肠、肛管癌合并妊娠：凡大肠癌于妊娠期内确诊或症状起自于妊娠而于妊娠结束后一年内确诊者称为妊娠期大肠癌。统计资料说明，青年期大肠肛管癌合并妊娠占5%～10%。美国资料中直肠癌并妊娠者占0.02%，莫善兢报告598例女性大肠癌病人中有11例合并妊娠，占1.8%，其中96例女性青年大肠癌中9例合并妊娠，占9.4%。常见青年期大肠癌合并妊娠是由于妊娠时体内复杂的激素及内环境的改变而诱发，或加速了原来存在大肠中的腺瘤恶变及其他恶性肿瘤的生长加速。青年期大肠肛管癌合并妊娠，由于妊娠的表现易于混淆，常引起临床医师误诊。但医师只要注意到这一方面问题，诊断并不困难。在处理上虽然尚有意见分歧，但原则上是一致的。首先是根治肿瘤，其次才是酌情兼顾妊娠问题。因此主张大肠癌一旦确诊，应立即终止妊娠，无论肿瘤早晚、有无根治机会，应挽救母亲生命为主。由于妊娠必然增加了手术和术后辅助治疗的复杂性，加之妊娠与分娩很可能加速肿瘤生长与复发的进程，一般复发均在术后3年内。梁小波报告的妊娠期直肠癌术后无一例生存3年以上。对妊娠后期，家属及患者强烈要求保存胎儿者，在不影响母亲健康的前提下，可考虑适当延期或同期剖腹产和切除肿瘤。若肿瘤已侵犯阴道或子宫者，则行后盆腔内容物切除，应同患者与家属谈话，谨慎从事。

（3）有关婚姻与生育问题：由于我国女性青年大肠、肛管癌发病率高，因此面临着术后能否结婚、生育的问题，这牵涉到很多社会与伦理学，以及患者合理生活权益与心理健康等问题。根据术后长期随访来看，正常、适度的性生活似乎不影响预后，因此大肠、肛管癌根治术后，随访 3 年，最好 5 年以上，根据患者本人的要求，5 年以上无肿瘤复发时，可不限制其婚姻问题。至于术后能否生育，则必须谨慎对待，但从患者生命安全出发，以及对待生命的观点来看，妊娠及生育不宜过早提倡。

（李相臣）

第六节　老年期大肠、肛管癌

1. 概念　老年期一般认为是 60 岁以上的老年人所患的大肠、肛管癌。占全年龄组的 10%～20%，国外较国内所占的比例较高。人口老龄化是人类社会进步的标志，是全世界人口发展的必然趋势。60 岁以上的（包括 60 岁）老年人口占总人口比例达 10% 以上则属老年人口型社会的规定。现在我国 60 岁及以上的老年人已达 1.2 亿，并以年均 3.37% 的速度增长，故老年期肛肠癌呈逐年上升趋势。由于老年人的生理、病理特点及脏器功能的衰退，从而带来老年期肛肠癌的一些特点。

2. 发病率特点　大肠、肛管癌的发病率在全世界均有逐步上升的趋势。据统计资料表明美国每年有 14.5 万人诊断为结直肠癌，其中 11 万人超过 65 岁，其中 60 岁及以上的人占 80% 以上。而我国的老年期大肠肛管癌则占全年龄组大肠肛管癌的 10%～20%。近年来欧美等国的大肠肛管癌的发病率稳居于 30/10 万～50/10 万，而我国则在 6/10 万～8/10 万之间。河南省肿瘤医院统计，自 1984 年 1 月至 1994 年 12 月 1266 例大肠肛管癌中，60 岁及以上的老年 242 例，占 19.2%，仍以肛管与直肠为好发部位，占 82.6%。随着大肠肛管癌总发病率的上升与人口老龄化比例增大，故我国老年期直肠癌所占的比重可能会像美国一样逐年降低，老年期的结肠癌所占的比例逐步增加。因此我国老年人大肠、肛管癌发病率的这一特点不会维持很久。

另外老年期大肠、肛管癌的发病率与血吸虫病，以及社会、环境、饮食、生活习惯、遗传等因素均存在协同作用的关系。所以有人主张老年人应多吃新鲜水果、蔬菜、肉类应以低脂肪的鱼类及家禽为主的饮食，以期减少和预防大肠肛管癌的发生。

3. 病理学特点

（1）大体类型：老年期大肠、肛管癌的大体类型以溃疡型多见，其次为隆起型，浸润型最少见。国内高章元报告 65 例 70 岁以上大肠癌患者溃疡型 37 例，占 56.9%。在欧美国家，有 40%～50% 的老年人大肠肛管癌来源于腺瘤或增生性息肉癌变。

（2）组织学类型：老年人大肠、肛管癌组织学类型有显著特点，以分化较好的类型为多。高中分化的管状腺癌及乳头状腺癌占 70%～75%，低分型或黏液癌仅为青年人大肠癌的 1/2～1/3，一般占全部病例的 10%～25%。因此对老年期的大肠、肛管癌患者在外科治疗中应持积极态度。

（3）淋巴结的转移：国内资料表明，老年期大肠、肛管癌以较早者为多，淋巴结转移发生较晚，在手术时只有 25%～30% 的淋巴结转移，远比青年人的 50%～70% 为低。张伟等报告 559 例老年人直肠癌的 Dukes 分期：A 期占 8.4%；B 期占 33.6%；C_1 期占 15.7%；C_2 期占 27.5%；D 期占 14.3%。

4. 临床特点

（1）年龄与性别：老年人大肠、肛管癌以 60 岁到 70 岁为发病高峰，80 岁以上少见。但笔者在多年临床工作中遇到 90 岁以上的结直肠癌老年人 4 例，其中一例最大年龄为 96 岁，3 例施行了手术切除。

（2）临床表现：由于老年人的生理功能逐渐衰退，对疼痛的反应性差，以及分化较好的癌肿比例较高等因素，故临床表现不十分典型，以腹痛就诊的比例较低，而以腹部肿块就诊的比例较高，尤其是结肠癌患者。另外由于老年人的生理代谢功能差，肠蠕动较缓慢，加之肿瘤对大便的阻挡，故老年人肛肠癌患者大便习惯的改变以便秘为主。严重者出现肠梗阻，甚至肠穿孔才就医。这样就导致切除率低、并发症多、死亡率高、预后差。

5. 诊断与误诊　老年人肛肠癌大多数在肛门指诊触及的范围之内，诊断并无多大困难，但由于多种因素而往往造成误诊。因为老年人肛肠癌发展相对缓慢且便秘等症状未引起老年人足够重视，加之临床医师对老年人肛肠癌不够重视，忽视必要的检查。主观臆断而造成误诊或延诊，要将痔、肛裂、慢性结肠炎、贫血、习惯性便秘、阑尾炎或脓肿等与之鉴别诊断。要加强对大肠多原发癌的认识，不要发现了一处肿瘤而忽视了另一处肿瘤。老年人肛肠癌误诊率高达 80% 以上，其中医源性误诊占 50% ~90%，文献报道约 81.5% 直肠癌是医师忽视肛门指诊而漏诊的。只有加强对于误诊原因的认识，重视老年人的特殊性，提高疾病诊断的能力，加强防癌教育，才能达到早期诊断。

6. 伴发症多且复杂　老年人肛肠癌患者常伴发高血压、冠心病、肺心病、糖尿病、脑血管疾病、肝硬化、胆石症。郁金铭等报告 70 岁以上大肠癌患者 130 例，有伴发症者达 76.16%，手术死亡率为 10.12%，直接死于并发症者达 5.06%。张培达报告 113 例高龄大肠癌患者，有伴发症者占 50.4%。随着年龄的不断增大，伴发症亦不断增多，由于老年人肛肠癌的伴发症多，造成诊断尤其是治疗上的困难。要提高老年人肛肠癌的治疗效果与生存质量，则正确有效地治疗伴发症是关键。

7. 病程与预后

（1）病程越长，病灶发展越严重，预后也越差。由于老年人肛肠癌早期表现不典型，加之老年人自己的忽视与临床医师的误诊，从而使病程延长，一般平均病程（自症状产生而至治疗开始所经历的时间谓病程）大约 9 个月。因此许多患者失去了根治的机会，严重影响了预后。

（2）老年人肛肠癌由于癌肿分化较好，转移率较低，早期病例相对较中青年为多，故预后较好。

（3）老年人肛肠癌若能早期诊断、处理，其中根治性切除率可达 40% ~56%，根治性切除后 5 年生存率达 68% ~74%。

8. 治疗特点

（1）单纯高龄因素并非手术的禁忌证，仍以采用手术为主的综合治疗措施。甚至有心肺等伴发病的患者，只要术前有充分的各项准备，手术仍较为安全。随着我国人口的老龄化，手术的适应证应适当放宽，70% ~80% 病例可采用手术切除，50% 以上的病例可获得根治性切除。

（2）老年人肛肠癌的外科手术治疗，只要病情条件允许，应尽量保留肛门括约肌功能的根治性手术，以提高患者术后生存质量，故近年来老年人直肠癌行保肛手术的比例逐渐上升，占30%～40%。张伟等报告559例老年人直肠癌，其保肛手术占41.8%，3年生存率为90%。

（3）对已有远处转移的患者，若原发灶与继发灶均可切除者，应争取一期切除。若原发灶能切除，而继发灶不能切除时，可将原发灶切除，这样可减轻肿瘤负荷，暂时改善病人情况，又可以辅以综合治疗措施。

（4）老年人肛肠癌因并发症多，各器官的老化，应激能力减弱等因素，使手术的危险性增加，故应加强围手术期的处理，提高生存率，降低死亡率。

（5）老年人阑尾炎或阑尾周围脓肿手术时，应警惕伴有结肠癌。

（6）老年人痔瘘疾病在治疗前，必须排除肛肠癌的可能性。

（吕九娣）

第七节　直肠、肛管恶性黑色素瘤

直肠、肛管恶性黑色素瘤（Melanoma of the Anorectal Region，简称ARM）是一种较少见的，预后极差的恶性肿瘤。恶性黑色素瘤好发生于皮肤、眼睛，肛管为第3位，占原发性肛管肿瘤0.2%～12%。本病70%～90%发生于齿线肛管处，其余发生于肛周皮肤。

一、病理

1. 细胞来源与胚胎发生　一般认为肛管直肠区恶性黑色素瘤来自交界痣的黑色素母细胞。可起源于直肠黏膜腺体的鳞状化生或移行的神经嵴细胞。近来人们发现黑色素瘤细胞、痣细胞及黑色素细胞内含有一种特殊的中间纤维（Vimentin波形蛋白），这种物质被认为只存在中胚层发生的非肌性组织内。在种系发生过程中，神经元及胶质细胞前体含有波形蛋白，从而阐明了黑色素母细胞神经嵴起源的理论，揭示了黑色素细胞的胚胎发生。恶性黑色素瘤有2种组织来源：①黑色素细胞起源的黑色素细胞恶性黑色素瘤；②痣细胞起源痣细胞性恶性黑色素瘤。

2. 病理分型

（1）细胞学形态分型：①上皮样细胞型；②梭形细胞型；③空泡状细胞型；④巨细胞型；⑤混合细胞型。

（2）按色素存在与否分型：①色素性恶性黑色素瘤；②非色素性恶性黑色素瘤。

（3）临床病理分型：①恶性雀斑（Leutigo malignant）：又称赫金森黑色素斑，常见于老年人，病灶扁平呈棕褐色至黑色，边缘不规则，不隆起，病变逐渐扩大至数厘米，发展较缓，局部损害可存在10～15年才发生侵袭性生长，预后较好；②派杰样恶性黑色素瘤（Pageloid melanona）：又称表浅播散型黑色素瘤，以中年人多见，呈棕褐色至黑色，混有灰白色，病灶很少>2.5cm，以浸润生长为主，常在1～2年后出现浸润、结节、溃疡或出血，预后不良；③结节性恶性黑色素瘤（Nodular malignant melanoma）：肿瘤呈结节状突起，表面光滑，呈深黑色，生长快，常形成溃疡，并向下浸润，此型恶性程度最高，转移早，预后极差。

（4）病理分级：Breslow提出根据肿瘤的厚度将其分为5级：Ⅰ级肿瘤位于原位，厚度<0.76mm；Ⅱ级肿瘤厚度在0.76～1.5mm；Ⅲ级在1.51～2.25mm；Ⅳ级在2.26～3.00 mm；

Ⅴ级 >3.00mm。

3. 临床分期　Ⅰ期肿瘤位于原位无转移；Ⅱ期肿瘤周围淋巴结有转移；Ⅲ期已有远处转移。

二、临床表现

直肠、肛管恶性黑色素瘤发病年龄 21～96 岁，中位年龄 50～57 岁，多发生女性，男女之比 1∶1.77。

1. 脱垂症状　占 31.20%，排便时肛门内有肿物脱出，早期较小，可以自行还纳，似血栓痔或嵌顿痔，以后逐渐增大，常须用手托回。

2. 便血　占 43.51%，多为鲜血，混有少量黏液，或有黑色溢液，恶臭味。

3. 肛管直肠刺激症状　占 39.53%，患者常感觉肛门坠胀不适，排便习惯改变，便秘与腹泻交替出现。

4. 肛门剧痛　因肿瘤侵犯肛门括约肌所致，排便时更加疼痛。

5. 局部可见突起肿块　肿块隆起形似蕈伞状，有的蒂短而宽或呈结节状，或呈菜花状，大都呈紫黑色或褐黑色。

6. 其他　少数有腹股沟淋巴结肿大、贫血、消瘦。

三、诊断

本病初期时确诊率低，尤其是无色素性恶性黑色素瘤，临床上少见，又缺乏特殊症状，易被临床上忽视，误诊率高达 81.8%，常误诊为血栓性外痔，脱垂的痔、息肉出血与坏死、直肠癌等。凡对可疑病灶，都应该采取病理切片活检，活检时一般主张切除整个瘤体，以免造成医源性扩散，同时提高诊断率。

四、治疗

本病以手术切除为主要治疗方法，辅以化疗及免疫治疗，对巩固手术切除效果，减轻病人的痛苦，延长病人的生命，有一定作用。放射治疗对本病不敏感，若病人就诊早，无远处转移，可行腹会阴联合根治术（Miles 手术）；如已有远处转移，就诊较晚，可经肛门施行肿瘤的姑息性切除术，术后仍辅以化疗和免疫治疗。

五、恶性黑色素瘤的转移与预后

一般认为恶性黑色素瘤是以血行转移为主，其次为淋巴道转移。Cooper 统计了 120 例，38% 在诊断确定时已有转移；王振义等分析了国内 72 例，发现确诊时已有 46 例发生转移（63.8%）。本病恶性程度高，且转移早，故预后极差。仅个别患者手术根治切除后能长期存活，Quan 报道 49 例中仅 6 例经 Miles 手术后生存 5 年以上。影响预后的主要因素为肿瘤侵犯组织的深度，若深度超过 1.7 mm 以上 5 年生存率 0.85%，85% 在两年内死亡。尤其是腹内脏器转移者，即使能手术切除，平均生存期也仅 8 个月。

（吕九娣）

参考文献

［1］李春雨，汪建平．肛肠外科手术技巧［M］．北京：人民卫生出版社，2013.

［2］何永恒，凌光烈．中医肛肠科学［M］．北京：清华大学出版社，2011.

［3］张东铭．盆底肛直肠外科理论与临床［M］．北京：人民军医出版社，2011.

［4］张有生，李春雨．实用肛肠外科学［M］．北京：人民军医出版社，2009.

［5］李春雨．肛肠病学［M］．北京：高等教育出版社，2013.

［6］陆金根．中西医结合肛肠病学［M］．北京：中国中医药出版社，2009.

第十四章

结直肠炎性疾病

第一节 溃疡性结肠炎

溃疡性结肠炎（ulcerative colitis，UC），又称特发性结肠直肠炎、慢性非特异性溃疡性大肠炎，病变主要侵犯黏膜层和黏膜下层，常形成糜烂、溃疡，是一种病因不明的特发于直肠和结肠的炎症性肠病，中医学称"休息痢"。目前已被 WHO 确定为国际难治性疾病。中医学将本病归于"泄泻""痢疾""便血""肠澼""脏毒"等范畴。任何年龄均可发病，但多见于 20～40 岁的成人，男女发病率无明显差别。临床以腹泻、黏液脓血便、腹痛等肠道症状为主要表现，兼见各种全身症状。本病病情轻重悬殊，呈反复发作的慢性病程。病变时间较长，且在病变涉及全部大肠时有恶变倾向。

本病在《素问·通评虚实论篇》中，称为肠澼。在《金匮要略·呕吐哕下利病脉证治》篇中有"热利下重者，白头翁汤主之""下利便脓血者，桃花汤主之"之说，故以"下利"称之。《诸病源候论·痢病诸候》中又称谓"赤白痢""血痢""脓血痢""热痢"等病名。并以病程较长者称之为"久痢"，时愈时止的称为"休息痢"。宋以前方书还有称为"带下"的。金元时代已知本病能相互传染，因而有时称"疫痢"之名。如《丹溪心法·痢篇》指出："时疫时利，一方一家之内，上下传染相似。"《医宗必读·痢疾》提出的治法："须求何邪所伤，何脏受病，如因于温热者，去其温热；因于积滞者，去其积滞。因于气者调气，因于血者和之。新感而实者可以通因通用，久病而虚者可以塞因塞用。"此论述既包括现代医学细菌性痢疾，又包括非特异性溃疡性结肠炎的辨证施治。从发病机制、临床主症和发病规律三方面来看，溃疡性结肠炎最近似于中医的休息痢。

一、诊断

（一）诊断标准

根据 2012 年在我国广州达成的炎症性肠病诊断与治疗共识意见，我国溃疡性结肠炎的诊断标准如下。

溃疡性结肠炎缺乏诊断的金标准，主要结合临床内镜和组织病理学表现进行综合分析，在排除感染性和其他非感染性结肠炎的基础上做出诊断。

1. 临床表现　最常发生于青壮年期，根据我国资料统计，发病高峰年龄为 20～49 岁，男女性别差异不明显（男女比为 1.0 : 1 ~ 1.3 : 1）。临床表现为持续或反复发作的腹泻黏液脓血便伴腹痛、里急后重和不同程度的全身症状，病程多在 4 ~ 6 周以上，可有皮肤黏膜、关节、眼、肝胆等肠外表现。黏液脓血便是 UC 最常见的症状，超过 6 周的腹泻病程可与多数感染性肠炎鉴别。

（1）全身表现：多发生于中型或重型患者，可有发热、消瘦、低蛋白血症、贫血等表现。

1）发热：是由炎症活动或合并感染所致，多为轻度或中度发热。重症可有高热、心率加快等中毒症状。

2）消瘦和低蛋白血症：多发生在重症患者或慢性反复发作者。其发生与营养物质摄入不足、蛋白合成减少、机体高代谢状态消耗过多及胃肠道丢失有关。

3）贫血：常见于重症及慢性迁延不愈的患者，因失血或慢性炎症导致骨髓抑制或药物所致的骨髓抑制有关。

4）水与电解质平衡紊乱：是由病变肠管吸收水、电解质能力下降，同时伴有分泌增多，使患者出现脱水和低钠、低钾血症。

5）水肿：多继发于贫血和低蛋白血症。

（2）消化系统表现：典型表现为腹泻、黏液脓血便、腹痛、里急后重等，同时具有两项或两项以上症状者占大多数。

1）腹泻：大多数患者有腹泻，这是由于大肠黏膜对钠、水吸收障碍和结肠运动功能失常所致。腹泻程度轻重不一，轻者排便 3 ~ 4 次/d 或腹泻与便秘交替，重者可达 10 ~ 30 次/d，当直肠受累严重时，可出现里急后重。粪质多为混有大量黏液的糊状便，多带有脓血。

2）血便、黏液脓血便：发生机制为肠黏膜广泛充血、水肿、糜烂、黏膜剥脱、坏死及炎性渗出。部分患者便鲜血，血液与大便分开或附于大便表面，易误诊为痔疮。大部分患者血液与粪便或黏液、脓液混合。少数出血量较大者可排出血凝块。临床上多数患者以此为主诉前来就医，应予重视。

3）腹痛：原因不清，可能与病变肠管收缩时张力增强有关。多为阵发性痉挛性疼痛，部位常位于左腹和下腹部。痛后常有便意，排便后疼痛可暂时缓解。

4）里急后重：因直肠受炎症刺激所致，常有骶部不适。

5）其他症状：上腹饱胀不适、嗳气、纳差、恶心呕吐等。

6）体征：轻型甚至中型患者多无阳性体征，部分患者受累肠段可有轻度压痛。直肠指诊有时可感觉黏膜肿胀、肛管触痛，指套有血迹。重型和急性暴发型可有鼓肠、腹肌紧张、腹部压痛或（和）反跳痛。有的患者可触及痉挛或肠壁增厚的乙状结肠或降结肠。

2. 结肠镜检查　结肠镜检查并活检是 UC 诊断的主要依据。结肠镜下 UC 病变多从直肠开始，呈连续性弥漫性分布，表现为：①黏膜血管纹理模糊紊乱或消失，充血水肿，质脆，自发性或接触性出血和脓性分泌物附着，亦常见黏膜粗糙呈细颗粒状。②病变明显处可见弥漫性多发性糜烂或溃疡。③可见结肠袋变浅变钝或消失以及假息肉黏膜桥等。

内镜下黏膜染色技术能提高内镜对黏膜病变的识别能力，结合放大内镜技术通过对黏膜细微结构的观察和病变特征的判别，有助 UC 诊断，有条件的单位可开展。

3. 黏膜活检组织学检查　建议多段多点取材，组织学上可见以下主要改变。

（1）活动期：①固有膜内弥漫性、急性、慢性炎性细胞浸润，包括中性粒细胞、淋巴细胞、浆细胞、嗜酸性粒细胞等，尤其是上皮细胞间有中性粒细胞浸润和隐窝炎，乃至形成隐窝脓肿。②隐窝结构改变：隐窝大小形态不规则，排列紊乱，杯状细胞减少等。③可见黏膜表面糜烂、浅溃疡形成和肉芽组织增生。

（2）缓解期：①黏膜糜烂或溃疡愈合。②固有膜内中性粒细胞浸润减少或消失，慢性炎性细胞浸润减少。③隐窝结构改变：隐窝结构改变可加重，如隐窝减少萎缩，可见帕内特细胞化生。

UC 活检标本的病理诊断：活检病变符合上述活动期或缓解期改变，结合临床，可报告符合 UC 病理改变。宜注明为活动期或缓解期。如有隐窝上皮异型增生（上皮内瘤变）或癌变，应予注明。

4. 其他检查　结肠镜检查可以取代钡剂灌肠检查。无条件行结肠镜检查的单位可行钡剂灌肠检查。检查所见的主要改变为：黏膜粗乱和（或）颗粒样改变；肠管边缘呈锯齿状或毛刺样改变，肠壁有多发性小充盈缺损；肠管短缩，袋囊消失呈铅管样。

结肠镜检查遇肠腔狭窄镜端无法通过时，可应用钡剂灌肠检查、CT 或 MRI 结肠显像显示结肠镜检查未及部位。

5. 手术切除标本病理检查　大体和组织学改变见上述 UC 的特点。

6. 实验室检查　主要用于 UC 的辅助诊断、鉴别诊断及病情严重程度和活动性的判断。常用的指标如下。

（1）血液检查：血液常规判断有无贫血、白细胞和血小板计数升高。红细胞沉降率（ESR）和 C 反应蛋白（CRP）增高，可准确反映 UC 的疾病严重程度和活动性，临床上对诊断、治疗和预后有重要的参考价值，但 ESR 特异性不如 CRP。

（2）粪便检查：活动性 UC 镜检可见大量红细胞、脓细胞，还可见嗜酸性粒细胞和巨噬细胞，大便隐血试验（OB）常阳性。粪钙卫蛋白水平可较准确地反映 UC 病变局部的活动性及严重程度，有报道其敏感性和特异性比血清 ESR 和 CRP 要高。

（3）病原检查：应反复多次行粪便细菌培养、血清细菌免疫学和基因检查，排除痢疾杆菌、沙门菌属、空肠弯曲菌、难辨梭状芽孢杆菌、耶尔森菌、结核杆菌以及病毒感染。此外，应连续多次粪便检查溶组织阿米巴滋养体和血吸虫感染。

（4）血清免疫学检查：UC 患者核周抗嗜中性粒细胞胞质抗体（pANCA）阳性率较正常人和克罗恩病患者要高，常作为 UC 的临床辅助诊断和与克罗恩病等疾病的鉴别。部分文献报道抗杯状细胞抗体（GAB）在 UC 患者中有较好的敏感性，特异性高，有一定的临床应用价值。其他自身免疫检查有助于鉴别诊断。

诊断要点：在排除其他疾病的基础上，可按下列要点诊断：①具有上述典型临床表现者为临床疑诊，安排进一步检查。②同时具备上述结肠镜和（或）放射影像学特征者，可临床拟诊。③如再具备上述黏膜活检和（或）手术切除标本组织病理学特征者，可以确诊。④初发病例如临床表现结肠镜以及活检组织学改变不典型者，暂不确诊，应予随访。

（二）疾病评估

诊断成立后，需进行疾病评估，以利于全面估计病情和预后，制定治疗方案。

1. 临床类型　可简单分为初发型和慢性复发型。初发型指无既往病史而首次发作，该类型在鉴别诊断中应予特别注意，亦涉及缓解后如何进行维持治疗的考虑。慢性复发型指临床缓解期再次出现症状，临床上最常见。以往所称之暴发型结肠炎（fulmlnant colitis），因概念不统一而易造成认识的混乱，将其归入重度 UC 中。

2. 病变范围　推荐采用蒙特利尔分型（表 14 – 1）。该分型特别有助于癌变危险性的估计和监测策略的制定，亦有助于治疗方案的选择。

表 14 – 1　UC 病变范围的蒙特利尔分型

分型	分布	结肠镜下所见炎症病变累及的最大范围
E1	直肠	局限于直肠，未达乙状结肠
E2	左半结肠	累及左半结肠（脾曲以远）
E3	广泛结肠	广泛病变累及脾曲以近乃至全结肠

3. 疾病活动性的严重程度　UC 病情分为活动期和缓解期，活动期疾病按严重程度分为轻、中、重度。改良 Truelove 和 Witts 疾病严重程度分型标准（表 14 – 2）易于掌握，临床上实用。改良 Truelove 评分更多用于临床研究的疗效评估。

表 14 – 2　改良 Truelove 和 Witts 疾病严重程度分型标准

严重程度分型	排便（次）	便血	脉搏（次）	体温（℃）	血红蛋白	ESR（mm/1h）
轻度	<4	轻或无	正常	正常	正常	<20
重度	≥6	重	>90	>37.8	<75% 正常值	>30

注：中度介于轻重度之间。

4. 肠外表现和并发症

（1）肠外表现：包括皮肤黏膜表现（如口腔溃疡、结节性红斑和坏疽性脓皮病）、关节损害（如外周关节炎、脊柱关节炎等）、眼部病变（如虹膜炎、巩膜炎、葡萄膜炎等）、肝胆疾病（如脂肪肝、原发性硬化性胆管炎、胆石症等）、血栓栓塞性疾病等。其发生机制目前尚不清楚，可能与自身免疫、细菌感染、毒物吸收及治疗药物的副作用有关。

（2）并发症：包括中毒性巨结肠、肠穿孔、下消化道大出血、上皮内瘤变以及癌变。

1）中毒性肠扩张：是本病的一个严重并发症，其发生率国外报道为 1.6% ~ 13%，多发生于全结肠炎患者，死亡率可高达 44%，临床表现为肠管高度扩张并伴有中毒症状，腹部有压痛甚至反跳痛，肠鸣音减弱或消失。可引起溃疡穿孔并发急性弥漫性腹膜炎。

2）肠穿孔：多为中毒性肠扩张的并发症，也可见于重型患者，发生率国外报道为 2.5% ~ 3.5%，多发生于左半结肠。

3）下消化道大出血：是指短时间内大量肠出血，伴有脉搏增快、血压下降、血红蛋白降低等，其发生率为 1.1% ~ 4.0%。

4）上皮内瘤变以及癌变：目前已公认本病并发结肠癌的机会要比同年龄和性别组的一般人群明显增高，一般认为癌变趋势与病程长短有关，病程 15 ~ 20 年后癌变概率每年增加 1%。我国报道直肠癌的并发率为 0.8% ~ 1.1%。因此，对于本病病程在 10 年以上者要注意癌变的可能。

二、药物治疗

（一）中医辨证论治

1. 湿热内蕴证

（1）证候：腹泻黏液脓血便，里急后重，可兼有肛门灼热、身热、腹痛、口苦口臭、小便短赤等症。舌苔黄腻，脉滑数或濡数。

（2）治法：清热解毒，调和气血。

（3）方药：白头翁汤加减。如大便脓血较多者加炒椿皮、槐花、紫珠草、地榆；大便白冻黏液较多者加苍术、薏苡仁；腹痛较甚者加延胡索、乌药、枳实理气止痛；身热甚者葛根加量使用。根据"行血则便脓自愈，调气则后重自除"的理论，亦可用芍药汤加减，方中有黄芩、黄连清热解毒化湿，当归、芍药、甘草行血和营，缓急止痛。木香、槟榔行气导滞。

2. 气滞血瘀证

（1）证候：腹痛泻下脓血，血色紫暗或黑便，腹痛拒按，嗳气食少，胸胁腹胀。脉弦涩，舌质暗紫有瘀点。

（2）治法：活血散瘀，理肠通络。

（3）方药：膈下逐瘀汤加减。如腹满痞胀甚者加枳实、厚朴；腹有痞块者加皂角刺；腹痛甚者加三七末（冲）、白芍；晨泄明显者加补骨脂。

3. 脾胃虚弱证

（1）证候：腹泻便溏，粪有黏液或少许脓血，食少纳呆，食后腹胀，可兼有腹胀肠鸣，腹部隐痛喜按，肢体倦怠，神疲懒言，面色萎黄。舌质淡胖大或有齿痕，苔薄白，脉细弱或濡缓。

（2）治法：益气健脾，祛湿止泻。

（3）方药：参苓白术散加减。如大便夹不消化食物者加神曲、枳实消食导滞；腹痛怕凉喜暖者加炮姜；寒甚者加附子温补脾肾；腹有痞块者加山甲珠、皂角刺；久泻气陷者加黄芪、升麻、柴胡升阳举陷；久泻不止者加赤石脂、石榴皮、乌梅、诃子涩肠止泻；兼有余热未清者可加黄连或胡黄连；脓血便较重者加白头翁、秦皮、黄柏、血余炭。亦可用纯阳真人养脏汤。

4. 脾肾阳虚证

（1）证候：久泻不愈，大便清稀或完谷不化，腰膝酸软，食少纳呆，可兼有五更泻、脐中腹痛，喜温喜按，形寒肢冷，腹胀肠鸣，少气懒言，面色苍白。舌质淡胖大有齿痕，苔白，脉细沉。

（2）治法：温补脾肾，涩肠止泻。

（3）方药：四神丸加减。如腹痛甚者加白芍缓急止痛；小腹胀满者加乌药、小茴香、枳实理气除满；大便滑脱不禁者加赤石脂、诃子涩肠止泻。亦可用当归四逆汤，四神丸合四君子汤。

5. 肝郁脾虚证

（1）证候：腹痛即泻，泻后痛减，大便稀烂或黏液便，胸胁胀闷，可兼有喜长叹息，嗳气不爽，食少腹胀，矢气较频。舌质淡红，苔薄白，脉弦或细。

（2）治法：疏肝理脾，化湿止泻。

（3）方药：痛泻要方加减。如排便不畅，矢气频繁者加枳实、槟榔理气导滞；腹痛隐隐，大便溏薄，倦怠乏力者加党参、茯苓、炒扁豆健脾化湿；胸胁胀痛者加柴胡、香附疏肝理气；夹有黄白色黏液者加黄连、白花蛇舌草清肠解毒利湿。

6. 血瘀肠络证

（1）证候：腹痛拒按，痛有定处，腹胀肠鸣，泻下不爽，面色晦暗，肌肤甲错。舌质紫黯或有斑点，脉弦涩。

（2）治法：活血化瘀，理肠通络。

（3）方药：少腹逐瘀汤加减。如腹满痞胀甚者加枳实、厚朴；腹有痞块者加山甲珠、皂角刺；腹痛甚者加三七末（冲）、白芍；晨泄明显者加补骨脂。

（二）西药治疗

1. 一般治疗　强调休息、饮食和营养。对活动期患者应强调充分休息，以减少精神和体力负担，待病情好转后改为富营养、少渣饮食。部分患者可能与某些食物过敏有关，应详细询问有关病史并限制相关食物的摄入。重症和暴发型患者应入院治疗，及时纠正水、电解质紊乱；贫血者可输血；低蛋白血症者应输入血清白蛋白。病情严重者应禁食，给予肠外营养治疗。对情绪不稳定者可给予心理治疗。

2. 药物治疗

（1）轻度 UC

1）氨基水杨酸制剂是治疗轻度 UC 的主要药物。包括传统的柳氮磺吡啶（SASP）和其他各种不同类型的 5 - 氨基水杨酸（5 - ASA）制剂，如美沙拉秦（2 ~ 4g/d）、奥沙拉秦（2 ~ 4g/d）和巴柳氮（4 ~ 6g/d）。5 - ASA 制剂疗效与 SASP 相似，但不良反应远较 SASP 少见。尚缺乏证据显示不同类型 5 - ASA 制剂的疗效有差异。

2）对氨基水杨酸制剂治疗无效者，特别是病变较广泛者，可改用口服激素。

（2）中度 UC

1）氨基水杨酸制剂：仍是主要药物。

2）激素：足量氨基水杨酸制剂治疗后（一般 2 ~ 4 周）症状控制不佳者，尤其是病变较广泛者，应及时改用激素。按泼尼松 0.75 ~ 1mg/（kg·d）（其他类型全身作用激素的剂量按相当于上述泼尼松剂量折算）给药。达到症状缓解后开始逐渐缓慢减量至停药，注意快速减量会导致早期复发。

3）硫嘌呤类药物：包括硫唑嘌呤（AZA）和 6 - 巯基嘌呤（6 - MP）适用于激素无效或依赖者。欧美推荐的目标剂量为 1.5 ~ 2.5mg/（kg·d），一般认为亚裔人种剂量宜偏低如 1mg/（kg·d）。

4）英夫利西单抗（IFX）：当激素和上述免疫抑制剂治疗无效或激素依赖或不能耐受上述药物治疗时，可考虑 IFX 治疗。国外研究已肯定其疗效，我国正在进行上市前的Ⅲ期临床试验。

远段结肠炎的治疗：对病变局限在直肠或直肠乙状结肠者，强调局部用药（病变局限在直肠用栓剂，局限在直肠乙状结肠用灌肠剂），口服与局部用药联合应用疗效更佳。轻度远段结肠炎可视情况单独局部用药或口服与局部联合用药；中度远段结肠炎应口服与局部联合用药；对病变广泛者口服与局部用药联合应用亦可提高疗效。局部用药有美沙拉秦栓剂每次 0.5～1g，每日 1～2 次；美沙拉秦灌肠剂每次 1～2g，每日 1～2 次。激素如氢化可的松琥珀酸钠盐（禁用酒石酸制剂）每晚 100～200mg；布地奈德泡沫剂每次 2mg，每日 1～2 次，适用于病变局限在直肠者，该药激素的全身不良反应少。据报道不少中药灌肠剂如锡类散亦有效，可试用。

（3）重度 UC：病情重、发展快，处理不当会危及生命，应收治入院，予积极治疗。

1）一般治疗：补液补充电解质，防止水、电解质、酸碱平衡紊乱，特别是注意补钾。便血多、血红蛋白过低者适当输红细胞。病情严重者暂禁食，予胃肠外营养。粪便培养排除肠道细菌感染。注意忌用止泻剂、抗胆碱能药物、阿片制剂、非甾体类抗炎药等，以避免诱发结肠扩张。对中毒症状明显者可考虑静脉用广谱抗生素。

2）静脉用激素：首选治疗为甲泼尼龙 40～60mg/d，或氢化可的松 300～400mg/d，剂量加大不会增加疗效，但剂量不足会降低疗效。

3）需要转换治疗的判断以及转换治疗方案的选择：在静脉用足量激素治疗约 5d 仍然无效，应转换治疗方案。有两大选择：一是转换药物的"拯救"治疗，如环孢素 A（CsA）或 IFX。依然无效才手术治疗。二是立即手术治疗。

维持治疗药物的选择视诱导缓解时用药情况而定：由氨基水杨酸制剂或激素诱导缓解后以原氨基水杨酸制剂的全量或半量维持；对于激素依赖、氨基水杨酸制剂不能耐受者以硫嘌呤类药物维持；IFX 诱导缓解者继续 IFX 维持。氨基水杨酸制剂的维持治疗疗程为 3～5 年或更长。

三、常用特色疗法

（一）外治方法

1. 塞药法　是指将药物纳入肛内的方法。常用的栓剂有柳氮磺胺吡啶栓、洗必泰栓、清肠栓等。

2. 保留灌肠法　本病病位主要在大肠，中药保留灌肠，可使药达病所，中药口服与灌肠相结合，可提高 UC 治疗效果。临床多选用具有清热燥湿、解毒凉血、生肌止血、止痢功效的药物，如：①三黄汤加减：黄芩 10g，黄柏 10g，黄连 10g，栀子 5g，五倍子 10g，明矾 10g。②败酱草合剂：败酱草 30g，白矾 10g，黄芩 10g，白及 15g。③通灌汤：苦参、地榆、黄柏、甘草等。

用法：取中药煎剂或药液 50ml 保留灌肠，每日 1～2 次，1 个月为 1 个疗程。可根据病情在灌肠药液中加入适量锡类散、青黛散、云南白药等。对腹泻、便血严重的患者可加入氢化可的松 50mg。亦可取氢化可的松 100mg，加入 5% 葡萄糖盐水 200ml，每日 1～2 次肛滴灌肠，一旦症状改善立即改用中药灌肠。依据观察，中药灌肠仍以辨证用药为佳。

（二）其他治疗

1. 针灸疗法　辨证分型取穴，取脾俞、胃俞、大肠俞、中脘、天枢、上巨虚、下巨虚、止泻穴。脾胃虚弱配气海、关元、足三里；脾肾阳虚配肾俞、命门；肝脾不和配太冲、行间；湿热型配曲池、内庭、阴陵泉。脾俞、胃俞、气海、关元、足三里、肾俞、命门、中脘、天枢、上巨虚、下巨虚、止泻穴等施提插捻转补法，并用温针疗法；太冲、行间、曲池、内庭、阴陵泉用提插捻转泻法。隔日 1 次，5 次为 1 个疗程，共治疗 2 个疗程。脾肾阳虚加足三里、命门、关元；脾虚气陷加足三里、百会、长强；湿热郁结加足三里、曲池、合谷；气滞血瘀加肾俞、脾俞、大肠俞。用艾条悬灸，穴位先上后下，先阴经后阳经，每穴灸 3~5min，以皮肤红润不起泡为度。每日 1 次，10 次为 1 个疗程，一般 3~5 个疗程。

2. 穴位埋线疗法　取脾俞、胃俞、大肠俞、小肠俞、关元俞、足三里。龙胆紫标记穴位，常规消毒皮肤，用 2% 利多卡因 0.2ml，行穴位皮下局部麻醉，将 3 号铬制羊肠线置入 12 号穿刺针的针管内，从局部麻醉点刺入皮下 1~1.5 寸，使局部产生酸、胀、麻感，然后边推针芯边退针，将羊肠线埋入穴位。30d 埋线 1 次，1~3 次后统计疗效。

3. 穴位敷贴疗法　多选用足三里、脾俞、天枢、大肠俞、神阙、命门等，可交替使用。以药物制成贴膏贴于穴位，4~6h 后揭去，每日 1 次，30d 为 1 个疗程。

四、手术疗法

（一）手术指征

1. 绝对指征　大出血、穿孔、癌变以及高度怀疑癌变。

2. 相对指征　①积极内科治疗无效的重度 UC 合并中毒性巨结肠，内科治疗无效者宜更早行外科干预。②内科治疗疗效不佳和（或）药物不良反应已严重影响生活质量者，可考虑外科手术。

（二）手术方式

常用的手术方式主要有 3 种。

1. 全大肠切除 + 回肠造瘘术　这是治疗本病的传统的手术治疗方式。术后一般无复发，绝大多数患者能在术后维持良好的健康状态。

2. 结肠切除 + 回肠直肠吻合术　该术式可避免造设人工肛门，但保留的直肠有炎症复发，或炎症向回肠蔓延的缺点，且其中约有 7% 的患者可发生癌变。另外，由于直肠存在活动性病变，还可影响回 - 直肠吻合口的愈合，而有发生吻合口瘘之可能。

3. 全结肠切除 + 直肠黏膜切除 + 回肠肛管吻合术　从理论上来说，该术式是最理想的术式。因该术式保留了前两个术式的优点，而避免了上两个术式的缺点。但该手术术式操作复杂，易发生缝合不全、骨盆脓肿等合并症，有时需造设临时性的回肠瘘。

4. 全大肠切除 + 回肠储袋肛管吻合术　该手术为目前最常用的手术方式，避免回肠造口及回肠吻合术后排便次数多的缺点，但本术式可发生储袋炎，影响储袋功能。

五、临床参考

（一）学术讨论

溃疡性结肠炎是一种病程迁延、容易复发、较难治疗的疾病，中外医学界都希望在溃疡性结肠炎的治疗及机制研究方面有所建树，但因其致病机制复杂，近期仍难以有所突破。目前治疗手段仍以中西医结合为主，控制炎症、调节免疫、对症支持是目前治疗的侧重点。

（1）本病病程较长，常易复发，目前的研究中缺乏中医药对溃疡性结肠炎远期疗效观察和预防复发方面整体评价。

（2）治疗过程中，标本先后病机会有转变，因此，在治疗中应谨守病机，灵活辨证。

（3）中西医治疗本病的形式多种多样，但其最优组合有待进一步研究。

（4）结合现代基础研究，争取找出中医药治疗 UC 的作用机制及靶点，为中医药治疗本病获得确切的基础研究支持。

（二）名医经验

1. 田振国治疗结肠炎性疾病经验　依据"腑病以通为用、腑疾以通为补"的中医理论，田振国教授创立了"宣通气血、寒热并用"治疗炎症性肠病的学术思想，现已被收入国家统编教材——21 世纪规划教材《中西医结合肛肠病学》。他认为大肠炎性疾病病变关键在于肠中气机失常，肠壁经络气滞血瘀，致生肿疡，破溃后又生溃疡，在治疗上应重在调理气血运行、寒热药物并用。该学术思想指导下的创新中药制剂"通腑宁颗粒"（由厚朴、胡黄连、黄柏、天花粉、芦根、滑石、白芍、延胡索、木香、山楂、麦芽、吴茱萸、甘草共 13 味中药组成，寒热药物并见一方，共奏宣通气血、厚肠止泻之功），主治各种慢性非特异性结肠炎性疾病，症见腹泻或腹泻与便秘交替、腹痛、腹胀、黏液血便、里急后重等，疗效满意。

2. 陆金根对溃疡性结肠炎的认识　陆金根应用中医对本病的治疗，多根据 UC 病症的寒热虚实，确定治疗原则。倡导在扶正祛邪的辨证治疗中，始终应顾护胃气，而不可单纯补涩。治疗以"热痢清之，寒痢温之，初痢实则通之，久痢虚则补之，寒热交错者清温并用，虚实夹杂者攻补兼施"为治疗大法。认为疾病初起之时，以实证、热证多见，治宜清热化湿解毒；久病多虚、多寒，应以补虚温中，调理脾胃，兼以清肠，收涩固脱。且对于久病虚弱患者，宜补益之中，佐以清肠导下祛积，扶正祛邪，权衡运用。临床用药之时，宜结合具体病情施治，忌过早补涩，忌峻下攻伐，忌分利小便。

（三）临床研究进展

1. 脾功能失调是 UC 发病的中心环节　近代中医关于 UC 的病因多从湿热、瘀血等论治，但究其根本，其发病的中心环节还在于脾。研究表明 UC 发生的肠黏膜水肿与溃疡均与脾的功能失调有很大关系。肠镜所见肠黏膜水肿的病理改变，实际就是脾失运化、湿聚水生的一种病理过程。脾虚发病，运化失常，组织失养及水湿内停，内溢组织器官，就会导致水肿发生。这与现代医学所说的血管活性物质如组胺等致毛细血管通透性增加及肠道疾患致蛋白质吸收障碍所引起的血浆胶体渗透压降低而致的组织水肿相似。同时现代医学解释肠黏膜溃疡是因感染、自身免疫反应致肠腺隐窝中性粒细胞浸润伴有腺上皮细胞变性坏死形成脓肿、溃破所致。恰与中医所说脾阳受病，不能为胃行其津液，经脉气血不能充分输布，肠黏膜得不到滋养，而造成局部"贫血"，防御功能削弱，久之病气入侵，气血瘀滞，疮疡乃成相吻合。

2. 以清为先、清补结合　"湿热内蕴、气血瘀滞"是溃疡性结肠炎活动期的主要病机。患者主要表现为排便次数增多，大便带有黏液或脓血，伴腹胀或腹痛。《济生方·痢疾》："余每遇此证，必先荡涤肠胃，次正其根本。"治宜清热解毒化湿，以治标为主，使邪去正安。此期不可过早扶正固涩，以免"闭门留寇"，使湿热瘀毒胶结不化留恋于肠道，导致气血壅滞，肠黏膜长期受损，病情迁延不愈。此乃湿热壅滞肠道，气机不畅，湿热灼伤肠络，迫血妄行所致也。治以清热解毒，理气活血。药用红藤、败酱草、地锦草、白头翁等清热解毒消痈。陆金根教授认为，不能一味地健脾扶正，在疾病活动期，应祛邪以扶正，邪去正自安。

3. 栓剂、灌肠等局部治疗的应用 UC 的部位多在远端结肠，研究表明黏膜修复、病灶的消除取决于病变部位的药物浓度与局部活化程度。局部药物浓度高则活化程度高，病灶消除与黏膜修复越快越彻底。同时我国 UC 患者的病变部位大多在左半结肠及直肠部位，因此运用中药栓剂及灌肠等局部治疗可望提高疗效。由上海中医药大学附属龙华医院胃肠病研究所研制成功的清肠栓多年来在临床上被证明是治疗 UC 行之有效的药物。此栓剂通过临床与动物实验表明其作用机制通过局部与整体两方面发挥作用。一方面局部给药后栓剂中有效成分迅速释出，具有抗炎作用，还能附于溃疡表面使局部黏膜免于再损伤；另一方面通过肠道对药物有效成分的吸收，起到调整机体免疫平衡及肠道内菌群平衡等功能，从而起到全面整体的预防治疗作用。

4. 气药灌肠法的应用 用气药灌肠法（采用 DGY-2 电脑灌肠治疗仪。将灌肠方浓缩成 200ml 左右，置入特制的容器中，肛管插入肛门 10~15cm，把气压和时间分别调至 11kPa 和 40s 后分别启动气阀和液阀，将药液灌注于结肠。要求患者先后取平卧位、胸膝位各 5min，10min 后观察药液分布状况）治疗溃疡性结肠炎，效果显著，预后良好。

5. 干细胞移植 干细胞移植实验要求高，成功率低，且须由国家指定的机构施行，目前这方面的报道并不多，有些报道仅限于动物实验，但不失为一种新型的治疗方法。赖氏等报道 1 例 UC 合并急性髓系白血病（AML）病例，患者经改良 1，4-丁二醇二甲磺酸酯（白消安）/环磷酰胺+抗胸腺细胞球蛋白（ATG）方案预处理后，行非血缘关系供者外周造血干细胞移植根治白血病的同时显著改善了 UC 症状。陈氏等采用自体干细胞移植治疗难治性炎症性肠病 10 例，其中重型 UC 患者 1 例，术后症状消失，观察 10 个月无复发症状，血液检查指标均正常，但肠镜复查示无明显改善。其他尚有段氏通过实验采用骨髓间充质干细胞移植治疗 UC，发现同种异体大鼠骨髓间充质干细胞（MSCs）移植后 UC 模型大鼠肠道病变明显好转，糜烂溃疡均愈合。

（刘国军）

第二节　克罗恩病

克罗恩病（crohn disease，CD），又称局限性回肠炎、局限性肠炎、节段性肠炎和肉芽肿性肠炎，是一种原因不明的肠道炎症性疾病。本病和慢性非特异性溃疡性结肠炎两者统称为炎症性肠病（IBD）。克罗恩病在整个胃肠道的任何部位均可发生，但好发于末端回肠和右半结肠。以腹痛、腹泻、肠梗阻为主要症状，且有发热、营养障碍等肠外表现。病程多迁延，常有反复，不易根治，是公认的医学难题之一。

该病在西方国家相当常见，欧洲和北美 CD 的发病率为 $5/10^5 \sim 10/10^5$，患病率达 $50/10^5 \sim 100/10^5$。世界胃肠病组织 2010 年的临床指南中提到，在亚洲，尤其在东亚，CD 的发病有明显的增加趋势。我国近年报道的病例明显增多，基于多家医院病例统计，推测 CD 的患病率为 $1.4/10^5$，且有被低估之虞。该病患者多为青壮年，给社会生产力和个人生活质量带来极大影响，引起了各界高度重视。

本病病因及发病机制至今尚未明确。目前认为可能与遗传、免疫、感染、饮食、环境及心理因素有关。

中医古典医籍中无 CD 病名的记载。根据其证候表现可分属于"腹痛""泄泻""积聚"

"肠痈""肠结""肛痈""肛瘘""血证""虚劳"等范畴。有关"泄泻""腹痛""关格"，均首见于《内经》。汉代张仲景《金匮要略·腹满寒疝宿食病脉证治》谓："腹痛病者腹满，按之不痛为虚，痛者为实，可下之。"明代张景岳《景岳全书·泄泻》篇论述："泄泻之本，无不由脾胃""泄泻之因，惟水火土三气为最""凡泄泻之为病，多由水谷不分，故以利水为上策。"明代赵献可《医贯》有关于"关格"症的详细描述。张锡纯提出用大承气汤加减治疗。

一、诊断

CD 缺乏诊断的金标准，诊断需要结合临床表现、内镜、影像学和病理组织学进行综合分析并随访观察。

（一）临床表现

CD 最常发生于青年期，根据我国统计资料发病高峰年龄为 18～35 岁、男性略多于女性（男女比约为 1.5∶1）。临床表现呈多样化，包括消化道表现、全身性表现、肠外表现及并发症。消化道表现主要有腹泻和腹痛，可有血便；全身性表现主要有体重减轻、发热、食欲不振、疲劳、贫血等，青少年患者可见生长发育迟缓；肠外表现与 UC 相似；并发症常见的有瘘管、腹腔脓肿、肠狭窄和梗阻、肛周病变（肛周脓肿、肛周瘘管、皮赘、肛裂等），有消化道大出血、急性穿孔较少见，病程长者可发生癌变。

腹泻、腹痛、体重减轻是克罗恩病的常见症状，如有这些症状出现，特别是年轻患者，应考虑本病的可能，如伴肠外表现或（及）肛周病变高度疑为本病。肛周脓肿和肛周瘘管可为少部分 CD 患者的首诊表现，应予注意。

（二）辅助检查

1. 内镜检查

（1）结肠镜检查：结肠镜检查和活检应列为 CD 诊断的常规首选检查，镜检应达末段回肠。镜下一般表现为节段性、非对称性的各种黏膜炎症表现，其中具特征性的内镜表现为非连续性病变、纵行溃疡和卵石样外观。

必须强调，无论结肠镜检查结果如何（确诊 CD 或疑诊 CD），也需选择有关检查明确小肠和上消化道的累及情况，以便为诊断提供更多证据及进行疾病评估。

（2）小肠胶囊内镜检查（SBCE）：SBCE 对发现小肠黏膜异常相当敏感，但对一些轻微病变的诊断缺乏特异性，且有发生滞留的危险。主要适用于疑诊 CD 但结肠镜及小肠放射影像学检查阴性者。正规的 SBCE 检查阴性，倾向于排除 CD；阳性结果需综合分析并常需进一步检查证实。

（3）小肠镜检查：目前我国常用的是气囊辅助式小肠镜（BAE）。该检查可直视观察病变、取活检和进行内镜下治疗，但为侵入性检查，有一定并发症的风险。BAE 主要适用于其他检查（如 SBCE 或放射影像学）发现小肠病变或尽管上述检查阴性而临床高度怀疑小肠病变需进行确认及鉴别者；或已确诊 CD 需要 BAE 检查以指导或进行治疗者。小肠镜下 CD 病变特征与结肠镜所见相同。

（4）胃镜检查：少部分 CD 病变可累及食管、胃和十二指肠，但一般很少单独累及。原则上胃镜检查应列为 CD 的检查常规，尤其是有上消化道症状者。

2. 影像学检查

（1）CT 或磁共振肠道显像（CT/MR enterography，CTE/MRE）：CTE 或 MRE 是迄今评估小肠炎性病变的标准影像学检查，有条件的单位应将此检查列为 CD 诊断的常规检查。该检查可反映肠壁的炎症改变、病变分布的部位和范围、狭窄的存在及其可能的性质（如炎症活动性或纤维性狭窄）、肠腔外并发症（如瘘管形成、腹腔脓肿或蜂窝织炎）等。活动期 CD 典型的 CTE 表现为肠壁明显增厚（＞4mm）；肠黏膜明显强化伴有肠壁分层改变，黏膜内环和浆膜外环明显强化，呈"靶症"或"双晕征"；肠系膜血管增多、扩张、扭曲，呈"木梳征"；相应系膜脂肪密度增高、模糊；肠系膜淋巴结肿大等。

CTE 与 MRE 对评估小肠炎性病变的精确性相似，后者较费时，设备和技术要求较高，但无放射线暴露之虑。CT 或 MR 肠道造影（CT/MR enteroclysis）可更好扩张小肠尤其是近段小肠，可能更有利于高位 CD 病变的诊断。

盆腔磁共振有助于确定肛周病变的位置和范围，了解瘘管类型及其与周围组织的解剖关系。

（2）钡剂灌肠及小肠钡剂造影：钡剂灌肠已被结肠镜检查所代替，但遇肠腔狭窄无法继续进镜者仍有诊断价值。小肠钡剂造影敏感性低，已被 CTE 或 MRE 代替，但对无条件行 CTE 检查的单位则仍是小肠病变检查的重要技术。该检查对肠狭窄的动态观察可与 CTE/MRE 互补，必要时可两种检查方法同用。X 线所见为多发性、跳跃性病变，病变处见裂隙状溃疡、卵石样改变、假息肉、肠腔狭窄、僵硬，可见瘘管。

（3）腹部超声检查：对发现瘘管、脓肿和炎性包块具有一定价值，但对 CD 诊断准确性较低，超声造影及彩色多普勒可增加准确性。由于超声检查方便、无创，对 CD 诊断的初筛及治疗后活动性的随访有相当价值，值得进一步研究。

3. 黏膜活检病理组织学检查　需多段（包括病变部位和非病变部位）、多点取材。

CD 黏膜活检标本的病理组织学改变有：①固有膜炎症细胞呈局灶性不连续浸润。②裂隙状溃疡。③阿弗他溃疡。④隐窝结构异常，腺体增生，个别隐窝脓肿，黏液分泌减少不明显，可见幽门腺化生或帕内特细胞化生。⑤非干酪样坏死性肉芽肿。⑥以淋巴细胞和浆细胞为主的慢性炎症细胞浸润，以固有膜底部和黏膜下层为重，常见淋巴滤泡形成。⑦黏膜下淋巴管扩张。⑧神经节细胞增生和（或）神经节周围炎。

4. 手术切除标本　沿纵轴切开（肠系膜对侧缘）手术切除肠管，连同周围淋巴结一起送病理组织学检查。手术切除标本的大体表现包括：节段性或者局灶性病变，融合的线性溃疡，卵石样外观，瘘管形成，肠系膜脂肪包绕病灶，肠壁增厚和肠腔狭窄等特征。显微镜下典型改变除了活检标本组织学改变外还包括：①节段性、透壁性炎症。②活动期有深入肠壁的裂隙状溃疡，周围重度活动性炎症甚至穿孔。③透壁性散在分布淋巴样细胞增生和淋巴滤泡形成。④黏膜下层水肿和淋巴管扩张，晚期黏膜下层增宽或出现黏膜与肌层融合。⑤非干酪样坏死性肉芽肿见于黏膜内、黏膜下、肌层甚至肠系膜淋巴结。⑥肌间神经节细胞和神经纤维增生及神经节周围炎。

手术切除标本的病理确诊标准：CD 的病理学诊断在黏膜活检难度较大，需结合临床表现、肠镜所见和病理学改变考虑。非干酪样坏死性肉芽肿具有较高的诊断价值，但需排除肠结核。手术切除标本可见到更多病变，诊断难度较小。

诊断要点：在排除其他疾病基础上，可按下列要点诊断：①具备上述临床表现者可临床疑诊，安排进一步检查。②同时具备上述结肠镜或小肠镜（病变局限在小肠者）特征以及影像学（CTE 或 MRE，无条件者采用小肠钡剂造影）特征者，可临床拟诊。③如再加上活检提示 CD 的特征性改变且能排除肠结核，可做出临床诊断。④如有手术切除标本（包括切除肠段和病变附近淋巴结），可根据标准做出病理确诊。⑤对无病理确诊的初诊病例，随访 6～12 个月以上，根据对治疗的反应和病情变化判断，符合 CD 自然病程者，可做出临床确诊。如与肠结核混淆不清但倾向于肠结核者，应按肠结核进行诊断性治疗 8～12 周，再行鉴别。

WHO 曾提出 6 个诊断要点的 CD 诊断标准（表 14－3），该标准最近再次被世界胃肠病学组织（WGO）推荐，可供参考。

表 14－3　WHO 推荐的 CD 诊断标准

项目	临床	放射影像学	内镜	活检	手术标本
①非连续性或节段性改变		+	+		+
②卵石样外观或纵行溃疡		+	+		+
③全壁性炎性反应改变	+（腹块）	+（狭窄）	+（狭窄）		+
④非干酪样肉芽肿				+	+
⑤裂沟、瘘管	+	+			+
⑥肛周病变	+			+	+

注：具有①、②、③者为疑诊；再加上④、⑤、⑥三者之一可确诊；具备第④项者，只要加上①、②、③三者之二亦可确诊；应用现代技术 CTE 或 MRE 检查多可清楚显示全壁炎而不必仅局限于发现狭窄。

二、药物治疗

（一）中医辨证论治

1. 湿热壅滞证

（1）证候：腹部胀痛拒按，大便溏泻不爽，便带黏液，食少纳呆，小便短赤，烦渴喜饮，恶心呕吐。舌苔黄腻，脉弦滑或数。

（2）治法：清热化湿，行气导滞。

（3）方药：芍药汤加减。如湿重于热者加苍术、藿香；身热重者，加黄柏、栀子；腹痛重者，加枳实、大黄，并加大白芍用量。

2. 气滞血瘀证

（1）证候：腹部胀痛，攻窜不定，痛引少腹，得暖气、矢气或泻下则腹痛稍减，食少，消瘦，便带脓血。舌紫，脉弦。

（2）治法：疏肝理气，活血化瘀。

（3）方药：柴胡疏肝散加减。如腹部胀痛、刺痛并见，舌质紫暗或有瘀斑者，加桃仁、蒲黄、五灵脂；腹痛攻窜两胁者，加川楝子、延胡索、青皮；气郁化火者，加牡丹皮、栀子、龙胆草；若腹部积块，固定不移者，可用逐瘀汤加减。

3. 脾胃虚弱证

（1）证候：腹痛绵绵，喜温喜按，大便糊状或呈水状，腹胀，纳差，神疲乏力，面色萎黄，气短自汗。舌淡苔白，脉沉细或弱。

（2）治法：健脾助运，化湿止泻。

（3）方药：参苓白术散加减。如食欲不振，加焦三仙；脘腹胀满者，加苍术、厚朴、藿香；形寒肢冷，泻下如水状者，加炮姜、炮附子。腹痛胀满拒按，恶食，嗳腐吞酸，痛而欲泻，泻后痛减，舌质红，苔黄腻，脉滑，此为食滞胃肠、气机阻滞、宿食不化、浊气上逆、食邪燥结、腑气不通所致。治宜消食导滞，通腑止痛。方用枳实导滞丸加减。

中成药参苓白术丸益气健脾，利湿止泻。适用于脾气亏虚，表现出食少、便溏、神疲乏力者。每日 3 次，每次 6g 内服。

4. 脾肾阳虚证

（1）证候：病久迁延，反复泄泻，黎明腹痛，肠鸣即泻，脐周作痛，泻后痛减，大便溏薄，形寒肢冷，腰膝酸软。舌质淡，苔白，脉沉细。

（2）治法：温肾健脾，化湿止泻。

（3）方药：四神丸或真人养脏汤加减。如久泻不止者加炮姜、炮附子、肉桂。

中成药金匮肾气丸温肾助阳。适用于肾阳虚衰，表现出腹泻、大便清稀、肢冷畏寒者。每日 3 次，每次 6g 内服。

（二）西药治疗

1. 根据疾病活动严重程度选择治疗方案

（1）轻度活动性 CD 的治疗

1）氨基水杨酸类制剂：SASP 或 5 - ASA 制剂可用于结肠型，美沙拉秦可用于末段回肠型和回结肠型。

2）布地奈德：病变局限在回肠末段、回盲部或升结肠者，可选布地奈德。对上述治疗无效的轻度活动性 CD 患者视为中度活动性 CD，按中度活动性 CD 处理。

（2）中度活动性 CD 的治疗

1）糖皮质激素：是治疗的首选。病变局限在回盲部者，为减少全身作用糖皮质激素相关不良反应，可考虑布地奈德，但该药疗效对中度活动性 CD 不如全身作用糖皮质激素。

2）激素与硫嘌呤类药物或甲氨蝶呤合用：激素无效或激素依赖时加用硫嘌呤类药物或甲氨蝶呤。有研究证明这类免疫抑制剂对诱导活动性 CD 缓解与激素有协同作用，但起效慢（硫唑嘌呤要在用药达 12 ~ 16 周才达到最大疗效），因此其作用主要是在激素诱导症状缓解后，继续维持撤离激素的缓解。

硫唑嘌呤（AZA）与 6 - 巯基嘌呤（6 - MP）同为硫嘌呤类药物，两药疗效相似，开始选用 AZA 还是 6 - MP，主要是一种用药习惯的问题，我国医师使用 AZA 的经验较多。使用 AZA 出现不良反应的患者转用 6 - MP 后，部分患者可以耐受。硫嘌呤类药物无效或不能耐受者，可考虑换用甲氨蝶呤（MTX）。硫唑嘌呤用药剂量及疗程要足，但该药不良反应常见，且可发生严重不良反应，应在严密监测下应用。

合适目标剂量及治疗过程中的剂量调整：欧洲共识意见推荐的目标剂量范围是 1.5 ~ 2.5mg/（kg·d）。对此，我国尚未有共识。有人认为，对于亚裔人种，剂量宜偏小，如 1mg/（kg·d）。

3）生物制剂：常用的有英夫利西和阿达木，英夫利西（inflixlmab，IFX）是我国目前唯一批准用于 CD 治疗的生物制剂。IFX 用于激素及上述免疫抑制剂治疗无效或激素依赖者，或不能耐受上述药物治疗者。使用方法为 5mg/kg 静脉滴注，在第 0、第 2、第 6 周给予作为诱导缓解；随后每隔 8 周给予相同剂量做长程维持治疗。在使用 IFX 前正在接受糖皮质激素治疗时应继续原来治疗，在取得临床完全缓解后将激素逐步减量至停用。对原先已使用免疫抑制剂无效者无必要继续合用免疫抑制剂；但对 IFX 治疗前未接受过免疫抑制剂治疗者，IFX 与 AZA 合用可提高撤离激素缓解率及黏膜愈合率。

4）其他：氨基水杨酸类制剂对中度活动性 CD 疗效不明确。环丙沙星和甲硝唑仅用于有合并感染者。其他免疫抑制剂、沙利度胺、益生菌、外周血干细胞或骨髓移植等治疗 CD 的价值尚待进一步研究。美沙拉秦局部治疗在有结肠远端病变者必要时可考虑。

（3）重度活动性 CD 的治疗：重度患者病情严重、并发症多、手术率及病死率高，应及早采取积极有效措施处理。

1）确定是否存在并发症：局部并发症如脓肿或肠梗阻，全身并发症如机会感染。强调通过细致检查尽早发现并做相应处理。

2）全身作用糖皮质激素：口服或静脉给药，剂量相当于泼尼松 0.75～1mg/（kg·d）。

3）英夫利西：视情况，可在激素无效时应用，亦可一开始就应用。

4）手术治疗：激素治疗无效者应考虑手术治疗。手术指征和手术时机的掌握应从治疗开始就与外科医师密切配合，共同商讨。

5）综合治疗：合并感染者予广谱抗生素或环丙沙星及（或）甲硝唑。视病情予输液、输血及输白蛋白。视营养状况及进食情况予肠外或肠内营养支持。

（4）特殊部位 CD 的治疗

1）广泛性小肠病变的治疗：存在广泛性小肠病变（累计长度＞100cm）的活动性 CD 常导致营养不良、小肠细菌过度生长、因小肠多处狭窄而多次手术造成短肠综合征等严重而复杂的情况，因此早期即应予积极治疗。如早期应用免疫抑制剂（AZA、6－MP、MTX），对病情重或复发者早期考虑予 IFX。营养治疗应作为重要辅助手段。轻度患者可考虑试用全肠内营养作为一线治疗。

2）食管和胃十二指肠病变的治疗：食管、胃、十二指肠 CD 可单独存在，亦可与其他部位 CD 同时存在。其治疗原则与其他部位 CD 相仿，不同的是：①加用质子泵抑制剂对改善症状有效。②该类型 CD 一般预后较差，宜早期应用免疫抑制剂（AZA、6－MP、MTX），对病情重者早期考虑予 IFX。

2. 药物诱导缓解后的维持治疗　应用糖皮质激素或生物制剂诱导缓解的 CD 患者往往需要继续长期使用药物，以维持撤离激素的临床缓解。激素依赖的 CD 是维持治疗的绝对指征。其他情况宜考虑维持治疗，包括重度 CD 药物诱导缓解后、频繁复发 CD、临床上有被视为"病情难以控制"高危因素等。

糖皮质激素不应用于维持缓解。用于维持缓解的主要药物如下。

（1）氨基水杨酸制剂：使用氨基水杨酸制剂诱导缓解后仍以氨基水杨酸制剂作为缓解期的维持治疗。氨基水杨酸制剂对激素诱导缓解后维持缓解的疗效未确定。

（2）硫嘌呤类或甲氨蝶呤：AZA 是激素诱导缓解后用于维持缓解最常用的药物，能有效维持撤离激素的临床缓解或在维持症状缓解下减少激素用量。AZA 不能耐受者可试换用 6－MP。硫嘌呤类药物无效或不能耐受者，可考虑换用 MTX。

上述免疫抑制剂维持治疗期间复发者，首先要检查药物依从性及药物剂量是否足够，以及其他影响因素。如存在，做相应处理；如排除，可改用 IFX 诱导缓解并继以英夫利西维持治疗。

（3）英夫利西：使用 IFX 诱导缓解后应以 IFX 维持治疗。

三、常用特色疗法

（一）外治法

1. 保留灌肠法　用灌肠器推注 50ml 药液保留灌肠，或用 100ml 药液灌肠仪给药，每日 1～2 次，1 个月为 1 个疗程。

可根据病情选用结肠宁、锡类散、云南白药等。对腹泻、便血严重的患者可加氢化可的松。亦可取氢化可的松加入 5% 葡萄糖盐水中，每日 1～2 次点滴灌肠，一旦症状改善立即改用中药灌肠。

2. 栓剂　氨基水杨酸栓剂，每日 1～2 次纳入肛内，适用于直肠病变。

（二）其他疗法

1. 隔药饼灸疗法　根据 CD 的病机特点与临床表现，可采用隔药饼灸疗法取中脘、气海、足三里、天枢、大肠俞、上巨虚为主穴治疗 CD。

2. 针灸疗法　泄泻取脾俞、中脘、章门、天枢、足三里；腹痛取脾俞、胃俞、中脘、足三里、气海、关元；便血取足三里、三阴交、气海、关元、阴陵泉，平补平泻，留针 10～20min，每日 1 次，7～10 次为 1 个疗程。

四、手术疗法

尽管相当部分 CD 患者最终难以避免手术治疗，但术后复发率高，CD 的治疗仍以内科治疗为主。因此，内科医师应在 CD 治疗全过程中慎重评估手术的价值和风险，并与外科医师密切配合，力求在最合适的时间施行最有效的手术。

（一）外科手术指征

1. CD 并发症

（1）肠梗阻：由纤维狭窄所致的肠梗阻视病变部位和范围行肠段切除术或狭窄成形术。短段狭窄肠管（一般指 <4cm）可行内镜下球囊扩张术。炎症性狭窄引起的梗阻如药物治疗无效可考虑手术治疗。

（2）腹腔脓肿：先行经皮脓肿引流及抗感染，必要时再行手术处理病变肠段。

（3）瘘管形成：肛周瘘管处理如前述。非肛周瘘管（包括肠皮瘘及各种内瘘）的处理是一个复杂的难题，应由内外科密切配合进行个体化处理。

（4）急性穿孔：需急诊手术。

（5）大出血：内科治疗（包括内镜止血）无效出血不止危及生命者，需急诊手术。

（6）癌变。

2. 内科治疗无效

（1）激素治疗无效的重度 CD。

（2）内科治疗疗效不佳或（及）药物不良反应已严重影响生存质量者，可考虑外科手术。

3. 外科手术时机　需要手术的 CD 患者往往存在营养不良、合并感染，部分患者长期使用糖皮质激素，因而存在巨大手术风险。内科医师对此应有足够认识，以避免盲目的无效治疗而贻误手术时机、增加手术风险。

（二）手术方式

结肠 CD 的手术方式取决于病变部位、患者全身状况及是否急诊手术。手术方式可做如下选择。

1. 回肠造口　回肠造口不是结肠 CD 治疗常用的手术方案，仅适用于不能耐受结肠切除者。其目的是减少并发症，促进结肠愈合，为以后限制性结肠切除或直肠、结肠切除创造条件。回肠造口另一作用是缓解病情。

部分患者行肠造口的同时可以行皮瓣推移法修补括约肌、袖套法修补肛周及低位直肠阴道瘘修补。回肠造口也适用于中毒性巨结肠、高危患者（妊娠、老年人）、腹腔污染及穿孔的患者。

2. 限制性节段性结肠切除　适用于病变范围较短，具体到结肠为 10 ~ 20cm 患者。肠切除后主要为回肠 – 结肠吻合、结肠 – 结肠吻合。侧侧吻合能够延缓结肠 CD 的复发。腹腔镜的应用促进结肠部分切除在结肠 CD 治疗中的应用。20 世纪 90 年代后，Fazio 等建议根据肉眼下病变范围切除肠管，不宜扩大切除范围。复发与否主要取决于疾病本身活动状态，过多地切除肠管并不能达到预防复发的目的。

3. 结肠次全切除　适合结肠严重病变且范围较广的患者。患者情况好可行回肠 – 结肠吻合术，患者情况不稳定或腹腔有感染时，不行一期吻合，先行回肠造口，再二期吻合。

4. 全结肠切除及回肠 – 直肠吻合术（IRA）　对结肠广泛的病变可考虑此手术，依据患者情况行一期或分期肠吻合。大出血、感染、穿孔、巨结肠或中毒性结肠炎的患者也可考虑行二期或三期肠吻合。与溃疡性结肠炎、家族性息肉病等行 IRA 相比，因结肠 CD 行 IRA 术后并发症（吻合口瘘、狭窄与肠梗阻）较高，且功能恢复亦较差，长期随访表明需要行永久性回肠造口的患者约 50%。

5. 直肠 – 结肠切除术及回肠造口　适合直肠和结肠均有病变且患者不能耐受一期吻合的患者。

6. 狭窄成形术　狭窄成形术可适用于病变肠段狭窄者。狭窄段较短者，可沿纵轴切开后横向缝合（Heineke – Mikulicz 手术）；狭窄段较长者可纵向切开后做长的侧侧吻合式缝合（Finney 成形术）。Michelassi 等设计了一种顺蠕动肠侧侧吻合狭窄成形术，解决多处或较长的狭窄（ > 15cm）；Williams 应用内镜气囊扩张术（EBD）替代狭窄成形术，仅适于非活动病变，狭窄长度小于 4cm。结肠狭窄成形术经验有限，行结肠狭窄成形术的患者多数同时实施小肠狭窄成形术，需要注意的是结肠狭窄的患者术后并发肿瘤概率较小肠狭窄成形术高。

（三）肠瘘的外科治疗

肠外瘘手术的 CD 并不多，以肠内瘘手术多见。25% ~ 40% 的 CD 患者会出现肠内瘘，主要是回盲部，小肠和结肠次之，乙状结肠和直肠出现瘘的概率相对较少。肠内瘘不是手术的绝对适应证，多数肠内瘘不需要外科手术，但近年来手术治疗肠内瘘有增加的趋势。如果患者周身状况和瘘管部位条件允许，可以争取做一期切除肠端端吻合；对少数腹腔感染严重或（和）营养状况较差者，应先行近段肠管造口，待局部条件好和全身状况改善后再行二期闭瘘术。

（四）结肠 CD 的紧急手术

1. 中毒性结肠炎　中毒性结肠炎可以并存或不并存巨结肠。结肠 CD 中以中毒性结肠炎为首发临床表现者占 30% 左右。近年来的研究表明 CD 所致的中毒性结肠炎已占到炎症性肠病性中毒性结肠炎的 50%，6% 的结肠 CD 患者表现为中毒性结肠炎。具备下述至少两项可以诊断为中毒性结肠炎：①心率 >100/min。②体温 38.5℃。③白细胞 >10.5 × 10^8/L。④低白蛋白血症 <30g/L。中毒性巨结肠除上述中毒性结肠炎标准外结肠直径需 >5cm。

中毒性结肠炎要重视围手术期处理。术前慎用麻醉药物，以免掩盖腹膜炎的临床表现；不用抗腹泻药物；术前适当补充液体与血制品；由于肠黏膜屏障功能受损，会出现细菌与毒素的易位，因此，要选用广谱抗生素。密切监视患者的生命体征、脱水、腹围、腹部平片。氧疗在巨结肠治疗中极为重要。

大剂量激素（氢化可的松 100mg，每 6h 一次；甲基泼尼松龙 16~20mg，每 8h 一次；或泼尼松 20mg，每 8h 一次）是重要的支持治疗。结肠炎对激素治疗 7d 无反应，可考虑应用环孢素，剂量为 4mg/（kg·d）。中毒性结肠炎或巨结肠出现游离穿孔、腹膜炎或大出血，则应立即手术治疗；保守治疗 48~72h 无效后亦应积极手术治疗，可以避免穿孔；持续的结肠扩张是手术的指征。出现穿孔，病死率高于 40%，而穿孔前手术则病死率仅为 2%~8%。

中毒性结肠炎的患者，结肠极为脆弱、明显扩张并贮存大量粪便，分离时容易出现医源性穿孔，增加并发症和死亡率。因此，手术时应先细针穿刺减压、堵塞隔离乙状结肠、仔细分离结肠固定处以减少穿孔的危险性。手术方式包括结肠次全切除术回肠造口、直肠结肠切除回肠造口，不做一期吻合。

2. 大出血　CD 患者中等量出血较为常见，但大量出血和严重出血较少见。出血可发生在任何年龄与疾病时段，但青年患者更为常见。肠道 CD 患者小肠出血占 65%，大肠占 12%，还有 23% 的患者出血部位不确定。部分 CD 患者消化道出血是由于十二指肠溃疡，治疗时应注意鉴别。

CD 患者出血的手术指征为输注 4~6U 红细胞后不能控制出血、复发性出血。手术的目的是解救患者生命，因此手术尽可能的简单。由于 CD 患者多数为节段性肠道出血，应于出血时选择肠系膜动脉血管插管造影，以明确出血部位。此外，术中内镜的应用亦越来越多。

结肠出血则切除出血病变肠段，直肠无病变且病情稳定，则行回肠 – 直肠吻合术。如果直肠有病变且病情不稳定，则行全结肠切除回肠造口术。对于存在直肠病变的患者，也可在度过急性期后再处理病变的直肠。

3. 游离穿孔　CD 患者游离肠穿孔的发生率不高（1%~3%），但却是极为严重的并发症。消化道任何部位均可出现穿孔，其中结肠占穿孔的 20%~50%，且主要见于中毒性结肠炎患者或结肠远端有梗阻者，其他原因包括腺瘤穿孔、内镜检查导致穿孔及吻合失败。

患者被怀疑穿孔应积极地进行复苏及术前准备。腹部平片的目的是观察结肠有无扩张及有无腹腔游离气体，但仅有 20% 穿孔的患者有气腹症。没有中毒性巨结肠的结肠穿孔可以行节段性结肠切除及回肠造口。内镜致结肠穿孔，手术方式取决于穿孔部位，病变部位穿孔则行穿孔及病变肠襻切除，尽可能地行近端肠造口；如果正常肠襻穿孔，则可以考虑切除或修补。中毒性巨结肠的穿孔，可行结肠次全切除术，保留远端乙状结肠和直肠，一般不行直肠结肠切除术。

4. 腹腔脓肿或包块　由于腹腔脓肿或包块而行手术占 CD 手术的 25% 以上，其中腹腔包块患者中 40% 存在肠瘘。脓肿可以是腹腔内、腹膜后或肠系膜间。传统的脓肿治疗方式是开腹引流，近年来介入技术应用经皮穿刺引流越来越多。

5. 肠梗阻　肠梗阻是小肠 CD 的主要手术原因（35% ~ 54%），结肠 CD 肠梗阻较少（5% ~ 17%）。对于结肠 CD 患者而言重要的是术前排除癌变。肠梗阻的原因是狭窄部位急性活动期炎症、狭窄处纤维素形成、附近脓肿或包块。排除脓肿后一般先行内科治疗，因肠梗阻而行紧急手术者并不多见，特别是结肠 CD。

（五）复发

CD 患者手术率高，复发率惊人。CD 术后复发是外科医师应关注的一个问题。在术前即应告知患者，术后应坚持治疗以延缓复发。虽然内、外科医师都很重视预防 CD 复发的问题，但 CD 的治疗至今尚无有效的、治愈的方法。

术后复发可定义为临床、内镜、形态学、外科复发。形态学复发是指在完全切除肉眼可见的病灶后，经内镜、影像学检查或手术发现新的病灶，通常出现在回肠末端或吻合口处。近年来，形态学复发逐渐被内镜复发所取代。若完全切除肉眼可见病变后出现 CD 的临床症状，并证实病变再发，则称临床再发。外科复发是指需再次进行外科治疗。

影响 CD 术后复发的因素甚多，包括性别、发病年龄、妊娠、吸烟、家族史、手术前病史时间、病变部位和侵犯范围、药物治疗、手术指征（穿孔及非穿孔）、是否有手术史、切除肠襻长度、吻合技术、切缘长度、手术输血量及术后并发症等。

（六）吻合口的选择

1. 手工缝合与吻合器　吻合口瘘是结肠 CD 手术重要并发症，也是困扰外科医师实施手术的主要原因。回结肠吻合是 CD 手术最常用的肠吻合方式。吻合器能够有效地降低术后吻合口瘘的发生率，其机制可能是：术中污染机会少，减少组织操作，炎症较轻。

2. 端端吻合与侧侧吻合　吻合口复发是 CD 手术治疗的另一重要问题。侧侧吻合口径较大、血供丰富，降低了郁积与梗阻的可能性和吻合口缺血的可能性。侧侧吻合能够降低术后瘘的发生，但侧侧吻合不能延缓 CD 的复发。

（七）肛瘘的处理

首先要通过症状和体检，并结合影像学检查（如 MRI、超声内镜或肛门直肠超声检查）等了解是否合并感染以及瘘管的位置、范围等。在此基础上制定治疗方案。结肠镜检查了解直肠乙状结肠病变的存在及严重程度，有助于指导治疗。

如有脓肿形成必须先行外科充分引流，并予抗生素治疗。

无症状的单纯性肛瘘无需处理。有症状的单纯性肛瘘以及复杂性肛瘘首选抗生素如环丙沙星或（及）甲硝唑治疗。并以 AZA 或 6 - MP 维持治疗。存在活动性肠，道 CD 者必须积极治疗活动性 CD。

应由肛肠外科医师根据病情决定是否需要手术以及术式的选择（如单纯性肛瘘瘘管切除术、复杂性肛瘘挂线疗法，乃至肠道转流术或直肠切除术）。

已有证据证实 IFX 对肛瘘的疗效。对复杂性肛瘘，IFX 与外科及抗感染药物联合治疗，疗效较好。

五、临床参考

（一）学术讨论

CD 是一种病程迁延、容易复发、较难治疗的疾病，其病因病机复杂，至今尚未完全阐明，故在治疗上存在一定困难。中医在治疗本病上有治法众多、疗效确切、不良反应少、安全可靠的优势，但尚存在一些问题。

（1）本病病程较长，常易复发，目前的研究中缺乏中医药对 CD 远期疗效观察和预防复发方面的整体评价。中医治疗本病的形式多种多样，但其最优组合有待进一步研究。

（2）因 CD 的临床表现多样性，要提高对本病的认识，收集临床资料要完整，有利于对疾病程度及疗效判定有正确的评估。

（3）对 CD 患者病程长（20 年以上）、病变广泛、起病早者，应相隔 6 个月行纤维结肠镜监测实属必要，一旦伴有过度不典型增生者，就应行预防性结肠切除术。如已证实为 CD 癌变，应按癌行根治术。

（二）临床研究进展

目前，针灸治疗 CD 的效应机制研究已逐渐成为针灸领域的研究热点，包春辉等多从免疫学角度进行研究。多角度研究 CD 才能全面阐释针灸的作用机制，从不同角度研究针灸治疗 CD 的效应机制将是今后工作的重点之一。新技术如 microRNA 芯片技术的应用将为 CD 研究提供先进的方法与手段，对 CD 进行 microRNA 的筛选、鉴定，初步研究中国人 CD 相关的 microRNA，了解中国人 CD 相关的 microRNA 表达特点，进而探讨针灸对中国人 CD 相关 microRNA 表达谱的干预作用。此外，研究针灸干预 CD 的信号传导途径也具有较大意义。如选择与 CD 发生密切的 TLR4 信号通路（TLR4/NF－κB 通路）进行研究，探讨针灸治疗 CD 的信号转导机制，将为针灸治疗 CD 作用机制的全面阐明提供科学实验资料。

（三）名医经验

丁义江等在克罗恩病的治疗上有其自己特色且疗效显著。肛周克罗恩病治疗的目的是减轻局部症状，保护肛门功能。症状的有无是决定治疗的重要因素，仅有体征而没有症状不应强行治疗。治疗的程度取决于症状和体征的严重程度以及潜在的病理性质。

1. 内科治疗 对于合并有肠道克罗恩病的患者，结合内科治疗是必需的。肠道炎症处于相对静止期时为处理肛周病变提供了良好的条件。治疗肠道克罗恩病的药物会影响肛周克罗恩病的活动和治愈率。

（1）类固醇和免疫抑制剂：尽管类固醇在治疗肠道克罗恩病中得到广泛应用，并取得明确的效果，但没有明确的证据表明对肛周病变有益，而且会影响肛瘘的愈合和导致脓肿的形成。

（2）抗生素：在肛周克罗恩病治疗中特别建议使用甲硝唑。甲硝唑最初是用来治疗阴道滴虫感染，后来发现其有明显抗厌氧菌的作用，同时对革兰阴性和革兰阳性细菌也有作用。

最近研究表明，环丙沙星通过抑制细菌 DNA 回旋酶合成对治疗肛周克罗恩病有明显效果。

2. 外科治疗 肛周克罗恩病的外科处理可参照如下基本原则：①无症状者不治疗。

②伴有活动性的肠道克罗恩病者予以全身治疗和局部引流，或做长期引流。③低位括约肌间瘘或经括约肌瘘者予以瘘管切开术。④复杂性肛瘘者予以引流并考虑在适当时期选择挂线治疗或黏膜瓣推移技术。

（刘国军）

第三节　放射性肠炎

放射性肠炎（radiation enteritis）是盆腔、腹腔、腹膜后恶性肿瘤经放射治疗引起的肠道并发症，属继发性肠病。分别可累及小肠、结肠和直肠，其中以直肠多见。不论何种放射源在5周内照射量超过50Gy时，约8%的患者会发生放射性肠炎，国外报道的发病率在2.4%～2.5%。

此病根据其临床表现，在中医理论中可归类于"泄泻""便血""痢疾"等范畴。中医学认为放射线作为致病因子是一种火毒之邪，属于六淫中的火邪、热邪。其初起火毒内攻，夹湿蕴蒸肠道而为实热之证，继则热入营血，瘀阻肠络，后期则为阴阳两伤、脾肾俱虚、气阴两虚等。

现代医学认为放射线可通过直接或间接作用导致细胞损伤。直接损伤主要是由于细胞直接吸收了高量的辐射能，而间接损伤常常是由于放射线与组织细胞内的水分子相互作用产生自由基并经由自由基作用引起DNA损伤和复制障碍。但是至今放射性肠炎的具体机制仍然不是非常清楚。

一、诊断

（一）诊断标准

1. 病史　急性放射性肠炎常出现在放疗期间，持续数周，可自行限制，一般在放疗后6周得到明显改善，但约20%的患者由于症状严重，常中断了放疗计划。当照射后急性放射性肠炎的症状持续3个月或更长时间，即可诊断为慢性放射性肠炎。但慢性放射性疾病的发病期多发生在放射治疗的后期、结束或在结束后数月至数年。故慢性放射性肠炎的诊断可能难以确定，特别是在放疗后数年才出现症状，可能将这些临床特征解释为恶性疾病复发。

2. 症状　急性放射性肠炎常见的症状有恶心、呕吐、腹痛、腹泻等。在接受盆腔放射治疗的患者中有50%～75%伴有黏液血便或直肠出血。全身营养状况较差，出血时间较长的患者常合并贫血，部分患者还可伴有低热。放射性直肠炎的患者常伴有里急后重和直肠部位疼痛。慢性放射性肠炎患者中单独发生结直肠放射性肠炎的可能性比较小，大部分患者同时伴有小肠的炎症。常见的临床表现有慢性腹痛、大便次数增多、黏液便、血便、直肠部疼痛和里急后重等。晚期小肠放射性损伤常伴有小肠吸收不良和肠蠕动紊乱、小肠部分性梗阻引起的腹部绞痛，也可有恶心、呕吐和不同程度的吸收不良。肠狭窄和数段肠管的肠蠕动障碍均可引起肠梗阻，并可由部分性发展至完全性肠梗阻。

3. 局部检查　急性期患者由于肛门直肠部位的炎症和炎症的刺激，直肠指诊可触及肛门括约肌痉挛，直肠壁变厚、变硬，指套有血染。慢性期患者可发现直肠溃疡、直肠狭窄或瘘管。

4. 辅助检查

（1）X线检查：在放射性肠炎早期，腹部平片可显示功能性肠梗阻。钡剂检查常显示黏膜水肿、肠襻扩张和张力减退。钡剂灌肠检查，在急性期常见结直肠有严重痉挛，直肠前壁可能有孤立性溃疡。若有弥漫性溃疡存在，结直肠壁黏膜可呈针刺状。慢性放射性小肠结肠炎的钡剂检查所见有肠黏膜水肿，肠襻分开。若进一步发生纤维化，则可见肠腔变窄、固定，并呈管状，可有一段或几段肠管的扩张性较差，黏膜纹理消失。结直肠病变的 X 线表现有肠腔狭窄、变直和结肠袋消失等。

（2）内镜检查：急性放射性肠炎在乙状结肠镜检查时表现为结肠和直肠黏膜充血、水肿，血管纹理不清，甚至有溃疡形成，黏膜脆弱，触之易出血。慢性放射性肠炎可见黏膜水肿，苍白，呈颗粒状，较脆弱，并有明显的黏膜下毛细血管扩张，放射性直肠炎肠镜所见病变轻重程度，按 Sherman 分级标准将病变分为 4 度。

Ⅰ度：无明显损伤，直肠黏膜可见轻度充血、水肿、毛细血管扩张，易出血。Ⅱ度：直肠黏膜有溃疡形成，并有灰白色痂膜，黏膜出现坏死现象，有时也有轻度狭窄。Ⅲ度：直肠由于深溃疡所致严重狭窄，出现肠梗阻。Ⅳ度：形成直肠阴道瘘或肠穿孔。

（3）肠系膜动脉造影：小动脉损伤伴缺血性改变是造成放射性肠狭窄的病理基础，肠系膜动脉造影片上常可见肠系膜小动脉分支异常。

（4）CT 扫描：放射性肠炎的典型影像学表现是，损伤段肠和非损伤段肠有明显分界，且不发生于放射野内。特征性 CT 表现为：不断增厚的狭窄肠管，肠壁的脂肪密度靶，亦被称为"脂肪晕轮征"。此"晕轮"可为"双环"或"三环"。

（5）放射性核素检查：测定放射性 γ 标记胆酸的吸收率判断末端回肠的功能，测定对大分子如铬 - 乙二胺四乙酸通透性的增加对诊断急性放射性小肠炎有一定价值，但由于这些检查的特异性不高，临床上应用尚不广泛。

（二）分类

根据肠道遭受辐射剂量的大小、时间的长短、发病的缓急，一般将放射性肠炎分为急性和慢性两种。

二、药物治疗

（一）中医辨证论治

传统中医药文献中没有放射性肠炎的相关记载，但中医学的指导思想和辨证论治理论完全可以用于指导临床治疗。放射性肠炎的基本病机是本虚标实。治疗以扶正祛邪、急则治标为基本原则。

1. 湿热下注证

（1）证候：大便溏，次数多，便中带血，以鲜红为多，肛门灼热、疼痛，心烦口渴不欲多饮，恶心纳呆腹胀。舌质红绛，苔黄腻或薄黄，脉滑数。

（2）治法：清热解毒利湿。

（3）方药：白头翁汤加减。脾虚偏重的合参苓白术散。

2. 气阴两虚证

（1）证候：腹部隐隐作痛，时作时止，乏力自汗，口干少津，大便燥结，有的便血鲜红量多。舌质红，少苔，脉细弱。

（2）治法：益气养阴。

（3）方药：生脉散加味。出血多者加三七粉冲服，便秘重者加麻仁丸。

3. 脾肾两亏证

（1）证候：大便溏薄，次数多，便中带血，血量多，纳差，神倦，面色萎黄，腰脊酸痛，头晕耳鸣。舌质淡，脉虚细。

（2）治法：健脾益气，补肾止血。

（3）方药：补中益气汤加味。

（二）西药治疗

目前的临床治疗基本上还是基于对症支持治疗为主。

1. 促生长素抑制素及水杨酸类药物　促生长素抑制素已成为治疗放疗后严重腹泻的一线药物。每日 2g 水杨酸类药物能有效缓解急性放射性肠炎的症状。上述两类药物早期应用能够预防由此产生的感染和体液丢失等并发症。

2. 局部镇痛剂和粪便软化剂　有显著里急后重和疼痛者，可用 2% 苯唑卡因棉籽油保留灌肠，也可用温石蜡油保留灌肠或温水坐浴。

3. 激素或硫糖铝灌肠　琥珀酰氢化可的松 50mg 加 200ml 温生理盐水保留灌肠，或硫糖铝（2g/20ml）灌肠，特别是里急后重者有效。

4. 止血　低位肠出血可用 3.6% 甲醛溶液 2L 灌肠，保留 15min，然后用 1.5L 生理盐水灌洗，或在内镜直视下用 4% 甲醛溶液浸泡纱布接触出血的黏膜而止血。部位较高的出血点可用去甲肾上腺素 4~6mg 或去氧肾上腺素 10~20mg 稀释于 200ml 温生理盐水中保留灌肠，或用凝血酶 100~1000 单位加 200ml 温生理盐水中保留灌肠，一般在 1~3min 内即可止血。

5. 骶前封闭疗法　0.5% 的普鲁卡因 40ml、维生素 B_6 100mg、维生素 B_1 200mg、α-糜蛋白酶 2~5mg、链霉素 0.5g，每隔 5~7d 封闭 1 次，治疗 1~3 次，可使疼痛明显减轻。

6. 抗生素的应用　主要是抑制肠道细菌的过度生长，控制继发感染。

7. 有益菌种及其衍生物　乳酸菌特别是乳酸杆菌是最常见的益生菌之一。

8. 营养支持　包括肠外营养及其肠内营养。

三、常用特色疗法

结肠水（药）疗法：中药保留灌肠为结肠药疗的一种，选用清热解毒、祛风除湿、祛瘀止血凉血的药物，煎成汤剂，自肛门灌入，保留在直肠或结肠内，通过肠黏膜吸收，达到治疗疾病的目的。中药保留灌肠可直接作用于肠黏膜局部发挥作用，易于达到病变部位的高浓度而无相应的血浆高水平，有利于发挥最大疗效而降低不良反应，迅速消除或缓解症状。尤其适用于放射性直肠炎及低位放射性结肠炎，可以单独使用或配合口服药物同时使用以增强疗效。常用的中成药可选用锡类散（每次 2 支）、云南白药（每次 4g）、湿润烧伤膏（每次 2 摊）、结肠宁（每次 5g）用生理盐水 30~50ml 稀释后经肛门缓慢注入，7d 为 1 个疗程。也可采用生地 15g、当归 15g、地榆 20g、白及 20g、蛇舌草 30g、黄连 3g、黄柏 10g、黄芩 10g、三七 10g、丹参 15g 等中药煎煮后，取药液 50ml 加入上述成药 1~2 种，直肠滴注或电脑灌肠仪灌入，每日 2 次，10d 为 1 个疗程，可连续应用。中药保留灌肠对放射性直肠炎的形成和发展无明显预防、干预作用，但对于已形成的放射性直肠损伤具有良好治疗作用，有利于在病变的局部直接发挥作用，避免了大黄等中药口服对胃黏膜的刺激，对年老、脾胃虚弱者尤宜，且未发现明显毒副作用，患者易于接受，值得临床应用。

四、手术疗法

大约 1/3 的慢性放射性肠炎患者在病程中需要手术治疗，手术治疗适用于放射性肠炎引起的肠穿孔、经保守治疗无效的结直肠出血、肠梗阻、肠狭窄、直肠溃疡、直肠坏死、直肠阴道瘘和直肠膀胱瘘等。手术治疗慢性放射性肠炎有一定风险，受到多种因素的影响，如患者的营养状况、常伴有多发肠粘连、受照区域不能明显区分、射线损伤小血管导致外观正常的肠管血运受损等。手术切口应选择在健康的腹壁上，尽量避开照射过的部位。由于放射性损害使组织粘连严重、愈合能力差，增加了手术的困难性，因此根据患者的具体情况选择合适的术式是手术成功的关键。常用的手术方式有肠切除一期吻合、短路吻合术和结肠造口术等。目前对手术治疗的最佳方案仍有争议。

五、临床参考

（一）学术讨论

开展放射性肠炎发病机制和防治的研究：放射性损伤是放射治疗一个难以克服的障碍，放射疗法治疗盆腹腔恶性肿瘤的要求之一，就是要在不影响治愈率的前提下尽可能减少照射损伤的发生风险。尽管一些预防措施在临床治疗过程中得到应用，但由于接受放射治疗患者的增加、放射剂量的加大以及为了避免皮肤损害的放射性内照射的增加，放射性肠炎总发病率却呈上升趋势。因此有必要对放射性肠炎的发病机制、防治进行进一步的研究。不同个体接受放射治疗后放射性的损伤差别很大，难以用分割方式、靶区体积等治疗相关因素和同步化疗、合并糖尿病等诱因来完全解释。近年来的初步研究支持放射敏感性由基因支配的观点，基因遗传学和分子生物学研究提示，应当从不同个体酶基因型差异和基因变异入手，来进行包括放射性肠炎在内的放射性损伤机制及防治研究。放射性肠炎的内科和外科治疗常常是不成功的，目前除了对症和支持治疗外，放射性肠炎尚无理想的治疗手段，寻找安全、有效、方便的放射性肠炎防治方法是迫切需要解决的问题。

（二）临床研究进展

至今放射性肠炎的具体机制仍然不是非常清楚，目前研究主要集中在以下几个方面。

1. 肠干细胞凋亡机制　放射线首先损伤了肠隐窝干细胞，诱导其凋亡增加，肠上皮细胞更新障碍，因此使得肠上皮完整性遭到破坏。

2. 血管内皮细胞损伤与放射性肠炎　血管内皮细胞功能障碍，特别是内皮的血栓调节蛋白在这些放射性损伤的发病机制中发挥着重要作用。

3. 肠黏膜淋巴组织损伤　肠黏膜尤其是回肠黏膜含有丰富的集合淋巴小结，最易发生放射性损伤，降低了肠黏膜的抗感染能力。

4. 菌群失调　治疗前患者肠道微生物菌群的组成异常可能是放射后急性腹泻发生的重要决定因素之一。

减少照射剂量和照射野仍然是预防急慢性放射性肠炎的主要方法。放射性肠炎尚无理想的治疗手段，严重急性放射性肠炎和晚期慢性放射性肠炎的治疗难度更大，治疗策略的选择依然富有争议，目前的临床治疗基本上还是基于对症支持治疗为主，必要时手术治疗，而中医药有其独特优势。

（1）家庭胃肠外营养：外科手术和家庭胃肠外营养支持对于慢性放射性肠炎相关的肠梗阻的治疗都非常重要，但是从长期的营养均衡和生存率来看，对于该类患者的初始治疗阶段首先保持肠道休息和进行家庭胃肠外营养支持，可能较直接选择手术的效果要好。

（2）高压氧治疗：高压氧治疗结合营养支持、抗感染等治疗，可加速损伤黏膜修复，并具有较好的止痛、止血效果。高压氧治疗可使 2/3 的慢性放射性肠炎患者获得愈合或显著的临床症状的改善，是一项很有前景的治疗方法。

（3）内镜治疗：内镜下氩离子凝固术在治疗放射疗法引起的下胃肠道出血、出血性十二指肠炎及回肠炎中具有重要作用。小肠镜下球囊扩张术可能是慢性放射性肠炎所致的肠腔狭窄的一个非常好的保守治疗选择。

中医药强调辨证论治及个体化治疗，中药内服以及中药保留灌肠疗法对于放射性肠炎的局部黏膜及全身症状都有很好的治疗作用，但是目前缺乏多中心、大样本的随机对照研究结果；中医学十分强调"未病先防、既病防变"的思想，对疾病预防十分重视。针对放射性肠炎治疗难度较大，疗效欠佳的现状，中医药工作者应当加强放射性肠炎的预防研究。与西医以发病机制研究为基础，继而进行针对性的临床防治研究不同，中医药可以首先从临床疗效确切的方药入手，完善中医病机认识，进行放射性肠炎预防的随机对照临床研究，而后对预防效果较理想的方药用现代科技手段深入研究其作用机制、靶点，以期对放射性肠炎这一难治疾病有所突破。

（吕九娣）

第四节　肠结核

肠结核（intestinal tuberculosis）是结核分枝杆菌引起的肠道慢性特异性感染疾病，是最常见的肺外结核病之一。主要由人型结核分枝杆菌引起。少数地区有因饮用未经消毒的带菌牛奶或乳制品而发生牛型结核分枝杆菌肠结核。本病一般见于中青年，女性稍多于男性。

肠结核好发于回盲部，依次为升结肠、空肠、横结肠、降结肠、阑尾、十二指肠及乙状结肠等处，偶有位于直肠者。胃结核亦有报道，但极少见。

结核菌侵入肠道后，其病理变化随人体对结核杆菌的免疫力与过敏反应的情况而定。当感染菌量多，毒力大，机体过敏反应强时，病变往往以渗出为主，并可有干酪样坏死并形成溃疡，称为溃疡型肠结核；若感染较轻，机体免疫力（主要是细胞免疫）较强时，病变常为增生型，以肉芽组织增生为主，形成结核结节并进一步纤维化，称为增生型肠结核。实际上兼有溃疡与增生两种病变者并不少见，此称为混合型或溃疡增生型肠结核。肠结核多数起病缓慢，病程较长，大多数肠结核患者缺乏特异性临床表现，主要的临床表现为腹痛、腹泻、便秘、腹部肿块及午后低热、盗汗、乏力、消瘦等全身症状。

一、诊断

（1）多继发于肠外其他脏器结核，常发生于回肠、回盲部、升结肠等处。

（2）右下腹或脐周慢性隐痛、腹泻、便秘或腹泻便秘交替，粪便明显稀水样或糊状。可有午后低热、盗汗、食欲不振、营养不良、消瘦等结核中毒症状表现，合并有肠梗阻时常有呕吐、痉挛性疼痛。

（3）触诊可触及肿块，右下腹压痛明显，肠梗阻可见肠型或蠕动波。

（4）纤维结肠镜可明确病变部位、类型及范围，黏膜活检可见干酪性肉芽肿或结核分枝杆菌培养阳性。红细胞沉降率多明显增快。

（5）粪便检测，镜下见少量红细胞和脓细胞或检测到结核分枝杆菌抗酸染色阳性（检出率低），粪便结核分枝杆菌培养阳性。

二、西药治疗

本病的早期病变以渗出为主，血运丰富，药物易于渗入，且病灶内细菌多处于代谢活跃状态，药物易起作用。如病变已至后期，即使给予合理、规范的治疗，也难完全避免并发症的发生，所以早期诊断、早期治疗尤为重要。治疗主要目的是消除症状、改善全身情况，促使病灶愈合，防治并发症。

1. 一般治疗　在活动期，注意卧床休息与充足的营养补充，以摄入营养充分、易消化、刺激性小的食物为宜，可增强患者的抵抗力。营养不良和因胃肠道症状而妨碍进食者，给予静脉内高营养治疗，补充维生素、钙，注意水、电解质和酸碱平衡。摄入不足及腹泻重者应补充液体及钾盐。

2. 对症治疗　腹痛者可给予阿托品缓解疼痛，亦可选用胃肠平滑肌钙离子阻滞剂治疗，因腹泻或者摄入不足而引起脱水者，给予补液，维持水、电解质和酸碱平衡。腹泻明显者可采用少渣食物，注意补充维生素 C 和钙。对并发不完全性肠梗阻患者行胃肠减压和静脉补液，以缓解梗阻近段肠曲的膨胀与潴留。引流通畅及早期全肠外营养（TPN）支持最为重要，TPN 能减少 50% ~ 70% 的胃肠分泌量。

3. 抗结核药物治疗　化学药物是本病治疗的关键。治疗的原则是：早期、规律、全程、适量、联合。同时应注意到化疗用药大多数有肝肾毒性，在化疗的同时应注意保护肝肾功能。对肝肾功能不全者，须减药量或行药物浓度监测，以指导药物使用。整个治疗方案分强化和巩固两个阶段，其基础药物是异烟肼和利福平。对严重肠结核或伴有肠外结核者，可用链霉素、吡嗪酰胺、乙胺丁醇等。新药有利福喷丁（rifupentin）、利福布丁（rifubutin）及喹诺酮类的氧氟沙星和环丙沙星，以及氨基糖苷类的阿米卡星等。本病常用一线杀菌药 2 ~ 3 个联合使用，疗程 6 ~ 10 个月。

（1）注射药物：链霉素每日 1.2g，分两次肌肉注射，总量不超过 90g，也可每日 0.75g。卡那霉素每日 0.75 ~ 1.0g，分 2 次肌肉注射，总量不超过 90g。

（2）口服药物：异烟肼每日 400mg，顿服；乙胺丁醇每日 0.75 ~ 1.0g，顿服；利福平每日 450 ~ 600mg，利福定 150 ~ 200mg，顿服；吡嗪酰胺每日 0.75 ~ 1.5g，分 2 ~ 3 次服。

按照全国结核病标准化疗方案，治疗前 2 个月强化期予链霉素、利福平、吡嗪酰胺、异烟肼，巩固阶段以异烟肼、利福平治疗 4 个月，即 2SHRZ + 4HR，联合应用是减少耐药菌株产生。用药期间，要复查药敏试验，及时发现耐药现象并及时换药。用药量要足，病程相对较长，用药时间 2 ~ 3 年。

三、手术疗法

1. 手术适应证　急性穿孔形成弥漫性腹膜炎；慢性穿孔形成腹腔脓肿或肠瘘；伴有消化道出血，经非手术治疗无效；增生型回盲部结核易致不完全或完全性肠梗阻；回盲部增生型结核病变局限；诊断尚不肯定，又不能除外癌症者。

2. 手术方式　根据病情而定，原则上应彻底切除病变肠段，再行肠道重建术。①回盲部或右半结肠切除术：增生型回盲部结核伴梗阻可行回盲部切除，如升结肠同时受侵犯宜行右半结肠切除术，然后行回肠 – 横结肠端端或端侧吻合术。近年来已开展腹腔镜辅助下行回盲部切除术取得良好效果。②如回盲部病变炎症浸润广泛而固定无法切除，为解除梗阻，可先行末端回肠横结肠端侧吻合术，待 3～6 个月后再二期切除病变肠段，再行肠道重建术。无论采取何种术式，患者术后均需接受抗结核药物治疗。

四、临床参考

肠结核的研究进展多集中在诊断技术方面，对其治疗主要是参照结核的治疗。由于近期对炎症性肠病研究的兴起，肠结核作为其重要的鉴别诊断疾病，学者对其认识亦进一步加深。具有典型肠结核临床表现的病例容易明确诊断，对临床表现不典型且无明显结核中毒症状者，易误诊及漏诊。因此对症状不典型或临床表现和影像学检查不能支持诊断以及原因不明的腹部肿块或疑似肿瘤、肠梗阻等不能明确病情的患者，应仔细询问病史；对伴有午后低热、盗汗、乏力、消瘦者，特别是位于右下腹的慢性腹痛、腹泻、原因不明腹部包块等表现者应首先考虑本病。X 线胸片、CT 检查、红细胞沉降率、结核菌素（PPD）、PPD – IgG 抗体、腹水腺苷脱氨酶（ADA）等检测是诊断肠结核常用的辅助检查，必要时可行钡灌肠、结肠镜、腹腔镜等检查。总之，肠结核临床症状常无特异性，病变可发生于非好发部位，结肠镜下及病理组织学也可呈非典型改变，诊断时应结合不同病程临床表现及有无肠外结核病变，可反复多次多部位取活检，并做相关实验室检查，必要时可行诊断性治疗，如三联或四联抗结核药物治疗 2～6 周有效，可做出肠结核的诊断，以提高确诊率，减少误诊率。

（刘　洁）

第五节　伪膜性肠炎

伪膜性肠炎（pseudomembranous colitis，PMC）是主要发生于结肠的急性黏膜坏死性炎症，并覆有伪膜。此病常见于应用抗生素治疗之后，故为医源性并发症。本病发病年龄多在 50～59 岁，女性稍多于男性。起病大多急骤，病情轻者仅有轻度腹泻，重者可呈暴发型，病情进展迅速。病情严重者可以致死。

近年研究证实，伪膜性肠炎患者粪中分离出的难辨梭状芽孢杆菌（clostridium difficile，CD），能产生具有细胞毒作用的毒素和肠毒作用的毒素，其中前者是伪膜性肠炎的重要致病因素。毒素可造成局部肠黏膜血管壁通透性增加，致使组织缺血坏死，并刺激黏液分泌，与炎性细胞等形成伪膜。在健康人群的粪便中，难辨梭状芽孢杆菌阳性率为 5%，住院患者携带率约 13%，无症状的克罗恩病患者约 8%，在 50% 新生儿及 15%～40% 的婴儿粪中，虽可分离出此菌，甚至可有毒素产生，但并无致病作用。

广谱抗生素应用之后，特别是林可霉素、氯林可霉素、氨基苄青霉素、羟氨苄青霉素等的应用，抑制了肠道内的正常菌群，使难辨梭状芽孢杆菌得以迅速繁殖并产生毒素而致病。本病还可发生于抗病能力和免疫能力极度低下，或因病情需要而接受抗生素治疗的患者。如各种大手术后，特别是胃肠道癌肿手术后，以及其他有严重疾病如肠恶性肿瘤、尿毒症、糖尿病、心力衰竭、败血症等患者，因机体的内环境发生变化，肠道菌群失调，有利于难辨梭状芽孢杆菌繁殖而致病。本病的主要症状为腹泻、腹痛，重者常发生低血压、休克、严重脱水、电解质失平衡以及代谢性酸中毒、少尿，甚至急性肾功能不全。PMC 属于中医学泄泻中的濡泄、飧泄的范畴。

一、诊断

1. 病史　PMC 患者多见于危重、大手术之后，特别是多发生在大量使用广谱抗生素后。

2. 临床表现

（1）典型的临床表现：①腹泻：是最主要的症状。腹泻程度和次数不一，轻型病例，大便每日 2~3 次，可在停用抗生素后自愈。典型病例每日腹泻 10 余次，大便呈黄色水样、蛋花样或绿色黏液便。严重病例，大量腹泻，每日可达 30 余次，有时腹泻可持续 4~5 周。部分病例可排出斑块状或管状假膜，肉眼血便少见。大量腹泻后可产生低蛋白血症和水肿，短期内出现低蛋白血症是本病的一个特征。②腹痛：多为左下腹隐痛、钝痛或胀痛，程度较轻，有时很剧烈，呈绞痛或痉挛性疼痛，可伴腹胀、恶心、呕吐，此时应警惕并发肠穿孔可能。如果病变位于回肠或右半结肠，腹泻可不明显，而以急腹症伴中毒性巨结肠、结肠穿孔或腹膜炎为首发表现，给诊断造成困难，这种情形多见于手术后应用解痉剂或阿片制剂的患者。查体多数患者有腹部压痛，肠鸣音增强。当出现肠麻痹或中毒性巨结肠时可见腹膨隆，肠鸣音减弱。③全身毒血症表现：由于细菌毒素、坏死物质吸收及炎性介质释放而引起头痛、头晕、乏力、困倦、心动过速、谵妄及定向障碍等表现，体温都在 38℃ 左右，少数可高达 40℃。

（2）并发症：腹泻严重者常发生严重脱水、电解质失衡、代谢性酸中毒、低蛋白血症、低血压、休克、少尿，甚至急性肾功能不全。部分患者由于病情严重或诊治不及时，可发生麻痹性肠梗阻、中毒性巨结肠、肠穿孔、肠出血、败血症等严重并发症，病死率高。

3. 辅助检查

（1）实验室检查：①血液检查：血象示白细胞总数升高，平均可达 $15 \times 10^9/L$，少数高达 $40 \times 10^9/L$，分类以中性粒细胞增高明显，少数感染较重的病例甚至可出现类白血病样血象。在病程早期即可出现血清白蛋白的降低，这与炎症所造成的大量蛋白质从肠道丢失有关。病情重者常有水、电解质和酸碱平衡的失调，有时可有红细胞沉降率增快，血碱性磷酸酶增高。②粪便检查：肉眼观察可于水中见到漂浮的膜状物，显微镜下可见较多的白细胞，少量红细胞，大便隐血试验阳性。涂片革兰染色镜检如见到大量的阳性粗大杆菌可作为快速筛查诊断。③粪便培养：至少送两份粪便，将粪便标本接种于含头孢噻吩、环丝氨酸、果糖和蛋黄琼脂的平板上，在厌氧箱中经 37℃ 培养 24~48h 后取菌落进行图像分析，可显示脂肪图像，再经生化检查鉴定。④细胞毒素试验：粪便过滤液对组织培养细胞有特异性细胞病理效应，这种效应可被污染的难辨梭状芽孢杆菌抗毒素中和。

（2）肠镜检查：肠镜检查是诊断伪膜性肠炎迅速而可靠的方法，发现伪膜具有确诊意义。通过内镜不但可直视结肠黏膜病变特点，而且可行黏膜活检进行组织学诊断，并可追踪判断治疗效果。检查前肠道准备要充分，一般认为即使急性期也可行内镜检查，但应注意伪膜性肠炎时结肠黏膜充血、水肿，组织变脆，易造成出血、穿孔，因此，术者需操作熟练、轻柔，避免注气过多，尽可能缩短操作时间，明确诊断后可退镜，不必做全结肠检查。伪膜性肠炎主要侵犯远端结肠，一般乙状结肠镜可检出 80% 的病变，仅 20% 患者病变在结肠左区以上，需用全结肠镜检查。伪膜性肠炎的内镜下表现依临床类型和病情轻重不同而分为三类。

1）轻度 PMC，仅以黏膜充血、水肿为主，偶见零星伪膜样病灶。

2）中度 PMC，病变肠段黏膜可见散在小的圆形或卵圆形，微隆起性病灶，表面覆以薄白苔样伪膜，不易剔除，周边红晕，病灶间黏膜正常或充血。

3）重度 PMC，表现为病变肠段黏膜充血、水肿，可见密集分布地图样斑片状覆盖较厚伪膜样病灶，伪膜甚至可融合成片形或管形覆盖整个黏膜面，剔除覆盖伪膜后，可见其下方肠黏膜糜烂、渗血及浅凹陷性溃疡；暴发型患者则以肠黏膜广泛剥脱性改变及渗血。

（3）放射学检查：①腹部平片：可示肠麻痹或轻至中度结肠扩张、结肠袋肥大、肠腔积液及指压痕，在部分病例尚可见到肠壁间有气体，此征象为部分肠壁坏死，或可见到溃疡或息肉样病变表现。②气钡灌肠双重造影：可显示结肠黏膜皱襞紊乱，边缘呈毛刷样，结肠袋消失，黏膜表面可见许多圆形或不规则结节状阴影、指压痕征及散在圆形或类圆形表浅的充盈缺损，但这些征象都不具有特异性，诊断价值不大，且有肠穿孔的危险，应慎用。③CT 扫描：可显示结肠壁增厚、皱襞增粗，这可以是局限性，亦可以是全结肠的。不过，几乎半数患者的 CT 检查均未见异常，因此诊断价值也有限。

第 10 版《实用内科学》诊断标准：应用广谱抗生素后出现腹泻。肉眼观察粪便排出斑片状伪膜。纤维结肠镜检查见结肠黏膜覆有大小不一且散在斑片状黄白色伪膜。排除其他腹泻。实验室进行难辨梭状芽孢杆菌培养阳性。均排除恶性肿瘤和其他全身系统性疾病。

二、西药治疗

一旦确诊或高度怀疑伪膜性肠炎，应尽早停用相关抗生素，尽可能去除病原体、最大限度减少难辨梭状芽孢杆菌毒素的危害，加强对症支持治疗，扶植肠道正常菌群生长，避免使用解痉药。轻者停用相关抗生素后可自行缓解，重者可给予抗难辨梭状芽孢杆菌的抗菌药物，并采取适当措施降低复发率。

1. 初治

（1）停用相关抗生素：一旦确诊，应立即停用原有的抗生素，这是最重要的一点。如果因原发病的需要不能停用抗生素，则应根据药敏试验选用抗生素或换用窄谱且不常发生难辨梭状芽孢杆菌相关性疾病的抗生素，如甲硝唑、万古霉素、磺胺类或磺胺增效剂等。

（2）床边隔离：粪便可污染周围环境，引起医院内感染，因此对患者应给予床旁隔离。医护人员接触患者时应戴手套以免引起医院内交叉感染。

（3）对症支持治疗：包括补充血容量、维生素，纠正脱水、电解质的失衡及酸中毒，可输血浆或白蛋白纠正低蛋白血症，解痉药不利于毒素的排出且有诱发中毒性巨结肠的风险，应尽量避免使用。止泻药不利于毒素的排出，原则上不用，但腹泻严重者，可酌情少量使用蒙脱石散进行治疗。

（4）难辨梭状芽孢杆菌敏感抗生素的应用：目前应用于假伪膜性肠炎的抗生素临床上最常使用的是甲硝唑和万古霉素。

1）甲硝唑为治疗伪膜性肠炎的首选药物，因其对难辨梭状芽孢杆菌有强抑制作用，且药源广泛，价格便宜，不良反应较少，主要是胃肠道刺激反应。用法为每次 0.4g 口服，每日 3 ~ 4 次；或每次 0.5g 静脉滴注，每日 2 次，疗程 7 ~ 14d，症状缓解率可达 85% 以上。一般在用药后 3d 可改善，治疗 10d 后炎症可完全消失，无效患者改用万古霉素治疗。甲硝唑治疗原则上优先选择口服用药，如患者不能耐受口服治疗或病情较重，可予静脉给药或改用口服万古霉素。

2）万古霉素适用于患者对甲硝唑不能耐受者、治疗无效者或严重急症患者，该药口服不易吸收，粪中浓度高，全身不良反应少，疗效确切，一般每次 0.125 ~ 0.5g 口服，每日 3 ~ 4 次，疗程 7 ~ 14d，症状缓解率高，但该药价格昂贵，主要靠进口。国内有用国产药去甲万古霉素代替治疗，取得相似的疗效，值得推广，0.1 ~ 0.2g 口服，每日 4 次。

3）杆菌肽是一种细胞膜功能多肽类抗生素，抗革兰染色阳性菌效力强，对难辨梭状芽孢杆菌有效，口服吸收少，肠道浓度高，其用法为每次 2.5 万 U 口服，每日 4 次，疗程 7 ~ 14d。但由于该药价格较贵，疗效较差，故只作为第 3 线或第 4 线治疗药物，多用于上述药物无效或复发者。

（5）微生态疗法：体外培养和动物实验证明，正常肠道菌群对难辨梭状芽孢杆菌有抑制作用和清除作用，因此，尽快地恢复肠道菌群能缩短抗生素的疗效并减少复发。具体方法有口服微生态调节剂和正常人粪便滤液保留灌肠。

应用微生态制剂以补充、扶植正常肠道菌群，抑制难辨梭状芽孢杆菌的生长，纠正菌群失调。临床上使用的微生态制剂包括活菌、死菌及其代谢产物，主要有地衣芽孢无毒株活菌制剂、酪酸菌、蜡样芽孢杆菌活菌制剂、双歧杆菌活菌制剂、双歧三联活菌（含肠道双歧杆菌、嗜酸乳杆菌、粪链球菌）、枯草杆菌肠球菌二联活菌多维颗粒（含乳酸活菌、粪链球菌、枯草杆菌）和双歧杆菌乳杆菌三联活菌片。活菌制剂用药量一般为每次 1 ~ 2 粒，每日 3 次，原则上不与抗生素合用以免影响疗效，应与甲硝唑、万古霉素分隔 2h 服用，以防止生态制剂中的有益菌群被杀灭。上述制剂也可用适量稀释液或生理盐水溶解后保留灌肠。扶植大肠埃希菌，可口服乳糖、蜂蜜、麦芽糖和乳酸酶。扶植肠球菌，可口服叶酸、复合维生素 B、谷氨酸和肌肉注射维生素 B_{12} 等。

（6）抗毒素及抑制毒素吸收治疗：离子交换树脂（如考来烯胺、考来替泊等）能结合难辨梭状芽孢杆菌毒素而从粪便中排出，从而减轻腹泻及其他中毒症状，但临床效果不一致，主要用于轻中度病例，用法为口服，每次 2 ~ 4g，每日 3 ~ 4 次，疗程 7 ~ 10d。由于它们在肠道内可与万古霉素结合，会削弱万古霉素的抗难辨梭状芽孢杆菌作用，因此两药不宜合用，如需要合用，两者应间隔 2h 以上服用。抗污泥梭状芽孢杆菌抗毒素可中和难辨梭状芽孢杆菌毒素，其制剂已用于临床，用法为 5 万 U 静脉滴注，每日 2 次。

（7）基础疾病的治疗：应积极治疗原发病，如原发病好转，则对本病恢复有利并可减少复发。

2. 重症及暴发性伪假膜性肠炎的治疗　重症及暴发性患者除采用常规治疗，尚需给予以下特殊治疗。

（1）口服万古霉素联合静脉滴注甲硝唑：立即停用正在使用的抗生素，改用口服万古霉素联合静脉滴注甲硝唑。治疗开始时最好选用口服万古霉素并加大剂量，0.5g 口服，每 6h 一次，持续 7 ~ 14d 甚或再延长疗程。对于伴有严重并发症者，尤其是伴有痉挛性（机械性）肠梗阻的患者，可静脉应用甲硝唑，0.5g 静脉滴注，6 ~ 8h 一次，也可通过肠导管灌注或灌肠的方法给予万古霉素。

（2）纠正电解质、酸碱平衡的紊乱，控制低血压与休克：重症患者一般都有严重腹泻，致有明显的脱水、低钠血症、低钾血症、低氯血症、代谢性酸中毒等代谢紊乱，甚或有低血压、休克等的表现，应予积极纠正，包括静脉补充葡萄糖、生理盐水、钾盐、维生素以纠正脱水、电解质的失衡。

3. 复发的治疗

（1）万古霉素剂量逐渐减量法：具体方法为：第 1 周口服万古霉素 125mg，每 6h 一次；第 2 周 125mg，每 12h 一次；第 3 周 125mg，每日 1 次；第 4、第 5 周 125mg，每 2d 一次；第 6、第 7 周 125mg，每 3d 一次。或先用万古霉素（125mg 口服，每 6h 一次）10～14d 标准疗程以控制急性发作，随后用万古霉素（125mg，每日 1 次）6 周使难辨梭状芽孢杆菌保持处于芽孢状态，以利于正常菌群建立。

（2）联合应用万古霉素和阴离子交换树脂考来烯胺（4g 口服，每日 2 次），但两药不宜同时服用，应间隔 2h 以上服用。

（3）联合应用万古霉素（125mg，每日 4 次）和利福平（600mg，每日 2 次）治疗 7～14d。

（4）应用万古霉素或甲硝唑后使用鲍氏酵母菌，口服万古霉素 7～14d 后用鲍氏酵母菌 1 个月，可以降低复发率。

（5）应用甲硝唑或杆菌肽后使用嗜酸乳杆菌。

（6）免疫疗法：静脉应用免疫球蛋白 200～300mg/kg 已取得一定疗效。

（7）应用不产毒难辨梭状芽孢杆菌菌株。

三、手术疗法

出现肠穿孔时应紧急剖腹探查，以尽早切除病变肠段。并发中毒性巨结肠时，可试行经结肠镜下置管减压治疗，多数患者可获缓解，如无效则考虑手术，通常行全结肠切除术。内科治疗无效的肠梗阻也应及时行手术切除病变肠段。

四、临床参考

PMC 大多数发生在应用抗生素治疗后 5～10d，也可早到数小时或迟至停药后 3～4 周。联合使用抗生素比单一使用抗生素所发生的概率更高。多发生于应用广谱抗生素的老年人及免疫功能低下者，其致病菌曾被认为是金黄葡萄球菌，后来证实为 CD。患者在应用广谱抗生素（如头孢类、青霉素类、林可霉素等）后引起肠道菌群失调，CD 过度繁殖，产生毒素 A 和毒素 B 而引起结肠黏膜变性、坏死。预防本病首先应注意抗生素的使用，避免滥用抗生素，尤其是广谱抗生素的使用要有明确的目的，在取得预期的疗效之后应及时停药。对老年体弱手术者，尤其是进行腹腔和盆腔大手术后，以及免疫功能低下的癌症患者，应尽量避免使用易于诱发难辨梭状芽孢杆菌的抗生素。对必须使用抗生素的患者要加强警惕，早期发现，及时治疗，减少发生严重的伪膜性肠炎。

要经常向医务人员介绍有关伪膜性肠炎的发病动态，防止耐药菌株的滋长。外源性难辨梭状芽孢杆菌可能是医院内的交叉感染，有人从医院的地板、盥洗室的用具，以及护理伪膜性肠炎患者的工作人员的手和粪便中检出难辨梭状芽孢杆菌或其芽孢。所以对伪膜性肠炎病例要采取必要的隔离措施和环境消毒，防止通过房间、皮肤、医疗器械造成难辨性梭状芽孢杆菌的交叉感染。

（刘　洁）

第六节　缺血性肠炎

缺血性肠炎（ischemic colitis，IC）是由于肠道供血不足或回流受阻导致肠壁缺血性损伤所引起的急性或慢性炎症性病变。1963 年由 Boley 等首次报道，1966 年 Marston 等将其命名为"IC"。引起肠道缺血的原因很多，如动脉硬化、血管栓塞、血栓形成、各种原因引起的休克等，以动脉硬化所致者最多见，90％以上见于 60 岁以上的老年人。

一、诊断

（一）临床表现

IC 发病主要见于老年人，且多在 60 岁以上。IC 的症状和体征多无特异性，典型的临床表现为腹痛后便鲜血，腹痛也可发生在便血后。腹痛性质轻重不一，以左下腹突发性绞痛为多，腹痛多在起病 1~2d 后缓解。部分患者于 24h 内出现便血，便血多为鲜血。其他伴随症状有厌食、恶心、呕吐、低热等。体格检查发现左下腹轻中度压痛、腹胀、低热、心率加快及大便隐血阳性。

IC 的临床表现与许多因素有关，包括病因、肠系膜血管阻塞部位、程度、阻塞血管的直径、肠缺血的时间和程度、侧支循环建立的程度和代偿功能、机体的血流状态及肠腔内细菌的情况等。其临床表现缺乏特异性，且差异很大，轻者仅累及黏膜，可为一过性腹痛，重者全层肠壁受累，可出现肠坏死、穿孔、中毒性休克、全身多器官功能衰竭等并发症而危及生命。

（二）分型

1966 年，Marston 等按缺血的程度将 IC 分为 3 型：一过型、狭窄型和坏疽型。由于一过型与狭窄型多数情况下预后较好，1986 年 Marston 等重新将本病归纳为 2 型：非坏疽型与坏疽型，其中前者占 80％~85％，后者占 15％~20％。

1. 非坏疽型　包括一过型与狭窄型，多发生于老年人，常伴有高血压、冠心病、糖尿病等动脉硬化基础疾病，有时可有便秘、感染、心律失常等诱因。典型临床表现为：突然发生腹痛，多为绞痛或中等程度疼痛，疼痛部位随疾病累及部位可有不同，以左下腹部疼痛较多见，多伴有排便急迫感，24h 内出现鲜红色或酱色血便，出血量不大，极少需要输血。由于肠道缺血导致肠功能紊乱，可出现恶心、呕吐、嗳气、腹胀、腹泻等症状。腹部体征不明显或在病变部位有压痛。非坏疽型 IC 多数情况下为可逆的自限性疾病。

2. 坏疽型　此型病情较重，病变不可逆，亦多见于老年人。由于肠壁全层坏死，可表现为大量血便及严重腹痛，腹痛迅速扩散至全腹，早期即出现休克和毒血症症状，伴发热和白细胞计数升高，腹腔穿刺可抽出血性腹水。有腹膜炎症者，需及时手术治疗，预后差。

（三）辅助检查

1. 实验室检查　白细胞计数增多 $>20 \times 10^9/L$，弥散性血管内凝血、代谢性酸中毒、腹水淀粉酶增高、血清肌酸激酶（CK）、乳酸脱氢酶（LDH）、碱性磷酸酶（ALP）增高，而以上结果对诊断无特异性和敏感性。D－二聚体升高对排除严重血栓形成所致的 IC 诊断有一定意义，但其升高程度与病情严重程度的关系仍需进一步研究。另外，粪便培养有助于排除感染性结肠炎。

2. X 线检查

（1）腹部平片：特异性差，诊断价值有限。肠缺血早期反应是肠管收缩，故早期可见局限性肠痉挛，随后可出现肠麻痹、结肠扩张、结肠袋紊乱、肠腔普遍积气。由于黏膜下出血及水肿，还可见肠壁增厚影。重者有腹腔积液、假性肠梗阻征象，更甚者有肠壁内线形气影或气腹。

（2）钡剂灌肠：特异性也不高，诊断价值有争议。如病情允许，排除肠坏疽和肠穿孔后，可用轻柔手法进行钡剂灌肠。由于肠壁水肿和局限性出血，可在早期（24～28h）即可见特征性的拇指压痕征，表现为结肠边缘呈弧形切迹，正面观直径 1～3cm 圆形或椭圆形缺损。由于管壁不整齐，出现锯齿征。以后黏膜坏死脱落，可见不规则溃疡和沿结肠系带分布的纵横溃疡，出现不规则龛影。由于假性息肉形成、纤维组织增生，可表现为小的充盈缺损、肠管狭窄、管壁梗死。

但拇指压痕征也可见于炎症性肠病、伪膜性肠炎、阿米巴性结肠炎等，应注意鉴别。

（3）CT 检查：约 1/3 病例可出现节段性结肠壁增厚，肠壁增厚可呈对称性或轻度分叶状，肠腔不规则狭窄；肠壁内曲线形积气；腹腔积液；增强扫描时有可能见到肠系膜上动脉或上静脉内血栓，显示静脉侧支循环及肠壁缺血节段的位置，阳性率为 66.7%。腹部 CT 有助于肠系膜静脉血栓的诊断，可见肠系膜上静脉增宽，其中可见低密度信号，强化阶段可见周边强化，呈"牛眼征"。近年来采用的螺旋 CT 可能有助于提高诊断阳性率和特异性。

3. 结肠镜检查　结肠镜检查是诊断缺血性结肠炎的重要手段，具有确诊意义，特别是在便血期的急诊内镜检查，并能确定病变的范围及病变的阶段，同时能获取组织学检查，有助于与其他炎症性肠病、结肠癌的鉴别诊断。

缺血性肠炎镜下的最大特点是病变呈节段性分布和出血性结节（由黏膜下出血和水肿形成），病变黏膜与正常黏膜界限清楚，病变呈纵横排列，病变部位以左侧结肠最为多见，受累肠腔病变随病情发展不同而不同。对可疑结肠缺血腹部平片无异常发现，临床又无肠坏疽、肠穿孔及腹膜炎征象者，则应在症状出现 48h 内不做肠道准备，直接进行结肠镜检查。操作中应尽量少注气，避免滑镜或钩拉镜手法，谨防穿孔。病变肠腔与正常肠腔分界清楚。受累肠腔病变，随病情发展而不同。

近年随着内镜窄带成像（narrow band imaging，NBI）和染色内镜技术的发展，能够更清晰地通过内镜观察肠道黏膜的微血管结构，有助于疾病的诊断、预后判断及治疗决策的选择。NBI 可广泛应用于内镜下区分异型和正常组织、估计组织学感染程度等，从而精确地引导活检，提高对疾病的诊断准确率，对 IC 的诊断和鉴别诊断具有重要作用，尤其对鉴别良、恶性病变很有帮助。

4. 腹部 CT 及 MRI　腹部 CT 及 MRI 是简单易行的诊断手段。CT 可见节段性肠壁增厚、呈靶征样黏膜下水肿，也可见到局部强化不明显的缺血肠管，但这些征象无特异性。多层螺旋 CT 的计算机断层血管成像术（CT angiography，CTA）能提高诊断的敏感性，可显示腹主动脉扭曲、管壁粥样斑块生成及局部肠系膜动脉小分支狭窄变细，亦可见到肠壁内气囊肿或门静脉积气，对于 IC 的诊断有重要意义。MRI 血管成像特异性和敏感性与 CT 相似，但无放射性是其优点。

5. 选择性血管造影检查　选择性血管造影检查是诊断肠缺血较有效的手段，怀疑病例应早期进行。选择性腹主动脉、肠系膜上动脉及肠系膜下动脉造影可见受累动脉痉挛、变窄，血管中断。局部圆形充盈缺损，闭塞动脉附近有不规则侧支循环，分支末梢充盈不佳或不显影。静脉闭塞可出现动脉期延长、肠壁影增强、动脉各大分支痉挛现象。但当微小血管栓塞时，血管造影则无异常所见，故有时血管造影阴性不能完全否定诊断。

肠系膜动脉造影是缺血性肠炎诊断的金标准，具有最高敏感性和特异性，阳性率可达 80%。

6. 超声检查　超声检查是一种方便的无创伤性检查手段，用于缺血性肠炎的诊断，且越来越受到重视。B 型超声显示腹腔动脉和肠系膜上动脉的狭窄和闭塞。彩色多普勒超声可直接显示肠系膜血管的情况，测定血流速度、血流量和截面积，阳性率为 50%，多普勒超声对判定动脉狭窄程度有一定帮助。

二、西医治疗

1. 一般治疗　急性期应密切观察病情变化并监视生命体征。卧床休息、禁食，胃肠减压，静脉高营养，给氧。氧气吸入有助于肠道供氧，能及时减轻症状。

应积极治疗原发病，补充血容量，纠正休克，纠正心律失常、心力衰竭和代谢性酸中毒，维持水、电解质及酸碱平衡。

结肠扩张明显及肠腔内压力增加可进一步降低结肠的血液灌注，增加结肠坏死和穿孔的危险，情况紧急时可在不需要肠道准备的情况下，在床边进行内镜下抽气减压，然后再留置肛管持续性减压。

治疗中还要避免使用血管收缩剂、洋地黄以及糖皮质激素等药物，以免加重肠缺血，诱发肠穿孔。麻醉剂可掩盖腹膜炎的体征，加重腹胀，因而在诊断未明确前应避免使用。

2. 抗生素　及早、足量给予广谱抗生素有利于减轻肠缺血和内毒素血症。选择性肠道去污可用妥布霉素、喹诺酮类药、多黏菌素，可减轻肠源性感染。

3. 扩血管药　必须在充分扩容、补充血容量的基础上应用扩血管药。主要扩张肠系膜血管，以改善肠壁供血，缓解和消除症状，促使肠壁恢复正常。

罂粟碱（papaverine）能松弛血管平滑肌，使血管扩张，可从肠系膜动脉插管导管内灌注，以 30~60mg/h 剂量加入生理盐水中，持续灌注。用药过程中应观察患者血压、脉搏及病情变化，及时根据患者的具体情况调整滴速及剂量。

必要时可考虑应用酚妥拉明或托拉唑啉。最近有报道，联合应用罂粟碱、前列腺素 E 及胰岛素治疗缺血性肠炎获得了满意的疗效。还可用复方丹参、川芎嗪注射液静脉滴注，辅以双嘧达莫、硝苯地平口服治疗。

4. 降低血黏度药物　低分子右旋糖酐能扩大血容量（10% 低分子右旋糖酐 500ml 能扩充血容量 1250ml 左右），降低红细胞比容，稀释血液，能使红细胞解聚，降低血液黏度，改善微循环并防止血栓形成。常用右旋糖酐 500ml，每日 1 次，静脉滴注，每日剂量不宜超过 2.597kg（体重）。确有高血凝状态者可考虑抗凝疗法。

5. 抗凝与溶栓治疗　肠系膜血管血栓形成患者，大多数学者主张诊断明确后应立即予以抗凝治疗，可用肝素和尿激酶溶栓治疗。24h后再进行血管造影检查，如果肠管血供得以建立，则可以去除导管，继续使用抗凝剂和纤溶剂治疗7~10d后，再改为阿司匹林、双嘧达莫等适量口服，持续3个月。使用过程中，要注意出血倾向，检测出、凝血功能以便随时调整剂量。对肠系膜动脉血栓形成或栓塞是否应用肝素抗凝治疗尚有争议，因应用肝素抗凝治疗可引发肠道出血。

6. 促进肠屏障恢复药物　谷氨酰胺（glutamine）作为嘌呤核嘧啶合成的氮源，是一种细胞增殖所必需的氨基酸，肠黏膜的快速更新依赖于充足的谷氨酰胺供给。病理情况下，肠黏膜对谷氨酰胺需求增大，而肠道本身储备有限，导致谷氨酰胺相对缺乏，从而影响肠黏膜恢复，导致肠黏膜屏障功能不全。给予外源性谷氨酰胺能减轻创伤后肠黏膜损伤，促进黏膜修复，是保护肠黏膜屏障功能完整性、防止细菌易位和肠毒素入血以及维持肠免疫功能的重要物质。

精氨酸有助于维持肠黏膜完整性，能降低肠源性感染的发生率。

表皮生长因子（epidermal growth factor）能较好地保护肠绒毛，降低细菌易位的发生率。

7. 抗氧化和抗氧自由基疗法　自由基清除剂（如超氧化物歧化酶、维生素E）可减少再灌注氧自由基产生，保护肠黏膜。右旋糖酐70有清除自由基作用，能减轻自由基对抗体的损害。

8. 放射介入治疗　如患者早期施行肠系膜动脉选择性造影，可以从造影导管注入扩血管药物、溶栓药物治疗，以改善肠管的血液循环，溶解细小附壁血栓，防止肠坏死。

三、手术治疗

约有20%急性IC患者需要手术治疗，以下情况为有手术指征：影像学显示有气腹；内镜显示肠壁全层缺血；蛋白丢失性肠病表现超过2周。在急性、亚急性或慢性复发性IC中，腹腔镜下结肠切除术是必要的。急性：有急性表现、腹膜刺激征阳性、大出血、坏疽型缺血性结肠炎；慢性：进行性难治性败血症，腹泻、便血超过10~14d，经非手术治疗未见改善，或严重营养不良，或肠病引起的大量蛋白丢失，慢性梗阻或慢性复发性IC出血量大造成贫血者也可手术治疗。手术方式的选择依据缺血发生的部位而定，右侧结肠缺血坏死可以行右半结肠切除，左侧结肠缺血应做近端肠口远端黏膜造瘘，或Hartmann术。而直结肠吻合术和人工造管手术通常在术后4~6个月实行。

术后常规使用抗凝治疗1周，以防止血栓再次形成，抗凝治疗的同时应预防消化道出血并发症的发生。

四、临床参考

（一）学术讨论

一过型和狭窄型缺血性结肠炎，经内科积极治疗，大都预后良好。坏疽型病死率高，肠黏膜有缺血、坏死者病死率为50%，肠管全层坏死者病死率可高达80%~90%。因此，提高对本病认识，尽早诊断，积极行内科治疗，有手术指征者及时进行手术，可望降低病死率。应密切观察患者神志、意识、面容及生命体征；观察腹痛部位、性质、持续时间及腹部体征的变化（包括腹胀的程度、腹肌紧张度、压痛、反跳痛、肠鸣音等）；测量并记录呕吐物、大便的次数、量、颜色、性质和气味，及时送检。记录24h尿量；定期检测血常规、电解质和血气分析等。加强对基础疾病的观察，缺血性肠炎多为老年患者，常伴有其他系统疾病，要加强观察，注意有无胸痛、胸闷、气急、咳粉红色泡沫痰、端坐呼吸以及有无语言、肢体运动和感觉障碍等心脑血管并发症的发生。

（二）临床研究进展

1. 纤维结肠镜和选择性血管造影检查对缺血性肠炎的诊断价值　纤维结肠镜和选择性血管造影对缺血性肠炎的诊断价值。方法对全组 8 例患者进行纤维结肠镜检查并就其中 4 例有长期心血管病史者加做选择性肠系膜下动脉造影。结果肠镜检查 8 例，其患处肠壁均有黏膜水肿、接触易出血。活体组织检查均有不同程度纤维素血栓存在和含铁血黄素沉着。选择性肠系膜下动脉造影 4 例中 1 例示该动脉闭塞并有侧支循环形成，另外 3 例均见肠系膜下动脉及其分支有不同程度狭窄，管腔变细，相关分支造影剂充盈不满意。部分末梢有充盈缺损现象。结论：纤维结肠镜检查和选择性肠系膜下动脉造影对缺血性肠炎具有肯定诊断作用。

2. 高压氧（HBO）辅助治疗缺血性肠炎　IC 的病因有很多，主要由闭塞性和非闭塞性动静脉病变所致，如在高血压、动脉粥样硬化、糖尿病基础上发生的动脉栓塞、门静脉高压、静脉感染、腹腔手术后、真性红细胞增多症等引起的肠系膜静脉血栓形成。另外血容量灌注不足、休克、血管痉挛、肠腔内压力增高及术中血管损伤均能导致本病，HBO 是患者在大于正常大气压下吸入纯氧，增加血液内氧的物理溶解量，从而使组织细胞内氧气过量，达到治疗目的。HBO 有以下作用：①改善损伤黏膜的血液供应促进细胞增生和胶原纤维的形成，有利于溃疡愈合。②在 HBO 条件下组织血管收缩，毛细血管通透性降低，肠壁组织水肿减轻，有利于改善局部缺血。③HBO 还可增强白细胞的杀菌能力，抑制肠道内厌氧菌的生长繁殖，减少自由基的生成，减轻了毒性物质对肠壁的损伤。④促进毛细血管增生，为损伤肠壁提供更好的氧和养分，促进黏膜修复。HBO 作为临床治疗 IC 的一种方法，值得推广。

3. 腹主动脉瘤腔内隔绝术后缺血性结肠炎的诊治　为探讨腹主动脉瘤术后并发缺血性结肠炎的诊断和治疗，作者回顾性分析了 1997 年 3 月～2000 年 1 月施行的腹主动脉瘤腔内隔绝术 40 例，其中 30 例保留双侧髂内动脉（双侧组），10 例保留单侧髂内动脉或移植物远端固定于双侧髂外动脉、手术重建单侧髂内动脉（单侧组）。统计两组患者的术后肠蠕动恢复时间及肠道并发症。两组患者中仅双侧组 1 例于术后第 28 日始出现持续性中下腹隐痛，经纤维结肠镜检查确诊为缺血性结肠炎，经 CTA 发现术后继发双侧髂内动脉闭塞，经扩血管、促进侧支循环建立等保守治疗缓解；其余患者除有其他并发症的 3 例外，均于术后第 2 日恢复普食及排气排便。提示腔内隔绝术中保留单侧髂内动脉可避免术后缺血性结肠炎的发生；继发于术后双侧髂内动脉阻塞的慢性缺血性结肠炎，在肠镜随访观察下进行有效的保守治疗是首选治疗方法。

（刘　洁）

参考文献

[1] 李春雨,汪建平. 肛肠外科手术技巧 [M]. 北京:人民卫生出版社,2013.

[2] 何永恒,凌光烈. 中医肛肠科学 [M]. 北京:清华大学出版社,2011.

[3] 张东铭. 盆底肛直肠外科理论与临床 [M]. 北京:人民军医出版社,2011.

[4] 张有生,李春雨. 实用肛肠外科学 [M]. 北京:人民军医出版社,2009.

[5] 李春雨. 肛肠病学 [M]. 北京:高等教育出版社,2013.

[6] 欧阳钦,苗新普. 炎症性肠病评估指标的临床应用 [J]. 中华消化杂志,2009.

[7] 吕小燕,苏娟萍,冯五金. 伪膜性肠炎发病机制及诊疗的探讨 [J]. 中国中西医结合消化杂志,2012,20 (1):7 - 8.

[8] 李荣富,孙涛. 放射性肠炎发生机制的研究进展 [J]. 医学综述,2011,17 (2):257 - 259.

第十五章

其他常见直肠、肛管疾病

第一节 肛 裂

一、概述

肛裂是肛管皮肤全层裂开所形成的感染性溃疡，中医学又称为"钩肠痔"、"脉痔"、"裂痔"。其临床特点：肛管皮肤全层破裂，常以周期性剧痛、便血、便秘为主证。肛管裂口、裂痔和肛乳头肥大同时存在，称为"肛裂三联征"。肛裂的病理改变包括裂口、肛乳头肥大、裂痔、皮下瘘、肛隐窝炎。肛裂发病数仅次于痔，占第二位，多见于青年和中年，儿童和老人少见，此病发病率高，患者非常痛苦，故可列为肛门三大主病之一。若侧方有裂口或有多发裂口，应想到可能是肠道疾病的早期表现，如克罗恩病或溃疡性结肠炎等。

二、分类

肛裂的分类方法较多，目前国内外尚无统一方法，现对其主要分类法介绍如下。

（一）二期分类法

国外有人将肛裂分为急性期和慢性期两类。我国1975年全国肛肠学术会议将肛裂分为早期和晚期两类。

1. 急性期和慢性期分类法

（1）急性期肛裂：又称为早期肛裂。病程短，仅在肛管皮肤上有一梭形溃疡，裂口新鲜，底浅，创缘软而整齐，无瘢痕形成，有明显触痛。

（2）慢性期肛裂：又称为陈旧肛裂。病程长，反复发作，溃疡底深，边缘增厚，质硬不整齐，基底有梳状硬结，裂口上端伴有肛窦炎，肛乳头肥大，下端常伴有裂痔和潜行性瘘道。

2. 早期和晚期分类法

（1）早期肛裂：裂口新鲜，尚未形成慢性溃疡，疼痛较轻者。

（2）陈旧肛裂：裂口已形成梭形溃疡，同时有皮垂、肛窦炎、肛乳头肥大，并有周期性疼痛。

（二）三期分类法

1. 1978 年银川全国肛裂专题学术会议协商制定的标准

（1）一期肛裂：为单纯性肛裂，肛裂初发，裂口新鲜，病程短。

（2）二期肛裂：溃疡形成期，创缘隆起增厚变硬，有明显溃疡形成，但尚无其他病理改变。

（3）三期肛裂：除已形成慢性溃疡外，并发裂痔、肛乳头肥大、肛窦炎、皮下瘘等病理改变。

2. 1991 年在桂林全国肛裂专题学术会议制定的标准为三期

（1）一期肛裂：肛管皮肤全层裂开，形成炎症性溃疡，溃疡底部清洁，边缘整齐，质软，无并发症或伴轻度肛窦炎、肛乳头炎。

（2）二期肛裂：溃疡底部呈灰白色，边缘增厚不整齐，质硬成潜行性。肛管弹性减弱，但能松弛，并发哨痔、肛乳头肥大、肛窦炎。

（3）三期肛裂：溃疡如二期，肛管纤维化、狭窄，并发裂痔、肛乳头肥大及皮下瘘等直接影响溃疡。

3. 1993 年制定的《中医各科病证诊断疗效标准》中提出的肛裂三期分类

（1）一期肛裂：肛管皮肤浅表纵裂，创缘整齐、鲜嫩。触痛明显，创面富于弹性。

（2）二期肛裂：有反复发作史。创缘有不规则增厚，弹性差。溃疡基底紫红色或有脓性分泌物，周围黏膜充血明显。

（3）三期肛裂：溃疡边缘发硬，基底紫红色有脓性分泌物。上端邻近肛窦处肛乳头肥大，创缘下端有裂痔，或有皮下瘘道形成。

三、临床表现

（一）症状

1. 疼痛　周期性疼痛为肛裂是主要症状，与排便密切相关。粪便通过肛管，肛管扩大并刺激溃疡面，立刻感觉肛门内撕裂样疼痛或灼痛，粪便排出后数分钟至 10 余 min 疼痛减轻或短暂消失，称为疼痛间歇期。然后因内括约肌痉挛收缩，又引起剧烈疼痛，疼痛的轻重和时间长短不同，常与裂口的大小和深浅有关，可持续数 10min 至 10h 余，使患者坐卧不安，十分痛苦，直到括约肌疲劳松弛后，疼痛才逐渐缓解消失。这种排便时疼痛，排便后减轻，随后又产生持续性疼痛，在临床上称为肛裂疼痛周期。病情严重者，咳嗽、喷嚏都可引起疼痛。

2. 出血　肛裂的出血不规则，时有时无，与排便有关，一般出血量不多，便时有鲜血点滴而出，有的粪便表面有血，或仅染红便纸。乃排便时粪便扩张血管，裂口中小血管被撕裂而出血。

3. 便秘　因恐惧排便疼痛而不愿排便，因此排便习惯被改变，致使粪便在直肠内潴留时间较长，水分被吸收，粪便变干硬，引起便秘。便秘更加重了对肛裂的扩张和撕裂伤，引起剧烈疼痛，成为恶性循环。

4. 瘙痒　由于肛裂溃疡的分泌物或因肛裂所并发的肛窦炎、肛乳头炎等所产生的分泌物的刺激，引起肛门瘙痒。

（二）检查

1. 局部视查　肛裂的检查应以视诊为主。检查时，患者可取适宜的体位，检查者用双手拇指将肛缘皮肤轻轻向两侧分开，可见肛管变形皮肤区有一梭形溃疡。如用探针轻触溃疡创面，即可引起疼痛。一期肛裂患者的溃疡创面颜色鲜红、底浅，边缘无明显的增厚，无裂痔形成。二、三期肛裂患者的溃疡创面颜色灰白、底深，边缘增厚明显，可形成裂痔。

2. 指诊与器械检查　指诊及肛镜检查因能引起剧痛一般可不进行。必要检查时可在裂口处及其周围用表面麻醉剂涂抹，或用2%普鲁卡因1~5ml做浸润麻醉，待痛觉消失后再予进行。一期肛裂指诊时，手指在肛管内可摸到边缘稍有突起的纵形裂口。二、三期肛裂指诊时可摸到裂口的边缘隆起肥厚、坚硬，可有肥大的肛乳头。用肛镜检查时，可见到裂口处呈椭圆形或梭形溃疡。一期肛裂的溃疡边缘整齐、底红色；二、三期肛裂的溃疡边缘不整齐、底深，呈灰白色，溃疡上端的肛窦呈深红色，可见到肥大的肛乳头。三期肛裂，在肛窦与溃疡之间用隐窝钩尚可钩入一定的深度，说明已形成潜行瘘道。此时若在裂口下端的肛缘处轻轻按压，则可见到有少量脓性分泌物从裂口下端溢出。

3. 压力测定　肛裂患者的肛管静息压明显高于正常人。前者为（127.5±42.2）kPa［（130±43）cmH$_2$O］，而后者仅为（86.3±33.3）kPa［（88±34）cmH$_2$O］；同时肛管收缩波有明显的增强，前者出现率达80%，而后者仅占5%。

4. 肛管直径测量　患者取侧卧位，将椎体状肛管直径测量器涂抹液体石蜡后，以其顶端对准肛门，轻缓推入，直至不能再推入为止，并从测量器侧面的刻度上读出肛管直径的数据。根据王秋霖对陈旧性肛裂患者在术前未麻醉下测定的结果，其最小直径为1.5cm，最大直径为2.2cm，平均直径为1.95cm，标准差为0.19cm。

四、诊断标准

（1）排便时疼痛明显，便后疼痛可加剧，常有便秘及少量便血。好发于肛门前后正中部位。

（2）肛管皮肤浅表纵裂，创缘整齐，基底新鲜、色红，触痛明显，创面富于弹性。多见于一期肛裂。

（3）有反复发作史。创缘不规则，增厚、弹性差，溃疡基底紫红色后有脓性分泌物。多见于二期肛裂。

（4）溃疡边缘发硬，基底紫红色，有脓性分泌物。上端邻近肛窦处肛乳头肥大，创缘下端有哨兵痔，或皮下瘘管形成。多见于三期肛裂。

五、鉴别诊断

（1）肛门皮肤皲裂：多由肛门湿疹、皮炎、肛门瘙痒症等继发引起，裂口为多发，位置不定，裂口表浅而短，一般不到肛管，无赘皮外痔和肛乳头肥大等并发症，疼痛轻，出血少，瘙痒较重。冬春季节加重，夏季较轻。

（2）肛管结核性溃疡：溃疡的形状不规则，边缘部整齐，潜行，溃疡底呈污灰色，有较多分泌物，色白或混有脓血，无赘皮外痔，疼痛轻，多有结核病史，活检可明确诊断。

（3）肛管上皮癌：溃疡形成不规则，边缘隆起，溃疡底部凹凸不平，质硬，表面可有坏死组织覆盖，有特殊的恶臭，持续性疼痛，如侵犯括约肌，则肛门松弛失禁，活检可明确诊断。

（4）梅毒性溃疡：又称下疳，患者有不正当的性行为史，溃疡不痛，常位于肛门侧面，一般呈圆形成梭形，质硬，边缘突起，色红，底灰色，有少量脓性分泌物，不痛，双侧腹股沟淋巴结肿大，血液检查呈阳性梅毒反应。

六、治疗

1. 内治法　适用于各期肛裂。便秘既是肛裂的主要症状，又是肛裂发作的重要原因，故内治法应以润肠通便为主，在大便通畅的前提下，再结合其他治疗。因此本疗法在肛裂的治疗和预防中甚为重要。临床应强调调理大便，务必使其通畅，避免只着眼于裂损局部。由于肛裂在证型上以热结肠道、湿热下注和阴虚肠燥为多见。根据不同的证型和病变的轻重，采取相应的治疗原则。治疗方法同便秘内治法。

2. 外治法

（1）熏洗：适用于各期肛裂。主要具有活血化瘀、消肿止痛、生肌收口的作用。常用的方药有荆芥方、苦参汤、祛毒汤，或 1：5 000 高锰酸钾溶液等，先熏后洗，既可保持局部清洁卫生，又能促进血液循环，减少刺激，加速愈合。

（2）敷药：适用于各期肛裂。具有清热解毒、止痛止血的作用。常用的有九华膏、生肌玉红膏、肛泰软膏、太宁乳膏（角菜酸酯）、马应龙麝香痔疮膏、龙珠软膏、湿润烧伤膏、复方苯佐卡因凝胶等，每日 1~2 次。

（3）塞药：适用于各期肛裂。具有清热解毒、消肿止痛止血的作用。常用的有消炎痛栓（吲哚美辛栓），吲哚美辛唑酮栓（痔疮宁栓），马应龙麝香痔疮栓、九华痔疮栓、太宁栓（复方角菜酸酯栓）等。

（4）腐蚀：适用于反复发作的陈旧性肛裂。具有活血化瘀、祛腐生肌的作用。常用的药物有八二丹、七三丹、红升丹、枯痔散等，或用 5% 石炭酸甘油涂擦患处后，然后用生理盐水冲洗。主要的用法：在陈旧的裂口上外涂丹药少许，每日 1~2 次，待创面新鲜后可改用生肌散，使得创面愈合。

（5）其他疗法

1）扩肛疗法：适用于早期肛裂，无结缔组织外痔、肛乳头肥大等并发症者。

操作要点：①麻醉后，术者将双手食指和中指涂上润滑剂，或石蜡油；②先用右手示指插入肛管内，再插入左手示指，两手腕部交叉，两手示指掌侧向外侧扩张肛管；③逐渐伸入两中指，持续扩张肛管 3~5min，使肛管内外括约肌松弛；④手术中注意勿用暴力快速扩张肛管，以免撕裂黏膜和皮肤。

2）封闭疗法：适用于陈旧性肛裂疼痛明显者。通常采取穴位注射，或电针刺激，疏通经络，调畅气血，达到治疗目的。如在长强穴用 1% 利多卡因 5~10ml 作扇形注射，隔日 1 次，5 次为一个疗程；亦可于裂口基底部注入长效止痛液（比如：亚甲蓝注射液 1ml，2% 利多卡因注射液 5ml，丁派卡因注射液 37.5mg×5ml 混合）3~5ml，每周 1 次。

3）针刺疗法：常用穴位有长强、白环俞、大肠俞、承山、三阴交、足三里、天枢、合谷等，每次选 2~3 穴，采用强刺激手法，留针 10~30min。每日 1 次，7d 为一疗程。另外，按摩天枢穴可促进肠蠕动，缓解便秘。

3. 手术疗法　肛裂手术治疗的指征一般为：①病程长的慢性肛裂，已有肛门溃疡形成，便后剧痛持续 1h 以上；②已有明显的肛裂三联征，已有肛门瘢痕狭窄，合并有内痔、混合痔；③肛裂合并肛瘘形成。肛裂手术治疗的关键是缓解内括约肌痉挛，降低肛管静息压，改善局部血液循环。常见的手术方法如下。

（1）肛裂切除术

1）适应证：慢性肛裂（三期肛裂）。

2）禁忌证：肛门周围有严重皮肤病者；有结核、克罗恩病、梅毒、艾滋病等所致的特异性肛肠疾病者；有严重心、肝、肾疾病或血液病、癌症、极度虚弱者，不宜手术者；妊娠期妇女及女性月经期。

3）操作方法：患者取侧卧位或俯卧折刀位，常规消毒，局部麻醉或骶管麻醉后，铺巾。沿肛裂溃疡正中纵向切开，上至齿线下至裂口外端 0.5～1cm，切口深度以切开溃疡中心，切断部分内括约肌至手指无紧缩感为度，此时肛管一般可容 2 指。同时将裂痔、肥大的肛乳头、隐瘘、肛窦等病变组织一并切除，再将裂损边缘增殖部分修剪整齐。查无搏动出血，加盖止血明胶海绵，填入凡士林纱条外加敷料包扎固定。术后每次便后用 1：5000 高锰酸钾溶液坐浴或苦参汤坐浴，用抗生素防止感染，局部每日予凡士林纱条填入创面换药 1 次，直至创面愈合。

其优点是可在直视下切断内括约肌，准确性强，一次性解除肛裂溃疡及其并发症，远期疗效可靠；缺点是对肛管组织损伤大，切开创面大，不利于恢复，易于遗留"锁洞畸形"，导致肛门不同程度溢液，且疗程长。

（2）内括约肌切断术：内括约肌切断术的优点：①减轻肛门疼痛；②减轻肛门水肿；③改善便秘症状。肛门内括约肌的切断可以解除内括约肌的失弛缓状态，降低直肠的顺应性，使肛管直肠的功能紊乱得到纠正，从而改善便秘症状。

A. 后正中内括约肌切断术

1）适应证：慢性肛裂（三期肛裂）。

2）禁忌证：肛门周围有严重皮肤病者；有结核、克罗恩病、梅毒、艾滋病等所致之特异性肛肠疾病者；有严重心、肝、肾疾病或血液病、癌症、极度虚弱，不宜手术者；妊娠期妇女及女性月经期。

3）操作方法：患者取侧卧位或俯卧折刀位，常规消毒，局部麻醉或骶管麻醉后，铺巾。用双叶肛镜暴露后正中肛裂，直接经肛裂处切断内括约肌下缘，切口上至齿线，下至肛缘。如并发裂痔、肛乳头肥大者也一并切除，所形成创面不予缝合，查无搏动出血，加盖止血明胶海绵，填入凡士林纱条外加敷料包扎固定。术后每次便后用 1：5000 高锰酸钾溶液坐浴或苦参汤坐浴，用抗生素防止感染，局部每日予凡士林纱条填入创面换药 1 次，直至创面愈合。

Gabriel、Eisenhamm 主张在后正中处行内括约肌切断术，认为这样能较彻底地解除内括约肌持续痉挛。该术式优点是在后正中切开可满意地使肛管松弛，较彻底地解决内括约肌的痉挛。但临床上发现该手术有两个主要的缺点：一是肛管皮肤缺损愈合困难，长达 6～7 周；二是最终愈合后手术部位可继发形成一"钥匙孔"形的肛管变形，妨碍肛管闭合。为避免以上缺点，近年来，多主张采用侧方内括约肌切断术。

B. 侧方内括约肌切断术

1）适应证：慢性肛裂（三期肛裂）。

2）禁忌证：肛门周围有严重皮肤病者；有结核、克罗恩病、梅毒、艾滋病等所致的特异性肛肠疾病者；有严重心、肝、肾疾病或血液病、癌症、极度虚弱，不宜手术者；妊娠期妇女及女性月经期。

3）操作方法：患者取侧卧位或俯卧折刀位，常规消毒，局部麻醉或骶管麻醉后，铺巾。在肛门左侧或右侧距肛缘 1.0～1.5cm 处做一弧形切口，长约 2cm，显露内括约肌后，在直视下用剪刀将内括约肌剪断，如并发裂痔、肛乳头肥大者也一并切除，所成创面不予缝合，查无搏动出血，加盖止血明胶海绵，填入凡士林纱条外加敷料包扎固定。术后每次便后用 1：5000 高锰酸钾溶液坐浴或苦参汤坐浴，用抗生素防止感染，局部每日予凡士林纱条填入创面换药 1 次，直至创面愈合。

侧方内括约肌术切断术是在 1967 年 Park 为避免后方切断术愈合时间长等缺点提出的方法。内括约肌侧方切开术被认为是治疗肛裂的"金标准"，但也存在术后控便能力降低的危险。其术式优点是损失小，易于切口愈合。缺点是对手术者要求较高，若切断括约肌太深易造成肛门失禁，太浅则不能充分解除内括约肌的痉挛。目前文献报道这种方法的愈合率约为 98%，但也有 30% 的患者发生肛门失禁，尤其以女患者多见。研究表明，行部分内括约肌切开术既能达到降低肛管内压、促进肛裂愈合的目的，又能减少肛门失禁的发生率。但如何掌握切开括约肌的比例，仍无很好的标准。特别是女性患者，因其肛管较短，内括约肌较薄弱，且生产时可造成潜在的括约肌损伤，这类女性患者部分切开内括约肌的比例应注意掌握。

C. 内括约肌挑切术

1）适应证：慢性肛裂（三期肛裂）。

2）禁忌证：肛门周围有严重皮肤病者；有结核、克罗恩病、梅毒、艾滋病等所致的特异性肛肠疾病者；有严重心、肝、肾疾病或血液病、癌症、极度虚弱，不宜手术者；妊娠期妇女及女性月经期。

3）操作方法：患者取侧卧位或俯卧折刀位，常规消毒，局部麻醉或骶管麻醉后，铺巾。于肛缘后正中或稍侧方做一个 1.0～1.5cm 纵形切口，显露内括约肌后用蚊式钳挑出内括约肌下缘，在钳上切断内括约肌，然后止血不缝合切口。查无搏动出血，加盖止血明胶海绵，填入凡士林纱条外加敷料包扎固定。术后每次便后用 1：5000 高锰酸钾溶液坐浴或苦参汤坐浴，用抗生素防止感染，局部每日予凡士林纱条填入创面换药 1 次，直至创面愈合。

此法优点是切断肌束清晰，操作简单可靠，不易刺破肛管皮肤造成感染。但要注意挑出的肌束要深达齿线。为此，可用示指伸入肛管直肠触摸齿线处内括约肌下缘，顶起内括约肌使之易于挑出。缺点是若挑出肌束较少，只切断很少肌束，则术后仍有疼痛或复发。

（3）纵切横缝术

1）适应证：慢性肛裂（三期肛裂），于肛门术后肛门狭窄合并有肛裂者。

2）禁忌证：肛门周围有严重皮肤病者；有结核、克罗恩病、梅毒、艾滋病等所致的特异性肛肠疾病者；有严重心、肝、肾疾病或血液病、癌症、极度虚弱，不宜手术者；妊娠期妇女及女性月经期，肛裂伴有皮下瘘、肛门梳硬结者。

3）操作方法：患者取侧卧位或俯卧折刀位，常规消毒，局部麻醉或骶管麻醉后，铺巾。肛门后正中肛缘至齿线间做纵形切口，切开皮肤及皮下组织，并挑起部分内括约肌切断，适度扩肛 3 指，同时切除肥大肛乳头、裂痔，然后将切口最上缘与最下缘横向缝合使纵形切口变成横向弧形切口。查无搏动出血，加盖止血明胶海绵，填入凡士林纱条外加敷料包扎固定。术后不予坐浴以防缝合切口感染，用抗生素防止感染，局部每日予凡士林纱条填入创面换药 1 次，直至创面愈合。

本法优点是扩延肛管皮肤周径，解除肛管缩窄，并解除括约肌痉挛使肛门松弛；缺点是适用性窄，操作相对复杂，术前准备与术后护理要求高，切口易于感染，皮不易成活等。最近有人对单纯纵切横缝术提出了一些不足之处，认为由于横缝切口之间部分移位较大，加之处于污染区，很容易发生缝线切割皮肤组织的情况，影响伤口愈合。故提出了在原术式的基础上，适当延长肛缘外切口，中央不缝合，并在其下部预留一放射状切口作引流。

（4）肛裂皮瓣转移术

1）适应证：慢性肛裂（三期肛裂）伴有肛门狭窄者。

2）禁忌证：肛门周围有严重皮肤病者；有结核、克罗恩病、梅毒、艾滋病等所致的特异性肛肠疾病者；有严重心、肝、肾疾病或血液病、癌症、极度虚弱，不宜手术者；妊娠期妇女及女性月经期。

3）操作方法：患者取侧卧位或俯卧折刀位，常规消毒，局部麻醉或骶管麻醉后，铺巾。将肛裂溃疡、裂痔、肛乳头一并切除，同时切断部分内括约肌，将创缘修剪整齐，在肛缘外做倒“Y”形切口，将倒“V”字形皮瓣游离，尖端缝合于肛管内切口顶端，使伤口形成倒“V”字形，两侧伤口间断缝合。适用于陈旧性肛裂伴肛管狭窄者。

此术式的优点是不伤及肌肉，术后肛门功能良好，其缺点同“纵切横缝术”。

七、预防与护理

（1）注意调理起居饮食，不可疲劳过度，不酗酒和过食辛辣及膏粱厚味，以免损伤脾胃，滋生湿热。

（2）养成生理排便习惯，防止便秘，如有干硬粪便形成，不可用力努责排出，应用温盐水灌肠或开塞露注入肛内滑润排便。

（3）对患有肛窦炎和肛乳头炎的患者，要及早治疗，防止诱发肛裂。

（4）扩肛和肛门镜检查时忌粗暴用力，对肛管上皮的损伤，应积极治疗，防止因感染而形成溃疡。

（5）指导药物熏洗、坐浴等治疗方法。

（蔺兵虎）

第二节　肛管、直肠周围脓肿

肛门直肠周围脓肿是肛门直肠间隙所发生的急慢性化脓性感染。本病较为常见，起病急骤，疼痛剧烈，可发生于任何年龄组，但多见于 20～40 岁的青壮年，男性多于女性，春秋季多发。

祖国医学把肛门直肠周围脓肿归于肛门“痈疽”范畴，按其发生部位又有肛门痈、悬痈、坐马痈、跨马痈、鹳口痈、盘肛痈之称。中医辨证属阳证。

本病的发展过程较为迅速，如延误治疗可使病情加重，并使病情复杂化。因此，应早期行急诊一次性根治手术，防止感染进一步发展，造成局部感染加重，破溃后形成肛瘘；或全身感染加重，形成败血症，严重的形成感染性休克。

一、病因病理

肛门直肠周围脓肿可由特异的和非特异的病因引起。

非特异性的肛门直肠周围脓肿多由肛窦管堵塞后感染引起。肛窦是向上开口于直肠的漏斗形盲袋，其底端多数有肛腺。6～10个这样的腺体围绕着肛管并开口于肛窦的底部，肛腺腺体导管多位于黏膜下层及内外括约肌之间。当肛窦肛腺感染后，炎症蔓延波及到肛门直肠周围的疏松结缔组织间隙形成脓肿。

特异性肛门直肠周围脓肿病因包括：外来细菌的侵入、创伤、恶性肿瘤、放射、免疫减退状态、感染性皮炎、结核、放线菌病、Crohn病、肛瘘，也可由痔及其他肛门手术引起肛门直肠周围脓肿。常见的致病菌有：金黄色葡萄球菌、链球菌、大肠杆菌、铜绿假单胞菌、变形杆菌，产气荚膜杆菌以及结核杆菌等。

祖国医学认为肛门直肠周围脓肿的发病原因有：①外感风热、毒热湿邪；②饮食醇酒厚味。《素论·生气通天论》认为"营气不从，逆于肉里，及生痈肿"。大肠湿热，流注肛门，气血瘀滞，结成肿块，日久化腐生热，溃而成痈。也有因肺、脾、肾三素亏损，湿邪乘虚而攻等。

肛门直肠周围脓肿的形成，约95%以上起源于肛窦感染，即肛窦炎。当肛窦炎症继续发展，细菌经肛腺导管进入肛腺体，引起肛腺导管及肛腺体感染发炎，肛腺管因炎症水肿，发生阻塞，肛腺体内黏液排出障碍、淤积，加之细菌在其中大量生长繁殖，使感染加剧。此时炎症直接向外扩散或经淋巴管向周围播散，引起肛门直肠周围结缔组织炎症，进而形成肛门直肠周围脓肿。

二、分类

脓肿根据位置可分为4种类型：肛周的脓肿、坐骨直肠间的脓肿、括约肌间的脓肿、肛提肌上的脓肿。

因此，肛门直肠周围有7个易发生脓肿的结缔组织间隙，间隙内充满含有丰富小血管和小淋巴管的疏松结缔组织和脂肪。这7个间隙分别是：深部的左、右直肠骨盆间隙，均位于肛提肌上方；浅部的左、右坐骨肛门间隙和皮下间隙，均位于肛提肌下方；以及位于直肠黏膜与肌层之间的黏膜下间隙。黏膜下间隙脓肿形成时脓液可向上、向下或环绕直肠蔓延；其他各间隙之间也有结缔组织通道，当一个间隙形成的脓肿处理不及时可因脓液增多、压力增大，扩散到其他间隙，因此脓肿诊断一经确立，应按急症行手术治疗。

（一）临床表现

肛门直肠周围脓肿的临床表现为局部急性化脓性感染的临床表现，又因其发生部位不同而各有差异。

1. 括约肌间脓肿　发生在直肠黏膜下层括约肌间隙内。有人也叫黏膜下脓肿，但脓肿不在黏膜下，有的全身症状较显著，发热、倦怠、食欲缺乏等症状明显。直肠下部有坠胀感及疼痛，行走及排便时加重，并有排便困难。直肠指诊可触及卵圆形或索条状肿物，质软，有波动感，触痛明显。内镜检查时，可见黏膜隆起，其边缘整齐，发红、发亮。穿刺时可吸出脓液。有时可于黏膜上或肛窦处向肠腔破溃。

2. 肛周脓肿　发生于肛管皮下或肛周皮下间隙内。局部呈剧烈持续性跳痛，但全身症状常较轻微。肛旁皮肤可见一圆形或卵圆形隆起，红肿，触痛明显，若已化脓，可有波动感。有时肛门镜检查能发现脓肿从肛隐窝排出或位于慢性肛裂上。

3. 坐骨直肠间隙脓肿　发生于坐骨直肠间隙内。本病是肛门直肠周围脓肿中最常见的一种类型。初起时，肛门部坠胀不适，患侧局部疼痛较轻，继而出现发热，寒战，脉速，倦怠，食欲缺乏等全身症状；局部症状也很快加重，肛门部灼痛或跳痛，行走或排便时加剧，有时可有排尿困难。局部观察，患侧肛旁皮肤隆起，高于对侧，触之发硬，压痛明显。直肠指诊时，发现肛门括约肌紧张，患侧肛管饱满，压痛明显，坐骨直肠间隙穿刺时，有脓液吸出，当脓液穿入皮下间隙时，可有波动感。

4. 肛提肌上脓肿　位于骨盆直肠间隙内。症状急骤，发热、寒战明显，腰骶部酸痛，便意频繁。因部位较深，局部外观无明显变化，严重时会阴部可红肿。直肠指诊时，在肛管直肠环上方，可触及一较硬包块，压痛明显，有时有波动感。因骨盆直肠间隙顶端为腹膜，受到炎症波及，有时下腹部可有压痛及反跳痛。从笔者的经验来看，多数患者有盆腔内感染类疾病，如克罗恩病、憩室炎、输卵管炎或近期腹部或盆腔手术。

5. 肛门后深部脓肿　位于直肠后间隙内。全身症状显著，有周身不适，发热、头痛、倦怠、食欲缺乏等症状，腰骶部酸痛，排便时肛门部有明显坠痛。因部位较深，外观肛门局部无变化，肛门与尾骨之间，可有深压痛。直肠指诊可发现直肠后壁，肛管直肠环上方饱满或隆起，压痛明显，可有波动感。

（二）诊断与鉴别诊断

肛门直肠周围脓肿，根据其临床表现，做出正确诊断并不困难。但需要注意的是，深部脓肿局部外观常无明显变化，这时直肠指诊是重要的检查手段。此外，一切辅助检查，常可提供有力的佐证，如：血常规检查，可见白细胞计数及中性粒细胞计数比例明显增高；肛门直肠内超声检查，可发现肛门直肠周围组织内有局限的液性暗区，而且这种技术还可决定近 2/3 患者脓肿与括约肌间的关系，对于多数脓肿找内口有帮助。

本病在诊断过程中，应与肛门直肠部结核性脓肿及肛门部化脓性汗腺炎相鉴别。前者起病缓慢，病史较长，无局部急性炎症的表现，常伴有全身其他脏器、组织的结核病灶；后者全身呈慢性消耗症状，脓肿浅而范围大，病变区域皮肤变硬，急性炎症与慢性窦道并存。

（三）其他类型脓肿

1. 坏死性脓肿　肛门直肠脓肿若不及时治疗最终导致严重的并发症：脓毒败血症、气性坏疽，甚至死亡。

2. 骨髓移植后肛周脓肿　肛周感染是骨髓移植后的少见并发症。其处理与一般血液病相同。切口愈合时间很长。

3. 艾滋病患者的肛周脓肿　获得性免疫缺陷综合征患者肛门直肠周围非常容易感染，有人认为发病率为34%。所以要慎重处理。若已经形成脓肿，只适合于分期切开引流。

三、治疗

（一）药物治疗

适用于炎症初期，脓肿尚未形成阶段，选用抗感染药物，临床上常用青霉素类、头孢菌素类、抗厌氧菌类抗生素口服或静滴以控制炎症扩散。同时根据中医辨证论治的原理，解毒通腑，散结消肿，可选防风通圣散，仙方活命饮等方内服，或内服活血化瘀汤加减，当归15g，赤芍 12g，苏木 15g，桃仁 9g，土茯苓 25g，大黄 2g，川芎 9g，薏苡仁 2g，败酱草15g，白芥子5g，甘草5g。水煎服，每日 1 剂。

对于结核性脓肿，可选用抗结核药，如异烟肼、利福平口服，利福霉素静脉滴注；也可用青蒿鳖甲汤水煎内服。

（二）手术治疗

适用于脓肿形成后，因肛门直肠周围脓肿起病急骤，发展迅速形成脓腔，所以手术治疗是本病的主要治疗方法。由于本病所在部位解剖学上的原因，为防止病情进一步加重、恶化，对于急性肛门直肠周围脓肿均应行急症手术治疗。脓肿发生部位不同，所采取的手术方法也不相同。但各种类型肛门直肠周围脓肿手术治疗的原则是：争取行一次性根治手术，不遗留后遗症。

1. 分期切开引流排脓

（1）适应证：糖尿病不稳定期、血液病缓解期、艾滋病、克罗恩病、溃疡性结肠炎、孕妇等。

（2）手术方法：在局麻下，常规碘仿消毒肛周后，根据不同脓肿的位置，一般取距肛周 2 ~ 3cm 的波动明显处或相对脓腔低点，切开皮肤、皮下组织，钝性分离脓腔隔，充分引流脓液后，下一引流条，术毕。

（3）术后处理：全身应用抗生素，每天换药 1 次，术后 1 ~ 2d 用 3% 的过氧化氢溶液冲洗，然后用生理盐水清洗脓腔，放置 15% 复方黄连液纱条或氯霉素纱条。便后用加减三黄液（黄连、黄柏、大黄）坐浴 30 ~ 40min。形成瘘管后，依据全身状况改善后，再行二次手术。

2. 一次性根治术

（1）括约肌间脓肿

1）手术步骤：在骶麻或硬脊膜外麻醉下，常规碘仿（碘伏）消毒肛周后，通过直肠指诊，查清脓肿的部位、范围，在肛门镜或拉钩下，仔细查找原发内口的肛窦所在之处，再由此切开脓肿，排出脓液。切口要大，引流要通畅。排出脓液后，指诊检查有无残留脓腔，如有残留应充分分离其间隙。术毕，脓腔内放置凡士林纱条引流。

2）术后处理：每天换药 1 次，术后 1 ~ 2d 用 3% 的过氧化氢溶液冲洗，然后用生理盐水清洗，创口内放置 15% 复方黄连液纱条或氯霉素纱条。要保持排便顺利通畅，可给液状石蜡 30ml 每晚 1 次口服，便后用加减三黄液坐浴 30 ~ 40min。

（2）肛周脓肿

1）手术步骤：做常规术前准备，对于表浅的皮下脓肿可不行清洁灌肠。麻醉应选骶管麻醉或硬脊膜外麻醉，为防止感染沿注射针头扩散，尽量不用局部麻醉。

以脓肿的中心部位做放射状切口，排出脓液后，用右手示指深入脓腔中，分离脓腔结缔组织间隙，防止遗留死腔，避免操作粗暴，损伤过多组织及血管。退出手指，将左手示指插入肛门内，右手持金属探针，自切开排脓切口探入，由内口及感染肛窦处探出，内口往往在脓肿相对应的肛窦处。由内口至肛缘做放射状切开皮肤及皮下组织，脓腔通过外括约肌皮下层、浅层及部分外括约肌深部者，都可以做一次性切开。修剪切口呈 V 形，以利引流及换药，清除脓腔内坏死组织，用过氧化氢溶液、生理盐水反复冲洗脓腔后，创口内放置凡士林油纱条引流。

2）术后处理：术后前几天，用化腐散纱条换药，以脱落去除坏死组织，当肉芽组织新生之际，改用生肌散纱条换药，促进肉芽组织生长，还可配合"三黄液"坐浴。在创面近于愈合时，注意有无"桥形"粘连等假愈合现象，有则及时分开。创面水肿时，局部应用高渗盐水纱条湿敷。创面较大者，为防止愈后瘢痕过大，在无菌条件下，可进行一期清创缝合。便后用加减三黄液坐浴 30~40min。

（3）坐骨直肠间脓肿

1）手术步骤：选用骶麻或硬脊膜外麻醉。常规碘仿消毒肛周后，在麻醉下找到内口，由患侧相应处距肛缘 3~5cm 处，做一弧形切口，长 3~5cm。切开皮肤、皮下组织至坐骨直肠间隙。然后将左手示指插入直肠内做引导，右手持长止血钳，经坐骨直肠间隙，穿透分离肛提肌至骨盆直肠间隙，排除脓液，退出止血钳，用右手示指从切口深入脓腔，分离脓腔内间隔并探查脓腔范围，钝性分离肛提肌被分离的切口，以利引流通畅。用探针从皮肤切口处探入，于相对应的肛窦处寻找原发内口，将内口与切口之间皮肤、皮下组织切开，修剪皮缘。骨盆直肠间隙脓腔内放置硅胶管引流，切口内填塞凡士林纱条。

2）术后处理：每日换药 1 次，术后 1~2d 用过氧化氢溶液、生理盐水冲洗脓腔，并逐渐退出引流条，注意防止过早拔管，使其以上部分引流不畅，形成死腔。便后用三黄液坐浴 30~40min。

（4）肛提肌上脓肿：这种脓肿治疗较难，我们的经验是首先要明确病史，在麻醉下找到内口，根据内口确定引流方案。

1）手术步骤：选用骶麻或硬脊膜外麻醉，常规碘仿消毒肛周后，在麻醉下找到内口，由患侧相应处距肛缘 3~5cm 处，做一弧形切口，长 3~5cm。切开皮肤、皮下组织至坐骨直肠间隙。然后将左手示指插入直肠内做引导，右手持长止血钳，经坐骨直肠间隙，穿透分离肛提肌至骨盆直肠间隙，排除脓液，退出止血钳，用右手示指从切口深入脓腔，分离脓腔内间隔并探查脓腔范围，钝性分离肛提肌被分离的切口，以利引流通畅。用探针从皮肤切口处探入，于相对应的肛窦处寻找原发内口，将内口与切口之间皮肤、皮下组织切开，修剪皮缘。骨盆直肠间隙脓腔内放置凡士林纱条引流，切口内填塞凡士林纱条。

2）术后处理：每日换药 1 次，逐渐退出引流条，用过氧化氢溶液、生理盐水冲洗脓腔，并注意防止过早致肛提肌切口闭合，其以上部分引流不畅，形成死腔。便后用加减三黄液坐浴 30~40min。

（5）提肛肌上三腔脓肿：肛提肌上三腔间隙脓肿不同于其他各间隙脓肿，3 个主要特点是：①脓腔一般都比较大；②脓腔的内侧壁及部分底壁为直肠壁，当脓液蓄积较多时，便容易使前壁即直肠壁向直肠腔内隆起，从而托住脓液；③后壁受骶尾骨自然弯曲的影响，切口引流不通畅。因此单纯脓肿切开引流术，往往不能收到满意的效果，我们自 1974 年以来，运用充气气囊，在行脓肿清创引流术后，用直肠压迫的方法，使得脓腔间隙消失，促进了脓腔的粘连愈合。对于长期不愈的患者，采取这种方法，收到了非常满意的疗效。

（三）切开清创加气囊加压术的操作方法

麻醉选骶麻或硬脊膜外麻醉。常规碘仿消毒肛周后，在尾骨尖至肛门之间中后 1/3 处，做纵行切口长约 2.5cm，切开皮肤及皮下组织，用长止血钳逐层分离至脓腔，排出脓液。分离扩大引流口，用右手示指探入脓腔内，充分分离脓腔内组织间隔，使其相互沟通，不留死腔，以利充分引流。再用过氧化氢溶液、生理盐水反复冲洗脓腔数次。用刮匙轻轻搔刮脓腔内壁，在后壁及侧壁可稍重些，前壁应轻些，以免损伤直肠，造成肠壁穿孔。搔刮干净后，用过氧化氢溶液、生理盐水冲洗脓腔，直至彻底清洁为止，并彻底止血。在脓腔内放入适量链霉素粉、庆大霉素或新霉素粉，然后将气囊放入直肠腔内，根据患者情况，将气囊注入80～120ml 空气，使直肠充分膨起，挤压脓腔，使前壁塌陷，与后壁粘连。创口放置甲硝唑纱条，无菌纱布包扎。

术后处理：控制饮食 3～4d，控制排便 3～4d，全身使用抗生素，以防止感染。每隔 4h 放气休息 2h，每晚睡前气囊放气，以使患者得到充分的休息。晨起大便后及时换药，并再次注入气体。

注意事项：①气囊压迫治疗期间，不可用任何药液冲洗脓腔，禁止探查腔隙；②引流纱条不得塞入脓腔，只填塞引流口即可；③注意直肠末端动脉搏动；④每 4～6h 放气 1 次，间隔 2h 再次充气；⑤控制大便 3～4d，第 4 天将气囊取出。

每日换药后，可经气囊中心的肛管向直肠内注入 10% 黄连液 20～30ml，用以清洁肠腔，用氯霉素、链霉素、新霉素注入也可。

（四）切开挂线引流术的操作方法

示指探入肛内，摸清脓肿的部位及范围，并仔细查找有无原发内口。分叶镜或肛门镜下观察肛隐窝处有无红肿、凹陷性硬结、溢脓，以判断内口的位置。于脓肿波动明显处行放射状切口或弧形切口切开皮肤及皮下组织，用止血钳钝性分离充分排脓后示指探查脓腔走行及分离脓腔间隔。过氧化氢溶液、生理盐水依次冲洗脓腔。若脓腔与两侧坐骨直肠间隙相通，则于左右两侧距肛缘约 2.5cm 处、避开坐骨结节，由前向后各行一弧形切口，使三切口底部互相沟通。两侧弧形切口下端与后位切口间皮桥不应小于 2.0cm。左手示指探入肛内做引导，右手持缚扎一橡皮筋的球头探针，沿切口基底部缓缓向肛内探查寻找内口，于脓腔最高点、最薄处齿状线上 1.0cm 处穿出，通过脓腔拉出切口；两端合拢，松紧适宜结扎修剪切口成棱形，彻底止血，包扎。

术后处理：每日换药 1 次，用过氧化氢溶液、生理盐水冲洗脓腔，放置中药纱条。定期勒紧橡皮筋，至自行脱落为止。

（五）建议

但凡肛周一旦形成脓肿，都应及时切开引流，因其自行从皮肤破溃较难，而脓液更易向肛周疏松组织扩散，导致多间隙脓肿。就术式问题笔者主张，不论脓肿部位深浅，均宜采用一次性切开引流，不做分期手术，但其成败的关键取决于能否正确寻找并处理好感染的肛窦（内口）。对各类型脓肿均不主张切开挂线术，当深部脓肿（肛提肌以上）侵犯到直肠环以上时，在找准感染性肛窦切开时注意保留直肠环，不切断括约肌，在旷置脓腔区做引流，并在直肠腔内放置气囊压迫以消灭脓腔（空腔或死腔）。

（蔺兵虎）

<h1 style="text-align:center">第三节　肛瘘</h1>

一、流行病学及中西医病因、病理

(一) 概念及流行病学

肛瘘又名肛漏，系肛痈成脓自溃或切开后所遗留的腔道，亦称痔漏、痔疮。一般由原发性内口、瘘管和继发性外口三部分组成，亦有仅具内口或外口者。内口为原发性，绝大多数在肛管齿状线处的肛窦内；外口是继发的，在肛门周围皮肤上，常不止一个。

肛瘘发生率的统计，反映了报道者所在医学机构里的情况，结果往往带有片面性。此外，肛周脓肿继发产生的肛瘘，是不是应该统计到肛瘘的发生率里，目前，并没有一个明确的规定。在我国，肛瘘占肛肠发病人数的 1.67% ~ 3.6%，发病高峰常常为在 20 ~ 40 岁的青壮年，男性多于女性，男女之比为 (5 ~ 6) ：1。

美国布鲁克林医院 1930—1939 年，在 77 372 病例中有 532 例肛瘘，发生率为 0.69%；1959 年弗吉尼亚大学外科诊疗的 1 000 名患者中，150 例是肛肠疾病，其中 0.4% 是肛周脓肿，0.8% 是肛瘘，根据芬兰赫尔辛基（1969—1978 年）的手术室数据统计，肛瘘发病率为 8.6/100 000，其中 12.3% 为男性，5.6% 为女性。2002 年 Nelson 荟萃分析报道，美国每年治疗 20 000 ~ 25 000 例的肛瘘患者，Ramanujam 报道肛周脓肿合并肛瘘的发生率约为 34%。Scoma 报道的肛周脓肿继发肛瘘的发生率为 26%，而 Vasilevsky 报道为 37%。肛瘘的发生与年龄呈相关性，约61% 的肛瘘患者分布于 15 ~ 29 岁，且 20 ~ 29 岁为发病高峰。在成人患者中，男女发生率的比例约为 2 ：1。一般认为肛瘘的发病率与季节无明显相关性，但也有报道认为，6 月为肛瘘的发病高峰，而 8 月和 9 月的发病率为全年最低。个人卫生和久坐没有被证明与肛瘘的发生有相关性，此外，腹泻和便秘也不是肛瘘患者的常见症状。

(二) 病因与病理

肛周脓肿和肛瘘可能是一个疾病的不同表现状态，关于肛瘘的发病学说，长期以来占据主导地位的是肛腺感染学说，但是其他一些原因如先天性的原因、盆腔感染、外伤等在肛瘘的发病中也占到一定作用。另外，肛瘘可能是一些疾病的特殊表现形式，比如在克罗恩病患者中，部分患者可能以反复发作的肛瘘为首要的发病原因，因此认识肛瘘的发病原因对于选择合适的治疗方法非常重要。

1. 肛腺感染学说　尽管大多数肛瘘起源于肛周脓肿切开引流术后，但不是所有的肛瘘均起源于肛周脓肿，同时也不是所有肛瘘患者有肛周脓肿病史。尽管如此，多数的证据表明，肛瘘起源于括约肌间的肛腺感染。但是为什么有些肛瘘患者似乎没有肛腺感染的病史呢？Seow - Choen 等认为许多肛腺感染可能非常小，在形成严重感染之前就向肛管内破溃，因此患者并没有发现有明显肛旁感染的病史；Adam 等研究认为，大约 70% 的肛瘘患者有肛旁脓肿引流的病史，但是也有一些学者有比较低的报道。在国内，目前尚没有权威的数据显示肛瘘患者中有多少发生肛旁脓肿。但是在临床进行肛瘘治疗的研究中发现，如果进行仔细检查，可以在括约肌间发现感染后的硬结。90% 以上的肛瘘其瘘管的主要部分在括约肌之间，然后通过内外括约肌间隙向肛管直肠的深部间隙进行扩散。如果括约肌间的慢性感染没有很好地处理和控制，那么就可能提高了肛瘘复发的风险。

人类肛腺存在于黏膜下、内括约肌和肌肉之间，一般为 8 个以上，但是肛腺不横穿纵行肌纤维或外括约肌，因为肛腺是来源于内脏的组织而不是来源于肛管本身的组织。肛腺具有烧瓶样的形状，由腺体、导管和开口组成，而且肛腺开口成向上的漏斗状，所以容易发生感染。肛腺在后侧丰富，而且存在于肛管的下部。肛腺可以分泌酸性的黏液润滑肛管，肛腺周围有丰富的淋巴组织，所以肛腺常常易被结合或被克罗恩病侵犯。有两种不同类型的肛腺，一种完全存在于黏膜下层，一种其腺管伸入到肛管的肌层中间，一般为 6~8 个，这种肛腺可以向上延伸，其腺管开口均匀分布在肛管周围。

一旦肛腺发生感染，要么被吸收，要么向肛管内破溃，有时当症状不是非常明显的时候，患者甚至不知道发生了感染；而一些患者由于感染形成了腺管的堵塞，脓液不能引流而形成了慢性脓肿或感染的腔隙。Hass-Fox 等认为肛周脓肿和肛瘘的形成、播散是沿着以联合纵肌为中轴的肛周结缔组织途径形成的。感染通常沿着肌纤维膈向会阴扩展，少部分也向头侧蔓延形成高位肌间或肛提肌上方脓肿，部分向侧方经联合纵肌纤维膈经肛管外括约肌上部进入坐骨直肠窝，偶尔亦可由耻骨直肠肌上方穿透进入坐骨直肠窝。脓肿被引流或自发性破溃就有形成肛瘘的可能，一旦瘘管纤维化就会形成肛瘘。

2. 肛瘘其他病因　尽管有许多证据表明很多肛瘘是由于肛腺感染，文献报道的肛腺感染占所有肛瘘发生的 80%~90%，但是还有其他一些原因也可能引起肛瘘。

（1）先天性肛瘘：文献报道肛腺感染导致的肛瘘可以在很小的婴儿发生，而且有一些婴幼儿的肛瘘瘘管走行在柱状上皮和移行上皮之间，提示肛瘘可能是先天性原因或发育方面的原因。在临床上，还可以发现一些皮样囊肿、畸胎瘤在括约肌间、直肠后间隙破溃后引起感染，但是这种感染往往与直肠肛肠不通，仅仅破溃后与肛周皮肤形成一个窦道，当然，这种肛瘘或脓肿在初次进行切开引流时如果认识不足，人为形成假道的话，可能表现就和肛瘘一致了。肛瘘也可能发生于一些先天性疾病的手术后，如先天性巨结肠手术后或先天性肛门直肠畸形手术后，可能因为处理不可靠而形成肛瘘。

先天性肛瘘可能继发于胚胎的残余组织，在出生后就可以有临床表现，甚至有的可以在肛门部位流出脑脊液。在临床上也可以发现一些患者肛瘘继发于先天性无肛、直肠阴道瘘、先天性肛管直肠发育不全等。在成人中，也有一些肛瘘继发于一些胚胎残余组织。

（2）盆腔脓肿：盆腔脓肿常常继发于急性阑尾炎、回肠憩室感染、炎症性肠病特别是克罗恩病或盆腔肿瘤。盆腔的脓肿可以导致慢性的括约肌上脓肿，沿筋膜间隙蔓延形成高位的括约肌间肛瘘或通过肛提肌破溃形成无症状的坐骨直肠脓肿导致无症状的括约肌外肛瘘。

（3）会阴部损伤或肛管直肠损伤：会阴部损伤在临床上并不十分多见，但是在一些复合伤的病例中，特别是骨盆骨折合并肛管直肠损伤的患者中，由于对肛管直肠损伤的处理不及时，可以形成较为复杂的肛瘘。对于会阴部损伤的患者，在一期手术时进行良好的处理可以预防以后形成复杂的肛瘘，而这种肛瘘在处理时往往非常困难。

（4）肛门部疾病

1）肛裂：肛裂是一个常见的疾病，反复发生感染的肛裂可以合并皮下瘘管，但是肛裂合并的肛瘘一般位于前后正中，处理比较容易。

2）痔：痔一般不会合并肛瘘，但是血栓痔溃烂形成感染后可以形成皮下或黏膜下瘘管。

3）肛管疾病手术：肛管疾病手术后可能形成慢性感染灶，逐渐形成肛瘘，在内括约肌切断或闭合性痔手术后可能形成肛瘘。

（5）炎症性肠病

1）克罗恩病：典型的克罗恩病的肛周表现包括复发性肛周脓肿、肛瘘、皮肤增生突起、肛管溃疡和狭窄等。克罗恩病肛瘘在有直肠侵犯的克罗恩病中比较多见，而在单纯回盲部侵犯的克罗恩病中少见。肛瘘常开口于肛周的皮缀，常有数个高位盲瘘和在肛管直肠环以上的瘘管。

2）溃疡性结肠炎：以往认为只有克罗恩病才出现肛瘘，而溃疡性结肠炎的患者并不出现肛门部疾病。Buchanan 等报道 7% 的溃疡性结肠炎的患者可以合并肛门部疾病如肛瘘、肛裂和肛旁脓肿。当然，当一个溃疡性结肠炎的患者合并肛门部疾病的时候，要排除是克罗恩病的可能性。

（6）肛门部结核：以往认为，结核性肛瘘在国内已经非常少见，因此在临床上常常可能忽视结核性肛瘘的存在。结核性肛瘘可能没有特殊的临床表现，但是对于一些手术后长时间切口不愈合、切口灰白、分泌物多的患者，要考虑结核性肛瘘的存在。对于结核性肛瘘的患者，关键要考虑到该病的存在，同时在手术时常规送病理检查。

（7）性传播疾病：性传播疾病引起的肛旁脓肿或肛瘘在临床并不罕见，笔者每年可以发现数例由于艾滋病、梅毒等性传播疾病导致的肛旁脓肿或肛瘘，由于合并性传播疾病的患者往往隐瞒病史，因此对其感染的情况并不十分清楚。因此常规进行相关性传播疾病的检查非常必要，一旦怀疑，必须在权威的检验部门进行诊断而且要进行传染病的上报。

（8）恶性肿瘤：恶性肿瘤表现为肛瘘是一个比较少见的情况，但是在临床上往往非常容易误诊，对于一些非常复杂的脓肿或肛瘘，医生需要考虑更多的可能特殊的情况，否则容易导致误诊。

我国是认识"瘘"病最早的国家之一，中医对于肛瘘的认识几千年来不断发展，成书于战国以前的《山海经》已明确提出了"肛瘘"的病名，《山海经·卷二·中山经》中曰："仓文赤尾，食者不痛，可以为瘘。"秦汉之后，肛瘘多以"痔"名概括，《五十二病方》中提出牡痔、牝痔、脉痔、血痔四痔分类，并将瘘归入"牡痔"之中，"有赢肉出，或如鼠乳状，末大本小，有空（孔）其中"，另外《五十二病方》中也提及"多空（孔）"的瘘，即现代医学所指的复杂性肛瘘。"痔瘘"病名始见于《神农本草经》，如"夫大病之主，痈肿恶疮、痔瘘瘿瘤"，系泛指痔、瘘等肛肠疾病，之后的文献也记作"痔瘘"。《疮疡经验全书·痔瘘症并图说篇》中，将瘘管称作"漏疮"，同时对痔瘘的病因、病机及证治行了专门论述，在五痔基础上，进一步详细分为二十五痔，并附图说明，充分反映了当时对痔瘘病研究的细致和深入。据文献判断宋代已有治疗痔瘘病的专科，《太平圣惠方》将痔与痔瘘从概念上进行了区分，如"夫痔瘘者，由诸痔毒气，结聚肛边，有疮或作鼠乳，或生结核，穿穴之后，疮口不合，时有脓血，肠头肿痛，经久不差，故名痔瘘也"。著名医家陈实功著的《外科正宗》一书，较全面地总结了前代的外科学术成就，并写有《脏毒论》和《痔疮论》等专篇，对痔、瘘、肛周痈疽等痔瘘疾病的病因、病机和辨证施治进行了较全面的论述。肛瘘的分类较为复杂，我国古代医家多依据瘘管的部位、形态、特征等进行分类。如《外科大成·论痔漏》中云："漏有八，肾俞漏，生肾俞穴……肾囊漏，漏管通入于囊也。"明朝，我国医学的发展取得了很大成绩，痔瘘学科更有了新的进展，枯痔疗法日趋完善，并首创治肛瘘的挂线疗法，明代徐春甫《古今医统大全》中就记载了挂线治疗肛瘘的方法："上用草探一孔，引线系肠外，坠铅锤悬，取速效。药线日下，肠肌随长，僻处既补，水逐线流，未穿疮孔，鹅管内消。"这个记载不但记录了挂线的方法，而且对其机制和治疗效果也做了阐述。这种挂线的方法是目前最常使用的切割挂线（cutting seton）的方法。中医肛瘘切开术也早有记载，如清代《外科图说》："若久年漏症，初诊探以银丝，方能知其横飘直柱，以及浅深曲直之由通肛过桥之重症。然后每日用柳叶刀开其二三分，开后用絮止血约半日去絮，乃上药版。通肛则用弯刀，若素有血证不可开，劳病脉数不可开，肛门前后不可开，髫龄以及耄年均不可开。此治横飘之法也。"

痔久不愈成瘘。《诸病源候论》有云："痔久不瘥，变为瘘也。"又如《疡科选粹》云："痔疮绵延不愈湿热痰久，乃穿肠透穴，败坏肌肉，销损骨髓，而为之漏焉。"

风湿燥热之邪所致。《河间六书》云："盖风热不散，谷气流溢，传于下部，故令肛门肿满，结如梅李核，甚至乃变而为瘘。"

过食醇酒厚味，劳伤忧思，房劳过度所致。清代余听鸿著《外症医案汇编》云："肛漏者，皆肝脾肾三阴气血不足……始因醇酒辛辣，醉饱入房，疾奔久坐，筋脉横解，脏腑受伤。"

局部血液循环欠佳所致。薛己《薛氏医案》："臀，膀胱经部分也，居小腹之后，此阴中之阴。其道远，其位僻，虽太阳多血，气运难及，血亦罕到，中年后忧虑此患。"

肛痈溃后余毒未清，不能托毒外出，久不收口所致。如《太平圣惠方》云："夫痔瘘者，由诸痔毒气，结聚肛边，有疮或作鼠乳，或生结核，穿穴之后，疮口不合，时有脓血，肠头肿痛，经久不差，故名痔瘘也。"又如《医门补要》云："湿热下注大肠，从肛门先发疙瘩，渐大溃脓，内通大肠，日久难敛，或愈月余又溃，每见由此成痨者……若咳嗽而成漏者，不治。"

二、诊断和鉴别诊断

（一）临床表现

1. 流脓　这是肛疾最常见的临床症状，表现为反复发作的肛旁流脓。瘘口大时可表现为粪汁或粪水样物流出，所以民间也形象地将肛瘘称为"偷粪老鼠"。常常新生成的瘘管流脓较多，脓液较稠厚，气味较臭，色黄，以后逐渐减少。若脓液突然增多，表示有新脓腔形成。脓液有时可混杂有少量的血液。结核性的肛瘘，常常脓液多而清稀，色淡黄，呈米泔样，可有干酪样坏死物。

2. 疼痛　如果瘘管引流通畅，一般局部疼痛不明显，但当外口闭塞或引流不通畅时，引起局部脓液积聚，炎症发作则出现局部的疼痛。

3. 瘙痒　由于肛门周围的皮肤不断地受到从瘘管内流出的脓液的刺激，可引起肛门周围的瘙痒，甚至引起肛门周围的湿疹等皮肤病变。

肛瘘从其疾病的过程来说是属于一个慢性感染的阶段，是一个潜在的感染病灶，因此当由于疲劳等因素引起身体抵抗力下降时可引起肛瘘的急性发作，此时局部疼痛明显加重，肛门周围又可出现红肿等急性炎症的表现，并可出现新的脓腔，当脓肿溃破或切开引流后，局部症状减轻，如果不及时治疗，这种情况会反复发作，这也是肛瘘发病的一个特点。

（二）辅助检查

1. 指检　指检是最基本而有效的检查方法，可直接触摸病变部位，了解索状物大小、深度及走向，有无压痛，按压时有无脓液流出等，对病情的判断尤其是内口的寻找很有帮助。直肠指检如肛窦局部有硬结、凹陷或触痛处多为内口所在部位。直肠指诊是对效的诊断方法之一，对于一个有经验的肛肠外科医师，其诊断准确率可以与腔内超声和 MRI 相媲美。

2. 探针检查　探针检查的目的在于探清瘘管的行径、长短、深浅与肛门括约肌的关系及内口的位置等。检查时将润滑后带上指套的示（食）指伸入肛内，触于可能内口处，然后用另一手取粗细适宜的探针，将圆形探头插入外口，如为弯管可将探针弯成相应弧度，探入时将探头端指向肛门中心。动作应尽可能轻柔，以防形成假道或人工内口。肛内手指应与探针互应，探查管道行径及有无相通。若探针进入受阻，可能是方向不对，可以调理方向后再试进，若仍不能进入，可能是管道狭窄或闭锁，不可强行进入。对于复杂性肛瘘，可同时插入几根探针，探查各管道是否相通或内口部位是否在同处。探针检查是一个危险的检查方法，特别是在急性脓肿引流时使用探针，可能容易形成假道，从而导致更为复杂的"人造复杂肛瘘"，所以 Thomason 曾经说过：一个没经验的医师使用探针就像猴子的手里拿把枪一样危险（pistol in monkey's hand）。

3. 肛门镜检查　将涂上润滑剂的肛镜插入肛管后，抽出镜芯对好光源即可窥查，将肛镜徐徐外退，随镜视野的外移注意观察肠黏膜的变化。一般肛瘘患者，内口齿状线处可充血肿胀，或有红肿发炎的隐窝及突出的乳头。挤压管壁，有时可见脓水自内口向肠腔溢出。

4. 瘘管造影　对复杂性肛瘘、反复多次手术的患者，或疑为骶前囊肿、畸胎瘤、骶骨结核者，可做 X 线造影检查，具有较高的诊断和鉴别诊断价值。

（1）X 线平片：骨盆正、侧位片，可以显示骨盆及骶骨骨质。若为骨结核或骨髓炎，则可见骨质破坏，有脓腔、死骨等。若为畸胎瘤，可见毛发或钙化点、骨骼、牙齿等，常有直肠向前移位。

（2）碘油造影：造影前，先将一链状金属条（每节 1cm）放入肛内以做标记，在肛门缘安置金属丝以标记肛门口。用细硅胶管从外口插入瘘管，直到有阻力为止，在外口处做一金属标记，然后缓慢注入40%碘油，待碘油溢出时将硅胶管拔出，堵塞外口，拍摄正、侧位片，可以显示瘘管走行、深浅、有无分支、内口位置、与直肠的关系等。应用造影时须注意：①直肠内必须放入标记物，以判断肛瘘是否与直肠相通和瘘管的深度。②肛门缘、外口同样须做标记，可进一步判断瘘管的长短、深浅。③与染色剂检查相似，因括约肌收缩，可阻碍碘油全程通过，不能全程显影。碘油未进入肠腔并不能说明没有内口。

5. 腔内 B 超　肛瘘因其发病及治疗过程的复杂性，决定了诊断的困难，近年来超声越来越成为肛管直肠周围疾病的主要检查手段之一，通过肛管直肠周围的超声检查明确肛瘘的走向、范围及内口的位置。随着三维超声诊断技术日益成熟，经直肠腔内三维超声也日益广泛地应用于肛瘘的诊断。

另外，环阵的探头也可在内口位置探及局部黏膜的缺损，对于多个齿状线处内口的复杂性肛瘘可在同一环阵平面见多个内口。

声像图上可以见到低回声的管道在括约肌间的走行情况，伴有感染者有无回声区存在。

6. CT　简单肛瘘经临床检查即可初步诊断，但对于复杂性肛瘘，借助影像学检查，特别是螺旋 CT 检查，对选择治疗方案具有重要意义。

7. MRI 近年来，影像学的发展，特别是 MRI 广泛应用，能够有效地在术前确定可能会被遗漏的脓腔和瘘管。术前 MRI 检查结果已被证实能够明显影响手术结果，减少肛瘘术后复发，提高肛门控制功能。MRI 能从矢状位、冠状位及横截位获得理想的影像图片，充分显示肛管直肠周围肌肉，瘘管与瘢痕存在不同的影像学信号而能准确分辨。肛瘘术前 MRI 检查已成为多数医学中心评价复杂性肛瘘的金标准。

8. 肛管直肠压力测定 肛管直肠压力测定是对肛管和直肠正常或异常运动的压力变化进行探测和记录，通过图形识别进行定量分析，对肛管直肠生理、病理生理进行研究。肛管直肠压力测定在评价肛瘘患者术前术后肛管直肠功能有重要意义。

9. 盆底肌电图 肌电图是通过记录肌肉的生物电活动，借此判断神经肌肉功能变化的一种检测方法。随着骨骼肌收缩而产生的动作电位经放大而被记录下来的曲线称为肌电图。盆底肌电图可以判断盆底肌的功能活动状态，如肛瘘炎症刺激表现为盆底肌的反常电活动；也可评价盆底功能失常的原因，如创伤性盆底肌肉缺损，肌电活动减弱或消失及病理性电活动。

（三）诊断和分类

1. 国内常用的肛瘘分类方法 在 1975 年中华中医药学会肛肠专业委员会就提出了肛瘘的分类方法，虽然在以后的使用中也进行了一定的修改，但是仍是目前我国最常用的肛瘘分类的方法。在这个分类方法中，将肛瘘根据瘘管和内外口的多少分为复杂性肛瘘和单纯性肛瘘，有一个内口、瘘管、外口的肛瘘称单纯性肛瘘，有两个或两个以上内口或瘘管、外口的肛瘘称复杂性肛瘘；而根据瘘管与肛门外括约肌关系分为高位肛瘘和低位肛瘘，以肛管外括约肌深部为标志，瘘管经过此线为高位，在此线以下为低位（图 15 - 1）。根据这个分类方法，在我国通常将肛瘘分为以下四个类型：

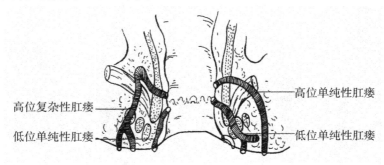

图 15 - 1 国内肛瘘分类示意图

（1）低位肛瘘

1）低位单纯性肛瘘：只有一个瘘管或内外口、瘘管通过肛管外括约肌深部以下，内口在肛窦附近。

2）低位复杂性肛瘘：瘘管在肛管外括约肌深部以下，外口和瘘管有两个以上，内口一个或几个在肛窦部位（包括多发性瘘）。其中马蹄形肛瘘呈环形或半环形围绕肛管，外口在肛门部两侧，内口多在截石位 6 点（后马蹄形）或 12 点处（前马蹄形）。

（2）高位肛瘘

1）高位单纯性肛瘘：仅有一条瘘管，瘘管道穿过肛管外括约肌深部以上，有一个内口。

2）高位复杂性肛瘘：有两个以上外口，瘘管有分支，主管穿过肛管外括约肌深部以上，有一个或多个内口。其中高位马蹄形肛瘘的瘘管主要在肛管外括约肌深部环形或半环形围绕肛管，外口在肛门两侧，内口多在截石位6点（后马蹄形）或12点（前马蹄形）。

该肛瘘分类方法相对比较简单，完全依靠临床的检测就可以达到分类的目的，适合于广泛的推广应用。该分类方法没有确切地将瘘管和括约肌之间关系阐述清楚，对手术的指导意义有限，而且缺乏客观的指标，难以在同行之间进行比较。

2. 肛瘘的 Parks 分类　在西方，肛瘘的分类方法也非常复杂，而且存在极大的争议，没有一个统一的诊断标准。但是在进行肛瘘分类时，除考虑原发性瘘管的位置在水平平面还是在垂直平面，也要考虑到继发性瘘管在什么位置。

对于瘘管和括约肌之间的关系，可以简单地分为四种（图 15 - 2A、B、C、D）。

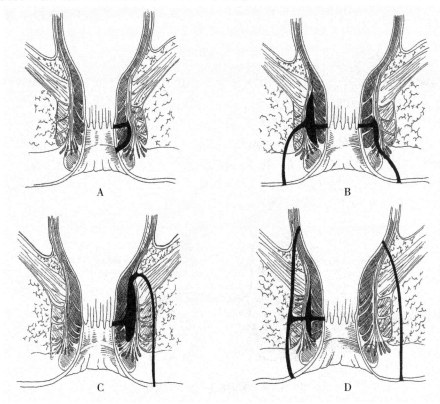

图 15 - 2　肛瘘的 Parks 分类
A. 括约肌间肛瘘；B. 经括约肌肛瘘；C. 括约肌上方肛瘘；D. 括约肌外侧肛瘘

（1）括约肌间肛瘘：瘘管位于括约肌之间、开口在齿状线附近；多见，占肛瘘 60% ~ 70%（图 15 - 2A）。

（2）经括约肌肛瘘：瘘管从齿状线处穿过内外括约肌，开口于会阴部；较多见，占肛瘘 20% ~ 25%（图 15 - 2B）。

（3）括约肌上肛瘘：瘘管起源于括约肌间平面，然后向上延伸进入括约肌上间隙，破溃进入坐骨直肠间隙并且从会阴部引流而形成的肛瘘；少见，约占肛瘘5%（图15-2C）。

（4）括约肌外肛瘘：指在肛管直肠环之外进入直肠的肛瘘，极少见，约占肛瘘1%，而且常合并其他疾病如克罗恩病等（图15-2D）。

这种肛瘘的分类方法充分考虑了肛瘘的瘘管与括约肌之间的关系，对于肛瘘的治疗有重要的意义，但是该分类方法没有考虑瘘管与直肠周围腔隙之间的关系，因此在治疗过程中对于如何处理周围的腔隙没有指导意义。但是该分类方法相对比较简单，在丰富的临床经验的基础上结合腔内超声检查，就可以得出诊断。肛瘘的Parks分类是目前国际上应用最为广泛的肛瘘诊断方法，但是由于国内肛肠病诊治方面发展不平衡、腔内超声等一些仪器难以普及，致此分类在国内的推广有一定困难。

3. Parks分类的细分类　因为肛瘘多起源于肛腺感染，因此其内口应该在齿状线附近，但是由于感染形成、纤维化的出现，导致该内口的闭合而在内口的上端或下端形成新的内口；同样瘘管也可以形成堵塞，因此形成继发性的瘘管，继发性瘘管可以合并感染或瘘管堵塞闭合。因此在肛瘘分类时要充分考虑到继发性瘘管和周围腔隙内感染的存在。Parks等（1976）将上述的分类方法进行进一步的分类，这个分类方法看起来非常繁杂，但是这个分类方法真正描述了原发性瘘管的方向、是否合并继发性瘘管、继发性瘘管的方向以及是否合并脓肿或盲瘘。

（1）括约肌间肛瘘：瘘管仅穿过内括约肌，向下与肛周皮肤相通，向上形成高位盲管或与直肠相通。为临床最常见的肛瘘，约占70%。

1）单纯性括约肌间肛瘘：单纯性的括约肌间肛瘘内口在齿状线、瘘管经过内括约肌到达感染肛腺部位，向下通过括约肌间平面到达会阴部位（图15-3A）。

2）合并封闭外口和感染：当内口封闭，瘘管内分泌物不能充分引流的时候，可以形成脓肿，直到脓肿再次溃破形成外口（图15-3B）。

3）伴高位盲瘘：继发性瘘管在括约肌间平面向上延伸进入直肠周围但是没有进入到直肠，也没有发生感染（图15-3C）。

4）合并高位瘘管开口于直肠：继发性瘘管向上延伸并进入直肠（图15-3D）。

5）合并高位瘘管及肛提肌以上脓肿：继发性瘘管向上延伸并在肛提肌以上形成脓肿。认识到这种肛瘘的括约肌间部分非常重要，因为在治疗时要切开括约肌切开整个肛瘘，同时要在直肠内对这样的脓肿进行引流，如果在会阴部引流这种脓肿，就会形成括约肌上肛瘘。这种肛瘘从本质上来讲是括约肌间肛瘘，治疗相对比较容易，如果处理不当，就会形成非常复杂的括约肌上肛瘘，处理困难、并发症多（图15-3E）。

6）合并高位盲瘘及肛提肌上脓肿，无会阴部外口：这种括约肌间肛瘘，其原发瘘管可能已经闭合，而仅剩继发性的瘘管向上延伸，这种脓肿引流不十分有效，因为内括约肌持续收缩会导致脓肿引流不畅（图15-3F）。

7）合并高位瘘管无会阴部外口，但与直肠相通：长而且高位的括约肌间肛瘘，无会阴部外口，但这个高位瘘管在括约肌间（图15-3G）。

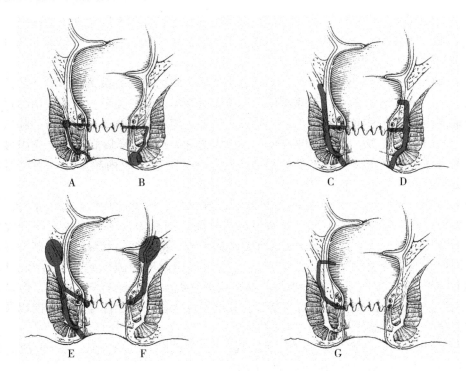

图 15 - 3　括约肌间肛瘘

A. 单纯性括约肌间肛瘘；B. 合并封闭外口和感染；C. 合并高位盲瘘；D. 合并
高位瘘管开口于直肠；E. 合并高位瘘管及肛提肌以上脓肿；F. 合并高位盲瘘及
肛提肌上脓肿，无会阴部外口；G. 合并高位瘘管无会阴部外口，但与直肠相通

（2）经括约肌肛瘘

1）单纯性经括约肌肛瘘（图 15 - 4A）：没有并发症的单纯性的经括约肌肛瘘治疗结果并不非常相同。瘘管可以在高位或低位进入肛管，瘘管可以穿过低位的外括约肌，也可以沿静脉通道进入对侧的坐骨直肠窝。

2）无外口及外口时溃时愈的经括约肌肛瘘合并脓肿（图 15 - 4B、C、D）：外口闭合的肛瘘，不可避免地形成复发性脓肿。

3）合并高位盲瘘和肛提肌以上脓肿的经括约肌肛瘘（图 15 - 4E）：是经括约肌肛瘘的另一种比较复杂而且危险的形式，如果原发性瘘管和继发性瘘管未能准确探明，肛提肌以上的肛瘘不是从直肠内进行引流而是从会阴部进行引流，往往可能形成括约肌外肛瘘。继发性肛瘘可能来源于在进行脓肿引流时过多刮除瘘管组织，也可能发生在坐骨直肠窝脓肿在顶部引流，引流不充分，因此瘘管不是直接穿过外括约肌形成外口，而是在坐骨直肠窝顶部形成一个继发性的瘘管。这种瘘管危险之处在于从外口置入探针的时候，经常直接进入继发性的瘘管，如果不注意穿入直肠的话就可能形成括约肌外肛瘘，因此对于这种肛瘘，建议先寻找内口，从内口置入探针，可以较容易找到正确的瘘管位置。

4）合并高位盲瘘和高位坐骨股直肠窝脓肿的经括约肌肛瘘（图 15 - 4F）。

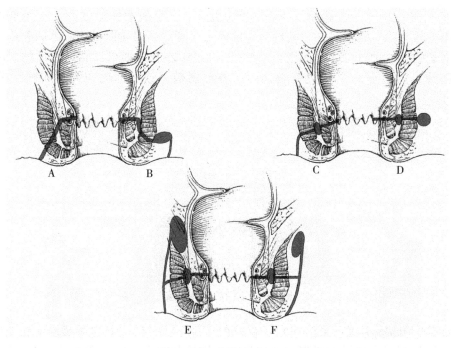

图 15 – 4 经括约肌肛瘘

A. 单纯性经括约肌肛瘘；B、C. 外口时溃时愈的经括约肌肛瘘合并复发脓肿；
D. 无外口的经括约肌肛瘘合并脓肿；E. 合并高位盲瘘和肛提肌以上脓肿的经括
约肌肛瘘；F. 合并高位盲瘘和高位坐骨股直肠窝脓肿的经括约肌肛瘘

（3）括约肌上肛瘘

1）单纯性括约肌上肛瘘（图 15 –5A）：括约肌上肛瘘要比人们想象的多见，常常由于括约肌间肛瘘合并肛提肌上脓肿破入坐骨直肠窝形成肛瘘。瘘管起于括约肌间但是瘘管向上延伸并经过耻骨直肠肌和外括约肌进入会阴部。

2）括约肌上肛瘘合并脓肿（图 15 –5B）：括约肌上肛瘘常沿直肠周围延伸并形成马蹄形肛瘘。

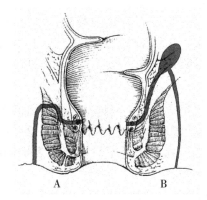

图 15 –5 括约肌上肛瘘

A. 单纯括约肌上肛瘘；B. 括约肌上肛瘘合并脓肿

（4）括约肌外肛瘘：必须承认大部分括约肌外肛瘘是医源性形成的，比如坐骨直肠窝脓肿过度引流或切除、直肠损伤、括约肌间肛瘘或经括约肌肛瘘肛提肌以上脓肿经会阴部引流等，但幸运的是这种肛瘘并不多见，一般报道在 1% 左右。如果没有医源性的原因，可能因为盆腔脓肿或妇科疾病穿破盆底筋膜而向臀部溃破，这种情况在克罗恩病中非常多见（图 15 -6）。

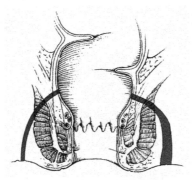

图 15 -6　括约肌外肛瘘

这个细分的 Parks 分类的方法非常复杂，在实际应用中有一定的困难，特别在合并一些括约肌上或肛提肌以上脓肿的患者，如何进行鉴别诊断非常重要，即使借助 3D 超声和 MRI 成像技术，详细而准确地描述复杂性肛瘘也非常困难。但是这个分类方法告诉我们，在进行肛瘘诊断时，首先应判定是否属于括约肌间肛瘘或经括约肌肛瘘合并一些高位盲瘘或脓肿，因为括约肌间肛瘘和经括约肌肛瘘治疗效果好、治疗的并发症较少；只有在确实探明原发性瘘管不是括约肌间肛瘘或经括约肌肛瘘，才考虑是其他复杂类型的肛瘘。将一个相对比较简单的肛瘘诊断为一个复杂肛瘘，后果可能是将患者的病情变得更为复杂而且损伤更大。笔者的体会是，在进行一个肛瘘诊断时，首先要尽可能地寻找原发性瘘管的位置，特别是合并非常高位的脓肿或盲瘘或高位组织炎性变硬的时候，首先从简单的诊断入手进行检查和治疗，因为毕竟经括约肌肛瘘和括约肌间肛瘘占 80% 以上，只有很少一部分是括约肌上和括约肌外肛瘘。如果发现确实属于括约肌上或括约肌外肛瘘时，必须要寻找肛瘘同时合并的疾病如克罗恩病、结核、盆腔脓肿等。

但是在临床工作中，往往有将疾病复杂化的趋势，过分强调诊断的复杂化容易过度治疗，以至于人为造成复杂的肛瘘。在临床中，经常发现一些反复复发的肛瘘，往往都是括约肌上肛瘘，主要原因是初次手术时挂线范围过多，内口不准确，造成以后治疗非常困难。

（四）鉴别诊断

肛瘘的症状以肛周间断分泌物流出为主要特征，有溃口的多见溃口时溃时溃愈，表浅的肛瘘还可触及皮下的条索状结缔组织增生，但不能依此确诊肛瘘，尚需了解有多种疾病都可能会造成肛周感染进而形成肛瘘，这种情况下只有对原发病同时进行治疗才能取得好的疗效。肛瘘通常需与以下疾病相鉴别。

1. 克罗恩病肛管直肠周围感染　克罗恩病（Crohn 病）是一种病因尚未完全清楚的慢性非特异性肠道炎症性疾病，多发于青少年。为可累及全肠道的慢性肉芽肿性炎症，最常累及末段回肠及其邻近结肠，并发肛周病变且为首发症状的比较少见，当胃肠道症状不明显时常被误诊为肛瘘、肛旁脓肿。所以对于肛瘘患者要常规询问有无腹痛、腹泻等胃肠道病变的表现，以及发热、贫血、营养障碍等胃肠外损害。

克罗恩病以肛管直肠周围疾病为主要表现的常可见到克罗恩病特征性的肉芽肿、皮赘、溃疡、肛瘘、脓肿等，克罗恩病肛周感染通常于肛周有多个瘘口及脓腔，瘘管多较大、较深，通常还可伴有与阴道、尿道、直肠、乙状结肠等其他脏器的感染性瘘管，笔者临床上多次见到直肠周围反复感染形成的直肠阴道瘘、直肠尿道瘘，病情迁延难以愈合。此类肛周的瘘管内口较高，多位于齿状线以上，由黏膜的灶性感染所致。临床上对于反复发作的肛周感染、溃疡、结节、瘘管、窦道等患者，尤其伴有胃肠道表现的均应行结肠镜、血沉、C反应蛋白、全小肠钡剂造影等检查，局部肉芽肿行组织病理学检查。

2. 肛管、直肠及其周围恶性肿瘤　　肛周恶性肿瘤合并感染尤其是反复发作形成慢性窦道临床表现多不典型，常被临床医师所忽略，而误诊为肛瘘、肛周脓肿或漏诊延误治疗。同时慢性肛瘘的反复炎症也是导致癌变的一个因素。

南京市中医院在1994—2008年发现慢性肛瘘癌变3例，分别为鳞癌2例，腺癌1例；以肛周感染为首发症状的肛周黏液腺癌及腺癌各1例，均起病凶险，确诊时已有远处淋巴结转移。慢性肛瘘者表现为反复迁延不愈的复杂性肛瘘，有的行多次手术不能治愈，创口难以生长，1例患者在第4次手术活检时才发现癌细胞。以肛周感染为首发症状的脓肿范围大，本院的1例患者行术前超声检查时显示为坐骨直肠窝及骨盆直肠窝感染，疼痛明显，1例在当地曾因疼痛剧烈而行扩肛治疗，破溃处有黏液样分泌物溢出，有一侧腹股沟淋巴结肿大，腹会阴联合根治术后1个月另一侧淋巴结肿大。

对于肛瘘及肛周脓肿患者，在了解病史及常规专科检查的同时注意检查腹股沟淋巴结的情况，局部组织活检是确诊的论据，必要时进行多次、多点的活检。

3. 藏毛窦　　藏毛窦是一种罕见的位于骶尾骨后方皮下的感染灶，感染破溃后形成慢性窦道，反复发作，多发于毛发比较浓密、肥胖的青壮年男性，与久坐及激素水平增高等因素相关。缓解期无任何不适，发作时局部疼痛，感染严重者伴有发热，查体多可于骶尾后方臀正中线处见骶后小凹，局部有红肿现象，按压可及其下方窦道，有时见分泌物外溢，术中常发现窦道内毛发。由于患者多有反复脓液流出或多次手术史，因而术中未见毛发也属正常情况。影像学检查可发现此类窦道不与直肠相通。

4. 骶尾部肿块　　由于骶尾部的胚胎发育极为复杂，组织结构、来源多样，在生长发育过程中常导致肿瘤的发生，骶尾部肿瘤以先天性居多。骶前肿瘤的临床表现缺乏特异性，且位置隐蔽，容易误诊。从临床接触到的病例看，术后病理提示为皮样囊肿、表皮样囊肿、畸胎瘤、中肾管源性囊肿（午非管囊肿）、神经纤维瘤、腺瘤癌变，反映了疾病起源的多样性及复杂性。较大体积的骶尾部占位亦可引起肛门坠胀、压迫直肠使排便时肛管直肠角不能正常增大而致排便困难，压迫盆腔神经、膀胱造成会阴疼痛、排尿不畅等，随着年龄增长囊肿增大，症状也日渐加重。骶尾部占位以肛内或骶尾部分泌流出为主诉就医者居多，多由囊肿自溃或因误诊采取了错误、不彻底的治疗手段所致，反复的感染导致窦道形成，临床容易误诊，因而对于"肛瘘"患者常规行影像学检查势在必行。

5. 化脓性汗腺炎　　为汗腺导管阻塞、破裂感染后在皮内和皮下组织反复发作，广泛蔓延，形成范围较广的慢性炎症、脓肿、复杂性窦道和瘘管，称为化脓性汗腺炎（suppurative hidrosadenitis）。发病部位多在大汗腺分布区，如脑腋下、肛门、生殖器、臀部、股部、腹股沟、乳晕、脐部和外耳道，发生于肛门周围者称为肛周化脓性汗腺炎。在中医学中属蜂窝漏、串臀瘘的范畴。多见于 20 ~ 40 岁身体肥胖多汗的人，女多于男。本病的发病完全与大汗腺的活动一致，青春期以前从不发病，绝经期后不再发作。本病长期不愈有恶变可能，大多发生在病后 10 ~ 20 年。有数年病史的患者，其特征为疼痛、波动感、溢脓和窦道形成。切除活检有助于诊断，但诊断主要是依靠临床表现，局部超声检查可见窦道及感染多位于皮下，位置较表浅，且不与直肠相通，细菌培养也有一定帮助，最初为金黄色葡萄球菌感染，但在慢性病例，革兰阴性菌如变形杆菌是主要的。

6. 直肠阴道瘘　直肠阴道瘘是阴道上皮与直肠黏膜之间存在的异常通道，先天性者可伴有先天性的肛门直肠畸形，后天性因素有妇科肿瘤、直肠肿瘤、创伤、肛门直肠周围脓肿、炎性肠病、直肠阴道内放疗损伤、产科伤以及肛门直肠镜损伤等，感染在直肠阴道间隙发生形成脓肿后，可压迫并穿透阴道后壁。患者常主诉经阴道排便、排气、排脓液。由于局部解剖特殊性和复杂性，可导致局部组织炎症反复发生。直肠内注入亚甲蓝，于阴道内见亚甲蓝染色可明确直肠阴道瘘的诊断。瘘口较大的直肠阴道瘘行经直肠或阴道的腔内超声检查时可见直肠阴道隔部位的组织连续性中断。

7. 会阴、直肠子宫内膜异位症　子宫内膜异位症是妇科常见病、多发病，多为良性病变，多发生于盆腔脏器，也可发生于阴道、会阴及腹部切口，会阴、直肠子宫内膜异位症尤其是溃后形成窦道时容易误诊为肛瘘。内膜异位症发病有上升趋势，一般认为只有两个部位的内膜异位症可能发展为恶性肿瘤，此两个部位为卵巢和直肠阴道隔，所以对于会阴、直肠的子宫内膜异位应引起肛肠科医生的高度重视。

此类患者的病史与生育史明显相关，于分娩时曾行会阴部侧切，局部症状有经前、经期进行性加重的特点，表现为经前、经期会阴部的肿胀、疼痛，严重的影响排便，会阴部切口瘢痕下方可及包块或硬结，类似于肛瘘窦道，并于经期增大，直肠部位的子宫内膜异位在行直肠指诊时能触及包块，而直肠黏膜表面光整、连续。此类患者应详细询问病史，局部的影像学检查可见类似囊肿的边界光整的声像图，术中可见病灶内有紫黑色陈旧性血液流出，术后病理可见子宫内膜组织。CA - 125 高于正常 2 倍以上应考虑恶变。

8. 肛周放线菌病　放线菌病（actinomy cosis）是一种慢性特异性炎症，是由放线菌引起的慢性化脓性疾病。病变好发于面颈部及胸腹部，肛周的放射菌病罕见，以向周围组织扩展形成瘘管并排出带有硫黄样颗粒的脓液为特征。肉眼或取脓液染色检查，均可查见"硫黄颗粒"。破溃排脓后的炎症浸润灶，不久就在其周围又形成新的结节和脓肿，脓肿互相沟通，形成瘘管而转入慢性期，瘘管口有不整齐的肉芽组织。以后若伴有化脓性感染时，还可急性发作，出现急性蜂窝织炎的症状，体温高达 38.5℃ ~ 39℃。这种急性炎症与一般炎症不同，虽经切开排脓，炎症可有好转，但放线菌病的局部板状硬肿胀不会完全消退，愈合后留下紫红色萎缩性瘢痕。主要依靠临床表现及细菌学检查，必要时可做活体组织检查。

大剂量、长疗程的青霉素治疗对大多数病例有效，亦可选用四环素、红霉素、林可霉素及头孢菌素类抗生素；另外放线菌为厌氧菌，可配合高压氧治疗，同时还需外科引流脓肿及手术切除瘘管。此病无传染性。注意口腔卫生可预防本病。

9. 坏死性筋膜炎　坏死性筋膜炎（necrotising fasciitis）又称"食肉细菌"感染，是一种较少见的严重软组织感染，它与链球菌坏死不同，常是多种细菌的混合感染。是一种威胁生命的进行性感染，起病凶险，破坏性强，早期诊断极其困难。近年来，随着三高患者的增多，肛周的坏死性筋膜炎的发生率明显增高，应引起肛肠科医生的高度重视，并与常规的肛周感染及肛瘘相鉴别。

坏死性筋膜炎可分为两种类型：一种是致病菌通过创伤或原发病灶扩散，使病情突然恶化，软组织迅速坏死。另一种病情发展较慢，以蜂窝织炎为主，皮肤有多发性溃疡，脓液稀薄奇臭，呈洗肉水样，溃疡周围皮肤有广泛潜行，且有捻发音，局部感觉麻木或疼痛，这些特点非一般蜂窝织炎所有。患者常有明显毒血症，出现寒战、高热和低血压。皮下组织广泛坏死时可出现低钙血症。

致病菌包括革兰阳性的溶血性链球菌、金黄色葡萄球菌、革兰阴性菌和厌氧菌。细菌学检查对诊断具有特别重要意义，尤其是伤口脓液的涂片检查。

坏死性筋膜炎治疗的关键是早期彻底扩创手术，充分切开潜行皮缘，切除坏死组织，包括坏死的皮下脂肪组织或浅筋膜，伤口敞开，用3%过氧化氢或 1：5000 高锰酸钾溶液冲洗，用纱布疏松填塞，或插数根聚乙烯导管在术后进行灌洗。Baxter 建议用含新霉素 100mg/L 和多黏菌素 B 100mg/L 的生理盐水冲洗，也有人建议用羧苄西林（羧苄青霉素）或 0.5% 甲硝唑溶液冲洗。术后勤换药加速坏死组织脱落，发现有坏死组织需再次扩创。换药时应重复细菌培养以早期发现继发性细菌例如铜绿假单胞菌、黏液沙雷菌或念珠菌。坏死性筋膜炎的致病菌包括肠杆菌属、肠球菌属和厌氧性链球菌和拟杆菌属，应联合用药，采用氨苄西林（氨苄青霉素）以控制肠球菌和厌氧性链球菌。

易患因素有糖尿病、肾病、肥胖、外周血管疾病、免疫低下、营养不良、年迈、静脉吸毒等，其他包括酗酒、吸烟、高血压、AIDS、肝肾功能异常、慢性阻塞性肺病、长期应用皮质类固醇激素、慢性皮肤溃疡等。

三、治疗方法

（一）非手术治疗

基于对肛瘘形成原因的认识，中医学将肛瘘的治疗分为内治法及外治法，根据不同的情况选择治疗方法。

1. 内治法　肛瘘的内治法就是通过药物的治疗使炎症消退，溃孔闭塞。中医学在理、法、方、药方面都积累了丰富的经验。《疮疡经验全书》云"治之须以温补之剂补其内，生肌之药补其外"；《丹溪心法》云"漏者，先须服补药生气血，用参、术、芪、归为主，大剂服之"。目前认为，单靠内治法治疗，愈后易复发，因此临床上多用于体虚患者，以改善症状，为手术创造条件，或用于急性发作期控制炎症，消肿止痛，或用于术后创面修复过程中的祛腐生肌、活血化瘀、促进创面愈合。

内治法的应用需要辨证施治：

（1）湿热下注：肛周经常流脓液，脓质稠厚，肛门胀痛，局部灼热，红肿疼痛明显。肛周有溃口，按之有索状物通向肛内。纳呆少食，或有呕恶，渴不欲饮，大便不爽，小便短赤，形体困重，舌红苔黄腻，脉滑数或弦数。应用清热解毒、除湿消肿之药方。可用萆薢渗湿汤合五味消毒饮加减。

（2）热毒炽盛：外口闭合，伴有发热，烦渴欲饮，头昏痛，局部红肿、灼热、疼痛，大便秘结，小便短赤，舌红苔黄，脉弦数。应以清热解毒、凉血散瘀、软坚散结、透脓托毒之药方，可用仙方活命饮、七味消毒饮等加减。

（3）阴液亏虚：肛周有溃口，外口凹陷，周围皮肤颜色晦暗淡红，按之有索状物通向肛内，脓水清稀呈米泔样，形体消瘦，潮热盗汗，心烦不寐，口渴，食欲不振，舌红少津，少苔或无苔，脉细数。应以养阴托毒、清热利湿之方，可用青蒿鳖甲汤加减。

（4）正虚邪恋：肛瘘经久不愈，反复发作，溃口肉芽不新鲜，脓水不多，脓液质地稀薄，肛门隐隐作痛，外口皮色暗淡，漏口时溃时愈，肛周有溃口，按之较硬，或有脓液从溃口流出，且多有索状物通向肛内，可伴有神疲乏力。形体消瘦，气短懒言，唇甲苍白，纳呆，舌淡苔薄白，脉细弱无力。予补益气血、托里生肌方，可用十全大补汤加减。

2. 外治法　中医在肛瘘的治疗过程中也发现了单纯应用内治法时疗效的不确定性，因而多配合外治法。明代徐春甫在《古今医统大全》（公元1556年）中详述了挂线法的方法和原理，至今被临床所应用。

中医肛瘘的外治法包括熏洗、敷药、挂线、手术等，其中挂线术为治疗肛瘘最为常用之法。

（1）熏洗坐浴：由于肛瘘病程长，炎症范围大，术后选择合适的中药方剂进行局部的熏洗坐浴可以达到清热解毒、行气活血、软坚散结、消肿止痛、祛腐生肌、缓解疼痛的作用。显然药物直接作用于患处，充分发挥了药物的治疗作用，减轻术后伤口疼痛及水肿，常用的熏洗方剂有祛毒汤、苦参汤、五倍子汤、硝矾洗剂等。南京市中医院全国肛肠专科医疗中心常用的熏洗坐浴方为自行配制的消肿洗剂。

（2）药物外用法：选用适当的药物敷于患处，亦可达到消肿止痛、促进肿痛消散、溃破引流、去腐生肌的作用。

油膏：适用于瘘管闭合或引流不畅、局部红肿热痛者。如：九华膏、如意金黄散、鱼石脂软膏等。

箍围药：将药粉调成糊状，局部外敷。常选用醋、酒、茶、蜂蜜、蛋清、姜汁等调制。适用于局部肛瘘红肿者。

掺药：将各种不同的药物碾成粉末，并配伍成方，直接撒于患处，或撒于油膏上敷贴，或粘于纸捻上插入瘘口内。常用的有提脓化腐药及生肌收口药，如生肌散等。

冲洗法：用中药进行瘘管及创面、创腔的部洗。

（二）手术治疗

1. 肛瘘切开术　即指沿瘘管走向，自外口至内口完全切开瘘管壁外的皮肤及皮下组织，打开瘘管，再加以清刮管腔内的炎性肉芽或坏死组织的术式。

（1）适应证：①低位肛瘘，包括瘘管通过外括约肌皮下层与浅层之间，或通过外括约肌浅层与深层之间，或内、外括约肌之间的瘘管。②部分高位肛瘘，如瘘管通过肛管直肠环，但其局部病变已完全纤维化，且与周围组织粘连的。③一些高位复杂性肛瘘位于皮下浅层的支管。

（2）方法：手术原则是将瘘管全部切开，并将切口两侧边缘的瘢痕组织充分切除，使引流通畅，切口逐渐愈合。

1）正确探查内口：观察外口的位置和形态，估计瘘管的走向和深浅。先用探针由外口沿瘘管轻轻探入，经过整个瘘管，直达内口。探查时可在肛管内插入手指，感觉探针经过的位置，探得内口后，将探针自内口拉出肛门外，如瘘管弯曲或有分支，探针不能探入内口，可在直肠内塞一块干纱布，自外口注入1%亚甲蓝溶液2～3ml，拔出纱布，观察亚甲蓝染色的位置，以判定内口位置，再由外口以有槽探针或弯头止血钳探查，将管道逐步切开，直至探到内口为止。如仔细探查仍不能找到内口，可将疑有病变的肛窦作为内口处理。

2）切开瘘管：切开瘘管表层的皮肤及皮下组织，由外口到内口及相应的肛管括约肌纤维（图15-7），结扎内口处黏膜组织，以防出血。瘘管切开后应检查有无支管，如发现也应切开。将腐烂肉芽组织搔刮干净，一般不需要将整个瘘管切除，以免创面过大。最后修剪伤口边缘，使伤口呈底小口大的"V"字形，便于伤口深部先行愈合。

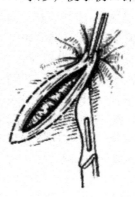

图 15-7　切开瘘管

3）肛管括约肌切断：部分高位肛瘘需切断括约肌，术中应仔细摸清探针位置与肛管直肠环的关系。如探针在肛管直肠环下方进入，虽全部切开瘘管、大部外括约肌及相应内括约肌，但由于保存了耻骨直肠肌，不致引起肛门失禁。如探针在肛管直肠环上方进入直肠（如括约肌上肛瘘、括约肌外肛瘘），则不可做瘘管切开术，应做挂线疗法。

2. 肛瘘切除术　将瘘管全部切除直至健康组织。

（1）适应证：管道纤维化明显的低位肛瘘。

（2）方法：用探针从外口轻轻插入，经内口穿出。亦可先从瘘管外口注入1%亚甲蓝溶液，以显露瘘管。用组织钳夹住外口的皮肤，切开瘘管外口周围的皮肤和皮下组织，再沿探针方向用电刀或剪刀剪除皮肤、皮下组织、染有亚甲蓝的管壁、内口和瘘管周围的所有瘢痕组织，使创口完全敞开，结扎内口处黏膜。仔细止血后，创口内填以碘仿纱条或凡士林纱布。

3. 肛瘘切除缝合术　将纤维化的瘘管组织切除后，切口缝合。

（1）适应证：仅适用于单纯性或复杂性低位直型肛瘘，如触到瘘管呈硬索状，则效果更好。

（2）方法：①术前肠道要准备，手术前后应用抗生素，手术后大便要控制5~6日。②瘘管要全部切除，留下新鲜创面，保证无任何肉芽组织及瘢痕组织遗留。③皮肤及皮下脂肪不能切除过多，便于伤口缝合。因此，高位复杂性肛瘘不宜缝合，因其分支较多，常需切除过多的组织才能切净其分支。④各层伤口要完全缝合对齐，不留死腔。⑤术中严格无菌操作，防止污染。

剥离瘘管时要紧贴瘘管壁剥离，尽量避免损伤正常组织，剥离过程碰到支管较长或弯曲时，可先用丝线扎住支管，并在主、支管之间切断支管，先剥离主管，待主管剥离干净后再剥离支管。瘘管深达坐骨直肠窝或骨盆直肠间隙接近直肠壁者，剥离瘘管时一定要用一手指伸入直肠内，感受括约肌及肠壁厚度，注意不要损伤肠壁，个别病例瘘管较大、管壁较厚，剥离瘘管势必损伤括约肌时，可在剥离瘘管后一期缝合括约肌，注意只缝合括约肌而不缝合其切口，只要引流通畅，一般不会发生感染。

4. 挂线术　在高位复杂性肛瘘的治疗中，挂线治疗是一个非常重要的手段。在目前的文献记载中，最早记述挂线疗法可源于公元前6世纪，印度医生Sushruta介绍了使用药线挂线治疗肛瘘的方法，在公元前5世纪，希波克拉底使用软麻布包裹马鬃做成的线进行切割挂线治疗肛瘘。挂线英语称为Seton，来自拉丁文seta，鬃毛的意思。在我国的医学中，明确记载挂线疗法的是明代的《古今医统大全》，距今400多年，书中记载嘉靖时名医徐春甫曾患肛瘘。他在书中描述了其使用挂线疗法的亲身感受："予患此疾一十七年，遍览群书，悉遵古法，治疗无功，几中砒毒，寝食忧惧。后遇江右李春山，只用芫根煮线，挂破大肠，七十余日方获全功。"作者在前人的基础上进行了优化，对方法记录如下："不拘数疮，上用草探一孔，引线系肠外，坠铅锤悬，取速效。药线日下，肠肌随长，僻处既补，水逐线流，未穿疮孔，鹅管内消。"1873年Dittel等报道了印度使用橡皮筋进行切割挂线的方法，以后许多的临床研究认为挂线治疗具有许多优点，是目前仍在临床使用的重要方法。

（1）挂线治疗的基本原理

1）引流作用：药线或橡皮筋在瘘管中起引流作用，使肛瘘得到引流，达到使肛瘘愈合的作用；引流作用是使用挂线治疗基本作用之一，不管切割挂线还是引流挂线，引流作用是挂线治疗的重要目标之一。

2）炎性粘连作用：橡皮筋或药线的异物刺激，可以导致周围形成炎症，从而使括约肌的断端粘连固定，所以切割后的括约肌不至于造成较大的缺损，预防肛门失禁的发生；炎性粘连作用是切割挂线作用的基础，如果切割过快，炎性粘连不十分确切时，可能达不到预防肛门失禁的作用。

3）慢性切割作用：使用重力或弹力橡皮筋，可以缓慢持续地对括约肌产生压力，造成局部慢性缺血、坏死，使肌肉和组织脱落达到缓慢切割的作用；缓慢切割作用是挂线治疗的最重要的功能，切割的速度应该取决于炎性粘连的速度。

4）标志作用：使用挂线可以标志出瘘管和内外口的关系，以做进一步的处理。慢性切割作用和引流作用是肛瘘治疗的重要原理，而炎性粘连是保护肛门功能、使组织修复、减少术后组织缺损的重要机制。

（2）挂线常用的材料

1）橡皮筋：橡皮筋是目前使用切割挂线最常用的材料，特别在国内，许多人选用不同来源的橡皮筋进行挂线治疗，但是由于使用材料差异巨大、无法进行标准化，因此报道的结果可比性较差。

2）药线：在传统中医或国外传统医学中，使用药线是一种重要的选择，但是尚没有证据表明使用药线要比使用不含药的挂线效果更好，因此在目前的临床使用中使用药线的报道较少，但是如果在挂线中增加一些缓释止痛药物，减少手术后疼痛，可能也是一个很好的方向。

3）硅橡胶：在国外文献报道中，有使用硅橡胶进行挂线治疗的报道，但是由于硅橡胶的组织相容性较好，因此造成异物刺激和炎性粘连作用较差，会不会造成切割挂线后组织缺损较大也是一个问题，需要进行进一步的研究。

（3）挂线方法的选择：根据挂线的目的不同，挂线可以分为切割挂线和引流挂线，切割挂线根据方式不同又分为一期切开挂线和分期切割挂线。

1）切割挂线：切割挂线是利用挂线的弹性切割作用缓慢切断括约肌，使括约肌断端不会回缩而形成缺损。可分为一期切割挂线和分期切割挂线。①一期切割挂线：当高位肛瘘涉及肛门外括约肌浅部大部以上时，为保护肛门功能，避免排便失禁，一期切割挂线是目前应用最广泛的方法，但是一期切割挂线由于切开的速度存在差异，因此有可能在瘘管部位引流不是十分充分时切开，因此残余的感染可能导致复发。②分期切割挂线：部分高位肛瘘合并有难以处理的残腔，或因手术及术后引流的需要而在肛门外部切开较大的创面，术中应暂不紧线，通过挂线的引流和异物刺激作用，2～3周后，待残腔缩小，创面生长变浅与挂线部相适应再紧线，完成慢性切割作用。

如何选择分期挂线和一期切开挂线是一个存在很多争议的问题，从目前的文献来看，大家在切割挂线时间、每次紧线时间等很多问题上不尽相同，所以很难得出统一的意见。目前每个医生根据自己的经验选择分期切开和一期切开，可能需要进行临床研究以确定其优点和缺点。

2）引流挂线：①长期引流挂线：长期引流挂线在克罗恩病肛瘘患者中已得到广泛应用，李柏年教授建议侵及括约肌很少的克罗恩病肛瘘可做手术切开或切除，但高位经括约肌克罗恩肛瘘应该用长期挂线引流治疗，以限制症状和保持肛门功能。AIDS 患者伴发的肛周脓肿和肛瘘也应使用长期挂线引流，形成脓肿或瘘管的长期引流，预防复发性脓肿的形成。另外对于高位肛瘘，如果通过切开或挂线失禁的风险非常大时，可能需要进行长期的引流挂线。但是常常有医生会问，患者能否接受长期引流挂线？李柏年教授认为关键在于医生是否确实能接受长期的引流挂线，如果一个患者冒 30% 失禁的危险治疗一个肛瘘，其治愈的成本是否太高。所以对于一些特别复杂的肛瘘，一定要调整患者的期待，否则可能会导致非常严重的后果，笔者曾见到许多例患者，进行了数次肛瘘的切开、挂线等手术，最终瘘管确实愈合了，但是出现了完全性肛门失禁，严重影响了患者的生活质量。每一个肛肠外科医生必须知道肛门失禁对患者生活质量的影响远远超过肛瘘对患者生活质量的影响。②短期引流挂线：李柏年教授认为短期引流挂线往往为进一步手术做准备，除非是肛旁脓肿的患者，否则单纯使用短时间挂线获得的成功率要比文献报道低得多。

（三）不同类型肛瘘的治疗策略

肛瘘治疗的最基本的原则是：封闭内口、切开或切除瘘管、引流所有存在的腔隙。但是在肛瘘治疗中最根本的原则是：不要造成新的肛门功能的损害。到目前为止，肛门失禁尚没有任何有效的治疗手段，而且一旦发生肛门失禁，患者的生活质量就受到很大的损害，肛门失禁对于人生活质量的影响远远超过肛瘘对人生活质量的影响，因此以牺牲肛门功能来换取高的治愈率是不明智而且难以令人接受的。

各型分类的肛瘘治疗的原则如下：

1. 括约肌间肛瘘　括约肌间肛瘘进行瘘管切开后治疗效果好而且并发症较低。切开内括约肌似乎不对肛门功能造成较大的损害。

（1）单纯性括约肌间肛瘘：瘘管切开或切除，内括约肌切开或部分切开（图 15－8A）。

（2）括约肌间肛瘘合并伴高位盲瘘：沿内括约肌切开所有瘘管，如果没有切开高位的瘘管可能导致术后复发（图 15－8B）。

（3）括约肌间肛瘘伴高位瘘管开口于直肠：这种肛瘘在探查时可能在肛管直肠环以上发现内口，但是其真正的原发瘘管在括约肌间，因此沿内括约肌切开整个瘘管和内括约肌。当位置较高，在直肠内切开时可以使用切割挂线，减少切开后出血和缺损（图15 – 8C）。

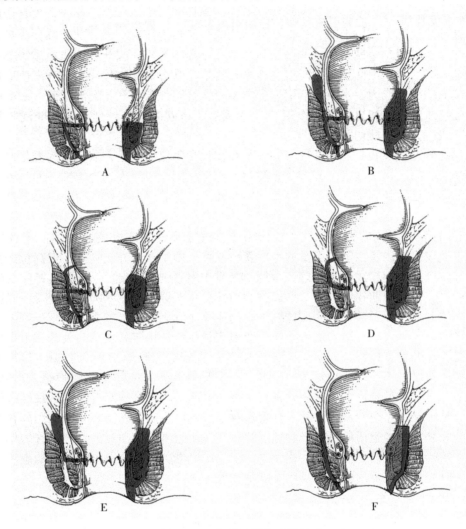

图15 – 8　括约肌间肛瘘的治疗

A. 单纯性肌间肛瘘切开下段的内括约肌和肛管黏膜；B. 合并高位盲瘘的肌间肛瘘延长内括约肌切开的范围和切开肛管黏膜；C. 合并高位盲瘘开口于直肠者切开整个瘘管、分离内括约肌；D. 高位瘘无会阴部外口切开整个内括约肌、开放整个括约肌间平面；E. 高位瘘管合并肛提肌以上脓肿需要切开整个内括约肌和肛管黏膜；F. 继发于盆腔疾病括约肌间瘘在原发性疾病治疗后下段瘘管切开

（4）高位瘘无会阴部外口：这种瘘管往往会导致混淆，似乎是非常困难的括约肌外肛瘘，但是再仔细进行探查是可以发现瘘管从上下两个方向相通。对于这种肛瘘，沿内括约肌切开整个瘘管（图15 – 8D）。

（5）高位瘘管合并肛提肌以上脓肿：这种脓肿不能在会阴部切口进行引流，引流后可能形成括约肌外肛瘘，正确的治疗方法是沿内括约肌切开整个瘘管，脓肿经直肠进行引流

（图 15 – 8E）。

（6）继发于盆腔疾病：继发于盆腔疾病括约肌间瘘管，潜在的盆腔疾病必须清除、脓肿必须彻底引流，括约肌间部分只需要轻轻搔刮，并放置引流挂线（图 15 – 8F）。

2. 经括约肌肛瘘的处理　经括约肌肛瘘是一种比较常见而且处理后效果差异较大的，特别在处理的时候如果不十分关注肛门功能的话可能导致肛门功能受损，以往对于经括约肌肛瘘治疗过程中保留外括约肌的功能比较关注，而对保留内括约肌关注不够，因此部分患者手术后出现肛门功能受损，因此肛肠外科医生开始认识到保留内括约肌功能的重要性。

对于瘘管超过括约肌一半或以上的经括约肌肛瘘常有四种处理的方法，一是肛瘘切开术，虽然在切开了大部分括约肌后肛门完全失禁的较少，但是有轻度的损害，因此对于超过外括约肌 1/2 的肛瘘，使用肛瘘切开术要慎重；第二是切割挂线手术，切割挂线是在处理经括约肌肛瘘中最常使用的技术，切割挂线有四种基本的功能即炎性粘连、缓慢切割、引流和标记作用。尽管切割挂线是一种比较安全的手术方法，但是切割挂线本身也有许多问题需要研究，比如对于切割的力量无法控制、无法定量，目前使用挂线的材料不能统一，切割力为环形切割力而不是单向切割力等问题需要解决；第三是瘘管剔除、括约肌缺损修补、直肠推移黏膜瓣覆盖等；第四是切开后括约肌完全重建，部分患者需要进行造口，一般患者难以接受这种手术方法（图 15 – 9）。

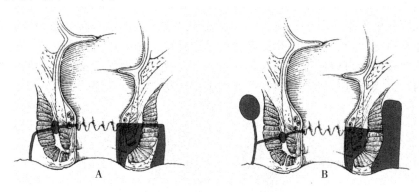

图 15 – 9　经括约肌肛瘘的治疗
A. 简单的经括约肌肛瘘需要切开瘘管和内括约肌下端部分；B. 合并高位
盲瘘的经括约肌肛瘘应剔除瘘管、切开内括约肌、引流周围的脓肿

对于合并高位肛瘘的经括约肌肛瘘，治疗时应剔除瘘管、切开内括约肌、引流周围的脓肿，但是必须注意不要在直肠内引流直肠脓肿，否则可能形成括约肌外肛瘘。

3. 括约肌上肛瘘　括约肌上肛瘘常继发于括约肌间脓肿向上延伸、合并脓肿向直肠破溃或经过肛提肌破入坐骨直肠窝。

（1）无并发症的括约肌上肛瘘的治疗：在探明了瘘管以后，切除外括约肌及以外的瘘管，关闭肛提肌的缺损，将括约肌间的瘘管切开；或在切除瘘管后使用推移黏膜瓣进行覆盖，括约肌上肛瘘并不推荐使用切割挂线，因为切割挂线必须切断所有外括约肌，对肛门的结构和功能影响较大（图 15 – 10）。

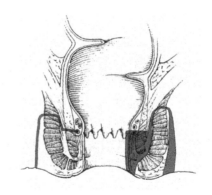

图 15 - 10　括约肌上肛瘘治疗，切除整个瘘管

（2）合并高位盲瘘的括约肌上肛瘘：这种瘘管常合并肛提肌以上的脓肿，因此瘘管处理与无并发症的括约肌上肛瘘一致，而脓肿可以通过直肠进行引流。

4. 括约肌外肛瘘　括约肌外肛瘘常合并于其他疾病或人为造成的，在处理时应结合原发性疾病的治疗，如合并克罗恩病的括约肌外肛瘘应首先进行克罗恩病的治疗，合并盆腔脓肿者要处理盆腔脓肿，对于这种肛瘘的治疗，防止脓肿的形成是治疗的主要目标，治愈肛瘘的难度非常巨大。

继发于肛周脓肿的括约肌外肛瘘：一些继发于肛周感染的括约肌上脓肿可能需要进行结肠造口手术才有可能治愈，但是不是所有的括约肌外肛瘘需要进行结肠造口，特别是有一些医源性的括约肌外肛瘘可以通过直肠推移瓣治愈。这种括约肌外肛瘘通过切除瘘管、切开内括约肌引流内口，直肠开口进行缝合，可以治愈部分括约肌外肛瘘（图 15 - 11）。

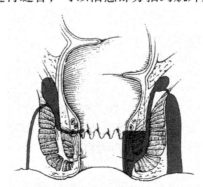

图 15 - 11　括约肌外肛瘘

继发于外伤的括约肌外肛瘘：治疗时要清楚所有的异物、清除坏死组织，如果没有造口，需要进行结肠造口。如果引流充分，瘘管可以自行愈合，如果不能愈合可以考虑使用直肠推移黏膜瓣覆盖。

继发于盆腔脓肿的括约肌外肛瘘：应该清除感染灶，进行充分引流，必要时可以通过坐骨直肠窝进行引流。

5. 马蹄形肛瘘的治疗　由于瘘管的堵塞和脓肿的反复形成，可以形成马蹄形的肛瘘，马蹄形肛瘘并不是复杂和难治肛瘘的代名词，关键在于判断原发瘘管的位置。处理原则仍然为引流或封闭内口、瘘管切开、引流周围的腔隙。

（1）括约肌间马蹄形肛瘘：括约肌间肛瘘合并感染在括约肌间平面进行蔓延，需要进行充分的切开引流、瘘管进行切开。

（2）经括约肌马蹄形肛瘘：这种肛瘘常常是后侧的括约肌外间隙与坐骨直肠间隙相交通，常常有数个外口通向齿状线附近的内口，内口常在后侧。内口常常较难确定，而且内口可能不是一个单一内口，可能存在继发性内口或甚至在内口部位有感染的腔存在。对于这种肛瘘，如果寻找内口比较困难的话，可以从后正中的内括约肌平面先切开以寻找内口；瘘管可以充分切开，但是愈合时间较长，也可以切除括约肌以外的瘘管而将括约肌部分的瘘管进行挂线或旷置。

（3）括约肌上肛瘘或括约肌外肛瘘：在括约肌以上平面进行蔓延形成的马蹄形肛瘘，处理比较困难。可以切开括约肌进行引流，但是并发症比较多，也可以放置引流挂线或放置引流管进行引流。

（四）其他相关治疗方法

1. 肛瘘栓的应用　肛瘘栓（anal fistula plug，AFP，Surgisis AFP™）是由美国 Cook Medical Incorporated（Bloomington，IN）开发的用以治疗肛瘘的方法，是使用来自猪小肠黏膜下组织（SIS）的可吸收的生物材料，能刺激植入者损伤部位的组织修复和重建，AFP 可以在 3~6 个月内在植入者体内吸收或崩解，可以作为支架帮助植入者的组织修复和重建。尽管 AFP 开始使用后报道的治疗效果非常好，但是在不同的中心报道 AFP 治疗肛瘘的效果差异非常大，因此 AFP 的临床应用还需要进行进一步的研究。目前对 AFP 的适应证、手术方法、术前术后处理和结果上存在一定的争议，尚难以达成共识。

（1）AFP 手术适应证：AFP 最理想的适应证，目前文献报道的多数是由于 AFP 植入手术病例为经括约肌肛瘘。直肠阴道瘘也认为是 AFP 治疗的适应疾病之一，但是直肠阴道瘘的瘘管越短、治疗的成功率似乎越低，但是 AFP 作为直肠阴道瘘的一种治疗手段，该手术对患者不造成新的损伤，唯一的损失就是手术和材料方面的经济损失。最近 COOK 公司又开发了专门用于直肠阴道瘘治疗的栓（RVP），在临床应用中也产生了比较好的疗效，因此目前应用于肛瘘治疗的 AFP 不再用于直肠阴道瘘的治疗。尽管括约肌间肛瘘通过常规的手术方法治疗效果就非常好，但是 AFP 在括约肌间肛瘘的治疗中也是有用的，特别是对于炎症性肠病或进行过会阴部放疗患者，这些患者其手术即使切除很少的括约肌也可能面临很大的失禁风险；括约肌外肛瘘是一种非常少见的疾病，但是其外科治疗效果较差，是 AFP 植入手术的一种适应证，但是在临床上，将 AFP 缝合在内口部位在技术上是非常困难的。对于克罗恩病合并肛瘘的患者，一般认为可以进行 AFP 植入手术，但是治疗效果存在一定争议。

（2）AFP 手术的禁忌证：一般认为 AFP 植入手术治疗没有明显的并发症，即使不成功也不至于导致严重的后果，所以无绝对的手术禁忌，但是对于常规的没有并发症的括约肌间肛瘘，这种肛瘘在常规治疗时其治愈率就可以达到 100% 的治愈率，而且失禁等手术并发症非常小，但是使用 AFP 植入手术效果不十分清楚，所以不推荐使用 AFP 植入手术。另外对于一些少见的肛瘘如储袋阴道瘘、瘘管极短的直肠阴道瘘、瘘管持续的感染腔存在者、任何可能存在感染的瘘管、对 AFP 过敏者和无法辨别内口和外口的肛瘘，不适宜进行 AFP 植入手术。

（3）AFP 置入术的治疗效果：AFP 设计之初，大家对 AFP 治疗的效果持非常乐观的态度，对于那些即使没有任何改善的患者，认为对其并没有造成严重的后果，所以认为是一个没有任何"害处"的手术。2006 年 Johnson 等第一次报道 AFP 治疗肛瘘效果，并与生物蛋白胶进行了比较，入选 25 例经括约肌肛瘘或更复杂的高位肛瘘，排除克罗恩病等肛瘘，10 例进行生物蛋白胶充填，15 例进行 AFP 植入手术，随访时间 13.8 周，60% 的生物蛋白胶充填的肛瘘没有愈合，而 AFP 植入组，仅有 13% 的患者没有愈合，2 组差异有显著意义。同时该医院的另一个研究小组成员 O'Connor 等（2006）报道了 AFP 治疗克罗恩病肛瘘的效果，入选病例 20 例克罗恩病肛瘘患者共有 36 瘘管，中位随访时间为 10（3~24）个月，在 20 例患者中 16 例患者（80%）的肛瘘愈合，同时在 36 个瘘管中 30 个瘘管（80%）愈合。该中心 Champagne 等（2006）报道 38 例 AFP 植入手术的 6 个月到 2 年、平均 12 个月的长期的随访结果，总体的治愈率在 83%。Ellis（2007）报道了 AFP 治疗 13 例经括约肌肛瘘和 5 例直肠阴道瘘患者，在平均 6 个月的随访中，复发率为 12%，而 95 例肛瘘患者使用推移黏膜瓣治疗患者，10 个月复发率为 32.6%。早期 AFP 治疗肛瘘的报道确实振奋人心，似乎是治疗肛瘘的一种非常理想的方法。但是 van Koperen 等（2007）报道了 17 例肛瘘栓治疗的前瞻性研究，在 7（3~9）个月随访中，7 例（41%）肛瘘发生了愈合，10 例患者肛瘘复发。似乎 AFP 治疗肛瘘可能也存在一定的问题，2007 年 5 月 27 日由 15 位专家参加一个 AFP 研讨会，其中 5 位行 AFP 植入手术超过 50 例，治愈率报道超过 80%，在会议上就 AFP 植入手术的适应证、方法、围术期处理等一系列问题进行探讨并于 2008 年 1 月在 Colorectal Disease 上发表了专家共识。以后一些陆续报道的 AFP 植入手术的效果差异很大，对 AFP 治疗肛瘘的前景蒙上了阴影。

Schwandner 等（2007）报道了 19 例 AFP 植入手术患者，其中 12 例为肛腺源性的肛瘘、7 例为克罗恩病相关的肛瘘，在平均 279 日的随访中，总体治愈率为 61%，而肛腺源肛瘘的治愈率为 45.5%、克罗恩病的肛瘘治愈率为 85.7%（6/7），该报道虽然病例数较少，但是发现克罗恩病肛瘘的治愈率较高是一个非常有意义的结论。Ky 等（2008）报道了 45 例 AFP 植入手术的患者，1 例失访没有列入统计，其中单纯肛瘘 24 例、复杂性肛瘘 20 例，术后 3~8 周的治愈率为 84%，以后逐渐下降，8 周下降到 72.7%，12 周下降到 62.4%，中位随访 6.5（3~13）个月时，治愈率下降到 54.6%。长期随访发现，对于单纯性肛瘘的治愈率高于复杂性肛瘘的治愈率（70.8% vs. 35%，P < 0.02），对于非克罗恩病肛瘘的治愈率高于克罗恩病肛瘘（66.7% vs. 26.6%；P < 0.02），两次 AFP 植入手术患者的治愈率明显低于一次手术的患者（12.5% vs. 63.9%；P < 0.02），这是最早的一个大样本的研究结果。Mayo Clinic 的 Lawes 等（2008）报道 20 例 AFP 植入手术，17 例患者为经括约肌肛瘘，而 3 例患者为直肠会阴瘘，10 例患者曾至少进行一次肛瘘手术，3 例患者在进行 AFP 植入手术的同时进行推移黏膜瓣内口封闭手术，平均随访时间为 7.4 个月，只有 24% 单纯使用 AFP 植入手术的患者愈合，2 例合并使用推移黏膜瓣转移的患者肛瘘愈合，5 例患者发生了会阴部的感染，其中 4 例需要引流手术而 1 例需要使用抗生素治疗。明尼苏达大学医院肛肠外科 Christoforidis 等（2008）报道了 47 例 AFP 植入手术的患者，47 例患者共有 49 个复杂性肛瘘，共进行了 64 个 AFP 植入手术，平均随访 6.5（3~11）个月，手术的成功率为 31% 而病例的成功率为 43%，而且发现，肛瘘侵犯括约肌的范围越多，其治疗效果越差。

Thekkinkattil 等（2008）报道了 45 例高位复杂性肛瘘植入 AFP，平均随访 47（12~77）

周，成功率为44%。Echenique等（2008）报道了23例在波多黎各进行AFP植入手术的患者，排除了克罗恩病肛瘘的患者，总体治愈率为60%。Christoforidis等（2009）回顾性比较了43例直肠推移黏膜瓣治疗肛瘘和37例AFP植入治疗肛瘘的病例，在56（6~136）个月随访中，直肠推移黏膜瓣的治愈率为63%，而经过14（6~22）个月随访，AFP植入的治愈率为32%。Cleveland Clinic Florida肛肠外科Safar等（2009）报道了目前成功率最低的AFP治疗的经验，35例患者进行了39个AFP植入手术，31例为肛腺源性肛瘘，4例为克罗恩病性肛瘘，3例失访，32例得到随访，随访时间126日，总体手术成功率为13.9%（5/36），成功治疗肛瘘中4例肛腺源性肛瘘、1例克罗恩病肛瘘。对AFP治疗肛瘘的疗效系统回顾总结在表15－1中。

表15－1 肛瘘栓治疗肛瘘的治疗效果

作者	时间	例数	随访时间	治愈率
Johnson, et al	2006	15	13.8周	87%
O'Connor, et al	2006	20*	10周	80%
Champagne, et al	2006	38	12个月	83%
Ellis	2007	18	6个月	88%
vanKoperen, et al	2007	17	7个月	41%
Schwandner, et al	2007	19	279日	61%
Ky, et al	2008	45	6.5个月	54.6%
Lawes, et al	2008	20	7.4个月	24%
Christoforidis, et al	2008	47	6.5个月	43%
Thekkinkattil, et al	2008	45	47周	44%
Echenique, et al	2008	23	24个月	60%
Christoforidis, et al	2009	37	14个月	32%
Safar, et al	2009	35	126日	13.9%

注：＊均为克罗恩病肛瘘。

AFP植入手术从开始80%以上的治愈率，在使用了2~3年后降低到20%左右，到底AFP治疗是否有价值仍有争议，而且目前的研究均为小样本的研究，需要大样本的研究以支持该方法，同时需要制定进一步的治疗指南以提高临床的治疗效果。van Koperen等在BMC Surgery第一个报道了使用AFP和推移黏膜瓣治疗肛瘘的随机对照研究，其最后的结果尚没有公布。

2. 推移瓣的应用 直肠推移瓣（anorectal advancement flap）是封闭内口，治疗高位复杂性肛瘘（图15－12），特别是治疗括约肌外肛瘘、括约肌上肛瘘、高位经括约肌肛瘘以及直肠阴道瘘已有20多年的历史，而且在早期治疗的效果令人非常振奋，手术避免切断肛门括约肌，因此不会导致肛门失禁，目前仍然是治疗肛瘘的理想方法，在复杂性肛瘘治疗中仍是一种首选的方法。但是近年来研究对直肠推移瓣治疗高位复杂性肛瘘的价值以及在肛瘘功能保护中的价值存在一定的争议，笔者综述了近10余年以来在直肠推移黏膜瓣治疗复杂性肛瘘中的文章，以提高直肠推移黏膜瓣治疗复杂性肛瘘的效果。

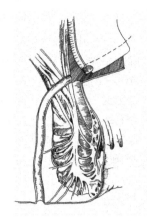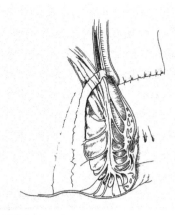

图 15 – 12　推移瓣治疗肛瘘

　　肛腺源性的肛瘘占肛瘘90%以上，对于高位的经括约肌肛瘘和括约肌间肛瘘，常规治疗后肛门失禁的发生率高，而且复发率高，直肠推移瓣治疗高位复杂性肛瘘是一个并发症较少、疗效较为确切的方法。早期文献报道的有效率非常高，Aquilar 等报道 189 例直肠推移黏膜瓣治疗肛瘘的报道中，仅 2 例复发，仅 8% 出现轻度肛门失禁和肛门狭窄等并发症。在20 世纪90 年代，对推移黏膜瓣治疗肛瘘、直肠阴道瘘的治疗效果进行了较为广泛的研究。Miller 等（1998）回顾性随访了 25 例进行直肠推移黏膜瓣治疗肛瘘的病例，20 例瘘管愈合，但是本研究例数较少，缺乏代表性。Schouten 等（1999）报道了 44 例使用推移黏膜瓣治疗经括约肌肛瘘的经验，随访 12 个月，33 例（75%）患者瘘管愈合，在没有以前手术史的患者中，治愈率达80%，而在有手术史患者中，成功率降低至50%。35% 患者术后有控便能力的损害。Oritiz 等（2000）回顾性分析了 103 例高位经括约肌肛瘘和括约肌上肛瘘经瘘管剔除和直肠推移黏膜瓣的患者，96 例（93%）患者瘘管愈合，仅 8 例患者出现肛门功能的损害。Zimmerman 等（2000）使用直肠推移黏膜瓣治疗 26 例经括约肌肛瘘，随访 25 个月，仅46% 患者完全愈合，作者认为成功率与以前的手术史有重要的关系，当术前仅有一次手术史的患者，成功率可以达78%，而二次以上手术的患者成功率就降低到29%，而且认为该手术对括约肌功能有一定损害。Kreis 等（1998）随访了 24 例直肠推移黏膜瓣治疗肛瘘患者的肛肠测压，发现直肠推移黏膜瓣除治疗成功率较高以外，肛门功能保护也非常好。Dixon 等（2004）回顾性分析了 29 例直肠推移黏膜瓣治疗肛瘘的病例，其总体治愈率可以达到83%，但是该研究病例较少，没有足够的说服力。var der Hagen 等（2006）回顾性分析了直肠推移黏膜瓣治疗高位肛瘘和肛瘘切开治疗低位肛瘘的经验，在随访 12、48 和 72 个月后，直肠推移黏膜瓣组的复发率分别为22%、63% 和 63%，切开组的复发率为7%、26% 和39%，当然这组数据由于肛瘘的复杂程度不同，所以可比性不强。Perez 等（2006）报道了第一个直肠推移黏膜瓣（AF）和肛瘘切开括约肌重建（FSR）治疗高位复杂性肛瘘的随机对照研究，60 个病例被随机分为两组，每组 30 例，两组的临床特点差异无显著意义，随访36 个月，两组的复发率分别为7.4% 和 7.1%，两组的肛门控便以及肛管压力均无显著差异。Uribe 等（2007）报道 60 例直肠推移黏膜瓣治疗肛瘘的患者，随访 43.8 个月，复发率仅为 7.1%，12.5% 有轻微肛门失禁和 9% 有严重肛门失禁。Mitalas 等（2007）对直肠推移黏膜瓣治疗失败的患者再次进行推移黏膜瓣手术，治愈率达69%，而且直肠手术并没有增加肛门的损害。Dubsky 等（2008）比较了使用直肠推移瓣时，是使用黏膜推移瓣还是使用全层推移瓣进行覆盖，回顾了 54 例患者，其中 34 例使用部分厚度的推移黏膜瓣而 20 例使用全层推移瓣，两组术后肛门控便无明显差异，全层推移瓣复发率为 5% 而使用部分黏膜推移瓣复发率为 35.3%，提示使用直肠全层推移瓣可能能增加肛瘘的治愈率。van Koperen 等（2008）比较了直肠推移瓣治疗肛瘘同时使用生物蛋白胶治疗肛瘘的优点，127 例高位肛瘘的患者进行了推移黏膜瓣手术，排除炎症性肠病和 HIV 感染者共 80 例患者进入统计，26 例患者进行推移黏膜瓣手术时同时使用生物蛋白胶，随访 13 个月，发现使用生物蛋白胶后复发率反倒升高（13% vs 56%），其原因不十分清楚。Abbas 等（2008）报道直肠推移瓣治疗复杂性肛瘘的远期效果，回顾性随访 36 例患者中进行 38 次直肠黏膜瓣推移手术，手术结束后治愈率为 83%，随访 27 个月后，有 5 例患者出现了复发。Christoforidis 等（2009）比较了直肠推移瓣治疗肛瘘和肛瘘栓治疗肛瘘的结果，发现在直肠推移瓣治疗肛瘘的患者中治愈率为 63% 而肛瘘栓的治愈率为 32%。Ortiz 等（2009）进行一项针对肛瘘栓治疗高位肛瘘的治疗研究中发现，对于腺源性的肛瘘，其 1 年后复发率肛瘘栓组为 80%（12/15），而推移直肠瓣组是 12%（2/16）。提示推移瓣治疗肛瘘是一个理想的方法。

（蔺兵虎）

第四节 肛乳头肥大

　　肛乳头肥大是一种增生性炎症改变的疾病，是由慢性炎症长期刺激而引起的。临床上随着肛乳头逐渐增大，有时可随大便脱出肛外，反复脱出刺激肛管，可使局部分泌物增多，有时还会出现便后带血，排便不净的感觉及肛门瘙痒。由于肛腺感染、排便时创伤或肛门乳头附近长期慢性刺激而发生炎症，反复发作，日久肛乳头逐渐形成肥大。肛乳头肥大多伴有内痔、外痔、肛裂和肛瘘等多种肛门疾病。本病的确切病因不明，中医认为此病的发生是由于饮食不节，过食膏粱厚味和辛辣醇酒、肥甘煎炒之品等刺激食物，致使湿热内生，下注直肠肛门；或大便干结，肛管损伤染毒，湿毒热结，使局部气血瘀滞、经络阻塞而成。现代医学则认为和肛窦本身的解剖特点有关，再加上诸如外伤、局部刺激、腹泻和机体免疫功能下降等因素，容易发生本病。

一、诊断

（一）诊断标准

　　1. 症状　肛门坠胀不适，或异物堵塞感，或灼热，排便时轻度疼痛，可放射到会阴、骶尾部。或便意频、欲便又无便排出、时时临厕。或便次多，便后不尽感；便秘结时便前可见少许黏液。或伴肛门潮湿瘙痒。

　　2. 局部检查　指诊肛管有紧缩感、灼热，肛窦区可触及疼痛或可及较硬的硬结或凹陷，可触摸到肿大、压痛的肛乳头，指套可染有少许分泌物；肛门镜检查：肛窦区和肛瓣充血、水肿，有不等数目、不同大小的肛乳头肥大。探针可探查肛窦变深，或有脓性分泌物。

（二）分期

　　肛乳头肥大常合并肛窦炎和肛乳头炎，可分为急性期和慢性期。急性期可表现为肛内灼热、坠胀，排便时疼痛明显，有少量脓性或脓血性黏液，肛窦充血、水肿，肛乳头红肿等。慢性期则可无明显不适。慢性肛乳头炎日久可见肛乳头肥大增生，最终形成肛乳头状瘤。

二、药物治疗

（一）中医辨证论治

1. 湿热下注证

（1）证候：肛周潮湿、潮红，有灼热感，肥大的肛乳头充血，水肿。舌红苔黄，脉滑数。

（2）治法：清热利湿。

（3）方药：萆薢渗湿汤加减。

2. 气滞血瘀证

（1）证候：排便时肛门肿物脱出，其表面色紫暗，伴有肛门坠胀感。舌紫暗，苔薄，脉涩。

（2）治法：行气活血祛瘀。

（3）方药：止痛如神汤加减。

（二）西药治疗

用于肛乳头肥大炎症急性发作期，可口服消炎药。严重患者予广谱抗生素。

三、常用特色疗法

1. 熏洗　威灵仙30g、大黄15g、艾叶15g、明矾5g，水煎至1 500ml，熏洗，并坐浴15min，每日2次；苦楝皮30g、椿皮30g、石榴皮30g、生地榆30g，水煎至1 500ml，熏洗坐浴。

2. 涂药　可使用三黄膏（黄连、黄柏、大黄）、九华膏、金氏痔疮膏等，挤入肛内，涂敷局部患处。

3. 灌肠　黄连、黄柏、大黄各10g，水煎成30ml三黄汤，每日早晚1次，保留灌肠；也可用马齿苋15g、苦参20g，黄柏、黄芩、秦皮、川朴、蒲公英各10g，水煎成120ml，早晚各灌60ml。

四、手术疗法

1. 肛乳头切除术

（1）适应证：肛乳头肥大者，长度>5mm。

（2）操作要点：取左侧卧位或截石位，腰俞麻醉或局部麻醉。于肥大肛乳头基底部以电刀切除，以防出血，或于肛乳头基底部贯穿结扎，切除项部。如合并有肛隐窝炎，一并切除。

（3）术后处理：手术当日最好禁止大便。次日起，排便后温水坐浴，局部清洁换药治愈。

2. 电灼术

（1）适应证：肛乳头肥大者，长度<5mm。

（2）操作要点：取左侧卧位或截石位，腰俞麻醉或局部麻醉。在肛门镜下暴露肥大肛乳头，用高频电灼探头，按压在肥大肛乳头根部，开通电源，将肥大肛乳头彻底烧灼。

（3）术后处理：术后每日用痔疮膏或痔疮栓纳肛，7d左右可治愈。

本术式的优点是操作方便，疗效可靠，每次可治疗多个肥大肛乳头。

五、临床参考

肛乳头肥大一般认为是肛窦炎、肛乳头长期刺激增生引起，临床上只患肛窦炎而无肛乳头炎或只有肛乳头炎而不伴有肛窦炎者罕见。肛乳头炎继发病变为肛乳头状纤维瘤，是肛乳头重度纤维化所致。现代医学认为肛窦的解剖排列是肛窦容易发炎的最重要的原因，长期便秘、粪团干硬使肛窦和肛瓣受损、粪渣残留，引起肛窦炎和肛乳头炎；腹泻频繁刺激也易引起炎症。但在我们临床工作诊治的病例中，往往有过各种手术史，包括注射、切除、激光治疗的病例。故我们认为各种痔瘘治疗的操作不慎导致肛窦或肛瓣的损伤刺激可能也是诱因之一，因此对临床医师的手术操作和手术方式改进提出了更高的要求。

（额尔灯毕力格）

第五节　会阴部坏死性筋膜炎

会阴部坏死性筋膜炎（necrotizing fasciitis，NF）主要由厌氧菌感染为主引起的会阴部、阴囊、肛周软组织快速的、大范围的组织坏死，常并发休克及多器官损伤。发病率低，但死亡率极高，NF在美国发病率为4.3/10万。本病以中老年男性患者居多，常伴有糖尿病、免疫力低下及营养不良。中医学认为"疽由筋骨阴分发"，将该病命名为"肛疽"。多因过食肥甘、辛辣、醇酒等物，湿浊不化，热邪蕴结，下注大肠，毒阻经络，瘀血凝滞，热盛肉腐成脓而发为痈疽；病至后期热盛肉腐，气血耗伤，气血不足。

一、诊断

（一）诊断标准

1. 症状　本病多有肛门会阴部感染、肿瘤、创伤、手术等病史，发病急，病情重，发展迅速，死亡率极高。

（1）寒战高热：初期为会阴、肛门周围及阴囊不适或疼痛，之后出现寒战高热，体温可达39℃以上，并持续不退。

（2）肿胀：初期大都为肛门周围皮肤红肿、疼痛，不久迅速向周围扩展，累及会阴，并以阴囊部快速肿胀为特征，疼痛逐渐减退或消失。

（3）血性渗出：随着肿胀的加快，局部皮肤颜色变为苍白，出现大小不一的散在性血疱，或青紫坏死，皮肤及血疱溃破后有大量的血性浆液或脓液不断渗出，并夹有气泡。此时大面积的皮肤变为暗黑色，皮下脂肪、浅筋膜、深筋膜等组织呈灰白色，但不累及肌层组织，这是本病的又一特征。由于病变的皮肤、筋膜广泛坏死，皮下神经损伤、血管栓塞，患处的感觉消失，无出血。

（4）臭秽：患处充满粪臭味，奇特难闻，多与感染了大肠埃希菌、厌氧杆菌和产气杆菌有关。

（5）捻发音及坏死：本病常伴有产气杆菌感染，因此大部分病例可在病变部位及其周围的皮下触及捻发音。由于病变的皮肤、筋膜组织血管栓塞，广泛坏死，故呈青紫色或炭黑色，且边缘清楚，迅速四周扩展。

（6）毒血症：本病早期常误诊，延误治疗，病变部位的毒素大量吸收进入血液中，引起一系列中毒症状，如寒战高热，脸色苍白，神情淡漠，反应迟钝，嗜睡懒言；如治疗不及时，可迅速引起感染性休克，血压下降，呼吸循环衰竭，直至死亡。

2. 实验室检查

（1）血常规：血常规检测可见白细胞明显升高，一般可接近甚至超过 $20 \times 10^9/L$，核左移现象明显，可出现中毒颗粒；红细胞计数与血红蛋白显著降低。

（2）血培养与脓培养：早期血、脓培养与药敏试验可有助于明确感染细菌，指导抗生素的应用，对控制局部、全身细菌感染有重要的临床意义。未发现梭状芽孢杆菌有助于本病的确诊。

（3）超声检查：局部超声检查可明确感染的范围与深度，评价病情的进展情况，及时确定是否有气体、脓液的积聚，以指导治疗方案的制定与更改。

（4）X 线、CT 与 MRI：本病进展快，并发症严重，因此早期对局部感染的范围、深度做出准确的评估是制定有效治疗方案，降低死亡率的关键。X 线检查简单、快速，若见皮下组织内有气体存在，可有助于早期诊断本病；CT 与 MRI 可全面准确了解局部感染的范围与侵及深度，探及深部脓腔、脓液与坏死组织分布，治疗过程中也应反复行 CT 与 MRI 检查，可及时发现感染向会阴阴囊、腹股沟、腹壁等处扩散。

（二）分类

坏死性筋膜炎分为两型，Ⅰ型为多种细菌的混合感染，包括革兰阳性的溶血性链球菌、金黄色葡萄球菌、产气荚膜梭菌、创伤弧菌、脆弱拟杆菌和厌氧菌等；Ⅱ型多由 β–溶血性链球菌所致，常伴有休克及多器官衰竭，死亡率极高。近年来发现由金黄色葡萄球菌的一株变种——对多种抗生素产生抗药性的金黄色葡萄球菌引起的坏死性筋膜炎有增多的趋势。

二、药物治疗

（一）中医辨证论治

1. 热毒炽盛证

（1）证候：寒战高热，会阴、肛门周围及阴囊等肿胀色黑，伴大量的浆液渗出，疼痛，粪臭味；感觉消失，皮下有捻发音。舌质红，苔黄腻或无苔，脉数。

（2）治法：凉血清热，解毒托毒。

（3）方药：犀角地黄汤合透脓散加减。

2. 气血两虚证

（1）证候：局部渗液量多，排便时疼痛，神疲乏力，面色苍白，动则气急汗出。

（2）治法：益气养血，生肌收口。

（3）方药：补中益气汤合四物汤加减。

常用成药验方：犀黄丸、牛黄解毒片、新癀片、龙胆泻肝丸等治疗。

（二）西药治疗

1. 抗生素联合运用　选择有效的大剂量抗生素联合治疗，是控制感染的有效措施。可根据致病菌的特点和药敏试验，选择2~3种抗生素，最好以广谱的和抗革兰阴性杆菌配合使用，首选头孢菌素类，如常用的有大剂量青霉素钾、庆大霉素、头孢哌酮钠（先锋必）、头孢曲松钠（罗氏芬）、甲硝唑等。同时还应依据脓液和血液培养的药敏试验及时调整用药。大剂量抗生素持续使用1周以上，应注意体内是否有霉菌感染，如处理不及时，易引起多重感染，导致患者死亡。

2. 支持疗法　由于组织大面积的坏死、渗出；多次清创、引流等处理对机体的损耗极大，加之毒素广泛吸收，造成全身的中毒反应。因此必须给予足够的热量、蛋白质的补充，增加机体的抗病能力至关重要。一般可用新鲜的血浆、全血、正常人体白蛋白，如有条件可予胃肠外营养支持。

3. 及时纠正电解质的紊乱　必须注意患者的电解质情况，随时调整、补充电解质，并注意掌握补液量和补液速度。

4. 积极治疗基础疾病，有效控制并发症　对于血糖升高的患者，应控制含糖的液体输入，合理、准确地使用胰岛素，使血糖控制在10mmol/L以下；部分患者经清创后血管栓塞情况有所改善，可出现术后创面出血，甚至有动脉搏动性出血，应注意观察，发现出血要及时缝扎，一般不主张压迫止血；如发现有霉菌感染，应适当对抗生素做出调整，积极控制霉菌生长。

三、常用特色疗法

（一）外治法

1. 冲洗疗法　急性期创面坏死组织较多时，可配合3%过氧化氢溶液或高锰酸钾溶液与0.5%甲硝唑溶液交替冲洗创面，以使坏死组织及时排出。

2. 湿敷疗法　早期创腔较大，分泌物多时可配合过氧化氢溶液纱条或甲硝唑纱条疏松填塞疮腔，既可以持续作用又能够及时引流创面分泌物。

3. 熏洗疗法　病情稳定之后，可用苦参汤等熏洗，每日1~2次，至创面愈合。

4. 敷药疗法　恢复期创面如有部分脓腐未脱者，可用八二丹、九一丹，红油膏外敷；脓腐已净者可用白玉膏、生肌散生肌收口。

（二）其他治疗

早期进行高压氧治疗，对有效控制深部厌氧菌感染有很大的帮助，必要时每日可重复治疗2~3次。恢复期还可加速创面的修复。

四、手术疗法

一经明确诊断应及时大范围、彻底地清创，切除已变性坏死的组织，阻断与正常组织、血管之间的联系，防止坏死组织和毒素的吸收。病变部位彻底清创是本病治疗和防止病情扩展的基础。

清创的原则是沿病变区域的分界线逐一切开，切除已变性坏死的组织，分离筋膜间隙，并充分暴露通氧、敞开开放引流。

多次、彻底的大面积清创是本病治疗的关键，应早期在患处做多方位的切开，充分暴露，敞开引流，尽可能切除所有已坏死的组织。之后每日多次用过氧化氢溶液或1：2000

的高锰酸钾溶液反复冲洗，并可用甲硝唑湿敷，破坏厌氧菌繁殖的条件，控制感染的继续蔓延和扩散。首次清创后，应及时观察了解病情的变化情况，如发现坏死区域有扩大，应随时进行再次或多次清创，才能将坏死组织全部切除。

五、临床参考

（一）学术讨论

会阴部坏死性筋膜炎在发病初期无特异表现，难以早期确诊。一旦可明确诊断则病情发展迅速，危及生命，病死率高。但是会阴部坏死性筋膜炎发病率低，将普通类型感染按坏死性筋膜炎处理也不妥当。目前已有学者关注此问题，比如研究发现坏死性筋膜炎患者可于早期出现血钙下降，但此结果对早期诊断仍存在局限性，且特异性不高。今后的研究目标应侧重研究该病易发因素与该病之间的相关性程度，确定评分细则以更准确评定患者患该病的风险系数大小，以便早期干预。因该病确诊较晚，所以如何对可能患有该病的患者实行早期有效干预是新课题。应对高危患者加强临床观察和监测，通过研究发现病情转化的关键点作为突破口，从而研究对其干预的合适方法。在以往的回顾性研究中，部分外科医生提出早期造瘘的干预手段，但是感染的性质难以早期明确，而造成外科干预的黄金时间很难确认，这成为目前这个疾病诊断和治疗需要突破的难点。

（二）名医经验

陆金根治疗肛周坏死性筋膜炎经验　孙某，男，76岁。于2004年2月10日因"肛周阴囊会阴部肿痛伴发热1周"拟"急性坏死性筋膜炎"收治。入院时查体：体温38℃，神志清醒，精神萎靡，疼痛剧烈，局部见肛周红肿，边界清楚，阴囊肿大，局部呈紫褐色，有大小不等水疱，疱下呈不规则的出血性坏死并有淡黄色渗出液，味臭秽明显，舌质红，苔薄黄，脉弦数。入院查血常规：白细胞$13.6×10^9$/L，中性粒细胞87%，红细胞$4.6×10^9$/L，血红蛋白120g/L。谷丙转氨酶39U/L，尿素氮7.1mmol/L，肌酐171μmol/L，血糖15.6mmol/L。尿、大便常规无异常。X线胸片及心电图无异常。腹部平片有不完全性肠梗阻，考虑麻痹性肠梗阻可能。肛周会阴CT检查示：阴囊、会阴及两前侧腹壁皮下大量气体，阴囊内积液，符合坏死性筋膜炎表现。

入院当日即行多切口扩创引流。于肛缘环周做多处放射状切口达脓腔，切口之间留皮桥，然后在手指探查下，逐步将会阴、阴囊等上述所波及的部位开窗留桥，大的皮桥间放置多股医用7号丝线以拖线引流，引出腐臭味、夹有气泡的浓汁，皮下组织暗灰色，浅筋膜呈烂叶状坏死，钝性分离所有间隔，清除脓汁及坏死组织。所有切口均用过氧化氢溶液、甲硝唑、生理盐水依次冲洗后，以丹药脱腐。深部组织液培养出大肠埃希菌，根据药敏试验结果应用甲硝唑、头孢曲松钠（罗氏芬）静脉注射，并配合高压氧舱治疗，每日2h。另外，注意维持水、电解质平衡，注意热量、蛋白质的补充；积极纠正贫血、高血糖等全身合并症。本例起病初，据其症状及舌苔、脉象，辨证为热毒炽盛，治以养阴清热、凉血解毒。药用：

生地黄60g，玄参15g，炒牡丹皮12g，赤芍12g，金银花30g，连翘30g，白花蛇舌草30g，紫花地丁30g，怀牛膝30g，苍术12g，黄柏12g，龙骨、牡蛎各30g，白豆蔻3g，生甘草、炙甘草各6g，水煎服。

同时因大便不通，腹部X线平片提示不完全性肠梗阻，以大承气汤保留灌肠，每日1

次。经治 7d 后，热退痛减，大便通畅，停用抗生素；中药加减再治疗 14 剂后，疮面坏死脓腐渐脱，新肉渐生，但疮面不鲜，皮色不红而暗淡，辨证为气阴两虚，治以扶正生肌为主，药用：

黄芪 30g，天花粉 12g，生白术、炒白术各 30g，茯苓 15g，当归 15g，生地黄 15g，玄参 15g，赤芍 12g，升麻 12g，连翘 15g，白花蛇舌草 15g，薏苡仁 30g，怀牛膝 30g，苍术 12g，黄柏 12g，龙骨、牡蛎各 30g，白豆蔻 3g，生甘草、炙甘草各 6g。

加减治疗 2 个月余，痊愈出院。

按：陆金根教授诊治该病具有以下特点：①中西医结合治疗。②早期诊断，立即手术。③手术采用多切口，引流通畅。④根据药敏结果选用抗生素。⑤切口之间留皮桥，避免不必要损伤，争取早期愈合和最大限度保存病变区域术后恢复的完整性。⑥支持疗法。⑦针对病情主要矛盾，用药侧重，层次分明。

（三）临床研究进展

会阴部坏死性筋膜炎是一种潜在的威胁生命的进行性感染性疾病，表现为感染沿深、浅筋膜播散，在累及的血管内形成血栓，致相应皮肤、皮下组织及筋膜组织坏死。该病在 1924 年由 Meleny 提出，是多种需氧菌和厌氧菌协同作用所致，以溶血性链球菌、大肠埃希菌、产气杆菌、变形杆菌、类杆菌属和消化链球菌等为常见，其细菌主要来源于泌尿生殖道、直肠和皮肤，具有发病急、进展快、死亡率高的特点。尽管现代医学重症监护技术和抗生素治疗效果越来越好，但是临床病死率仍高达 30% ~ 50%。糖尿病、肾病、肿瘤、免疫力低下、营养不良、年迈、静脉吸毒、长期应用糖皮质激素、放疗、化疗等均为本病的易患因素。而外部因素，如软组织损伤、裂伤、血肿等损害了防御屏障，为细菌入侵提供了条件，目前从坏死性筋膜炎中培养出 70 余种细菌，致病菌来源主要有直肠、泌尿系统及肛周皮肤，所占比例分别为 52.35%、11.40%、31.30%。本病也常常继发于会阴和肛门部各种感染、肿瘤、创伤、手术后等，其中肛管直肠周围脓肿是最为常见的原因。起病急骤，明确诊断较为困难，误诊率较高，手术治疗不彻底，极易产生不良后果，甚至患者死亡。

坏死性筋膜炎的诊断主要以临床症状、体征为主要依据，结合影像学检查与细菌培养。实验室检查包括全血细胞计数、代谢功能全套检查、凝血试验。血液培养可确定致病菌，为选择敏感抗生素治疗提供实验基础。局部 X 线摄片若发现软组织内有积气影，则有助于坏死性筋膜炎的确诊；CT 在发现深部感染、软组织坏死及积气范围方面，优于平片，但在显示深筋膜液体方面比 MRI 的敏感性低；软组织超声有助于该病的早期诊断。坏死性筋膜炎是外科危重急症，其治疗原则是早期诊断，尽早清创，纠正休克及多器官损伤，应用大量有效抗生素和营养支持疗法。高压氧、免疫球蛋白、抗凝剂、重组人激活蛋白 C 等物质的应用可降低坏死性筋膜炎的死亡率，有效缩短病程。

会阴部坏死性筋膜炎的治疗主要包括纠正休克及多器官损伤，应用敏感抗生素及彻底引流清创等措施。辅助治疗包括高压氧治疗、营养支持疗法及对伤口的修复等。严重创伤常表现为代谢率明显升高，能量消耗增加，蛋白分解大于合成，呈现明显负氮平衡、低蛋白血症和高糖血症。这些代谢改变使机体对能量、蛋白质的需求明显增加。有研究表明，创伤程度越重，蛋白质合成低于分解的情况越严重。整体蛋白质分解增加可达 40% ~ 50%，有文献提出早期使用支持疗法，大量的蛋白的补充，可能可以有效地降低致死率，增强控制感染的能力，同时减慢疾病进展的速度。大量免疫球蛋白静脉给药治疗可以封闭抗体，提高机体的非特异性免疫功能，对于急性期的治疗具有重要的作用。

中医中药的早期介入，有利于整个病程的恢复。急性期以中西医结合为主，组织恢复期以中医药为主。上海中医药大学附属龙华医院陆金根教授在治疗坏死性筋膜炎时根据病情进展情况提出治分三期，扶正与祛邪兼顾，取得了较好临床疗效。他认为初期以邪实为主，治疗重在祛邪，并注意时时顾护胃阴。治宜清热解毒凉血，以黄连解毒汤和犀角地黄汤加减；中期邪气未退，正气渐衰，治疗当扶正与祛邪兼顾，以托毒排脓为主，药用八珍汤合四妙勇安汤；恢复期当以扶正为主，以补气血，促生肌，药用加味十全汤。注意整体与局部的辨证，扶正与祛邪的关系。扶正即用益气养阴、滋阴降火、气血双补等方法以固本；祛邪即解毒、和营、托毒外出，正如明代吴又可指出："大凡客邪贵乎早逐。"该病多来势凶险，在中药用量上应较治疗一般性疮疡为大，如生地黄用 60g，金银花用 40～60g，紫花地丁用 30～40g 等。通过手术的方法切开排脓，引邪外出，以防邪毒内陷，损及脏腑，变证蜂起；运用中药换药，达到清除坏死组织，促进肉芽生长的作用。

（额尔灯毕力格）

第六节　肛门直肠异物

肛门直肠异物（foreign bodies in anorectum）是指非粪物体不能排出体外，存留于肛门直肠内。

近年来，肛门直肠异物的发病呈上升趋势。其临床特点为：患者可以无症状，最常见的主诉是直肠异物，也可表现为腹痛、直肠肛门疼痛、直肠出血或肠梗阻症状，部分患者主诉排便障碍而需灌肠。本病好发于 20～30 岁年龄段，其中男性发病率高于女性，约为 28∶1。患者往往因自行努力而延误治疗，异物在体内留置时间过久，常常引起直肠黏膜的充血水肿、括约肌痉挛，给治疗带来很大困难。病情一旦延误易引起直肠穿孔。

中医学认为大肠属六腑之一，具有受纳、传化、排泄功能，传化物而不藏，实而不能满，以通为用，但有异物塞阻，腑气不通，不通则痛，血溢脉外，则见出血。

西医学根据异物来源及进入体内途径对肛直肠异物进行区分：口源性异物，肛源性异物，内源性异物。其常见程度：肛源性异物＞口源性异物＞内源性异物。

口源性异物：顾名思义即是经口进入的异物。原因：进食太快。无意识吞入异物（儿童误吞异物）。食物残渣（如瓜子壳、石榴核、樱桃核等）进入直肠与粪便混合，堆积嵌塞不能通过，以致形成粪石。主动吞食（犯罪嫌疑人为逃避制裁）。

肛源性异物：即是经肛门进入的异物。原因：①性自慰行为：究其原因，性自慰在结直肠异物的形成中占重要地位，这类患者的行为和手淫类似，均与性欲和性满足有关，尤其是阳痿患者，在无法进行正常性生活时通过这种行为满足性欲。现病史可以初步提供结直肠异物的成因，但只有少部分性自慰患者直接叙述结直肠异物的形成过程。这些患者羞于将真相诉与他人，多归咎于其他与性自慰无关的偶然因素。②损伤事件：外伤和打架多见。③医源性：在行外科手术及内镜检查操作中，掉入大肠内的缝针、针头、棉纱等，此种情况极为少见。④意外事件。

内源性异物：内源性异物为消化道内形成的柿石、毛粪石及食入某些不被吸收的结晶盐类，聚集而成结石。此种异物所占比例甚少。

一、诊断

患者只有少数人能直接叙述真实病史，多数隐瞒病史。医生应灵活掌握病史的询问方式。根据病史、临床体检以及适当的辅助检查，直肠异物诊断基本明了。

1. 症状　肠梗阻、肠出血、腹膜炎、会阴区放射性疼痛及肛门阻塞感和肛周感染等。

2. 局部检查　位置较低的异物在直肠指诊可被触及。

3. 辅助检查

（1）一般检查项目：血常规、粪尿常规、肝肾功能、出凝血时间、心电图等。

（2）肛门直肠镜检查：需在麻醉状态、肛门松弛的情况下进行。

（3）直肠腔内超声：直肠腔内超声检查有助于直肠异物诊断，但在做直肠腔内超声检查之前，直肠指诊是必要的，在直肠腔通畅的情况下再进行检查尤为重要。

（4）X线检查：通过腹部或骨盆平片一般可确定肛门直肠异物及其部位。当位置不能确定，骨盆侧位片可以确定物体的方向。另外右上胸片发现膈下游离气体说明已出现有肠穿孔。透视或照片，对大多数金属异物有诊断意义，既可定性又能定位；一些非金属异物，如木棒、塑料及玻璃制品等，辅以钡剂灌肠，有助于诊断。

（5）CT或磁共振成像：能较好地显示异物的位置、形状及与直肠、肛管的关系。

（6）内镜检查：包括直肠镜、乙状结肠镜和电子肠镜，对诊断及定位有重要价值，有时还可通过内镜直接将异物取出。

二、药物治疗

及时发现，明确诊断，尽早取出异物。大多数圆而钝的异物，周径不超过5cm者，均可自行排出，而无需处理。但周径超过5cm，长度超过12cm或形状不规则及带钩、带刺的异物，则通过大肠排出十分困难，特别是在大肠的几个生理狭窄部位和弯曲处，如回盲瓣、肝曲及乙状结肠部等，较易滞留。一旦出现肛门直肠损伤引起的严重并发症，应及时手术治疗。

（一）中医辨证论治

异物形状规则、可通便排出但大便不通者，可服用番泻叶、大承气汤、润肠片等清热攻下、润肠通便。

（二）西药治疗

1. 抗生素的应用　直肠损伤容易造成严重感染，应联合应用抗生素，并根据病情及时调整。

2. 可口服缓泻剂　如液体石蜡等，也可用液体石蜡灌肠或使用数枚开塞露，以帮助异物排出。

三、常用特色疗法

1. 熏洗法　可选具有活血止痛、收敛消肿等作用的中药煎汤坐浴，可起到改善局部血液循环，减轻肛门括约肌痉挛，缓解疼痛，促进异物排出。常用的有五倍子汤、苦参汤等。

2. 敷药法　适用于轻度肛门损伤，可将乳膏挤入肛内并涂抹在肛缘，以润滑肛管，防止异物排出时对肛管的伤害。常用的有白玉膏。

3. 灌肠法 可将润肠通便药物直接注入肠腔，帮助异物排出，如甘油灌肠剂等。

四、手术疗法

（一）经肛门手术取异物

根据异物不同可采取不同方法经肛门取出。可局部麻醉或蛛网膜下腔阻滞麻醉后，在肛门镜直视下，小而软的颗粒状异物可用钳夹（如卵圆钳、活检钳）取出，塑料制品可在其上缝线，用丝线将其牵出。对于玻璃器皿可用钩出法，异物取出时尽可能不弄破以免伤及直肠及医生手指。

（二）经腹取异物

对于使用非手术疗法无法取出的异物或者因异物已发生肠梗阻、肠穿孔或大出血等并发症的患者，必须及时采取经腹手术疗法。

1. 适应证 异物较大难以经肛门取出者；出现并发症有肠穿孔腹膜炎者；直肠肛管炎症肿胀明显，经肛门取出困难者。

2. 术前准备 腹部 X 线透视或拍摄腹部平片，以明确有无肠穿孔；留置导尿；禁食水，留置胃肠减压；补液，应用抗生素。

3. 操作要点 取截石位，全身麻醉或硬膜外麻醉。左下腹旁正中切口逐层开腹；腹腔探查，如异物光滑、松动，经肛门可取出，则不必切开肠壁，由术者将位置摆正后自肠腔内向下推，助手扩肛后自肛门内将异物取出。如从肛门内无法取出，则纵行切开肠壁，自腹腔内取出异物，然后横缝关闭肠壁切口，逐层关腹。

4. 术后处理 直肠镜检查有无直肠损伤；禁食、抗感染、支持治疗；术后 2～3d 拔除导尿管；拍摄腹平片以明确有无肠穿孔或肠梗阻；肠蠕动恢复后可拔除胃肠减压管及腹腔引流管；如做乙状结肠造瘘，则于术后 3～5d 切开造瘘，行远段肠道灌洗，术后 3 个月关闭造瘘。

5. 注意事项 如有出血、穿孔、直肠黏膜受损、直肠周围脓肿、括约肌受损等情况，则应做相应处理；是否做乙状结肠造瘘，应视具体情况而定；如切开肠管或有穿孔，则应行腹腔冲洗，术后引流。

五、其他疗法

1. 饮食疗法 无嵌塞及梗阻症状的直肠异物患者可选择"三多"饮食，即多饮牛奶以保护消化道黏膜；多食粗纤维食物，如韭菜、芹菜等以包裹异物；多食粗粮以增大粪便容量和体积，促进肠蠕动，加速异物排出。不宜立即应用导泻剂，因其可使异物进一步嵌顿而诱发出血或穿孔。

2. 运动疗法 嘱食入异物者不停地走动或跑动，频繁地变动体位，可促使异物排出。尤其是一些密度大的流体金属（如汞）如停滞不动，可长时间压迫肠壁，导致穿孔引起腹膜炎。运动疗法有利于其加速排出。

3. 指挖疗法 患者取截石位，局部麻醉扩肛后，戴手套将手指伸入肛门，将粪块和异物一并挖出。巨大粪块可捏碎后逐渐挖出。对于钩住或刺入肠壁者不可强行挖出，以防损伤肠壁。粗糙或锐利异物取出时，应防止损伤直肠和肛门括约肌。异物取出后，应行乙状结肠镜检查，以了解有无肠壁损伤及出血，损伤严重者应予缝合，有出血者，则可压迫止血或缝扎止血。

4. 内镜下取出　由肛门进入的较大异物或嵌入直肠下段的针、钉等异物，当无法用手指挖出时，可在局部麻醉扩肛后插入直肠镜或乙状结肠镜，然后，用异物钳将异物夹出或用铁钩将异物勾出。对于嵌入直肠内的瓜子等异物，也可先用钳夹逐个取出，待松动后再用手指挖出。玻璃异物可用产科真空吸引器吸引取出。较大的异物，如灯泡、广口瓶等，可将Foley 导尿管插到异物上方，充气后缓慢向下拉动，帮助将异物取出。巨大异物，如木棒等，在钳夹外拉时，可由助手在左下腹帮助向下挤压，则比较容易取出。

5. 磁吸疗法　对于一些挂在肠壁上的小的金属异物，如缝针、鱼钩等，当采用其他治疗方法难以奏效时，可采用电磁式异物吸出器，将其吸出。

6. 心理治疗　对于有心理疾病如性自慰的患者，可通过适当的心理疏导引导患者采用更安全的自慰方式，对于避免结直肠异物的再度发生具有重要意义。另外还可进一步确定患者是否有未经治疗的精神病，辅助遭受恶意攻击的受害者缓解心理创伤。

六、临床参考

肛门直肠异物诊断并不困难，但因患者多为性自慰行为造成，异物无法取出才就诊。获取真实病史困难，应详细询问病史。术前应全面掌握病情，选择合理的方式完全将异物取出是治疗的关键。同时应注重患者的心理治疗和预防直肠异物的再发生。

预防重点在于：①加强全民健康教育，讲求良好的卫生生活习惯。②建立良好饮食习惯，杜绝狼吞虎咽，避免异物从口而入。③加强节日期间孩子对坚果类、带壳类食品的进食看管，去壳、少量为宜，大人不在时，应及时收拾好，避免小孩自行取食。④建立正确、科学、卫生的性观念和性行为，注意性卫生。⑤家用小儿测温计建议采用体外测定途径。⑥长期便秘患者，如有大便阻塞，应去正规医院肛肠科就诊，切忌自行以异物抠挖，避免损伤和造成异物残留，增加自身痛苦。

总之，对于肛门直肠异物，不能拘泥于常规，对其处理要准确、细致，对是否进行更大的创伤性操作应有充分的判断，同时治疗应人性化，注意保护患者隐私，进行适当心理治疗。

（刘国军）

第七节　肛管直肠外伤

一、流行病学及中西医病因、病理

（一）流行病学

直肠及肛管由骨盆壁及臀部较多的软组织保护，故损伤机会较少。在非战时，各机构统计差异较大，占腹部损伤的 0.5% ~5.5%。而在战时，虽直肠损伤发生率较高，但因所使用的武器不同，也有较大差异，为 4% ~25% 不等，且多为复合性损伤，单纯伤及直肠者甚少。美国结直肠外科教科书中提及的数据显示：肛管直肠外伤引起的死亡率从第一次世界大战时期的 67% 降至当今日常报道的 0 ~10%，其发病率在越南战争中高达72%，现在低于

10%。随着交通事故及工伤事故增多，骨盆骨折发病率逐年增多，骨盆骨折合并直肠肛管损伤也在增多，处理复杂。直肠及肛管为消化道的终末端，血运丰富，周围存在骨盆直肠间隙及坐骨直肠间隙，组织疏松，肠腔内储存含菌量很高的粪便，若发生损伤，极易引起出血性休克、严重感染，且感染容易扩散；同时直肠周围的毗邻器官较多，处理时牵扯的问题较多，常需多学科合作参与治疗，如稍有不当，常造成严重后果。

（二）病因

肛管直肠损伤可由多种原因引起，如各种外科操作（产科、妇科、泌尿外科、结直肠外科）、异物嵌入、会阴挫裂伤以及贯通性损伤，具体见下：

1. 火器伤　多见于战时，弹头、弹片及各种飞行物经直肠周围组织穿入肠腔，常合并有其他损伤。

2. 利器伤　各种刀、剪及其他金属利器，直接刺入肠管，或身体由高处跌落到物体上而刺入直肠，如铁叉、树桩等。

3. 异物损伤　由消化道排下带尖刺的异物或经肛门直肠刺入的异物，可直接损伤肠管。如张口的别针、铁钉等；或由肛门插入的异物，如啤酒瓶、手电筒、木棒等。

4. 放射性损伤　直肠或盆腔的恶性肿瘤，长期行放射线治疗，可并发肠黏膜及周围组织的损伤、坏死，而造成严重的排便障碍。

5. 肛管及肛周烧伤　烧伤后造成肛管及肛口部狭窄，而产生排便障碍。

6. 医源性损伤　包括各种盆腔手术及内镜等医学检查所致的损伤，此种情况应尽量避免。

（1）器械操作造成损伤：灌肠或乙状结肠镜插入太猛；结肠气钡造影时压力过高；内镜检查注气过多或镜下息肉摘除穿孔等。

（2）肛门直肠手术：如痔 PPH 术、肛瘘切除术、骶前肿瘤切除术、直肠脱垂等手术后导致肛门部和直肠损伤。

（3）妇产科手术：如清官术、盆腔肿瘤切除术、阴式子宫切除术等。

（4）盆腔放疗后。

（5）其他：如误将来苏尔灌肠的碱性烧伤等。

（三）病理

肛管、直肠因损伤的部位不同而有不同的病理变化。位于腹膜腔内上段直肠，如有破裂，肠内容物很易流入腹腔，引起局部或全腹感染，导致腹膜炎并伴有全身中毒症状。如损伤在中段直肠，此段肠管在腹膜反折以下，肛提肌之上，直肠周围有较多的疏松结缔组织，且血循环比较丰富，损伤后除容易形成血肿外，还有严重的直肠周围炎及盆腔炎，易引起脓毒血症或败血症。下段直肠与肛管相连，部位比较表浅，感染后容易引流。但容易有括约肌损伤，可出现排便功能障碍。如同时有泌尿生殖系统损伤，可相互污染。

二、诊断和鉴别诊断

（一）诊断

1. 临床表现

（1）肛门区疼痛：损伤累及肛提肌以下的肛管，则出现肛门部剧烈疼痛。往往是最常见的主诉，疼痛可延迟到伤后几小时甚至几天。

（2）腹部疼痛：主要见于腹膜返折以上的直肠损伤。腹部疼痛提示腹膜炎，其严重程度与损伤范围、肠腔内容物漏出的多少及合并伤的情况有明显关系，火器性损伤表现明显，经肛门的医源性损伤因多为单个穿孔，直肠内空虚，因而症状较轻。

（3）出血：直肠、肛管损伤常伴有肛门流血，提示肛管皮肤或直肠黏膜的撕裂，有时可伴有血管的损伤，导致出血量较大。

（4）休克：直肠损伤引起的出血性休克比较常见，有合并伤特别是骨盆骨折时，休克发生率高，且严重。

（5）直肠周围感染：位于腹膜返折以下肛提肌以上的直肠损伤，因支配直肠的自主神经无痛觉，且定位不准确，故多表现为坠胀感，炎症刺激可有里急后重，最后形成局部严重感染，脓肿形成可出现局部红、肿、热、痛。

（6）伤口流粪，内脏脱出：开放性损伤，伤口有粪样物流出。某些严重的直肠损伤，在会阴部或肛管内有大网膜或小肠脱出。

（7）其他：直肠、肛管损伤合并伤多，由于合并伤的不同，临床表现可有很大差异，甚至以合并伤的表现为主而使直肠伤被漏诊。如合并膀胱、尿道伤，尿内有血和粪便。直肠伤的晚期并发症有直肠膀胱瘘、直肠阴道瘘、直肠外瘘、直肠狭窄等。

2. 病史的询问 一般来说，肛管直肠损伤因其有明显的外伤史，不难诊断，通过询问患者及家属可以了解到患者有腹部或会阴部及毗邻器官遭受外伤病史、肠镜检查病史，伤后出现腹部疼痛或其他不适症状。

3. 伤道 根据伤道的入口、方向、出口、大小和走行，常可判断有无直肠损伤。凡伤口在下腹部骶尾部、会阴部或臀部等处的外伤，均可能伤及直肠。横跨骨盆的闭合伤，或有膀胱、尿道损伤时，尽管无伤道，也应考虑有直肠伤的可能性。

4. 肛门指诊 是最有价值的检查方法。指诊可发现损伤部位、伤口大小。当损伤部位较高时，指套染血常提示有直肠损伤。指诊检查尚可判断肛门括约肌的损伤情况。女性患者还应该进行阴道检查。

5. 肛门直肠镜检查 可明确损伤部位、范围及严重程度。有时视野中可发现肠管、大网膜。肛门直肠镜检查应在患者情况允许下进行，检查前不能灌肠，以防加重腹腔感染，动作易轻柔，以防扩大直肠裂口。必须注意避免加重损伤。

6. X线检查 立位腹部平片及骨盆前、后、侧位的X线片可以观察、分析有无直肠异物及形状、大小、位置，尚可确定有无膈下游离气体和骨盆骨折。腹部平片膈下游离气体提示腹腔空腔脏器穿孔，但是如果直肠损伤位于腹膜外，常无游离气体。骨盆X线摄片如果发生骨盆错位，刺向直肠，需考虑肛管直肠损伤存在可能。骨盆骨折的错位情况有助于判断有否直肠损伤。直肠战伤常伴有异物存留，根据伤道及异物所在部位，有助于直肠损伤的诊断。如果在盆壁软组织中见到气体影，腹膜外直肠破裂的诊断可确定。需注意，怀疑直肠穿孔时，无论进行何种检查，绝对不允许自肛门注入空气、造影剂及钡剂等。

7. 腹腔穿刺 抽出粪水样液体应考虑直肠或结肠损伤的可能。

8. 直肠腔内超声 直肠腔内超声可以发现直肠后的血肿和脓肿，还可以发现肛管损伤时肛门括约肌损伤的长度、部位和范围，利于术中探查和修补。

（二）鉴别诊断及分类

诊断上的准确及时，能使病情得到合理的处理，而直肠肛管损伤误诊或漏诊，则因感染随时间延长而加重，原本可能施行一期手术的只能行二期手术。通过详细询问病史及体查，绝大多数肛管直肠损伤能得到确诊。需要引起重视的是闭合性直肠损伤早期症状不明显，其临床表现有以下特点：直肠内容物干结不易流入腹腔，穿孔后腹膜刺激症状不明显；直肠损伤部位在腹膜外时，感染在腹膜后，易扩散成严重感染而无明显腹膜刺激症状；直肠内容物含大量细菌，感染力强，可短时间出现感染性休克，而危及生命。

腹膜反折以上直肠的损伤表现为腹痛、腹胀、腹部压痛、腹肌紧张等腹膜刺激征。腹膜反折以下肛管直肠的损伤可出现损伤部位、邻近部位及骶尾部坠痛及肿胀、排尿困难、自肛门流出鲜血。具体分类如下。

（1）上段直肠损伤：由于肠内容物进入腹腔，可出现下腹剧痛，而有腹肌紧张，并有压痛及反跳痛，叩诊可有肝浊音区缩小或消失。如就诊较晚，容易出现休克症状，可有低血压、高热、寒战、腹胀。查体可有肠鸣音消失及腹部出现移动性浊音，如行腹部穿刺，可有肠内容物抽出。

（2）中段直肠损伤：特别伴有骨盆骨折或血管损伤时，可有大量出血，并迅速出现失血性休克。血液积存于盆底部不易引流，而形成血肿，使骨盆直肠间隙和直肠后间隙胀满。肠内存物可沿伤口进入周围软组织内，使感染扩散，感染性休克与出血性休克并存，病情十分危重，死亡率很高。

（3）下段直肠与肛管损伤：距会阴皮肤较近，容易引流，感染较易控制。但如会阴大片软组织撕裂，可使感染扩散，而造成皮肤及皮下组织大片坏死，并累及肛门括约肌，不仅有排便功能障碍，缺损的软组织也难以修复和重建。

三、治疗方法

肛管直肠损伤一旦确诊，应及早治疗。外科处理时应综合考虑以下因素：致伤因素、患者一般情况、有无休克、受伤时间、损伤的部位、损伤严重程度、腹腔感染的严重程度、是否伴随其他脏器的损伤等，以便拟定最佳的治疗方案。

治疗原则包括：早期治疗、清除坏死组织、取出异物、充分引流、抗感染治疗、损伤修复。外伤患者当注意预防破伤风。中医药治疗适合损伤程度较轻者，边治疗边密切观察，或围术期辅助治疗。

（一）直肠损伤

1. 手术治疗　由于直肠外伤的发生率不高，研究较少，因此到目前为止，直肠损伤的最佳治疗方案还未达成共识。但大多数临床医生同意根据患者病情严重程度、身体状况及损伤部位，采取一期手术或分期手术。具体如下。

（1）腹膜内直肠损伤：腹膜内直肠损伤的处理与左半结肠损伤的治疗方案相似。

1）一期手术：适应证：①手术时间距受伤在6小时以内。②粪便外溢少，腹腔污染轻。③单一直肠损伤，肠壁损伤<50%且局部血供良好，无其他严重的合并内脏损伤或合并伤。④患者全身情况良好，无休克，无严重基础疾病。⑤经过肠道准备的医源性损伤。⑥低速非爆炸性损伤或刀伤所致的小穿孔。

手术方式：一期手术具有住院时间短、愈合时间短、避免了人工肛门给患者带来的精神上、生理上和再次造口还纳术的痛苦。具有手术方式如下：①穿孔缝合修补术：术中仔细检查直肠损伤的部位、数量、范围。修复时，常采用横缝方式，避免术后肠管的狭窄。缝合时先做全层缝合，再做浆肌层加固缝合。②损伤肠段切除、直肠乙状结肠吻合：适用于多个穿孔或完全横断伤、大块毁损伤，彻底清创后，断端修剪整齐后行端端吻合术。第一层做全层连续缝合，再做浆肌层间断缝合。

并发症：可能出现的并发症有吻合口漏、盆腔脓肿等。一旦出现这些并发症，最好进行乙状结肠造口以缓解盆腔感染。

2）分期手术：适应证：①腹腔内严重污染。②损伤发生超过 6 小时。③合并休克。④患者营养状况较差或合并严重的基础疾病，年龄 >60 岁。⑤合并腹腔内或盆腔 2 个以上器官的严重损失。⑥先天性巨结肠灌肠所致的穿孔。

手术方式：①损伤肠襻缝合加近端肠外置术：适用于直肠等固定肠襻的损伤。术中必须切开其旁的侧腹膜，损伤肠襻游离，创口清创，探查有无多个穿孔后，将伤口一期双层缝合后放入原位，再在游离乙状结肠做造口术。二期行外置肠管还纳术。②损伤肠管切除加乙状结肠造口术：适用于直肠多处损伤。将损伤的直肠切除，其近端乙状结肠造口使粪便改道，并于骶前放置引流管。术后 3~4 日拔出引流。伤口愈合后再做二期手术，将外置的乙状结肠切除吻合。

并发症：可能出现的并发症有盆腔脓肿、缝合口漏等。一旦出现这些并发症，予以禁食、抗感染、盆腔冲洗以缓解盆腔感染。必要时剖腹探查。

（2）腹膜外直肠损伤：到目前为止，腹膜外直肠损伤的处理没有统一的最佳治疗方案。根据损伤距离肛门的远近、损伤的严重程度、患者的全身情况、基础疾病进行综合考虑。

1）经肛门修补：适用于损伤轻、距肛门 6cm 以内、无腹腔内合并其他脏器损伤的患者。术中仔细探查、清创，必须去除所有无活力的坏死组织，同时还应努力保留肛门括约肌的功能。坏死组织的清除应采取保守原则，并给予肛周局部引流。

2）粪便改道、结肠造口术：适用于损伤无论是经腹还是经会阴都难以显露的情况。自第二次世界大战时期开始，此类直肠损伤的治疗就是不必强行直接修补，而是行近端结肠造口术。唯一的争论就是行襻式结肠造口术还是端式造口术。笔者认为造口的选择还是应该建立在术中探查的情况上。若术中发现直肠广泛的损伤则应该行损伤肠段的切除、近端乙状结肠断端造口（Hartmann 手术），否则损伤不需修补或仅需局部切除时可行襻式结肠造口术。术中注意彻底清除肠腔内的粪便，再行腹腔、盆腔及会阴部创口的冲洗，确保所有的腔隙中均不留污物，直肠后间隙放置适当引流，并保持通畅。注意避免骶前出血。

3）骶前引流：适用于直肠损伤与骶前相通的患者。多项研究表明腹膜外直肠损伤时经骶前引流是有益的。

4）远端直肠冲洗：尽管到目前为止，没有研究证明进行远端直肠冲洗是有益的，但多数结直肠外科的专家还是认为该手段是可行的，而且是必要的。对于腹膜外的直肠损伤，同时行骶前引流，极大地减少了盆腔败血症，从而降低了死亡率。

5）其他方法：当出现出血量多、大量组织损伤、缺血坏死等严重情况时，排除了腹膜内损伤的情况下，可以采用腹腔镜下行襻式乙状结肠造口术。

6）并发症：肠管的修补或者吻合最常见、最严重的并发症是吻合口漏。平均发生率为2.2%。行肠段切除加一期吻合术吻合口漏的发生率高于简单修补。吻合口漏的发生与大量输血、严重污染、周围组织的严重损伤等因素有关。预后常常是较好的，且大部分患者能够通过非手术治疗治愈。在大部分患者中，多数粪瘘常能够在数日内自发愈合。而少数患者由于吻合口漏导致了局部脓肿，需行经皮引流。部分患者中，结肠瘘导致了严重的腹腔内脓肿，可行近端造口术。对于发生了腹膜炎或者引流失败的患者需经腹再次探查，进行粪便的改道，必要时行所漏结肠的切除。

2. 支持和对症治疗　肛管直肠损伤患者的治疗除外科治疗外还应同时给予必要的抗感染、支持等对症治疗。

（1）抗休克治疗：肛管直肠损伤的患者可能会出现感染性休克或低血容量性休克。此类情况下，首先是抗休克治疗，待患者生命体征平稳后行手术治疗。

（2）支持治疗：肛管直肠损伤的患者有时早期需要禁食，治疗过程中注意营养及水、电解质平衡，必要时输血、胃肠外营养。

（3）抗感染治疗：一旦怀疑存在肛管直肠的损伤，尽可能在短时间内应用广谱抗生素。因为直肠损伤患者出现腹腔或盆腔脓肿的可能性较高，适当地预防性使用抗生素是至关重要的。甚至尽早使用广谱抗生素可以改善外科治疗的效果。抗生素的使用原则需同时预防需氧菌和厌氧菌。关于抗生素使用的时间目前尚无统一意见。

（二）肛管损伤治疗

1. 手术治疗

（1）一期手术：适用于没有明显合并伤，治疗没有延误的患者。术中仔细清创，局部清创时应尽可能保存组织，对齐后缝合修复，防止畸形愈合；修补应该先结扎括约肌残端，然后行"订书钉式"括约肌端端缝合。

（2）分期手术：适用于伴随明显合并伤、括约肌损伤或没有合并伤但是治疗延迟导致出现炎症和水肿的情况。

为了预防肛周局部一期修复后感染导致手术失败，做近端乙状结肠造口术。使得肛周的一期修复能够得到充分修复，避免感染而顺利愈合，二期行乙状结肠造口还纳术。

（3）并发症：可能出现盆腔感染、括约肌修补缝合处感染可能。处理上予以局部引流，必要时行乙状结肠造口术。

2. 支持和对症治疗　同"直肠损伤"。

（三）述评

肛管损伤与直肠损伤的治疗原则大体一致。损伤轻，患者情况良好时予以一期缝合，术后禁食2~3日；损伤严重，周围组织合并损伤时行乙状结肠造口术，远端予以冲洗、引流，待损伤愈合后行二期还纳。直肠及肛管损伤的诊疗流程如图15-13。

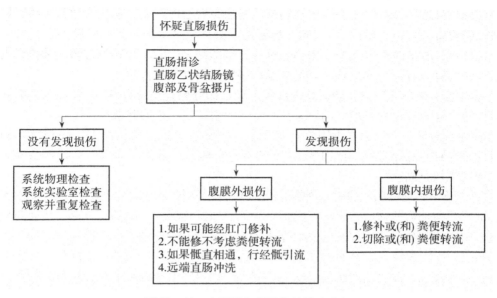

图 15 – 13　直肠及肛门损伤的诊疗流程

（额尔灯毕力格）

第八节　肠易激综合征

一、流行病学及中西医病因、病理

（一）概念及流行病学

肠易激综合征（irritable bowel syndrome，IBS）是一组以腹痛或腹部不适并同时伴有排便习惯及大便性状改变为主要特征的肠道功能性疾病，其病程可长达数十年，对患者的生活、工作和精神造成较大不良影响，并造成医疗卫生资源的巨大消耗。据国外文献报道，全球人群中 10% ~20% 的成人和青少年有 IBS 症状，女性多于男性，男女性别比为 1：1 ~ 1：20 在我国采用同一诊断标准对普通人群进行的流行病学调查显示 IBS 患病率为 0.82% ~5.67%。

（二）病因与病理

总体来说，IBS 的病因和发病机制尚不十分清楚。现有研究结果显示 IBS 的发病与下列因素有关。

1. 胃肠道动力异常　胃肠动力异常是 IBS 发生的重要病理生理基础，表现为胃 – 结肠反射异常，结肠及小肠转运加快或减慢。多项研究显示，腹泻型 IBS 患者在餐后或肠道受到刺激后，结肠平滑肌的收缩幅度、收缩频率和峰电位明显增强，结肠集团运动增加可致腹痛和排便；便秘型 IBS 患者结肠对进餐的反应减少，表现为进标准餐后，升、横、降结肠反应减弱。

2. 内脏感觉敏感性增高　IBS 患者内脏感觉过敏有以下特点：①IBS 患者可能存在广泛

的内脏敏感性的增强。其不仅表现出直肠与结肠的高敏感性，而且消化道的另一些区域，如空肠或食管也常表现出高敏感性。②IBS 患者的内脏感觉过敏的差异。内脏感觉过敏区域具有个体化特性，有的患者表现为直肠感觉过敏，有的则表现为小肠感觉过敏。单独用内脏感觉过敏无法解释患者的全部症状，其可能是一种协同因素发挥作用。

3. 肠道感染与炎症反应　肠道急性细菌感染后部分患者发展为 IBS，肠道感染引起的黏膜炎症反应、通透性增加及免疫功能激活与 IBS 发病存在一定的联系。

4. 精神心理异常　社会心理因素与 IBS 患者内脏感觉异常密切相关，心理压力和负性生活事件是导致感觉异常的重要因素。IBS 患者存在焦虑、紧张、抑郁、失眠等精神心理异常，可诱发或加重其症状。

5. 脑－肠轴　脑－肠轴将中枢神经系统与肠神经系统、神经－内分泌－免疫系统连接起来，形成双向交通通路。在调节胃肠运动功能、内脏敏感性、脑肠肽分泌、机体对应激的反应性、中枢认知功能等方面发挥重要作用。

6. 遗传因素　IBS 具有家族聚集倾向，与遗传相关。研究表明具有不同程度 IBS 症状的父母存在心身紊乱，并且会传递给子女，患有 IBS 病史的双亲将是下一代患 IBS 的危险因素之一。

二、诊断和鉴别诊断

（一）诊断依据

1. 诊断标准　采用 2006 年修订的罗马Ⅲ功能性胃肠疾病诊断标准。在最近的 3 个月内每月至少有 3 日具有反复发作的腹痛或腹部不适，并有下列症状中的 2 个或以上：①排便后症状改善。②发作时伴有排便频率的改变。③发作时伴有粪便性状的改变。在诊断前症状出现至少 6 个月，最近 3 个月症状发作符合上述诊断标准。

2. 临床分型　依据粪便的性状将 IBS 分为以下亚型：①便秘型 IBS（IBS－C），硬便或块状便占大便量≥25%，稀便（糊状便）或水样便占大便量＜25%。②腹泻型 IBS（IBS－D），稀便（糊状便）或水样便占大便量≥25%，硬便或块状便占大便量＜25%。③混合型 IBS（IBS－M），稀便（糊状便）或水样便占大便量≥25%，硬便或块状便占大便量≥25%。④未定型 IBS，粪便的性状不符合上述 IBS－C、D、M 之中的任一标准，根据 Bristol 粪便性状量表，硬便或块状便为 Bristol 分级 1~2 级，稀便（糊状便）或水样便为 Bristol 分级 6~7 级。

3. 辅助检查　为排除器质性疾病，可选择下列辅助检查。

（1）血象、血生化、血沉检查：绝大多数患者血常规、血生化、血沉正常。

（2）粪便检查：多数腹泻带有黏液便，培养无致病菌生长，隐血试验阴性，脂肪定量测定正常。

（3）结肠镜检查：对于 IBS 症状人群应常规行结肠镜检查，以排除肿瘤（良、恶性）及炎症等器质性病变。肉眼观察结肠黏膜无异常，活检正常，有时可见肠管蠕动增加或呈痉挛状态，肠管频繁舒缩似眼睑开合，形成"瞬眼征"。

（4）胃肠 X 线检查：胃肠道运动增加，降结肠和乙状结肠呈弥漫性或节段性收缩，部分患者也可表现为结肠袋消失。

（5）消化道压力测定：气囊扩张法显示下段结肠耐受性下降，表现为高度敏感。

（6）结肠电图：正常人结肠中 3 次/分的慢波不到 10%，而 IBS 患者高达 40%，有助于 IBS 的诊断。各类型 IBS 又有各自的特征性改变。

（二）鉴别诊断

1. 以腹痛为主的 IBS

（1）炎症性肠病：两者均有反复发作的腹痛、腹泻、黏液便，但 IBS 患者不伴有全身症状，而炎症性肠病患者往往伴有不同程度的消瘦、贫血等全身症状及相关肛周病变。结肠镜、胶囊内镜、小肠 CT 等检查可鉴别。

（2）慢性菌痢：有急性菌痢病史，粪便培养可分离出痢疾杆菌，IBS 患者粪便常规及培养均正常。

（3）肝、胆、胰疾病引起的腹痛：常见有慢性胆囊炎、胆石症、胰腺炎患者，临床会伴有发热、呕吐等症状。主要依靠 B 超、CT、MRI 或胆道造影等影像学检查鉴别。

（4）其他：妇科、泌尿系等疾病。

2. 以便秘为主的 IBS 主要与器质性便秘鉴别，如大肠肛门良、恶性肿瘤，慢性炎症引起的肠腔狭窄，先天性巨结肠引起的直肠痉挛狭窄，手术后并发肠粘连，腹腔巨大肿瘤以及某些内分泌疾病如甲状腺功能低下和糖尿病等。

3. 以腹泻为主的 IBS

（1）乳糖不耐受：临床表现为吃乳制品后有严重的腹泻，大便含有大量泡沫和乳糖，食物中去掉牛奶或奶制品症状即可改善。乳糖吸收试验与氢呼气试验阳性是乳糖不耐受症诊断的可靠指标。

（2）肠道慢性细菌感染：多次粪便常规及培养有阳性发现，进行充分有效的抗生素系统性治疗，症状改善明显，可明确诊断。

（3）吸收不良：小肠疾病、细菌生长过度、肠源性脂肪代谢障碍等。

（4）肿瘤：类癌、血管活性肠肽瘤。

（5）其他：滥用泻药等。

三、治疗方法

目前多认为 IBS 是神经系统、免疫系统和内分泌系统共同参与发病的，以社会心理因素刺激为触发因素的心身性疾病。正由于其参与发病的因素涉及过多，所以针对所有的 IBS 患者很难有统一的治疗方案。治疗原则是在建立良好医患关系的基础上，根据症状严重程度和症状类型进行分级治疗和对症治疗。注意治疗措施的个体化和综合运用。治疗目的是消除患者顾虑，改善症状，提高生活质量。目前临床上包括非药物治疗、药物治疗、中医中药治疗。

（一）非药物治疗

包括饮食调理、生活方式的改善和精神心理治疗。

1. 饮食调理 日常饮食应避免过冷、过热、高脂、高蛋白质及刺激性食物如咖啡，减少产气食品。对于存在腹胀、腹泻和肛门排气增多的患者，可以选择低纤维素饮食；而对于便秘患者，可选用高纤维素饮食，但对纤维素的使用需个体化。

2. 生活方式的调整 主要是减少生活应激原，方法有进行规律的运动、瑜伽、沉思、芳香疗法、催眠疗法及心理咨询。

3. 精神心理疗法　包括心理治疗、认知疗法、催眠疗法、生物反馈等。心理学治疗要求医生遵循科学的原则，极富同情心地去纠正患者对 IBS 疾病的不良认知及应对策略，帮助患者了解自己所患疾病的良性本质，建立对 IBS 的正确认知，调整患者的生活方式，提高对症状发作有关的应激事件的应对及耐受能力，改善患者的生活质量。IBS 的心理治疗以重建正确认知为目标，应该具有针对性，应作为药物治疗及其他治疗措施的实施基础。

（二）药物治疗

1. 解痉药　钙通道阻滞剂如硝苯地平对腹痛、腹泻有一定疗效；匹维溴胺为选择性作用于胃肠道平滑肌的钙通道阻滞剂，可以减少钙离子内流，发挥对肠平滑肌的松弛作用，适用于 IBS 腹泻型及便秘型患者；奥替溴胺（斯巴敏）可选择性作用于远段肠管，具有纠正内脏感觉异常、降低肠管敏感性、缓解腹痛和腹胀症状的作用；曲美布汀是作用于钾、钙离子通道的胃肠平滑肌运动调节剂，是一种外周性作用的脑啡肽类似物，可表现出抑制和兴奋平滑肌运动的双重作用。以上这些药物均具有较好的安全性。

2. 止泻药　轻症者可选用吸附剂，如双八面体蒙脱石等。洛哌丁胺或复方地芬诺酯等可改善腹泻，但需注意便秘、腹胀等不良反应。

3. 通便药　通便药包括膨胀性泻剂、渗透性泻剂及刺激性泻剂。目前不提倡应用刺激性泻剂。常用通便药有：聚乙二醇 4000、乳果糖、欧车前、甲基纤维素等。

4. 肠道动力感觉调节药　近年来研究较多的选择性 5 - HT_3 受体拮抗剂阿洛司琼，可改善严重 IBS 患者的腹痛症状，有减少大便次数、促进粪便成形的治疗作用，但一项系统评价指出，阿洛司琼可引起缺血性结肠炎、便秘等严重并发症，临床应用时应注意。5 - HT_4 受体部分激动剂替加色罗因心血管不良反应目前已暂停使用。

5. 益生菌　益生菌是一类具有调整宿主肠道微生物群生态平衡而发挥生理作用的微生物制剂，可改善因肠道菌群失调患者的症状。临床使用有威特四联活菌片、金双歧片、丽珠肠乐或双歧三联活菌（培菲康）片等。

6. 抗抑郁药　主要包括三环类抗抑郁药（TCAs）与新型的选择性 5 - HT 再摄取抑制剂。在患者具有焦虑或情绪障碍及对症治疗无效时可选用。

（额尔灯毕力格）

参考文献

[1] 李春雨，汪建平. 肛肠外科手术技巧 [M]. 北京：人民卫生出版社，2013.

[2] 何永恒，凌光烈. 中医肛肠科学 [M]. 北京：清华大学出版社，2011.

[3] 张东铭. 盆底肛直肠外科理论与临床 [M]. 北京：人民军医出版社，2011.

[4] 张有生，李春雨. 实用肛肠外科学 [M]. 北京：人民军医出版社，2009.

[5] 李春雨. 肛肠病学 [M]. 北京：高等教育出版社，2013.

[6] 欧阳钦，苗新普. 炎症性肠病评估指标的临床应用 [J]. 中华消化杂志，2009.

［7］吕小燕，苏娟萍，冯五金．伪膜性肠炎发病机制及诊疗的探讨［J］．中国中西医结合消化杂志，2012，20（1）：7-8.

［8］李荣富，孙涛．放射性肠炎发生机制的研究进展［J］．医学综述，2011，17（2）：257-259.

肛肠外科
疾病处置与并发症防治

（下）

李曙光等◎主编

吉林科学技术出版社

第十六章　结肠扭转手术

第十六章

结肠扭转手术

第一节　乙状结肠扭转手术

　　乙状结肠扭转有急性和慢性两种，急性扭转可往下腹部或腹部左侧突然发生阵发性绞痛，临床表现明显，迅速加重，可早期出现休克；慢性的发病比较缓慢，多见于成年男性，有不完全性肠梗阻临床表现，治疗后排出大量气体。症状迅速消失，可反复发作，时轻时重。肠减压后可见三种类型（图16-1）：①扭转180°，是直肠上方和乙状结肠下部的轻度扭转，形成单纯性肠梗阻，肠系膜血液循环无严重影响；②超过360°扭转，肠袢的入口和出口都有闭塞，造成两处闭袢性梗阻，一在乙状结肠，另一在扭转与回盲瓣之间，严重影响肠壁血液循环；③回肠乙状结肠扭转或扭转综合征，是回肠围绕乙状结肠，并通过其下方成结，形成两处闭袢性梗阻。

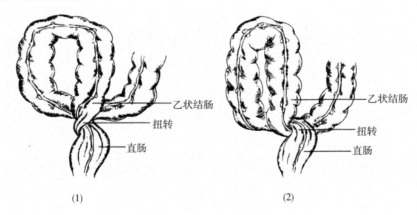

乙状结肠
扭转
直肠

乙状结肠
扭转
直肠

(1)　　　　　　　　　　　　　　　(2)

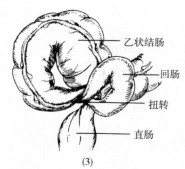

图 16 - 1　乙状结肠扭转类型

（1）乙状结肠扭转 180°；（2）乙状结肠扭转 360°；（3）回肠乙状结肠扭转

一、单纯乙状结肠扭转复位术

（一）概述

单纯乙状结肠复位术是一种简单而安全的手术方式，虽然手术死亡率低，但其复发率可高达 25%。术中要注意探查乙状结肠系膜根部，确认肠袢扭转的方向，复位时应将整个乙状结肠向扭转的相反方向进行复位。复位后，要准确判定肠袢生机良好，排除系膜血液供应无障碍。

（二）适应证

术中探查扭转的乙状结肠肠袢生机良好。

（三）禁忌证

术中见扭转肠袢部分或全部出现坏死；肠袢有明显缺血征象；系膜存在血液供应障碍。

（四）术前准备

对患者心肺肾等重要脏器的功能进行检查，充分进行术前评估，必要的术前纠正；术前进行输液，扩充血容量，必要时输血及白蛋白；术前留置胃管。

（五）麻醉

持续硬膜外麻醉或全身麻醉。

（六）体位

平卧体位。

（七）手术步骤

1. 切口　左下腹正中或经左侧腹直肌切口。

2. 手术探查　患者臀部抬高，较头部高 25°～30°，将小肠用湿纱布覆盖，以宽拉钩牵向上方，显露乙状结肠。探查乙状结肠及其系膜扭转方向及范围，观察肠管血运供应情况，估算腹腔渗液的多少和污染的程度。

3. 复位　术者可用手将扭转的乙状结肠向扭转的相反方向复位；也可由助手经肛门插入肛管或软质硅胶管，术者协助将肛管或硅胶管通过扭转处，为防止其脱落，可将其在肛门处固定（图 16 - 2）。

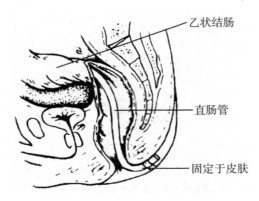

乙状结肠

直肠管

固定于皮肤

图 16-2　直肠管留于乙状结肠内

4. 肠减压　复位后用手可将肠内容物依次由近向远侧段挤压，尽可能将乙状结肠及近侧段结肠内聚集的粪便及气体经肛门排出。

（八）术中注意事项

1. 术中正确判断扭转乙状结肠的生机，如发现坏死或即将坏死，应立即取消单纯乙状结肠扭转复位术，改为坏死肠管切除一期吻合术或肠管切除近侧端结肠造口术。

2. 坚持手术无菌操作原则，肠减压时，注意保护腹腔，防止因挤压肠管（破裂或穿孔）而导致的腹腔再次污染，肠减压手法要轻柔，避免暴力。

3. 无菌生理盐水冲洗腹腔，避免因渗液过多或吸收不全而导致的术后腹腔感染。

（九）术后处理

1. 经肛门留置的肛管或硅胶管保留 3~7 天，保持扭转处肠腔通畅，避免乙状结肠术后再次发生扭转。

2. 持续胃肠减压至肠蠕动恢复，早期下床活动，加速肠蠕动恢复。

3. 禁食期间，静脉输入营养（脂肪乳和氨基酸）及水和电解质，充分保证热量的供给和水电解质平衡。

4. 静脉输入广谱抗生素 3~5 天或根据患者的具体情况选择用药的时间。

（十）手术并发症

1. 迟发型乙状结肠破裂　乙状结肠因扭转后出现血液供应障碍，肠黏膜缺血坏死脱落，肠壁变薄，可出现延迟性肠壁全层坏死穿孔。

2. 术后肠梗阻　腹腔渗液较多导致术后腹腔严重粘连或乙状结肠扭转复发导致肠梗阻。

（十一）述评

由于乙状结肠为腹膜内位器官，系膜较长，根部较狭窄，肠袢活动度较大，部分患者乙状结肠冗长，因此单纯乙状结肠扭转复术后复发率较高。单纯乙状结肠扭转复术虽然其术后复发率较高，但因其手术方法简单，手术时间短，对患者打击小，对一般状态较差，生命体征不稳的急危重患者是一种比较好的选择，降低了急诊手术的术中和术后死亡率，为二期手术赢得了机会。

二、乙状结肠系膜折叠缝合术

(一) 概述

乙状结肠固定术是在乙状结肠单纯复位术的基础上,考虑单纯乙状结肠扭转复位术术后易出现复发而设计。Tiwary 发现乙状结肠扭转的患者,乙状结肠伴有一个较长的系膜和一个狭窄的基底,手术应纵形切除乙状结肠系膜上的纤维带,然后横形缝合,使系膜基底变宽以减少乙状结肠的活动度。

(二) 适应证

同单纯乙状结肠扭转复位术。

(三) 禁忌证

同单纯乙状结肠扭转复位术。

(四) 术前准备

同单纯乙状结肠扭转复位术。

(五) 麻醉

连续硬膜外麻醉或全身麻醉。

(六) 体位

平卧体位。

(七) 手术步骤

1. 切口　同单纯乙状结肠扭转复位术。
2. 手术探查　同单纯乙状结肠扭转复位术。
3. 复位　同单纯乙状结肠扭转复位术。
4. 固定　用不可吸收缝线将过长的乙状结肠系膜与肠轴做"百叶窗"式折叠缝合(图 16 - 3),肠系膜每折叠缝合一次的距离是 2cm,可根据系膜的长短折叠缝合 3 ~ 5 次,缩短过长的系膜,限制肠袢活动,防止术后复发。

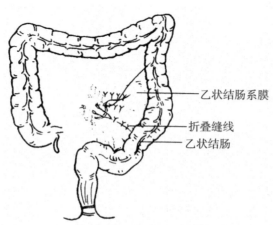

乙状结肠系膜

折叠缝线
乙状结肠

图 16 - 3　乙状结肠系膜折叠缝合术

（八）术中注意事项

1. 同单纯乙状结肠扭转复位术。

2. 在系膜折叠缝合时要注意系膜的血液供应，防止因系膜多次缝合而出现的肠袢血液供应障碍，若发生血液供应障碍应立即更改其他术式。

（九）术后处理

同单纯乙状结肠扭转复位术。

（十）手术并发症

1. 主要同单纯乙状结肠扭转复位术。

2. 术后肠管坏死穿孔　肠系膜折叠缝合后，由于乙状结肠扭转的肠管已经出现水肿，折叠缝合使系膜血管迂曲明显，加重了肠管血液供应障碍，肠管可出现缺血坏死及穿孔。

（十一）述评

乙状结肠系膜折叠缝合术由于增宽了乙状结肠的系膜根部，降低了乙状结肠肠袢的活动度，理论上应较单纯乙状结肠扭转复位术的术后复发率低，另外此手术方法操作时间短，难度低，对患者打击小。

三、乙状结肠复位固定术

（一）概述

乙状结肠固定术是在乙状结肠单纯复位术的基础上设计的另一种术式：若患者一般状态较差，扭转乙状结肠无血液供应障碍，可考虑采用此种术式。术中将乙状结肠浆肌层与横结肠或与左侧腹壁壁腹膜用不可吸收缝线固定，术后可不考虑进行二次手术切除冗长的乙状结肠。

（二）适应证

非绞窄性扭转、乙状结肠无血液循环障碍者。

（三）禁忌证

同单纯乙状结肠扭转复位术。

（四）术前准备

同单纯乙状结肠扭转复位术。

（五）麻醉

连续硬膜外麻醉或全身麻醉。

（六）体位

平卧体位。

（七）手术步骤

1. 切口　同单纯乙状结肠扭转复位术。

2. 手术探查　同单纯乙状结肠扭转复位术。

3. 复位　同单纯乙状结肠扭转复位术。

4. 固定　乙状结肠复位后，用不可吸收丝线与横结肠肠壁浆肌层缝合（图16-4），或与左侧腹壁壁腹膜缝合固定（图 16 – 5），或将乙状结肠折叠使其与降结肠并行排列，降结肠内侧与乙状结肠浆肌层间断缝合固定（图 16 – 6）。

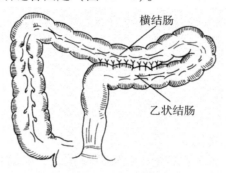

图 16 – 4　乙状结肠与横结肠固定术

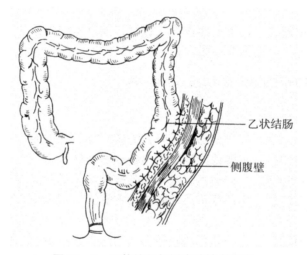

图 16 – 5　乙状结肠与侧腹壁缝合固定

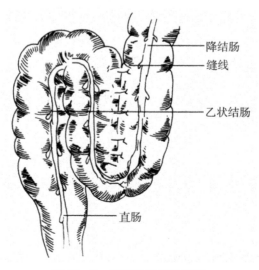

图 16 – 6　结肠并排折叠固定

（八）术中注意事项

1. 同单纯乙状结肠扭转复位术。

2. 乙状结肠与横结肠或与侧腹壁壁腹膜缝合时，注意缝线不能穿透乙状结肠或横结肠肠壁全层，以免术后发生肠漏。

（九）术后处理

同单纯乙状结肠扭转复位术。

（十）手术并发症

1. 同单纯乙状结肠扭转复位术。

2. 迟发型肠破裂穿孔　由于扭转的乙状结肠肠壁水肿或缝合处张力较大，缝线致肠壁浆肌层破损，肠壁变薄，迟发性发生肠破裂：

（十一）述评

乙状结肠扭转固定缝合术，手术操作简便省时，如果术中观察扭转的乙状结肠血液供应无障碍，肠壁无坏死者，可选择此手术方式。

四、乙状结肠切除腹壁结肠造口术

（一）概述

扭转的乙状结肠已发生部分或全部坏死时，需要切除坏死的肠管，同时行近侧端结肠造口术。乙状结肠发生扭转后，扭转的肠袢很快出现血液循环障碍，继而发生较窄性低位肠梗阻，最后出现肠坏死和肠穿孔。这类患者通常年龄较大，伴随疾病较多如心肺及糖尿病等慢性疾病。此病特点：发病急，病情危重，腹腔感染严重，一部分患者常合并感染性休克。该手术方式简单易操作，手术时间短，创伤小，有利于患者术后恢复，而且术后并发症较少。缺点是需要进行二期手术，若直肠坏死切除较多，腹腔粘连严重，二次手术难度较大。

（二）适应证

乙状结肠部分坏死或全部坏死，肠壁水肿明显，一般状态不佳，生命体征不稳的患者。

（三）禁忌证

同单纯乙状结肠扭转复位术。

（四）术前准备

同单纯乙状结肠扭转复位术。

（五）麻醉

全身麻醉。

（六）体位

仰卧体位。

（七）手术步骤

1. 切口　同单纯乙状结肠扭转复位术。

2. 手术探查　同单纯乙状结肠扭转复位术。

3. 切除坏死肠管及肠减压术　游离乙状结肠系膜，切断并结扎及其供应血管，自坏死肠管远侧约3cm处切断直肠（尽可能保留较多的直肠），将乙状结肠提出腹壁切口外，自坏死肠管近侧3~5cm处切断肠管（约降结肠部位），切除乙状结肠。肠减压术：用吸引器吸出或消毒容器收集近侧段肠腔内容物进行减压；也可在拟行切除肠管（降结肠）的近侧端的切线处近侧2cm处先做荷包缝合，切除坏死的乙状结肠，然后自近侧结肠断端置入吸引器头或直径较粗的胶管，收紧荷包线，最后通过吸引器或胶管对近侧扩张的肠管进行持续性减压。

4. 造口　若肠袢坏死的位置较高，可行结肠双腔造口术（Mikulicz手术）（图16-7）；若肠袢坏死的位置较低，无法将远侧肠段提出腹壁外，可选择Hartmann手术，即闭合远侧段肠管断端，将近侧的降结肠提出腹壁切口外做单腔结肠造口术（图16-8）。

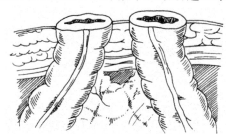

图16-7　Mikulicz手术

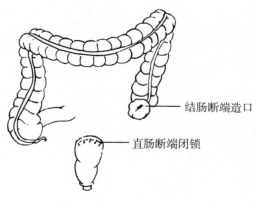

结肠断端造口

直肠断端闭锁

图16-8　Hartmann手术

（八）术中注意事项

1. 坚持术中无菌操作原则，最大限度防止在肠减压时，肠内容物对腹腔的污染。

2. 对降结肠进行单腔造口时，要注意造口部位的选择，一般为反麦氏点处，要切除直径3cm大小的圆形皮肤，以防造口狭窄；注意造口部位各层筋膜（腹直肌前后鞘）开口的大小正确选择，开口过小可造成造口狭窄，过大可出现造口旁疝或造口内陷。

（九）术后处理

1. 早期同单纯乙状结肠扭转复位术。

2. 术后安置造口粪便收集袋，加强造口的护理，发现问题及时处理。

3. 若患者一般状态较佳，无手术禁忌证，可于术后 3 个月对造口进行手术还纳。

（十）手术并发症

1. 主要同单纯乙状结肠扭转复位术。

2. 术后可出现造口狭窄、造口旁疝、造口内陷和造口坏死等。

（十一）述评

扭转的乙状结肠出现部分或全部坏死时可应采用坏死肠管切除，远侧直肠断端闭合，近侧端结肠单腔或远近侧端结肠双腔造口术，一般不进行一期肠切除肠吻合术，其原因如下：乙状结肠扭转发病急，很快发展为绞窄性肠梗阻，患者病情较重，一般状态较差；结肠内细菌较多，肠腔内常有大量粪便；肠壁水肿明显，腹腔渗液较多，腹腔污染较重；结肠肠壁较薄，血液供应较差。上述原因决定了坏死乙状结肠切除后，不能一期吻合术，否则会出现高百分比的吻合口瘘，危及患者生命。

五、乙状结肠切除一期吻合术

（一）概述

乙状结肠扭转后不发生或发生部分坏死或全部肠袢坏死，可行正常扭转肠袢或坏死肠段切除，一期吻合术。术后由于一期肠切除肠吻合术有较高的吻合口瘘发生率及术后死亡率，其适应证必须具备如下条件：①腹腔渗液较少，污染较轻；②预行吻合的肠管水肿不明显，扭转肠袢的近侧结肠肠腔内容物较少或经肠减压（内疏通）能将肠内容物排出体外；③患者一般状态较好，生命体征平稳；④严格遵守结肠吻合的"三原则"和术中操作无菌术；⑤术中进行顺行性结肠灌洗（切除阑尾，经阑尾残端置管，用生理盐水进行灌洗，最后一次灌洗液中放入抗生素）术，减少肠道内细菌总量。术中提倡不进行扭转肠袢复位而行肠袢切除术，这样可减少扭转肠袢复位后的毒素吸收，减轻患者的中毒症状，有利于全身感染的控制，减少术后并发症。

（二）适应证

乙状结肠未出现坏死或出现部分或全部坏死，腹腔渗液少，污染轻，肠壁水肿不明显，患者一般状态较好，生命体征平稳者。

（三）禁忌证

腹腔渗液较多，腹腔污染严重，患者一般状态较差，生命体征不稳，远近侧段结肠肠壁水肿明显者。

（四）术前准备

同乙状结肠扭转单纯复位术。

（五）麻醉

连续硬膜外或全身麻醉。

（六）体位

截石体位。

（七）手术步骤

1. 切口　同单纯乙状结肠扭转复位术。

2. 手术探查　同单纯乙状结肠扭转复位术。

3. 分离切除坏死肠袢　于乙状结肠系膜内，切开壁腹膜，游离乙状结肠系膜及血管，切开乙状结肠外侧脏腹膜，切断并结扎乙状结肠血管，充分松动乙状结肠，自坏死肠袢远端 3~5cm 处，用切割闭合器或荷包钳夹闭切断直肠，将乙状结肠提出腹壁切口外，近侧断端直接放置消毒盆内进行肠腔减压或在拟行切除肠袢的近侧 5cm 处做荷包缝合，自荷包线远侧 2cm 处切断肠管，移除切除的肠袢，将吸引器插头或直径较粗的塑料管插入近侧肠腔内 10~15cm，收紧荷包线，进行肠腔初步减压术。

4. 术中结肠顺行性灌洗　切除阑尾，自残端置入直径 1.0cm 塑料或硅胶管，缝线固定。用生理盐水进行结肠顺行灌洗，直至流出的灌洗液变为清亮，最后一次灌洗中加用庆大霉素 16U，甲硝唑 250ml（图 16 - 9）。

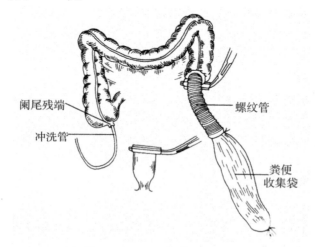

图 16 - 9　结肠腔内顺行冲洗

5. 肠吻合　选择合适口径的吻合器进行降结肠与直肠端 - 端或端 - 侧吻合（图 16 - 10）。

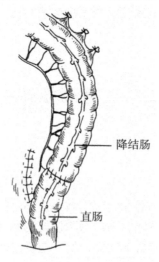

图 16 - 10　降结肠与直肠端 - 端吻合术

（八）术中注意事项

1. 严格遵守术中无菌操作原则，尽可能避免因手术操作而造成的再次腹腔内污染。

2. 术中结肠顺行灌洗时，要注意近侧肠管的血液供应情况，降结肠断端在直肠吻合前，要多次用碘伏进行消毒。

3. 由于乙状结肠扭转后，近侧结肠明显扩张，吻合时，降结肠断端口径与直肠断端口径相差较大，可选择端－侧吻合或侧－侧吻合术。

（九）术后处理

1. 持续性胃肠减压3~4天，为预防吻合口发生瘘，可于术后留置肛管进行直肠肠腔减压或定时（每日2次）用手进行扩肛直至肠道功能恢复。

2. 禁食3~4天，静脉输液以保证患者的营养和水电解质平衡，肠蠕动功能恢复后要尽早经口进食。

3. 全身应用广谱抗生素3~5天。

（十）手术并发症

1. 吻合口瘘　乙状结肠扭转合并肠坏死后，行坏死肠袢一期切除吻合术，术后有较高吻合口瘘发生率，其原因如下：结肠肠壁较薄，血液供应较差；肠内有大量粪便和细菌；腹腔内渗液较多，细菌污染严重；肠管壁明显扩张，水肿严重；发病急，患者一般状态较差。

2. 术后腹腔感染或脓肿形成。

（十一）述评

乙状结肠扭转后无论发生或不发生结肠坏死都可进行乙状结肠切除一期吻合术，虽然其手术方式最大的缺点是术后吻合口瘘发生率较高，但若能严格掌握手术适应证和禁忌证，术中进行规范化的结肠顺行性灌洗术，减少术中腹腔污染因素，运用好结肠吻合技术如夏穗生教倡导的"上要空，下要通，口要正"的原则及术后正确支持治疗和护理，吻合口瘘发生率会大大降低，避免了患者因临时性造口术还需要经历二次造口手术还纳的痛苦和经济负担。

（刘　洁）

第二节　盲肠扭转手术

一、右半结肠切除术

（一）概述

盲肠扭转后出现肠坏疽和穿孔的发生率较高，立即进行急诊手术切除扭转的肠管是降低术后患者死亡率和并发症的有效措施。选择切除扭转的肠袢后，可根据患者的一般状态和扭转肠管的病理生理条件，选择一期右半结肠，回肠与横结肠吻合术或回肠单纯造口术。由于盲肠扭转后行单纯的复位术，其复发率较高，目前临床上已经被弃用。因此，右半结肠切除术及回肠与横结肠一期吻合术已成为盲肠扭转的首选手术方式。

（二）适应证

术中发现盲肠出现部分或全部坏死，腹腔内渗出较少，污染不严重，而且患者一般状态较好，生命体征平稳者。

（三）禁忌证

同乙状结肠扭转手术。

（四）术前准备

同乙状结肠扭转手术。

（五）麻醉

全身麻醉。

（六）体位

仰卧体位。

（七）手术步骤

1. 切口　右侧腹部旁正中或经右侧腹直肌切口。

2. 手术探查　患者取仰卧体位，将小肠用湿纱布覆盖，以宽拉钩牵向左上方或侧方，显露盲肠及升结肠。探查盲肠及其系膜扭转方向及范围、肠管扩张、肠壁水肿及其系膜血液循环等情况，正确判断扭转肠袢是否存出现或即将出现坏死。

3. 复位和肠减压术　可将盲肠向扭转的反方向复位，复位后用手可将肠内容物依次自近侧段向远侧段挤压，直至远侧段回肠及结肠内聚集的粪便及气体经肛门排出体外；若扭转的肠袢近段扩张不明显，为了节省手术时间，扭转肠袢也可不需要进行复位，可直接切除右半结肠。

4. 肠切除肠吻合　若扭转肠袢肠壁水肿不明显，腹腔渗液较少，污染不严重，患者一般状态良好，身命体征平稳者，可行右半结肠切除，末段回肠与横结肠吻合术。

（八）术中注意事项

1. 严格遵守术中无菌操作原则，尽可能通过各种手段防止腹腔再次发生污染。

2. 用大量温盐水冲洗腹腔，直至冲洗液为清亮。

3. 根据预吻合肠管的具体情况选择合适口径吻合器进行吻合。

4. 注意和坚持结肠吻合术的"三原则"。

（九）术后处理

1. 持续性胃肠减压3~5天，早期下床活动，改善肺功能，促进肠道功能的恢复。

2. 禁食期间，给患者静脉输注营养液及水、电解质溶液，提供必要的营养支持，保持水电解质平衡食。

3. 全身应用广谱抗生素3~5天。

（十）手术并发症

1. 吻合口或肠穿孔　若手术前肠扭转时间较长，腹腔渗液较多，污染较重，吻合口水肿明显或手术创伤应激，可出现肠黏膜坏死，严重者可出现吻合口瘘或肠穿孔。

2. 腹腔内感染和脓肿形成　由于腹腔污染严重，盐水冲洗不彻底；术中操作再次污染腹腔；患者营养状态差；吻合口瘘或肠穿孔等，可于术后出现腹腔感染和腹腔脓肿。

3. 术后出现麻痹性或粘连性肠梗阻。

（十一）述评

由于手术切除了扭转的肠管，有效去除了扭转的病因，只要患者能够耐受手术，目前右半结肠切除术仍然是治疗盲肠扭转的首选手术方法。

二、盲肠固定术

（一）概述

盲肠发生扭转后若肠祥生机良好，肠系膜血运供应无障碍，患者一般状态较差，不能耐受进一步手术，可将扭转的盲肠复位后，选择盲肠固定术。固定术的方法简单，如仅用不可吸收线将游离的盲肠固定于右侧结肠旁沟处，此术式对患者打击小，术后并发症少。目前由于单纯的盲肠扭转复位术术后有较高的复发率，因此已被临床弃用。

（二）适应证

术中未发现盲肠出现坏死征象，不能耐受进一步手术者。

（三）禁忌证

同乙状结肠扭转手术。

（四）术前准备

同乙状结肠扭转手术。

（五）麻醉

连续硬膜外麻醉或全身麻醉。

（六）体位

平卧体位。

（七）手术步骤

1. 切口　右侧上腹部旁正中切口或右侧经腹直肌切口。

2. 手术探查　患者取仰卧位，将小肠用湿纱布覆盖，以宽拉钩牵向左上方，显露盲肠及升结肠。探查盲肠及其系膜扭转方向及范围，观察扭转肠管是否存已经出现坏死以及其系膜血液供应是否存在障碍。

3. 复位　将扭转的盲肠按扭转的反方向复位。

4. 肠减压　复位后用手可将肠内容物由近侧段向远侧段挤压，直至盲肠及远侧端内聚集的粪便及气体经肛门排出。

5. 固定　用不可吸收缝线将游离盲肠肠壁浆肌层与右侧一侧腹膜缝合固定（图16-11）。

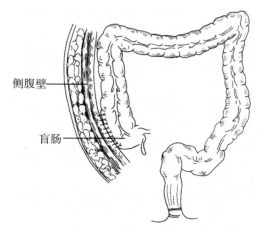

图 16 – 11 盲肠固定于侧腹壁

（八）术中注意事项

1. 缝合固定盲肠时，注意进针深度不可穿透肠壁全层，否则会出现肠瘘。

2. 盲肠缝合固定后，若发现扭转盲肠肠襻已经出现坏死，应立即切除坏死的肠管，可根据患者的一般状态、腹腔污染程度及肠管的病理生理情况选择肠一期切除吻合术或单纯肠造口术。

（九）术后处理

同乙状结肠扭转固定术。

（十）手术并发症

同乙状结肠扭转固定术。

（十一）述评

盲肠固定术可作为治疗盲肠扭转的另一种手术方式，术中判断扭转的盲肠生机良好，肠壁水肿不严重，患者一般状态较差，不能耐受肠切除肠吻合，可行盲肠固定术。虽然此手术方法简单，对患者打击小，术后并发症少，但术后复发率较高，选择此方法要慎重。

（刘　洁）

第三节　横结肠扭转手术

一、横结肠扭转复位固定术

（一）概述

横结肠扭转复位后，由于其肠系膜较长，根部较窄，肠管活动度较大，单纯复位后肠扭转的复发率较高，所以目前临床较少采用，除非患者一般状态较极差，生命体征不稳，不能耐受进一步手术者，才采用此种手术方法；复位后的横结肠若生机良好，患者一般情况较好时，可将横结肠浆肌层与升结肠浆肌层或与侧腹壁腹膜缝合固定。

（二）适应证

术中证实扭转的肠袢生机良好，肠管管壁水肿较轻者。

（三）禁忌证

同乙状结肠扭转手术。

（四）术前准备

同乙状结肠扭转手术。

（五）麻醉

连续硬膜外麻醉或全身麻醉。

（六）体位

平卧体位。

（七）手术步骤

1. 切口　上腹部正中或经右侧腹直肌切口。

2. 探查　用无菌湿纱布覆盖小肠，显露扩张的横结肠；观察横结肠及其系膜扭转方向及范围；辨别扭转肠管的生机，如肠管的色泽、血管搏动和蠕动情况等，确认肠管是否存在坏死或即将出现坏死。

3. 观察腹腔积液量的多少、颜色、是否有臭味，必要时进行腹水生化检查和细菌培养，便于术后指导治疗。

4. 复位　将扭转的横结肠向扭转相反方向复位。

5. 肠减压　复位后可将肠内容物依次由结肠近侧段向远侧段挤压，直至将结肠内聚集的粪便及气体经肛门排出。

6. 固定术　将已复位横结肠用不可吸收丝线固定于右侧升结肠（浆肌层缝合）（图16－12)或将横结肠浆肌层与侧腹壁壁腹膜固定（图16－13）。

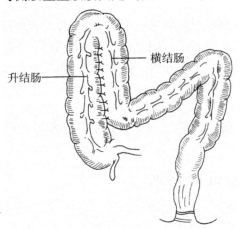

图 16－12　横结肠与升结肠固定术

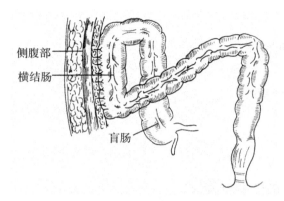

图 16 − 13　横结肠与侧腹壁固定术

（八）术中注意事项

1. 为预防肠瘘的发生，横结肠与升结肠或与侧腹壁壁腹膜缝合固定时，仅能缝合肠管的浆肌层，不能进针过深，穿透肠壁全层；固定缝合处不要有张力，以免局部张力过大，出现肠浆肌层裂开。

2. 术中若腹腔渗出较多，避免术后发生腹腔感染或脓肿，可用大量（1000ml 以上）无菌生理盐水冲洗腹腔，直至冲洗液变为清亮为止。

（九）术后处理

同乙状结肠扭转复位固定术。

（十）手术并发症

同乙状结肠扭转复位固定术。

（十一）述评

横结肠扭转复位固定术是一种简便省时，对患者创伤小，术后并发症少的手术方式，其临床效果虽然没有循证医学证实，但对发病急，一般状态较差，生命指征指征不平稳的年老体弱患者是一种较好的首选方式。横结肠扭转单纯复位术，由于横结肠为腹膜内位器官，活动度较大，其系膜根部较窄，血液供应相对小肠而言较差，单纯复位后极易术后复发，所以目前临床很少采用。

二、横结肠部分或全部切除一期吻合术

（一）概述

横结肠扭转复位后，若扭转的肠管出现部分或全部坏死，腹腔渗液较少，患者一般状态较好，生命体征平稳时，可施行坏死结肠切除，一期行横结肠与横结肠吻合术或右半结肠切除或左半结肠切除术，必要时行扩大右半结肠切除术。

（二）适应证

术中探查发现扭转的横结肠出现或即将出现部分或全部坏死，腹腔渗液较少，而且患者一般状态较好，生命体征平稳者。

（三）禁忌证

同横结肠扭转复位固定术。

（四）术前准备

同横结肠扭转复位固定术。

（五）麻醉

连续硬膜外麻醉或全身麻醉。

（六）体位

平卧体位。

（七）手术步骤

1. 切口　同横结肠扭转复位固定术。

2. 手术探查　同横结肠扭转复位固定术。

3. 复位　将扭转的横结肠反方向复位后，观察其色泽、蠕动及血液供应等生机情况。

4. 肠减压　复位后，如果扭转肠袢未出现明显坏死时，用手可将肠内容物依次向远侧段肠管挤压，尽可能将结肠内聚集的粪便及气体经肛门排出；如果肠管出现明显坏死，不可用手挤压肠管，以免肠管破裂，肠内容物溢出污染腹腔。

5. 肠切除肠吻合术　根据扭转横结肠的坏死范围，可选择横结肠部分切除术，横结肠与横结肠吻合术（图16-14）；右半结肠切除，回肠与横结肠吻合术（图16-15）；左半结肠切除，横结肠与降结肠或直肠吻合术（图16-16）；右半结肠扩大切除术，回肠与降结肠（图16-17）。

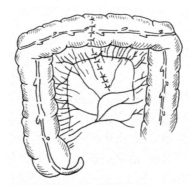

图16-14　横结肠与横结肠吻合术

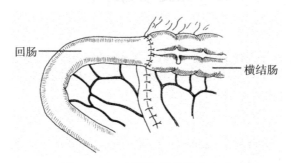

回肠

横结肠

图16-15　回肠与横结肠吻合术

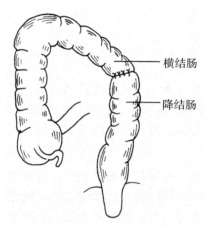

图 16 – 16 横结肠与降结肠吻合

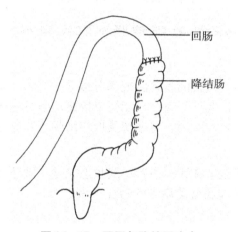

图 16 – 17 回肠与降结肠吻合

（八）术中注意事项

1. 注意坚持术中无菌操作原则，避免肠切除肠吻合或肠减压时肠管破裂时肠内容物污染腹腔；肠减压时手法要轻柔，避免暴力操作。

2. 正确判断扭转横结肠坏死的范围和程度。坏死肠管居横结肠中部，范围较少时，可行横结肠部分切除术、横结肠与横结肠吻合术；坏死肠管范围较大，接近结肠肝曲时，可行右半结肠切除术、回肠与横结肠远侧段吻合术；坏死肠管接近结肠脾曲时，可行左半结肠切除、横结肠近侧段与降结肠吻合术；全部横结肠坏死，可行扩大右半结肠切除、回肠与降结肠吻合术。

3. 术中要坚持结肠吻合的"三原则"，即"口要松、上要空、下要通"。

4. 术中要密切观察患者的一般情况，注意生命体征的变化，根据手术中扭转横结肠坏死的范围和程度，选择合适的手术方法。

（九）术后处理

同乙状结肠切除一期吻合术。

（十）手术并发症

主要同乙状结肠扭转一期吻合术；一部分患者术后可出现腹泻，随着回肠末段（100～150cm）对水吸收的增加（代偿），腹泻症状缓解。个别患者可出现顽固性腹泻，需进行静脉输液，同时给予口服止泻药物如蒙脱石散和洛哌丁胺等。

（十一）述评

横结肠属腹膜内位器官，其系膜较长，根部较短，活动度较大，单纯扭转复位，复发率较高，临床效果不理想；复位后的横结肠予以固定，其疗效还需要临床大宗病例去验证；手术切除扭转的肠袢是治愈横结肠扭转的一种有效方法，虽然手术具有一定的死亡率和术后并发症，但只要严格掌握手术适应证，术中根据患者的具体情况，选择合理的手术方式，以及术后积极正确的治疗和护理，大部分患者都可以得到治愈。

三、横结肠部分切除远近端结肠双腔造口术

（一）概述

横结肠扭转复位后，由于扭转的肠管出现部分或全部坏死，腹腔渗液较多，污染较重，而且患者一般状况较差，生命体征不稳，只能简单快速地施行坏死结肠切除术，不能耐受进一步肠吻合术，所以坏死肠管切除后，将远端及近端结肠行双腔造口术。

（二）适应证

扭转的肠袢出现部分或全部坏死，患者一般状态较差，腹腔污染较重，患者生命体征不稳，不能耐受进一步手术（如肠管游离和肠吻合）者。

（三）禁忌证

同乙状结肠扭转手术。

（四）术前准备

同乙状结肠扭转手术。

（五）麻醉

连续硬膜外麻醉或全身麻醉。

（六）体位

平卧体位。

（七）手术步骤

1. 切口　上腹部右侧经腹直肌切口或正中切口。

2. 手术探查　同横结肠扭转复位固定术。

3. 游离并切除部分或全部坏死的肠管。

4. 肠减压　切除坏死肠管后，用吸引器自结肠近侧断端吸出近侧段肠管内的粪便和气体。若近侧段肠管内容物较多或较稠吸引器无法吸出时，可利用无菌塑料套（腔镜套）收集近侧段结肠内容物。

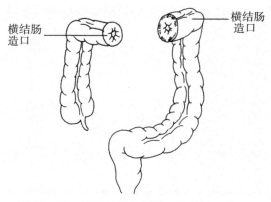

5. 结肠造口术　近侧结肠断端与远侧结肠断端分别于腹壁开口提出，可吸收线或不吸收丝逐层缝合固定造口（图 16 - 18）。

图 16 - 18　横结肠部分切除、双腔造口术

（八）术中注意事项

1. 正确判断坏死结肠的切除范围，保留的结肠远近侧断端和肠段要有良好的血液供应，避免术后再出现坏死。

2. 结肠减压时，要保护好腹腔，采取有效的方法（如无菌塑料套收集肠内容物）进行肠腔减压，尽可能避免肠内容物对腹腔的再一次感染。

3. 造口的肠袢要避免张力，系膜避免扭转，造口的结肠断端血液供应要充分；造口部位避免自切口提出，否则易出现切口裂开或感染，严重者可出现造口回陷；造口应分别自腹壁开口提出，这有利于术后护理。

（九）术后处理

1. 持续性胃肠减压至肠蠕动恢复。

2. 禁食期间，静脉输液以维持患者的水电解质平衡和营养状态。

3. 术后常规应用广谱抗生素，根据患者的具体情况酌情选择合适的停药时间，避免过度用药，产生二重感染。

4. 造口还纳时间　一般选择手术后 3 个月还纳造口，也可根据患者的具体情况可提前于术后 2 个月或延迟至术后 6 个月时还纳造口。

（十）手术并发症

1. 造口内陷　是双腔造口比较常见的并发症，通常原因是造口肠袢有张力或两造口自腹壁一处开口（腹壁缺损较多）提出所致。

2. 造口旁疝　通常为小肠脱出，其原因造口肠袢与腹壁各层缝合不确切或与腹壁开口残留腔隙过大所致。

3. 造口周围皮肤感染或湿疹。

（十一）述评

横结肠一旦扭转，会出现绞窄性低位肠梗阻，病情急危重，其死亡率可高达 33%。由于横结肠扭转后很快出现血液供应障碍，扭转的肠袢很快出现坏死，严重者出现穿孔。手术

时，大部分患者一般情况较差，生命体征不稳，腹腔渗液较多，腹腔污染严重，保留的结肠水肿明显，若强行进行一期结肠吻合，其吻合口发生瘘的机会较高，一旦发生吻合口瘘，患者几乎无法挽救。因此，横结肠部分切除远近端结肠双腔造口术是治疗横结肠扭转后肠坏死的首选术式。

（刘　洁）

参考文献

[1] 李春雨，汪建平. 肛肠外科手术技巧 [M]. 北京：人民卫生出版社，2013.
[2] 何永恒，凌光烈. 中医肛肠科学 [M]. 北京：清华大学出版社，2011.
[3] 张东铭. 盆底肛直肠外科理论与临床 [M]. 北京：人民军医出版社，2011.
[4] 张有生，李春雨. 实用肛肠外科学 [M]. 北京：人民军医出版社，2009.
[5] 李春雨. 肛肠病学 [M]. 北京：高等教育出版社，2013.
[6] 钱南平，马超，冯秀岭. 肠结核并发肠梗阻的手术治疗 [J]. 医学论坛杂志，2010，31（4）：71-72.

第十七章

直肠脱垂手术

　　直肠黏膜或全层及部分乙状结肠向下移位，称为直肠脱垂。多发于小儿、老人及体弱营养不良的重体力劳动青壮年，自然灾害和饥荒时期多见。近年来，由于人民生活水平不断提高，营养丰富，体质增强，发病数逐年下降，目前临床上已少见。

　　直肠脱垂分为内脱垂和外脱垂，前者因不脱出肛门外又无明显特殊症状，常被患者和医师所忽视。1980年后有的学者研究发现直肠内脱垂是顽固性便秘的原因之一，所以有的文献在出口梗阻型便秘中论述。后者因脱出肛门外临床多见。按 Gcahrs 又分为不完全脱垂（直肠黏膜脱垂）和完全性脱垂（直肠全层脱垂）。都脱出肛外又称直肠脱出。

　　2002年我国制定的诊断标准：

　　一型：不完全性直肠脱垂，即直肠黏膜脱垂（图17-1）。表现为直肠黏膜层脱出肛外，脱出物呈半球形。

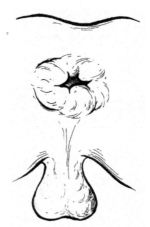

图 17-1　直肠黏膜脱垂 I 型

　　二型：完全性直肠脱垂，即直肠全层脱垂（图17-2）。脱出的直肠呈圆锥形，脱出部可以直肠腔为中心呈同心圆排列的黏膜环形沟。

　　二型根据脱垂程度临床上又分为Ⅲ度（图17-3）：

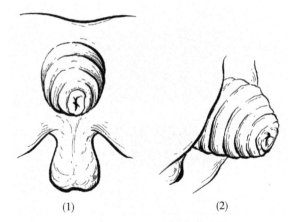

图 17 – 2　直肠全层脱垂 Ⅱ 型

（1）正面观；（2）侧面观

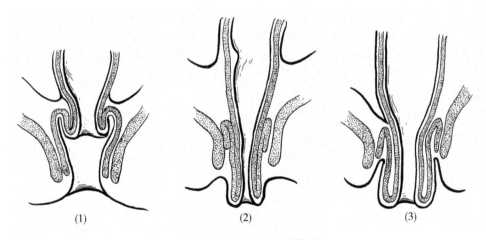

图 17 – 3　Ⅱ 型 Ⅲ 度分类法

（1）直肠内套叠（Ⅰ度）；（2）直肠全层脱出（Ⅱ度）；（3）直肠并乙状结肠脱出（Ⅲ度）

Ⅰ度：直肠壶腹内肠套叠，即隐性直肠脱垂、内脱垂。

Ⅱ度：直肠全层脱垂于肛门外，肛管位置正常，肛门括约肌功能正常，不伴有肛门失禁。

Ⅲ度：直肠和部分乙状结肠及肛管脱出于肛外，肛门括约肌功能受损，伴有肛门不完全性或完全性失禁。

幼儿多直肠黏膜脱垂，随着身体的成长有自然治愈的可能。故先用非手术疗法，一是调整饮食结构，养成正常排便习惯，平卧排便，便后臀部夹紧，胶布固定。消极地等待自愈；二是积极地频服中药补中提肛汤，促进早日治愈。如到成年尚不能治愈可行手术。成人直肠脱垂非手术疗法无明显疗效，应早期手术。如不手术因长期反复脱出，损伤阴部神经而至肛门失禁，脱垂肠段黏膜并发感染、水肿、糜烂出血或绞窄坏死。

直肠脱垂术式繁多，据说有 100 种左右，每种术式都是根据某一病因学设计而成的，但病因尚未完全明确，效果不一，也不理想。有经肛门手术、经骶部手术、经腹手术。国外以经腹手术为主，国内经肛门手术为主，术式不少，各有技巧，有的手术在国内尚未报道，手术技巧有待于专家去开展，去熟练，去体验，去总结和积累。手术技巧要体现微痛无痛，安全有效。根据病情和医师惯用的术式，选好适应证，实施个体化治疗，才能收到良好的效果。

第一节　经肛门手术

（1）概述：经肛手术，操作简便，创伤小出血少，并发症少，符合微创无痛手术的发展趋势，为患者所乐于接受，在门诊就可以完成手术。是目前肛肠专科医院和肛肠科门诊普遍应用的术式。

（2）适应证：直肠黏膜脱垂或全层脱垂，严重心血管等内科严重疾病，不能接受腹部复杂手术的患者，拒绝开腹的患者，糖尿病及老年人。

（3）禁忌证：合并血液病、糖尿病严重脱出。

（4）术前准备：备皮、排尽大小便或灌肠排便。

（5）麻醉：简化骶管麻醉。

（6）体位：截石位。

（7）手术步骤：术式很多，方法各异。

一、注射术

有人说注射不算手术，这是狭义的手术概念。外科手术来源于希腊文，外科（surgery）原义是手工、手艺和手法；手术（operation）原义是操作，两者合译为手工操作，所以凡是用手工操作去治病均可算外科手术，不仅是指开刀而言，这是广义的手术概念。

直肠脱出注射术在我国多用，故加以介绍。

直肠脱出注射术已有50多年的历史，最早用95%乙醇、50%葡萄糖、5%鱼肝油酸钠、5%苯酚甘油及镁制剂。国外主要用于幼儿、老人的直肠黏膜脱垂。在国内多用中药6%~8%明矾注射液、消痔灵注射液和芍倍注射液，取得较好的效果。

（一）直肠黏膜下注射术

用于直肠黏膜脱垂，注射术步骤有：

1. 脱位点状注射法　嘱患者用力努臀使黏膜脱出肛外，再行消毒，用两把血管钳或组织钳夹住向外牵拉固定。由齿状线上 $0.5 \sim 1.0cm$ 处，在前、后、左、右位黏膜下层注药，每点注射消痔灵原液 1ml，点距 $0.5 \sim 1.0cm$。如脱出较长在 $3.0 \sim 5.0cm$ 者，则在四点注药上方 $1.0cm$ 的右前、右后、左前、左后位再注药各 1ml 平行交错，必要时再加一平行交错点注药（图17-4），消毒后送回肛内，填以凡士林油纱条或塞入痔疮栓纱布包扎。

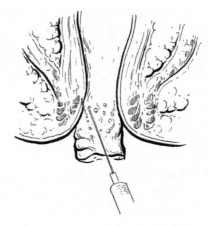

图 17 - 4　脱位黏膜下点状注射法

2. 脱位条状注射法　脱出后钳夹黏膜，示指伸入肠腔作引导，在左右前后位肠段远端进针，在黏膜下穿行至距齿状线 0.5 ~ 1.0cm 开始边退针边注药，每条注药 10ml 左右，以黏膜发白略凸起为度（图 17 - 5）。消毒后送回肛内，填以油纱条包扎。

3. 肛镜下条状注射法　如果钳夹牵拉也不易脱出肛外可在肛镜下注药，但不如脱位注射法方便、准确。即在两叶肛镜扩张下于齿状线上 0.5cm 进针，沿黏膜下向上穿行至尽量高度，边注药边退针，共左前、左后、右位三条，每条注药 10ml 左右（图 17 - 6）。

术后处理：口服抗生素，控制排便 2 天。

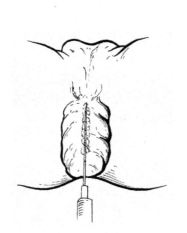

图 17 - 5　脱位直肠黏膜下条状注射法

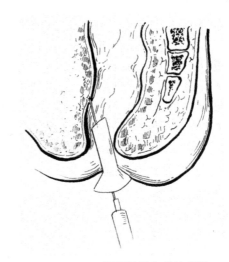

图 17 - 6　肛镜下黏膜条状注射法

（二）直肠周围注射法

1. 严密消毒，严格无菌操作。于左右肛外 1.5cm 进针，另示指伸入直肠内作引导，针尖刺入皮肤、皮下组织进入坐骨直肠间隙，进入 5cm 针尖有阻力即达肛提肌，再进针穿过肛提肌进入骨盆直肠间隙有落空感。直肠内示指触及针尖在直肠壁外侧可自由摆动，防止针尖刺入肠腔，再向上进针不能超过 9cm，用力注药使其充斥以上间隙，再边退针边注药至

6cm 处注完，绝不能注入肌肉，每侧注射消痔灵原液 15ml 或 8% 明矾液 10ml（图 17 - 7）。

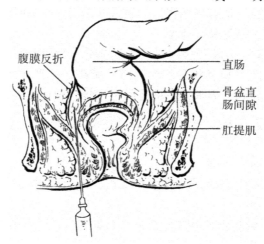

图 17 - 7 两侧骨盆直肠间隙注射法

2. 再于肛尾间沟中点即长强穴进针，在直肠内示指引导下，沿骶曲向上穿行 8cm 左右，未穿进肠壁及骶前筋膜，进入直肠后深间隙内，边注药边退针，共注消痔灵 15ml（图 17 - 8），直肠前方严禁注药，重新消毒，肛内填以油纱条包扎。

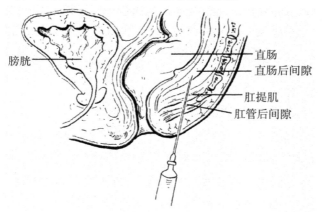

图 17 -8 直肠后间隙注射法

疗效：中医研究院广安门医院等 6 所医院，用 6% 明矾液，行直肠黏膜下、骨盆直肠间隙和直肠后间隙注射术，治疗成人完全直肠脱垂 214 例，一次注射者 165 例，二次注射者 49 例。治愈 213 例（直肠复位，排便或增加腹压时不脱出肛外），好转 1 例（排便时直肠黏膜或全层轻度脱出），治愈率 99.5%，平均疗程 13 天。进行 1～4 年随访 137 例，治愈 96 例（70.1%），好转 18 例（13.1%），复发 23 例（16.8%）。均无直肠狭窄、结肠功能紊乱、排便障碍、性功能减退等后遗症。一次总量 25～45ml。本组有 3 例术后感染，原因是操作失误及无菌技术不严有关。均经切开引流后愈合。该院李国栋等用明矾液行直肠周围注射，使直肠与直肠侧韧带粘连、直肠与骶前筋膜粘连的方法治疗成人完全性直肠脱垂，近期治愈率 99%，且无并发症和后遗症，复发率也较低。山东中医药大学附属医院黄乃健用 7% 的试剂明矾即硫酸钾铝，行直肠周围注射术治疗直肠全层脱垂。效果良好。但他又指出明矾液注射只能固定肠管，对括约肌松弛病例无明显增强张力作用，必要时须手术紧缩肛括约肌。如仍有黏膜外翻肛口，可做直肠黏膜结扎术。

作用机制：常用的6%明矾液和消痔灵，主要成分是硫酸钾铝 $[KAl(SO_4)_2·12H_2O]$ 注入直肠黏膜下盆骨直肠间隙和直肠后间隙铝离子游离出来产生无菌性炎症引起局部纤维化，使直肠黏膜与肌层、直肠与周围组织粘连固定，是一种化学固定术。

二、直肠黏膜结扎术

（一）直肠黏膜分段结扎术

是由张有生研制的环状混合痔分段结扎术移植用于直肠黏膜脱垂。

1. 手术步骤

（1）嘱患者努臀使直肠黏膜脱出肛外或钳夹牵拉肛外，严密消毒，铺巾。

（2）于左前、左后、右前、右后位，各用两把血管钳、内臂伸入直肠腔内、外臂自齿状线上1.0cm处钳夹，在两钳间切开至钳尖，内外黏膜缝合一针，完成分段为四个独立黏膜片。

（3）提起其两侧血管钳，各段以大弯血管钳在两侧血管钳尖下横行钳夹，卸掉两侧血管钳，在大弯血管钳下，行贯穿8字结扎。

（4）依同法处理其他黏膜片。重新消毒，送回肛内，填以油纱条或痔疮栓，纱布包扎。

2. 术中注意事项　黏膜反复脱垂肛门松弛，故不宜松解肛门括约肌，分段结扎后瘢痕愈合能使肛管缩小。

3. 术后处理

（1）少渣半流食，控制排便2～3天。

（2）每便后熏洗坐浴，痔疮栓塞肛。

（3）口服抗生素防止感染，1周后结扎的黏膜脱落。换药至愈合。

（二）直肠黏膜结扎术（Gamti术）

1923年由Gamti首先创用，即在脱出肛外肠段的松弛黏膜上行多点，无规律、不定点结扎，使黏膜短缩故又称直肠黏膜短缩术。临床应用后发现结扎黏膜脱落后有渗血和出血现象，二次结扎止血而消失。因此，张有生改在左前、左后、右位无血管走行区，做纵行排列结扎黏膜并在结扎点及其黏膜下注射消痔灵硬化剂。既能防止坏死黏膜脱落后出血，又能使黏膜与肌层粘连固定。形成纵行的三个链条状黏膜瘢痕。此法优点是在脱出后直视下结扎，较在肛镜下直肠内操作方便、准确，改称直肠黏膜排列结扎术。

1. 适应证　直肠全层脱垂。

2. 禁忌证　黏膜发炎、水肿、合并肠炎者。

3. 术前准备　术晨禁食不禁水，排净大便或灌肠排便。

4. 麻醉　不需要麻醉、局麻、简化骶麻。

5. 体位　截石位。

6. 手术步骤

（1）嘱患者咳嗽和努臀增加腹压使肠段尽量脱出，如未脱出可在扩肛下钳夹牵出肛外，用0.1%苯扎溴铵或新洗灵纱布洗刷消毒。

（2）分别在原发痔相反区（左前、左后、右位）齿状线上1.5cm纵行钳夹直肠黏膜，钳下单扎或缝扎，暂不剪线留做牵引（图17-9）。三个部位横排结扎，同步向脱出远端纵行排列结扎，直至肠腔口部能通过两横指为止（图17-10）。

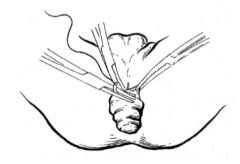

图17-9 结扎直肠黏膜

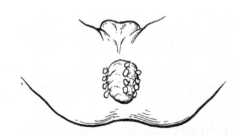

图17-10 排列结扎完毕

（3）在三个结扎链条中间如仍有松弛黏膜，可避开血管补加结扎2~3点。

（4）牵拉缝线在结扎点及其黏膜下注射消痔灵直至凸起发白为止。

（5）边剪线边自动回位，肛内填以油纱条包扎固定。

7. 术后处理

（1）绝对卧床，补液加抗生素。

（2）禁食1~2天，再改少渣半流食1~2天至普食。

（3）控制排便4~5天。首次排便困难时不要用力排便，可用开塞露注肠帮助排便。

（4）便后硝矾洗剂熏洗坐浴，痔疮栓塞肛。

近期复发率为27%。唐加龙采用排列结扎加括约肌折叠术治疗直肠全层脱垂8例，1例术后1~5年复发，治愈7例，随访至今未复发。

三、肛门缩窄术

（一）肛门环缩术（Thiersch手术）

1890年由Thiersch首先创用金属丝环缩肛门，因无弹性，环缩略紧则排便困难，环缩略松则无何作用，黏膜仍能脱垂。后经张有生反复试用胶皮圈，硅胶管均因弹性过大，环缩无力，丝线也无弹性，铬肠线也无弹性，两周即吸收，作用时间短。对比结果选用一次性输液器细塑管最好，环缩若紧因有弹性用力排便可撑大肛门而排出，环缩若松因弹性不大，仍有环缩力和支持作用。但平行接头结扎不紧，排便用力容易挣脱，后在平行接头结扎点两侧再钳夹一扣，在塑料管夹沟内丝线紧扎，则不易挣脱。

1. 适应证 直肠黏膜脱垂伴肛门松弛收缩无力者。

2. 禁忌证 同直肠黏膜结扎术。

3. 术前准备 同直肠黏膜结扎术。

4. 麻醉 局麻、简化骶麻。

5. 体位 截石位。

6. 手术步骤

（1）严密消毒后，于前后肛缘外 1.5cm 处，各行 0.5cm 小切口（图 17-11）。

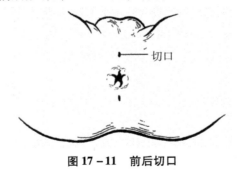

图 17-11 前后切口

（2）用动脉瘤针或大弯血管钳自前切口伸入沿一侧肛周皮下穿行，自后切口穿出，夹住粗塑管一端，退回前切口，将塑料管引入一侧肛周皮下。再从前切口再伸入大弯血管，沿另一侧肛周皮下穿行，自后切口穿出，再夹住粗塑管另一端，引入皮下再退回前切口。

（3）两端塑料管交叉，示指伸入肛内，令助手拉紧两端有勒指感，在交叉处钳夹，在交叉两侧平行塑料管各钳夹一扣，在夹沟内丝线结扎，卸掉交叉处血管钳，在夹沟内结扎，剪断平行接头多余的塑料管，共三条结（图 17-12），再将平行接头移开前切口至一侧皮下，以免刺激和压迫切口而不愈合。重新消毒后，丝线缝合前、后切口，各缝 1 针（图 17-13）。

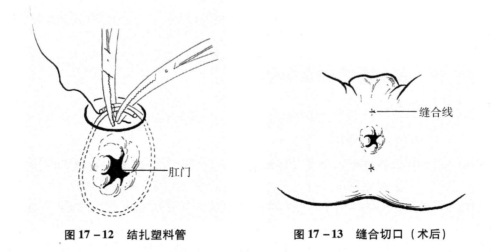

图 17-12 结扎塑料管   图 17-13 缝合切口（术后）

7. 术后处理

（1）禁食 3 天后改半流食。

（2）控制排便 3 天，以后保持大便通畅。

（3）补液，应用抗生素，预防感染。

（4）术后 7 天拆线，减少剧烈活动。

术后 6 个月取出塑料管，如无不良反应或老年人也可不取。

（二）肛门紧缩术（肛门括约肌折叠术）

1. 适应证　直肠脱垂伴肛门松弛收缩无力者。

2. 术前准备　同肛门环缩术。

3. 麻醉　局麻、简化骶麻。

4. 体位　截石位。

5. 手术步骤

（1）侧方紧缩法

1）消毒后，在左或右侧肛缘外1.5cm作一长3cm弧形切口。切开皮肤，皮下组织，游离肛缘皮瓣，暴露外括约肌皮下部（图17-14）。

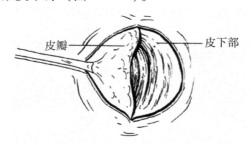

图17-14　弧形切开游离并内翻皮瓣

2）用血管钳游离并挑起外括约肌皮下部肌束（图17-15）。另示指伸入肛内，用肠钳夹住被挑起的肌束根部，用丝线间断贯穿缝合钳下肌束3针（图17-16）。

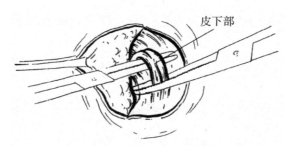

图17-15　挑出外括约肌折叠缝合肌束

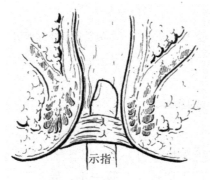

图17-16　缝合折叠肌束固定在外括约肌皮下部

3）肛内示指略有勒指感即可，去掉肠钳用丝线间断缝合折叠部分，固定在外括约肌皮下部的肌膜上。间断缝合切口，纱布包扎。

（2）后方紧缩法

1）消毒后，距肛门后缘2.5cm处，沿肛缘后半周作弧形U形切口，切口长度按肛门松弛程度而定，如肛门松弛3横指以上，可紧缩肛门全周的1/2；如在3横指以下，可紧缩肛门全周的1/3。

2）切开皮肤和皮下组织，游离切开皮瓣至齿状线（图17－17），并将游离皮瓣向上牵拉，推入肛内，暴露肛门外括约肌浅部，肛尾韧带和肛管后三角（图17－18）。

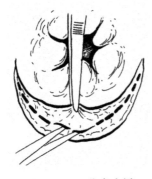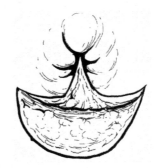

图17－17　分离皮瓣　　　　　图17－18　皮瓣上翻暴露肛门括约肌

3）将松弛的两侧外括约肌浅部牵拉重叠缝合，闭合肛管后三角间隙（图17－19），全层缝合肛门皮肤切口，以肛管内可伸入一横指为度，最后将游离皮瓣从肛内拉出作梭形切除，使肛内切口对合良好，根据情况，可缝合1~2针。重新消毒后肛内填油纱条，外敷纱布包括固定。

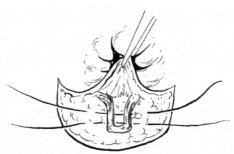

图17－19　向下拉紧括约肌缝缩两针

6. 术后处理　同肛门环缩术。

四、直肠全层脱垂三联术

直肠全层脱垂经腹手术损伤大、出血多，患者痛苦。因为反复脱出使直肠黏膜与肌层分离，松弛下垂，括约肌松弛又无承托作用，术后仍有部分直肠黏膜脱垂，患者认为治疗不彻底，再行二次直肠黏膜结扎。故不愿接受经腹手术，要求经肛门手术治愈。因此，1970年张有生开始研究经肛门手术，改进直肠黏膜结扎术为排列结扎术和肛门环缩术。用二联术治疗直肠全层脱垂 15 例，近期全部治愈。其中 1 例术后 2 个月复发，又依同法二次治愈。随诊 5 ~ 8 年无复发。曾在《实用外科杂志》（1981 年 1 卷 2 期）作了初步报道。随着病例的增多，有的患者术后排便不畅，直肠内有坠胀感，经进一步检查认为二联术使外脱垂变成内脱垂所致，又行消痔灵直肠周围注射，术后患者顿觉轻快，直肠坠胀消失，排便通畅。其后直肠全层脱垂均用三联术（直肠黏膜排列结扎术 + 肛门环缩术 + 直肠周围注射术）治疗。单一手术治疗差，联合应用则提高疗效。

1. 适应证　直肠全层脱垂（Ⅱ ~ Ⅲ度脱垂）。

2. 禁忌证　黏膜发炎、水肿、合并肠炎者。

3. 术前准备　术前排净大小便，如有便秘，术前 1 天晚口服 20% 甘露醇 250ml，或开塞露灌肠排便。

4. 麻醉　简化骶管麻醉。

5. 体位　截石位。

6. 手术步骤

（1）先做直肠黏膜排列结扎术，为有充分时间使脱出肠段术后缓慢复位，以便直肠周围注射后粘连固定。

（2）再行肛门环缩术（因操作简便、容易掌握、利于推广，故未用肛门紧缩术），重新消毒，重换敷布、器械和手套再行手术。

（3）最后严密消毒做消痔灵直肠周围注射术。

7. 术中注意事项

（1）三联术的顺序不能颠倒。先结扎直肠黏膜，再做肛门环缩术，最后做直肠周围注射术。

（2）环缩用的导管尽量选择塑料管，既柔软，又有弹性。

（3）环缩后肛门大小以示指通过顺利为度。

（4）将平行接头移开前切口至一侧皮下，以免刺激和压迫切口而不愈合。

8. 术后处理

（1）绝对卧床休息，控制排便 4 ~ 5 天。

（2）禁食不禁水 3 天，后改半流食到普食。

（3）补液，应用抗生素，预防感染。

（4）口服润肠通便药，防止大便干燥。

（5）每次便后用硝矾洗剂熏洗坐浴，常规换药。

（6）术后第 7 天拆线。避免剧烈活动、重体力劳动。

（7）术后 6 个月如有不适可取出塑料管，如无不适或老人可保留不取。

9. 作用机制　直肠全层脱垂常由黏膜脱垂年久失治，逐渐加重而将肌层牵拉下移而致全层脱垂，因此黏膜特别松弛，通过排列结扎使黏膜紧缩，注射消痔灵又使黏膜与肌层粘连。因此，黏膜不再牵拉肌层故不脱出，但脱垂因直肠壁与其周围组织分离、松弛。仅靠紧缩黏膜的张力，阻止肌层脱垂冲击作用有限，时间一长，已被分离，松弛的肌层不断冲击粘连而逐渐又失去张力而复发。如不结扎黏膜只注射消痔灵与肌层粘连，松弛的黏膜张力极小容易下垂而复脱，环缩的肛门不能持久地承托下垂的黏膜导致塑料管松弛，用力排便撑开而复发。因此必须在直肠周围注射消痔灵，铝离子游离产生无菌性炎症而与周围组织粘连。如此内外双层粘连固定直肠肌层，故患者自觉直肠坠胀感，堵塞感消失，排便通畅，轻快感。

10. 疗效　张有生报道，共治疗94例，病程5～35年，Ⅲ度脱垂56例，Ⅱ度脱垂38例。近期全部治愈，平均疗程15.8天。其中3例因平行接头结扎不紧，干便排出用力撑开，重新置入塑料管而治愈。1例术后2个多月切口感染破溃不愈合，取出塑料管后很快愈合。随访半年后来诊取管55例，因无不适和老年人，未取管者39例，取管后仍有肛周皮下纤维环。均无复发，无何后遗症。

吴明铨等用消痔灵直肠黏膜下注射和直肠周围注射加肛门紧缩术治疗直肠全层脱垂16例，一次性治愈14例，二次治愈2例，随访3年无复发。

刘保全1986年以来用直肠黏膜结扎术、肛门紧缩术治疗Ⅰ、Ⅱ、Ⅲ度直肠脱垂36例，全部治愈，一次治愈35例，二次治愈1例。

曾莉等用消痔灵注射、瘢痕支持固定术、肛门环缩术治疗Ⅱ、Ⅲ度直肠脱垂56例，治愈54例，好转2例，治愈率96.4%，随访3年无复发。

吴宗徽等1999—2004年用直肠黏膜下注射、直肠周围注射和肛门环缩术治疗直肠全层脱垂32例，随访1～6年，一次治愈30例，2例复发。

胡捷等1991—1998年用硬化剂直肠周围注射、直肠黏膜柱状结扎、外括约肌折叠缝扎和肛门紧缩术治疗直肠脱垂24例，治愈22例，好转2例，随访3～6个月16例，复发3例。

11. 述评　Ⅰ、Ⅱ度脱垂效果较好，Ⅲ度直肠全层脱垂由于直肠全层反复脱出，致使肛括约肌极度松弛，甚至肛门失禁，收缩和支持作用减弱，即使结扎黏膜，因肛括约肌无力承托也会逐渐下移又脱垂或外翻，故必须行环缩肛门。三种手术单独应用效果不好。联合应用，取长补短，相辅相成，比单一手术作用增强，效果则好。三联术创伤小，痛苦少，疗效确切，并发症少，无后遗症。是一种微创无痛，安全可靠的术式，从而减少或避免了开腹手术的痛苦和经济负担。是目前治疗直肠全层脱垂比较理想的手术，故应首选此手术，除非经肛门手术无效才可选用开腹有效的手术，才是明智之举。

五、黏膜切除缝合术

直肠黏膜切除缝合术通过切除脱垂的黏膜和肠壁，使直肠腔缩小。黏膜和肌层粘连牢固不再下脱，使本病治愈。此类手术多数比上述各种手术的损伤性大，应慎重选择。

1. 适应证　适用于肛管和直肠下部黏膜脱垂。

2. 禁忌证　黏膜发炎、水肿、合并肠炎者。

3. 术前准备

（1）术晨禁食，排净大便或灌肠排便。

（2）口服抗生素，术前夜清洁灌肠。

4. 麻醉　骶管麻醉，小儿可全麻。

5. 体位　截石位。

6. 手术步骤　如单纯黏膜外翻，且局限于肛周某侧，可按痔的孤立切除术，如"痔"切除间断结扎术，或"痔"切除缝合术均可。如脱垂黏膜波及肛管周围，可间断切除脱垂黏膜，创面缝合或分段钳夹结扎，被缝扎创面间留有正常黏膜，有利于创面的愈合，又不易致肛门狭窄。其手术步骤与痔切除缝合术相似。

（1）牵开肛管和直肠下部，由齿状线上方到脱垂上部以弯血管钳或痔钳纵行夹起直肠黏膜，向下牵拉（图 17 - 20），在脱垂上部钳端下方穿过一条缝线，紧紧结扎。

（2）与痔切除缝合术相同，切除钳夹起的黏膜，围绕钳做连续缝线去钳后结扎缝线。同法切除缝合 2 ~ 4 处，直肠内放一窄条凡士林纱布。

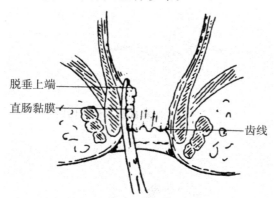

脱垂上端
直肠黏膜
齿线

图 17 - 20　钳夹松弛的直肠黏膜

7. 术中注意事项

（1）黏膜反复脱垂肛门松弛，故不宜松解肛门括约肌。

（2）黏膜缝合宜紧密不留无效腔，以防术后肠腔内容物流入切口造成感染。分段结扎后瘢痕愈合能使肛管缩小。

8. 术后处理

（1）半流食，控制排便 2 ~ 3 天。

（2）便后熏洗坐浴，痔疮栓塞肛。

（3）口服抗生素防止感染，1 周后结扎的黏膜脱落。换药至愈合。

六、黏膜纵切横缝术（Bacon 法）

通过纵切横缝使直肠黏膜短缩，肠腔扩大而不脱出。

1. 适应证　直肠黏膜脱出和轻度直肠全层脱出。部分黏膜外翻较全周壁黏膜外翻，效果更好。

2. 术前准备　口服抗生素，术前夜清洁灌肠。

3. 麻醉　骶管麻醉，小儿可在基础麻醉下鞍区麻醉，如不能配合手术，全麻也可。

4. 体位　截石位。

5. 手术步骤

（1）如部分黏膜外翻，切口亦短；如全周壁黏膜或肠壁全层外翻，可于脱垂前面正中位齿状线上 1 ~ 2cm 处，向内纵行切开黏膜至黏膜下层（图 17 - 21），切口长度随脱出物大小而不同，为 4 ~ 6cm，将黏膜与肌层钝性分离，充分止血。

（2）再将切口向两侧牵拉，变纵切口为横切口，多余黏膜皱褶剪除。将黏膜内缘与肌层缝合，以免黏膜收缩，最后间断缝合横切口（图 17 - 22）。

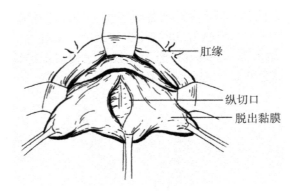

图 17 – 21　脱垂黏膜前面纵切口

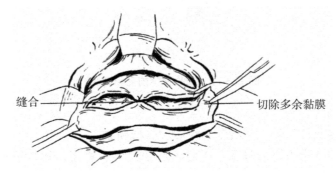

图 17 – 22　横行缝合纵切口

（3）脱垂后面以同法纵行切开横行缝合（图 17 – 23）。前面和后面缝合完毕，将脱垂复位（图 17 – 24）。取 10cm 长橡皮管，裹凡士林纱布块，纳入肠腔。

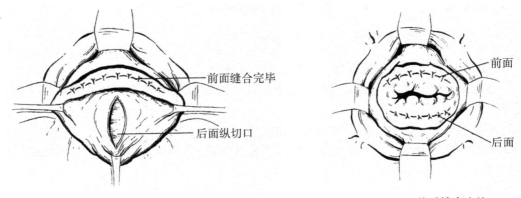

图 17 – 23　后面纵向切口　　　　　　　图 17 – 24　前后缝合完毕

6. 术后处理　卧床 24 小时可取出凡士林纱卷，控制排便 4 ~ 5 日，后灌肠排便，每便后坐浴换药。

七、直肠黏膜袖状切除肠壁折叠术（Delorme 手术）

1900 年，Delorme 首先提出脱垂肠管黏膜环切术，即更广泛的 Whitehead 环切术。1936

年，David 又加肌层折叠缝合，使之更加完善。各国用法相同。

1. 适应证　Ⅱ～Ⅲ度脱垂，且年老和体弱患者。

2. 术前准备　口服抗生素，术前夜清洁灌肠。

3. 麻醉　骶管麻醉，小儿可在基础麻醉下鞍区麻醉，如不能配合手术，全麻也可。

4. 体位　截石位。

5. 手术步骤

（1）消毒后牵出脱垂，直肠黏膜下注射肾上腺素盐水溶液。于齿状线上 1.0～1.5cm 处环形切开黏膜，用电刀或剪将底部黏膜由肌层做袖状分离到脱垂顶端（图 17-25）。

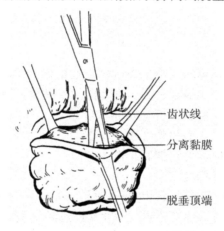

齿状线

分离黏膜

脱垂顶端

图 17-25　环形切开黏膜并分离至脱垂顶端

（2）向下翻转袖状黏膜，用 4 号丝线分 6～8 处纵行穿过黏膜下层和肌层，折叠肠壁（图 17-26）。

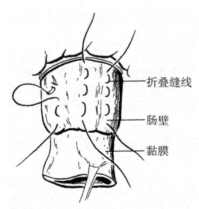

折叠缝线

肠壁

黏膜

图 17-26　将缝线纵行穿过黏膜下层和肌层

（3）切除多余袖状黏膜，牵紧各条缝线，使肠壁肌层折叠。

（4）彻底止血，结扎折叠缝线，将近端黏膜与齿状线上黏膜间断缝合，并将折叠肠壁复回盆腔（图 17-27）。

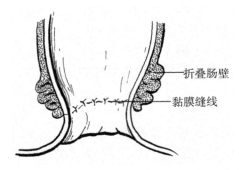

折叠肠壁

黏膜缝线

图 17 - 27　缝合远近端黏膜，将脱垂推入盆底

6. 术中注意事项

（1）环形切开脱垂肠管黏膜时，应选在齿状线近侧约 1 ~ 1.5cm 处为宜。

（2）在缝合直肠壁时，不能缝合过深，进针深度为黏膜下层和肌层，不要穿透肌层。

（3）在折叠缝合肠壁时，应纵行折叠缝合。

（4）在分离直肠过程中，不能损伤直肠。

（5）切除多余袖状黏膜时应注意彻底止血。

7. 术后处理　同黏膜纵切横缝术。

8. 述评　Berman 于 1990 年报道了 1984—1985 年间采用 Delorme 术式，在直肠下段环形切开肠黏膜，分离后折叠直肠本身之环肌，治疗女性直肠脱垂 21 例，年龄 20 ~ 79 岁，随访 3 年以上，15 例术前症状几乎大部消失。

此法不仅能缩短脱出肠管，而且埋藏于肛周折叠增厚的肠壁肌层亦可增强括约肌的张力。适用于脱垂肠段短于 3 ~ 4cm 的卧床或衰弱患者，无炎症的直肠脱垂。其优点手术创伤小，不经腹腔，直视下手术，全身干扰小，术后恢复快，87% 的患者效果良好。但剥离黏膜时间较长，出血较多，因对直肠支持组织未加修整，疗效不易巩固，远期复发率较高，常有排便困难不能缓解。目前多采用其改良术式。

八、会阴部直肠乙状结肠部分切除吻合术（Mikulicz 手术）

1. 概述　1889 年，Mikulicz 首先报道了会阴部直肠乙状结肠部分切除吻合手术，手术比较简单，但复发率高。

2. 适应证　直肠全层脱垂，脱出较常发生嵌顿，肠管红肿，有坏死倾向的绞窄性脱垂。

3. 禁忌证　嵌顿性直肠脱垂，虽有淤血，水肿，但无狭窄坏死倾向，一般手法不能回位，而用高野氏简易复位法，即用大直血管钳，夹持无菌纱布块，伸入脱出远端肠腔内，利用纱布与肠黏膜的摩擦力，从中心将脱出肠段带回，复位后纱布留置卸钳取出。不做此术改做他术。

4. 术前准备　口服抗生素，术前晚清洁灌肠。

5. 麻醉　连续硬膜外麻醉或骶管麻醉，年老体弱者也可用局麻，小儿可在基础麻醉下鞍区麻醉，如不能配合手术，全麻也可。

6. 体位　截石位。

7. 手术步骤

（1）用苯扎溴铵棉球消毒脱出的肠管，铺巾。钳夹肠管向外牵拉，切开外层肠管（图17-28）。

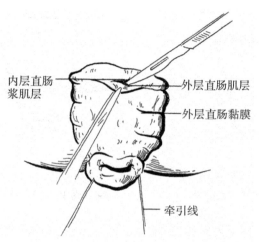

内层直肠
浆肌层

外层直肠肌层

外层直肠黏膜

牵引线

图 17-28 切开外层肠管

（2）先在脱垂肠管作两针牵引线，在距肛缘 2cm 左右环形切开脱出外层肠壁黏膜层。如不慎切开腹膜，直肠前腹膜凹陷内有小肠嵌出，注意勿损伤肠管，则将小肠推回腹腔，并缝合腹膜。脱出肠管前壁切断后，用细丝线间断缝合内、外两层肠管浆肌层（图 17-29）。

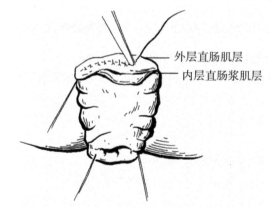

外层直肠肌层
内层直肠浆肌层

图 17-29 缝合内外两层前壁浆肌层

（3）缝合前后壁全层用 00 号铬肠线全层间断缝合内、外层肠管（图 17-30，图17-31）。

（4）采取边切边缝法环形切除整个脱出的坏死肠管，可减少出血。吻合完毕，还纳肠管，将凡士林纱布卷填入肛内包扎。

8. 术后处理 禁食不禁水，补液加抗生素，卧床控制排便 3~5 日，2 周内不应直肠指诊，灌肠，术后 4 日口服液体石蜡帮助排便。术后 6 日体温升高时，可轻柔指诊吻合口有无漏出和盆内炎症，如有缝线裂开和化脓，可用肛镜冲洗消毒。

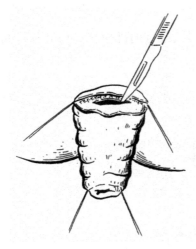 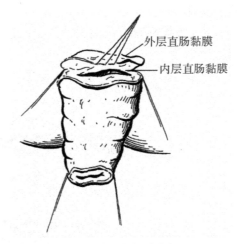

图 17 –30　切开内层肠管　　　　　图 17 –31　缝合肠壁全层

9. 疗效　Altemeier 先在脱出肠管前或后壁，由脱出远端至近端做纵行切开后，再于近端环形切除全层肠壁，行端口吻合。他于 1977 年报道治疗 159 例，复发 8 例。并发膀胱炎 14 例，肾盂肾炎 7 例；会阴部脓肿 6 例；盆腔脓肿 4 例；出现腹水 3 例，直肠狭窄 2 例。

10. 述评　此种手术虽然简单，但复发率高，损伤重，出血多，并发症较多。切除过少易复发，切除过多因吻合口张力大不易愈合。

九、会阴部直肠乙状结肠切除、肛提肌折叠术（Altemeir 手术）

1. 概述　会阴部直肠乙状结肠部分切除术（Altemeir 手术），Altemeir 主张经会阴部一期切除脱垂肠管，从会阴部入路，可看清解剖变异，便于手术，不用开腹。1917 年，Altemeir 做改良会阴切除术，包括消除直肠膀胱陷凹和直肠子宫陷凹，折叠肛提肌和切除过长的乙状结肠和直肠。

2. 适应证

（1）老年人、体弱不能耐受经腹手术者。

（2）肠管脱出时间较长，嵌顿不能复位或肠管已坏死者。

3. 术前准备

（1）术晨禁食，排净大便或灌肠排便。

（2）口服抗生素，术前 1 天输注抗生素，预防感染。

（3）术晨 3 时口服舒泰清，将舒泰清（6 大包和 6 小包）加温水至 750ml，30 分钟内服完，2 小时之内服完温开水 3000ml。

（4）留置导尿。

4. 麻醉　全身麻醉或硬膜外阻滞麻醉，老年或体弱的也可用局部麻醉。

5. 体位　折刀位或截石位。

（1）常规消毒会阴部皮肤与肠腔，铺巾。用钳将脱垂肠管向下牵拉，尽量拉出全部脱垂肠管。

（2）在齿状线近侧约 1.5 ~ 2cm 处环形切开脱垂肠管外层的直肠全层肠壁，结扎出血点。

（3）将脱垂外层向下翻转，在直肠远侧断端每一象限穿入牵引缝线（图 17 - 32）。

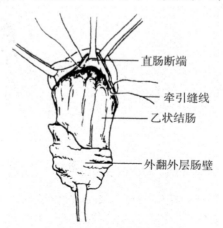

图 17 - 32　向下翻转，并在远侧断端穿入牵引缝线

（4）下牵直肠和乙状结肠。在肠祥前面显露直肠膀胱陷凹或直肠子宫陷凹腹膜，切开腹膜切入盆腔。将乙状结肠前壁腹膜与直肠远侧断端腹膜连续缝合，闭合凹陷（图 17 - 33）。

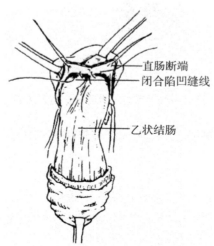

图 17 - 33　下牵乙状结肠闭合陷凹

（5）下牵乙状结肠，找到两侧肛提肌，在肠前面将两侧肛提肌牵拢并间断折叠缝合，消除盆底缺损，以加强盆底（图 17 - 34）。

（6）将肛门外多余的肠管从前后正中线处分别纵行向上剪开，至环形切开的外层直肠残端处，在前后正中线将肠壁与直肠断端黏膜全层缝合，作为牵引缝线（图 17 - 35）。

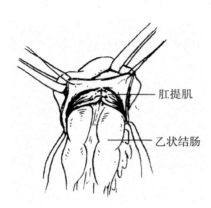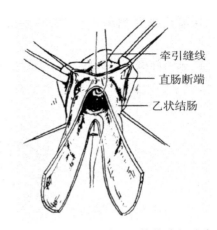

图 17 - 34　缝合肛提肌，消除盆底缺陷　　　图 17 - 35　纵行剪开肛管前壁和后壁

（7）结扎切断乙状结肠系膜，在肛门外约 2cm 斜行切断乙状结肠。向两侧剪去脱垂肠壁，切除多余的肠组织。提起牵引缝线，对合肠管断端，边剪边与外层肠管断端全层间断缝合（图 17 - 36）。

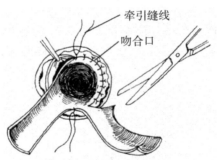

图 17 - 36　剪去多余肠壁，边剪边缝

（8）全层缝合肠管一周结束后，将吻合口轻轻送入肛内，再置入外包凡士林纱布的橡皮管，外覆敷料包扎固定。

6. 术中注意事项

（1）环形切开脱垂肠管外层时，应在齿状线近侧约 1.5 ~ 2cm 处为宜。

（2）如果脱垂肠管较长，在前方切开外层肠壁时，须注意在内、外层肠管间下降之腹膜囊内有小肠进入的可能，宜先回纳小肠后再切开。

（3）内层多余肠管应边切边缝，防止断端肠管回缩影响吻合。

（4）切开外、内层肠管时应注意断端彻底止血。

7. 术后处理

（1）禁食 5 天，从流质饮食逐渐恢复到正常饮食。

（2）进食后应保持大便通畅，必要时给予缓泻剂。

（3）静脉补液，全身应用抗生素，必要时全身支持。

（4）术后 24 ~ 48 小时拔除肛门内所置橡皮管，便后换药。

8. 述评　本术式适用于老年人、体弱不能耐受经腹手术者，且对脱垂肠管有嵌顿水肿甚至已坏死者，亦能及时手术。经会阴部切除脱垂乙状结肠和直肠，术中将肛提肌折叠缝合，消除盆底缺损，加强了术后疗效，但术后仍有个别患者复发。

十、Weinlechner 人工坏死术

1. 历史　1867 年，Weinlechner 首先提出此种术式。

2. 适应证　绞窄性直肠全层脱垂，肠管已变黑坏死，绝不能手法复位，又无法做其他手术者。

3. 麻醉　长效局麻、简化骶麻。

4. 体位　截石位。

5. 手术步骤　冲洗消毒后，用一橡皮圈套在脱出肠段近端尚未完全坏死部位，再取一硬橡皮管在脱出肠段远端肠腔口部，缓慢插入至近端橡皮圈套内，这样橡皮环更能勒紧脱出肠管，而成为人工促进坏死，最终脱落。此法患者须忍受嵌顿，坏死的痛苦，用长效麻醉可减轻痛苦。此外，尚有发生腹膜炎或腹膜穿孔的危险。

6. 术后处理　同直肠脱出经会阴切除术。

7. 疗效　目前尚无报道，但张有生曾遇一幼儿病例，脱出长约 20cm，嵌顿后绞窄坏死，脱出肠管变黑坏死，肿胀，渗液，已失去各种手术机会，全身状况不佳，只有做此种简易手术，结果 1 周后全部自然脱落，术后补液加抗生素，家属护理，加强营养而存活下来，未发生腹膜炎或穿孔。

十一、直肠内瘢痕支持固定术

沈阳李润庭采用直肠黏膜结扎术与注射术相结合的术式。

1. 适应证　直肠全层脱垂。

2. 术前准备　同肛门环缩术。

3. 麻醉　简化骶麻。

4. 体位　截石位。

5. 手术步骤

（1）直肠用达金液清洗干净。在齿状线上 1.5cm 处，分别在左前、左后、右中 3 个部位，用长直大血管钳，纵行钳夹直肠黏膜 5~6cm。

（2）在血管钳上注射明矾枯痔液达到黏膜膨胀，变成灰白色，待 10 分钟后，再用血管钳挤压捻挫被夹住的黏膜成坏死组织薄片状，卸掉挤压血管钳。

（3）用圆针和 7 号丝线，在血管钳下，按三等分贯穿两针，分段结扎（图 17-37）。3 个部位依次同法操作（图 17-38）。术毕直肠用达金消毒液消毒，肛内放消炎栓 1 枚，外敷纱布固定。

6. 术中注意事项

（1）三个结扎点要避开 3 个母痔区，结扎点之间要保留健康黏膜，术终以指诊通过为度。

（2）三个结扎点距齿状线不应在一个水平线上，贯穿结扎不得穿入肌层，血管钳夹住黏膜与肠壁。

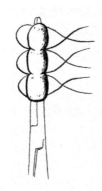
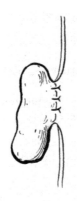

图 17－37　丝线分段贯穿结　　　图 17－38　结扎后形状

7. 术后处理　每便后温水坐浴，肛内放消炎栓，口服液体石蜡或麻仁丸，口服抗生素防止感染。

十二、直肠黏膜原位固定术

1. 适应证　适用于直肠内脱垂。

2. 麻醉　简化骶麻。

3. 体位　截石位。

4. 手术步骤

（1）直肠内消毒后，手指扩肛，容纳4指，在直肠后壁及两侧分别用2－0肠线纵行缝合松弛的黏膜共三排，故称直肠黏膜多排缝合固定术，缝合高度可参照排便造影片上套叠的高度和深度达7～8cm。三排缝合间可注射4%的明矾液20ml，增强固定效果。

（2）男性应避免在前壁操作，以防损伤前列腺。术毕于肛内放小油纱条。

5. 注意注意事项　严格无菌操作以防伤口感染。

6. 术后处理　每便后熏洗坐浴，肛内注入九华膏，不必每日换药。

十三、肛门成形术

用于大便失禁的直肠脱垂，切除脱出部分的肠管，肛管黏膜和皮肤缝合、为减少肛周皮肤的张力，可切开减张，并向肛管内移动皮瓣，如有瘢痕和过度狭窄，可行全围切除，于两侧切开移动S状皮瓣与切除的直肠黏膜缝合。还有王刃等将逆向双侧带骨膜臀大肌袢肛门成形术治疗直肠脱垂，满足各种原因引起的大便失禁患者的治疗，可重建、恢复肛门功能。

十四、手法复位术

直肠脱出后不能自行复位或复位有困难者，或发生嵌顿和绞窄时，但无脱出肠管坏死者，应首选手法复位再择期进行手术治疗。

1. 适应证

（1）直肠脱出后不能自行复位或复位有困难者。

（2）直肠脱垂嵌顿或绞窄者。

2. 麻醉　不需要麻醉。

3. 体位　膝胸位或左侧卧位。

4. 术前准备　卵圆钳或长镊子 1 把、干纱布垫 1 ~ 2 块。

5. 手术步骤

（1）小儿脱出复位术：将患儿俯卧于医生的双膝上，较大儿童可取胸膝位，以手指缓慢地将脱出的直肠推入肛内，清洁肛周皮肤，外敷一效散，用宽胶布将两臂拉拢固定。

（2）成人全层脱垂复位术：应尽快复位，以免脱出肠管充血水肿，防止发生嵌顿和绞窄则复位困难。取左侧卧位医生在背侧，用纱布包裹手指持续加压，于脱出顶端，手指应随脱出的直肠进入肛门使脱出直肠通过括约肌而复位，如脱出时间较长，肠管充血水肿，徒手不能复位时有人主张在局麻下均能复位。

（3）简易复位术：1985 年，日本高野正博报道应用简易复位法，治疗直肠脱垂嵌顿，后经张有生临床应用效果良好。日本高野氏认为以上两法是从脱出肠管周围往中心加压，所用力量不能顺利作用于肛门中心，用力过猛难以复位甚至压伤。

1）先用高渗盐水湿敷，减轻水肿，然后给予还纳。

2）用卵圆钳或长镊子夹住干纱布垫的一端，然后包绕在钳子上。

3）从脱出顶端的肠腔将干纱布缓慢地向直肠腔内塞入，利用于纱布和直肠黏膜的摩擦力，将脱出的肠管带入肛内顺利复位。

4）置入肠腔片刻完全复位后停留 30 分钟，再压住肛门口缓慢取出卵圆钳，以免取钳子时纱布随之脱出。

6. 术中注意事项

（1）切忌麻醉，体位最好选择膝胸位，便于操作。

（2）复位时用力不能过猛，否则难以复位甚至损伤肠管或肠穿孔。

（3）卵圆钳或长镊子一定要夹住干纱布垫的一端，然后将其包裹住。

（4）按照向前、后、左、右、前的方向缓慢向肠腔内还纳。

（5）复位结束停留 30 分钟后，再缓慢取出卵圆钳或长镊子，注意勿将干纱布垫带出肛外。

7. 术后处理

（1）禁食 3 天。

（2）1 ~ 2 天后取出肛内干纱布垫。

（3）口服抗生素防止感染 3 天。

（4）每便后熏洗坐浴，痔疮栓塞肛，换药至愈合。

（额尔灯毕力格）

第二节　经骶部手术

一、直肠后壁黏着术（Sick 法）

直肠后壁黏着术（Sick 法，1909 年）于肛尾间沟做一纵向切口，并逐渐剥离至直肠后壁层，使成一开放创口，肛管不切开，创口填塞纱布，10 日左右即可取出，或术后每日换药填塞新纱布，使创面由基底部逐渐生长。由于创口结缔组织增生可将直肠后壁粘连固定。方法简便易行损伤小，但疗效欠佳。只能用于轻度脱垂，其后 Ritter 在此基础上不仅填塞后位切口，并于直肠周围穿过一纱条环，从而引起更大范围的粘连，但易损伤邻近组织或影响其功能。有时可穿破腹膜，故临床少用。

二、经骶部直肠缝合固定术

Ekehorn 于 1909 年首用。用一大弯针穿粗丝线，由尾骨的左侧穿过皮肤、皮下组织和直肠壁进入直肠腔内。再由尾骨右侧由内向外穿出（图 17 - 39），另一手示指伸入直肠作引导，最后将尾骨两侧缝线，结扎于覆盖的敷料上（图 17 - 40）。术后 10 ~ 20 天可取出缝线。

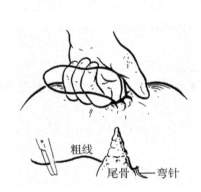

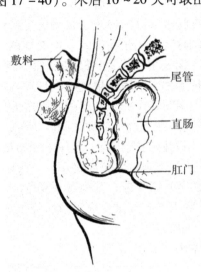

图 17 - 39　由尾骨左侧穿进右侧穿出　　　　图 17 - 40　将尾骨两侧缝线结扎于敷料上

由于炎症的结果，直肠后缝合部位产生结缔组织而使其与尾骨区粘连固定。此法简便易行但疗效不易巩固。Tuttle 用一系列缝线横行穿过直肠肌（图 17 - 41），再将各缝线穿过骶骨侧的组织再予结扎而形成了骶区直肠固定（图 17 - 42）。

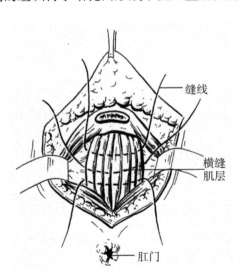

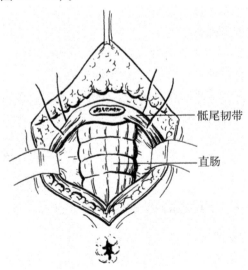

图 17 - 41　横缝直肠肌层　　　　　　　图 17 - 42　直肠固定于骶尾韧带

Venrneuic 应用的直肠固定术是先在肛门尾骨间切开，分层剥离，暴露直肠，最后将直肠后壁与皮肤缝合固定。Marchant 将直肠与骶骨和尾骨筋膜缝合固定而 Konig Franke 等仅将直肠与尾骨筋膜缝着。Hoffman 法是在肛门后位作一 U 形切口，暴露直肠，所形成深创面内用肠线缝合，外用金属线紧紧缝合。

三、经骶部直肠固定术

取俯卧位，由肛后 1cm 处向骶尾关节纵行切开，暴露外括约肌。尾骨可暂时移于一侧，充分暴露直肠后壁，自上而下至直肠环，或由直肠环向上连续或间断缝合，形成纵行皱襞，固定于骶前骨膜。左右肛提肌要充分重叠缝合，同时缝合括约肌形成纵行皱襞，将尾骨移回原位，与之缝合固定。此术术后疼痛剧烈，目前还不多用。

上述这些都是在骶部施术，不需剖腹，故临床上称为外固定，而经腹手术则为内固定。

述评：直肠脱垂至今病因不明，学说很多。常因直肠黏膜脱出年久失治发展到全层脱出，故必须手术，其术式繁多，至今已有 100 余种手术。但尚无理想的标准手术，手术途径主要有，①经腹手术：有时并发感染、出血、肠麻痹或肠梗阻甚至死亡，如 1972 年报道 Graham 盆底修复术 408 例，其手术死亡率 2.8%，复发率 6.4%，并可损伤盆神经。1984 年报道 Orr 手术 290 例，其手术死亡率 1.3%，并发症率 4%，复发率 4.2%。1978 年，报道 Ripstein 手术 1000 例中其 183 例出现粪便嵌塞、骶前出血、直肠狭窄和盆腔感染。另有 7 组共 484 例，手术死亡率 0 ~ 5%。Wells 手术死亡率和并发症同上，复发率 0 ~ 12%，有些植入的 Ivalon 海绵因感染需切除。1989 年，报道乙直肠切除直肠固定术 102 例，其中 4 例发生吻合口并发症，2 例需再手术，复发率 0 ~ 9%。有时后遗肠粘连而经常腹痛、排便困难，泌尿系统和性功能减退等。②经肛门手术：范围小，创伤轻，不用开腹，老年人易耐受手术，感染机会小，死亡率低，但仍有一定的并发症，会阴部及盆腔脓肿、直肠狭窄及复发率高等。如直肠黏膜结扎术，复发率 27%；肛门环缩术复发率 36%，因线管断裂、感染、粪便嵌塞而需取出者 33%；会阴直、乙状结肠部分切除术，操作简便，并发症少。1970 年报道 507 例，手术死亡率 0.6%，复发率 40.8%。Delorme 手术直肠黏膜袖切除和肠壁折叠术，操作简便，手术死亡率低，并发症少，复发率 0 ~ 30%。在这些手术中，以直肠悬吊加前壁折叠术较好，术后直肠全层不再脱出。但笔者也发现有些病例年久失治，因反复脱出造成的直肠黏膜和肛括约肌极度松弛，即使做直肠悬吊加前壁折叠术或单行直肠周围注射，术后仍有黏膜外翻或脱出，不能彻底治愈。后经学习 Ganti——三轮氏术，肛门环缩术，二联手术，使其彻底治愈由此引发设想先行经肛门二联术（直肠黏膜排列结扎术加肛门环缩术），无效时再行开腹手术。结果二联术行之有效，共治疗直肠全层脱出 15 例，术后随访半年，拆除塑料管后，因异物反应纤维组织增生，肛周皮下仍可触到纤维环，尚可继续环缩和支持作用。认为疗效很好，手术可行。但二联术对重症全层脱垂，效果较差，有的复发，又得开腹。此时又有报道用中药明矾液行直肠周围注射术，经临床应用，效果良好，故将开腹悬吊改作消痔灵原液或芍倍注射液或聚桂醇注射液直肠周围注射，由此组成中西医结合三联术治疗全层脱垂，临床效果满意，避免了经腹手术带来的并发症。

（刘 洁）

第三节 经腹部手术

一、直肠前悬吊固定术（Ripstein 手术）

1. 概述 直肠前悬吊固定术（Ripstein 手术）是当今美国、加拿大、澳大利亚及欧洲等国家最常用的手术方法。1969 年，Ripstein 认为直肠全层脱垂是一种肠套叠，不论是先天性还是后天性的，直肠失去固定处，变成直形肠管就能发生肠套叠。他认为盆底缺损是继发性变化，如能使直肠与骶骨窝固定，防止直肠变直就不会发生肠套叠。手术要点是游离直肠后壁至尾骨尖，提高直肠，用宽 5cm 的 Teflon 条带将直肠上部包绕，与直肠前壁缝合并固定在骶骨隆凸下的骶前筋膜和骨膜上。该手术优点是提高了盆腔陷窝，手术简单，不切除肠管，复发率和死亡率低。其并发症主要是便秘乃至肠梗阻、直肠狭窄、悬吊固定不牢以及骶前静脉丛出血。Gorden 综合文献报道 1 111 例，复发率 2.3%，并发症率 16.5%。Tjandra（1993）在 27 年内用该手术治疗完全性直肠脱垂 142 例，随访 1～15 年，复发率为 8%。我国学者马万里等 1992 年 7 月至 2001 年 8 月用涤纶布行直肠骶骨悬吊术治疗直肠脱垂 38 例，术后切口感染 2 例，并发尿潴留 1 例，全部治愈，随访 1～9 年无复发。

2. 适应证 成人完全型直肠 Ⅱ～Ⅲ度脱垂，特别适用于骶骨直肠分离或严重直肠内套叠者。

3. 禁忌证

（1）直肠脱垂并发嵌顿、急性炎症较重。

（2）直肠脱垂伴有严重便秘者。

4. 术前准备

（1）与一般腹部手术相同，但需肠道准备。

（2）先消除腹内压增高的因素，如慢性咳嗽、习惯性便秘、慢性腹泻、排尿困难等。

（3）纠正营养不良状况及患者心理障碍。

（4）术晨胃肠减压、留置导尿管。

（5）按各手术要求，准备取阔筋膜，或准备 Teflon 网悬吊、Ivalon 或丝绸带。

5. 麻醉与体位 持续硬膜外麻醉。头低仰卧位，使小肠倒向上腹，以利直肠前陷凹的显露。平卧位。

6. 手术步骤

（1）常规消毒下腹部皮肤，铺手术巾。

（2）下腹正中或左下腹直肌旁正中切口，自耻骨联合上缘至脐。按层次切开腹壁。切开腹膜时注意勿损伤膀胱。进入腹腔后改为头低脚高位。

（3）探查腹腔，主要探查有无乙状结肠冗长、Douglas 陷凹过深及骶骨直肠分离等异常情况。

（4）用纱垫将小肠推向上腹或用塑料袋装起小肠，放置一侧。S 形拉钩牵开子宫，显露盆底。

（5）切开直肠两侧腹膜，绕过 Douglas 陷凹底与对侧汇合。提起直肠，在直肠固有筋膜鞘与骶前筋膜之间，钝性向下分离至尾骨尖。注意防止损伤双侧输尿管及肠系膜下动脉。

（6）直肠完全脱垂患者 Douglas 陷凹常较深，一般不需深入分离直肠前间隙。多数患者不需切断直肠侧韧带。将直肠充分游离后牵向头侧，用5cm宽的Teflon网片覆盖于骶骨岬下5cm处的直肠前壁及两侧，先将网片右侧缘与骶骨中线左侧1.5cm处的骶前筋膜缝合3针（图17-43）。

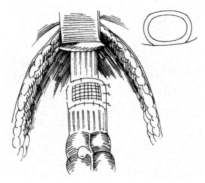

图17-43　缝合网片右侧缘

（7）修剪左侧Teflon网条，使缝合后没有张力，且可在直肠后壁放入1手指。网片左侧骶前固定同右侧。然后，将网片上下缘间断缝合于直肠前壁及两侧（图17-44，图17-45）。

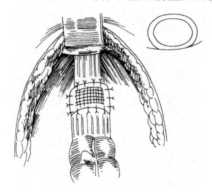

图17-44　将网片上下缘间断缝合于直肠前壁

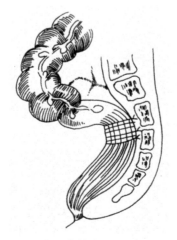

图17-45　将网片缝合于直肠前壁及两侧

（8）另一种固定 Teflon 网的方法为，将 Teflon 网条中间与骶骨中线筋膜丛向间断缝合固定（图 17 - 46），再将网条两端向前绕至直肠两侧及前壁，分别缝合固定。但直肠前壁中央留出 3cm 宽空隙，以防止直肠狭窄粪便通过受阻（图 17 - 47）。

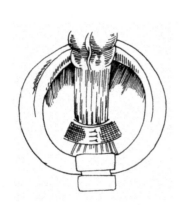

图 17 - 46　网片中央于中线处与骶前筋膜纵向缝合固定

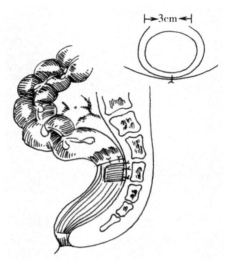

图 17 - 47　将网片两侧向前包绕直肠

（9）不需要修补盆底组织，缝合直肠侧腹膜及盆底腹膜。如果无明显出血，可以不放置引流。如果发生骶前出血，必须在盆腔内放置负压引流管，经左下腹戳口穿出。

7. 术中注意事项

（1）直肠应完全游离到盆底部，抬高直肠，使其固定。

（2）缝合 Teflon 于直肠壁时不能损伤直肠，若直肠弄破，不宜植入。

（3）分离直肠后壁，要防止骶前出血。

（4）止血要彻底，否则易致感染。

8. 术后处理

（1）保留导尿管数日。

（2）禁食，常规补液。

（3）常规应用抗生素防止感染。

（4）48 ~ 72 小时后拔除引流管。

（5）肠道功能恢复并排气后，逐渐过渡到正常饮食，并保持大便通畅。

（6）术后 7 天腹部切口拆线。

（7）术后卧床休息 2 周。

（8）出院后 3 个月内避免重体力劳动。

9. 手术并发症　Gorden 等综述了 1111 例 Ripstein 手术结果。复发率 2.3%，并发症为 16.5%，粪块堵塞 6.7%，骶前出血 2.6%。狭窄 1.8%，盆腔脓肿 1.5%，小肠梗阻 1.4%，阳痿 1.8%。瘘 0.4%。我国马万里等 1992 年 7 月至 2001 年 8 月用涤纶布行直肠骶骨悬吊术治疗直肠脱垂 38 例，术后切口感染 2 例，并发尿潴留 1 例，全部治愈，随访 1 ~ 9 年无复发。

10. 述评　该术式将直肠充分游离后悬吊固定于骶前筋膜上，恢复了直肠与骶骨间的生理弧度，提高了盆腔陷窝，手术不复杂，不切除肠管，复发率和死亡率低。需要注意本术式对伴有严重便秘者不宜选择使用。

二、直肠后悬吊固定术（Well 手术）

1. 概述　直肠后悬吊固定术即 Well 手术（Ivalon 海绵植入术）。由 Well 于 1957 年首先报道，直到 1971 年才逐渐推广。手术要点是游离直肠至肛门直肠环后壁。分开部分侧韧带后，用不吸收缝线将半圆形 Ivalon 海绵薄片缝合在骶骨凹内，将直肠向上提拉并放入到薄片前面，将薄片与直肠侧壁缝合，直肠前壁保持开放约 2～3cm 宽，以免直肠狭窄、嵌顿或梗阻，再将盆底腹膜缝在固定的直肠上。此手术优点在于直肠与骶骨的固定，使直肠变硬，防止肠套叠形成。本术式疗效良好，死亡率及复发率均较低。主要并发症是盆腔感染。Marti（1990）收集文献报道 688 例 Well 手术，感染率 2.3%，手术死亡率 1.2%，复发率 3.3%。

2. 适应证　同 Ripstein 直肠固定术。

3. 禁忌证　脱垂肠管伴有感染或坏死，术中分破直肠者。

4. 术前准备

（1）口服新霉素及甲硝唑 2～3 天，肌注维生素 K_1，并予以少渣饮食。

（2）术前 1 天静脉给予预防性抗生素。术前清洁灌肠，放置导尿管。

5. 麻醉与体位　全麻或连续硬膜外麻醉。头低臀高仰卧位。

6. 手术步骤

（1）常规消毒下腹部及大腿上 1/2 皮肤，铺无菌手术巾。

（2）取下腹正中或左旁正中切口，自耻骨联合上缘至脐水平按层次切开腹壁，切开腹膜时注意勿损伤膀胱。进入腹腔后改为头低脚高位。

（3）探查腹腔，主要探查是否 Douglas 陷凹过深、乙状结肠冗长及骶骨直肠分离等异常情况。

（4）用纱垫将小肠推向上腹，或将小肠装入塑料袋内，放置一侧。S 形拉钩牵开子宫，暴露盆底。

（5）在直肠及乙状结肠两侧，靠近肠管处切开腹膜，自肠系膜下动脉处向下切开至直肠两侧，绕过 Douglas 陷凹底与对侧会合。

（6）游离直肠及乙状结肠两侧，注意保护双侧输尿管及肠系膜下动脉，将直肠充分游离，分离骶前间隙至肛门直肠环的后壁。向下分离直肠前间隙至肛提肌水平。游离骶前间隙时宜选用锐性分离法。以免因骶前静脉撕裂而造成难以控制的出血。切断直肠侧韧带上 1/3（图 17-48）。注意保护骶前神经丛。

（7）将直肠充分游离后用深部拉钩牵向前方，充分显露骶前。把 3mm 厚的 Ivalon 海绵片修剪成 15cm×10cm 宽窄，用之前须用生理盐水浸泡 1～2 分钟。在骶骨中线用中号无创缝合线穿入骶前筋膜或骨膜，共缝入 3～5 针。

（8）再将缝线穿入 Ivalon 海绵中间，使其长轴与直肠一致。把海绵片滑至骶前贴紧，结扎缝合线。

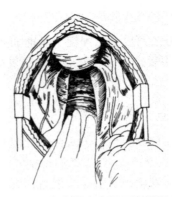

图 17 - 48　充分游离直肠至肛提肌水平

（9）将直肠放回骶前，并向头侧拉紧，将海绵片两侧包绕直肠侧壁。直肠前壁留 2～3cm 空隙。将海绵片与直肠壁浆肌层缝合（图 17 - 49）。

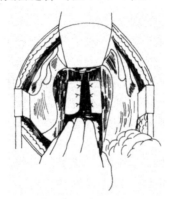

图 17 - 49　两侧包绕直肠，并与直肠缝合固定

（10）缝合直肠两侧腹膜，关闭 Douglas 陷凹，尽量抬高盆底（图 17 - 50）。放置负压吸引于骶前，逐层缝合腹壁，引流管自腹壁戳口引出。

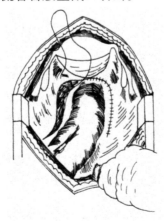

图 17 - 50　缝合盆底腹膜前壁中央留出 2～3cm 空隙

7. 术中注意事项

（1）术前应进行充分的肠道准备，术中 Ivalon 海绵薄片植入前应常规应用抗生素，止血应彻底，尤其不能损伤骶前静脉丛。

（2）术中不能分破直肠，若术中分破直肠、则不宜植入海绵薄片。缝合肠壁时，缝针不能刺穿肠壁，以免肠内细菌污染术野。

（3）术中不能损伤盆腔自主神经，否则男性可导致术后阳痿。

8. 术后处理

（1）禁食 3 天，静脉输液，常规应用抗生素 5 天预防感染。

（2）3 天后进流质饮食，然后改半流质饮食，逐渐恢复正常饮食。注意保持大便通畅。

（3）骶前引流管于术后 3 天拔除。

（4）留置尿管 3~5 天。

（5）腹壁切口于术后 7 天拆线。

9. 手术并发症　最严重的并发症是盆腔化脓性感染，若有感染，海绵薄片成为异物，须及时吸出。其他并发症尚有肠腔狭窄、骶前出血、阳痿等。

10. 述评　本术式将直肠提高后，通过薄片与骶骨固定。海绵薄片植入后，能使直肠变硬，有效防止肠套叠形成及直肠脱垂再度发生。死亡率及复发率均较低。有人报道，盆腔感染发生后取出海绵薄片，亦无直肠脱垂复发。故 Penfold 认为，本术式的成功不在于直肠与骶骨固定，而是使直肠变硬，防止肠套叠形成。

三、直肠骶骨悬吊术（Orr 手术）

1. 概述　直肠骶骨悬吊术（Orr 手术）由 Orr 于 1974 年提出用两条股部阔筋膜将直肠固定于骶骨上，每条宽 2cm，长 10cm，将筋膜带一端缝在直肠前外侧壁，向上牵紧直肠，将两条筋膜的另一端固定于骶岬上方的筋膜，达到悬吊的目的。该法效果良好，但为了获取阔筋膜须加做股部切口，增加了手术创伤。近年来主张用尼龙、丝绸带或由腹直肌鞘取下的两条筋膜替代阔筋膜带固定直肠。手术要点是剪开直肠两侧侧腹膜到 Douglas 陷凹会合，适当游离直肠两侧，不游离直肠后壁。将固定带的一端先缝合固定在近 Douglas 陷凹的直肠两前外侧壁上，然后在骶骨岬处作一 T 形切口，向上提起固定带将直肠及乙状结肠远端拉直，固定带的另一端缝合固定在骶骨岬上。左侧的固定带可以穿过乙状结肠系膜的无血管区到右侧，固定在右侧的骶骨岬上（图 17-51）。该术式并发症不多，一般不致直肠狭窄，但应注意盆腔感染的可能。Loygne 于 1972 年报道用此法治疗 140 例，手术后死亡 2 例，复发率为 3.6%。上海长海医院用该方法治疗成人完全性直肠脱垂 20 余例，脱出长度为 8~26cm，固定用纺丝绸带，绸带宽 1.5cm，长 12cm，固定方法同前。20 例随访 10 年以上，无 1 例复发。

2. 适应证　部分及完全直肠脱垂者。

3. 禁忌证　脱垂肠管伴有感染或坏死者。

4. 术前准备

（1）常规肠道准备。

（2）术前留置导尿管。

5. 麻醉及体位　全麻或持续硬膜外麻醉。头低臀高仰卧位。

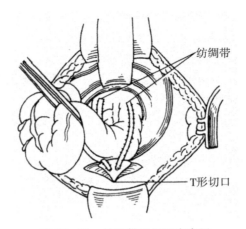

图 17－51　纺绸带悬吊固定直肠

6. 手术步骤

（1）先在大腿外侧取 2cm 宽、10cm 长的阔筋膜 2 根，准备作直肠悬吊用。近年来用同样大小的医用尼龙带或丝绸带等纤维织物作悬吊用，或从腹直肌前鞘取 2 条筋膜代替阔筋膜。如上海长海医院喻德洪等采用 2 条 1cm 宽、12cm 长的纺绸带悬吊直肠，效果相同。

（2）常规消毒腹部及大腿上 1/2 皮肤，铺手术巾。

（3）取下腹正中或旁正中切口，自耻骨至脐，按层次切开腹壁，进入腹腔切开腹膜时注意勿损伤膀胱。

（4）探查腹腔，主要探查乙状结肠过长、Douglas 陷凹过深以及骶骨直肠分离等异常情况。

（5）将小肠用纱垫推向上腹，S 形拉钩牵开子宫，显露盆底。游离乙状结肠与左髂窝处的粘连带。

（6）切开直肠系膜左右两侧根部腹膜至 Douglas 陷凹，与对侧会合。将直肠两侧适当分离，直肠后壁不必分离。向上提起乙状结肠，在骶骨岬处做横向切口或 T 形切口，显露骶骨筋膜（图 17－52）。

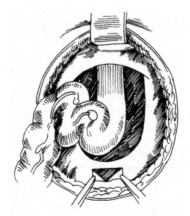

图 17－52　显露骶骨筋膜

（7）向上牵拉直肠，将两条筋膜条或纺绸带一端分别缝合于直肠前壁两侧；最下端缝于 Douglas 陷凹最低处；另一端向上牵直，分别缝于骶骨岬处骶骨筋膜上。左侧筋膜条或纺绸带另一端从乙状结肠系膜根部无血管区穿过到达骶骨岬处（图 17－53），缝合固定在骶骨岬上。

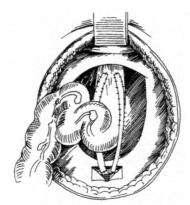

图 17－53 纺绸带穿过乙状结肠系膜根部

（8）间断缝合关闭直肠两侧腹膜，重建盆底，置筋膜条或纺绸带于腹膜外，缝合封闭 Douglas 陷凹。分层缝合腹壁切口。

7. 术中注意事项 筋膜带或纺绸带与直肠及骶骨筋膜的缝合要牢固，缝合时悬带要拉直，才能起到悬吊作用。悬带与骶骨筋膜缝合时，要避开筋膜下血管，使其不受损伤。亦可直接缝在骶骨岬上。

8. 术后处理

（1）禁食 2 天，静脉补液，全身抗生素应用预防感染。

（2）2 天后从流质饮食开始逐渐恢复正常饮食。进食后保持大便通畅。

（3）腹壁切口于术后 7 天拆线。

9. 并发症 该术式一般不会造成直肠狭窄，但应预防盆腔感染。

10. 述评 该术式在直肠悬吊固定术中，不必游离直肠前后壁，操作简单、安全，疗效可靠，并发症少、死亡率及复发率均低。上海长海医院喻德洪采用纺绸带代替阔筋膜条后，不必再在大腿外侧切口，使用纺绸带悬吊固定直肠治疗成年人完全性直肠脱垂 20 余例，脱垂长度 8～26cm，随访 10 年以上，无 1 例复发。

四、直肠前位固定术（Nigro 手术）

1. 概述 直肠前位固定术（Nigro 手术）又称耻骨直肠肌悬吊术，由 Nigro 于 1970 年首先报道。Nigro 认为，由于耻骨直肠肌松弛无力，不能将直肠拉向前方，肛管直肠角消失，使直肠呈垂直位以至脱出。因此，他主张再建直肠吊带，重建肛管直肠角，这是该术式的主要目的。术中用 Teflon 网带与直肠下端的侧方及后方缝合固定，最后将 Teflon 带缝在耻骨上，达到悬吊目的。手术要点是用 Teflon 条带之一端与下端直肠的后方和侧方缝合固定，将直肠拉向前方，后将 Teflon 条带的另一端收紧并缝合于耻骨上。本法优点是盆腔固定好，可改善膀胱功能。缺点是操作难度较大，手术须熟悉盆腔解剖的有经验者进行。主要并发症为出血和感染。Nigro 报道 60 例，随访 10 年，均无复发。

2. 适应证　Ⅱ～Ⅲ度直肠脱垂，尤其是盆底缺损大、肛直角完全消失者。

3. 禁忌证　脱垂肠管伴有感染或坏死者。

4. 术前准备

（1）常规肠道准备。

（2）术前清洁灌肠。

（3）留置导尿。

5. 麻醉　全麻或持续硬膜外麻醉。

6. 体位　头低臀高仰卧位。

7. 手术步骤

（1）平卧位。

（2）常规消毒下腹部皮肤，铺手术巾。

（3）取下腹正中或旁正中切口，自耻骨联合上缘至脐水平，按层次切开腹壁。切开腹膜时注意勿损伤膀胱。进入腹腔后改为头低脚高位。

（4）探查腹腔，主要探查乙状结肠冗长、Douglas 陷凹过深及骶骨直肠分离等异常情况。

（5）用纱垫将小肠推向上腹，或将小肠装入一特制塑料袋内，封口，放置一侧。S 形拉钩牵开子宫，显露盆底。

（6）将乙状结肠提起，从右侧切开其侧腹膜，下至 Douglas 陷凹底。绕过陷凹底，左侧同样切开乙状结肠及直肠侧腹膜与右侧在陷凹底会合。提起直肠，游离骶前间隙至肛提肌水平。注意保护双侧输尿管及肠系膜下动脉（图 17-54）。

（7）打开膀胱前间隙，显露耻骨联合。用一长弯钳从耻骨联合一侧向下至同侧闭孔处，再向后去，到达直肠后间隙（已游离）做一潜行隧道，先将一纱布条从隧道穿过，对侧同样手术。

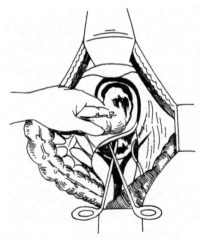

图 17-54　切开直肠两侧腹膜，游离直肠后间隙至肛提肌

（8）把 Teflon 网片剪成 3cm×20cm 长条，中段缝合固定在直肠下端后壁及侧壁，并尽

量向下固定。用 3 - 0 不吸收无创缝合线行浆肌层缝合数针，勿穿入肠腔。在纱条引导下将 Teflon 网条两端穿过两侧隧道，至耻骨结节，拉紧网条并将两端缝至两侧耻骨筋膜或骨膜，用 3 - 0 不吸收无创缝合线从耻骨结节向耻骨支缝合 3 ~ 4 针。剪修一端网条，使其长短合适，缝合后保持一定张力。并将直肠像耻骨直肠肌一样向前向上悬吊固定（图 17 - 55，图 17 - 56）。

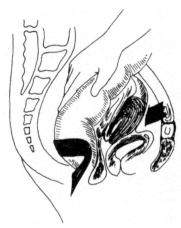 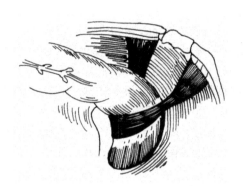

图 17 - 55　Teflon 网条缝合固定在直肠下端后壁及侧壁　　　　　图 17 - 56　Teflon 网条固定在耻骨，向前悬吊直肠

（9）在膀胱前间隙放置引流条，缝合关闭此间隙。缝合直肠及乙状结肠侧腹膜，切除加深的 Douglas 陷凹腹膜，重新缝合关闭盆底。骶前间隙不关闭，视具体情况决定是否放置骶前引流。逐层缝合腹壁切口。

8. 术中注意事项

（1）用大弯钳分离隧道时，方向一定要准确，应仔细小心操作。

（2）将 Teflon 网条中段缝合固定在直肠下端后壁及两侧壁时，一定要在直肠下端，重新形成"肛直角"，注意缝针不能穿入肠腔，以免术后造成盆腔感染。

（3）收紧 Teflon 网条，两端缝合固定在耻骨梳韧带前，应注意其所留长度是否合适，缝合后既要保持一定张力，使直肠像正常耻骨直肠肌一样被向前、向上悬吊，又因悬带无收缩与松弛作用，故不能压迫过紧，应恰到好处。

9. 术后处理

（1）禁食 3 ~ 4 天。

（2）常规补液及应用抗生素，积极预防感染。

（3）留置尿管 2 ~ 3 天。

（4）如果放置引流管，在 48 小时后拔除。

（5）进食后保持大便通畅

（6）腹壁切口于术后 7 天拆线。

10. 手术并发症　主要并发症为分离骶前及穿通隧道时出血，盆腔感染，直肠受压过紧可致狭窄。

11. 述评　本术式较直肠骶骨固定更好，既重建了"肛直角"，改变了直肠的垂直状态，又间接支持了膀胱，可改善膀胱功能。Nigro 报道 60 多例，随访 10 年以上，无 1 例复发。但此手术操作难度较大，需要有经验的医师进行手术。

五、直肠后固定术

1. 概述　Cutaitt 于 1959 年做过这种手术。该手术切开腹膜返折，游离直肠后间隙，将直肠适当拉直后以数条丝线固定在骶骨岬前方的骶前筋膜上。当形成粘连后，直肠与骶骨形成可靠固定。提高了直肠膀胱或直肠子宫陷窝，增加了肛提肌功能，限制直肠过度活动，盆底腹膜与直肠下 1/3 成角固定，恢复直肠正常解剖角度和盆底肌的张力，维持了直肠的生理功能。由于骶前的充分游离和直肠周边固定，使直肠与周围组织紧密结合防止了直肠脱垂的复发。此手术优点在于，避免肠切除吻合，手术简便易行，术后恢复较快。有些患者术后出现严重便秘，并发粘连和肠梗阻与切除术相同。国内学者徐学汇等，于 1985～1988 年采用直肠上提骶骨岬固定，直肠下端盆底腹膜成角固定治疗直肠脱垂 54 例，近期无手术死亡和腹部并发症。术后 15 天内有 17 例（32%）患者有不同程度的排便困难，经过对症处理均治愈。术后随访 1～13 年无复发，无大便失禁和顽固性便秘发生。

本术式操作简便，创伤小，并发症少，是治疗直肠脱垂的一种理想术式。

2. 适应证　部分及完全直肠脱垂者。

3. 禁忌证　脱垂肠管伴有感染或坏死者。

4. 术前准备

（1）常规肠道准备。

（2）术前留置导尿管。

5. 麻醉及体位　全麻或持续硬膜外麻醉。头低臀高仰卧位。

6. 手术步骤

（1）常规消毒下腹部及大腿上 1/2 皮肤，铺手术巾。

（2）取下腹正中或旁正中切口，自耻骨至脐，按层次切开腹壁，进入腹腔切开腹膜时注意勿损伤膀胱。

（3）探查腹腔，主要探查乙状结肠过长、Douglas 陷凹过深以及骶骨直肠分离等异常情况。

（4）将小肠及大网膜轻轻推向上腹部，用纱布垫兜起与盆腔隔离，S 形拉钩牵开子宫，以便充分显露盆腔、直肠、膀胱或直肠子宫陷窝。

（5）上提乙状结肠及直肠，在骶骨岬两侧沿直肠左右向下纵行剪开后腹膜用海绵钳或手钝性分离直肠后壁（骶前筋膜间隙）疏松组织，使直肠游离达尾骨尖。向下分离直肠前间隙至肛提肌水平。

（6）辨清骶骨岬，在其最突出位置的骶前筋膜穿入数条带针的缝线。再将直肠牵向后并牵向上拉直，将最下的带针缝线横行穿过直肠后壁的固有筋膜、脂肪组织和肌层浅部 3～4 针，同法向上穿入各条缝线（图 17 - 57）。

（7）牵紧各条缝线，分别结扎后剪短。使直肠固定于骶骨（图 17 - 58）。再将盆腹膜围绕直肠缝合，注意在靠近直肠下端 1/3 处缝合固定直肠前壁，恢复肛门直肠角。盆腔内放吸引引流，缝合腹壁。

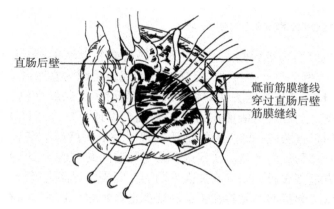

图 17 − 57　于骶前筋膜穿入数条带针的缝线

直肠后壁

骶前筋膜缝线
穿过直肠后壁
筋膜缝线

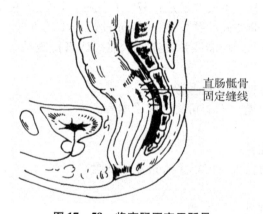

图 17 − 58　将直肠固定于骶骨

直肠骶骨
固定缝线

7. 术中注意事项

（1）直肠脱垂患者骶前间隙比较疏松，手术分离并不困难，原则上应沿直肠后壁解剖间隙钝性分离，防止损伤骶前静脉丛，避免造成难以控制的出血。

（2）骶骨岬固定，应选在无血管区的骶前骨膜上进针，直肠后壁进针应选在直肠肌层与黏膜下层之间。固定时张力适中，打结不要太紧，以免撕脱肠壁。

8. 术后处理

（1）术后平卧一周，使直肠与骶前之间产生较紧密粘连，防止脱垂复发。

（2）一周内进流质饮食。

（3）术前排便困难者，术后早期均有不同程度的排便困难，可服少量缓泻药物。

（4）术后 7 天切口拆线，术后 5 天拆除腹腔引流。

9. 手术并发症

（1）术后早期便秘，可用缓泻剂调理。

（2）术后出现严重便秘，并发粘连和肠梗阻与切除术相同。

10. 述评　该术式仅将直肠周围间隙游离并加以固定，避免肠切除吻合，手术简便易行，术后恢复较快。是一种操作简便，创伤小，并发症少，治疗直肠脱垂的一种理想术式。

六、扩大的经腹直肠后固定术

1. 概述　扩大的经腹直肠后固定术是针对直肠套叠和滑动疝两个病因学说的发病机制设计的术式。Mann 认为至今没有一种广泛适应的术式，是因为直肠脱垂解剖学异常改变很复杂。他在 wells 术和 wedell 改良法（即将海绵薄片与游离直肠缝合包绕，省去了与骶骨的固定而加强了直肠壁，这可避免骶前出血）的基础上设计了扩大的经腹直肠后固定术。手术原则是尽可能地纠正直肠脱垂的各种解剖学异常。手术要点：①在盆腔内提起脱垂肠段，拉直后固定。②防止直肠壁内套叠。③促进直肠与骶前间的粘连。④将直肠上、中部固定在骶骨岬。⑤剥离前方过深腹膜陷凹。⑥加强直肠阴道间隔，提高直肠子宫腹膜陷凹，⑦悬吊子宫，并与直肠前壁一起提起。⑧将腹膜最底处固定在骨盆口水平。这样除了肛提肌间隙及肛门括约肌松弛外，其他解剖学异常均已纠正。Mann 报道 59 例扩大的经腹直肠后固定术后随访 2 年，直肠脱垂皆治愈。主要并发症：47% 有便秘，19% 发生失禁，其中 8 例术前排便正常者术后未发生排便功能方面的并发症。Mann 提出：①随着外科技术提高，本术解剖学疗效较成功。②为了预防术后功能性并发症，术前应认真检查结肠功能。③该术可致阳痿，青年患者宜选其他术式。

2. 适应证　直肠部分或完全脱垂者。

3. 禁忌证　全身情况差，不能耐受剖腹手术者。

4. 术前准备

（1）术前常规肠道准备。

（2）术前 2 天半流质饮食，术前 1 天进流质饮食。

（3）保留导尿。

5. 麻醉　全麻或持续硬膜外麻醉。

6. 体位　头低臀高仰卧位。

7. 手术步骤

（1）常规消毒腹部及大腿上 1/2 皮肤，铺手术巾。左下腹旁正中切口进腹，用纱垫将小肠推向上腹部，充分显露盆腔。

（2）向上牵拉乙状结肠，于乙状结肠下段向下切开乙状结肠系膜左侧根部腹膜及直肠左侧腹膜，再切开乙状结肠系膜右侧根部腹膜及直肠右侧腹膜，至男性的膀胱直肠陷凹或女性的子宫直肠陷凹底部向对侧会合。

（3）左手向上牵拉乙状结肠，右手在直肠固有筋膜鞘与髓前筋膜之间分离，向下分离达尾骨尖（图 17 – 59）。

（4）用电刀或剪刀逐步分离直肠前间隙，男性分离至前列腺，女性分离至阴道上段。

（5）两侧分离至直肠侧韧带上缘，不切断侧韧带（图 17 – 60）。

（6）将直肠向上牵拉，将直肠左右两侧后壁分别与骶前筋膜，用小圆针 1 – 0 号丝线或无损伤缝合针间断缝合 3 ~ 5 针，最上一针缝在骶骨岬下方（图 17 – 61，图 17 – 62），将直肠缝合固定于骶前筋膜及骶骨岬上。

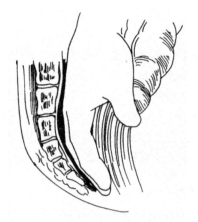

图 17-59　游离直肠后壁

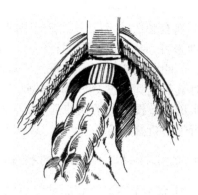

图 17-60　游离直肠侧壁

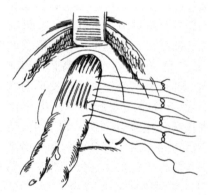

图 17-61　缝合直肠后壁与骶前筋膜

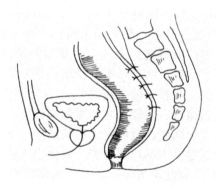

图 17-62　缝合后侧面观

（7）缝合盆底腹膜、重建盆底：检查骶前静脉无损伤出血，将男性的膀胱腹膜切缘或女性的子宫腹膜切缘，间断缝合于提高了的直肠前壁上。并将直肠、乙状结肠两侧腹膜切缘与直肠、乙状结肠下段两侧间断缝合，关闭盆底。间断缝合腹壁各层。

8. 术中注意事项

（1）在分离直肠后间隙时，一定要在直肠固有筋膜鞘与骶前筋膜间的疏松结缔组织中进行，不能损伤骶前筋膜，否则将造成骶前静脉丛大出血。

（2）将直肠左右两侧后壁与骶前筋膜缝合时，应看清骶前筋膜，避开骶前静脉，为做到这一点，最好每一针先缝骶前筋膜，再缝直肠壁，先不打结，两侧全部缝合结束后，检查无出血，再将直肠壁靠拢骶骨，缝线一一打结。

（3）在分离直肠过程中，不能损伤直肠；在缝合直肠壁时，应只缝在肌层内，不能缝穿黏膜。

9. 术后处理

（1）仰卧位，留置导尿 5 天。术后禁食 2 天，从流质饮食逐渐恢复到正常饮食。

（2）进食后应保持大便通畅，卧床大便 2 周，必要时给缓泻剂。

（3）3 个月内避免重体力劳动。

10. 手术并发症

（1）主要并发症有便秘和便失禁。

（2）在分离直肠后壁及缝合骶前筋膜的过程中，不慎可致骶前静脉丛破裂大出血。

（3）男性患者如损伤盆内自主神经，术后可出现阳痿。

11. 述评　此术式能将直肠提高后牢固地固定在骶前筋膜上，术后疗效较好，不会造成直肠狭窄。对直肠脱垂超过 10cm 的病例，应选择其他合理术式。为了提高疗效，1959 年天津滨江医院张庆荣教授在此术式的基础上，将直肠及乙状结肠下段的前壁和两侧用 4 号丝线将浆肌层横行间断折叠缝合 5 ~ 6 针，共缝 3 ~ 4 排，使直肠及乙状结肠缩短。

七、沈克非手术（直肠前壁折叠术）

1. 概述　沈克非手术又称直肠前壁折叠术，由我国著名外科专家沈克非于 1953 年根据成人完全性直肠脱垂的发病机制，提出了直肠前壁折叠术。手术经腹游离提高直肠，将乙状结肠下段向上提起，在直肠上端和乙状结肠下端前壁自上而下或自下而上做数层横行折叠缝合。每层用丝线间断缝合 5 ~ 6 针。每折叠一层可缩短直肠前壁 2 ~ 3cm，每两层折叠相隔 2cm，肠壁折叠长度一般为脱垂两倍（一般折叠以不超过 5 层为宜）。肠壁折叠的凹陷必须是向下，缝针不得透过肠腔，只能穿过浆肌层。手术要点包括：①提高直肠膀胱（子宫）陷窝，消灭疝囊，使直肠不至脱出；②紧缩肛提肌：将直肠两侧松弛的肛提肌分离后缝合紧缩，以增强其对直肠的支持作用，并加强括约肌；③折叠缩短直肠前壁。由于折叠直肠前壁，使直肠缩短、变硬，并与骶髂部固定（有时将直肠侧壁缝合固定于骶髂前筋膜），既解决了直肠本身病变，也加固了乙状结肠、直肠交界处的固定点，符合治疗肠套叠的观点。该术式的优点是手术不切开肠腔，在完全无菌操作下进行，且比直肠切除术简单。长海医院报道了 41 例，复发 4 例（9.8%），出现并发症 12 例，其中排尿时下腹痛 7 例，残余尿 2 例、腹腔脓肿 1 例、腹内侧神经炎及切口感染各 1 例。

2. 适应证　Ⅱ度及脱出长度不超过 10cm 的Ⅲ度脱垂。

3. 禁忌证　不能耐受开腹手术的直肠脱垂患者。

4. 术前准备

（1）常规肠道准备。

（2）术前按放留置导尿管。

5. 麻醉　连续硬膜外麻醉或全身麻醉。

6. 体位　平卧位。

7. 手术步骤

（1）常规消毒下腹部皮肤，铺手术巾。

（2）下腹正中或旁正中切口，自耻骨联合上缘达脐，按层次切开腹壁。切开腹膜时注意勿损伤膀胱。进入腹腔后改为头低脚高位。

（3）探查腹腔，主要探查 Douglas 陷凹加深、乙状结肠冗长及骶骨直肠分离等异常情况。

（4）用纱垫将小肠推向上腹，S 形拉钩牵开子宫，显露 Douglas 陷凹。

（5）拉紧直肠，切开直肠两侧及陷凹底腹膜。

（6）游离直肠前间隙达肛提肌，显露肛提肌，用 4 号丝线在直肠前间断缝合两侧松弛的肛提肌3~4针（图17-63）。

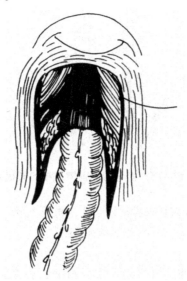

图17-63 游离直肠间隙，显露肛提肌，并于直肠前缝合肛提肌

（7）将直肠向上拉紧，自上而下地横行折叠缝合直肠前壁及侧壁。逐步抬高并显露直肠下部。每层用4号丝线间断缝合浆肌层5~6针，可使肠管缩短2~3cm。通常折叠3~5层（图17-64，图17-65）。折叠缩短肠管的长度，最好为直肠脱垂长度的1倍。如果直肠脱垂超过10cm，应选择其他方法修补直肠脱垂。

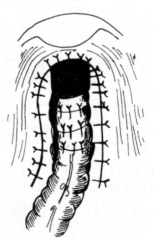

图17-64 于直肠前壁横行折叠缝合肌层3~5处，以缩短直肠前壁；并缝合侧腹膜以抬高盆底

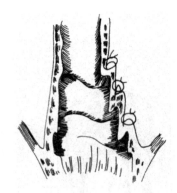

图 17 - 65　折叠直肠前壁肌层的矢状面

（8）游离 Douglas 陷凹内过多的腹膜并切除，重新缝合关闭 Douglas 陷凹使盆底抬高，缝合直肠两侧腹膜，逐层缝合腹壁，不需要放置引流。

8. 术中注意事项

（1）充分游离直肠使有足够的直肠前壁便于折叠，将直肠后壁缝合固定在骶前筋膜。

（2）将直肠两侧松弛的肛提肌分离后缝合紧缩，以增强其支持直肠的作用并加强肛管括约肌；

（3）肠壁折叠的凹陷必须是向下，以避免肠内容物进入折叠间隙内。缝针只能穿过浆肌层，不得透过肠腔以防感染。

（4）在直肠前壁横行折叠 2~3 层，一般不超过 5 层，缩短直肠前壁，最后提高封闭直肠膀胱（子宫）陷凹，消灭疝囊，使直肠不至于脱出。

9. 术后处理

（1）禁食 1~2 天后给流食。

（2）常规补液及应用抗生素。

（3）保持大便通畅，必要时可给缓泻药及软化粪便的药物。

（4）术后 7 天腹壁切口拆线。

10. 手术并发症　长海医院报道直肠前壁折叠术 41 例，复发 4 例（9.8%），出现并发症 12 例，其中排尿时下腹痛 7 例，残余尿 2 例、腹腔脓肿 1 例、腹内侧神经炎及切口感染各 1 例。

11. 述评　直肠前壁折叠术适用于 Ⅱ 度直肠脱垂或脱垂不超过 10cm 的 Ⅲ 度直肠脱垂。在实际应用过程中，在采用直肠前壁折叠将直肠抬高后，其两侧壁与骶前筋膜及骶骨岬骨膜缝合固定，可望提高治愈率。手术是否修补已损伤的肛提肌目前尚存有异议，国内不少学者认为，修补已损伤的肛提肌意义不大，可不予处理。因此，手术中应根据患者病情及术者经验加以取舍。手术不涉及肠腔，是在完全无菌操作下进行，且比直肠切除术简单，是其优点。

八、乙状结肠切除术

1. 概述　该手术仅切除冗长的乙状结肠，不做直肠及其侧副韧带的悬吊、折叠和固定，适用于直肠脱垂伴有便秘的患者。优点是乙状结肠切除后可消除原来可能存在的肠道症状如便秘，而其他悬吊手术有时可加重肠道症状；省去了悬吊和固定的手术操作过程，使手术相对简单；同时可避免将远端直肠缝至骶前筋膜时引起大出血的风险。手术的缺点是由于乙状结肠的切除有吻合口瘘的危险。手术要点是直肠应游离至侧韧带平面，吻合应在骶骨岬平面或其下进行，避免复发。本手术与直肠癌前切除类似，故有一般大肠切除吻合的并发症。过去 Goldberg 强调将直肠固定在骶骨骨膜上，但 Corman 等认为切除乙状结肠已足够，不需要加做固定。

2. 适应证　适用于直肠脱垂伴有便秘的患者。

3. 禁忌证　全身情况差，不能耐受剖腹手术者。

4. 术前准备

（1）术前常规肠道准备。

（2）术前 1 天给全身应用抗生素。

（3）术前清洁灌肠，术晨置胃管、导尿管。

5. 麻醉　全麻或持续硬膜外麻醉。

6. 体位　头低臀高仰卧位。

7. 手术步骤

（1）常规消毒下腹部皮肤，铺手术巾。

（2）下腹正中或旁正中切口，自耻骨联合上缘达脐，按层次切开腹壁。切开腹膜时注意勿损伤膀胱。进入腹腔后改为头低脚高位。

（3）探查腹腔，主要探查 Douglas 陷凹加深、乙状结肠冗长及骶骨直肠分离等异常情况。

（4）切开直肠及乙状结肠两侧腹膜，充分游离直肠前、后间隙达肛提肌水平（图 17 - 66），注意勿损伤两侧输尿管、肠系膜下动脉及骶前静脉丛。

（5）将直肠上提，切除冗长的乙状结肠，然后将乙状结肠与直肠做端 - 端吻合（图17 - 67）。

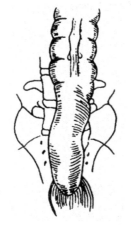 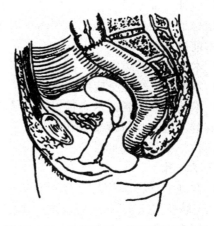

图 17 - 66　经腹游离直肠图　　　　图 17 - 67　乙状结肠、直肠端 - 端吻合

（6）吻合结束后，间断缝合盆底腹膜，逐层缝合腹壁。

8. 术中注意事项

（1）分离直肠后间隙时，注意不要损伤直肠壁，不要撕破骶前筋膜，以免骶前静脉丛出血。

（2）将直肠左右两侧后壁缝至骶前筋膜时，注意不要损伤骶前静脉及直肠壁。

（3）游离直肠后不做直肠后壁两侧与骶前筋膜间断缝合固定。

9. 术后处理　同直肠前壁折叠术。

九、直肠固定乙状结肠切除术（Frykman 术）

1. 概述　直肠固定乙状结肠切除术（Frykman 术）又称 Goldberg 手术，由美国明尼苏达大学 Frykman（1950）首创，主张经腹游离直肠后提高直肠，将直肠侧壁与骶骨骨膜固定。并将肛提肌折叠缝合，同时切除冗长的乙状结肠，可显著降低术后便秘发生率。Frykman 认为该术纠正了所有导致直肠脱垂或与其有关的解剖异常，并可同时修复伴随的盆底疾病。该手术疗效好，术后复发少，是目前治疗直肠脱垂较满意的手术。但手术较复杂，与直肠癌前切除类似，故有一般大肠切除吻合的并发症。少数患者术后出现持续便失禁，可考虑行括约肌成形或 Parks 术。部分患者术后可能有黏膜脱垂，应用硬化剂注射治疗有良效。目前，已有文献报道提示结肠切除直肠固定术有很好的临床效果。Goldberg（1980）报道该手术 103 例，仅 13 例死亡，并发症为 12%。随访中仅 8 例有黏膜脱垂，后经注射治疗或胶圈套扎后好转。

Watts 等（1985）报道，102 例患者术后复发率仅为 1.9%，发生吻合相关的并发症约 4%，Tjandra 等（1993）报道了 18 例患者行结肠切除直肠固定术，粪失禁的发生率从术前 28% 降低至 17%，便秘发生率从术前 37% 降低至 19%。Lechaux（2001）报道了 35 例，随访 10~93 个月，无 1 例复发及盆腔感染。但亦有人认为只行直肠前切除，不作直肠固定，可取得同样的疗效，并避免了骶前固定出血的危险。结肠切除的手术指征是直肠脱垂患者术前已存在便秘。应该认真判断患者是否存在慢传输型便秘。若存在慢传输型便秘，则要求在行直肠固定术的同时行次全结肠切除。

2. 适应证　部分及完全直肠脱垂，伴有严重便秘及乙状结肠冗长者。

3. 禁忌证　全身情况差，不能耐受剖腹手术者。

4. 术前准备

（1）术前常规肠道准备。

（2）术前 1 天给全身应用抗生素。

（3）术前清洁灌肠，术晨置胃管、导尿管。

5. 麻醉　全麻或持续硬膜外麻醉。

6. 体位　头低臀高仰卧位。

7. 手术步骤

（1）常规消毒腹部及大腿上 1/2 皮肤，铺手术巾。左下腹正中或旁正中切口，自耻骨联合上缘至脐按层次进腹，切开腹膜时注意勿损伤膀胱。进入腹腔后改为头低脚高位。

（2）探查腹腔：主要探查 Douglas 陷凹过深、乙状结肠冗长或骶骨直肠分离等异常情况。

（3）用纱垫将小肠推向上腹部或将小肠装入一塑料袋中，放置一侧。S 形拉钩牵开子宫。

（4）切开直肠及乙状结肠两侧腹膜，绕过陷凹底，充分游离直肠前、后间隙达肛提肌水平，注意勿损伤两侧输尿管、肠系膜下动脉及骶前静脉丛。

（5）游离直肠后，向上提高，将直肠后壁两侧与骶前筋膜间断缝合固定。然后，提起冗长的乙状结肠，拟定切除的肠段，使吻合后的结肠既能拉直，吻合口又无张力。

（6）将预定切除的乙状结肠系膜呈扇形分次钳夹、切断、结扎。然后于结肠上、下端拟定切线，分别在拟定的切线处各上两把有齿直钳，然后在两把有齿直钳间切断（图17－68）。

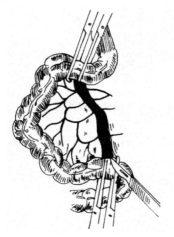

图 17－68 切除肠段

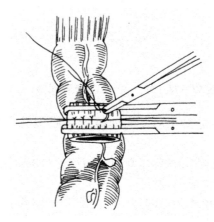

图 17－69 缝合吻合口后壁浆肌层图

（7）切除冗长的乙状结肠后，将上下断端的两钳靠拢，两侧各缝一针牵引缝线后，用细线间断缝合吻合口后壁浆肌层（图17－69）。

（8）切除钳夹过的肠壁组织，上下断端仔细止血，间断缝合吻合口后壁全层（图17－70）。

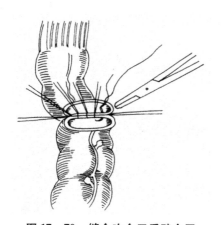

图 17－70 缝合吻合口后壁全层

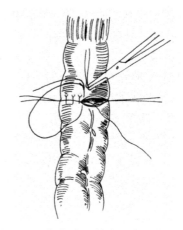

图 17－71 间断内翻缝合吻合口前壁全层

（9）间断内翻缝合吻合口前壁全层（图17－71）。

（10）间断缝合吻合口前壁浆肌层（图17－72）。

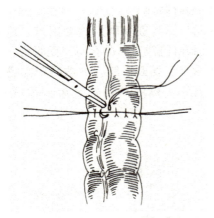
图 17 - 72　缝合吻合口前壁浆肌层

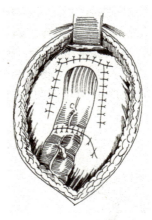
图 17 - 73　缝合盆底腹膜

（11）吻合结束后，间断缝合系膜裂孔，缝合盆底腹膜，注意封闭 Douglas 陷凹（图 17 - 73）。

（12）骶前放置负压吸引，引流管自尾骨附近戳口引出。按层次缝合腹壁。

8. 术中注意事项

（1）分离直肠后间隙时，注意不要损伤直肠壁，不要撕破骶前筋膜，以免骶前静脉丛出血。

（2）将直肠左右两侧后壁缝至骶前筋膜时，注意不要损伤骶前静脉及直肠壁。

（3）在切除冗长的乙状结肠时，所留结肠长度应合适．过长可致复发，过短则吻合口有张力，易致吻合口瘘。

（4）缝合盆底腹膜时，应分层折叠缝合，使 Douglas 陷凹适当得以抬高。

9. 术后处理

（1）仰卧位，保留导尿 5 天，术后禁食 4~5 天。从流质饮食逐渐恢复正常饮食。进食后应保持大便通畅，必要时给缓泻剂，卧床大便 2 周。

（2）常规补液及应用抗生素。抗生素一般用 3 天。

（3）骶前引流管在 48~72 小时内拔除。

（4）术后 7~8 天腹壁切口拆线。

（5）3 个月内避免重体力劳动。

10. 手术并发症　肠梗阻，吻合口瘘，骶前静脉丛大出血。

11. 述评　此术式除进行直肠固定外，还将冗长的乙状结肠予以切除，加强了术后疗效。但术后仍有个别患者复发。若有直肠黏膜脱垂复发，可采用直肠黏膜下硬化剂注射疗法治疗。

（李曙光）

第四节　经腹腔镜手术

1. 概述　直肠脱垂可以经腹入路行直肠固定术和（或）结肠切除术。传统开腹手术中的游离、悬吊、缝合，甚至特殊的一些固定方法，都可以在腹腔镜下施行。自从 1992 年首次开展腹腔镜直肠固定手术以来，因其微创而逐渐被人关注，国内外相关文献报道逐渐增多，很可能是直肠脱垂手术治疗的未来发展方向。

Kariv 等对腹腔镜修复（laparoscopic repair，LR）和开放性经腹修复（open abdominal repair，OR）治疗直肠脱垂的远期疗效进行了病例对照研究（casecontrol study），1991 - 12 ~ 2004 - 04 共有 86 个配对患者，平均 5 年的随访，表明两组的功能结果和复发率基本一致，但 LR 较 OR 住院时间明显缩短。腹腔镜手术具有创伤小，术中出血少，术后疼痛轻微、肠功能恢复快，美容效果更好，住院时间短的等诸多优点，对老年患者更具优势，1994 年 Samuel 等最早对 1 例 80 岁的女性患者在腹腔镜下行直肠悬吊固定术，效果良好。但是，腹腔镜手术效果、并发症发生率等受术者技术水平影响较大，需要专门的训练和较长的学习曲线，并要求选择合适的患者、严格把握指征；而且缺乏随机临床对照研究及长期随访资料，对其疗效评价，尚需进一步研究。

外科治疗的目的是消除直肠脱垂、改善引起脱垂的所有条件。而直肠脱垂是因为解剖和功能上的失调，常常伴有便秘和（或）大便失禁。在直肠解剖复位的同时，一定要想到功能的问题，因此在直肠固定术中可能需要采取额外的手术措施。在直肠脱垂合并顽固性便秘的患者，如果有乙状结肠扩张、冗长，需要在直肠固定联合乙状结肠切除手术，如果证实有结肠传输功能障碍者，可以联合结肠次全切除手术。而伴大便失禁的患者，行直肠缝合固定手术而不额外切除肠段能取得很好的治疗效果。

直肠固定的手术方式多种多样，大体可分为悬吊固定和缝合固定，悬吊的材料和固定的方法各有不同。目前，没有足够的资料去支持或者反驳任何一种方式，具体选择可根据患者的情况和医生的经验而定。本节主要介绍常用的悬吊和缝合固定方法。

2. 适应证　部分及完全直肠脱垂者，患者无不宜行腹腔镜手术的其他情况。有严重的便秘症状的患者，若乙状结肠扩张、冗长，则需联合乙状结肠切除；若证实有结肠传输功能障碍，可以联合结肠次全切除、回肠直肠吻合手术。

3. 禁忌证　同开放性经腹手术。

4. 术前准备

（1）常规肠道、阴道准备。

（2）术前留置导尿管。

（3）拟作结肠切除者可预防性应用抗生素。

（4）签手术知情同意书，术前应向患者及家属充分说明手术情况，特别是术中可能中转开腹，取得患者和家属的同意。

（5）估计手术时间较长者，宜采用防止下肢深静脉形成的措施，术中可在用弹力绷带缠绕双腿，术后早期使用抗凝药物。

5. 麻醉　全身麻醉。

6. 体位　单纯固定手术可采用头低臀高 30° ~ 45° 的仰卧位，并右倾斜 30°，需要结肠切除者可采用改良的截石位，腿稍弯曲。术者站在患者右侧，助手站在患者左侧，扶镜者站在术者左侧后方或患者头端，电视监视器置于患者脚端靠左。患者麻醉后插入输尿管导管。

7. 手术步骤　以用内镜钉合器及合成材料的固定术、用骶骨平头钉和合成材料的固定术以及缝合固定术三种常用的腹腔镜直肠固定手术为例。

（1）气腹的建立和穿刺点选择：脐上或脐下做 1cm 的小切口作为观察孔，用布巾钳提拉腹壁，Veress 气腹针经此口穿刺入腹腔（可用注射器的针筒装水做滴水试验确认），按标准方法用二氧化碳自动气腹机经气腹针注气产生气腹，维持压力于 12 ~ 15mmHg。用 10mm Trocar 经脐部切口穿刺入腹，插入 10mm 0°或 30°腹腔镜，作腹腔初步检查。然后，根据情况确定出两个附加的操作孔，一般右手为主操作孔，用 10 ~ 12mm Trocar 穿刺，左手为第一辅助操作孔，用 5mm Trocar 穿刺，根据需要可以增加其他的辅助操作孔，可供助手协助使用。操作孔的位置要根据不同的手术方式和不同手术者习惯而确定。左右平脐 3 ~ 5cm 腹直肌旁、髂前上棘内上方、耻骨上方都是常用的操作孔选择位置。观察孔、主操作孔、第一辅助操作孔，三者之间呈三角关系，距离合适。

（2）直肠悬吊固定术

1）借助内镜钉合器及合成材料进行的直肠悬吊固定术

a. 游离直肠及盆底：患者取头低臀高位，将盆腔内的小肠放回腹腔内。在解剖盆腔之前，任何遮挡视野、影响操作的器官从盆腔内提出，如需要的话可以固定于腹壁上（如子宫或膀胱）。左手用一把腔镜用肠管抓持器将乙状结肠直肠交界处肠管牵向左上方，右手用另一把肠管抓持器提拉中 1/3 直肠肠管，将脱垂的直肠完全还纳入盆腔内。助手将乙状结肠提起拉向 11 钟位的方向，从而使乙状结肠直肠交界处右侧腹膜返折产生张力。用超声刀从右边输尿管中段平面靠左侧开始，纵行剪开腹膜，边推边分，正确找到 Toldt 间隙，一旦腹膜切开，气体渗透进入此间隙内，解剖变得简单易行，并提供了一个无血管平面。继续向下，在直肠系膜后方被膜外和骶前筋膜（Waldeyer 筋膜）之间分离直到盆底部，注意不要损伤下腹下神经丛。直视下向盆两侧间隙分离侧韧带，到直肠前方 Douglas 腔汇合，剪开 Denonvilliers 筋膜，深入直肠前间隙，注意不要损伤 S_3 ~ S_5 的盆侧壁的自主神经和直肠前侧方的血管神经丛（NVB）。这样直至盆底的直肠得到了充分的游离。在女性，可由助手通过阴道放置钝的 Hulka 宫颈钳抬高宫颈和宫体，使 Douglas 腔的牵开和显露变得相当容易。也有作者将大号注射器套管放入阴道以抬高宫颈，可以达到同样效果。在向盆底进行游离操作时，助手可将手指放在阴道内帮助抬高阴道，从而将直肠与阴道分开。在男性，可以用刚性膀胱镜将膀胱颈部和前列腺抬高。

b. 用钉合器、聚丙烯网完成直肠悬吊固定：完成游离直肠后，将一卷好的大小约 6cm ×10cm 的三角形聚丙烯网经主操作孔纳入盆腔并放置于骶前间隙。然后用内镜钉合器，将聚丙烯网钉于骶岬上。一般需要钉 3 ~ 4 枚钉子。固定好聚丙烯网后，用抓钳抓持直肠，使之略有张力。聚丙烯网包绕直肠后方，运用钉合器将左右臂妥善固定在直肠外膜上。钉合的钉子仅沿着聚丙烯网的上下缘排列。聚丙烯网固定好后，其左右臂之间在直肠前壁应保持 2cm 的间距，以防直肠狭窄，术后排便困难。

2）借助骶骨平头钉和合成材料进行的直肠悬吊固定技术：用骶骨平头钉、聚丙烯网完成直肠悬吊固定的手术，游离直肠、盆底步骤同前。直肠游离后，经耻骨上操作孔放入骶骨平头钉加压套管旋钉器，在骶骨嵴的下方以骶骨平头钉将聚丙烯网钉在骶骨上。聚丙烯网与直肠的固定如上所述。最初的骶骨平头钉加压套管旋钉器前端没有可弯曲的关节，经耻骨上穿刺口放入腹腔后不易伸至骶前，有作者改经阴道顶部插入旋钉器，大大方便了手术操作。这一改进特别适用于已经切除子宫的老年患者。在术前清洁阴道的情况下，术后感染的机会并不增高。带关节的旋钉器问世后，即使经耻骨上方放入腹腔，未作子宫切除的女患者尤为有用。

3）伴有乙状结肠冗长的直肠悬吊固定术：如需切除冗长的乙状结肠，则不宜使用合成材料固定直肠。不然会增加术后感染的机会，影响吻合口愈合。为此，Berman 等在骶骨平头钉上开了可容缝线穿过的小孔，通过这些缝线将直肠侧韧带缝合在平头钉上，将直肠固定于骶骨。改进后的手术不需要上述直肠固定术中的合成材料，使得在行直肠固定术的同时切除冗长的乙状结肠成为可能。

（3）直肠缝合固定术：直肠缝合固定手术在游离直肠及盆底的时候比直肠悬吊固定手术基本相同，所不同的是需要保留直肠的侧韧带、完整显露骶前间隙即可。手术较上述直肠悬吊固定术简便，且可同时行乙状结肠切除术。自骶骨远侧开始，由远及近以 2 - 0 Prolene 不吸收缝线沿中线两侧将直肠系膜交错缝于骶前筋膜，共 5~6 针，最后一针应位于骶岬上或下方数厘米处。也有人用不吸收缝线将直肠后壁系膜 1/3 直接缝合固定于骶骨岬上，只固定两针即可。有作者认为保留两侧直肠侧韧带保存了支配直肠的自主神经，可减少术后便秘的发生。

8. 术中注意事项

（1）防止缝透肠壁引起补片感染。

（2）按照正确的解剖层面游离直肠，防止损伤盆腔神经与周围脏器。

（3）对于伴有便秘的直肠脱垂患者，应同时行乙状结肠切除术，甚至结肠次全切除。

（4）如需切除冗长的乙状结肠，则不宜使用合成材料固定直肠。不然会增加术后感染的机会，影响吻合口愈合。

（5）注意应将盆底腹膜带或合成材料缝合在直肠侧后壁，在直肠前壁至少应开放 2cm 宽的间隙，不可在直肠前壁交叉压迫直肠，避免产生梗阻和排便困难。

（6）腹膜带或合成材料悬吊直肠，将直肠固定在骶骨岬上，要保持松紧适度，悬吊过松弛可导致脱垂复发，而悬吊过紧则可导致或加重便秘。

（7）如果肛门括约肌很松弛，同时进行肛门缩窄术。

9. 术后处理

（1）术后待肛门恢复排气后给予流质饮食。

（2）每晚服缓泻剂，辅助排便。

（3）术后 2 周内尽量卧床休息，使聚丙烯网片与骶骨岬与直肠后壁充分粘连。

（4）3 个月内避免重体力劳动。

10. 并发症

（1）便秘：总体上大约 9% 的患者术后会发生便秘，有报道认为运用人工网片者便秘的发生率可高达 20%~40%。

（2）直肠狭窄：本节介绍的直肠后方固定手术，直肠狭窄的发生率低，但是直肠前固定手术（Ripsten 手术）有机械性狭窄的风险。特别是有便秘病史的患者，不能采用直肠前固定手术。

（3）盆腔感染：术中正确的解剖间隙和层次、充分引流是减少感染的关键。一旦发生感染，需要取出置入的人工网片。

（4）术后排尿功能和性功能障碍：术中损伤支配膀胱和性功能的盆腔自主神经丛，可能导致术后排尿和性功能障碍，预防的方法就是在术中沿着 Toldt 间隙和 Waldeyer 筋膜前间隙的无血管平面解剖，游离直肠侧前方的时候注意保护血管神经丛。

（5）异物感：罕见的患者在应用人工网片后有直肠和骶尾区的异物感，尤其是有精神敏感型的患者，需要注意。

11. 述评　直肠脱垂手术方式种类较多，可以经腹或经会阴入路进行直肠复位固定或者切除手术。虽有多种外科方案治疗功能失调，没有一种方法可以100%的成功治愈。目前尚无充足的资料认可一个理想的方法。适当地选择患者，有充分的资料支持使用微创的治疗方法。而正确的临床判断和患者选择上严格的标准是手术成功的关键要素。

腹腔镜手术和开腹手术在治疗原则上没有根本性的差异。当外科医生完成学习周期，能熟练使用器械在腹腔镜下完成盆腔内的手术操作，对患者所带来的好处无疑是巨大的。在本手术中主要体现在微创、美观、并发症少、住院时间短等方面。但是不熟练的医生给患者带来的潜在危害也是致命性的。所以，对于直肠脱垂这类良性疾病，在选择腹腔镜手术的时候需要根据自己的技术水平和条件，慎重而为。

评价直肠脱垂术后治疗效果，不仅仅是并发症及复发率，还包括功能的评估。直肠固定手术后增加了患者便秘的风险。为了避免患者不满意，术前充分告知很重要。研究认为，引起便秘的高危因素主要有：40岁以下；人工网片的使用；直肠侧韧带的分离；直肠前固定等。但是腹腔镜下进行直肠固定手术，便秘的风险却大大降低。每一种直肠固定术后的复发率具体不清楚。直肠缝合固定并分离直肠侧韧带的复发率为2%～6%，然而保留直肠侧韧带时复发率达10%。所以，对于直肠脱垂，符合生理学上的治疗方法（如保留侧韧带）却有相当高的复发率，而较少适合生理学的手术方式（切断侧韧带）的复发率较低。

对于老年直肠脱垂伴有盆腔多脏器脱垂（膀胱、子宫）或盆底下降的患者，单纯行直肠固定效果不好，涉及整个盆腔脏器的悬吊复位，请阅读参考其他文献。

（李曙光）

参考文献

[1] 李春雨，汪建平. 肛肠外科手术技巧［M］. 北京：人民卫生出版社，2013.

[2] 何永恒，凌光烈. 中医肛肠科学［M］. 北京：清华大学出版社，2011.

[3] 张东铭. 盆底肛直肠外科理论与临床［M］. 北京：人民军医出版社，2011.

[4] 张有生，李春雨. 实用肛肠外科学［M］. 北京：人民军医出版社，2009.

[5] 李春雨. 肛肠病学［M］. 北京：高等教育出版社，2013.

[6] 陆金根. 中西医结合肛肠病学［M］. 北京：中国中医药出版社，2009.

[7] 李曙光，张国志，袁强，等. 妊娠对兔骨折愈合的影响研究［J］. 第三军医大学学报，2010，32（22）：1-4.

[8] 李曙光，贺房勇，苏英杰，等. 空肠营养对十二指肠成形术胃功能的影响［J］. 现代预防医学杂志，2010，37（24）：4675-4678.

[9] 李曙光，苏英杰，王志文，等. 妊娠兔骨折愈合的影像学研究［J］. 现代预防医学杂志，2013，40（1）：136-138，145.

［10］ 李曙光，苏英杰，张国志，等．空肠营养对胰 12 指肠切除术后病人胰液分泌的影响［J］．山东医药杂志，2012，51（22）：43 - 45.

［11］ 李曙光，苏英杰，张国志，等．空肠营养对十二指肠乳头成形术后肝功能及胆汁分泌的影响［J］．中国医师进修杂志，2013.36（11）：42 - 44.

［12］ 李曙光，赵永魁，杨光华．经肛直肠脱垂术式改进分析及对照性研究［J］．中国医师进修杂志，2015.38（10）：763 - 765.

第十八章

肛管直肠狭窄手术

肛管直肠狭窄是指肛门、肛管、直肠腔道出现狭窄致使肠内容物通过困难，出现排粪障碍、便条变细、里急后重、腹胀坠痛的疾病。

肛管直肠狭窄可分为：

1. **按狭窄部位分类**　①肛门肛管狭窄；②直肠狭窄。

2. **按狭窄程度分类**

（1）轻度狭窄：病变累及肛门和肛管的一部分，肛门直径为 1.5～2.0cm，但示指尚可通过肛管。

（2）中度狭窄：病变累及肛门和肛管半周，肛门直径为 1.0～1.5cm，示指不能通过肛管。

（3）重度狭窄：病变累及肛门和肛管全周，肛门直径在 1.0cm 以下，小指不能进入肛管。

3. **按狭窄的形态分类**（图 18 - 1）

（1）管状狭窄：狭窄构成一圈成管状，直肠纵径大于 2cm，较少见。

（2）环形狭窄：直肠腔由周围向内缩小，呈一环形，直肠纵径小于 2cm，较多见。

（3）线状狭窄：狭窄位置表浅或仅累及肛管直肠的一部分，呈半环形，不构成环状，较多见。

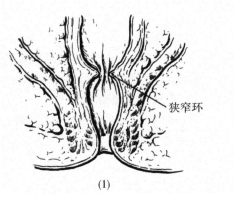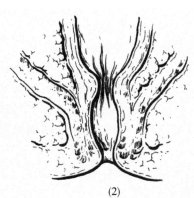

狭窄环

(1)　　　　　　　　　　　　　　(2)

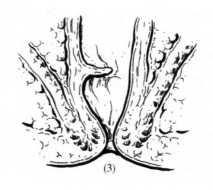

(3)

图 18 - 1 狭窄的形态及分类
(1) 管状狭窄；(2) 环状狭窄；(3) 线状狭窄

第一节 肛管狭窄扩肛术

（一）适应证

适于肛门或肛管轻度狭窄、肛管半环形或环形狭窄。

（二）术前准备

术前排净大小便。

（三）麻醉

不需要麻醉。

（四）体位

膝胸位或截石位。

（五）手术步骤

1. 肛管及皮肤常规消毒后，用手指扩肛，术者右手示指戴上手套，涂上少许润滑剂，缓缓伸入肛内，以患者觉痛能忍耐为度，每次扩肛 3～5 分钟。

2. 初次进入头节，逐次进入中节、末节而无痛苦、无阻碍即可。

3. 开始每天扩肛 1 次，3～5 天后改每周 1～3 次，以后间隔时间逐渐延长，直至狭窄消失，排便正常，肛内可纳入 2 示指为宜，一般持续 6～8 周。

4. 用两叶或三叶肛门镜定期扩肛。第一周隔日一次，第二周隔两日一次，第三周每周两次，第四周每周一次，至能轻松容纳 2 指为度。

5. 用肛管扩张器定期扩肛，先由 6 号开始隔日一次，直至能轻松插入 12 号为止。无效者可改狭窄环切开术。

（六）术中注意事项

1. 无麻醉扩肛若使患者猛然喊痛即视为"暴力"，故不可勉强，应耐心、轻柔。

2. 示指插入肛内前先轻轻按揉肛门四周。

3. 术中应缓慢扩张狭窄的肛门或肛管，以免损伤肛管皮肤形成溃疡。

4. 间断扩肛时,应将肛门镜或扩肛器逐渐增粗,直至肛内能纳入 2 指为止。

（七）术后处理

1. 一般不需要特殊处理。

2. 如有肛管皮肤撕裂,可便后硝矾洗剂熏洗,常规换药。

3. 保持大便通畅。

（李曙光）

第二节　肛管狭窄切开术

（一）概述

直接切开肛管瘢痕来松解肛管是目前国内外通行的治疗肛管狭窄方法之一,但过去的切口位置多选择在后正中,笔者根据瘢痕的分布情况,选择 5 点或 7 点,可以避免伤及肛尾韧带。对瘢痕过重的狭窄,通过增加切口来弥补一个切口松解效果不好的缺陷。

（二）适应证

轻、中度瘢痕性肛管狭窄。

（三）禁忌证

癌性肛管狭窄、瘘性肛管狭窄。

（四）术前准备

将大便排空或清洁灌肠一次,肛门局部清洗干净。

（五）麻醉

局部麻醉或骶管麻醉。

（六）体位

截石位或侧卧位。

（七）手术步骤

1. 选择截石位 5 点或 7 点肛缘,做一向外放射状的梭形切口,长度 2.5～3cm,剪除切口内皮肤。将切口向肛内延伸,达齿状线上 0.5cm 处（图 18 - 2）。

2. 切断切口内肛管瘢痕环、部分内括约肌和外括约肌皮下部,以能顺利纳入 3～4 指为宜。结扎切口内活动性出血点。

3. 对于瘢痕过重,应在截石位 12 点同时切开肛管,并向肛缘外延伸 1～2cm,切口深度以切断瘢痕组织为宜。

4. 切口处有外痔和肛乳头增生应予以切除或结扎。

（八）术中注意事项

1. 肛缘外的梭形切口要窄,形状成柳叶样,与肛缘成垂直状。

2. 肛管切口是手术的关键,太浅手术效果差,太深易导致肛门失禁,以麻醉状态下能纳入 3～4 指为宜。

3. 避免采用各种电切（包括激光）设备来切开肛门。

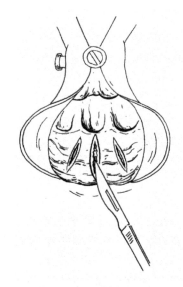

图 18 - 2 放射状切口

（九）术后处理

1. 便后中药坐浴，局部涂药膏，切口内放油纱条。

2. 自术后第 7 日开始，每日用示指或喇叭口肛门镜扩肛，每次 5 分钟。术后第 3 周起，隔日扩肛一次，持续 3～4 周。

（十）述评

本方法操作简便，疗效确切，是目前治疗瘢痕性肛管狭窄最主要的方法，但术后要坚持扩肛，患者有一定痛苦。另外在确定切口的数量，切口的深度等关键问题时，需要一定临床经验。

（李曙光）

第三节　肛管狭窄纵切横缝术

（一）概述

纵切横缝手术通过纵切来松解瘢痕狭窄和痉挛的括约肌，同时通过横缝来有效地扩大肛管内径，是治疗轻、中度肛管狭窄的常用方法。

（二）适应证

轻、中度瘢痕性肛管狭窄。

（三）禁忌证

癌性肛管狭窄、瘘性肛管狭窄。

（四）术前准备

1. 查血、尿、便常规，出凝血时间，肛周备皮。

2. 少渣饮食 2 天，术晨禁食。

3. 术前 2 日口服肠道抗生素，如甲硝唑及诺氟沙星等。

4. 术前日晚 20% 甘露醇 250ml 加水至 750～1 000ml 口服，或术晨清洁灌肠，解净大小便。

（五）麻醉

骶管麻醉或腰麻。

（六）体位

截石位或侧卧位。

（七）手术步骤

1. 切开 选择截石位 6 点处切开肛管，切口上端至齿状线上 0.5cm，下端至肛缘外 1cm，纵行切开切口内的瘢痕组织，打开狭窄环，并切开部分内括约肌和外括约肌皮下部。充分松解狭窄环，使肛管能容纳 4 指。

2. 潜行分离 切口止血，修剪切口两侧皮缘，使切口成菱形。用剪刀潜行分离切口边缘皮肤及黏膜约 0.5～2cm，以减轻张力。

3. 横行全层缝合 用大圆针 4 号丝线从切口上端进针，通过基底部由切口下端出针，拉拢丝线两端结扎，使纵向切口变为横形，对位间断缝合 5～7 针（图 18－3）。

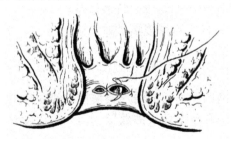

图 18－3　横行对位缝合切口

4. 减张切口 若张力较大，可在切口下方 2cm 处作一弧形减张切口，以减少纵切横缝的张力（图 18－4）。

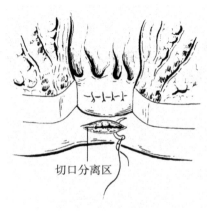

切口分离区

图 18－4　肛缘外减张切口

5. 予止血海绵压迫伤口，凡士林纱条填充肛门，无菌纱布外敷，胶布加压固定。

（八）术中注意事项

1. 防止出血在切除狭窄部位瘢痕前，应先用血管钳分别钳夹切口的两侧，用细线缝扎。松解狭窄后，应充分止血。

2. 充分游离切口下皮肤及黏膜，以防缝合后张力太大，致使切口裂开。

3. 减张游离切缘应在直肠黏膜下 1~2cm 处，以利于切口愈合。避免因张力过大而致术后伤口愈合不佳或肛管上皮缺损导致瘢痕再生而致肛门狭窄。

（九）术后处理

1. 进半流质饮食两天，第3天开始正常饮食。

2. 术后及时给予有效抗生素。

3. 口服润肠药，以利通便。

4. 每日大便后坐浴、换药。

5. 术后第7天拆线，后隔日扩肛1次，持续3周。

（十）述评

纵切横缝手术是治疗肛管狭窄、肛裂和混合痔常用的方法。

（李曙光）

第四节　肛管狭窄 Y-V 皮瓣成形术

（一）概述

肛管狭窄 Y-V 皮瓣成形术是治疗医源性肛管狭窄最常用的方法之一，由于瘢痕松解后有皮瓣插入，减少了术后瘢痕挛缩导致再狭窄的可能，较之其他手术，可显著减少术后并发症的发生。

（二）适应证

中重度瘢痕肛管狭窄。

（三）禁忌证

癌性肛管狭窄、瘘性肛管狭窄。

（四）术前准备

1. 血、尿、便常规，出凝血时间，肛周备皮。

2. 少渣饮食2天，术晨禁食。

3. 术前二日口服肠道抗生素，如甲硝唑及诺氟沙星等。

4. 术前日晚20% 甘露醇25ml 加水至750~1 000ml 口服，术晨清洁灌肠，解净大小便。

（五）麻醉

骶管麻醉或腰麻。

（六）体位

截石位或侧卧位。

（七）手术步骤

1. 碘伏肛周常规操作，苯扎溴铵肛管和齿状线上痔区无菌操作 3 次，然后用干棉球两个填塞直肠腔。

2. 在 6 点位纵行切开狭窄瘢痕环至皮下层，前端进入肛管至齿状线，尾端分叉呈 Y 形（图 18-5）。

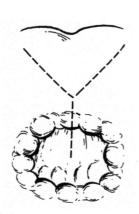

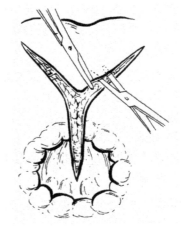

图 18-5 肛后正中作 Y 形切口并切除瘢痕　　图 18-6 游离 V 形皮瓣，切断部分括约肌

3. 分离并切除切口周围瘢痕组织并切开一部分内括约肌，以指扩肛使能伸入两指（图 18-6）。

4. 游离 V 形皮片，将皮片尖端拉入肛管至齿状线附近，与切口前端对合，并用 2-0 肠线缝合，使 Y 形切口成为 V 形切口，将肛管扩大，丝线间断缝合黏膜及皮肤，同理处理 12 点（图 18-7）。

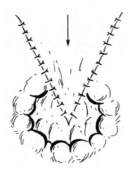

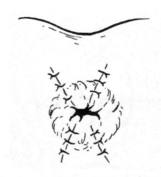

图 18-7 缝合皮瓣使 Y 形切口变成 V 形切口　　图 18-8 严重狭窄可在前位做同样手术

5. 若肛门严重狭窄，可在前位做同样手术，但不宜切断括约肌（图 18-8）。

6. 乙醇棉球消毒，予止血海绵压迫伤口，凡士林纱条填充肛门，无菌纱布外敷，胶布加压固定。

（八）术中注意事项

1. Y 形尾端分叉应位于瘢痕组织与正常皮肤交界处，这样可以尽可能地减少分离后的皮片张力。

2. 皮片尖端与切口前端对合缝合时应挂入少许括约肌达到固定皮片的作用。

3. 皮片尖端的角度应位于45°～60°，角度过大可导致皮片张力过大两侧不易缝合，以致皮片开裂，角度过小导致重塑肛管失败，皮片坏死，且顶端形成"猫耳"。

4. 皮片长度应不小于2.5cm，也是起到减少张力的作用。

5. 预防术后并发症，手术中全过程操作要轻柔细致，不要强行牵拉，以免术后引起肛门疼痛而诱发排尿困难或尿潴留。

（九）术后处理

术后患者大便后用中药坐浴，按肛门缝合伤口护理换药，常规应用抗生素，根据皮片张力情况7～10天间断拆线。

（十）述评

应用Y-V皮瓣成形术治疗肛门狭窄，手术操作简便、安全、创伤小。但术后应注意皮瓣感染和坏死。此外，尚有"Z"形和"S"形皮片肛管成形术、带蒂皮瓣移植术、"V-Y"形肛管成形术等，因用上述术式多能治愈，故不常用。但狭窄合并严重皮肤损伤者可用。

（李曙光）

第五节　直肠狭窄内切开术

（一）适应证

适用直肠下部的管状狭窄和环形狭窄。

（二）术前准备

1. 肛门周围备皮。

2. 少渣饮食2天，术晨禁食。

3. 术晨解净大小便。

（三）麻醉

简化骶管麻醉。

（四）体位

俯卧位或截石位。

（五）手术步骤

1. 常规消毒后，以示指探查直肠狭窄的部位及程度。

2. 在肛门镜直视下或以指引导，以电刀或窄刀在直肠后中线纵行切开狭窄瘢痕，使狭窄完全松弛（图18-9）。

3. 以指扩张使直肠腔扩大，压迫或结扎止血，将包绕凡士林纱布的粗胶管插入直肠，置于伤口内。

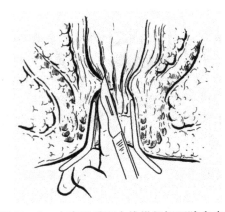

图 18 - 9   在直肠后正中线纵行切开狭窄瘢痕

（六）术后处理

1. 术后 24 ~ 48 小时取出胶管。

2. 半流食 3 天，然后改普食。

3. 便后硝矾洗剂熏洗，常规换药。

4. 保持大便通畅，适当服用润肠通便药物。

5. 术后定期扩肛，直至排便正常为止。

（李曙光）

第六节　直肠狭窄挂线术

（一）概述

在瘢痕环的一点或多点通过胶线的勒割来慢性切断瘢痕，使狭窄环松开的挂线术，可以有效治疗中 - 重度直肠狭窄，是目前直肠狭窄最常用的治疗方法。

（二）适应证

半环状、环状瘢痕性直肠狭窄和小于 3cm 管状直肠狭窄。

（三）禁忌证

癌性直肠狭窄、大于 3cm 管状直肠狭窄。

（四）术前准备

术前禁食，清洁灌肠。

（五）麻醉

骶管麻醉或腰麻。

（六）体位

截石位或侧卧位。

（七）手术步骤

1. 肛内消毒三遍后，以示指探查直肠狭窄的部位及程度，常规扩肛。

2. 在瘢痕狭窄处，用球头探针从狭窄部下缘穿入，穿过基底部，从狭窄部上缘拉出探针，挂以橡皮筋，退出探针将橡皮筋引入拉出（图18-10，图18-11）。

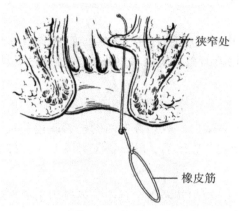

图18-10 探针穿进狭窄基底部并引入橡皮筋

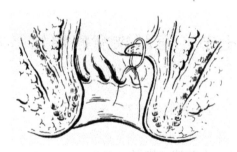

图18-11 将橡皮筋拉紧钳下结扎

3. 对轻度狭窄者只在狭窄明显处作挂线，对中度狭窄则在截石位3、9点作双根挂线，对重度狭窄须在3、6、9点处挂线三根（图18-12）。

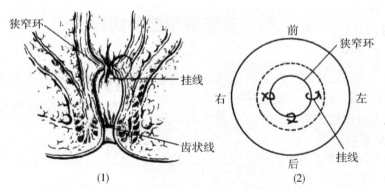

(1)   (2)

图18-12 直肠狭窄挂线术

4. 检查无出血，用纱布包裹乳胶管，用丝线适度结扎三道固定纱布，放置直肠腔，纱布对应狭窄处，乳胶管露出肛门外约5cm，48小时后取出。

肛肠外科疾病处置与并发症防治

（八）术中注意事项

1. 术前扩肛很重要，麻醉后用指扩或喇叭口肛门镜扩肛，扩肛后应可以通过 1~2 指，否则挂线无法操作。

2. 用止血钳从瘢痕环基底穿过是手术的关键，如果瘢痕环基底瘢痕过重，切忌粗暴，防止穿破直肠或损伤直肠黏膜出血。应慢慢钝性分离，在穿出黏膜时，应用手指在肠腔作引导。

（九）术后处理

术后每日坐浴，用油纱条纳肛。观察橡皮筋的松紧脱落程度，若 7~9 天橡皮筋仍未脱落，可考虑做紧线处理。橡胶条脱落后，隔日扩张直肠 1 次，持续 2~3 周。

（十）述评

挂线法是传统中医方法，利用其慢性切割作用可以用来治疗肛瘘、肛周脓肿和肛裂等疾病。用挂线法来治疗直肠狭窄的优点是疗效确切，不出血，痛苦小等优点。

（李曙光）

第七节　直肠狭窄瘢痕切除术

（一）适应证

直肠下段环形狭窄和 3cm 左右的管状狭窄。

（二）术前准备

口服肠道抗生素 2~3 天，术前清洁灌肠。

（三）麻醉

简化骶管麻醉。

（四）体位

截石位或折刀位。

（五）手术步骤

1. 常规消毒会阴部皮肤、肛管及直肠下段，铺无菌巾。行指诊摸清狭窄部位及形态。

2. 用肛门拉钩牵开肛门，显露狭窄肠段。

3. 用两把止血钳钳夹瘢痕组织，于两钳间在狭窄后正中做纵向切口，切开瘢痕，扩张肠腔，然后环形切除瘢痕（图 18-13），可同时切除直肠纵肌。

4. 将切口上缘黏膜适当游离 0.5~1.0cm，用 0 号肠线横行缝合。为防止出血过多，边切边缝（图 18-14）。

5. 将外包绕凡士林纱条的粗胶管放入狭窄切开处。外用纱布压迫，丁字带固定。

· 430 ·

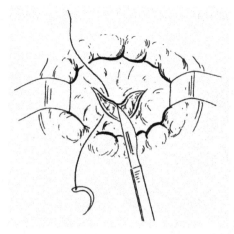

图 18-13 做环形切口切除瘢痕

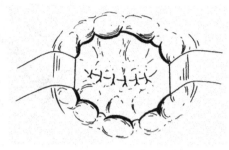

图 18-14 横行缝合切口

（六）术中注意事项

1. 术中切除狭窄瘢痕时，应彻底止血。

2. 瘢痕组织要彻底切除，不能残留，以免复发。

（七）术后处理

1. 术后 24～48 小时拔除粗胶管。

2. 术后 1 周开始间断扩肛，以防止伤口愈合后再次形成狭窄。

（李曙光）

第八节 直肠狭窄后部切开术

（一）适应证

直肠腹膜返折以上的管状狭窄和环状狭窄。

（二）术前准备

1. 血、尿、便常规，出血及凝血时间，肛周备皮。

2. 少渣饮食两天，术晨禁食。

3. 术前两日口服肠道抗生素，如甲硝唑及诺氟沙星等。

4. 术前日晚 20% 甘露醇 250ml 加水至 750～1000ml 口服，术晨清洁灌肠，解净大小便。

（三）麻醉

简化骶管麻醉（腰俞麻醉）。

（四）体位

折刀位。

（五）手术步骤

1. 在骶尾部中线由骶骨下端到后部肛缘上方 2.5cm 处开一纵切口。

2. 切开皮肤、皮下组织和筋膜，切除尾骨，结扎骶中动脉，切开肛提肌，显露直肠后壁，游离直肠两侧组织（图 18－15）。

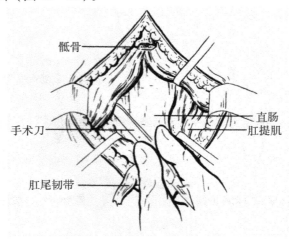

图 18－15　切开肛提肌游离直肠

3. 另用扩张器插入直肠，通过狭窄部，在直肠后壁作纵切口，完全切开狭窄部到上下健康肠壁（图 18－16）。

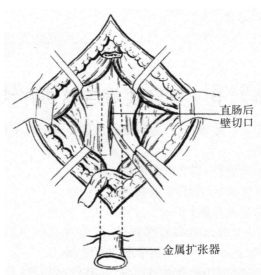

图 18－16　纵行切开直肠后壁

4. 取出扩张器，向两侧牵开伤口，切除狭窄瘢痕（图 18－17）。将直肠壁分层横行缝合，但不包括黏膜（图 18－18）。将橡皮管卷以凡士林纱布，伸入狭窄部上方。再逐层缝合筋膜和皮肤，并放一橡皮膜引流。

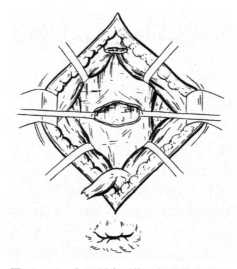

图 18 - 17　向两侧牵开伤口切除狭窄瘢痕

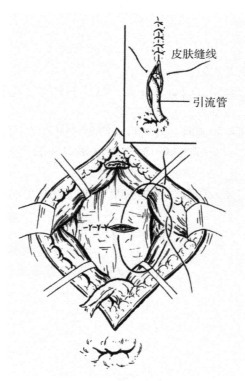

图 18 - 18　横行缝合直肠后壁

（六）术后处理

1. 橡皮膜引流术后 24 小时取出，直肠内纱布卷术后 5 日取出。

2. 术后少渣饮食，控制排便 4～5 天，应用抗生素控制感染。

3. 术后 7 天拆线。

（李曙光）

第九节　直肠狭窄纵切横缝术

（一）适应证

直肠腹膜返折以下的管状狭窄。

（二）术前准备

1. 血、尿、便常规，出血和凝血时间，肛周备皮。

2. 少渣饮食 2 日，术晨禁食。

3. 术前两日口服肠道抗生素，如甲硝唑及诺氟沙星等。

4. 术前日晚 20% 甘露醇 250ml 加水至 750～1000ml 口服，术晨清洁灌肠，解净大小便。

（三）麻醉

简化骶管麻醉。

（四）体位

折刀位。

（五）手术步骤

1. 常规消毒臀部及会阴部皮肤，铺无菌巾单。

2. 在臀部正中线，肛后缘距肛门 2.5cm 处，做后正中切口至尾骨。

3. 血管钳钝性分离至肛尾韧带，并游离韧带。

4. 切断肛尾韧带，狭窄位置高时必要时可切除尾骨或骶骨下段。

5. 钝性分离直肠后间隙，显露直肠，游离瘢痕狭窄管部，上下各 2.5cm，勿损伤前列腺或阴道。

6. 将金属扩张器由肛门插入直肠，通过狭窄部再在直肠后壁做纵向切口，切开狭窄环（图 18－19）。

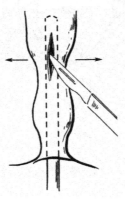

图 18－19　纵行切开狭窄环

7. 用剪刀充分分离狭窄后肠壁下的直肠黏膜下层，使黏膜得以松解。

8. 取出金属扩张器，将切口向两侧牵拉成为横切口（图 18－20）。

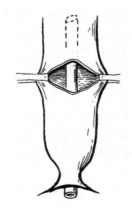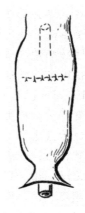

图 18-20 切口向两侧牵开　　　　　　图 18-21 横行缝合

9. 4 号丝线横行间断缝合直肠黏膜切口，先缝肌层，再缝肠壁（图 18-21）。

10. 0 号丝线间断缝合肛尾韧带，用丝线缝合皮肤，上部放置一引流条。切口重新消毒，覆盖无药纱布包扎。

（六）术中注意事项

1. 术中严格无菌操作，以防术后切口感染。

2. 游离直肠后间隙时要注意勿损伤尾骨附近的骶中动脉。

3. 缝合各层时最好不在同一平面，使高低错开。

4. 肠壁纵向切口不要太长，以免横行缝合时张力太大，使切口裂开。

（七）术后处理

1. 禁食 3 天，半流食 2 天，然后改普食。

2. 24 小时后拔除引流皮片，3~5 天后拔除直肠内胶管。

3. 卧床休息，补充液体量，应用抗生素 5~7 天。

4. 控制排便，术后 5~7 天排便为好，术后第 5 天开始服润肠通便药物，保持大便通畅。

5. 便后常规换药，保持切口干燥，术后 7 天拆线。

此外，尚有直肠高位重度狭窄、结肠吻合口狭窄、直肠狭窄合并严重感染或有窦道者，须经腹手术，或行结肠造口术。手术结果示指能顺利通过肛管和直肠下部，即视为正常。

（蔺兵虎）

参考文献

[1] 李春雨，汪建平. 肛肠外科手术技巧 [M]. 北京：人民卫生出版社，2013.

[2] 何永恒，凌光烈. 中医肛肠科学 [M]. 北京：清华大学出版社，2011.

［3］张东铭．盆底肛直肠外科理论与临床［M］．北京：人民军医出版社，2011．

［4］张有生，李春雨．实用肛肠外科学［M］．北京：人民军医出版社，2009．

［5］李春雨．肛肠病学［M］．北京：高等教育出版社，2013．

［6］李曙光，张国志，袁强，等．妊娠对兔骨折愈合的影响研究［J］．第三军医大学学报，2010，32（22）：1－4．

［7］李曙光，贺房勇，苏英杰，等．空肠营养对十二指肠成形术胃功能的影响［J］．现代预防医学杂志，2010，37（24）：4675－4678．

［8］李曙光，苏英杰，王志文，等．妊娠兔骨折愈合的影像学研究［J］．现代预防医学杂志，2013，40（1）：136－138，145．

［9］李曙光，苏英杰，张国志，等．空肠营养对胰12指肠切除术后病人胰液分泌的影响［J］．山东医药杂志，2012，51（22）：43－45．

［10］李曙光，苏英杰，张国志，等．空肠营养对十二指肠乳头成形术后肝功能及胆汁分泌的影响［J］．中国医师进修杂志，2013.36（11）：42－44．

［11］李曙光，赵永魁，杨光华．经肛直肠脱垂术式改进分析及对照性研究［J］．中国医师进修杂志，2015.38（10）：763－765．

第十九章

肛门失禁手术

第一节　肛门括约肌修补术

这种手术是将括约肌断端由瘢痕组织分离，再将两端缝合，使肛管缩窄和加长，从而达到治疗的目的。

一、端对端缝合术

（一）适应证

外伤或痔瘘手术等所致肛门括约肌损伤的肛门完全失禁，但括约肌收缩力尚好者。

（二）禁忌证

1. 损伤的肛门括约肌已萎缩或纤维化，术中难以寻找或难以修补者。

2. 外伤后局部伤口未痊愈者。

（三）术前准备

1. 检查肛门收缩功能，探明括约肌断端位置。

2. 若伤口有感染，应在感染控制后 6～12 个月内修补，以免肌肉萎缩。

3. 术前 3 天进半流食，术前 1 天进流食，术晨禁食。

4. 术前晚及术晨各清洁灌肠一次。

5. 术前 3 日起口服抗生素卡那霉素 1g，甲硝唑 0.4g，每日 3 次。

6. 肛周皮肤剃毛。

（四）麻醉

简化骶管麻醉或双阻滞麻醉。

（五）体位

截石位或俯卧位。

（六）手术步骤

1. 常规消毒后，行指诊判断肛管直肠环是否完整，括约肌断端位置，并用甲紫画一标记。

2. 以括约肌附近瘢痕组织为中心，在括约肌断裂瘢痕外侧做一半圆切口。为避免术后切口感染，切口应远离肛门。

3. 切开皮肤和皮下组织，将皮瓣连同瘢痕组织向肛门侧翻开。显露肛门括约肌，寻找其断端，将内、外括约肌的两断端由周围瘢痕组织分离，并切除括约肌两断端之间的瘢痕组织（图19-1）。保留断端上的部分结缔组织，使缝合时不易撕裂肌纤维。

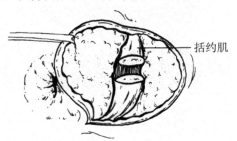

图 19-1　翻起皮瓣，显露瘢痕组织

4. 用两把组织钳夹住内、外括约肌的断端，交叉试拉括约肌的活动度及松紧度，合适后将直径1.5cm处圆筒肛门镜塞入肛内。再试拉括约肌。

5. 用丝线或肠线端对端褥式缝合内括约肌瘢痕组织断端，用重叠褥式缝线固定外括约肌瘢痕组织断端，使肛门可伸入示指（图19-2）。若损伤过大，可分期手术，此时尽量拉近两括约肌断端，固定于软组织上，3个月以后视失禁情况决定是否再次手术。

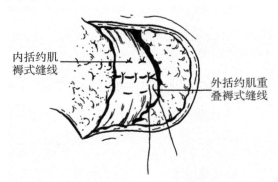

图 19-2　褥式缝合修补括约肌

6. 用丝线间断缝合皮下及皮肤切口，切口内置引流管（图19-3）。外用塔形纱布压迫，丁字带固定。

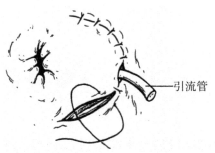

图 19-3　缝合皮肤切口

（七）术中注意事项

1. 为了避免术后创口感染，切口可远离肛门。

2. 分离括约肌断端时，注意勿损伤肛管壁。

3. 肛门括约肌断端的瘢痕组织应予保留，断端游离后应有适当的活动度及松紧度。

4. 缝合括约肌断端，缝线不宜过多和太紧，以免引起肌肉断端坏死和感染。

5. 重建肛门皮肤时，缝合务必确切，以防形成肛瘘。

6. 缝合皮肤时，可开放伤口下部，以利引流。

（八）术后处理

1. 术后流食 2 天，后改半流食 3 天，逐渐给少渣饮食。

2. 给予静脉补液内加抗生素，3~5 天，防止感染。

3. 术后 36~48 小时内拔除引流条。

4. 可继续给肠道抗生素。

5. 控制大便 5 天可以大便。予润肠通便药物，协助排便。

6. 排便后每日坐浴 2 次，换药 2 次，保持局部清洁。

7. 7 天后间断拆线，10 天内拆完。

8. 出院前做直肠指诊。如肌肉拉拢过紧，而有肛门狭窄者，每周用手指扩张 2~3 次。

二、环切横缝术

（一）适应证

1. 肛管由窄小瘢痕形成一条深沟造成的失禁。

2. 肛管直肠环完整的不完全失禁。

（二）术前准备

1. 肛门周围皮肤剃毛。

2. 术前 2 天应用的肠道抗生素。

3. 术前 1 天晚及术前 2 小时用温生理盐水 500~800ml 各洗肠一次，解净大小便。

4. 术前 2 天进少量半流食，手术前晚及术晨禁食。

（三）麻醉

简化骶管麻醉或双阻滞麻醉。

（四）体位

截石位。

（五）手术步骤

1. 常规消毒后，铺无菌巾单。于肛缘瘢痕外侧做一"＞"形切口（图 19-4）。

2. 切开皮肤及皮下组织，直至瘢痕基底部，切口深度应与瘢痕窄沟等深。将"＞"形皮瓣向内游离至齿状线，提起被游离的三角皮瓣，使伤口与原切口方向垂直。于底部横行缝合深部组织 2~3 针，闭合"＞"形切口，以消除缺损（图 19-5）。

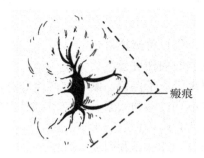

图 19 - 4   瘢痕外侧 " > " 形切口

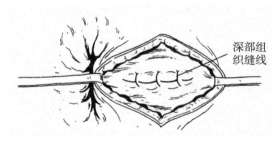

图 19 - 5   切开深部组织横行缝合

3. 将提起的游离皮瓣于肛管内做修剪，使肛管的切口对合，横行间断缝合皮肤切口（图 19 - 6）。

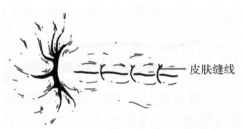

图 19 - 6   横行缝合皮肤切口

4. 肛内放置凡士林条，外用塔形纱布压迫，丁字带固定。

（六）术中注意事项

1. 严格无菌操作，游离 " > " 形皮瓣时，要将瘢痕深沟处上皮一并游离，以利闭合 " > " 形切口。

2. 手术切口深度要与瘢痕深沟等深。

3. 修剪皮瓣时，切口应对合整齐，缝合时不能遗留无效腔，以免感染。

4. 如无明显出血，可不缝合，以消除瘢痕深沟或缺损。

（七）术后处理

1. 术后半流食 3 天，然后改普食。

2. 抗感染，应用抗生素 5 ~ 7 天，术后当酌情选用止痛药。

3. 控制大便 3 ~ 4 天，便后坐浴，常规换药，保持切口干燥。

4. 橡皮膜引流，术后 7 天拆线。

5. 术后 2 周开始做提肛运动。

（蔺兵虎）

第二节　直肠阴道隔修补术（会阴缝合术）

（一）概述

将阴道后壁与直肠前壁分离，找到括约肌断端后缝合，再缝合肛提肌、阴道黏膜和会阴部皮肤，使括约肌恢复正常功能的一种手术方法，又称会阴缝合术。

（二）适应证

分娩或外伤所致的陈旧性会阴Ⅲ度撕裂造成的肛门不完全失禁。应在分娩 6 个月后做这种手术。

（三）术前准备

1. 肛周及阴部皮肤剃毛。

2. 口服卡那霉素或甲硝唑 3 天。

3. 术前晚及术晨用温生理盐水 500～800ml 各灌肠一次，解净大小便。

4. 1：5000 高锰酸钾溶液冲洗阴道，每天 1 次，连续冲洗 3 天。

5. 避开经前或经期。

6. 无渣软食 2 天，术前 1 天为流质，术晨禁食。

（四）麻醉

简化骶管麻醉或双阻滞麻醉。

（五）体位

截石位。

（六）手术步骤

1. 充分暴露手术野，用氯已定棉球分别塞入肠道及阴道，沿裂缘上方弧形切开阴道后壁黏膜（图 19－7）。切口两端正在括约肌断端收缩时在皮肤显示凹陷的外侧。

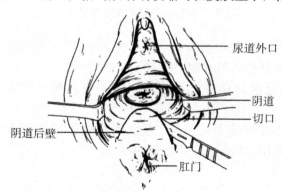

图 19－7　阴道后壁弧形切口

· 441 ·

2. 切开阴道黏膜，向下潜行将阴道后壁黏膜与直肠前壁分开，并向下翻转、暴露、寻找外括约肌断端，最后显露两侧肛提肌断缘（图 19－8）。

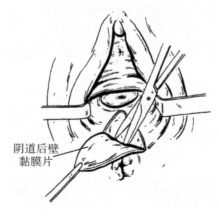

图 19－8　分离阴道黏膜，并向下翻转

3. 用剪刀或止血钳继续游离外括约肌及肛提肌的断端。再从裂缘切口分离直肠黏膜下层，使直肠阴道隔分离，用丝线重叠缝合 3～4 针（图 19－9）。但不宜过紧，以免肛门狭窄。

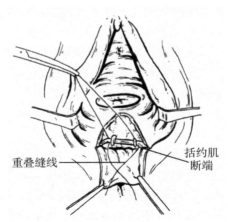

图 19－9　游离括约肌断端重叠缝合

4. 示指伸入肛管，检查括约肌缝合是否足够紧，如不够紧再缝合较多肌纤维。然后在中线缝合耻骨直肠肌，加强括约肌（图 19－10）。

5. 复回黏膜片，使黏膜片由于缝合括约肌成为突出皱褶，做成会阴体，以免生成狭窄。

6. 消毒阴道，修整切除多余阴道黏膜，丝线间断缝合阴道黏膜切口（图 19－11）。取出肠腔、阴道内棉球，外用敷料包扎，丁字带固定。

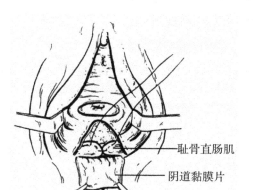

图 19 – 10　缝合耻骨直肠肌

- 耻骨直肠肌
- 阴道黏膜片

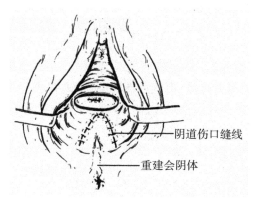

图 19 – 11　缝合阴道伤口

- 阴道伤口缝线
- 重建会阴体

（七）术中注意事项

1. 分离直肠阴道隔时，手法要轻巧，不能损伤直肠阴道壁，以减少感染机会。

2. 缝合括约肌和肛提肌时，术者示指放入肛内，应以肛门能通过示指末节为度，不宜过紧，否则造成肛门狭窄。

（八）术后处理

1. 卧床休息，平卧位。

2. 留置导尿至拆线。

3. 余同括约肌修补术。

（蔺兵虎）

第三节　肛门后方盆底修补术

（一）概述

Parks 于 1971 年设计这种手术，折叠缝合两侧肛提肌和耻骨直肠肌，增强肛门直肠角，加长肛管。因此，又称肛门后方直肠固定术。

（二）适应证

适于自发性失禁，扩张术后引起的失禁和直肠脱垂手术固定后仍有失禁。

（三）术前准备

同肛门括约肌修补术。

（四）麻醉

简化骶管麻醉或双阻滞麻醉。

（五）体位

折刀位或截石位。

（六）手术步骤

1. 常规消毒后，在距肛门后缘约 6cm 处，向肛门两侧做倒 V 形皮肤切口（图 19 - 12）。

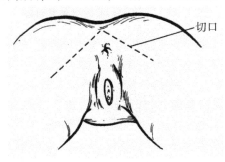

图 19 - 12　倒 V 形切口

2. 将皮肤和皮下脂肪组织由外括约肌的后部纤维分离，并将皮肤向前翻转，显露和确认内外括约肌间沟。

3. 在外括约肌和内括约肌之间分离，将内括约肌由外括约肌分离，并将外括约肌牵向后方（图 19 - 13）。

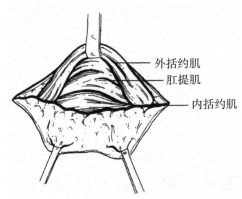

图 19 - 13　分离内、外括约肌

4. 向前牵开肛管和内括约肌，向上分离到耻骨直肠肌和肛提肌上缘，显露直肠后壁及两侧约 2/3 周的肠壁（图 19 - 14）。

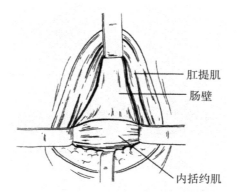

图 19 - 14　显露直肠后壁

5. 两侧肛提肌穿入缝线，牵紧缝线将两侧肌内由后向前间断缝合两层，使盆底修补（图 19 - 15）。

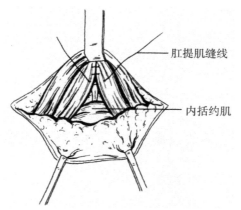

图 19 - 15　缝合肛提肌，修补盆底

6. 折叠缝合耻骨直肠肌，使肌肉缩短，肛管直肠角前移，恢复正常角度（图 19 - 16）。折叠缝合外括约肌（图 19 - 17）。

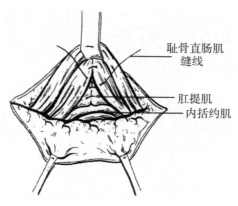

图 19 - 16　折叠缝合耻骨直肠肌

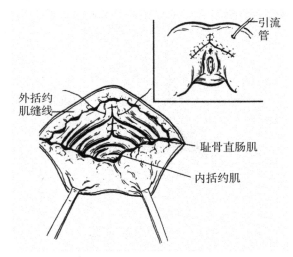

图 19 – 17　折叠缝合外括约肌

外括约肌缝线

耻骨直肠肌

内括约肌

引流管

7. 创面用抗生素溶液洗净后，皮下置引流管，缝合皮下组织、皮肤。

（七）术中注意事项

1. 沿肛门内、外括约肌间沟分离可避免出血。

2. 分离肛提肌、耻骨直肠肌不要损伤肠壁。

3. 骶前筋膜不要切开，防止骶前大出血。

（八）术后处理

1. 术后应用缓泻剂、坐浴等方式促进排便，指导患者正常排便，应避免长时期用力排便。

2. 保持创面清洁。排便后及时坐浴、换药。

3. 余同肛门括约肌修补术。

（蔺兵虎）

第四节　肛门括约肌折叠术

肛门括约肌折叠术已有 100 余年历史，多在肛门前方作折叠手术，将肛门前括约肌折叠，以加强括约肌张力，缩紧肛门的一种手术方法。

一、肛门前方括约肌折叠术

（一）适应证

肛门括约肌松弛及肛门完全失禁。

（二）术前准备

同肛门括约肌修补术。

（三）麻醉

简化骶管麻醉或双阻滞麻醉。

（四）体位

截石位。

（五）手术步骤

1. 常规消毒后，铺无菌巾单。在肛门前方距肛门缘 1～2cm 处做一半圆形切口。

2. 切开皮肤和皮下组织，游离皮片并将其向后翻转覆盖肛门。向深处分离，显露外括约肌，可见其由肛门两侧向前向内行向会阴体，在两侧外括约肌和内括约肌间可见一三角形间隙（图 19－18）。

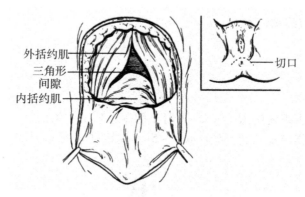

外括约肌
三角形间隙
内括约肌
切口

图 19－18　两侧外括约肌和内括约肌间三角形间隙

3. 用丝线间断折叠缝合内、外括约肌，闭合原三角间隙，缩紧肛管（图 19－19）。

4. 复回皮片，间断缝合皮下和皮肤，外用无菌纱布压迫，丁字带固定。

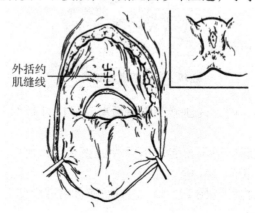

外括约肌缝线

图 19－19　折叠缝合外括约肌，闭合三角形间隙

（六）术中注意事项

1. 缝合肌肉时要缝合肌膜，少缝合肌纤维，以免肌肉坏死引起肛管狭窄。

2. 严格无菌原则，及时更换手套，以防污染切口。

（七）术后处理

同括约肌修补术。

二、经阴道外括约肌折叠术

（一）适应证

适于肛门括约肌松弛的女性患者。

（二）术前准备

同会阴缝合术。

（三）麻醉

简化骶管麻醉或双阻滞麻醉。

（四）体位

截石位。

（五）手术步骤

1. 在阴道黏膜下组织内注入1：20万肾上腺素生理盐水溶液。

2. 经阴道后缘黏膜与皮肤交界处作长4～5cm横切口（图19－20）。

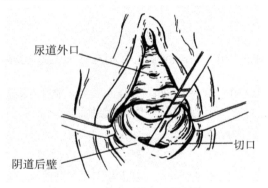

尿道外口

切口

阴道后壁

图 19－20　阴道后壁横切口

3. 提起阴道后壁黏膜，向上锐性分离阴道后壁，显露外括约肌前部。将外括约肌向前方牵起，判断其松弛程度。

4. 将肛门括约肌及直肠阴道隔提起，用丝线折叠缝合，使括约肌紧缩。缝合时进针不宜过深，避免穿透直肠阴道隔（图19－21）。

5. 在伤口上方缝合肛提肌（图19－22），最后缝合阴道后壁（图19－23）。

（六）术中注意事项

1. 做切口前，可于阴道黏膜下注射肾上腺素生理盐水，既便于分离，又减少渗血。

2. 切口应在阴道内，在正常组织内分离和缝合括约肌，可减少感染。

3. 缝合括约肌时，进针不宜过深，避免穿透直肠阴道隔。

4. 折叠缝合括约肌时，亦应只缝肌膜，少缝肌纤维。

5. 折叠后肛管应能通过示指末节为宜。

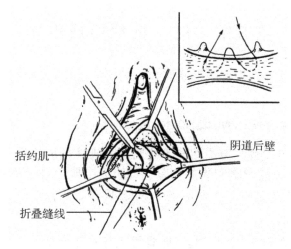

括约肌

阴道后壁

折叠缝线

图 19 – 21　折叠缝合括约肌

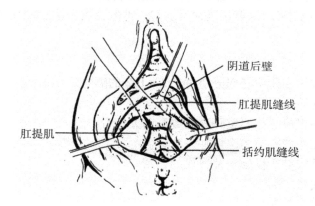

阴道后壁

肛提肌缝线

肛提肌

括约肌缝线

图 19 – 22　缝合肛提肌

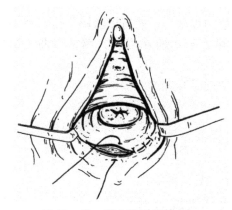

图 19 – 23　缝合阴道后壁伤口

（七）术后处理

同会阴缝合术。

（蔺兵虎）

第五节　肛门括约肌成形术

肛门括约肌成形术是将肌肉或筋膜移植于肛管周围，代替或加强括约肌功能的一种手术方法。

一、股薄肌移植括约肌成形术

国外1952年Pickrell最先报道应用此术式治疗先天性畸形所致大便失禁。1959年，张庆荣将此术式应用于直肠癌腹会阴直肠切除，会阴人工肛门的括约肌重建手术。1982年，张庆荣报道57例成年人失禁中，优等24例，良好25例，较好5例，无效3例。

（一）股薄肌解剖

股薄肌是大腿内侧的浅表长肌，起于耻骨弓上缘和耻骨结节下缘，垂直向下成圆形肌腱，经股骨内侧髁后下方，向前绕过胫骨内髁成为扁腱，附着在胫骨内髁下方的胫骨内侧面。其血供来自股动脉，第2~第4腰神经支配，神经血管束由股薄肌上1/3进入肌肉，手术时切勿损伤。

（二）适应证

1. 括约肌完全破坏和无功能部分超过1/3~1/2的病例。
2. 先天性无括约肌。
3. 肛门括约肌缺损或功能严重障碍造成肛门失禁者。
4. 括约肌损伤无法修补或多次修补失败者。
5. 长期直肠脱垂或肛管极度松弛造成的失禁。
6. 肛门完全性失禁。
7. 年龄在5岁以上小儿。

（三）术前准备

1. 术前全面了解肛门失禁的程度，术前行钡灌肠、排粪造影、肛肠测压、肌电图检查。
2. 选股薄肌较发达的一侧，于术前在内收大腿，弯曲小腿状态下用甲紫绘画出该肌走向。
3. 术前其他准备同肛门括约肌修补术。

（四）麻醉

连续硬膜外麻醉。

（五）体位

先取仰卧、双下肢外展位，后改截石位。

（六）手术步骤（以左侧大腿为例）

1. 先取仰卧、双下肢外展位，分别于左侧大腿内侧上1/4隆起处（上切口）、膝关节内上方（中切口）、胫骨粗隆内下方（下切口），做3个纵向切口（切口长度4~5cm）。经上切口，切开皮肤和皮下组织，在内收长肌内侧显露股薄肌，切开股薄肌筋膜，以手指和血管钳将肌肉游离，以纱条牵引之（图19-24）。

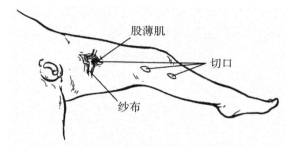

图 19 – 24　股部上、中、下三处皮肤切口

2. 经中切口在缝匠股后方找到肌薄肌，以血管钳挑动肌腱，可见上切口之股薄肌移动。用示指钝性分离上、中切口之间的股薄肌。牵开胫骨结节下方的切口，显露扁平的股薄肌腱，并游离肌束，将肌腱由骨膜切断，将已完全游离的股薄肌全部由上切口拉出，用盐水纱布包裹，以备移植，关闭中、下两切口（图 19 – 25）。

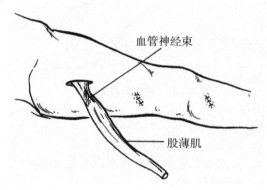

图 19 – 25　从上切口牵出游离的股薄肌，缝合中、下切口

3. 改截石位，于右耻骨结节处，肛门前、后正中线分别距肛门 2cm 处，各做纵切口长约 3cm。并用血管钳和示指经切口在括约肌间沟以上绕肛管钝性分离一周，再从肛门前正中切口绕皮下分别与右耻骨切口和左大腿上 1/4 伤口钝性分离相交通，形成一与股薄肌粗细相当的隧道（图 19 – 26）。

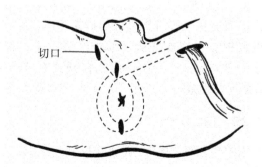

图 19 – 26　右耻骨结节，肛门前后正中切口及隧道

4. 绕肛门前正中切口，将股薄肌断端拉入隧道，沿隧道环绕肛管一周，于前方交叉后，到达右耻骨结节切口引出。改仰卧位，使两下肢伸直，使股薄肌完全松弛，牵紧肌腱，确定肛管紧度，一般伸入指尖即可。将其断端固定于耻骨结节骨膜上，一般固定2~4针（图19-27）。

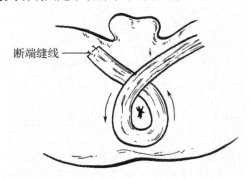

断端缝线

图19-27　缝合固定断端

5. 缝合所有皮肤切口，肛门后正中切口可放置橡皮引流条无菌纱布压迫，丁字带固定。

（七）术中注意事项

1. 术前、术中严格无菌操作，以防因感染使手术失败。

2. 游离股薄肌时，应注意避开大隐静脉，并保持股薄肌运动和营养的神经血管束，以免影响运动功能。

3. 患者矮小肥胖、肌腱较短者，可将肌腱固定于坐骨结节和肛提肌上，这时不做耻骨结节下切口，而在对侧坐骨结节处做一切口。该切口与前方切口做一隧道，将肌腱通过隧道拉出，并将肌腱末端分为两半，一半固定于坐骨结节，另一半固定于肛提肌。

（八）术后处理

1. 术后卧床1周。术后继续给无渣流质饮食数日，直至伤口愈合为止，改为普食。

2. 全身应用抗生素7天，以预防切口感染。

3. 术后36~48小时拔除橡皮引流，及时更换敷料，保持各伤口清洁干燥。

4. 控制排便1周，训练定时排粪。

5. 术后2周开始股薄肌活动训练。有排粪感时内收两侧大腿，手压下腹部，躯干弯向前方，增强排粪反射。外展小腿可使肛门紧缩，内收大腿和弯曲躯干可使肛门松弛。

6. 术后2周肛管指诊，若有狭窄可行扩肛，但应循序渐进，以示指末节能通过即可。

7. 术后6周或手术的同时，找出支配股薄肌神经的主干，将电板片固定在神经束上，神经刺激器置于第五肋骨下方皮下，术后用体外磁控开关有节奏地打开刺激器，使肌肉收缩，防止肌肉萎缩，以增强远期疗效——即带蒂股薄肌移植电刺激股薄肌神经术。

二、臀大肌移植括约肌成形术

1902年，Chotwood首次报道用两条臀大肌片治疗肛门失禁。臀大肌是一大的、有张力的肌肉，其下缘靠近肛门，容易移植。因此，如括约肌的神经损伤，臀大肌可代替其功能。

（一）适应证

术前准备、麻醉均同股薄肌移植肛门成形术。

（二）麻醉

连续硬膜外麻醉或双阻滞麻醉。

（三）体位

折刀位。

（四）手术步骤

1. 在尾骨与坐骨结节之间臀部两侧各做一斜切口约 5cm（图 19 - 28）。

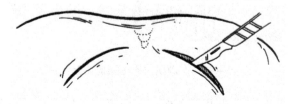

图 19 - 28　臀部两侧斜切口

2. 切开皮肤及皮下组织，显露臀大肌，将两侧臀大肌内缘游离成一条宽约 3cm 肌束，勿损伤神经（图 19 - 29）。

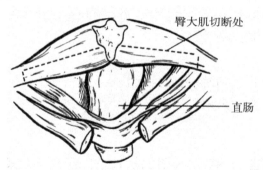

图 19 - 29　做带蒂的臀大肌肌瓣

3. 围绕肛管在肛门前方和后方做皮下隧道，并由臀部切口和肛门外弯切口之间做成隧道（图 19 - 30）。

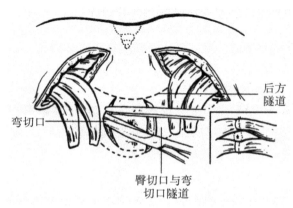

图 19 - 30　围绕肛管做皮下隧道

4. 将左右两侧下部肌肉断端通过隧道牵向会阴，并将两断端重叠缝合。上部肌肉断端牵向后方，围绕肛管重叠缝合（图 19 – 31）。

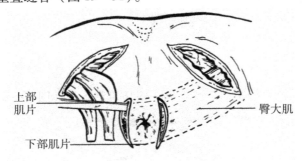

上部
肌片

臀大肌

下部肌片

图 19 – 31　两侧肌肉通过隧道重叠缝合

5. 切除伤口瘢痕后间断缝合皮肤，置橡皮条引流，乙醇消毒纱布覆盖。

（五）术中注意事项

1. 游离臀大肌时，注意勿损伤神经，以免肌肉坏死。

2. 分离直肠前方时，注意勿损伤尿道。

3. 为使肌瓣无张力地环绕直肠一周，预先设计好肌瓣所需长度。

4. 彻底止血，防止创口感染。

（六）术后处理

1. 手术 2 周后训练肛门括约肌功能，不宜过早。

2. 同余薄肌移植括约肌成形术。

（蔺兵虎）

第六节　S 形皮片肛管成形术

1959 年，Forguson 用这种手术治疗痔环切畸形，以后用于治疗肛门失禁。

（一）适应证

适用于因肛门皮肤完全缺损和黏膜外翻所致的感觉性肛门失禁。

（二）术前准备

同肛门括约肌修补术。

（三）麻醉

简化骶管麻醉或双阻滞麻醉。

（四）体位

截石位。

（五）手术步骤

1. 沿黏膜与皮肤连接处环形切开，将黏膜和瘢痕组织由下方括约肌分离，向上到齿状线上方，显露内括约肌，切断黏膜并将瘢痕组织切除（图 19 – 32）。

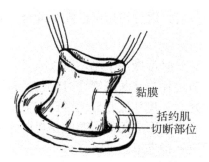

图 19 – 32　切除脱垂的直肠黏膜

2. 肛门为中心做 S 形切口，在肛门两侧做成两个皮片，皮片底在肛门两侧相对，其底宽应与其深高度相等。皮片厚薄度一致并带有少量脂肪（图 19 – 33）。

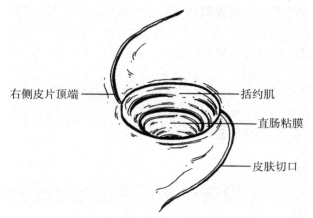

图 19 – 33　以肛门为中心作 S 形切口

3. 将一侧皮片顶部牵向肛管前方，一侧牵向后方，与直肠黏膜缝合。两侧皮片移植后，皮片边缘在肛管前后中线上有自然对合，缝合数针，从而使肛管完全由皮肤遮盖（图 19 – 34）。

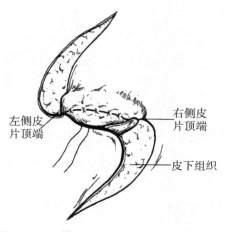

图 19 – 34　转移皮瓣与直肠黏膜及肌层缝合

4. 两侧皮片与黏膜缝合完毕后，取皮切口可以完全缝合，有时一部分开放。

（六）术中注意事项

1. 皮片缝合后应无张力，必要时可做一个小切口以减张。

2. 反切除多余直肠黏膜，而皮片与其断缘缝合时应包括直肠层。

3. 设计 S 形切口作两个皮片时，皮片底在肛门两侧相对，其底宽应与其高度相等。

4. 术中止血要仔细，特别是皮片下应无渗血，防止血肿形成。

5. 缝合形成后的肛管应通过示指末节。

（七）术后处理

同肛管括约肌修补术。

（八）述评

尚有很多术式，根据不同的病因和病情，选择相适应的术式，非常重要。但任何手术的成败、与围术期的处理密切相关。如术前控制饮食。机械性肠道准备，术中无菌操作要严格，保护手术区不受肠道和阴道分泌物污染、严密止血、缝合张力不宜过大、彻底切除瘢痕组织、以利切口愈合。术后控制饮食，输液 5~6 天、并加抗生素。给予止泻剂、控制稀便，会阴修补术时要留置导尿管 5~6 天、伤口消毒、预防感染也是手术成功的关键。愈合牢固后，坚持肛门括约肌功能锻炼、每日练习缩肛运动数十次。术后能控制软便，稀便常不能控，可视为效果良好，不能完全恢复正常。

（张　莹）

第七节　带蒂股薄肌移植电刺激股薄肌神经术

由于单纯的股薄肌移植括约肌成形术的远期疗效较差，术后 4 年约 30% 的患者仍有肛门不完全失禁，其原因是股薄肌的进行性萎缩，故使该术式的应用有减少趋势。带蒂股薄肌移植，电刺激股薄肌神经术是近年来的新手术，为动力性肌薄肌成形术，即在行股薄肌移植括约肌成形术的同时，找出支配股薄肌神经主干，将电极片用 4-0 不吸收缝线固定在神经束上，神经刺激器置于第 5 肋下方的皮下，神经刺激器与电极片的电源导线通过胸腹的皮下隧道相连接，术后用体外磁控开关有节奏地打开刺激器，使肌肉收缩，防止肌肉萎缩，以增强远期疗效。

（一）适应证

1. 神经性肛门失禁，其他方法处理失败或有禁忌证者。

2. 肛管、直肠发育不全。

3. 早期直肠癌患者行腹会阴联合切除，术后无局部复发及远处转移，需原位肛门重建者。

（二）禁忌证

1. 股薄肌及其支配神经受损或有病变者，如硬皮病等。

2. 肿瘤远处转移或盆腔复发者。

3. 会阴部脓肿或克罗恩病患者。

4. 装有心脏起搏器者。

（三）术前准备

1. 向患者讲清手术的性质及失败的可能性，并讲解刺激器及磁控开关的用法，让患者有足够的思想准备。

2. 选择电极放置部位，电极刺激器开关埋于肋骨下缘的皮下，女性患者注意不要与胸罩摩擦，位置选定后做标记。肛门切除需重建原位肛门者，造口位置也应在术前选定好，并做好标记。

3. 肠道准备同直肠癌手术。

（四）麻醉及体位

全麻或持续硬膜外麻醉。体位采用加有 Allen 脚蹬的 Lioyd Davis 体位（图 19－35）。消毒范围包括会阴、腹股沟及大腿。如造口在右腹部者，选用左侧股薄肌，股薄肌是大腿内侧最表浅的肌肉，起于耻骨联合和耻骨，向下经过股骨内上髁后下方止于股骨内侧。该肌近端宽，远端扁平。该体位使患者会阴部悬吊，离开手术床。尾骶部用枕头垫好，肩部亦应垫好，防止患者移动，该体位的优点是术中不变换体位。否则先采用仰卧位，待大腿的股薄肌取好后，再改为膀胱截石位行会阴部手术。

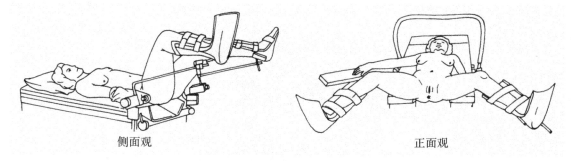

侧面观　　　　　　　　　正面观

图 19－35　Lioyd－Davis 体位

（五）手术步骤

1. 采用后一种体位者，即先仰卧位，供肌的下肢稍内收及稍弯曲膝关节，摸清股薄肌的位置，在大腿内侧中下段 1/3 处做 3～4cm 长的纵切口（第一切口），显露呈带状的股薄肌远端，向上下游离该肌。在膝内上方做 4cm 长的斜切口（第二切口），找到股薄肌的止点，在止点处将该肌切断，并保持肌腱末端的完整，以备后用。在两切口之间用长弯血管钳做一隧道，将该肌的断端从大腿切口拉出。然后在大腿内上方做 6cm 长的纵切口（第三切口），并游离股薄肌（图 19－36）。向上游离至支配该肌的神经血管束时，注意保护勿损伤该神经血管束。血管蒂通常在股薄肌的中上 1/3 交界处进入该肌。仔细分离血管蒂及周围组织，血管蒂的上方可找到支配股薄肌的神经末梢支，支配股薄肌的主干在血管蒂近端约 3cm，内收长、短肌之间进入该肌（图 19－37），用 0.5 伏的电极刺激神经可引起肌肉收缩。清理神经连于内收短肌方面的组织，但神经的下面不要分离。在支配内收短肌神经支的远端与股薄肌神经形成末梢支之前为电极片放置点。用 4－0 号丝线缝合固定，缝时不要损伤神经，缝好后用磁控开关打开刺激器试验，以确保电极放在神经主干上（图 19－38）。

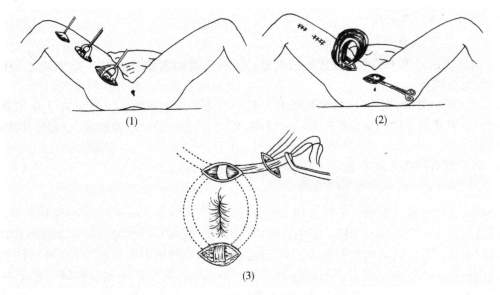

图 19 – 36 股薄肌切口及移植方法

（1）切口；（2）分离股薄肌；（3）电极刺激肌肉收缩

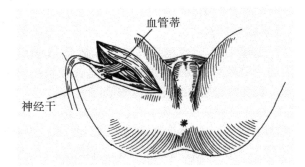

图 19 – 37 分离血管蒂及周围组织，注意保护股薄肌的神经血管束

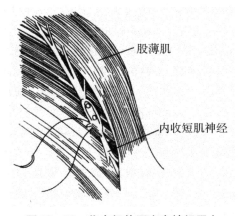

图 19 –38 将电极片固定在神经干上

2. 股薄肌游离完毕并安装好电极片后，在肛门前后 2.0cm 各做一切口，在距肛门两侧约 3cm 做环绕肛门的皮下隧道。然后股薄肌绕肛门一周，并将其肌腱固定在耻骨结节上。

3. 在腹股沟韧带中点上方约 5cm 处做一个约 2cm 的切口。用长血管钳在皮下做一隧道与大腿上端切口沟通，然后用止血钳夹住与电极片相连的导线头部，轻轻地从腹股沟韧带上方的切口牵出。

4. 在锁骨中线第 5 肋下缘做一个 5cm 弧形切口，切口要深至足以埋下刺激器。从腹股沟韧带上方的切口用长套管针在皮下做隧道，从上部切口穿出，拔除套管针，通过套管针将导线从隧道穿至上腹部切口，以备与刺激器相连（图 19 - 39）。

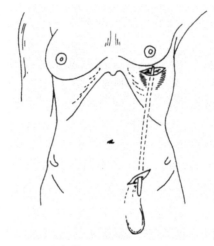

图 19 - 39 通过套管针将导线从隧道穿至上腹部切口

5. 导线连接部分要经过硅胶护套穿出，为确定保护套能准确封闭，在护套嵌入前，拧紧刺激器连接部位的 4 个螺丝，并用无菌生理盐水润滑刺激锥状入口。然后松开连接部的 4 个螺丝，导线连接头从锥状入口插入刺激器的连接部（注意导线连接接头充分插入刺激器的连接部分非常重要）并用特制的小轮压紧，最后将护套套在刺激器上。

6. 刺激器放置在锁骨中线第 5 肋间的组织中，环氧树脂面朝上，多余的导线放在植入体的后面，注意不要打结、皱褶。缝合该处皮下组织和皮肤（图 19 - 40）。

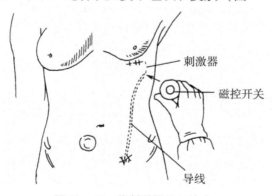

图 19 - 40 将刺激器植入体内

7. 缝合下脚远端两个皮肤切口及腹部皮肤切口后，患者改截石位。距肛门 2cm 的前、后正中线处各做 3cm 的横切口。用长弯血管钳在肛门两侧潜行分离做两个隧道，将股薄肌从大腿根部切口牵出，将股薄肌通过隧道拉至肛门前方切口，围绕肛门一侧到肛门后方，再绕过对侧隧道到肛门前方，在对侧的坐骨结节处切口牵出。股薄肌围绕肛门一周，拉紧肌腱，紧缩肛门，将肌腱缝合固定于坐骨结节的骨膜上，最后缝合切口。注意固定肌腱时肛门应能通过一示指。手术后通过体外磁控开关来控制刺激器的开关，经常保持对股薄肌一定频率及强度的刺激，防止股薄肌萎缩。缝合所有皮肤切口。

（六）术中注意事项

1. 术中游离股薄肌时，切勿损伤股薄肌近端的主要神经血管束，这是保证股薄肌成活及手术成功的重要环节。

2. 安置刺激器的电极片时，一定要放在支配股薄肌神经的主干上，而不能放在该神经的分支上，以保证术后整块股薄肌都受到电刺激，防止肌肉萎缩。

3. 刺激器的连接点与导线连接头一定要连接妥当，并将螺丝拧紧，套好硅胶护套。硅胶护套一定要用特制的齿轮压，使护套能有效地起到保护作用，防止刺激器植入体受损。

4. 术中应调整好刺激器植入体的波幅、频率及开启时间和断开时间。

（七）术后处理

1. 患者在 3 天内两腿并拢卧床休息，3 天后鼓励活动。如果所有切口均愈合，10 天后开始长期电刺激。刺激器设置和训练方法按以下步骤（表 19 - 1）：

表 19 - 1　刺激器设置和训练方法

时间（周）	1~2	3~4	5~6	7~8	>8
波幅（usec）	210	210	210	210	210
频率（Hz）	12	12	12	12	12
开启时间（s）	2	2	2	2	2
断开时间（s）	6	4	2	1	1

2. 如已行肠造口者，术后两天造口袋内有气体后即可进流质。如未行肠造口，术后应用深静脉高营养 5~7 天，然后进流质饮食。预防应用抗生素。

3. 术后大便不成形，次数多者，应用收敛止泻剂。

（八）并发症

1. 误伤支配股薄肌的神经血管束在分离股薄肌中上 1/3 时，应注意保护，勿损伤神经和血管。

2. 股薄肌萎缩　注意用磁控开关开启刺激器刺激股薄肌，防止该肌萎缩失去控制大便的作用。

（九）述评

带蒂股薄肌移植电刺激股薄肌神经术是近几年来开展的一种新式手术。由于不带电刺激的股薄肌移植术时间长了之后肌肉萎缩，疗效不好，故对该肌的单纯移植逐渐减少。带电刺激的股薄肌移植术，对股薄肌的萎缩有一定的预防作用，从而增强了疗效。但由于此类手术开展不多，时间也不长，刺激器能工作多少年等问题还有待临床进一步验证，并且该仪器昂贵，目前应用不多。

（蔺兵虎）

第八节　可控式水囊人工肛门植入术

（一）适应证

1. 先天畸形　高位肛门直肠闭锁。

2. 各种神经源性肛门失禁。

3. 各种重症肛门失禁　肛门括约肌缺如超过半周的创伤性肛门失禁、产伤性肛门失禁、医源性肛门失禁。

4. 直肠癌 Miles 术后会阴原位造口。

5. 各种肛门括约肌修补术、肛门成形术失败，需行永久性结肠造口者。

（二）禁忌证

1. 潜在感染　肛门周围组织感染未控制、肛门皮肤破溃者。

2. 解剖异常　直肠阴道瘘、直肠阴道隔薄弱、严重会阴下降者。

3. 肛周有广泛性瘢痕者　肛管直肠狭窄者、严重直肠炎者。

4. 恶性肿瘤未根治者　近期盆腔放疗者。

5. 小儿和婴幼儿者　对医用硅胶材料过敏者。

6. 能通过括约肌修补术或肛门成形术治愈的各种肛门失禁者。

（三）术前准备

1. 让患者及家属了解手术的性质、人工肛门括约肌的构造和使用方法。

人工肛门括约肌主要包括括约带、控制泵、调压囊三个部分。括约带环绕肛管周围，控制泵放置在阴囊或大阴唇皮下，调压囊放置在膀胱前间隙。整个装置充满液体。正常情况下，调压囊将液体压入括约带，使肛门闭合。排便时，反复按压控制泵数次，液体自括约带回流到调压囊内，肛门开放。排便结束后数分钟，液体自调压囊自动压入括约带，肛门重新闭合。

2. 肠道准备。

3. 预防性应用抗生素。

4. 慢性腹泻患者应行结肠造口转流粪便。

（四）麻醉及体位

全麻。截石位。

（五）手术步骤

1. 人工肛门括约肌配件　人工肛门括约肌为可植入性弹性硅胶假体，主要由 3 个配件组成：括约带、控制泵、调压囊。配件准备：①将配件侵入专用填充液中。用无损伤针头将

· 461 ·

括约带填满后再抽空，从而排出空气；②将控制泵连接导管的两端均侵入填充液，反复轻轻挤压控制泵使空气完全排出；③用40ml左右的填充液使调压囊充满，并排出空气。

2. 植入括约带

（1）肛门周围皮下隧道的分离：距肛缘2～3cm，在肛门前方做一个弧形切口或在肛门两侧做垂直切口，切口长3～5cm。围绕肛门钝性做皮下隧道（图19－41）。

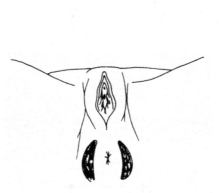

图19－41　围绕肛门做皮下隧道

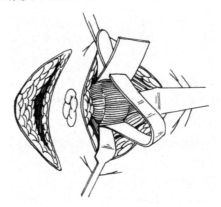

图19－42　测量所需括约带大小

（2）选用合适的括约带：括约带宽度有2.0cm、2.9cm、3.4cm三种型号，长度有9～14cm六种型号。标准是：宽度等于分离的肛管长度，长度等于肛管周围皮下隧道的周长。用专用的括约带量尺测量，同时行直肠指诊协助判决（图19－42）。

（3）放置括约带：利用量尺作引导，将括约带围绕于肛管周围，并扣好括约带（图19－43），将括约带两端边缘用专用无损伤针线间断缝合数针。

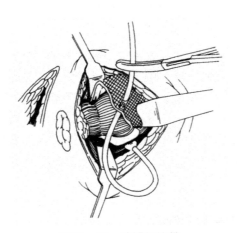

图19－43　放置括约带

3. 植入调压囊

（1）选用合适的调压囊：调压囊有80～120cmH₂O压力四种型号。根据括约带大小、患者排便情况进行选择。括约带大、经常排稀便患者，应选用压力较大的调压囊。

（2）放置调压囊：耻骨上横切口，长3～5cm，分开腹直肌，钝性分离，将调压囊放入耻骨后，膀胱前方的陷窝内（图 19 - 44），注水 55ml 充盈调压囊（图 19 - 45）。

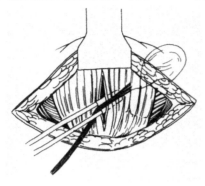

图 19 - 44　放置调压囊

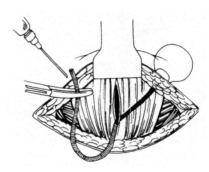

图 19 - 45　充盈调压囊

（3）验证系统：调压囊与括约带通过导管相接（图 19 - 46），60 秒后括约带充盈增压，术者可通过直肠指诊或肛管测压方法检查肛管压力，从而判断能否理想地控制排便。如果肛管过紧或过松，则需要更换合格的括约带或调压囊。检验结束后，夹闭导管使括约带保持充盈，抽出调压囊内的液体，再注入 40ml 填充液后，夹闭导管。

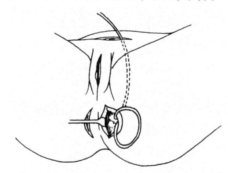

图 19 - 46　括约带与调压囊通过导管相连，验证人工肛门括约肌系统

4. 植入控制泵　通过耻骨上切口向阴囊或大阴唇钝性分离，形成一个间隙（图 19 - 47）。将控制泵放入间隙内，注意使控制钮向前，使用时容易操作（图 19 - 48）。应用专用接头将各个导管连接，按压控制泵上的关闭按钮，使括约带松弛，人工肛门括约肌系统暂时不起作用。仔细止血，按层次用可吸收缝线仔细缝合切口。一般不放置引流。

（六）术中注意事项

1. 肛门前方的弧形切口可有效减少切口张力。肛门两侧垂直切口便于操作，但缝合时张力较大。切口应尽量避开瘢痕组织，如果切口张力大，可局部转移带蒂皮瓣减少张力。可能压迫括约带的瘢痕必须切除，创面也可用带蒂皮瓣填充。

2. 选择括约带的型号相当重要，手术中要经常进行直肠指诊检查肛管压力，要求括约带排空时肛管可完全张开，括约带充盈时肛管可完全闭合。

3. 括约带最佳位置为肛管直肠交界处，不宜过浅。

4. 控制泵可根据患者情况选择植入左侧或右侧。植入左侧时应逆时针放置括约带，植入右侧时应顺时针放置括约带。

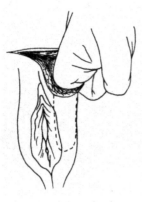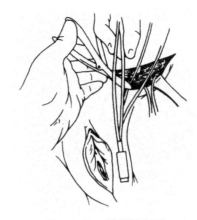

图 19 - 47　钝性分离　　　　　图 19 - 48　放置控制泵

5. 整个系统均用专用填充液注满，必须排空气泡。必须应用等张、等渗的液体填充。专用填充液 X 线透视可显影，生理盐水则不能通过透视观察人工肛门括约肌的情况。

6. 避免用普通血管钳夹压人工肛门括约肌假体的任何配件，否则可能造成破坏。

（七）术后处理

1. 术后 24 小时内控制泵周围冷敷和压迫，避免血肿。

2. 术后 48 小时内静脉应用抗生素，之后可改为口服抗生素。

3. 未行结肠造口患者禁食 3 天，可应用减少肠蠕动药物。

4. 会阴伤口经常换药。

5. 出院后会阴部应用尿垫，保持干燥，肛门周围避免压迫。

6. 3～6 周后进行随访和肛管直肠功能检查。

7. 6～8 周开始教会患者如何使用人工肛门括约肌。

8. 规律排便后，夜间可关闭人工肛门括约肌。

9. 结肠造口患者术后 3 个月左右可行造口关闭术，造口期间应暂时关闭人工肛门括约肌。

10. 如果人工肛门括约肌系统内液体减少，可自皮下用无损伤针穿刺加液。控制泵下方有加液孔。

（八）并发症及其处理

1. 切口感染　发生率 10% 左右，与植入假体和粪便污染切口有关，一旦感染应立即取出部分或全部假体。

2. 切口裂开　多发生在肛管两侧垂直切口病例，应避免纵切横缝或横切纵缝，避免 Y 形缝合。及时处理便秘，防止过度用力排便。

3. 慢性疼痛　慢性疼痛可由于人工肛门括约肌型号不当或括约带植入深度不够造成，常常需要再次手术，更换括约带。

4. 皮肤破损　多发生在肛门周围，少数发生在控制泵表面皮肤。与瘢痕压迫、假体过浅有关。皮肤破损后极易发生感染，应及时手术处理。应用皮瓣覆盖效果好，单纯缝合常常失败。

5. 控制泵机械障碍和括约带破裂 为少见并发症，需再次手术。

6. 出口梗阻 主要由于括约带长度不够造成。括约带一般选用 11cm 以上，连接调压囊验证系统时，自调压囊注入括约带的液体应大于 2ml。

7. 排便控制不良 10% 的患者术后控制稀便不佳，可服用止泻药物。

（九）述评

人工肛门括约肌植入术是近几年治疗严重肛门失禁的一种新手段，手术时间一般为 60～120 分钟。国内对此手术的开展才刚刚起步，故手术经验积累及远期疗效的观察还远远不够，但该手术简便、安全，而且效果较好，对于重症复杂病例，其效果优于其他方法，值得推广应用。但由于系异物植入，故感染率较高，而且费用昂贵，并有机械故障的报道。但随着手术病例增多，以及手术技能的提高和熟练操作，各种并发症发生率的逐步下降，将会进一步提高治疗效果。

（蔺兵虎）

参考文献

[1] 李春雨，汪建平. 肛肠外科手术技巧 [M]. 北京：人民卫生出版社，2013.

[2] 何永恒，凌光烈. 中医肛肠科学 [M]. 北京：清华大学出版社，2011.

[3] 张东铭. 盆底肛直肠外科理论与临床 [M]. 北京：人民军医出版社，2011.

[4] 张有生，李春雨. 实用肛肠外科学 [M]. 北京：人民军医出版社，2009.

[5] 李春雨. 肛肠病学 [M]. 北京：高等教育出版社，2013.

[6] 蔺兵虎，龚明敏，王建军，等. 重组人生长激素对老年急性肠梗阻肠黏膜屏障功能、细菌移位及全身炎症反应的影响 [J]. 世界华人消化杂志，2016（4）：643-647.

[7] 蔺兵虎. 逆蠕动盲肠直肠吻合术与结肠全切除回直肠吻合术治疗重度顽固性慢传输型便秘的比较 [J]. 临床外科杂志，2015（4）：275-277.

[8] 蔺兵虎. 大肠癌并发肠梗阻一期手术治疗的疗效及并发症观察 [J]. 实用癌症杂志，2014（4）：475-476.

第二十章

急危重症处置及手术麻醉护理

第一节 消毒与灭菌原则、要求及常用消毒剂的应用

一、消毒与灭菌原则及要求

（一）选择消毒与灭菌方法的原则

（1）使用经卫生行政部门批准的消毒药、器械，并按照批准使用的范围和方法在医疗机构及疫源地等消毒中使用。

（2）根据物品污染后的危害程度选择消毒灭菌方法。

（3）根据物品上污染微生物的种类、数量和危害程度选择消毒灭菌的方法。

（4）根据消毒物品的性质选择消毒方法。

（二）实施要求

（1）凡进入人体组织、无菌器官、血液或从血液中流过的医疗用品必须达到灭菌要求，如外科器械、穿刺针、注射器、输液器、各种穿刺包、各种人体移植植入物、需灭菌内镜及附件（腹腔镜、胸腔镜、关节镜、胆道镜、膀胱镜、宫腔镜、前列腺电切镜、经皮肾镜、鼻窦镜等）、各种活检钳、血管介入导管、口腔科直接接触患者伤口的器械和用品等。

灭菌方法：压力蒸汽灭菌；环氧乙烷灭菌；过氧化氢低温等离子灭菌；2%碱性戊二醛浸泡10h。

（2）接触破损皮肤、黏膜而不进入无菌组织内的医疗器械、器具和物品必须达到高消毒水平，如体温表、氧气湿化瓶、呼吸机管道、需消毒内镜（胃镜、肠镜、支纤镜等）、压舌板、口腔科检查器械等。

消毒方法：100℃煮沸消毒20~30min；2%戊二醛浸泡消毒20~45min；500mg/L有效氯浸泡30min（严重污染时用1 000~5 000mg/L）；0.2%过氧乙酸浸泡消毒20min以上；3%过氧化氢浸泡消毒20min以上。

（3）一般情况下无害的物品，只有当受到一定量致病菌污染时才造成危害的物品，仅直接或间接地和健康无损的皮肤相接触，一般可用低效消毒方法，或只做一般的清洁处理即可，仅在特殊情况下，才做特殊的消毒要求。如生活卫生用品和患者、医护人员生活和工作环境中的物品（毛巾、面盆、痰杯、地面、墙面、床面、被褥、桌面、餐具、茶具；一般

诊疗用品如听诊器、血压计袖带等）。

消毒方法：地面应湿式清扫，保持清洁，当有血迹、体液等污染时，应及时用含氯消毒剂拖洗；拖洗工具使用后应消毒、洗净，再晾干。

二、常用消毒剂的应用

（一）应用原则

（1）选择消毒剂的原则

1）根据物品污染后的危害程度选择：进入人体组织、无菌器官、血液或从血液中流过的医疗用品为高度危险性物品，必须选择灭菌剂；接触人体黏膜或破损皮肤的医疗用品为中度危险性物品，选择高、中效消毒剂；仅和人体完整皮肤接触的物品为低度危险性物品，选择去污清洁剂或低效消毒剂（无病原微生物污染的环境和场所不必每天使用消毒剂消毒）。

2）根据消毒物品的性质选择：消毒剂的种类繁多，用途和方法各不相同，杀菌能力和对物品的损害也有所不同。根据消毒物品的性质，选择消毒效果好、对物品损失小的消毒剂。

（2）根据使用说明书正确使用：阅读消毒剂使用说明书，了解其性能、使用范围、方法及注意事项。

（3）通常情况下需结合消毒对象、污染后危害性及物品性质选择：高危险性物品首选压力蒸汽灭菌法，不能压力灭菌的可以选择环氧乙烷或过氧化氢低温等离子灭菌法，化学消毒剂或灭菌剂是最后的选择。一般情况下，消毒剂浓度高、作用时间长，消毒效果增加，但对物品的损坏性也增加；相反，消毒剂浓度降低，作用时间短，消毒效果下降，对物品的损坏也较轻。

（4）加强监测，防止消毒剂及灭菌剂的再污染。

（5）充分考虑对消毒剂消毒灭菌效果的其他影响因素，如时间、温度、酸碱度、微生物污染程度、消毒剂的种类与穿透力等；尤其重视物品清洁程度对消毒灭菌效果的影响，确保物品在消毒灭菌前清洗符合要求。

（6）配置消毒液应使用量杯，根据要求进行配置。

（二）常用消毒剂应用注意事项

（1）消毒剂对人体有一定毒性和刺激性，对物品有损伤作用，大量频繁使用可污染环境，应严格按照说明书规定的剂量使用。

（2）掌握消毒剂的使用浓度及计算方法，加强配置的准确性；配置及使用时应注意个人防护，必要时戴防护眼镜、口罩和手套等。

（3）注意消毒剂的使用有效期，置于阴凉避光处保存。

（4）对易分解、易挥发的消毒剂，应控制购入及储存量。

（5）消毒剂仅用于物体及外环境的消毒处理，切忌内服，不能与口服药品混合摆放。消毒剂和药品应分开存放。

（三）常用消毒剂的杀菌谱及影响因素

（1）高水平消毒剂包括含氯消毒剂、过氧乙酸、二氧化氯、甲醛、戊二醛、次氯酸钠、稳定型过氧化氢、琥珀酸脱氢酶，能杀灭芽孢、分枝杆菌、病毒、真菌和细菌。其消毒效果与浓度、接触时间、温度、有机物的出现、pH 值、钙或镁的出现有关。

（2）中效消毒剂包括酚类衍生物、碘类、醇类和异丙醇类，能杀灭结核菌、病毒、真菌和细菌。其消毒效果与浓度、接触时间、温度、有机物的出现、pH 值、钙或镁的出现有关。

（3）低效消毒剂包括季胺类、双胍类，能杀灭细菌繁殖体（分枝杆菌除外）和亲脂病毒。其消毒效果与浓度、接触时间、温度、有机物的出现、pH 值、钙或镁的出现有关。

（四）常用消毒剂的配置使用及注意事项

1. 戊二醛　灭菌剂，适用于医疗器械和耐湿忌热的精密仪器等的消毒与灭菌。灭菌使用常为 2% 的碱性戊二醛。

（1）使用方法：灭菌，2% 戊二醛加盖浸泡 10h；消毒，2% 戊二醛加盖浸泡 20~45min。

（2）注意事项

1）pH 值为 7.05~8.5 时杀菌作用强。

2）对碳钢制品有腐蚀性，金属器械及内镜消毒灭菌时需加防锈剂。

3）对皮肤黏膜有刺激，可引起过敏性皮炎。

4）器械消毒灭菌前须彻底清洗干净，干燥后再浸没于消毒液中，以免稀释失效并减少有机物对消毒剂的影响，保证足够的浓度和消毒灭菌时间。

5）消毒或灭菌时必须加盖，器械使用前必须用无菌蒸馏水或无菌生理盐水冲洗干净残留物，灭菌容器每周灭菌 1 次，2 周更换消毒液或按消毒剂的说明执行；配制及使用过程中应加强消毒剂浓度检测，戊二醛浓度测试卡应在有效期内使用。

6）打开戊二醛时，须注明开瓶时间及加入活化剂日期，活化后保存时间不能超过 2 周。超过时间，戊二醛聚合效果明显下降或无效。

7）不能用于空气、皮肤和手的消毒。

2. "84" 消毒液或其他含氯消毒剂　高效消毒剂，有广谱、速效、低毒或无毒，对金属有腐蚀性，对织物有漂白作用，但受有机物影响很大，且水剂不稳定等特点。

（1）使用方法

1）浸泡法：对一般细菌繁殖体污染物品，用含有效氯 500mg/L 的消毒液作用 10min 以上；对分枝杆菌和致病性芽孢菌污染物品，用含有效氯 2 000~5 000mg/L 的消毒液作用 30min 以上。

2）擦拭法：对大件不能用浸泡法消毒的物品，可用擦拭法。消毒液浓度和作用时间参见"浸泡法"。

3）喷洒法：对一般物品表面，用含有效氯 500~1 000mg/L 的消毒液均匀喷洒作用 30min 以上；对芽孢和分枝杆菌污染的物品，用含有效氯 2 000mg/L 的消毒液均匀喷洒，作用 60min 以上。

（2）注意事项

1）不稳定，易挥发，应置于阴凉、干燥处密封保存。

2）配置使用时应测定有效含氯量，并现配现用。

3）浸泡消毒物品时应将待消毒物品浸没于消毒液内，加盖，且在有效期内使用。

4）消毒剂有腐蚀、漂白、脱色、损坏的作用，不应做有色织物的消毒。

5）浓度高对皮肤、黏膜有刺激性和氯臭味，配置时应戴口罩和手套。

6）有机物可消耗消毒剂中有效氯，降低其杀菌作用，应提高使用浓度或延长作用时间。

7）其他含氯消毒剂按照说明使用。

3. 过氧乙酸灭菌剂，原液浓度 16% ~ 20%

（1）使用方法

1）浸泡法：一般污染用 0.05% 过氧乙酸作用 30min；细菌芽孢用 1% 消毒浸泡 5min，灭菌 30min；对病毒和结核杆菌 0.5% 作用 30min。

2）擦拭法：对大件不能用浸泡法消毒的物品，可用擦拭法。消毒液浓度和作用时间参见"浸泡法"。

3）喷洒法：对一般物品表面，用 0.2% ~ 0.4%，作用 30 ~ 60min 以上。

4）熏蒸法：按 1 ~ 3g/m³ 计算，当室温在 20℃，相对湿度 70% ~ 90% 时，对细菌繁殖体用 1g/m³，熏蒸 60min；对细菌芽孢用量为 3g/m³，熏蒸 90min。

5）空气消毒：房屋密闭后，用 15% 过氧乙酸原液 7ml/m³ 或 1g/m³，置于瓷或玻璃器皿中加热蒸发消毒 2h，即可开窗通风；或以 2% 过氧乙酸溶液 8ml/m³，气溶胶喷雾消毒，作用 30 ~ 60min。

（2）注意事项

1）原液浓度低于 12% 时禁止使用。

2）易挥发，注意阴凉保存，开瓶后，每放置保存 1 个月，浓度减少 3%。

3）谨防溅入眼内或皮肤黏膜上，一旦溅入，立即清水冲洗。

4）对金属有腐蚀性，对织物有漂白作用，消毒后立即用清水冲洗干净。

5）配置溶液时，忌与碱性或有机物混合；注意有效期，稀释液现配现用。

4. 络合碘 中效消毒剂，有效碘含量为 5 000 ~ 5 500mg/L。主要用于皮肤黏膜的消毒。

（1）使用方法

1）外科手术及注射部位皮肤消毒为原液，涂擦 2 次，作用 5min，待干后才能操作。

2）口腔黏膜消毒为 500mg/L 涂擦，作用 5min。

3）阴道黏膜消毒 250mg/L 涂擦，作用 5min。

4）烧伤创伤消毒 250 ~ 500mg/L 涂擦，作用 5min。

（2）注意事项

1）避光、阴凉、防潮、密封保存，若受热高于 40℃ 时，即分解碘蒸气而使之失效。

2）对二价金属制品有腐蚀性，不应作相应金属制品的消毒。

3）碘过敏者忌用。

5. 酒精 中效消毒剂，用于消毒其含量为 75%。主要用于皮肤消毒。

注意事项：

（1）易燃，忌明火。

（2）必须使用医用酒精，严禁使用工业酒精。

（3）注明有效期。

6. 过氧化氢 高效消毒剂，临床上使用消毒浓度为 3%。主要用于外科伤口清洗消毒、口腔含漱及空气消毒。

（1）使用方法

1）浸泡法：物品浸没于 3% 过氧化氢容器中，加盖，浸泡 30min。

2）擦拭法：对大件不能用浸泡法消毒的物品，可用擦拭法。消毒液浓度和作用时间参见"浸泡法"。

3）其他方法：用1％过氧化氢漱口，用3％过氧化氢冲洗伤口。

（2）注意事项

1）通风阴凉保存，用前应测有效含量。

2）稳定性差，现配现用；稀释时忌与还原剂、碱、碘化物等强氧化剂混合。

3）对金属有腐蚀性，对织物有漂白作用。

4）使用浓溶液时，谨防溅入眼内及皮肤黏膜上；一旦溅入，立即用清水冲洗。

5）消毒被血液、脓液污染的物品时，需适当延长时间。

7. 速效手消毒剂　为0.5％～4％洗必泰－酒精，用于外科手消毒、工作和生活中的卫生手消毒。

（1）使用方法

1）接连进行检查、治疗和护理患者时用本品原液3ml置于掌心，两手涂擦1min晾干。

2）外科洗手完毕后，用5～10ml原液置于掌心，两手涂擦手和前臂3min。晾干后带上无菌手套。

3）日常工作后的手消毒：先用抑菌液或皂液揉搓双手，冲净后，将3ml原液置于掌心，揉搓1min。

（2）注意事项

1）本品为外用消毒剂，不得口服，入眼。

2）本品含有酒精，对伤口、黏膜有一定的刺激性。

3）洗手后，必须将抑菌液或皂液冲净后再使用本品消毒。

4）置于阴凉、通风处保存；有效期12～24h。详见产品说明书。

（郭　丽）

第二节　洗手、刷手技术

一、基本概念

外科刷手术：指手术人员通过机械刷洗和化学药物作用以去除并杀灭手部皮肤表面上的污垢和附着的细菌，从而达到消毒手的目的。

外科手消毒：指用消毒剂清除或杀灭手部及上肢暂居菌和减少常居菌的过程。

常居菌：也称固有性细菌，能从大部分人的皮肤上分离出来的微生物，是皮肤上持久的微生物。这种微生物是寄居在皮肤上持久的固有的寄居者，不易被机械的摩擦清除。如凝固酶阴性葡萄球菌、棒状杆菌类、丙酸菌属、不动杆菌属等。

暂居菌：也称污染菌或过客菌丛，寄居在皮肤表层，是常规洗手很容易被清除的微生物。接触患者或被污染的物体表面可获得，可随时通过手传播。

二、刷手前的准备

（1）穿洗手衣裤、隔离鞋，最好脱去本人衣衫；如未脱者，衣领衣袖应卷入洗手衣内，不可外露。

（2）戴口罩、帽子，头发、口鼻不外露。轻度上呼吸道感染者戴双层口罩，严重者不可参加手术。

（3）剪短指甲（水平观指腹不露指甲为度），去除饰物，双手及前臂无疖肿和破溃。

（4）用肥皂或洗手液洗手，清除手上污垢。常用刷手液及使用方法见表20-1。

表20-1　常用刷手液及使用方法

刷手液	消毒液	机械刷手（次/min）	浸泡时间（min）	涂擦	特点
2%肥皂液	75%酒精	3/10	5	2	偶有过敏现象，耗时，对皮肤有刺激、着色重
0.5%碘伏		2/5			
氯己定-醇洗手液	—	1/3	—	1	偶有过敏现象，快捷

由于肥皂液在存放过程中容易滋生微生物，加上刷手时间长、繁琐等原因，逐渐被淘汰。目前市售的氯己定—醇洗手液最大的特点是方便、快捷，容器多为一次性使用，不易受细菌污染，有的还具有芳香味及护肤作用等特点，已广泛应用于手的刷洗和消毒。

三、外科刷手法

外科刷手方法分3个步骤：机械刷洗、擦拭水迹、手的消毒。下面介绍氯己定-醇洗手液刷手法。

（一）机械刷洗与消毒

1. 刷手方法

（1）取消毒毛刷。

（2）用毛刷取洗手液5~10ml，刷洗手及上臂。顺序为：指尖→指蹼→甲沟→指缝→手腕→前臂→肘部→上臂。刷手时稍用力，速度稍快。范围包括双手、前臂、肘关节上10cm（上臂下1/3~1/2）处的皮肤，时间约3min。

（3）刷手毕，用流动水冲洗泡沫。冲洗时，双手抬高，让水从手、臂至肘部方向淋下，手不要放在最低位，避免臂部的水流向手部，造成污染。

现部分医院采用的是七步揉搓洗手法，先用流动水弄湿双手。取适量洗手液，揉搓双手。方法为：第一步是掌心擦掌心；第二步是手指交叉，掌心擦掌心；第三步是手指交叉，掌心擦掌心，两手互换；第四步是两手互握，互擦指背；第五步是指尖摩擦掌心，两手互换；第六步是拇指在掌心转动，两手互换；第七步是手指握腕部摩擦旋转向上至上臂下1/3~1/2。手朝上，肘朝下冲洗双手。按此方法洗3遍，时间不少于10min。

2. 擦拭手臂　用灭菌毛巾或一次性纸巾依次擦干手、臂、肘。擦拭时，先擦双手，然后将毛巾折成三角形，搭在一侧手背上，对侧手持住毛巾的两个角，由手向肘顺势移动，擦去水迹，不得回擦；擦对侧时，将毛巾翻转，方法相同。见图20-1。

3. 消毒手臂　取消毒液按七步洗手法揉擦双手至上臂下1/3~1/2，待药液自行挥发至干燥，达到消毒目的。

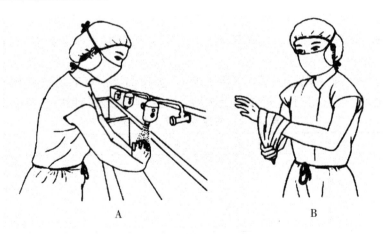

图 20－1　外科刷手法

A. 洗手；B. 擦手

（二）注意事项

（1）修剪指甲，指甲长度不得超过 0.1cm。

（2）用洗手液清洗双手一定要冲洗、擦干后，方能取手消毒液。

（3）刷洗后手、臂、肘部不可碰及他物，如误触他物，视为污染，必须重新刷洗消毒。

（4）采用肥皂刷手、酒精浸泡时，刷手的毛刷可不换，但每次冲洗时必须洗净刷子上原有的肥皂液。

（5）采用酒精浸泡手臂时，手臂不可触碰桶口，每周需测定桶内酒精浓度 1 次。

（6）刷子最好选用耐高温的毛刷，用后彻底清洗、晾干，然后采用高压或煮沸消毒。

四、连台手术的洗手原则

当进行无菌手术后的连台手术时，若脱去手术衣、手套后手未沾染血迹、未被污染，直接用消毒液涂抹 1 次即可。当进行感染手术后的连台手术时，脱去手术衣、手套，更换口罩、帽子后，必须重新刷手和消毒。

（郭　丽）

第三节　穿手术衣、戴无菌手套、无菌桌铺置原则、方法

一、穿手术衣

常用的无菌手术衣有两种：一种是对开式手术衣；另一种是折叠式手术衣。它们的穿法不同，无菌范围也不相同。

（一）对开式手术衣穿法

（1）手消毒后，取无菌手术衣，选择较宽敞的空间，手持衣领面向无菌区轻轻抖开。

（2）将手术衣轻抛向上的同时，顺势将双手和前臂伸入衣袖内，并向前平行伸展。

（3）巡回护士在其身后协助向后拉衣、系带，然后在手术衣的下摆稍用力拉平，轻推

穿衣者的腰背部提示穿衣完毕。见图 20 - 2。

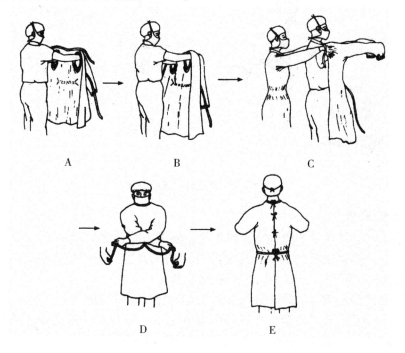

图 20 - 2　对开式手术衣穿法

（4）手术衣无菌区域为：肩以下，腰以上的胸前、双手、前臂，腋中线的侧胸。

（二）折叠式手术衣穿法

（1）（2）同"对开式手术衣穿法"。

（3）巡回护士在其身后系好颈部、背部内侧系带。

（4）戴无菌手套。

（5）戴无菌手套将前襟的腰带递给已戴好手套的手术医生，或由巡回护士用无菌持物钳夹持腰带绕穿衣者一周后交给穿衣者自行系于腰间。

（6）无菌区域为：肩以下，腰以上的胸前、双手、前臂、左右腋中线内，后背为相对无菌区。见图 20 - 3。

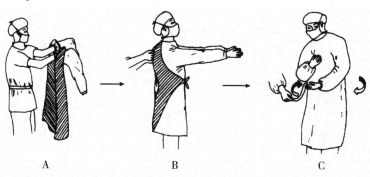

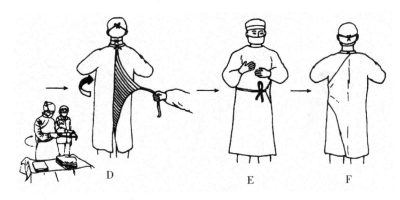

图 20 - 3 折叠式手术衣穿法

（三）注意事项

（1）穿手术衣必须在手术间进行，四周有足够的空间，穿衣者面向无菌区。

（2）穿衣时，不要让手术衣触及地面或周围的人或物，若不慎接触，应立即更换。巡回护士向后拉衣领、衣袖时，双手均不可触及手术衣外面。

（3）穿折叠式手术衣时，穿衣人员必须戴好手套，方可接触腰带。

（4）穿好手术衣、戴好手套，在等待手术开始前，应将双手放在手术衣胸前的夹层或双手互握置于胸前，不可高于肩低于腰，或双手交叉放于腋下。

（四）连台手术衣的更换方法

进行连台手术时，手术人员应洗净手套上的血迹，然后由巡回护士松解背部系带，先后脱去手术衣及手套。脱手术衣时注意保持双手不被污染，否则必须重新刷手消毒。

（五）脱手术衣的方法

1. 他人帮助脱衣法　脱衣者双手向前微屈肘，巡回护士面对脱衣者，握住衣领将手术衣向肘部、手的方向顺势翻转、扯脱。此时手套的腕部正好翻于手上。见图 20 - 4。

2. 个人脱衣法　脱衣者左手抓住右肩手术衣外面，自上拉下，使衣袖由里向外翻。同样方法拉下左肩，然后脱下手术衣，并使衣里外翻，保护手臂、洗手衣裤不被手术衣外面所污染，将手术衣扔于污物袋内。见图 20 - 5。

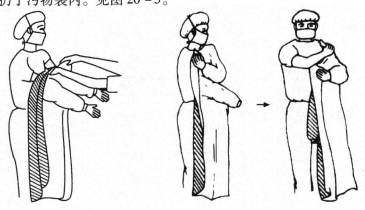

图 20 - 4　他人帮助脱衣法　　　　图 20 - 5　个人脱衣法

二、戴手套

由于手的刷洗消毒仅能去除、杀灭皮肤表面的暂居菌，对深部常驻菌无效。在手术过程中，皮肤深部的细菌会随术者汗液带到手的表面。因此，参加手术的人员必须戴手套。

（一）戴手套的方法

1. 术者戴手套法

（1）先穿手术衣，后戴手套。

（2）打开手套包布，显露手套，将滑石粉打开，轻轻擦于手的表面。

（3）右手持住手套返折部（手套的内面），移向手套包布中央后取出，避免污染。

（4）戴左手，右手持住手套返折部，对准手套五指，插入左手。

（5）戴右手，左手指插入右手套的返折部内面（手套的外面）托住手套，插入右手。

（6）将返折部分向上翻，盖住手术衣袖口。见图 20 - 6。

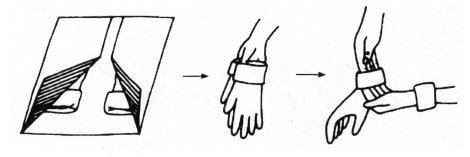

图 20 - 6 术者戴手套法

2. 协助术者戴手套法

（1）洗手护士双手手指（拇指除外）插入手套返折口内面的两端，四指用力稍向外拉出，手套拇指朝外上，小指朝内下，呈外"八"字形，扩大手套入口，有利于术者穿戴。

（2）术者左手对准手套，五指向下，护士向上提。同法戴右手。

（3）术者自行将手套返折翻转压住手术衣袖口。见图 20 - 7。

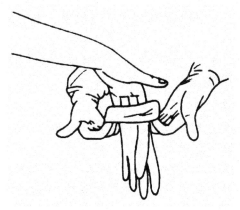

图 20 - 7 协助术者戴手套法

（二）注意事项

（1）持手套时，手稍向前伸，不要紧贴手术衣。

（2）戴手套时，未戴手套的手不可触及手套外面，已戴手套的手不可触及手套内面。

（3）戴好手套后，应将翻边的手套口翻转过来压住袖口，不可将腕部裸露；翻转时，戴手套的手指不可触及皮肤。

（4）若戴手套时使用了滑石粉，应在参加手术前用无菌盐水冲洗手套上的滑石粉。

（5）协助术者戴手套时，洗手护士应戴好手套，并避免触及术者皮肤。

（三）连台手术脱手套法

先脱去手术衣，将戴手套的右手插入左手手套外面脱去手套，注意手套不可触及左手皮肤，然后左手拇指伸入右手鱼际肌之间，向下脱去右手手套。此时注意右手不可触及手套外面，以确保手不被手套外面的细菌污染。脱去手套后，双手需重新消毒或刷洗消毒后方可参加下一台手术。见图 20 - 8。

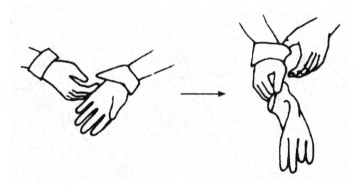

图 20 - 8　连台手术脱手套法

三、无菌桌铺置原则、方法

手术器械桌要求结构简单、坚固、轻便及易于清洁灭菌，有轮可推动。手术桌一般分为大、小两种。大号器械桌长 110cm，宽 60cm，高 90cm（颅脑手术桌高 120cm）。小号器械桌长 80cm，宽 40cm，高 90cm。准备无菌桌时，应根据手术的性质及范围，选择不同规格的器械桌。

无菌桌选择清洁、干燥、平整、规格合适的器械桌，然后铺上无菌巾 4~6 层，即可在其上面摆置各种无菌物品及器械。

（一）铺无菌桌的步骤

（1）巡回护士将器械包放于器械桌上，用手打开包布（双层无菌巾），只接触包布的外面，由里向外展开，保持手臂不穿过无菌区。

（2）无洗手护士时，由巡回护士用无菌持物钳打开器械布或由洗手护士穿好手术衣、戴好无菌手套再打开，先打开近侧，后打开对侧，器械布四周应下垂 30cm。

（3）洗手护士将器械按使用先后次序及类别排列整齐放在无菌桌上。

（二）铺无菌桌的注意事项

（1）无菌桌应在手术开台前铺妥。

（2）备用（第二、第三接台手术）无菌桌所需用物。

（3）铺无菌桌的无菌单应下垂桌缘下 30cm 以上，周围的距离要均匀。桌缘下应视为污染区。

（4）未穿无菌手术衣及戴无菌手套者，手不得穿过无菌区及接触无菌包内的一切物品。

（三）使用无菌桌原则

（1）铺好备用的无菌桌超过 4h 不能再用。

（2）参加手术人员双手不得扶持无菌桌的边缘。因桌缘平面以下不能长时间保持无菌状态，应视为有菌区。

（3）凡垂落桌缘平面以下物品，必须重新更换。

（4）术中污染的器械、用物不能放回原处。如术中接触胃肠道等污染的器械应放于弯盘等容器内，勿与其他器械接触。

（5）如有水或血渗湿者，应及时加盖无菌巾以保持无菌效果。

（6）手术开始后该无菌桌仅对此手术患者是无菌的，而对其他患者使用无菌物品，则属于污染的。

（7）洗手护士应及时清理无菌桌上器械及用物，以保持无菌桌清洁、整齐、有序，并及时供应手术人员所需的器械及物品。

（8）托盘：为高低可调之长方形托盘。横置于患者适当部位之上，按手术需要放 1~3 个，如为胸部手术，则托盘横过骨盆部位；颈部手术，则置于头部以上。在手术准备时摆好位置，以后用双层手术单盖好，其上放手术巾，为手术时放置器械用品之用。

（郭　丽）

第四节　手术器械台的整理及注意事项

一、无菌台使用原则

（1）选择范围较为宽敞的区域开台。

（2）徒手打开外层包布，用无菌持物钳开内层包布，顺序为：先对侧，后近侧。

（3）无菌包打开后未被污染又重新包裹，有效期不超过 24h。

（4）无菌巾打开并暴露于无菌环境中超过 4h，应重新更换或加盖无菌巾。

二、开台方法与要求

（一）无菌器械物品桌

为了便于洗手护士了解手术步骤，迅速、准确、有效地传递手术用品，缩短手术时间，避免差错，要特别注意洗手护士配合手术时所站立的位置和手术器械分类摆放顺序的协调一致。一般情况下，洗手护士与术者位置的取向关系是：护士站在术者的对侧，若为坐位正面手术，站其右侧（二者同向）；坐位背面手术，站其左侧（二者相向）。洗手护士与患者位置的取向关系是：仰卧位时站其左侧（盆腔手术站其右侧），侧卧位时站其腹侧，俯卧位时站其右侧。

1. 器械桌的分区　将器械桌面分为 4 区，按器械物品使用顺序、频率分类摆放，以方便洗手护士拿取物品。各区放置的物品有：Ⅰ区为碗、弯盘、杯、缝针盒、刀片、线束、消毒纱球、KD 粒、注射器等。碗在上，弯盘在下，小件物品放于弯盘或杯中；Ⅱ区为刀、剪、镊、持针钳；Ⅲ区为各种止血钳、消毒钳；Ⅳ区为各种拉钩、探针、咬骨钳、纱布、纱垫、皮肤保护巾等。拉钩等零散器械最好用长方形不锈钢盆盛装，保持整齐，不易丢失。如有专科器械桌在检查器械种类是否齐全和器械完整性后应加盖无菌巾，待要使用时再逐步打开使用，以减少污染机会。

2. 无菌桌的建立　无菌桌的铺巾至少 4 层，四周垂于桌缘下 30cm。无菌巾一旦浸湿，应立即更换或加铺无菌巾，以防止细菌通过潮湿的无菌单进入切口。有条件的医院，宜在无菌桌面加铺一层防水无菌巾，保持无菌桌在使用过程中不被水浸湿。

无菌桌的建立有两种方法：一是直接利用无菌器械包的包布打开后建立无菌桌；二是用无菌敷料重新铺盖建立无菌桌。前者是临床上最常用、最简单、最经济、最快的方法，开台时不仅占地小，还节约用物。若采用后者铺设无菌桌，则在已打开的无菌敷料中用 2 把无菌持物钳（或由穿戴好手术衣、手套的护士执行）夹住双层包布的两端后抖开，然后由远到近平铺于器械车桌面上，同法再铺一块无菌巾，使之达到 4 层。铺巾时应选择四周范围较宽的区域，无菌巾不要过度打开，无菌物品不要触及他物，以确保无菌桌不被污染。

同时摆放两个器械桌时，宜将专科器械和公共器械分开，器械桌可采用直角形或平行放置，公共器械桌靠近洗手护士侧。当呈直角形放置时，手术人员最好穿折叠式手术衣或在其后背加铺无菌巾，避免手术衣后襟触碰器械桌造成污染。

（二）托盘

托盘是器械桌的补充形式，摆放正在使用或即将使用的物品，以协助护士快速传递物品。因此，应按照手术步骤放置物品种类和数量，及时更换，不可大量堆积，以免影响操作。托盘可分为单托盘和双托盘两种。

1. 托盘的分区　托盘可分 4 区。Ⅰ区为缝合线，将 1、4、7 号丝线备于治疗巾夹层，线头露出 1~2cm，朝向切口，巾上压弯盘，盘中放浸湿或备用的纱布（垫）；Ⅱ区为血管钳，卡在托盘近切口端边缘，弧边向近侧；Ⅲ区为刀、剪、镊、持针钳；Ⅳ区为拉钩、皮肤保护巾等。其中Ⅰ区物品相对固定，Ⅱ、Ⅲ、Ⅳ区物品按手术进展随时更换。若为双托盘，血管钳卡在两盘衔接处边缘上，Ⅱ区留做机动，如放心脏血管手术专用器械、物品等，其他区物品基本不变。

2. 无菌托盘的建立　托盘的铺垫有 3 种解决方法：①直接将手术衣或敷料包展开在托盘上，利用原有的双层外包布。②使用双层托盘套。③在托盘上铺双层无菌巾。第一种方法简便、节约、实用，经过大单、孔巾的铺设后，盘上铺巾能达到 4~6 层。若铺双托盘，可用前两种方法铺设单托盘，在此基础上再加盖一层布巾，使托盘衔接紧密。临床上单托盘使用较多，双托盘多用于心脏外科手术。

三、手术野基本物品准备

手术野基本物品指的是手术切皮前切口周围的物品准备。洗手护士应在整理器械桌后，迅速备齐切皮时所用物品，加快手术进程。

1. 准备干纱垫　切口两侧各放 1 块干纱垫，一是为了在切皮时拭血；二是将皮缘外翻，协助术者对组织的切割。因手套直接接触皮肤，比较滑，固定不稳，皮缘易致电灼伤，影响切口愈合。

2. 固定吸引胶管　一般吸引管长 100～150cm，将吸引管中部盘一个约 10cm 环，用组织钳提起布巾，将其固定在切口的上方，接上吸引头。此环既可防止术中吸引管滑落，又方便术中进行吸引。

3. 固定高频电刀　高频电刀线固定在切口下方，固定端到电刀头端留有 50cm。一是方便术者操作；二是不用时电刀头能放回托盘上，以免术中手术人员误踩脚踏或误按手控开关造成患者皮肤灼伤。

四、注意事项

（1）手术室护士穿手术衣、戴手套后，方可进行器械桌整理。

（2）器械桌、托盘的无菌区域仅限于桌面，桌缘外或垂于器械桌缘下视为污染区，不可将器械物品置于其外侧缘。

（3）器械物品的摆放顺序是以手术室护士为中心分近、远侧，以切口为中心分近心端、远心端。

（4）小件物品应放弯盘里，如刀片、线束、针盒、注射器等。一方面保持器械桌整齐，另一方面避免丢失。

（5）妥善保管缝针。缝针细小，术中极易被手套、敷料黏附而丢失，导致物品清点不清。因此，缝针应放在针盒内或别在专用布巾上。不可随意摆放在器械桌面上，以免丢失。若缝针离开针盒，必须保持针不离钳。持针器夹持好的针应弯弓向下，放置在无菌台上，以免损坏针尖和针尖穿过布巾造成污染。在术中，回收的针应仔细检查针的完整性，以及针有没有因为医生的操作不当而出现倒钩。如出现倒钩应及时更换，如不完整应及时通知医生查找，以免异物遗留体内。

（6）手术人员不能接触桌缘平面以下。凡垂落于桌缘平面以下的物品视为污染，不可再用或向上拉提，必须重新更换。

（郭　丽）

第五节　手术野皮肤的消毒及铺无菌巾

皮肤表面常有各种微生物，包括暂居菌群和常驻菌群，特别是当术前备皮不慎损伤皮肤时，更易造成暂居菌寄居而繁殖，成为术后切口感染的因素之一。皮肤消毒的目的主要是杀灭暂居菌，最大限度地杀灭或减少常驻菌，避免术后切口感染，常用消毒剂见表 20-2。因此，严格进行手术区、皮肤消毒是降低切口感染的重要环节。

表 20 - 2　常用的消毒剂

药名	主要用途	特点
2% ~ 3% 碘酊	皮肤消毒	杀菌谱广，作用力强，能杀灭芽孢
0.05% ~ 0.1% 碘酊	黏膜、伤口的擦拭或冲洗	杀灭病毒、真菌、细菌，刺激性强
0.2% ~ 0.5% 碘伏	皮肤消毒	杀菌力较碘酊弱，不能杀灭芽孢，无需脱碘
0.02% ~ 0.05% 碘伏	黏膜、伤口的冲洗	杀菌力较弱，腐蚀性小
75% 酒精	颜面部、取皮区消毒，脱碘	杀灭细菌、病毒、真菌，对芽孢无效，对乙肝病毒等部分亲水病毒无效
0.1% ~ 0.5% 氯已定	皮肤消毒	杀灭细菌，对结核杆菌、芽孢有抑制作用
0.05% ~ 0.1% 氯已定	创面、颜面部、会阴、阴道	杀菌力弱，可用于膀胱冲洗

一、消毒原则

（1）充分暴露消毒区域。尽量将患者的衣服脱去，充分显露消毒范围，以免影响消毒效果。

（2）碘酊干后，方可脱碘；否则，影响杀菌效果。

（3）消毒顺序以手术切口为中心，由内向外，从上到下。若为感染伤口或肛门消毒，则应由外向内。已接触边缘的消毒纱球，不得返回中央涂擦。

（4）消毒范围以切口为中心向外 15 ~ 20cm。如有延长切口的可能，则应扩大消毒范围。

（5）消毒前须检查消毒区皮肤清洁情况。

二、手术野皮肤消毒范围

1. 头部手术皮肤消毒范围　头部及前额。见图 20 - 9。

2. 口、唇部手术皮肤消毒范围　面唇、颈及上胸部。见图 20 - 10。

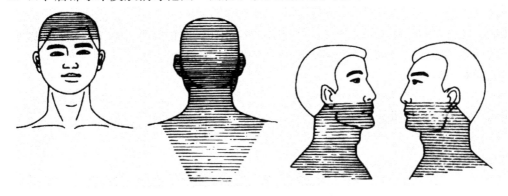

图 20 - 9　头部手术消毒范围　　　　图 20 - 10　口、颊面部手术消毒范围

3. 颈部手术皮肤消毒范围　上至下唇，下至乳头，两侧至斜方肌前缘。见图 20 - 11。

4. 锁骨部手术皮肤消毒范围　上至颈部上缘，下至上臂上 1/3 处和乳头上缘，两侧过腋中线。见图 20 - 12。

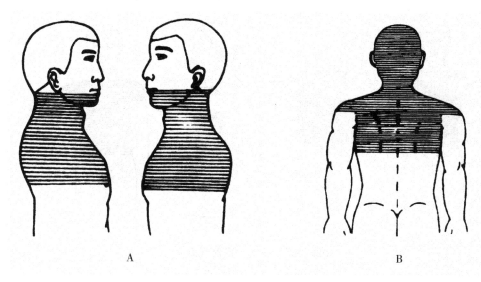

图 20 - 11　颈部手术消毒范围
A. 颈前部手术；B. 颈椎手术

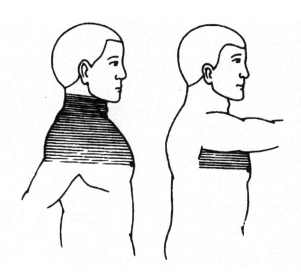

图 20 - 12　锁骨部手术消毒范围

　　5. 胸部手术皮肤消毒范围　侧卧位：前后过中线，上至肩及上臂上 1/3 处，下过肋缘，包括同侧腋窝。

　　仰卧位：前后过腋中线，上至锁骨及上臂，下过脐平行线。见图 20 - 13。

　　6. 乳腺癌根治手术皮肤消毒范围　前至对侧锁骨中线，后至腋后线，上过锁骨及上臂，下过脐平行线。如大腿取皮，则大腿过膝，周围消毒。见图 20 - 14。

　　7. 上腹部手术皮肤消毒范围　上至乳头，下至耻骨联合，两侧至腋中线。见图 20 - 15A。

　　8. 下腹部手术皮肤消毒范围　上至剑突，下至大腿上 1/3，两侧至腋中线。见图 20 - 15B。

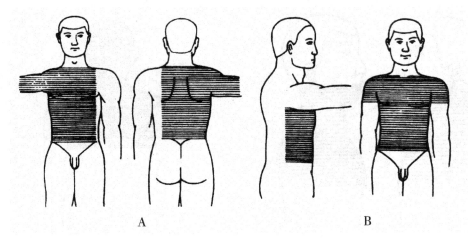

图 20 – 13　胸部手术消毒范围
A. 侧卧位；B. 仰卧位

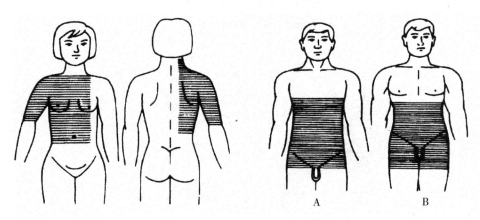

图 20 – 14　乳腺根治手术消毒范围

图 20 – 15　腹部手术消毒范围
A. 上腹部；B. 下腹部

　　9. 腹股沟及阴囊部手术皮肤消毒范围　上至脐平行线，下至大腿上 1/3，两侧至腋中线。

　　10. 颈椎手术皮肤消毒范围　上至颅顶，下至两腋窝连线。如取髂骨，上至颅顶，下至大腿上 1/3，两侧至腋中线。

　　11. 胸椎手术皮肤消毒范围　上至肩，下至髂嵴连线，两侧至腋中线。见图 20 – 16。

　　12. 腰椎手术皮肤消毒范围　上至两腋窝连线，下过臀部，两侧至腋中线。见图 20 – 17。

　　13. 肾脏手术皮肤消毒范围　前后过正中线，上至腋窝，下至腹股沟。见图 20 – 18。

　　14. 会阴部手术皮肤消毒范围　耻骨联合、肛门周围及臀、大腿上 1/3 内侧。见图 20 – 19。

　　15. 四肢手术皮肤消毒范围　周围消毒，上下各超过一个关节。见图 20 – 20。

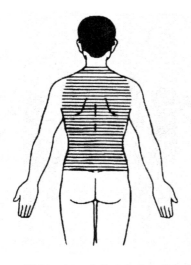 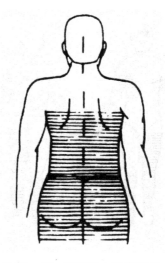

图 20 – 16　胸椎手术消毒范围　　　　图 20 – 17　腰椎手术消毒范围

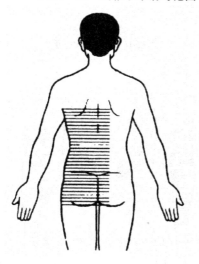 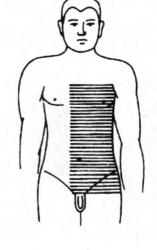

图 20 – 18　肾脏手术消毒范围

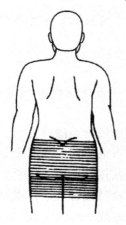 

图 20 – 19　会阴部手术消毒范围

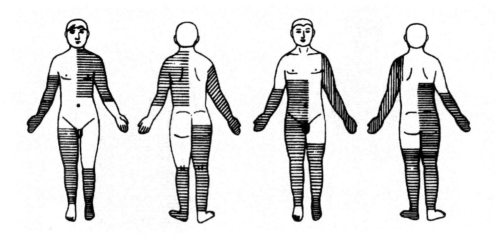

图 20－20　四肢手术消毒范围

16. 耳部手术　术侧头、面颊及颈部。见图 20－21。
17. 髋部手术　前、后过正中线，上至剑突，下过膝关节，周围消毒。见图 20－22。

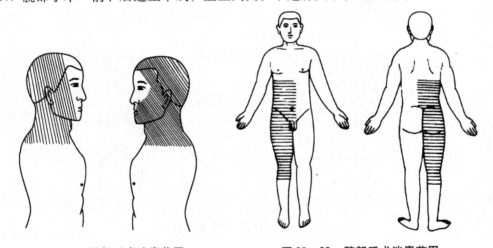

图 20－21　耳部手术消毒范围　　　　图 20－22　髋部手术消毒范围

三、消毒注意事项

（1）面部、口唇和会阴部黏膜、阴囊等处，不能耐受碘酊的刺激，宜用刺激性小的消毒液来代替。

（2）涂擦各种消毒液时，应稍用力，以便增加消毒剂渗透力。

（3）消毒腹部皮肤时，先在脐窝中滴数滴消毒液，待皮肤消毒完毕后再擦净。

（4）碘酊纱球勿蘸过多，以免流散他处，烧伤皮肤。脱碘必须干净。

（5）消毒者双手勿与患者皮肤或其他未消毒物品接触，消毒用钳不可放回手术器械桌。

（6）采用碘伏皮肤消毒，应涂擦 2 遍，作用时间 3min。

（7）注意脐、腋下、会阴等皮肤皱褶处的消毒。

（8）实施头面部、颈后入路手术时，应在皮肤消毒前用纱布保护双眼，用棉球保护耳部，以防止消毒液流入，造成损伤。

四、铺无菌巾

（一）铺无菌巾的目的

手术野铺无菌巾的目的是防止细菌进入切口。除显露手术切口所必需的最小皮肤区之外，遮盖手术患者其他部位，使手术周围环境成为一个较大范围的无菌区域，以避免和尽量减少手术中的污染。

（二）铺无菌巾的原则

（1）铺无菌巾由洗手护士和手术医生共同完成。

（2）铺巾前，洗手护士应穿戴无菌手术衣、手套。手术医生操作分两步：未穿手术衣、未戴手套，直接铺第一层切口单；双手臂重新消毒一次，穿戴好手术衣、手套，方可铺其他层单。

（3）铺无菌单时，距切口2~3cm，悬垂至床缘30cm以下，手术切口四周及托盘上至少4层，其他部位应至少2层以上。

（4）无菌巾一旦放下，不要移动，必须移动时，只能由内向外，不得由外向内。

（5）严格遵循铺巾顺序。方法视手术切口而定，原则上第一层无菌巾是从相对干净到较干净，先远侧后近侧的方向进行遮盖。如腹部无菌巾的顺序为：先下后上，先对侧后同侧。

（三）常见手术铺巾

1. 腹部手术

（1）洗手护士递1、2、3块治疗巾，折边对向铺巾者，依次铺盖切口的下方、对方、上方。

（2）第4块治疗巾，折边对向自己，铺盖切口的同侧，用4把布巾钳固定。见图20-23。

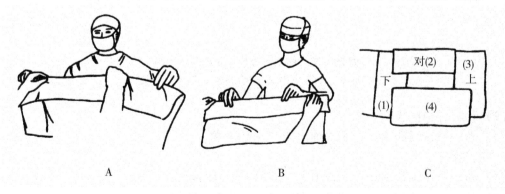

图20-23　铺治疗巾法
A. 第1、2、3块治疗巾传递法；B. 第4块治疗巾传递法；C.4块治疗巾顺序

（3）铺中单2块，于切口处向上外翻遮盖上身及头架，向下外翻遮盖下身及托盘，保护双手不被污染。

（4）铺孔被1块，遮盖全身、头架及托盘。见图20－24。

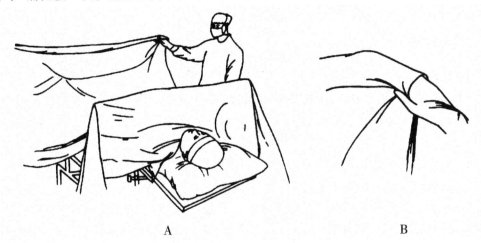

A   B

图20－24　铺大单法

A. 铺大单；B. 铺大单手部动作

（5）对折中单1块铺于托盘面上。

（6）若肝、脾、胰、髂窝、肾移植等手术时，先在术侧身体下方铺对折中单1块。

2. 胸部（侧卧位）、脊椎（胸段以下）、腰部手术

（1）对折中单2块，分别铺盖切口两侧身体的下方。见图20－25。

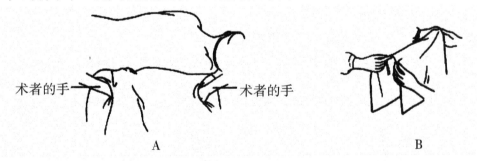

术者的手 →　　　　　　　　← 术者的手

A   B

图20－25　胸部、脊椎、腰部手术铺巾

A. 铺身体两侧下方中单（侧卧位）；B. 中单传递法

（2）切口铺巾同腹部手术。

（3）若为颈椎后路手术，手术铺巾同"头部手术"。

3. 头部手术

（1）对折中单1块铺于头、颈下方，巡回护士协助抬头。

（2）治疗巾4块铺盖切口周围，在切口部位覆盖皮肤保护膜。

（3）折合中单1块，1/3搭于胸前托盘架上，巡回护士放上托盘压住中单，将剩余2/3布单外翻盖住托盘。

（4）铺中单两块，铺盖头部、胸前托盘及上身，2把布巾钳固定连接处中单。

（5）铺孔被，显露术野。

（6）对折治疗巾 1 块，组织钳 2 把固定在托盘下方与切口之间布单上，形成器械袋。见图 20－26。

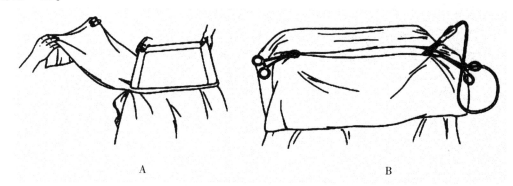

A   B

图 20－26 头部手术铺巾
A. 铺盖托盘；B. 器械袋

4. 眼部手术

（1）双层治疗巾铺于头下，巡回护士协助患者抬头。

（2）将面上一侧治疗巾包裹头部及健眼，1 把布巾钳固定。

（3）铺眼孔巾，铺盖头部及胸部。见图 20－27。

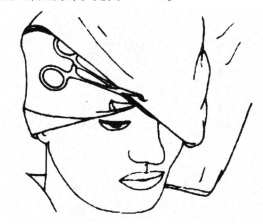

图 20－27 眼部手术铺巾

5. 乳腺癌根治手术

（1）对折中单 1 块，铺于胸壁下方及肩下。

（2）如患侧手悬吊，同"腹部铺单法"。

（3）如患侧手外展，于铺治疗巾的同时由助手将患侧手抬起，铺中单后在患侧手托上放一治疗巾将患肢包裹，铺孔被，将患肢从孔被牵出，用无菌绷带将患肢固定。见图 20－28。

6. 经腹会阴直肠癌根治手术

（1）中单治疗巾各 1 块铺于臀下，巡回护士协助抬高患者臀部。

（2）3 折无菌巾 1 块，横铺于腹部切口下方，无菌巾 3 块分别铺于切口对侧、上方、近侧。4 把布巾钳固定。

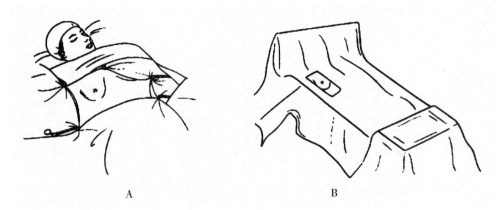

图 20 - 28　乳腺癌根治手术铺巾
A. 5 把布巾钳固定；B. 固定头侧中单

（3）双腿分别套上腿套，从脚到腹股沟套托盘套。

（4）铺中单 3 块，1 块遮盖上身及头架，2 块铺于两腿上方，将托盘置于腿上方。

（5）铺孔被，将治疗巾对折铺于托盘上。见图 20 - 29。

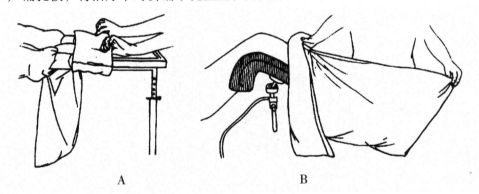

图 20 - 29　会阴部手术铺巾
A. 铺托盘套；B. 铺腿套

7. 四肢手术

（1）上肢：对折中单（一次性中单、布单各 1 块）2 块铺于木桌上；对折无菌巾 1 块围绕上臂根部及止血带，1 把布巾钳固定，同法再包绕第 2 块无菌巾；无菌巾 2 块上、下各一，2 把布巾钳固定；折合治疗巾包裹术侧末端，于铺完孔被后无菌绷带固定；中单 1 块铺盖上身及头架，中单 1 块铺盖下身；铺孔被，术侧肢体从孔中穿出。

（2）下肢：中单（一次性）2 块、布中单 1 块依次铺于术侧肢体下方；对折治疗巾 1 块，由下至上围绕大腿根部及止血带，同法再包绕第 2 块治疗巾，1 把布巾钳固定；无菌巾 2 块在肢体上、下各铺 1 块，2 把布巾钳固定；折合治疗巾包裹术侧末端，无菌绷带固定；中单 1 块铺盖上身及头架；铺孔巾 1 块，术侧肢体从孔中穿出。见图 20 - 30。

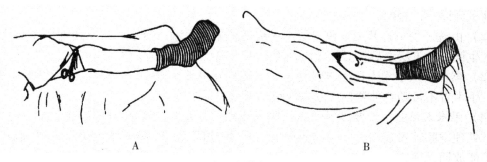

图 20 - 30　四肢手术铺巾（以下肢为例）
A. 固定折合治疗巾；B. 铺孔巾

8. 髋关节手术

（1）对折中单 1 块，铺于术侧髋部侧下方。

（2）中单（一次性）2 块、布中单 1 块依次铺于术侧肢体下方。

（3）治疗巾 3 块，第 1 块折边向术者由患者大腿根部向上围绕，第 2 块折边向助手铺于切口对侧，第 3 块折边向术者铺于同侧，3 把布巾钳固定。

（4）铺中单，包裹术侧肢体末端；铺孔巾，同"下肢手术"。见图 20 - 31。

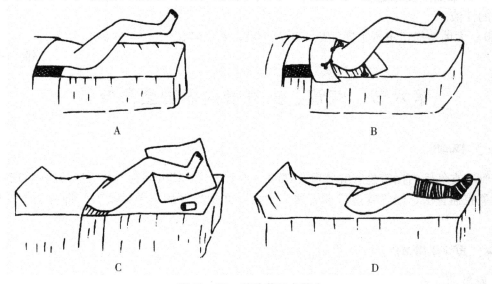

图 20 - 31　髋关节手术铺巾
A. 铺台布；B. 固定治疗巾；C. 包裹术侧肢体末端；D. 铺孔巾

9. 脊柱手术

（1）同腹部手术依次铺好 4 块治疗巾，2 块布中单。

（2）于切口上方加盖一次性中单 1 块，于托盘外侧加铺一次性中单 1 块，2 把直钳固定，铺孔被。

五、术中的无菌要求

（1）保持无菌区域不被污染：手术台面以下视为有菌，手术人员的手、器械物品不可放到该平面以下；否则，视为被污染。

（2）由洗手护士打开无菌包内层，无洗手护士的手术，由巡回护士用无菌持物钳打开，手术医生铺毕第1层巾后，必须重新消毒双手1次。

（3）器械应从手术人员的胸前传递，必要时可从术者手臂下传递，但不得低于手术台边缘，手术者不可随意伸臂横过手术区域取器械。

（4）手术人员的手不要接触切口周围的皮肤。切皮后应更换刀片和盐水垫，铺皮肤保护巾，处理空腔脏器残端时，应用盐水垫保护周围组织，已污染的器械和敷料必须放于弯盘中，不能放回无菌区。

（5）术中因故暂停如进行X线摄片时，应用无菌单将切口及手术区域遮盖，防止污染。

（6）无菌物品一经取出，虽未使用，但不能放回无菌容器内，必须重新灭菌后再使用，无菌包打开后未被污染，超过24h不可使用。一次性物品应由巡回护士打开外包装后，洗手护士用镊子夹取，不宜直接在无菌桌面上撕开。

（7）手术人员更换位置时，如两人邻近，先由一人双手放于胸前，与交换者采用背靠背形式交换；如非邻近，则由双方先面向手术台退后，然后交换。

（8）术中尽量减少开关门次数。限制参观人员，参观人员距离手术者30cm以上。

（9）口罩潮湿及时更换，手术人员咳嗽、打喷嚏时，应将头转离无菌区。及时擦拭手术人员的汗液。

（10）无菌持物钳主张干燥保存，每台一换，若历时长，每4h更换。

（郭　丽）

第六节　气管、支气管内插管全身麻醉

一、概述

气管和支气管内插管是麻醉气道管理的主要手段，气管内插管方法大致分为经口腔插管法、经鼻腔插管法、经气管造口插管法三大类，如把导管插入单侧支气管即称为支气管内插管。

二、护理常规

1. 麻醉前准备

（1）患者准备

1）麻醉前评估患者劳动能力、吸烟与嗜酒史，有无长期服用催眠药史，有无怀孕，有无食物、药物过敏史。嘱患者清洁口腔、鼻腔，戒烟、酒。

2）术前禁食≥8h，婴幼儿禁食≥4h，禁饮（糖水、清果汁）≥2h。

3）嘱患者取下活动义齿、首饰、手表、戒指等。按医嘱执行麻醉前用药。

4）告知患者麻醉复苏期需要配合的内容：如应答、睁眼、伸舌等。

5）麻醉开始前测量和记录首次体温、心率、血氧饱和度、呼吸、血压。

6）建立上肢静脉通道。

（2）麻醉器械、设备、耗材准备

1）多功能麻醉机、心电监护仪、听诊器、麻醉喉镜、注射泵、加温仪、简易呼吸囊。

2）检测氧气源和吸引装置压力、系统密闭程度，确认无漏气。

3）一次性耗材有气管导管（支气管内插管准备双腔支气管导管或支气管封堵管）或喉罩、导管芯、呼吸回路、麻醉面罩、吸痰管、吸附器、口咽通气管、过滤器、医用水溶性润滑剂。

4）困难气道麻醉用具如支气管纤维镜、可视喉镜。

（3）药物准备：按医嘱准备镇痛药、镇静药、肌肉松弛药、胶体和常规急救药品（包括阿托品、麻黄碱、肾上腺素、多巴胺、阿拉明），0.9%氯化钠注射液500ml。

2. 麻醉中的护理观察及记录

（1）连续动态监测心电图，每10~15min记录麻醉机、监护仪上各参数，支气管内插管麻醉根据手术需要单肺通气时，尤其密切注意血氧饱和度的变化。

（2）协助填写麻醉记录单。

（3）妥善固定气管导管，防止脱管、阻塞。术中变换患者体位时注意观察导管置入的深度。

（4）记录用药时间点、用量。

（5）记录输注液体种类及麻醉手术期间的出入量。

（6）按需要给予液体加温、患者身体保温。

（7）根据医嘱采血进行各种检验。

3. 麻醉复苏期护理

（1）气管导管拔管指征：在麻醉医生的指导下进行操作。没有单一的指征能保证可以成功地拔除气管导管，下列指征有助于评估术后患者不需要辅助通气。

1）PaO_2 或 SpO_2 正常（一般 $SpO_2 > 94\%$）。

2）呼吸方式正常，咳嗽、吞咽反射活跃。患者能自主呼吸，呼吸不费力，呼吸频率 < 30/min，潮气量 >6ml/kg。

3）意识恢复，可以合作和保护气道。

4）肌力完全恢复。

5）气管导管内、口腔内和咽部无异物，无气道梗阻或通气不足现象。

（2）拔管时护理要点

1）拔管前无菌操作下吸干净气管内、咽喉、口鼻内分泌物。吸痰中观察患者脉搏氧饱和度，有口唇发绀、持续呛咳者应停止吸痰，给予吸氧，待症状改善后再吸痰。

2）将气管导管套囊放气，导管内插入输氧管供氧，肺充氧胀气。

3）将吸引管留置在气管导管前端之外，一边吸引一边缓慢拔管。

4）拔出气管导管后继续面罩吸氧，流量4~5L/min。再次清理口鼻咽喉分泌物。

5）当患者未清醒或有舌根后坠时，放置口或鼻咽通气管继续面罩吸氧，流量4~5L/min。

（3）观察和记录

1）氧饱和度、血压、心率，每10~15min记录1次。

2）自主呼吸频率、节律、潮气量，每10~15min记录1次。

3）有无肺误吸、喉头水肿、气管塌陷等并发症表现。

4）神志恢复情况及对刺激的反应。

5）疼痛程度。

6）出入量：包括输血、输液量及尿量、引流量等。

7）外科专科情况及皮肤情况。

（4）体位护理：患者未清醒时，平卧位头偏向一侧，清醒后可抬高头部15°~20°。做好身体及四肢约束和固定，防止坠床或其他意外的发生。

（5）注意保暖，防止低温。

（6）转出麻醉恢复室的标准

1）在恢复室停留 > 30min，神志完全清醒，正确对答。婴幼儿能睁眼、哭声响亮。

2）生命体征等观察指标平稳。

3）停吸氧气5~10min，血氧饱和度>94%。当停氧后血氧饱和度持续<94%，请示麻醉医生，由医生评估患者情况后决定。

4）对镇痛剂的要求间隔>15min。

5）转出PACU评分达到8分及以上。

6）Steward评分达4分以上。

7）疼痛视觉模拟评分法评分≤3分。

（7）转回普通病房后的护理建议

1）持续监护脉搏氧饱和度、脉搏、血压≥8h。

2）持续鼻导管吸氧≥8h，流量2~4L/min。

3）观察呼吸频率和节律，每15~30min记录1次，连续2h。

4）及时清除呼吸道分泌物。

（厉　珊）

第七节　喉罩全身麻醉

一、概述

喉罩（Laryngeal Mask Airway，LMA）是由英国医生Brain于1981年根据解剖成人咽喉结构所研制的一种人工气道，在其通气管的前端衔接一个用硅橡胶制成的扁长形套，其大小恰好能盖住喉头，故有喉罩通气管之称。已被广泛应用于临床全身麻醉施行呼吸管理。

二、护理常规

1. 麻醉前准备

（1）患者准备：

1）全面评估患者情况，包括年龄、体重、吸烟与嗜酒史，口腔张开程度，有无长期服用催眠药史，有无食物、药物过敏史、术前诊断和拟行手术方式等，重点了解患者有无喉罩插管禁忌证。

2）指导患者术前禁食≥8h，婴幼儿禁食≥4h，禁饮（糖水、清果汁）≥2h。

3）嘱患者取下活动义齿、首饰、手表、戒指等。按医嘱执行麻醉前用药。

4）告知患者麻醉复苏期需要配合内容：如应答、睁眼、伸舌等。

5）麻醉开始前测量和记录首次体温、心率、血氧饱和度、呼吸、血压。

6）建立上肢静脉通道。

（2）麻醉器械、设备、耗材准备：

1）多功能麻醉机、心电监护仪、听诊器、麻醉喉镜、注射泵、加温仪、简易呼吸囊。

2）检测氧气源和吸引装置压力。

3）根据患者体重准备选择合适的喉罩（表20-3）及医用润滑剂、喉镜、注射器、吸痰管等。同时备好气管插管用品，便于喉罩置入不能满足需要时能及时更换为气管插管。

表 20 - 3　喉罩选择参考表

型号	患者的体重（kg）	罩囊最大充气量（ml）
1	<5	4
1.5	5～10	7
2	10～20	10
2.5	20～30	14
3	30～50	20
4	50～70	30
5	70～100	40
6	>100	50

4）困难气道麻醉用具如支气管纤维镜、可视喉镜。

（3）药物准备：按医嘱准备镇痛药、镇静药、肌肉松弛药、胶体和常规急救药品（包括阿托品、麻黄碱、肾上腺素、多巴胺、间羟胺等），0.9%氯化钠注射液500ml。

2. 喉罩置入操作的配合

（1）LMA使用前检查：漏气检查；轻度过度充气检查；弯曲度检查：弯曲180°是否能恢复原状。

（2）通气罩的前端背面应涂抹医用润滑剂，润滑剂避免触及套囊的前缘。

（3）麻醉诱导后将患者头后仰，头部呈后仰伸位，口腔张开。

（4）按喉罩使用操作步骤（图20-32）（A、以执笔式握持喉罩，将背尖部正对上切牙放置；B、用示指辅助，将喉罩沿硬、软腭放入；C、继续推进，越过舌根，有落空感即到位）配合麻醉医师置入喉罩。

（5）检查喉罩位置是否正确（监测呼气末二氧化碳分压；听诊呼吸音；观察导管内气体的运动；观察胸廓的起伏），放置到位的LMA™喉罩。

（6）连接呼吸回路，喉罩套囊注气，固定。

3. 术中护理

（1）若术中需要移动患者头部或麻醉变浅出现头部位置移动时，应及时提醒麻醉医师复查喉罩位置、麻醉机通气状态。

（2）术中漏气、反流的判断：

听：有无漏气声、捻发音。

看：口腔、鼻腔有无气雾溢出。

查：套囊位置有无改变致漏气，潮气量、压力改变。

（3）观察和记录连续动态监测心电图、血压、脉搏变化并记录；记录用药输血、输液情况。

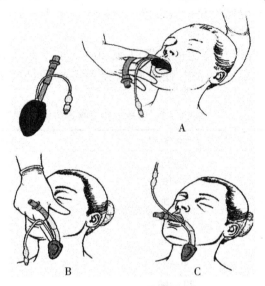

图 20－32　喉罩使用操作步骤

4. 麻醉复苏期护理

（1）准备负压吸引装置，吸痰管及急救药品。手术结束后及时充分清除口腔内分泌物。

（2）拔除喉罩指征：患者完全清醒；自主呼吸恢复，通气良好；有保护反射出现。

（3）患者清醒前不宜将套囊放气，防止反流误吸。

（4）拔出喉罩后继续面罩吸氧，流量 4～5L/min。再次清理口鼻咽喉内分泌物。

（5）观察和记录

1）氧饱和度、血压、心率，每 10～15min 记录 1 次。

2）自主呼吸频率、节律、潮气量，每 10～15min 记录 1 次。

3）有无肺误吸、喉头水肿、气管塌陷等并发症表现。

4）神志恢复情况及对刺激的反应。

5）疼痛程度。

6）出入量：包括输血（液）量及尿量、引流量等。

7）外科专科情况及皮肤情况。

（6）体位护理：患者未清醒时，平卧位头偏一侧，清醒后可抬高头部 15°～20°。做好身体及四肢约束和固定，防止坠床或其他意外的发生。

（7）注意保暖，防止低温。

（8）转出麻醉恢复室的标准

1）患者在恢复室停留 > 30min，神志完全清醒，正确对答。婴幼儿能睁眼、哭声响亮。

2）观察指标平稳。

3）停吸氧气 5～10min，脉搏氧饱和度 >94%。当停氧后血氧饱和度持续 <94%，请示麻醉医生，由医生评估患者后决定是否转出恢复室。

4）对镇痛剂的要求间隔时间 >15min。

5）转出 PACU 评分达到 8 分及以上。

6）Steward 评分达 4 分以上。

7）疼痛视觉模拟评分法评分≤3 分。

（9）转回普通病房后的护理建议

1）持续监护脉搏氧饱和度、脉搏、血压≥8h。

2）持续鼻导管吸氧≥8h，流量 2～4L/min。

3）观察呼吸频率和节律，每 15～30min 记录 1 次，连续 2h。

4）及时清除呼吸道分泌物。

（厉　珊）

第八节　硬脊膜外腔阻滞麻醉

一、概述

将局部麻醉药注入硬脊膜外间隙，阻滞脊神经根，使其支配的区域产生暂时性麻痹，称为硬膜外腔阻滞麻醉。

二、护理常规

1. 麻醉前准备

（1）嘱患者麻醉前禁食≥8h，术前一天行全身皮肤清洁。

（2）麻醉器械、设备准备：麻醉机、心电监护仪、氧气、吸引装置。

（3）物品、药品准备：成人或儿童硬膜外穿刺包（含穿插针、导管、无菌敷料）、2% 利多卡因或其他局部麻醉药；急救药品包括麻黄碱、肾上腺素、阿托品等。

（4）急救插管用物：麻醉喉镜、气管导管、简易呼吸囊、听诊器。

（5）建立上肢静脉通道。

（6）麻醉开始前测量和记录首次体温、血氧饱和度、心率、呼吸、血压。

2. 麻醉中的护理配合及观察记录

（1）向患者解释麻醉过程，指导患者配合麻醉穿刺。

（2）协助患者采取侧卧位，头部垫小枕，背部紧靠床沿，下颌尽量紧贴胸前，双手抱膝，膝部尽量紧贴腹壁。

（3）按外科手术切口要求行穿刺部位皮肤消毒。范围：上至肩胛下角，下至尾椎，两侧至腋后线。

（4）连续动态监测心电图、血压、心率、呼吸、血氧饱和度，每 10～15min 记录 1 次。

（5）观察口唇黏膜、皮肤及术野血液颜色，面罩供氧。

（6）观察记录输血、输液量与尿量、出血量，根据血容量情况调整输液速度及输液种类。

（7）常见并发症的观察及对症护理

1）局部麻醉药全身中毒反应：其症状与处理详见局部麻醉的护理。

2）全脊髓麻：为最严重并发症。主要表现为低血压、呼吸抑制。应加快输液速度，按医嘱使用血管收缩药，同时做好急救插管准备。

3）头痛、神经损伤：头痛常出现于硬膜穿破后 6 ~ 72h，直立位时头痛加剧而平卧位后好转，此时嘱患者卧床休息，按医嘱对症处理；穿刺中患者出现触电感或痛感，警惕神经根损伤；下肢疼痛、麻木严重时按医嘱对症处理，2 周内多数患者症状缓解。

3. 麻醉复苏期护理

（1）拔除硬膜外导管后消毒穿刺部位周围皮肤，覆盖无菌纱布。

（2）观察下肢活动情况。

（3）监测血压、心率、呼吸、血氧饱和度，每 10 ~ 15min 记录 1 次。

（4）面罩或鼻导管供氧。

（5）继续密切观察麻醉平面及患者主诉。

（6）外科专科情况及皮肤情况。

（厉　珊）

第九节　蛛网膜下腔阻滞麻醉

一、概述

蛛网膜下腔阻滞是指把局部麻醉药注入蛛网膜下腔，使脊神经根、脊根神经节及脊髓表面部分产生不同程度的阻滞，简称脊麻。

二、护理常规

1. 麻醉前准备

（1）患者准备：麻醉前禁食 ≥ 8h，术前 1d 行全身皮肤清洁。

（2）麻醉器械、设备准备：麻醉机、心电监护仪、氧气、吸引装置。

（3）物品、药品准备：腰麻包（含穿插针、无菌敷料）、2% 利多卡因或其他局部麻醉药；急救药品包括麻黄碱、肾上腺素、阿托品等。

（4）急救气管插管用物：麻醉喉镜、气管导管、简易呼吸囊、听诊器。

（5）建立上肢静脉通道。

（6）麻醉开始前测量和记录首次体温、心率、血氧饱和度、呼吸、血压。

2. 麻醉中的护理观察及记录

（1）向患者解释麻醉过程，指导患者配合麻醉穿刺。

（2）协助患者取侧卧位，头下垫小枕，背部紧靠床沿，下颌尽量紧贴胸前，双手抱膝，膝部尽量紧贴腹壁。

（3）按外科手术切口要求行穿刺部位皮肤消毒。穿刺部位：成人腰$_2$以下，儿童腰$_3$以下腰椎间隙。消毒范围：穿刺点上下 15cm 以上，两侧腋后线。

（4）连续监测心电图、血压、心率、呼吸、血氧饱和度，每 10～15min 记录 1 次。

（5）观察口唇黏膜、皮肤及术野血液颜色，面罩供氧。

（6）记录输液/血量与尿量、出血量，根据血容量情况调整输液速度及输液种类。

（7）停留导尿管。

（8）并发症的观察及对症护理

1）低血压：加快输液速度，成人 15min 内输入液体 200～300ml，按医嘱予血管收缩药。

2）恶心呕吐：面罩吸氧，流量 4～5L/min，加快输液速度，按医嘱静脉使用麻黄碱、镇吐药如恩丹司琼。

3）头痛：去枕平卧轻度头痛卧床休息 2～3d 可自行缓解；中度头痛应增加晶体液补充。按医嘱使用镇痛药。

4）若麻醉平面在胸 2 及以上，应警惕全脊麻，做好急救气管插管准备。

3. 麻醉复苏期护理

（1）检查穿刺部位皮肤覆盖的无菌纱布有无潮湿，及时更换潮湿纱布。

（2）观察下肢活动情况，麻醉后去枕平卧≥6h。

（3）连续监测血压、心率、呼吸、血氧饱和度，每 10～15min 记录 1 次。

（4）面罩或鼻导管供氧。

（5）继续密切观察麻醉平面及患者主诉。

（厉　珊）

第十节　蛛网膜下腔 - 硬膜外腔联合麻醉

一、概述

蛛网膜下腔 - 硬膜外腔联合麻醉已广泛应用于下腹部、盆腔以及下肢手术。但精神病、严重神经官能症以及小儿等不合作患者、严重低血容量、凝血功能异常、穿刺部位感染、中枢神经系统疾病以及脊椎外伤患者禁用。

二、护理常规

1. 麻醉前准备

（1）患者准备：麻醉前禁食≥8h，术前 1d 行全身皮肤清洁建立上肢静脉通道。麻醉开始前测量和记录首次体温、心率、血氧饱和度、呼吸、血压。

（2）麻醉器械、设备准备：麻醉机、心电监护仪、氧气、吸引装量。

（3）物品、药品准备：腰硬联合麻醉包（含穿插针、导管、无菌敷料）、2% 利多卡因或其他局部麻醉药；急救药品包括麻黄碱、肾上腺素、阿托品等。

（4）急救气管插管用物：麻醉喉镜、气管导管、简易呼吸囊、听诊器。

2. 麻醉中的护理观察及记录

（1）向患者解释麻醉过程，指导患者配合麻醉穿刺。

（2）协助患者取侧卧位，头下垫小枕，背部紧靠床沿，下颌尽量紧贴胸前，双手抱膝，膝部尽量紧贴腹壁，严重肥胖患者，可采用坐位。

（3）按外科手术切口要求行穿刺部位皮肤消毒。消毒范围：穿刺点上下 15cm 以上，两侧腋后线。

（4）连续监测心电图、血压、心率、呼吸、血氧饱和度，每 10～15min 记录 1 次。

（5）观察口唇黏膜、皮肤及术野血液颜色，面罩供氧。

（6）记录输液、输血量与尿量、出血量，根据血容量情况调整输液速度及输液种类。

（7）停留导尿管。

（8）并发症的观察及对症护理

1）蛛网膜下腔阻滞麻醉后，须严密监测血压、心率，每 60～90s 测量 1 次，每 10～15min 测定呼吸功能。若出现低血压，可保持患者头低足高位，同时按医嘱补充血容量或给予血管活性药物（如麻黄碱、间羟胺等），直到血压回升为止。对心率缓慢者可考虑静脉注射阿托品 0.2～0.5mg 以降低迷走神经张力。

2）当蛛网膜下腔阻滞麻醉作用开始减弱或消退（在用药 60min 左右），需要经硬膜外腔追加药物时，注意观察硬膜外麻醉的并发症：详见第三节硬膜外腔阻滞麻醉。

3. 麻醉复苏期护理

（1）检查穿刺部位皮肤覆盖的无菌纱布有无潮湿，及时更换潮湿纱布。

（2）观察下肢活动情况，麻醉后去枕平卧≥6h。

（3）连续监测血压、心率、呼吸、血氧饱和度，每 10～15min 记录 1 次。

（4）面罩或鼻导管供氧。

（5）继续密切观察麻醉平面及患者主诉。

（6）外科专科情况及皮肤情况。

（7）转出麻醉恢复室标准

1）距离最后 1 次使用局部麻醉药时间≥20min。

2）其他参见本章第一节气管内插管全身麻醉转出麻醉恢复室标准。

（厉　珊）

第十一节　全凭静脉麻醉 - 非气管插管

一、概述

全凭静脉麻醉也称作全静脉麻醉（total intravenous anesthesia，TIVA），是指完全采用静脉麻醉药及静脉麻醉辅助药的一种麻醉方法。其优点是诱导迅速，对呼吸道无刺激，患者舒适，苏醒较快。

二、护理常规

1. 麻醉前准备

（1）患者准备

1）无上呼吸道感染症状；麻醉前戒烟、酒；解释药物的刺激性。

2）成人禁食≥8h，婴幼儿禁食≥4h，禁饮（糖水、清果汁）≥2h。

3）嘱患者取下活动义齿、首饰、手表、戒指等。按医嘱执行麻醉前用药。

4）麻醉开始前测量和记录首次体温、血压、心率、血氧饱和度、呼吸。

5）建立上肢静脉通道。

（2）麻醉器械、设备、耗材准备：

1）多功能麻醉机、心电监护仪、听诊器、简易呼吸囊。

2）氧气源和吸引装置。

3）一次性耗材：麻醉面罩、呼吸回路、吸痰管、口咽通气管。

4）抢救用品：麻醉喉镜、气管导管或喉罩、导管芯、吸附器、过滤器。

（3）药物：按医嘱准备镇痛药、镇静药（如丙泊酚、芬太尼等）；抢救药品包括麻黄碱、肾上腺素、阿托品等。

2. 麻醉中的护理观察及记录

（1）连续动态监测心电图、血压、心率、呼吸、血氧饱和度，每10～15min记录1次。

（2）协助填写麻醉记录单，记录用药时间点、用量。记录麻醉手术期间输注液体种类和总量。

（3）注意患者呼吸频率和节律，随时做好气管插管准备。

（4）按需要给予液体加温、患者身体保温。

3. 麻醉复苏期护理

（1）连续动态监测心电图、血压、心率、呼吸、血氧饱和度，每10～15min记录1次。

（2）去枕平卧位头偏一侧，清醒后可抬高头部15°～20°，做好身体及四肢约束和固定。

（3）面罩或鼻导管供氧。

（4）注意观察外科专科情况并做好相应的护理。

（5）转出麻醉恢复室的标准：参见本章第一节气管内插管全身麻醉转出麻醉恢复室标准。

（厉　珊）

第十二节　神经阻滞麻醉

一、概述

将局部麻醉药注射至神经干、神经丛或神经节旁，暂时地阻断该神经的传导功能，使受该神经支配的区域产生麻醉作用，称为神经阻滞，也称为传导阻滞或传导麻醉。臂神经丛阻滞适用于肩关节以下的上肢手术。颈神经丛阻滞适用于颈项部的手术。

二、护理常规

1. 麻醉前准备

（1）患者准备

1）患者麻醉前禁食≥8h，术前1d行全身皮肤清洁。

2）建立上肢静脉通道。

3）麻醉开始前测量和记录首次体温、心率、血氧饱和度、呼吸、血压。

（2）麻醉器械、设备、耗材准备

1）常用物品：多功能麻醉机、心电监护仪、听诊器、麻醉面罩、呼吸回路、吸痰管、

· 499 ·

口咽通气管。

2）吸引装置、氧气源。

3）穿刺用品：皮肤消毒液、无菌敷料、穿刺针、注射器、连接导管、神经刺激仪。

4）抢救用品：简易呼吸囊、气管导管、麻醉喉镜。

（3）药品：局部麻醉药（0.75%布比卡因，1%罗哌卡因，2%利多卡因等）、抢救药品（麻黄碱、肾上腺素、阿托品等）。

2. 麻醉中的护理观察及记录

（1）向患者解释麻醉过程，指导患者配合麻醉穿刺。

（2）臂神经丛阻滞采用锁骨上阻滞法时患者取仰卧位，双臂靠身体平放，头转向对侧，肩下垫一小枕；采用腋路阻滞法时患者取仰卧位，上臂外展90°，前臂屈曲90°，充分暴露腋窝。颈丛阻滞患者取仰卧位，去枕，头偏向对侧。

（3）消毒穿刺部位皮肤，直径15～20cm，铺消毒孔巾或治疗巾，做好神经阻滞麻醉穿刺操作的配合。

（4）连续监测心电图、血压、心率、呼吸、血氧饱和度，每10～15min记录1次。

（5）面罩吸氧，流量4～5L/min。

（6）并发症的观察及护理：

1）臂神经丛阻滞麻醉常见并发症：①气胸：处理方法依气胸严重程度及发展情况而采取不同的措施。小量气胸可继续严密观察，一般多能自行吸收；大量气胸（一侧肺受压＞30%）伴有呼吸困难时应行胸腔抽气或胸腔闭式引流。②出血及血肿：局部压迫止血。③局部麻醉药毒性反应：其症状与处理详见本章第九节局部麻醉的护理。

2）颈神经丛阻滞麻醉常见并发症：①高位硬膜外麻醉及全脊髓麻醉：指药液误入硬膜外间隙或蛛网膜下间隙。应注意观察麻醉平面及呼吸情况。②局部麻醉药毒性反应：其症状与处理详见本章第九节局部麻醉的护理。

3）膈神经麻痹：注意患者有无胸闷及潮气量减少的表现，如出现膈神经阻滞应及时面罩吸氧，并及时辅助呼吸。

4）喉返神经阻滞：患者声音嘶哑或失声，甚至出现呼吸困难，应辅助呼吸。

5）霍纳综合征：阻滞侧眼睑下垂、瞳孔缩小、眼结膜充血、鼻塞、面部发红及无汗。药物半衰期过后症状可自行消失。

6）椎动脉损伤引起血肿：患者发生惊厥时应做好约束保护，避免发生意外的损伤。

3. 麻醉复苏期护理

（1）面罩或鼻导管供氧。

（2）观察穿刺部位有无渗血，保持穿刺部位的无菌。

（3）监测血压、心率、呼吸、脉搏氧饱和度至少30～60min，待生命体征稳定后方可停止监测。

（4）观察外科专科情况。

（5）嘱患者卧床休息30～60min，无头痛头晕后方可下床活动。

（6）转出麻醉恢复室的标准：参见本章第一节气管内插管全身麻醉转出麻醉恢复室标准。

（厉　珊）

第十三节　基础麻醉

一、概述

基础麻醉是指在麻醉准备室内预先使患者意识消失的麻醉方法，主要用于不合作的小儿的麻醉处理。

二、护理常规

1. 麻醉前准备

（1）患者准备

1）无上呼吸道感染症状，按医嘱使用抗胆碱药物，抑制腺体分泌。

2）禁食≥6~8h，禁饮（糖水、清果汁）≥2h。

3）麻醉开始前测量首次体温、心率、呼吸。

4）必要时建立静脉通道。

（2）麻醉器械、设备、耗材准备

1）常用物品：多功能麻醉机、心电监护仪、吸引装置、氧气、听诊器、麻醉面罩、呼吸回路、吸痰管、口咽通气管。

2）抢救用品：麻醉喉镜、气管导管或喉罩、导管芯、吸附器、过滤器。

（3）药品准备：麻醉药品如氯胺酮，抢救药品包括麻黄碱、肾上腺素、阿托品等。

2. 麻醉中的护理观察及记录

（1）连续动态监测心电图、心率、呼吸、血氧饱和度，每10~15min记录1次。

（2）协助填写麻醉记录单，记录用药时间点、用量。

（3）观察患者呼吸频率和节律，随时做好气管插管准备。

（4）记录麻醉手术期间输注液体种类和总量。

3. 麻醉复苏期护理

（1）连续动态监测心电图、心率、呼吸、血氧饱和度，每15~20min记录1次。

（2）面罩或鼻导管供氧。

（3）去枕平卧位，做好身体及四肢约束和固定。

（4）转出麻醉恢复室的标准

1）在恢复室停留>30min，神志完全清醒，正确对答。婴幼儿能睁眼、哭声响亮。

2）停吸氧气5~10min，脉搏氧饱和度>94%。

3）呼吸：12~25/min。

4）疼痛视觉模拟评分法评分≤3分。

5）其他参照本章气管内插管全身麻醉转出麻醉恢复室标准。

（厉　珊）

第十四节　局部麻醉

一、概述

常见的局部麻醉有表面麻醉、局部浸润麻醉、区域阻滞麻醉、神经传导阻滞麻醉。（其中区域阻滞麻醉、神经传导阻滞麻醉相关护理见本章第七节神经阻滞麻醉的护理）。

二、护理常规

1. 麻醉前准备

（1）术前按医嘱使用镇静催眠药。

（2）向患者解释麻醉全过程及配合方法。

（3）麻醉器械、设备、耗材准备

1）常用物品：麻醉机、心电监护仪、吸引装置、氧气、听诊器、麻醉面罩、呼吸回路、吸痰管、口咽通气管。

2）穿刺用品：皮肤消毒液、无菌敷料、穿刺针、注射器、连接导管、神经刺激仪。

3）抢救用品：简易呼吸囊、气管导管、麻醉喉镜。

（4）药品准备：局部麻醉药（0.75%布比卡因、1%罗哌卡因或2%利多卡因等）、抢救药品（麻黄碱、肾上腺素、阿托品等）。

（5）必要时建立静脉通道。

2. 麻醉护理观察及记录

（1）连续监测心电图、血压、心率、呼吸、血氧饱和度，每10~15min记录1次。

（2）局部麻醉药全身中毒反应的观察及处理。

原因：①1次用量超过限量；②药物误入血管；③注射部位对局部麻醉药的吸收过快；④个体差异致对局部麻醉药的耐受力下降。

临床表现：分兴奋型和抑制型。兴奋型：轻度者精神紧张、定向障碍、舌头麻木、头痛、头晕、耳鸣、视物模糊；中度者烦躁不安、心率加快、血压升高、有窒息感；重度者精神错乱、缺氧、发绀、肌张力增高、惊厥、抽搐、继而呼吸心脏停搏。抑制型：表现为中枢神经系统和心血管系统的进行性抑制，症状隐蔽，也较少见。

处理：①立即停止给药；②面罩供氧，保持呼吸道通畅，做好急救气管插管准备，必要时行气管内插管；③轻度兴奋者按医嘱静脉使用咪达唑仑；④惊厥发生时按医嘱静脉使用丙泊酚；⑤出现循环抑制时，应快速有效地补充血容量，同时酌情使用血管活性药物；⑥呼吸心脏停搏者立即进行心肺脑复苏。

（3）观察局部情况，若局部出现广泛红晕和皮疹，考虑局部麻醉药过敏，按医嘱处理。

（4）若患者发生惊厥时应做好约束保护，避免发生意外的损伤。

3. 麻醉复苏期护理

（1）观察穿刺部位有无渗血，保持穿刺部位的无菌。

（2）监测血压、心率、呼吸、血氧饱和度30~60min，待生命体征稳定方可停止监测。

（3）观察外科专科情况。

（4）嘱患者卧床休息 30～60min，无头痛头晕后方可下床活动。

（5）必要时面罩或鼻导管供氧。

4. 转出麻醉恢复室的标准　参照本章第一节气管内插管全身麻醉转出麻醉恢复室标准。

（李晓曦）

第十五节　麻醉后并发症的护理

一、麻醉恢复期呼吸系统并发症

（一）麻醉恢复期呼吸道阻塞

呼吸道是气体进出肺的必经之路，保持呼吸道通畅是进行有效通气的前提。各种原因的呼吸道梗阻和呼吸道高敏反应是造成通气障碍的原因，若处理不及时或不当，可导致不同程度低氧血症与高二氧化碳（CO_2）血症，甚至造成患者死亡。麻醉期间呼吸道梗阻多为急性，按其发生部位可分上呼吸道阻塞及下呼吸道阻塞，按阻塞程度可分为完全性阻塞和部分性阻塞。呼吸道阻塞后临床表现为胸部和腹部呼吸运动反常，不同程度的吸气性喘鸣，呼吸音低或无呼吸音，严重者出现胸骨上凹下陷和锁骨上凹下陷，以及肋间隙内陷的"三凹征"，患者呼吸困难，呼吸动作强烈，但无通气或通气量很低。常见的呼吸道梗阻有以下几种。

1. 舌根后坠　舌根后坠是麻醉期间最常见的上呼吸道阻塞。

（1）症状：舌根后坠是由于下颌骨和舌肌松弛，仰卧位时在重力作用下，舌体坠向咽部而形成的一种呼吸道阻塞，当舌后坠阻塞咽部后，如为不完全阻塞，患者随呼吸发出强弱不等的鼾声，如为完全阻塞，即无鼾声，只见呼吸动作而无呼吸交换，氧饱和度（SpO_2）呈进行性下降，用面罩行人工呼吸挤压呼吸囊时阻力很大。

（2）原因：多发生于全身麻醉和区域性阻滞麻醉中辅助使用了镇静或镇痛药物，而术后尚未达到完全清醒的患者。多见于舌大，颈短，术前具有鼾症的麻醉患者。

（3）处理

1）调整患者头部的位置，将患者置于侧卧头后仰位、提下颌或牵出舌头，放置口咽通气管或鼻咽通气管，双手托起下颌直到气道通畅为止。

2）如果梗阻还不能解除，则可置入喉罩或重新插入气管插管。

3）不管是全身麻醉还是区域性阻滞麻醉，术毕应力求使患者达到完全清醒，肌松药作用完全消退，尤其是术前存在鼾症的患者。

2. 分泌物、异物阻塞气道

（1）原因

1）分泌物过多常见于吸入对气道有刺激性的麻醉药。

2）长期吸烟患者若术前未积极戒烟、上呼吸道感染等，术后痰量可较多。

3）术中应用氯胺酮或羟丁酸钠等麻醉药物，而未相应使用足够的抗胆碱能药物者，唾液分泌增多，聚集于咽喉部。

4）肺部手术患者，如支气管扩张、肺化脓症、肺结核空洞，可因大量脓痰、血液及坏死组织堵塞气道或淹没健肺。

·503·

5）鼻咽腔、口腔、唇裂手术患者，更易发生积血及敷料阻塞咽部而造成气道阻塞。

6）此外，有时还可遇到脱落的牙齿或义齿阻塞气道的情况。

（2）处理

1）减少呼吸道分泌物，术前常规戒烟，积极治疗上呼吸道感染。

2）对于唾液分泌旺盛的小儿，术中应用氯胺酮和羟丁酸钠等促进唾液分泌的麻醉药物的患者，应常规给予足量的颠茄类药物，术前用药应给足量抗胆碱类药，并注意术中充分清理呼吸道分泌物或血液。

3）麻醉恢复期及时清除呼吸道分泌物，必要时采用翻身、拍背、咳嗽等方法。

4）对活动牙齿或义齿，应于麻醉前取出，妥善固定松动的牙齿，以防止脱落误入气管内。

3. 反流物误吸　　反流物误吸，可造成下呼吸道严重阻塞。

（1）原因

1）应用抗胆碱类药、阿片类药、全身麻醉药物，特别是肌松药后，可使贲门括约肌松弛，致胃内容物反流，尤易发生于饱胃及高位肠梗阻患者。

2）患者苏醒过程中咳嗽和吞咽反射不健全。

3）患者清醒时刺激咽喉，也易引起呕吐。

4）呕吐或反流的胃内容物直接堵塞口咽部，或酸性物质刺激咽喉部引起喉痉挛，导致上呼吸道阻塞。

5）胃肠蠕动减弱、胃膨胀。

（2）预防及处理

1）择期手术麻醉前常规禁饮禁食，成人禁饮禁食 8～12h，小儿禁饮禁食8h，以保证胃彻底排空。

2）实施麻醉前要准备吸引装置，对已放置鼻胃管患者，应充分吸引减压。

3）术后置患者头部于侧位，及时清理上呼吸道内分泌物、血液及异物。

4）术前属急症饱胃或肠梗阻患者，术后宜留置气管导管为妥，以防止误吸。

5）术毕拔除气管导管前静脉使用止呕药（如：舒欧亭）有预防作用。

6）一旦发生呕吐物和反流物误吸，应立即将患者置于头低位，并将头偏向一侧，以利于分泌物或胃内容物排出；同时将口咽腔及气管内呕吐物和反流物吸出。

7）面罩给予100%纯氧吸入；缺氧严重或面罩吸氧不合作者，立即行气管插管，持续正压通气；此外还应使用一定剂量的支气管解痉药及抗生素，并给予必要的呼吸支持。

4. 喉痉挛　　喉痉挛是喉头肌肉痉挛使声门关闭而引起上呼吸道的功能性梗阻。是呼吸道的保护性反射－声门闭合反射过度亢进的表现，是麻醉的严重并发症之一。

（1）临床表现：为吸气性呼吸困难，可伴有高调的吸气性哮鸣音。轻度喉痉挛仅吸气时出现喉鸣音，中度喉痉挛吸气和呼气都出现喉鸣音，重度喉痉挛声门紧闭，气道完全阻塞。

（2）原因：正常情况下声门闭合反射是使声门关闭，以防异物或分泌物吸入气道。喉痉挛则是因支配咽部的迷走神经兴奋性增强，使咽部应激性增高，致使声门关闭活动增强。常见原因如下。

1）浅麻醉状态下吸痰、放置口咽或鼻咽通气管、置入麻醉喉镜、插入喉罩或气管导管，以及在拔除以上这些装置时。

2）口咽部分泌物与反流的胃内容物刺激咽喉部。

3）低氧血症、高 CO_2 血症可诱发喉痉挛。

4）浅麻醉下进行手术操作如扩张肛门括约肌、剥离骨膜、牵拉肠系膜及胆囊等也可引起反射性喉痉挛。

（3）预防

1）避免在浅麻醉下插入喉罩或气管导管进行手术操作。

2）气道应激性增高如原有呼吸道炎症或哮喘等患者，术后可在保持一定麻醉深度但自主呼吸恢复良好的情况下尽早拔除气管导管，尽量避免使用口咽通气管等装置。

3）术后避免低氧和二氧化碳蓄积，及时清除咽喉部渗血和分泌物。

4）预防性使用 β_2 受体兴奋药。

（4）处理

1）轻度喉痉挛患者在去除局部刺激后，托起下颌或面罩吸氧后即可解除。

2）中度喉痉挛患者需用面罩加压供给 100% 浓度的氧气。

3）重度喉痉挛患者静脉注射使用肌松药（如琥珀胆碱）迅速解除痉挛，然后面罩加压供氧；也可以用粗静脉针头行环甲膜穿刺后供氧，或立即行气管内插管进行人工通气，并按医嘱使用地塞米松等激素类药物。

5. 支气管痉挛　支气管痉挛多因异物刺激气管或支气管引起。如下呼吸道有分泌物；术后保留的气管导管插入过深；胃内容物误吸等，同时术前有哮喘病史的患者及过敏体质者，使用兴奋迷走神经的药物可助长支气管痉挛。

（1）症状：支气管痉挛表现为呼气性呼吸困难，呼气期延长、费力而缓慢，听诊肺部出现哮鸣音，或呼吸音消失（称：沉默肺或寂静肺）；气道阻力和峰压升高；持续下降的血氧饱和度；PaO_2 下降而 $PETCO_2$ 升高；心率增速，甚至心律失常。

（2）处理

1）轻度支气管痉挛手控呼吸即可改善。

2）严重支气管痉挛常需使用 β_2 受体兴奋药如异丙肾上腺素，舒喘宁等治疗。

3）缺氧与二氧化碳蓄积诱发的支气管痉挛，施行间歇性正压通气（IPPV）即可缓解。

6. 咽喉水肿及气管受压

（1）原因

1）咽喉部手术后创面渗血，局部黏膜充血水肿。

2）甲状腺手术中损伤两侧喉返神经者容易发生喉阻塞。

3）咽喉部手术后，头颈部肿瘤广泛切除术，甲状腺手术后出血压迫气管。

4）气管插管对气管黏膜的损伤或刺激引起气管黏膜水肿，易造成呼吸道阻塞等。

5）颈部肿块使气管长期受压者，受压局部气管软骨常软化，当将肿物切除后，由于气管周围组织所起的支架作用缺失，可发生气管塌陷，造成气道阻塞。

2. 处理

1）口腔或咽喉部手术术后及时清除积血和分泌物，可按医嘱给予适量激素等药物，减轻局部黏膜的水肿。

2）颈部手术后应充分引流手术部位出血，防止血肿形成压迫气管，对颈部肿块使气管长期受压，局部出现气管软骨软化的患者，当施行肿物切除术后，常规床旁备气管切开包，以便紧急情况下施行气管切开术。

3）对已发生过敏性喉头水肿患者，应迅速给予抗过敏药物治疗，并加压供氧，若仍不能及时使 SpO_2 得到改善，应报告外科医生，立即行气管切开术。

（二）麻醉后低氧血症

1. 概述　低氧血症（指 $SpO_2 < 90\%$，$PaO_2 < 60mmHg$）是麻醉手术后常见的并发症，无论术前呼吸功能是否正常，是否合并有呼吸系统并发症，术后均有可能出现低氧，这是因为某些麻醉技术、麻醉药物和手术本身均对呼吸有不同程度的干扰和抑制作用。严重持久的低氧将给机体带来严重损害，危及患者的生命安全。

2. 常见原因

（1）术前因素：心血管疾病、呼吸系统疾病、神经系统疾病等。

（2）麻醉因素

1）非气管内插管麻醉患者椎管内麻醉阻滞平面过高，可不同程度麻痹肋间神经和（或）膈神经，使呼吸受到抑制，而手术后此作用尚未消退到维持正常呼吸功能的安全状态。

2）气管内插管全身麻醉

a. 气管内插管全身麻醉可致肺功能残气量降低20%，而且这种作用可延续到麻醉手术后期，麻醉手术时间越长，术后功能残气量降低越易出现，持续时间越久。

b. 全身麻醉药物的残余作用：静脉麻醉药的残留作用不仅可使患者苏醒延迟，而且也可抑制低氧和二氧化碳的通气效应，且与麻醉性镇痛药有协同作用。残留的吸入性麻醉药也可使术后呼吸功能恢复减慢。

3）肌肉松弛药的残余作用。

（3）手术因素

1）手术操作的直接影响

a. 口腔、咽喉部手术的刺激，可引起术后咽喉部黏膜充血水肿，或手术创面渗血，集积于咽喉部，造成上呼吸道阻塞。

b. 肺叶或一侧全肺切除后，对侧肺功能失代偿，可造成呼吸衰竭和极严重的低氧血症。

c. 胸腹部手术后伤口包扎过紧，也可引起限制性通气障碍。

d. 脑干近邻部位或脑干上的手术操作，有可能直接机械损伤脑干，或者间接刺激脑干，引起脑干缺血和水肿，可造成患者意识障碍和中枢性呼吸抑制或呼吸衰竭，严重者可导致中枢性呼吸消失。

2）术后疼痛

a. 术后剧烈疼痛不仅可明显影响患者的胸廓活动，还可明显抑制患者的咳嗽排痰，是麻醉后引起肺气体交换功能障碍、低氧血症、肺部感染并发症的重要原因。

b. 镇静镇痛药的使用：阿片类镇静药及神经安定类镇静药是区域性阻滞麻醉中重要的辅助药，它们虽可提供完善的镇痛和镇静作用，但均有较强的呼吸抑制作用，此类药物术后残余的药理作用可导致患者术后发生低氧血症。

（4）各种术后并发症：术后呼吸、循环或神经系统并发症、呼吸道阻塞、喉痉挛、肺不张、急性心功能不全、脑出血等。

（5）其他因素：如某些胸腺瘤患者，术前可无肌无力表现，手术后也可出现肌无力或肌无力危象。

3. 预防

（1）维持呼吸道通畅：及时清除呼吸道分泌物，放置口咽或鼻咽通气管。

（2）预吸氧处理：术后预吸氧处理可用于所有手术患者，直至患者神志清醒，并排除任何影响有效呼吸的诸因素为止。可以鼻导管或面罩中流量氧气（4~6L/min）吸入。

（3）留置气管导管：苏醒延迟、昏迷、吞咽咳嗽反射不健全、通气量不足和需要用机械通气的患者，术后应留置气管导管，有利于进行有效通气和吸引分泌物，减少误吸的危险，也便于应用机械膨胀气道，预防肺不张。气管导管套囊最好采用低压套囊（囊内压不超过 3.3~4.0kPa），以免影响气管黏膜血供。

4. 处理　对任何原因引起低氧血症，均应立即行有效人工通气，将 PaO_2、$PETTCO_2$ 维持于正常范围。

（1）如患者存有自主呼吸，但频率慢或潮气量不足，可面罩加压实施辅助呼吸，辅助呼吸频率与患者呼吸频率同步。

（2）如患者无自主呼吸，必须行控制呼吸。控制呼吸成人呼吸频率为 10~15/min，小儿 20~30/min，婴儿 30~40/min，潮气量 8~12ml/kg，呼气时完全放松，吸呼比保持在 1∶1.5 或 1∶2。

（3）不能行深呼吸训练、咳嗽无效或肺不张的高危患者给予持续气道正压通气（CPAP）。

（4）拮抗药的应用

1）纳洛酮可有效拮抗麻醉镇痛药引起的呼吸抑制作用。但由于其作用时间短于大部分麻醉镇痛药，应防止拮抗后呼吸再抑制，所以应间隔一段时间后重复给药。

2）苯二氮䓬类受体拮抗药氟马西尼可以拮抗苯二氮䓬类药物引起的中枢呼吸抑制作用。

3）抗胆碱酯酶药可拮抗除极化肌松药残留引起的呼吸肌功能减退，临床常用的有新斯的明、依酚氯铵和溴吡斯的明。

（5）术后给予完善的镇痛可大部分消除因疼痛所致的肌肉强直，有利于患者深呼吸和咳嗽排痰，改善通气功能，尤其对于胸科手术患者更为重要。但要避免镇痛药逾量而致呼吸抑制。

（6）对脊神经阻滞的呼吸抑制须待阻滞作用消失后呼吸功能逐渐恢复；对低血钾性呼吸肌麻痹应及时补钾。

（7）积极处理各种术后并发症：术后呼吸系统并发症、术后循环系统并发症等。

（三）麻醉后高二氧化碳血症

麻醉后高二氧化碳血症（$PaCO_2 > 50mmHg$）的发生相当普遍，轻度的二氧化碳增高并不会给患者带来严重并发症，但持久而显著增高的二氧化碳血症可对机体循环、呼吸、神经及内环境等系统产生很大影响，重者可危及生命。

1. 原因

（1）术前疾病因素

1）肺泡低通气相关疾病：肥胖低通气综合征（OHS）；胸廓畸形；特发性睡眠呼吸暂停综合征（ICSA）；阻塞性肺疾病（COPD）等。

2）心血管疾病

（2）麻醉因素

1）腰麻或硬膜外阻滞麻醉平面过高易引起术后低通气，导致二氧化碳蓄积，尤其是COPD患者更为明显。

2）术后镇静、镇痛药的残余作用可不同程度地抑制呼吸中枢，使呼吸中枢对高碳酸血症的反应降低，CO_2反应曲线向下和向右移位。

3）术后由于肌松药拮抗不完全，尤其是术前存在神经肌肉疾病，术后也会因发生神经肌肉功能恢复不全，而引起通气不足。

4）气道阻力增加：呼吸道梗阻、喉痉挛、支气管痉挛。

（3）手术因素

1）术后剧烈疼痛不仅可明显影响患者的胸廓活动，还可明显抑制患者的咳嗽排痰，引起低氧血症、高二氧化碳血症。

2）手术操作限制了肺的扩张或肺内液体过多等导致肺容量减少，都会导致有效横断面积的减少。

3）胸部和上腹部的创伤引起的肺挫伤、肺不张都会干扰肺的扩张，降低肺顺应性。

4）胸壁或上腹部包扎过紧、胸壁或上腹部广泛疤痕、其他限制性疾病降低肺顺应性和阻碍通气。

5）创伤或胸颈部手术损伤膈神经妨碍通气。

6）外科操作有时会直接损伤呼吸中枢或呼吸反射通路：颅后窝手术后的出血或水肿影响呼吸中枢引起患者窒息。

（4）其他因素：寒战、呼吸做功的增加、发热等均增加CO_2。

2. 预防

（1）术后镇静及镇痛药的使用应十分慎重，宜从小剂量开始。

（2）全身麻醉气管插管操作轻柔、快捷，尽量减轻对气道的损伤，可适当应用激素类药物，减轻气道黏膜的充血水肿。

（3）维持呼吸道通畅、及时清除呼吸道分泌物，避免各种诱发支气管痉挛的因素。

（4）全身麻醉患者术毕严格掌握拔管指征，待自主呼吸时呼吸末二氧化碳分压尽可能接近正常水平后再予以拔管。

3. 处理

（1）保持呼吸道通畅：及时清除上呼吸道分泌物或异物，放置口咽或鼻咽通气管。

（2）解除气道痉挛。

（3）有效的拮抗。

（4）密切监测患者的神志，定期做血气分析。

（5）密切监测患者的精神状态：如果患者清醒合作，即使$PaCO_2$升高较多，嘱患者深呼吸，可暂不考虑气管插管和机械通气。

（6）高碳酸血症同时伴低氧血症：通过各种吸氧方法仍不能改善高碳酸血症和低氧血症者需要进行气管插管和机械通气。

（7）如果患者精神淡漠或苏醒延迟，甚至昏迷，高碳酸血症短时间内进行性加重的患者，必须进行气管插管和机械通气。

（8）如果患者表情痛苦，呼吸急促或呼吸困难，或呼吸费力，并出现三凹征，则应考虑气管插管和机械通气。

（四）急性肺水肿

急性肺水肿是临床麻醉和重症监测治疗中经常发生的肺部并发症，是指由于各种病因导致超常的液体积蓄于肺间质和（或）肺泡内，形成间质性和（或）肺泡性肺水肿的综合征。

1. 原因

（1）肺毛细血管静水压增高　包括心源性、非心源性肺毛细血管静水压增高及输液过量。输液过量包括输入的液体过量和单位时间内输液过快。

（2）血管壁通透性增加　如感染性肺水肿、弥散性血管内凝血（DIC）。

（3）淋巴管系统引流障碍　如肺移植后、硅沉着病等。

（4）胶体渗透压降低　如肝肾疾病所致的低蛋白血症、营养缺乏。

（5）肺间质负压增高

1）上呼吸道梗阻后肺水肿：急性喉痉挛、痉挛性哮喘、气道异物、喉头水肿、慢性梗阻性睡眠呼吸暂停综合征。

2）肺复张性肺水肿：气胸或胸腔积液（血）所引起的肺不张、肺萎陷。

（6）麻醉期间发生肺水肿

1）麻醉诱导期肺水肿因素：在麻醉诱导期，心功能不全的患者可能诱发肺水肿因素包括：①患者焦虑与不安。②体位变换（如坐位改为平卧位）。③用药不当。④应用具有心肌抑制的麻醉药或 α 受体兴奋药。⑤心功能不全，术前缺乏充分的准备。⑥气管插管时引起的心血管应激反应。

2）麻醉药物过量。

3）氧中毒性肺水肿：麻醉中和术后吸氧浓度大于60%，时间长于 12 ~ 24h（高压 3 ~ 4h），可引起肺水肿。

4）术后肺水肿因素：①撤除正压通气；②心排血量增加；③PaO_2 下降；④$PaCO_2$ 升高；⑤呼吸道梗阻；⑥高血压。

2. 症状与体征

（1）先驱症状：恐惧、烦躁不安、面色苍白、心动过速、血压升高、出冷汗。

（2）间质性肺水肿：呼吸急促，继而出现呼吸困难、端坐呼吸、发绀、颈静脉怒张、喘鸣。

（3）肺泡性肺水肿：严重呼吸困难、胸闷、剧烈咳嗽、涌出大量粉红色泡沫痰、血压下降，严重者可出现心源性休克、神志模糊、心律失常等。

（4）听诊：呼吸 30 ~ 40/min，心率增快 >100/min，肺水肿早期可闻及干啰音和少量湿啰音，晚期两肺闻及大量湿啰音、捻发音。

（5）血气分析：早期 PaO_2、$PaCO_2$ 偏低或正常，pH 正常，中晚期 PaO_2、$PaCO_2$ 都明显下降，pH 降低，呈混合性酸中毒。

3. 预防

（1）控制输液速度和输液种类　老年人、婴幼儿和心功能较差的患者，尤其控制输液速度和输液种类。术中应用中心静脉压监测指导输液输血。

（2）呼吸道通畅和呼吸支持

1）保持呼吸道的通畅，防止呼吸道分泌物过多，防止呕吐、反流、误吸，避免出现气道堵塞和喉痉挛及支气管痉挛。

2）单肺麻醉过程中注意使萎陷肺慢慢复张，防止肺不张和肺复张性肺水肿的发生。

3）吸痰过程中避免吸引负压过大、吸引时间过长。

4）保证充足的肺泡通气量，避免出现缺氧和二氧化碳蓄积。

5）撤除正压通气时，要逐渐过渡，如降低通气频率和压力，避免过快停止正压通气。

（3）术中避免麻醉药过量使用，如吗啡等药物不宜过量

（4）防止氧中毒：术中术后不宜长时间吸入纯氧，常压下吸纯氧时间应少于6h，高压下吸纯氧时间应少于1h。面罩吸氧浓度在40%以下可长时间吸氧。

（5）保持血流动力学稳定：围术期和术后保持血流动力学的稳定，避免出现血压波动，如高血压、低血压，尤其是休克和心力衰竭。

4. 处理

（1）安慰患者，通知医生。

（2）患者取端坐位或半坐卧位，两下肢下垂，必要时用止血带轮扎四肢。

（3）充分供氧和呼吸支持。

1）充分供氧：面罩吸氧，氧流量为8～10L/min，20%～30%乙醇湿化且标识清楚，每次<20min。

2）必要时行气管插管机械通气：间歇性正压通气（IPPV），一般采用IPPV的潮气量为12～15ml/kg，每分钟通气次数12～14次，吸气峰压<30mmHg。

3）及时吸痰，保持呼吸道通畅。

（4）控制输液量，出入量平衡。

（5）严密监护：连续监测生命体征、血氧饱和度、心电图。

（6）定期血气分析。

（7）遵医嘱用药

1）镇静药：咪达唑仑、地西泮、丙泊酚等有较强的镇静作用和减少患者紧张情绪，减少呼吸急促所引起的肺泡内负压，使呼吸平稳，减少呼吸做功，更有利于患者配合呼吸治疗。

2）强心药：包括强心苷、拟肾上腺素药、洋地黄制剂和能量合剂等。

3）利尿药：减轻心脏负荷首选药物是呋塞米，剂量可选0.25～0.5mg/kg静脉注射，按需要重复。

4）扩张血管药：降低外周血管阻力和主动脉阻抗，提高左心室排血的效应，减低左心室充盈压。应用血管扩张药如酚妥拉明、硝普钠和硝酸甘油。

吗啡是治疗急性左侧心力衰竭肺水肿的常用药物，其作用机制尚未完全阐明，但已知主要与吗啡的以下作用有关：①周围血管扩张；②轻微正性肌力作用；③中枢镇静、镇痛作用。

5）激素类药：地塞米松 10～20mg；泼尼松 30mg/kg。

二、麻醉恢复期循环系统并发症

麻醉恢复期循环系统并发症的发生率较高，占各种并发症总发生率的 13%～50%，尤其是年龄大于 60 岁或术前存在心血管疾病的患者，其发生率是小于 60 岁或术前不存在心血管疾病患者的 3～4 倍，甚至更高。麻醉苏醒期循环系统并发症是导致患者术后死亡，增加各种并发症和延长康复时间的重要原因之一，这些并发症包括低血压、高血压、心律失常、不同部位的血管栓塞，甚至发生心力衰竭和心搏骤停。

（一）低血压

低血压一般指收缩压下降至 10.7kPa（80mmHg），或是较麻醉前下降大于 25%。术后低血压的清醒患者常主诉胸闷、恶心、呕吐，伴躁动不安。低血容量所致的低血压多伴有脉率增快、中心静脉压下降，持续性低血压的最大危害就是组织、器官灌注不足，引起组织、器官缺血、缺氧，严重时则出现脉压差缩小，毛细血管充盈时间延长，皮肤湿冷，少尿等休克的表现。

1. 原因

（1）麻醉因素

1）几乎所有的全身麻醉药物都有不同程度的心血管抑制作用，由于心肌受抑制和（或）周围血管扩张），造成每搏量降低、心排血量降低、血压下降，血压下降幅度与麻醉深度直接相关。

2）神经阻滞作用未消退或平面过广：椎管内麻醉作用未消退或阻滞平面过宽，均使交感神经阻滞，导致周围血管扩张，静脉回心血量减少，其结果是血压下降。

3）过度通气所致的低 CO_2，以及麻醉手术中利尿、使用脱水药物所致的低血容量与低血钾，缺氧所致的酸中毒，以及低体温等影响，均可导致术后不同程度低血压。

（2）手术因素

1）术中失血过多，补充不足。

2）对术中过多的第三间隙液体的流失，估计不足，未及时补充液体。

3）手术操作压迫心脏或大血管，以及直视心脏手术，均可造成不同程度低血压。

4）术后活动性出血。

（3）患者因素：术前有明显低血容量而未予以纠正，肾上腺皮质功能衰竭、严重低血糖、嗜铬细胞瘤切除后、心律失常等都可伴有不同程度低血压。

2. 预防

（1）为防止术后患者血压严重降低，对体液不足患者，应根据体液不足情况充分补充，及时纠正酸中毒，并使电解质及酸碱状态恢复正常。

（2）对严重贫血患者，应将血红蛋白升至接近正常。

（3）对有心功能不全、心律失常等心脏病患者慎用对心血管有明显抑制作用的麻醉药和辅助麻醉药。

（4）对长期接受皮质激素治疗患者，术前及术中应加大皮质激素用量，以免血压降低后难以回升。

（5）密切观察术后各引流管的通畅程度和引流量，如果引流量超出允许范围，及时报告医生。

3. 处理　一旦发生低血压，要及时、准确分析和找出低血压原因。处理过程中要把维持重要器官的血流灌注作为首要措施来考虑。

（1）如果发生在搬动患者时出现的低血压，一般与血容量不足有关，可用扩容来处理，加快输液速度，输入代血浆制剂更有利于血压回升。

（2）如果经扩容处理血压回升效果不佳，而且血压难以维持，应考虑可能存在活动性出血。如果排除活动性出血，使用血管活性药物效果不佳时应考虑酸中毒。

（3）如果患者血压降低，还伴有心率增快、呼吸困难、颈动脉怒张等现象，应考虑心功能不全，及时使用强心药物。

（4）如果患者是突然出现的低血压，还要考虑一些特殊情况，如急性心肌缺血、气胸等，应进一步明确诊断。对手术前 1 年内曾长期应用皮质类固醇的患者，手术前和手术中补充适量皮质激素。

（5）对于椎管内阻滞所致的低血压，可加快输液速度，患者采用平卧位，抬高双下肢 10°~20°，一般经快速输液 300~500ml 后即可好转，必要时静脉注射麻黄碱 15~20mg。

（6）对肾上腺皮质功能不全性低血压，应及时给予大剂量地塞米松等药物升高血压。

（7）一旦测不到血压，无论什么原因，均应立即行胸外心脏按压，实施心脏复苏。

（8）其他：在处理低血压的同时要加强呼吸管理，充分供氧。同时观察尿量，及早预防急性肾衰竭。

（二）高血压

高血压是指血压升高超过麻醉前的 20% 或血压升高达 160/95mmHg 以上，血压过高是指血压升高超过麻醉前 30mmHg。麻醉苏醒期发生高血压的情况为循环系统并发症之最，尤以术前存在高血压的患者更明显，其发生率可高达 50%，甚至更高。

高血压的主要危险有：①增加心脏做功，导致心肌缺血、心率失常甚至心肌梗死；②血压升高可致手术部位出血，血管吻合口裂开形成血肿；③严重高血压常可引起脑卒中（即脑出血、脑梗死、高血压脑病），高血压发生脑卒中者为心肌梗死的 5 倍。

1. 原因

（1）应激反应

1）术后疼痛刺激。

2）气管插管的刺激、吸痰或气管拔管反应。

3）膀胱过度充盈或导尿管刺激，可使血压升高。

4）精神高度紧张患者。

（2）缺氧、二氧化碳蓄积：缺氧、二氧化碳蓄积可引起心率增快、血压升高。

（3）寒战：低温、寒战引起外周血管收缩，血压升高。

（4）容量超载：心功能正常者因输血、输液过多，血管内容量增加可引起血压升高。

（5）术前原有高血压病。

2. 预防与处理　消除术后各种应激反应是避免血压升高的主要措施，可减少并发症，减轻脏器的损害。

（1）完善术后患者自控镇痛（PCA）及术后患者硬膜外自控镇痛（PCEA）可降低术后疼痛刺激。

（2）寒战的患者术后注意保暖，静脉注射曲马朵可减轻寒战反应。

（3）避免术后缺氧和 CO_2 蓄积。缺氧及 CO_2 蓄积性高血压，应于加大通气量同时提高吸入气体氧浓度。

（4）全身麻醉患者采用非清醒拔管。

（5）尿潴留使膀胱过度膨胀引起的血压升高，及时导尿。

（6）控制输血、输液量。

（7）按医嘱使用降压药，如为明显应激反应，可根据情况给予 α、β 受体阻滞药或血管平滑肌松弛药（如硝酸甘油）降低血压。

（8）精神高度紧张的患者，做好心理安抚工作，必要时适当使用镇静药，消除患者紧张情绪。

（三）心律失常

麻醉苏醒期心律失常表现形式多样，最常见的心律失常是窦性心动过速、窦性心动过缓、室性期前收缩、室上性心律失常，严重时出现致命的室性心动过速或心室颤动，甚至心搏骤停。麻醉苏醒期心律失常的发生率高达 1.7% ~7.9% 。

1. 原因

（1）缺氧和二氧化碳蓄积：缺氧和二氧化碳蓄积为术后发生心律失常的主要原因之一。

（2）血压波动：术后血压过低或过高均可影响心肌供血、供氧导致心律失常。

（3）外科手术创伤：心肺手术过程中，心脏因受压力、张力、牵引等，导致心律失常。

（4）低体温：低体温下心脏应激性恢复不一，以及传导速度受抑制，可导致心律失常。

（5）电解质、酸碱度的改变：术后出现的低血钾、低血镁、酸中毒、呼吸性碱中毒等易诱发心律失常。

（6）药物：术前长期应用普萘洛尔的患者，术中和术后易出现心率缓慢和心力衰竭；洋地黄过量，也可引起各种心律失常。

（7）精神因素：患者精神紧张、恐惧和疼痛，引起体内儿茶酚胺释放增多，使心脏后负荷加大、心率增速。

（8）另外：术前原有心律失常很容易在术后诱发。

2. 预防　纠正病因，及时去除诱发心律失常的因素。预防措施如下。

（1）保持呼吸道通畅，排除缺氧和 CO_2 蓄积。

（2）纠正低血压、高血压，维持稳定的循环功能。

（3）纠正水电解质紊乱、酸碱度平衡失调。

（4）注意药物的配伍。

（5）术后完善的镇痛。

（6）注意保暖，防止低体温。

3. 处理　在可能的诱发因素纠正后，心律失常虽仍未消失，如对血流动力学影响不大，可继续观察，必要时给予相应的药物或其他治疗，同时准备好除颤仪。

（1）窦性心动过速：可由情绪紧张、疼痛、低血容量、体温升高或低氧血症等引起。最好的治疗是去除病因；也可试用兴奋迷走神经的方法，如按摩颈动脉窦，每次按摩一侧，时间不超过 30s；对无禁忌的患者，必要时可采用甲氧乙心胺或爱洛稀释后在心电图监测下缓慢静脉注射；因心力衰竭引起的心动过速，可用洋地黄。

（2）室上性心动过速：心功能良好者，常为一过性的，不一定需要药物治疗；发作时间较长，而无心力衰竭者，可试按摩颈动脉窦或压迫眼球法，通过反射性刺激迷走神经来终止发作；对无禁忌的患者，必要时可采用甲氧乙心胺或爱洛稀释后在心电图监测下缓慢静脉注射。

（3）心房颤动：常见于老年冠心病、风湿性心脏病二尖瓣狭窄手术后，一般患者术后较少见。如无心力衰竭现象、心室率不快，均可严密观察。

（4）过早搏动：临床意义视其性质和次数多少而定。少量的房性过早搏动一般不作特殊处理；室性过早搏动若起源于单个异位节律点，每分钟少于 5 次，亦可暂不处理；如存在低钾血症应给予补充钾盐，使血钾浓度上升至接近正常；如非低血钾引起，可按医嘱使用利多卡因或可达龙静脉注射。

（5）窦性心动过缓：一般不需特殊处理，但心率小于 50/min，对心排血量有所影响时，可静脉注射阿托品、麻黄碱。

（6）房室传导阻滞：Ⅰ度房室传导阻滞对血流动力学无明显影响，可不予以处理。Ⅱ度Ⅰ型房室传导阻滞，可应用阿托品加快心室率，提高心排血量。

（7）出现下列严重心律失常需紧急处理

1）室性期前收缩大于 5/min，或多源性或其 R 波落在前一个心动的 T 波上的室性期前收缩。

2）心室率快的房颤或心房扑动、房室连接区性心动过速。

3）室上性心动过速伴低血压。

4）室性心动过速。

5）窦性心动过缓伴低血压。

6）Ⅲ度房室传导阻滞。

三、麻醉恢复期中枢神经系统并发症

麻醉药物在产生麻醉作用的同时，脑血流和脑代谢也随之发生剧烈改变。术前用药、麻醉诱导用药以及维持用药均可对中枢神经系统产生影响。尽管绝大部分麻醉药物本身可产生脑保护作用，但麻醉药物与麻醉相关技术也可能引起中枢神经系统的兴奋或抑制以及损伤，从而产生一系列可逆或不可逆的中枢神经系统并发症。

（一）苏醒延迟

麻醉苏醒期是指始于停止给麻醉药物，止于患者能对外界言语刺激作出正确反应。麻醉终止后，大部分患者术毕即可清醒，但时间不一。全身麻醉后超过预期苏醒的时间仍未苏醒者，称为苏醒延迟。如全身麻醉结束后超过 2h 呼唤患者仍不能睁眼和握手，对痛觉刺激亦无明显反应，即可认为麻醉苏醒延迟。应立即查明原因，及时处理，以防意外。

1. 原因

（1）麻醉药物过量

1）术前用药：如地西泮，其半衰期约 12h，镇静作用常延长至手术后。

2）吸入全身麻醉药：极度肥胖患者吸入全身麻醉药超过 3h，使大量麻醉药蓄积于脂肪内，停药后药物排出时间也相应延长。

3）麻醉性镇痛药的残余作用：表现为嗜睡，呼吸频率减慢，甚至出现遗忘呼吸，以老

年和体质差患者多见。

4）肌松药的残留作用：肌松药的代谢并不完全、彻底，表现呼吸浅而慢。

（2）呼吸抑制：除上述镇痛药和肌松药的影响外，多见于以下情况。

1）低 CO_2 血症：术中长时间过度通气，可使体内 CO_2 排出过多，大脑皮质的兴奋性下降，致使术后呼吸中枢长时间抑制，脑组织缺氧，致苏醒延迟。

2）高 CO_2 血症：如术中采用自主呼吸，而忽视适当辅助呼吸，都将发生不同程度的高 CO_2 血症。钠石灰失效、CO_2 吸收系统的活瓣功能失灵、呼吸回路机械无效腔加大，当 $PaCO_2$ 升至 $90 \sim 120mmHg$ 时，可造成 CO_2 麻醉（肺性脑病）。严重 CO_2 蓄积，术后延迟苏醒达8h之久，脑水肿抽搐（$PaCO_2 > 65mmHg$，脑血流增加60%以上），术后昏迷可长达数日。

3）低钾血症：麻醉手术期间，当血钾低于3mmol/L时，肌无力症状便十分明显，如合并酸中毒，很易使呼吸肌麻痹。

4）输液过量：导致肺间质水肿，影响吸入麻醉药排出，影响患者苏醒。

5）手术并发症：气胸、肺萎陷使肺通气功能受损，致发生缺氧及 CO_2 蓄积，使患者苏醒延迟。

6）严重代谢性酸中毒：麻醉手术期间，常因缺氧及大量输血、输液造成严重代谢性酸中毒，使呼吸中枢明显抑制，而使苏醒延迟。

（3）术中发生严重并发症：大量出血、严重心律失常、急性心肌梗死、颅内动脉瘤破裂、脑出血、脑栓塞，致颅内压升高，都可使苏醒延迟。

（4）术前有脑血管疾病患者：如脑栓塞、脑出血，术后苏醒常明显延迟。

（5）术中长时间低血压。

（6）低体温患者：患者在麻醉状态下体温降低可达6℃或更低，尤其是小儿患者。各种麻醉药的抑制作用是呈相加效应。

（7）其他：一些患者术前心理压力大，睡眠质量较差，身体疲劳，可能也会造成术后苏醒延迟。

2. 预防

（1）做好术前准备，积极治疗合并症，提高患者对手术的耐受性。

（2）选择合适的麻醉药物，根据药物相互作用的特点合理搭配用药。

（3）注意促进药物的排泄，如：维持良好的通气、补充足够的液体量、保证正常尿量。

（4）术中常规监测体温，尤其老年、小儿患者，做好保温措施。

（5）维持术中生命体征稳定，防止低氧血症和脑梗死的发生。

（6）术中定期检测动脉血气分析、血清电解质和血糖。

3. 处理

（1）监测

1）监测 ECG、NBP（或 IBP）、SpO_2、$PET CO_2$、体温及肌松情况，定期行动脉血气分析、血清电解质和血糖检查。

2）观察神志、瞳孔、皮肤温度。

（2）根据病因处理

1）若为吸入麻醉药残留，通过加大通气使残留药物经机体自然代谢排出。

2）及时纠正水电解质酸碱失衡和糖代谢的紊乱。

3）清除呼吸道分泌物，纠正低氧血症、CO_2 蓄积，避免过度通气。

4）低体温患者，注意保温，适当提高体温。

5）原来并存脑疾病患者，做好脑保护措施。

（3）拮抗药的应用：一般不要轻易应用拮抗药，一定要有针对性，以小剂量开始，对高血压和严重心脏病患者要慎用拮抗药。因麻醉性镇静药引起的苏醒延迟常用氟马西尼逆转；对肌松药引起的苏醒延迟可使用新斯的明拮抗；对非特异性呼吸兴奋药引起的苏醒延迟可使用多沙普仑拮抗，多沙普仑也能拮抗麻醉药、麻醉性镇痛药与镇静药所引起的呼吸抑制与苏醒延迟，其优点为作用缓和，不影响药物的镇痛作用，效果确切；对阿片类药物（如吗啡、芬太尼等）引起的苏醒延迟可使用纳洛酮拮抗。

（4）防止坠床及注意皮肤护理。

（二）术后躁动

全麻苏醒期躁动（Emergence agitation；emergence delirium，EA）为麻醉苏醒期的一种不恰当行为，表现为兴奋、躁动和定向障碍并存，出现不适当行为，如肢体的无意识动作、语无伦次、无理性言语、哭喊或呻吟、妄想思维等，导致患者出现许多并发症。有数据表明，EA 大多在麻醉苏醒期急性出现，多发生于拔管后 15min 左右，流行病学的研究表明成人发生率约 5.3%，儿童 12%～13%，老年人的发生率亦较高。

1. 原因

（1）术前用药：麻醉前用药，如东莨菪碱、吩噻嗪或巴比妥类药，可致术后定向障碍及躁动不安。

（2）麻醉用药

1）静脉麻醉药：麻醉诱导药物与术后躁动的发生存在一定的关系，有研究表明用氯胺酮、咪唑安定、依托咪酯、硫喷妥钠作麻醉诱导可导致术后躁动。

2）吸入麻醉药：吸入麻醉药具有容易控制、诱导和苏醒快的特点，目前在临床上应用比较广泛。地氟烷、七氟烷、异氟烷、安氟烷和氟烷是临床上常用的吸入麻醉药，但是吸入麻醉药容易导致患者在苏醒期出现躁动，尤其儿童。

3）肌松药残留可导致严重的焦虑和躁动。

（3）术后不良刺激：术后各种不良刺激是患者全麻苏醒期躁动的最常见的原因，有文献报道：术后疼痛占 99.44%，气管导管的刺激占 65.77%，尿管刺激占 11.11%，心理应激占 15.55%，制动不当占 4.44%。

（4）术后并发症：术后神经系统并发症如脑水肿、颅内压增高。循环系统并发症如低血压、心律失常。胃胀气，尿潴留等并发症均可以引起患者全麻苏醒期出现躁动。

（5）术后催醒用药：术后应用催醒药多沙普仑、纳洛酮常会增加全麻苏醒期躁动的发生率。多沙普仑有兴奋交感神经的作用，纳洛酮拮抗阿片类药的镇痛作用，从而诱发术后疼痛，引起患者在苏醒期出现躁动。

（6）呼吸循环系统的不稳定：气道梗阻、低氧血症、高二氧化碳血症、低血容量、高血压等。

（7）水电解质酸碱失衡：酸中毒、高碳酸血症、低钠血症、低血糖等，这些均可引起躁动。

（8）与麻醉相关的其他原因：吸入性麻醉药物短期内浓度急剧下降，拔管的时机掌握不合适，患者术中知晓、低温等。

（9）手术原因

1）可能与手术部位有关，在耳鼻喉科手术、呼吸道、乳腺以及生殖系统等与情感关系较密切的部位进行手术操作，在儿童既往有耳、扁桃体、鼻、颈、喉等部位手术病史时，苏醒期躁动发生较高。

2）体外循环等手术操作所致的微量空气造成脑血管的栓塞，可以引起术后精神运动以及神经功能障碍。

（10）患者因素

1）年龄：EA 发生率以学龄前儿童和老年人发生为多见。

2）术前的焦虑状态：术前过度紧张，对手术及麻醉风险过度担忧，均可增加 EA 的发生。

3）遗传因素：与生俱来的对麻醉药物的兴奋，包括吸入麻醉药物，术中一些催眠镇静药物以及阿片类药物的使用。

4）既往有酒精成瘾、阿片类药物成瘾、有长期服用抗抑郁药物的患者，麻醉苏醒期会出现类似戒断综合征的表现。EA 发生率较一般患者高。

2. 镇静躁动分级　镇静躁动分级，见表 20-4。

表 20-4　镇静躁动分级

评级	患者表现
1. 危险躁动	患者试图拔出气管导管或导尿管，翻过床栏，击打工作人员，在床上翻来翻去
2. 非常躁动	虽然经常提醒限制的条件，但是不能平静，需要身体制动，经常咬气管导管
3. 躁动	适度的躁动，尝试着坐起来，听从口头指令 4. 平静且合作平静，很容易醒，可以服从指令
5. 安静	难于唤醒，呼唤或摇动可以叫醒，但停止后又入睡，可以服从简单的指令
6. 非常安静	可以本能的移动，身体刺激可唤醒，但不能交流和服从指令
7. 不能唤醒	对刺激没有或稍微有点反应，不能交流或服从指令

3. 躁动程度

轻度：吸痰等刺激时稍躁动。

中度：无吸痰刺激时也有挣扎，但程度不剧烈，不需要医护人员制动。

重度：剧烈挣扎，需多人按住。

4. 躁动的危害

（1）一些患者躁动非常严重时会有暴力倾向，例如拔除气管导管、引流管、尿管、胃管，肢体的不自主运动以及抬高身体有可能会造成窒息、手术切口裂开、手术部位出血、切口缝线断裂、尿潴留等。

（2）在患者躁动时，交感神经兴奋，患者的循环系统负荷增加，循环系统不稳定，血压升高，心率增快，心律失常等各种心血管系统并发症。

（3）在一些术后要求患者安静的手术，例如脊柱外科的手术、脑外科的手术、耳鼻喉科的一些手术，一旦患者躁动而未得到及时处理或处理不得当，将对手术效果造成极大的影响。

（4）坠床：有可能引起骨折，扭伤等。

· 517 ·

（5）对医护人员的人力配置产生了极大的干扰。

5. 预防与处理

（1）术前心理干预：术前应该和患者进行良好沟通，尽量消除其对麻醉和手术的不解及恐惧。对于小儿患者，则应该和其家长进行沟通，嘱其对患儿进行耐心的解释。

（2）术中预防

1）药物预防：手术结束前 5min，给予右美托咪啶 0.15μg/kg 能有效地抑制术后躁动；在拔除气管导管前静脉给予曲马朵 1～2mg/kg 可以预防手术拔管期躁动；在手术结束前 30min 静脉注射氯诺昔康 8mg，可降低全身麻醉患者术后躁动的发生率。

2）全身麻醉药物的配伍应用：异丙酚和芬太尼静脉全身麻醉应用可能会减少小儿苏醒期躁动发生率；七氟醚吸入诱导和地氟烷维持患者躁动发生率降低；全凭吸入麻醉容易引起小儿术后躁动；硬膜外麻醉复合全身麻醉可预防全身麻醉术后躁动的发生。

（3）术后处理

1）在没有发现躁动原因的时候首先注意的是加强护理，适当固定约束患者，防止坠床及意外事件的发生。

2）及时处理气管导管的刺激、尿潴留以及留置导尿管的不良刺激，患者术后符合拔管的标准及时拔出气管导管；留置导尿管的不良刺激应耐心解释，并在尿道口涂抹局部麻醉药乳膏等，减少导尿管对患者的刺激。

3）良好的术后镇痛：根据患者的情况采用静脉镇痛、硬膜外镇痛或者其他的给药方式，观察患者对药物的反应。在良好镇痛的同时防止苏醒延迟以及镇痛药物的毒副作用发生。

4）保证供氧以及呼吸道的通畅，维持循环、呼吸、水电解质及各个系统的稳定和平衡，注意监测呼吸循环系统、血气、水电解质，防止因为低氧血症，高碳酸血症以及其他的水电解质紊乱所致躁动。尤其在一些手术时间较长，患者情况较差，或者手术所致创伤较大的情况下。

5）在消除病因，躁动仍持续，对于无呼吸循环紊乱和低氧血症的患者，可适当应用镇静催眠药。临床工作中较常用的镇静药物有丙泊酚、阿片类药物（包括吗啡、芬太尼等），这类药物使用时要根据患者情况谨慎用药，采用滴定用药，以防发生中枢性呼吸抑制；其他药物如可塞风，曲马朵等，亦可减少 EA。

（三）术后谵妄

术后谵妄（Postoperative delirium，POD）是一个已经正式确认的精神病学诊断，是由意识状态不稳定所造成的紊乱，注意力不集中是其表现之一，认知和感知功能发生改变但与痴呆无关，可定义为精神运动和自主神经功能的过度活跃。全身麻醉后意识恢复不久即发生的谵妄称为急症谵妄。是老年患者手术后最常见的术后并发症，近年来，POD 愈来愈受到人们的重视。

1. 临床表现　基本特征：知觉紊乱，可出现幻觉、妄想、失眠以及过度警觉等。最突出的特征是定向力障碍、注意力分散，不能记住当前所发生的事，且以后回忆起来又不能保持一致的思维，有时也表现为兴奋骚动，最后可发展成昏迷或昏睡。

谵妄可分为三个临床亚型：

（1）焦虑型：警觉和活动增强，为过度兴奋，无目的的重复的精神运动性过度兴奋，如游走、言语或身体攻击。

（2）安静型：警觉和活动减弱，表现对刺激的反应性减退的孤僻行为。

（3）混合型：以上两种类型的症状在同一患者身上分阶段出现或交替出现。

2. 病因　POD 的病因尚不明确，似乎是由于年龄相关的中枢神经系统改变和疾病导致患者认知功能下降，再受到急性外科手术创伤所产生的结果。

危险因素包括：

（1）术前因素：高龄、明显的功能损害和认知障碍、失眠、制动、视觉和听觉损害、脱水、酗酒、电解质紊乱、抗胆碱能药物、复合用药、苯二氮䓬类药物及手术种类。

（2）术中因素：失血、输血、严重的电解质及葡萄糖异常、低氧和低血压，麻醉方式对 POD 的影响还未定论，尚无研究证实局部麻醉可以降低 POD 的发生率。

（3）术后因素：术后疼痛及应用苯二氮卓类药物。

3. 预防和处理

（1）术前确认患者的风险，尽可能调整患者全身状况，补充多种维生素。

（2）麻醉期间预防和处理低氧血症、低血压及电解质紊乱，慎用抗胆碱能药物有益于减少术后谵妄的发生率。

（3）术后维持足够的氧供、液体和电解质平衡。

（4）减少环境刺激。

（5）积极处理术后疼痛。

（6）采取措施恢复患者神志；若患者处于焦虑的威胁中，可应用氟哌啶醇。

（李晓曦）

第十六节　小儿肛门手术

一、先天性低位无肛"十"字切开术

1. 适应证　新生儿先天性低位无肛，闭锁段 <1cm。

2. 麻醉方式　局部麻醉。

3. 手术体位　截石位，臀部垫高。

4. 手术切口　肛门"十"字切口。

5. 特殊用物　笔式电刺激仪、13 号或 15 号粗针头 1 个、10ml 注射器 2 支、0.25% 普鲁卡因、半卷 6 列绷带。

手术步骤与手术配合（表 20－5）。

表 20－5　先天性低位无肛"十"字切开术手术步骤与手术配合

手术步骤	手术配合
1. 选择肛门括约肌收缩中心点	递笔式无菌电刺激仪刺激肛门部位，选择括约肌收缩中心点，递 13 或 15 号粗针头穿刺，见到胎便后确定为中心点
2. 肛周麻醉	递干纱布 1 块，10ml 注射器抽取 0.25% 普鲁卡因肛周注射

手术步骤	手术配合
3. 于肛门括约肌收缩中心点"×"形切开皮肤长1.5~2cm达括约肌层	递有齿镊,11号刀切皮,针状电刀逐层切开皮下及肌层
4. 于括约肌中心处分离,显露直肠盲端,并牵引	递无齿镊,弯蚊式钳分离,组织钳牵开显露;递5×14圆针1号丝线在直肠盲端中心位置上缝4针牵引线,直蚊式钳钳夹线尾
5. 于牵引线中心全层"十"字形切开直肠盲端	递无齿镊钳夹湿纱垫围绕直肠周围保护切口,防止胎便污染;递电刀切开,弯盘盛接胎便,腹部稍加压排净胎便;递无齿镊、半卷6列无菌绷带塞入直肠内,留出绷带头端(防止胎便流出污染切口);更换污染的器械,加铺无菌巾,术者更换污染手套
6. 肛门缝合成形(成形后的肛门能容纳一示指)	递无齿镊,角针5-0可吸收缝线将直肠切口肌皮瓣与皮肤切口皮瓣对合间断缝合1周,缝合完毕,递有齿镊拉出直肠内绷带卷

二、中位无肛尿道瘘——Pena术

1. 适应证 中位无肛合并尿道瘘,行肠造口术后。

2. 麻醉方式 气管插管全麻+单次硬膜外麻醉。

3. 手术体位 ①蛙式俯卧位(于耻骨联合处垫体位枕垫高臀部,与手术床成120°夹角);②平卧位。

4. 手术切口 臀部正中切口+膀胱造口。

5. 特殊用物 小号自动拉钩、膀胱穿刺针、尖头电刀、电刺激仪、肛管、14F双腔气囊尿管、14F尿管、可弯压圆探针,术前经尿管留置导尿管,经结肠造口远端留置肛管。

手术步骤与手术配合(表20-6)。

表20-6 中位无肛尿道瘘——Pena术手术步骤与手术配合

手术步骤	手术配合
1. 于臀部正中切口,上至尾骨,下至肛窝,劈开尾骨直肠肌、尾骨肛门肌及深层肛门括约肌复合体	递有齿镊、10号刀切皮、电刀逐层切开皮下及肌层,边切边止血,同时递笔式电刺激仪不断地刺激引导正中线位置
2. 暴露直肠末端	递小号自动拉钩牵开切口,显露直肠末端,巡回护士将氧气管连接结肠瘘口远端的肛管并充气,以显示直肠末端
3. 横向切开直肠后壁,并牵开	递无齿镊,电刀横向切开,5×14圆针1号丝线在直肠后壁缝牵引线2针,弯蚊式钳钳夹线尾并牵开
4. 探查、显露直肠前壁尿道瘘口	递探针探查,递小神经拉钩牵开尿道瘘口显露出尿道内导尿管;递弯蚊式钳夹出导尿管头,并在其上用5×12圆针0号丝线缝扎留置1条丝线(长50cm);递长镊将导尿管及丝线一并从瘘口送入膀胱

手术步骤	手术配合
5. 环绕尿道瘘口切开直肠前壁，修补尿道瘘口	递15号刀切开，弯蚊式钳将切缘翻向瘘口，递圆针5-0可吸收缝线内翻缝合切缘覆盖尿道瘘口
6. 分离直肠末端及前壁，于尿道瘘缝合口上端切断直肠末端	递长镊、5×14圆针0号丝线在直肠末端缝牵引线数针，蚊式钳钳夹线尾；提拉牵引线，递小弯钳分离、钳夹直肠末端及前壁，电刀切断直肠
7. 加固缝合直肠后尿道瘘口，切断其周边残余直肠壁黏膜	递圆针5-0可吸收缝线加固缝合，递长镊、组织剪剪除残余直肠壁黏膜
8. 游离直肠末端，并提出切口外，延长直肠	递长镊，组织剪游离直肠，小弯钳协助钳夹止血；弯蚊式钳夹持牵引线将直肠提出切口外，递15号刀分段松解直肠壁纤维膜，将直肠延长
9. 沿直肠末端向上纵行切除部分直肠壁，将直肠肛门端修剪成尾状	递无齿镊、小组织剪切除并修剪直肠壁，递圆针5-0可吸收缝线缝合直肠侧壁切口，使直肠肛门端直径达到1.5cm
10. 将修剪后的直肠末端从外括约肌环内穿出拉至皮肤切口会阴端	递小弯钳（14cm）从浅层外括约肌环向上穿入，逐渐扩张至φ1.5cm后将末端拉出
11. 将直肠末端切缘与肛门皮肤固定	递角针5-0可吸收缝线间断缝合肛门与直肠
12. 纵行缝合骶尾部切口	递圆针5-0可吸收缝线间断缝合，角针5-0可吸收缝线皮内缝合皮肤
13. 覆盖切口	递乙醇纱球擦拭切口，自粘敷料覆盖
14. 更换患儿体位	撤除铺单，将患儿翻转仰卧位，重新将腹下区消毒、铺单
15. 行膀胱造口术	
（1）充盈膀胱	递20ml注射器抽取生理盐水，经尿管将膀胱充盈
（2）腹部横纹正中切一小口，约1cm，并穿刺	递11号刀切一小口，递膀胱穿刺针穿刺膀胱，拔出针芯
（3）吸引出膀胱内留置的导尿管头及留线	见尿后，通过吸引器头吸出
（4）沿膀胱穿刺针外套管插入14F导尿管并固定	递14F导尿管经外套管插入膀胱后，拔出外套管，递20ml注射器抽吸注射用水5-10ml注入气囊，固定导尿管；将膀胱造口内的留置线与尿道口端的导尿管相互打结，作为术后扩张尿道用（无尿道狭窄则拔除），递一次性尿袋1个，连接膀胱造口
（5）覆盖膀胱造口	递"Y"形开口纱布2块覆盖切口

三、高位无肛膀胱瘘——经腹、会阴术

1. **适应证** 先天性高位无肛伴有膀胱瘘。
2. **麻醉方式** 气管插管全麻+硬膜外麻醉。
3. **手术体位** 先俯卧位、再仰卧位、最后膀胱截石位。俯卧位时，臀部垫高。
4. **手术切口** 臀中沟切口+下腹横纹肌切口+肛门切口。
5. **特殊用物** 手术敷料及手术器械2套、膀胱穿刺针、针状电刀、电刺激仪、肛管、

14F 导尿管、8F 尿管、各号尿道探子、1-0 单股涤纶线（长 50cm）。

手术步骤与手术配合（表 20-7）。

表 20-7 高位无肛膀胱瘘——经腹、会阴术手术步骤与手术配合

手术步骤	手术配合
1. 臀中沟切口	
（1）臀中沟上达尾骨、下至肛窝纵行切开皮肤、皮下组织，暴露出尾骨及肛提肌	递有齿镊、10 号刀切皮、针状电刀切开皮下组织，小甲状腺拉钩牵开显露
（2）横断骶尾关节，并将骶尾附着的肌肉连同尾骨一起翻开，并留置牵引线	递电刀切断，有齿直钳钳夹并翻开骶尾关节及其肌肉；递 5×14 圆针 1 号丝线缝牵引线 2 针
（3）于肛窝处探查，寻找肛门括约肌中心点	递电刺激仪刺激寻找肛门括约肌中心，递小弯钳（14cm）自中心点分离、撑开（弯钳不取出）
（4）于翻开的尾骨肛提肌肌瓣前，经耻骨直肠肌环内逐渐深入达括约肌中心，在括约肌、肛提肌复合体中分离出直肠隧道	递细尿道探子在电刺激仪引导下经耻骨直肠肌环内探入，直至与肛门括约肌中心点的小弯钳会合
（5）扩张隧道，直径达 1.5cm	递不同型号尿道探子逐渐扩张隧道
（6）隧道内置肛管	递 φ1.5cm 肛管插入
（7）沿尿道后壁分离骶前至膀胱间隙，对合骶尾关节并固定，固定隧道内肛管	递小弯钳分离、有齿直钳钳夹、对合骶尾关节，6×17 圆针 1 号丝线缝合固定
（8）缝合，覆盖切口	递有齿镊、6×17 角针 1 号丝线间断缝合皮肤，并用缝合线固定肛管，纱布覆盖切口，胶布粘贴
2. 下腹横纹肌切口	撤除手术铺单，将患儿翻转为仰卧位，重新消毒、铺巾。并将患儿双下肢用治疗巾及无菌绷带包扎后放置在无菌单上
（1）经尿道插入尿管，充盈膀胱	递 8F 尿管 1 根，液状石蜡润滑后插入尿管，递 20ml 注射器抽吸生理盐水充盈膀胱
（2）下腹部横纹肌切口	递有齿镊，10 号刀切皮、电刀切开皮下组织并止血
（3）分离、牵开腹肌，显露膀胱	递小弯钳分离，甲状腺拉钩牵开腹肌显露膀胱
（4）切开膀胱并造口。吸出尿管头并在其上缝留置线，长约 50cm	递 15 号刀将膀胱切一小口；递单孔吸引器头从造口内吸出膀胱内的导尿管头；递有齿镊夹住尿管顶端、6×17 角针 1-0 涤纶线缝合留置线、弯蚊式钳夹住线尾暂时固定于布巾上；放置 14F 气囊导尿管，递 20ml 注射器抽取 10~15ml 盐水充盈气囊
（5）经尿道拔出尿管，引出留置线一端，并在切口处将其两端打结	徒手操作
（6）切开腹膜，进入腹腔	递电刀切开，S 拉钩牵开腹壁
（7）提出乙状结肠，沿肠壁切口两端牵引线纵行切开乙状结肠，排空胎便	递无齿海绵钳提出乙状结肠并用湿盐水纱布围绕；递无齿镊、5×14 圆针 1 号丝线缝牵引线 2 根，弯蚊式钳钳夹牵引；电刀纵行切开肠壁，弯盘放在切口下盛接胎便，挤压肠管排空胎便，同时检查有无尿道瘘

手术步骤	手术配合
（8）缝合肠壁切口	递无齿镊撤除污染的纱布及弯盘；递海绵钳夹持 0.5% 的络合碘纱球擦拭切口；递圆针 5 - 0 可吸收缝线缝合肠壁切口，共缝合两层
（9）将直肠末端剪裁成尾状，使直肠末端口直径达到 1.5cm	递长镊、组织剪纵行剪除直肠末端多余部分，递 5 × 14 圆针 1 号丝线间断缝合缺口
（10）直肠末端口与腹腔内肛管端吻合，并穿过预制的括约肌后隧道到达肛门	递 S 拉钩牵开膀胱后壁显露出自肛门插入的肛管头端，递小弯钳（16cm）夹住肛管头提到腹腔内；递 5 × 14 圆针 1 号丝线将直肠端与肛管端吻合
（11）保护直肠端吻合口	递无菌塑料薄膜紧紧包裹肛管与直肠吻合口外层，于肛管外面再用 4 号丝线绑扎牢固以保护直肠端口
（12）经预造隧道将直肠拉到肛门口	递治疗巾 1 块铺于肛门前方，徒手缓慢拉动肛管远端将直肠拉出
（13）缝合腹腔切口	清点物品数目，将膀胱引流管与膀胱内尼龙留置线放到切口中央逐层缝合腹壁
3. 更换体位成蛙式截石位	递线剪剪除肛管固定线、拔除肛管，将患儿双下肢从布单内掏出，摆成蛙式截石位，暴露出肛门
4. 直肠与肛门缝合成形	
（1）内层直肠肌与肛门外括约肌缝合	递无齿镊，圆针 5 - 0 可吸收缝线间断缝合
（2）外层直肠口与肛门皮肤缝合	递有齿镊，角针 5 - 0 可吸收缝线间断缝合（共缝合两层）

四、肛门失禁——股薄肌转移肛门成形术

1. 适应证　先天性肛门松弛，大小便失禁，括约肌无功能。
2. 麻醉方式　硬膜外麻醉。
3. 手术体位　仰卧位，双下肢外展，小腿屈曲用无菌巾包扎。
4. 手术切口　股薄肌中段切口 + 胫骨内髁后切口。
5. 特殊用物　二爪或四爪拉钩、骨膜剥离子、针状电刀。
手术步骤与手术配合（表 20 - 8）。

表 20 - 8　肛门失禁——股薄肌转移肛门成形术手术步骤与手术配合

手术步骤	手术配合
1. 切口一	
（1）于双侧股薄肌中段切开皮肤、皮下组织	递 10 号刀切开皮肤，针状电刀切开皮下组织，边切边凝血
（2）分离股薄肌	递四爪拉钩牵开切口，小弯钳（16cm）及骨膜剥离子向下钝性分离
2. 切口二	
（1）于胫骨内髁后切开皮肤、皮下组织	递 10 号刀切皮，针状电刀切开皮下组织，边切边凝血

手术步骤	手术配合
（2）分离出股薄肌止点并切断（分离过程中防止损伤闭孔神经及深动脉的分支）	递小弯钳、组织剪分离，10号刀切断肌止点
3. 从股薄肌中段切口处拉出股薄肌	递组织钳钳夹股薄肌断端拉出
4. 由胫骨内髁后切口向股会阴纹方向钝性游离出一条能通过股薄肌的隧道	递小弯钳（16cm）、骨膜剥离子、KD钳夹持KD粒钝性分离，并将股薄肌暂时存放在隧道内
5. 于肛门两侧2cm处各做5cm纵切口，前达耻骨，后达坐骨，做环肛门隧道	递有齿镊，10号刀切开。递小弯钳（16cm）环绕切口肛门分离出皮下隧道
6. 于股会阴纹处做3cm切口，将股薄肌，从隧道内经此切口拉出	递10号刀切开，小弯钳分别向左、右肛门旁分离隧道；递无齿海绵钳将股薄肌拉出
7. 分离暴露坐骨结节及耻骨支，对半劈开股薄肌	递骨膜剥离子分离。递电刀将股薄肌远端1/2处切开分为两股
8. 将股薄肌环绕肛门固定	
（1）一股从肛门前方环绕至同侧坐骨	递有齿镊、6×17圆针1－0涤纶编织线将股薄肌缝合于坐骨结节骨膜处
（2）另一股从肛门后方环绕至对侧耻骨	递有齿镊、6×17圆针1－0涤纶编织线缝合于耻骨支骨膜上（缝合要牢固，防止股薄肌止点端脱落）
9. 缝合切口	递海绵钳夹持乙醇纱球擦拭各切口皮肤，常规缝合

（厉 珊）

第十七节　休克

休克（Shock）即由于各种严重创伤、失血、感染等导致神经体液因子失调，心输出量及有效循环血容量不足，微循环灌注量明显下降，因而无法维持重要生命脏器的灌流，以致缺血、缺氧、代谢紊乱等引起一系列病理、生理变化的综合征。休克的原因很多，有效循环血容量锐减是其共同特点。

一、休克分类

休克可因病因不同分为以下6种。

（1）低血容量休克：包括失血、失液、烧伤、过敏、毒素、炎性渗出等。

（2）创伤性休克：创伤后除血液丢失外，组织损伤大量液体的渗出，毒素的分解释放、吸收，以及神经疼痛因素等，都可导致休克。

（3）感染性休克：多见于严重感染，体内毒素产物吸收所致等。

（4）心源性休克：见于急性心肌梗死，严重心肌炎，心律失常等。

（5）过敏性休克：为药物或免疫血清等过敏而引起。

（6）神经源性休克：见于外伤，骨折和脊髓麻醉过深等。

二、休克病理机制

各种原因引起的休克虽各有特点，但最终导致的生理功能障碍大致相同，有效循环血容量不足是重要因素，心输出量下降是直接过程，血管床的容积扩大，微循环淤血，器官功能障碍是最终结果。

1. 休克的分期

（1）休克早期又称缺血性缺氧期：此期实际上是机体的代偿期，微循环受休克动因的刺激，使儿茶酚胺、血管紧张素、加压素、TXA 等体液因子大量释放，导致末梢小动脉、微循环、毛细血管前括约肌、微静脉持续痉挛，使毛细血管前阻力增加，大量真毛细血管关闭，故循环中灌流量急剧减少。上述变化使血液重新分布，以保证心脏等重要脏器的血供，故具有代偿意义。随着病情的发展，某些血管中的微循环动静脉吻合支开放，使部分微循环血液直接进入微静脉（直接通路）以增加回心血量。此期患者表现为精神紧张，烦躁不安，皮肤苍白、多汗，呼吸急促，心率增速，血压正常或偏高，如立即采取有效措施容易恢复，若被忽视，则病情很快恶化。

（2）休克期又称淤血期或失代偿期：此期系小血管持续收缩，组织明显缺氧，经无氧代谢后大量乳酸堆积，毛细血管前括约肌开放，大量血液进入毛细血管网，造成微循环淤血，血管通透性增强，大量血浆外渗，此外，白细胞在微血管上黏附，微血栓形成，使回心血量明显减少，故血压下降，组织细胞缺氧及血管受损加重。除儿茶酚胺，血管加压素等体液因素外，白三烯（LTS）纤维连接素（Fn），肿瘤坏死因子（TNF），白介素（TL），氧自由基等体液因子均造成细胞损害，也为各种原因休克的共同规律，被称为"最后共同通路"。临床表现为表情淡漠，皮肤黏膜发绀，中心静脉压降低，少尿或无尿，及一些脏器功能障碍的症状。

（3）休克晚期又称 DIC 期：此期指在毛细血管淤血的基础上细胞缺氧更重，血管内皮损伤后胶原暴露，血小板聚集，促发内凝及外凝系统，在微血管形成广泛的微血栓，细胞经持久缺氧后胞膜损伤，溶酶体释放，细胞坏死自溶，并因凝血因子的消耗而播散出血，同时，因胰腺、肝、肠缺血后分别产生心肌抑制因子（MDF）、血管抑制物质（VDM）及肠因子等物质，最终导致重要脏器发生严重损伤，功能衰竭，此为休克的不可逆阶段。

三、主要临床表现

（1）意识和表情：休克早期，脑组织血供尚好，缺氧不严重，神经细胞反应呈兴奋状态，患者常表现为烦躁不安。随着病情的发展，脑细胞缺氧加重，患者的表情淡漠，意识模糊，晚期则昏迷。

（2）皮肤和肢端温度：早期因血管收缩口唇苍白，四肢较冷、潮湿。后期因缺氧或淤血口唇发绀，颈静脉萎缩，甲床充盈变慢。

（3）血压是反映心输出压力和外周血管的阻力，不能代表组织的灌流情况。在休克早期，由于外周血管阻力增加，可能有短暂的血压升高现象，此时舒张压升高更为明显，心输出量低，收缩压相对减低，因而脉压减小，这是休克早期较为恒定的血压变化，只有代偿不全时，才出现血压下降。

（4）脉搏：由于血压低，血容量不足，心搏代偿增快，以维持组织灌流，但由于每次心搏出量都较少，这样更加重心肌缺氧，心肌收缩乏力，所以在临床常常是脉搏细弱。

（5）呼吸：多由缺氧和代谢性酸中毒引起呼吸浅而快，晚期由于呼吸中枢受抑制，呼吸深而慢甚至不规则。

（6）尿量：早期是肾前性，尿量减少反映血容量不足，肾血灌注不足，后期有肾实质性损害，不但少尿，重者可发生无尿。

以上为各类休克共同的症状和体征，临床上战创伤休克突出的表现有"5P"。即皮肤苍白（pallor），冷汗（prespiration），虚脱（prostration），脉搏细弱（pulselessness），呼吸困难（pulmonary deficiency）。

四、病情评估

评估的目的是根据临床各项资料，及早发现休克的前期表现及病情的变化情况，为休克的早期诊治争取有利时机。

1. 病情判断

（1）病史收集：重点了解休克发生的时间、程度、受伤史、伴随症状；是否进行抗休克治疗；目前的治疗情况等。

（2）实验室检查：需测量以下数据

1）测量红细胞计数，血红蛋白和血细胞比容，可了解血液稀释或浓缩的程度。

2）测量动脉血气分析和静脉血二氧化碳结合力，帮助了解休克时酸碱代谢变化的过程和严重程度。

3）测定动脉血乳酸含量，反映细胞内缺氧的程度，也是判断休克预后的一个重要指标，正常值为 1.3mmol/L。

4）测定血浆电解质，有助于判断休克时机体内环境与酸碱平衡是否稳定。

5）测定肝、肾功能，有助于了解休克状态下肝肾等重要脏器的功能。

6）测定血小板计数，凝血酶原时间与纤维蛋白原以及其他凝血因子等，有助于了解是否有发生 DIC 的倾向。

（3）失血量的估计可通过以下 3 种方法估计

1）休克指数：脉率/收缩压，正常值 0.5 左右。休克指数为 1，失血量约 1 000ml；指数为 2，失血量约 2 000ml。

2）收缩压 10.7kPa（80mmHg）以下，失血量为 1 500ml 以上。

3）凡有以下一种情况，失血量约 1 500ml 以上：①苍白口渴；②颈外静脉塌陷；③快速输入平衡液 1 000ml，血压不回升；④一侧股骨开放性骨折或骨盆骨折。

（4）休克程度估计临床上可将休克分为轻、中、重三度（表 20-9）。

（5）休克早期诊断：休克早期表现为：①神志恍惚或清醒而兴奋；②脉搏＞100 次/分，或异常缓慢；③脉压 2.6~4.0kPa（＜20~30mmHg）；④换气过度；⑤毛细血管再充盈时间延长；⑥尿量＜30ml/h（成人）；⑦直肠与皮温差 3℃以上。若以上一项须警惕，两项以上即可诊断。

有明确的受伤史和出血征象的伤员出现休克，诊断为休克并不困难。对伤情不重或无明显出血征象者，可采用一看（神志、面色），二摸（脉搏、肢温），三测（血压），四量（尿量），等综合分析。

表 20 – 9　休克的程度估计

休克程度	估计出血量（ml）（占全身血容量%）	皮肤温度	肤色	口渴	神志	血压（mmHg）	脉搏（次/分）	血细胞比容	中心静脉压	尿量（ml）
休克前期	760（<15%）	正常	正常	轻	清楚	正常或增高	正常或略快	0.42	正常	正常或略少
轻度休克	1 250（15%~25%）	发凉	苍白	轻	神志清楚，精神紧张	90~100/60~70	100~120	0.38	降低	少尿
中度休克	1 750（25%~35%）	发凉	苍白	口渴	神志尚清楚，表情淡漠	60~90/40~60	>120	0.34	明显降低	5~15
重度休克	2250（35%~45%）	冷湿	发绀	严重口渴	意志模糊，甚至昏迷	40~60/15~40	>120	<0.3	0	0

2. 临床观察

（1）神志状态：反映中枢神经系统血流灌注情况，患者神志清楚，反应良好表示循环血量已能满足机体需要。休克早期可表现为兴奋状态，随着休克程度的加重，可转为抑制状态，甚至昏迷。

（2）肢体温度、色泽：肢体温度和色泽能反映体表灌流的情况，四肢温暖，皮肤干燥，轻压指甲或口唇时局部暂时苍白而松压后迅速转为红润，表示外周循环已有改善，黏膜由苍白转为发绀，提示进入严重休克；出现皮下瘀斑及伤口出血，提示 DIC 的可能。

（3）体温不升或偏低：但发生感染性休克时，体温可高达 39℃。

（4）脉搏：休克时脉搏细速出现在血压下降之前，是判断早期休克血压下降的可靠依据。

（5）呼吸浅而快，伴有酸中毒时呼吸深而慢。晚期可出现进行性呼吸困难。

（6）尿量：观察尿量就是观察肾功能的变化，它是反映肾脏毛细血管灌注的有效指标，也是反映内脏血流灌注情况的一个重要指标。早期肾血管收缩，血容量不足，可出现尿量减少；晚期肾实质受损，肾功能不全，少尿加重，甚至出现无尿。

（7）血压与脉压差，观察血压的动态变化对判断休克有重要作用。休克早期由于外周血管代偿性收缩，血压可暂时升高或不变，但脉压差减小；失代偿时，血压进行性下降。脉压差是反映血管痉挛程度的重要指标。脉压差减小，说明血管痉挛程度加重，反之，说明血管痉挛开始解除，微循环趋于好转。

五、治疗

由于休克可危及生命，应紧急采取有效的综合抢救措施以改善血管的组织灌流，防止生命攸关的器官发生不可逆的损害，其治疗原则必须采取综合疗法，尽早去除病因，及时、合理、正确地选用抗休克药物，以尽快恢复有效循环血量，改善组织灌流，恢复细胞功能。

1. 紧急处理和急救　对心跳、呼吸停止者立即行心肺复苏术。对严重的战创伤者采取边救治边检查边诊断或先救治后诊断的方式进行抗休克治疗。同时采取：

1）尽快建立 2 条以上静脉通道补液和血管活性药。

2）吸氧，必要时气管内插管和人工呼吸。

3）监测脉搏、血压、呼吸、中心静脉压、心电图等生命体征及测量指标。

4）对开放性外伤立即行包扎、止血和固定。

5）镇痛，肌注或静注吗啡 5～10mg，但严重颅脑外伤，呼吸困难，急腹症患者在诊断未明时禁用。

6）尽快止血。一般表浅血管或四肢血管出血，可能采用压迫止血或止血带方法进行暂时止血，待休克纠正后再行根本性止血；如遇内脏破裂出血，可在快速扩容的同时积极进行手术止血。

7）采血标本送检，查血型及配血。

8）留置导尿管监测肾功能。

9）全身检查，以查明伤情，必要时进行胸、腹腔穿刺和做床旁 B 超，X 线摄片等辅助检查明确诊断，在血压尚未稳定前严禁搬运患者。

10）对多发伤原则上按胸、腹、头、四肢顺序进行处置。

11）确定手术适应证，作必要术前准备，进行救命性急诊手术，如气管切开，开胸心脏按压，胸腔闭式引流，剖腹止血手术等。

12）适当的体位，取休克位即头和腿部各抬高30°，以增加回心血量及减轻呼吸时的负担，要注意保暖。

13）向患者或陪伴者询问病史和受伤史做好抢救记录。

2. 液体复苏

（1）复苏原则：休克液体复苏分为 3 个阶段，根据各阶段的病理、生理特点采取不同的复苏原则与方案。

第一阶段为活动性出血期，从受伤到手术止血约 8h，此期的重要病理生理特点是急性失血（失液）。治疗原则主张用平衡盐液和浓缩红细胞复苏，比例为 2.5：1，不主张用高渗盐液，全血及过多的胶体溶液复苏，不主张用高渗溶液是因为高渗溶液增加有效循环血容量升高血压是以组织间液、细胞内液降低为代价的，这对组织细胞代谢是不利的，不主张早期用全血及过多的胶体是为了防止一些小分子蛋白质在第二期进入组织间，引起过多的血管外液体扣押，同时对后期恢复不利，如患者大量出血，血色素很低，可增加浓缩红细胞的输注量。

第二阶段为强制性血管外液体扣押期，历时 1～3d。此期的重要病理生理特点是全身毛细血管通透性增加，大量血管内液体进入组织间，出现全身水肿，体重增加。此期的治疗原则是在心肺功能耐受情况下积极复苏，维持机体足够的有效循环血量。同样此期也不主张输注过多的胶体溶液，特别是清蛋白。此期关键是补充有效循环血量。

第三阶段为血管再充盈期，此期集体功能逐渐恢复，大量组织间液回流入血管内。此期的治疗原则是减慢输液速度，减少输液量。同时在心肺功能监护下可使用利尿剂。

（2）复苏液体选择：一个理想的战创伤复苏液体应满足以下几个要素：①能快速恢复血浆容量，改善循环灌注和氧供；②有携氧功能；③无明显副作用，如免疫反应等；④易储存、运输，且价格便宜。

1）晶体液：最常用的是乳酸钠林格液，钠和碳酸氢根的浓度与细胞外液几乎相同，平衡盐溶液和生理盐水等也均为常用。

　　扩容需考虑 3 个量，即失血量，扩张血管内的容积，丢失的功能细胞外液，后者必须靠晶体纠正，休克时宜先输入适量的晶体液以降低血液黏稠度，改善微循环。但由于晶体液的缺陷在于它不能较长时间停留在血管内以维持稳定的血容量，输入过多反可导致组织水肿，故应在补充适量晶体液后应补充适量的胶体液如清蛋白、血浆等。

　　2）胶体液：常用的有 706 代血浆，中分子右旋糖酐，全血，血浆，清蛋白等，以全血为最好。全血有携氧能力，对失血性休克改善贫血和组织缺氧特别重要。补充血量以维持人体血细胞比容 0.30 左右为理想，但胶体液在血管内只维持数小时，同时用量过大可使组织间液过量丢失，且可发生出血倾向，常因血管通透性增加而引起组织水肿。故胶体输入量一般为 1 500～2 000ml。中度和重度休克应输一部分全血。右旋糖酐 40 也有扩容，维持血浆渗透压，减少红细胞凝聚及防治 DIC 的作用。但它可干扰血型配合和凝血机制，对肾脏有损害，且可引起变态反应，故不宜大量应用，每天 500～1 000ml 即可。晶体液体和胶体液他们有各自的优势，也有自己的不足（表 20－10）。

表 20－10　几种复苏液体的优劣

种类	常见液体	适应症	优点	不足
晶体液	生理盐水林格氏液 7.5% NaCl 溶液	低血容量休克，脱水 失血性休克	等渗，易储存，价格便宜 小量高效，有增加心肌收缩力作用，作用时间长于生理盐水	输入量多，为失血量的 3 倍，易致血液稀释，水肿、凝血功能障碍，过量使用有高氯血症危险
高渗盐胶体混合液	高渗盐右旋糖酐（HSD）、高渗盐羟乙基淀粉	失血性休克	小量高效，有增加心肌收缩力作用，作用时间长于生理盐水，高渗盐羟乙基淀粉小量高效	过量使用有高氯血症危险，影响凝血功能，有过敏反应，影响配血
胶体液	清蛋白、右旋糖酐、6% 羟乙基淀粉、明胶基质液	失血性休克	扩容作用强，1：1 替代血液，作用时间较长	清蛋白过量使用，漏入组织，影响组织功能；其他影响凝血功能，有过敏反应，影响配血
血液	出血		携氧	储存，血型，交叉配血，输血反应，感染，免疫原性
人造血	血红蛋白溶液、氟碳代血液	出血	易储存，无血型	仅在实验阶段

　　（3）液体补充量：常为失血量的 2～4 倍，不能失多少补多少。晶体与胶体比例 3：1。中度休克直输全血 600～800ml，当血球比积低于 0.25 或血红蛋白低于 60g/L 时应补充全血。

　　（4）补液速度：原则是先快后慢，第一个 30min 输入平衡液 1 500ml，右旋糖酐 500ml，如休克缓解可减慢输液速度，如血压不回升，可再快速输注平衡液 1 000ml，如仍无反应，可输全血 600～800ml，或用 7.5% 盐水 250ml，其余液体在 6～8h 内输入。在抢救休克患者时，不仅需要选择合适的液体，还需以适当的速度输入，才能取得满意的效果，然而，快速输液的危险性易引起急性左心衰竭和肺水肿，故必须在输液的同时监测心脏功能，常用的方法是监测中心静脉压（CVP）与血压或肺动脉楔压（PAWP）。

　　（5）监测方法：临床判断补液量主要靠监测血压、脉搏、尿量、中心静脉压、血细胞比容等。有条件应用 Swan – Ganz 导管行血流动力学监测。循环恢复灌注良好指标为尿量 300ml/h；收缩压 > 13.3kPa（100mmHg）；脉压 > 4kPa（30mmHg）；中心静脉压为 0.5 ~ 1kPa（5.1 ~ 10.2mmHg）。

3. 抗休克药物的应用

（1）缩血管药物与扩血管药物的应用：缩血管药物可以提高休克伤员的血压，以受体兴奋为主的去甲肾上腺素 3mg 左右或间羟胺（阿拉明）10 ~ 20mg，加在 500ml 液体内静脉滴注，维持收缩压在 12 ~ 13.3kPa（90 ~ 100mmHg）左右为宜，如组织灌注明显减少，仅为权宜之计，仅用于血压急剧下降，危及生命时，应尽快输血输液恢复有效血容量。

扩血管药物可在扩容的基础上扩张血管以增加微循环血容量，常用的有：异丙肾上腺素，多巴胺，妥拉唑啉，山莨菪碱，硝普钠等，尤其适用于晚期休克导致心力衰竭的伤员。

血管活性药物必须在补足血容量的基础上使用，应正确处理血压与组织灌注流量的关系。血管收缩剂虽可提高血压，保证心脑血流供应，但血管收缩本身又会限制组织灌流，应慎用。血管扩张剂虽使血管扩张血流进入组织较多，但又会引起血压下降，影响心脑血流供应。在使用时应针对休克过程的特点灵活应用。例如使用适量的阿拉明等既有 α 受体，又有 β 受体作用的血管收缩剂，维持灌流压，同时使用小剂量多巴胺维持心、脑、肾血流量是较为合理而明智的。

（2）肾上腺皮质激素：肾上腺皮质激素可改善微循环，保护亚细胞结构，增强溶酶体膜的稳定性，并有抗心肌抑制因子的作用，严重休克时主张大剂量、早期、静脉、短期使用肾上腺皮质激素。常用甲基强的松龙，每次 200 ~ 300mg；地塞米松，每次 10 ~ 20mg；氢化可的松，每次 100 ~ 200mg，隔 4 ~ 6h 静脉注射 1 次。应注意的是大剂量糖皮质激素会使机体抗感染能力下降，延迟伤口愈合，促进应激性溃疡的发生，故应限制用药时间，一般为 48 ~ 72h，有糖尿病或消化道溃疡出血危险者应慎用。

（3）盐酸钠洛酮盐酸钠洛酮具有阻断 β 内啡呔的作用，可使休克时血压回升，起到良好的抗休克作用。此外，它还能稳定溶酶体膜，抑制心肌抑制因子，增加心输出量。其主要的副作用为疼痛，一定程度上限制了休克的治疗。

4. 纠正酸中毒和电解质紊乱　酸中毒贯穿于休克的始终，因此，应根据病理生理类型结合持续监测的血气分析，准确掌握酸中毒及电解质的异常情况，采取措施。

（1）代谢性酸中毒缺碱 $HCO_3^- > 5mmol/L$ 时，常非单纯补液能纠正，应补充碱性药物，常用的药物为碳酸氢钠，乳酸钠和氨丁三醇。

（2）呼吸性酸中毒合并代谢性酸中毒：一般暂不需要处理，若同时伴有血中标准碳酸盐（SB）和 pH 值增高时则需要处理。对气管切开或插管的患者，可延长其外管以增加呼吸道的无效腔，使 PCO_2 增至 4kPa（30mmHg）以上以降低呼吸频率。

（3）呼吸性酸中毒常为通气不足并发症进行性充血性肺不张所致。应早清理气道以解除呼吸道梗阻，及早行气管切开术，启用人工呼吸器来维持潮气量 12 ~ 15ml/kg，严重时应采用呼气末正压呼吸（PEEP）。

休克时酸中毒重要是乳酸聚积引起的乳酸性酸中毒，故二氧化碳结合力作为判定酸中毒和纠正酸中毒的指标可能更为合理，也可采用碱剩余计算补碱量，计算公式如下。

所需补碱量 =（要求纠正的二氧化碳结合力 – 实测的二氧化碳结合力）×0.25 × 千克体重

所需补碱量=（2.3-实测碱剩余值）×0.25×千克体重

由于缺氧和代谢性酸中毒，容易引起细胞内失钾，尽管血钾无明显降低，但机体总体仍缺钾，因此应在纠酸的同时补钾。

5. 对症治疗

（1）改善心功能：由于各类休克均有不同程度的心肌损害，除因急性心肌梗死并发休克者外，当中心静脉压和肺动脉楔压升高时可考虑使用洋地黄强心药，并应注意合理补液，常用药为毛花甙C（西地兰）0.2~0.4mg加入25%葡萄糖液20ml内，静脉缓慢推注。

（2）DIC的防治：DIC的治疗原则以积极治疗原发病为前提，改善微循环应尽早使用抗凝剂以阻止DIC的发展。常用的药物为肝素。此药物可阻止凝血酶原转变为凝血酶，从而清除血小板的凝集作用，DIC诊断一经确定，即应尽早使用，用量为0.5~1mg/kg，加入5%葡萄糖液250ml中，静脉滴注每4~6h 1次。以便凝血时间延长至正常值的1倍（即20~30min）为准。

（3）氧自由基清除剂：休克时组织缺氧可产生大量氧自由基（OFR），它作用于细胞膜的类脂，使其过氧化而改变细胞膜的功能，并能使中性白细胞凝聚造成微循环的损害。在休克使用的OFR清除剂有：超氧化物歧化酶（superoxide dismutase，SOD），过氧化氢酶（CAT），维生素C和E，谷胱甘肽与硒等。

（4）抗休克裤：它能起到"自身输血"作用，自身回输750~1 000ml的储血，以满足中枢循环重要脏器的血供。同时还有固定骨折、防震，止痛及止血的作用，一般充气维持在2.7~5.3kPa（20~40mmHg）即可，是战时现场休克复苏不可缺少的急救设备。

（5）预防感染：休克期间人体对感染的抵抗力降低，同时还可以发生肠道细菌易位，肠道内的细菌通过肠道细菌屏障进入人体循环引起全身感染等。对严重挤压伤或多处伤，合并胸腹部创者应在抢救开始即开始早期大剂量应用抗生素，预防损伤部位感染。

六、监护

1. 一般情况监护　观察患者有无烦躁不安，呼吸浅快，皮肤苍白，出冷汗，口渴，头晕，畏寒，休克的早期表现，加强体温，脉搏，呼吸，血压的监护，尤其要重视脉压的变化。

2. 血流动力学监测

（1）心电监测：心电改变显示心脏的即时状态。在心功能正常的情况下，血容量不足及缺氧均会导致心动过速。

（2）中心静脉压（CVP）监测：严重休克患者应及时进行中心静脉压的监测以了解血流动力学状态。中心静脉压正常值为0.49~1.18kPa（5~12cmH$_2$O），低于0.49kPa（5cmH$_2$O）时常提示血容量不足；>1.47 kPa（15cmH$_2$O）则表示心功能不全，静脉血管床收缩或肺静脉循环阻力增加；>1.96kPa（20cmH$_2$O）时，提示充血性心力衰竭。在战伤休克情况下，应注意中心静脉压和动脉压以及尿量三者的关系，决定血容量补足与否，扩容速度快慢，右心排血功能，是否应该利尿。中心静脉压是休克情况下补液或脱水的重要指标。

（3）肺动脉楔压（PAWP）及心排量（CO）监测：肺动脉楔压有助于了解肺静脉，左心房和左心室舒张末期的压力以此反映肺循环阻力的情况；有效的评价左右心功能。为使用心肌收缩药，血管收缩剂或扩张剂等心血管药物治疗提供依据及判断疗效。肺动脉楔压正常值为 0.8～2kPa（6～15mmHg），增高表示肺循环阻力增高。肺水肿时，肺动脉楔压大于 3.99kPa（30mmHg）。当肺动脉楔压升高，即使中心静脉压无增高，也应避免输液过多，以防引起肺水肿。

心排量一般用漂浮导管，测出心血排量。休克时心排量通常降低，但在感染性休克有时较正常值增高。

（4）心脏指数监测：心脏指数指每单位体表面积的心输出量可反映休克时周围血管阻力的改变及心脏功能的情况。正常值为 3～3.5L/（min·m²）。休克时，心脏指数代偿性下降，提示周围血管阻力增高。

3. 血气分析监测 严重休克由于大量失血，使伤员处于缺氧及酸中毒状态，如伴有胸部伤，可以导致呼吸功能紊乱。因此，血气分析监测已成为抢救重伤员不可缺少的监测项目。随着休克加重，会出现低氧血症，低碳酸血症，代谢性酸中毒，可以多种情况复合并发出现，故而需多次反复监测血气分析才能达到治疗的目的。

4. 出凝血机制监测 严重休克时，由于大量出血，大量输液，大量输注库存血，常导致出血不止，凝血困难，出现 DIC。故应随时监测凝血酶原时间，纤维蛋白原及纤维蛋白降解产物等，帮助诊断。

5. 肾功能监测 尿量反映肾灌注情况的指标，同时也反映其他血管灌注情况，也是反映补液及应用利尿，脱水药物是否有效的重要指标。休克时，应动态监测尿量，尿比重，血肌酐，血尿素氮，血电解质等，应留置导尿管，动态观察每小时尿量，抗休克时尿量应 > 20ml/h。

6. 呼吸功能监测 呼吸功能监测指标包括呼吸的频率，幅度，节律，动脉血气指标等，应动态监测。使用呼吸机者根据动脉血气指标调整呼吸机使用。

7. 微循环灌注的监测 微循环监测指标如下：①体表温度与肛温。正常时两者之间相差 0.5℃，休克时增至 1～3℃，两者差值越大，预后越差；②血细胞比容。末梢血比中心静脉血的血细胞比容大 3% 以上，提示有周围血管收缩，应动态观察其变化幅度；③甲皱微循环。休克时甲皱微循环的变化为小动脉痉挛，毛细血管缺血，甲皱苍白或色暗红。

七、预防

1）对有可能发生休克的伤病员，应针对病因，采取相应的预防措施。活动性大出血者要确切止血；骨折部位要稳妥固定；软组织损伤应予包扎，防止污染；呼吸道梗阻者需行气管切开；需后送者，应争取发生休克前后送，并选用快速而舒适的运输工具，运送途中注意保暖。

2）充分做好手术患者的术前准备，包括纠正水与电解质紊乱和低蛋白血症；补足血容量；全面了解内脏功能；选择合适的麻醉方法。

3）严重感染患者，采用敏感抗生素，静脉滴注，积极清除原发病灶，如引流排脓等。

（易显富）

参考文献

［1］李春雨，汪建平．肛肠外科手术技巧［M］．北京：人民卫生出版社，2013.

［2］何永恒，凌光烈．中医肛肠科学［M］．北京：清华大学出版社，2011.

［3］张东铭．盆底肛直肠外科理论与临床［M］．北京：人民军医出版社，2011.

［4］张有生，李春雨．实用肛肠外科学［M］．北京：人民军医出版社，2009.

［5］李春雨．肛肠病学［M］．北京：高等教育出版社，2013.

第二十一章

外科疾病护理

第一节 一般护理常规

一、护理评估

（一）术前评估

1. 健康史　患者的一般资料、现病史、家族史及既往史等。

2. 身体状况　病变部位及全身状况，重要脏器功能及各种检查结果。

3. 心理及社会支持状况　对疾病的认知程度、心理承受能力及社会支持系统。

（二）术后评估

1. 手术情况　包括手术名称、麻醉方式、术中情况及引流管的数量及位置。

2. 身体状况　动态评估生命体征，引流管是否通畅，引流物的颜色、性状及量，切口及引流管出口情况，有无并发症发生。

3. 心理及认知状况　患者及家属对术后康复知识的掌握程度，是否担心并发症及预后，社会支持力量如何。

二、护理问题

（1）焦虑、恐惧。

（2）疼痛。

（3）潜在并发症：感染、出血。

（4）营养不良：低于机体需要量。

（5）健康知识缺乏。

三、护理措施

（一）术前护理

1. 心理护理　了解患者及家属的心理活动，做好解释工作，尽量减轻不良心理反应，使其保持最佳的心理状态，积极配合治疗及护理。

2. 协助患者做好各项术前检查　包括血、尿、便常规，出凝血时间，血型以及肝、肾、心、肺功能等检查，了解患者病情及身体器官的功能状态。

3. 皮肤准备　术前一日手术区域按备皮范围剃去汗毛，清洁皮肤。检查手术区皮肤有无破损、感染、皮疹等。

4. 药物过敏试验　根据医嘱进行药物过敏试验，阳性结果应立即告知主管医师并做好各项标志。

5. 饮食及胃肠道准备　按照手术部位、范围及麻醉方式给予不同的饮食及肠道准备。成人常规术前禁食 12 小时，禁水 4 ~ 6 小时。除未明确诊断的患者严禁灌肠外，应根据手术情况给予灌肠以清洁肠道。急诊手术一般不给予灌肠。

6. 病情观察　每天测量生命体征，注意观察病情变化，发现异常或女性月经来潮等及时报告主管医师。

7. 术前指导　指导患者学会深呼吸及有效咳嗽，练习床上大、小便。

8. 保证休息　保持病室安静，睡眠欠佳者可遵医嘱给予镇静剂。

（二）术日晨护理

（1）测量生命体征，如有异常及时报告主管医师决定是否延期手术。

（2）协助患者更换病员服，取下发饰、活动义齿，贵重物品交家属保管，女性不要化妆。嘱患者排尿。

（3）检查手术野皮肤准备是否符合要求。

（4）胃肠道及腹部大手术应留置胃管。

（5）术前半小时给予麻醉前用药，注意用药不要过早或过晚，以免影响用药效果。

（6）准备手术室所需的物品，如病历、影像资料、药品、腹带等。

（7）根据不同部位手术要求及麻醉方式，备好病床及物品，停止执行术前医嘱。

（三）术后护理

1. 进行术后评估　了解手术及麻醉方式、术中病情变化、手术方式，以便制定相应的术后护理措施。

2. 体位　妥善安置患者于病床上，搬运时注意保护各种管道。根据病情、病种及麻醉方式采取不同的体位。一般腰麻后去枕平卧 6 小时，硬膜外麻醉后垫枕平卧 6 小时，全麻后去枕平卧、头偏一侧 6 小时，可取半卧位。

3. 生命体征的监测　根据手术的大小及病情定时测量呼吸、血压、体温、脉搏并准确记录。

4. 伤口及引流物的观察　术后观察伤口有无出血、感染、渗血渗液、敷料脱落或污染等情况。引流管应妥善固定，保持有效引流，严密观察并记录引流物的性状、颜色及量。发现异常及时报告医师。

5. 疼痛的护理　麻醉作用消失后，患者若感到伤口疼痛，可遵医嘱应用镇痛剂，并观察用药效果。指导患者使用自控镇痛（PCA）并观察效果。

6. 胃肠道反应的处理　术后恶心、呕吐常为麻醉反应，待麻醉作用消失后症状自行消失。若持续不止或反复发作，应根据患者情况综合分析、对症处理。

7. 预防尿潴留　术后 6 ~ 8 小时未排尿者，观察膀胱充盈程度，先诱导排尿，必要时进行留置导尿。

8. 饮食和输液　根据病情及手术、麻醉方式决定患者进食时间。禁食期间应经静脉补充水、电解质和营养。

9. 基础护理　加强口腔、会阴、皮肤护理，防止并发症发生。

10. 活动　根据病情鼓励患者早期活动，包括深呼吸、有效咳嗽、翻身及活动非手术部位肢体。对休克、极度衰弱或手术本身需要限制活动者则不宜早期活动。

四、护理评价

（1）患者是否平稳渡过围术期。

（2）患者及家属能否保持良好的心态面对疾病及身体的改变。

（3）患者及家属是否掌握疾病相关的健康教育知识。

五、健 康 教 育

根据不同疾病及手术方式进行健康教育，取得患者及家属的积极配合。

附一：胃肠减压的护理

胃肠减压是利用负压吸引原理，通过胃管将积聚于胃肠道内的气体和液体吸出，降低胃肠道内的压力，减轻胃肠道的张力，从而改善血液供应，有利于炎症局限，促进胃肠道蠕动功能恢复的一种治疗措施。

（一）目的

（1）解除或缓解机械性肠梗阻所致急性肠梗阻的症状。

（2）减轻由于肠麻痹引起的腹胀。

（3）术中减少胃肠胀气，利于手术操作。

（4）术后降低胃肠道内压力，减少缝线张力和切口疼痛，减轻腹胀有利于切口愈合。

（5）有利于观察引流液的量和性状。

（二）护理措施

（1）向患者解释操作目的，以取得合作。

（2）检查胃管是否通畅，减压装置是否有效，各管道连接是否正确。

（3）清洁鼻腔，测量长度。自患者鼻咽部插入胃内，长度约为 45～55cm，妥善固定。

（4）行胃肠减压时必须保持有效的负压，负压维持在 −5.2kPa（−39mmHg）并且要保持引流通畅，防止扭曲、堵塞，若有堵塞现象可用生理盐水冲洗导管。

（5）减压期间应禁食、禁水，如需口服药时，应将药物碾碎调水后注入，并用温水冲洗胃管，夹管 1 小时。

（6）使用胃肠减压者，每日应给予静脉补液，维持水电解质平衡，密切观察病情变化。记录引流液的量及性状并及时倾倒减压器内液体。

（7）做好口腔护理，可用雾化吸入以减少对咽喉部的刺激，鼓励患者做深呼吸，预防肺部并发症。

（8）拔管指征。病情好转、腹胀消失、肠鸣音恢复、肛门排气可拔除胃管。

（9）拔管时捏紧胃管末端，嘱患者屏气，先缓慢向外拉，估计胃管接近咽喉部时，迅速将胃管拔出，然后清洁鼻腔。

附二："T"型管引流的护理

（一）目的

患者施行胆道手术后，由于手术创伤引起胆道水肿，缝合口胆汁外漏可引起胆汁性腹膜炎、膈下脓肿等并发症。术后常规放置"T"型管引流。可起到引流胆汁并减轻胆道压力；支撑胆管、防止胆管狭窄。

（二）护理措施

1. 妥善固定 "T"型管一端通向肝管，一端通向十二指肠，自腹壁穿出后用缝线固定于腹壁，下垫纱布，用胶布固定。"T"型管不宜太短，妥善固定，严防因翻身、搬动、起床活动时牵拉而脱落。

2. 引流通畅 鼓励患者下床活动。活动时引流袋的位置应低于腹部切口的高度，平卧时不能高于腋中线，防止胆汁反流引起逆行感染。应随时检查"T"型管是否通畅，避免受压、折叠、扭曲，应经常挤压，术后5~7天内禁止冲洗引流管，如发生阻塞，术后1周可用生理盐水低压冲洗。严格无菌操作，每日更换无菌引流袋。

3. 评估记录

（1）胆汁引流液颜色、性质、量，有无鲜血或混浊、碎石、蛔虫及沉淀，必要时送检和细菌培养。

（2）术后24小时胆汁引流量300~500ml，恢复饮食后可增至每天600~700ml，色清亮，呈黄色或黄绿色。

（3）黄疸若加重者应考虑胆汁引流不畅导致胆红素上升。

（4）观察大小便颜色，送检胆红素含量，了解胆汁是否引流入十二指肠。

（5）如有发热和严重腹痛，可能是胆汁渗漏致胆汁性腹膜炎，及时通知医师处理。

（6）拔管："T"型管放置10~14天，如患者无腹痛、体温正常、黄疸消失，24小时胆汁引流量为200ml、色清亮、无残留结石可考虑拔管。拔管前应试行夹管，第1天夹管2小时，然后增至4小时、8小时，依次递增至全天夹管。夹管期间观察有无腹胀、腹痛、发热、黄疸出现，如无不良反应再行拔管。行"T"型管逆行胆道造影者，造影后立即开放引流24小时，以减少造影后反应和继发感染。造影后1~2天可拔管。

（7）拔管后嘱患者平卧，观察伤口渗出情况并注意有无发热、恶心、呕吐、腹痛、腹胀等状况。"T"型管拔出后残余窦道在24~48小时可自行闭合。

附三：腹腔引流管的护理

（一）目的

（1）充分引流腹腔内残余积血、积液和术后渗液，防止腹腔感染。

（2）观察术后腹腔有无渗血、出血，如引流出鲜红色液体应怀疑有内出血，便于早期诊断和及时处理。

（3）观察和治疗术后并发吻合口瘘、胆瘘、肠瘘。

（4）减轻腹腔压力。

（二）护理措施

（1）向患者解释置管的目的和注意事项，取得合作。

（2）引流管应妥善固定，防止扭曲、受压、折叠。在给患者进行处置、翻身时注意保护引流管，避免引流管脱出。

（3）观察并记录引流液的量及性状。

（4）各种引流管引流的血性液应由多到少、由浓变淡，若引流液由淡变浓、突然增加应注意内出血的可能。

（5）保持引流管的通畅并每日更换引流袋，必要时做细菌培养。

（6）有多条引流管应分清每条管道在腹腔内放置的部位，写明标签，贴在管壁上便于观察。

（7）保持引流管周围皮肤清洁干燥，如有渗出及时换药。

（8）置管期间应观察患者的腹部和全身情况，症状是否减轻，体温是否正常等。

（张小莉）

第二节　急性化脓性腹膜炎

腹膜受到细菌、化学性刺激或损伤所引起的腹膜急性炎症性病变，称为急性腹膜炎。主要表现为急性腹痛、恶心、呕吐、腹膜刺激征和全身感染症状。

一、解剖概要

腹膜是一层很薄的浆膜，分相互连续的脏腹膜和壁腹膜两部分。壁腹膜贴附于腹壁内面；脏腹膜覆盖在腹腔脏器的表面，成为内脏的浆膜层。腹膜腔是壁腹膜和脏腹膜之间的潜在腔隙，是人体最大的体腔。腹膜腔分大、小腹膜腔两部分，即大腹膜腔和网膜囊，两者经网膜孔相连。男性腹膜腔是密闭的，女性腹膜腔经输卵管、子宫、阴道与外界相通。

腹膜具有润滑、吸收和渗出、防御和修复等生理功能，能吸收大量积液、血液、空气和毒素，腹膜能渗出大量液体稀释毒素和减少刺激，当大量毒素需要腹膜吸收时可导致感染性休克。

二、病因和病理

腹膜受到细菌或胃肠道内容物的刺激后迅速发生充血、水肿等反应，并失去原有光泽；继而产生大量浆液性渗出液，以稀释腹膜腔内的毒素；渗出液中的吞噬细胞、中性粒细胞及坏死组织、细菌和凝固的纤维蛋白原使渗出液变浑浊。以大肠埃希菌为主的脓液呈黄绿色，常与其他致病菌混合感染而变得稠厚，并有粪臭味。

腹膜炎的专归与患者全身情况和腹膜局部防御能力有关外，还取决于污染细菌的性质、数量和污染的持续时间。腹膜的严重充血水肿可引起机体水、电解质紊乱；腹腔内大量渗出液浸泡肠管可导致麻痹性肠梗阻，肠管扩张使膈肌上移影响心肺功能，肠腔内大量积液又使血容量明显减少，细菌入侵和毒素吸收导致感染性休克。严重者可致死亡。病变轻者，病变经大网膜包裹或填塞而被局限，形成局性腹膜炎（图 21-1）。

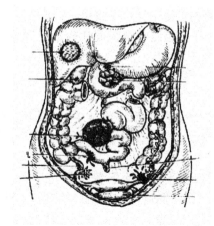

图 21 - 1 急性腹膜炎

三、临床表现

（一）急性腹膜炎

根据病因不同，腹膜炎的症状可以是突然发生，也可以是逐渐出现的。空腔脏器损伤破裂或穿孔引起的腹膜炎发病较突然。

1. 症状

（1）腹痛：是最主要的临床表现，疼痛的性质与发病的原因、炎症的轻重、年龄、身体素质等有关。剧烈腹痛，难以忍受，呈持续性。深呼吸、咳嗽、改变体位是疼痛加重。腹痛先从原发病变部位开始，随炎症扩散而波及全腹。

（2）恶心、呕吐：腹膜受到刺激，可引起反射性恶心、呕吐，呕吐物为胃内容物，发生麻痹性肠梗阻时呕吐物为黄绿色胆汁，甚至是褐色粪水样内容物。

（3）体温、脉搏：骤然发病的病例，体温由正常逐渐升高、脉搏逐渐加快；年老体弱者体温可不升高，多数患者脉搏加速与体温成正比，若脉搏快体温反而下降，常提示病情恶化。

（4）感染中毒表现：患者可相继出现寒战、高热、脉速、呼吸浅快及口干；随着病情进展，可出现面色苍白、口唇发绀、肢端发冷、呼吸急促、血压下降、神志恍惚等全身感染、中毒表现。严重者可出现代谢性酸中毒及感染性休克。

2. 体征　腹胀，腹式呼吸减弱或消失。腹部压痛（tenderness）、腹肌紧张（rigidity）和反跳痛（rebound tendemess）是腹膜炎的标志性体征。腹胀加重是病情恶化的重要标志。胃肠或胆囊穿孔引起强烈的腹肌紧张，甚至呈"木板样"强直。婴幼儿、老年人或极度虚弱的患者腹肌紧张不明显，易被忽视。

（二）腹腔脓肿

1. 膈下脓肿　脓液积聚于膈肌以下、横结肠及其系膜以上的间隙内，统称为膈下脓肿（subphrenic adscess）膈下脓肿的临床特点是出现明显的全身症状，发热，初为弛张热，脓肿形成后呈持续性高热。脓肿刺激膈肌可引起呃逆。感染波及胸膜时可出现胸腔积液、气促、咳嗽和胸痛等表现。

2. 盆腔脓肿　盆腔处于腹腔最低位置，腹膜炎时，腹腔内炎性渗物及脓液易积聚于此而形成盆腔脓肿（pelvic abscess）。因盆腔腹膜面积较小，吸收能力较低，故盆腔脓肿的特点是局部症状明显而全身中毒症状较轻。

四、辅助检查

1. 实验室检查　血常规检查示白细胞计数及中性粒细胞比例增高，可出现中毒颗粒。病情危重或机体反应能力低下者，白细胞计数不升高反而降低，仅有中性粒细胞比例增高。

2. 影像学检查

（1）腹部 X 线检查：立、卧位平片见小肠普遍胀气并有多个小液平；胃肠穿孔时，立位平片多数可见膈下游离气体；膈下脓肿时，患侧膈肌升高，肋膈角模糊或胸腔积液。

（2）B 超检查：显示腹腔内积液量，但不能鉴别液体性质。

（3）CT 检查：对腹腔内实质性脏器的病变有诊断价值，也可明确脓肿的大小及部位。

3. 诊断性腹腔穿刺穿或腹腔灌洗　根据抽出液性状、气味、浑浊度，涂片、细菌培养以及淀粉酶测定等有助于诊断。

五、治疗原则

1. 非手术治疗　对病情较轻或病程较长已超过 24 小时、腹部体征已减轻或炎症已局限以及原发性腹膜炎者可行非手术治疗。

（1）禁食和胃肠减压。

（2）静脉输液、纠正水、电解质紊乱；补充热量或提供营养支持。

（3）合理应用抗菌药。

（4）对症处理镇静、止痛和吸氧等。

（5）物理治疗盆腔脓肿未形成或较小时，可辅助热水坐浴、温盐水保留灌肠等治疗。

2. 手术治疗

（1）手术适应证：经非手术治疗 6～8 小时后（一般不超过 12 小时），腹膜炎症状加重和体征器官破裂等；腹腔内炎症较重，出现严重的肠麻痹或中毒症状，合并休克；腹膜炎病因不明且无局限趋势者。

（2）手术处理：剖腹探查，明确病因，处理原发病灶；清理腹腔，充分引流；引流以形成的腹腔脓肿。

六、护理评估

1. 术前评估

（1）健康史和相关因素：询问既往史，尤其注意有无胃、十二指肠溃疡病史，慢性阑尾炎发作史，其他腹腔内脏器官疾病和手术史；近期有无腹部外伤史。儿童应注意近期有无呼吸道、泌尿道感染史、营养不良或其他导致抵抗力低下的原因。

（2）身体状况：了解患者腹痛的性质、程度、是否周期性发作；是否有呕血、黑便等症状；是否有腹部刺激征、程度及范围。患者的生命体征是否平稳、有无感染或休克的表现。便血前后是否有心悸、头晕、目眩、甚至晕厥。患者是否有恶心、呕吐及发生的时间，了解呕吐物的性质。患者是否有水、电解质失衡及营养不良。

（3）心理－社会状况：了解患者对疾病的态度；情绪是否稳定；对疾病、检查、治疗及护理是否配合；对医院环境是否适应；对手术是否接受及程度；是否了解康复知识及掌握程度。了解家属及亲友的心理状态；家庭经济承受能力等。

2. 术后评估

（1）向手术医生、麻醉师了解患者手术经过、生命体征的平稳、手术方式，腹腔炎症情况，发病类型及输液情况。

（2）了解患者术后留置各种引流管的位置、用途，引流情况。切口渗血情况，引流液的颜色、性质和量。

（3）了解患者术后伤口疼痛程度，腹部肠蠕动情况，食欲、康复知识掌握程度及功能锻炼完成情况，以及家属、亲友的配合情况等。

七、护理问题

1. 体温过高　与腹膜炎毒素吸收有关。
2. 腹痛、腹胀　与腹膜炎炎症反应和刺激、毒素吸收有关。
3. 体液不足　与腹膜腔大量渗出、高热或体液丢失有关。
4. 潜在并发症　腹腔脓肿或切口感染。

八、护理目标

（1）患者体温逐渐降至正常范围。
（2）患者腹痛、腹胀等不适症状减轻或缓解。
（3）患者水、电解质平衡得以维持，未发生酸碱失衡。
（4）并发症：得到预防或及时处理。

九、护理措施

（一）术前护理

1. 心理护理　安慰患者，减轻腹胀、腹痛促进患者舒适。

2. 体位　患者取半卧位，促进腹腔内渗出液流向盆腔，以减少毒素吸收、减轻中毒症状、利于引流和局限感染。避免腹胀所致的膈肌抬高，减轻腹胀对呼吸循环的影响。休克患者应取中凹卧位。

3. 禁食、胃肠减压　吸出胃肠道内容物和气体，改善胃、肠壁的血液循环和减少消化道内容物继续流入腹腔，减轻腹胀和腹痛。

4. 止痛　明确诊断的患者，可用哌替啶类止痛剂镇痛。诊断不明或需要继续观察的患者，慎用止痛药物，以免掩盖真实病情。做好急诊手术的准备工作。

（二）控制感染，加强支持治疗

1. 合理应用抗生素　继发性腹膜炎多为混合性感染，应根据细菌培养及药敏结果选择广谱抗生素。但抗生素的使用不能完全替代手术治疗。

2. 降温　高热患者，应给予药物降温协同物理降温。

3. 支持治疗　急性腹膜炎的患者由于炎症、机体应激反应和长时间禁食的原因所致营养不良及贫血，应给予肠内外营养支持，提高机体防御能力和愈合能力。

（三）维持体液平衡和生命体征平稳

1. 输液　迅速建立静脉通路，补充液体和电解质等，纠正电解质及酸碱失衡。尽量选择上肢粗大血管穿刺，必要时留置中心静脉。根据病情输入全血或血浆提高胶体渗透压，维持有效循环血量。

2. 准确记录出入量　维持每小时尿量 30～50ml。

3. 抗休克治疗　患者发生休克时，加快补液速度的同时应定时监测中心静脉压、血气分析、肾功、离子血糖等指标。

（四）术后护理

1. 一般护理　全麻清醒或硬膜外麻醉患者去枕平卧术后 6 小时后，生命体征平稳改半卧位。若患者病情允许，鼓励患者早期活动，活动量因人而异。对年老体弱或病情较重者，

2. 术后并发症的预防和护理

（1）严密观察病情：术前或术后密切观察心率、血压、血氧饱和度、中心静脉压数值等。

（2）术后 6 小时鼓励患者尽早下床活动，预防肠管粘连。

（3）妥善固定胃管、尿管、引流管等，保持引流通畅，避免管路扭曲、受压、抒折、脱出。每 24 小时更换负压引流器、尿袋、引流袋一次，严格无菌操作，防止管路逆行感染。准确记录引流液的颜色、性状、引流量。

（4）遵医嘱为患者做雾化吸入，稀释痰液，及时为患者叩背，预防肺部感染。

（5）遵医嘱应用血液循环治疗仪，预防下肢静脉血栓的形成。

（6）做好口腔护理、尿管护理、皮肤护理，预防感染。

（7）密切观察切口敷料情况，如有渗出及时通知医生更换敷料。保持切口敷料清洁干燥。

十、护理评价

（1）恐惧（焦虑）是否减轻或缓解，情绪是否稳定。

（2）疼痛是否减轻或缓解，睡眠状况是否改善。

（3）营养状况是否改善，体重是否稳定或增加，低蛋白血症及贫血是否得到纠正。

（4）水、电解质是否维持平衡，生命体征是否平稳，皮肤弹性是否良好。

（5）术后并发症是否得到预防，是否及时发现和处理并发症。

十一、健康指导

（1）有消化系统疾病者及时就诊。

（2）告知患者注意休息、避免过劳，保持乐观的情绪，同时劝告患者放弃喝酒、吸烟等对身体有危害性的不良习惯。

（3）告知患者及家属有关手术后期可能出现的并发症的相关知识。止痛措施。

（4）患者的恐惧程度是否得到缓解或减轻，情绪是否稳定，能否主动配合各项治疗和护理。

（5）患者有无发生损伤部位的再出血和腹腔脓肿；若发生是否得到及时发现，与处理。

十二、健康指导

（1）加强对劳动保护、安全生产、安全行车、遵守交通规则知识的宣传，避免意外损伤的发生。

（2）了解和掌握各种急救知识，在发生意外事故时，能进行简单的急救或自救。

（3）发生腹部损伤后，及时去医院进行全面的检查，不能因为腹部无伤口，无出血而掉以轻心、贻误诊治。

（4）出院后要适当休息，加强锻炼，增强营养，促进康复。若有腹痛、腹胀、肛门停止排气排便等不适，应及时到医院就诊。

（5）术后尽早离床活动，预防肠管粘连。

（张小莉）

第三节　腹外疝

一、概述

体内某个脏器或组织离开其正常解剖部位，通过先天或后天形成的薄弱点、缺损或孔隙进入另一部位，称为疝（hemia），疝多发于腹部，腹外疝为多见。腹外疝是由腹腔内某脏器或组织连同壁腹膜，经腹壁薄弱点或孔隙向体表突出所致。

（一）病因

腹壁强度降低和腹内压力增高是腹外疝发病的两个主要原因。

1. 腹壁强度降低　造成腹壁强度减弱的原因有先天性结构缺陷和发育异常及后天性腹壁肌功能丧失和缺损。先天性原因，如精索或子宫圆韧带穿过腹股沟管、股动静脉穿过股管、脐血管穿过脐环以及腹白线发育不全。后天性原因，包括手术切口愈合不良、外伤、感染和年老或肥胖所致肌萎缩等。

2. 腹内压力增高　慢性咳嗽、便秘、排尿困难（如前列腺增生）、腹水、妊娠、举重、婴儿经常啼哭等是引起腹内压力增高的常见原因。正常人虽有腹内压力增高情况，但若腹壁强度正常，则不致发生疝。

（二）病理解剖

典型的腹外疝由疝环、疝囊、疝内容物和疝外被盖组成。疝环又称疝门，是疝突向体表的门户，亦是腹壁薄弱区或缺损所在。临床各类疝多以疝环命名，如腹股沟疝、股疝、脐疝、切口疝等。疝囊是壁腹膜经疝环向外突出的囊状结构，是疝内容物的包囊，由囊颈、囊体和囊底三部分组成。疝囊颈是疝囊比较狭窄的部分。疝内容物是进入疝囊的腹内器官或组织，以小肠最为多见，大网膜次之；其他如盲肠、阑尾、乙状结肠、横结肠、膀胱等亦可进入疝囊，但较少见。

（三）临床分类

根据疝的可复程度和供血情况，腹外疝可分为以下类型：

1. 易复性疝（reducible hernia） 疝内容物很容易回纳入腹腔的疝，称为易复性疝。

2. 难复性疝（irreducible hernia） 疝内容不能或不能完全回纳入腹腔内但并不引起严重症状者，称难复性疝。常因疝内容物反复突出，致疝囊颈受摩擦损伤并与疝囊壁产生粘连所致，此类疝的内容物多数为大网膜。有些病程长、腹壁缺损大的巨大疝，因内容物较多，腹壁已完全丧失抵挡内容物突出的作用，也常难以回纳。此外腹腔后位的内脏器官，如盲肠、乙状结肠、膀胱，在疝的形成过程中随后腹膜而被下牵滑经疝门，构成疝囊的一部分，此种疝称为滑动性疝，也属难复性疝。

3. 嵌顿性疝（incarcerated hernia） 疝环颈较小而腹内压骤增时，疝内容物强行扩张囊颈而进入疝囊，随后因囊颈的弹性回缩将内容物卡住，使其不能回纳，称为嵌顿性疝。若嵌顿内容物为小肠，可造成嵌顿的肠祥完全性梗阻，并发急性肠梗阻。

4. 绞窄性疝（strangulated hernia） 绞窄性疝是嵌顿性疝病理过程的嵌顿，若不及时解除，肠管及其系膜受压程度不断加重可使动脉血流减少，最后完全阻断，此时肠壁逐渐失去原有的光泽、弹性和蠕动能力，最终变黑坏死。疝囊内渗液，肠壁变为淡红或暗红色。晚期肠壁发生溃烂、穿孔，肠内容物外溢，先是囊内感染，继之可引起被盖各层急性蜂窝织炎或脓肿；若自体表穿孔，则形成粪瘘；感染延及腹膜则引起急性弥漫性腹膜炎。

二、腹股沟疝

腹股沟疝包括腹股沟斜疝和腹股沟直疝。疝囊经过腹壁下动脉外侧的腹股沟管（内环）突出，向内、向下、向前斜行经过腹股沟管，再穿出腹股沟管（外环、皮下环），进入阴囊，称为腹股沟斜疝（indirect inguinal hernia）。疝囊经腹壁下动脉内侧的直疝三角区直接由后向前突出，不经过内环，也不进入阴囊，称为腹股沟直疝（directinguinal hernia）。斜疝约占全腹外疝的90%左右，男性多见，男女发病率之比约为15∶1，以婴幼儿及老年人发病率最高。右侧比左侧多见。

（一）腹股沟区解剖概要

腹股沟区是位于下腹部前外侧壁、左右各一的三角形区域，其内界为腹直肌外缘，上界为髂前上棘至腹直肌外侧缘的水平线，下界为腹股沟韧带。

1. 腹股沟区的解剖层次 由浅至深有：①皮肤、皮下组织和浅筋膜；②腹外斜肌；③腹内斜肌和腹横肌；④腹横筋膜；⑤腹膜外脂肪和壁腹膜。

2. 腹股沟管（inguinal canal） 成人腹股沟管长约4～5cm，位于腹前壁、腹股沟韧带内上方，相当于腹内斜肌、腹横肌弓状下缘与腹股沟韧带之间的斜行裂隙。走向为从外后上方向内前下方斜行。内口即深环，是腹横筋膜中的卵圆形裂隙；外口即浅环，是腹外斜肌腱膜下方的三角形裂隙。它们的大小一般可容纳一指尖。腹股沟管的前壁有皮肤、皮下组织和腹外斜肌腱膜，但外侧三分之一部分尚有腹内斜肌覆盖；后壁为腹横筋膜和腹膜，其内侧三分之一尚有腹股沟镰。女性腹股沟管内有子宫圆韧带通过，男性则有精索通过。

3. 直疝三角（Hessel bach 三角，海氏三角） 直疝三角的外侧边是腹壁下动脉，内侧边为腹直肌外侧缘，底边为腹股沟韧带（图21-2）。腹股沟直疝即在此由后向前突出。故称直疝三角。直疝三角与腹股沟管深环之间有腹壁下动脉和凹间韧带相隔。

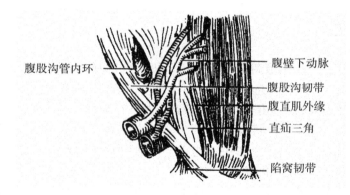

图 21－2　直疝三角（后观面）

（二）病因

由于腹外斜肌在腹股沟区移动为较薄的腱膜；腹内斜肌与腹横机的下缘达不到腹股沟韧带的内侧部，内侧无肌肉遮盖；精索和子宫圆韧带通过股管时形成的潜在性裂隙较薄弱。此外，当人站立时腹股沟所承受的腹内压力比平卧时压力增加三倍，增加了发生腹外疝的机会。

1. 腹股沟斜疝有先天性和后天性因素。

（1）先天性因素：胚胎早期，睾丸位于腹膜后 2～3 腰椎旁，以后逐渐下降。随着睾丸逐渐下降，带动内环处腹膜下移，形成腹膜鞘状突；婴儿出生后，若鞘突不闭锁或闭锁不完，则成为先天性斜疝的疝囊。由于右侧睾丸下降比左侧略晚，鞘突闭锁也较迟，故右侧腹股沟疝较多见（图 21－3）。

（2）后天性因素：主要与腹股沟区解剖缺损、腹壁肌或筋膜发育不全有关。当腹内压增加时，内环处的腹膜自腹壁薄弱处向外突出形成疝囊，腹腔内器官、组织随之进入疝囊（图 21－4）。

2. 腹股沟直疝　直疝三角处腹壁缺乏完整的腹肌覆盖，且腹横筋膜又比周围部分薄弱，容易发生疝。老年人肌组织发生退行性变使肌组织更加薄弱，故双侧多见。

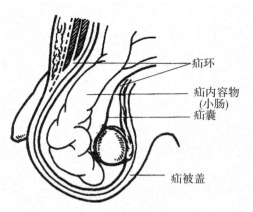

图 21－3　小儿（先天性）腹股沟疝（睾丸疝）

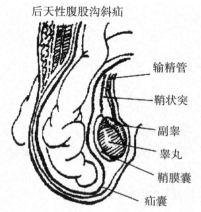

图 21－4　后天性腹股沟斜疝

（三）临床表现

1. 腹股沟斜疝

（1）易复性斜疝：肿块多成带蒂柄的梨形，可降至阴囊或大阴唇。肿块常在站立、行走、咳嗽或用力时出现，平卧休息或用手将肿块向腹腔推送，肿块可向腹腔回纳而消失。疝内容物若为肠祥，肿块柔软、光滑、叩之呈鼓音，并常在肠祥回纳入腹腔时发出呼噜声。若为大网膜，则肿块坚韧呈浊音，回纳缓慢。

（2）难复性斜疝：主要特点是疝块不能完全回纳同时可伴胀痛。滑动性斜疝除疝块不能完全回纳外，尚有消化不良和便秘等症状。

（3）嵌顿性疝：多发生与强体力劳动或用力排便等腹内压骤增时。表现为疝块突然增大，伴有明显疼痛，平卧或用手推送不能使之回纳。肿块张力高且硬，有明显触痛。嵌顿内容物若为肠祥，可伴有腹部绞痛、恶心、呕吐、便秘、腹胀等机械性肠梗阻的临床表现。疝一旦嵌顿，自行回纳的机会较尖；多数患者的症状逐渐加重；若不及时处理，将发展成绞窄性疝。

（4）绞窄性疝临床症状较严重：但在肠祥坏死穿孔时，疼痛可因疝内压力骤降而暂时有所缓解。因此，疼痛减轻而肿块仍存在者，不可轻易认为病情好转。绞窄时间较长者，可因嵌内容物继发感染，侵及周围组织而引起疝外被盖的急性炎症；严重者可发生脓毒症。

2. 腹股沟直疝　患者站立时，在腹股沟内侧端、耻骨结节外上方出现一半球形肿块，并不伴有疼痛或其他症状、因疝囊颈宽大，平卧后肿块多能自行回纳腹腔而消失，故极少发生嵌顿。腹股沟斜疝与直疝的鉴别见表 21 - 1。

表 21 -1　腹股沟斜疝与直疝的鉴别

鉴别点	斜疝	直疝
发病年龄	多见于儿童及青壮年	多见于老年人
突出途径	经腹股沟管突出，可进入阴囊	由直疝三角突出，不进阴囊
疝块外形	椭圆或梨形，上部呈蒂柄状	半球形，基底较宽
回纳疝快后压住深环	疝块不突出	疝块仍可突出
精索与疝囊的关系	精索在疝囊后	精索在疝囊前外方
疝囊颈与腹壁下动脉的关系	疝囊颈在腹壁下动脉外侧	疝囊颈在腹壁下动脉内侧
嵌顿机会	较多	比较少

（四）辅助检查

1. 透光试验　腹股沟斜疝透光试验阴性，透光试验可与鞘膜积液鉴别。

2. 实验室检查　疝内容物继发感染时，血常规检查示白细胞计数和中性粒细胞比例升高。

3. X 线检查　疝嵌顿或绞窄疝时 X 线检查可见肠梗阻征象。

（五）治疗原则

腹股沟疝应尽早实施手术治疗。

1. 非手术治疗　局部用医用疝带压迫或托起。长期使用疝带可使疝囊颈受到反复摩擦而增厚，易于疝内容物粘连，成为难复性疝。长期压迫还可使局部组织萎缩。

（1）1岁以下婴幼儿可暂不手术：因为婴幼儿腹肌可随生长逐渐强壮，疝有自行消失的可能。可采用棉线束带或绷带压住腹股沟管深环，防止疝块突出。

（2）老年体弱或伴有其他严重疾病而不能手术者：白天可在回纳疝块后，将医用疝带的软压垫顶住疝环，阻止疝块突出。

2. 手术治疗　手术修补是治疗腹股沟疝最有效的方法。基本原则是疝囊高位结扎、加强及修补腹股沟管管壁。

（1）传统疝修补术

1）疝囊高位结扎术：为单纯疝囊切除。包括疝囊颈部高位结扎，切去疝囊，仅适用于婴幼儿和小儿，以及绞窄性斜疝因肠坏死而局部有严重感染，暂不宜行疝修补术者。

2）疝修补术：加强或修补腹股沟管管壁是最常选择的治疗方法。即加强腹股沟前壁修补或加强腹股沟后壁方法。

（2）无张力修补术（tension – free hemioplasty）：传统疝修补术缝合张力大，容易复发。随着高分子材料的合成技术和工艺的发展，目前新一代的修补材料有组织相容性好、无毒性、作用持久、强度高等特点，手术成功率高。现常用的修补材料是合成纤维网片。手术时将由合成纤维制成的圆锥形花瓣状网片置于疝内环处以填充缺损，再将以合成纤维网片缝合与腹股沟管后壁替代传统的张力缝合。高分子材料毕竟是异物，有潜在排异和感染的风险，加之材料费用高昂，故推广也受一定限制。

（3）经腹腔镜疝修补术：基本原理是从腹腔内部用合成纤维网片加强腹壁缺损处或用钉（缝线）使内环缩小。对操作者技术水平要求较高，需全身麻醉，手术费用较高，目前临床上开展不多。

（4）嵌顿性和绞窄性疝的处理嵌顿时间在3～4小时内：局部压痛不明显，无腹部压痛或腹肌紧张等腹膜刺激征。年老体弱无法承受手术者或伴有其他较严重疾病而估计肠袢尚未绞窄坏死。复位方法是让患者取头低足高卧位，注射吗啡和哌替啶，以止疼和镇静并松弛腹肌，用手持续缓慢低将疝块推向腹腔。手法复位后24小时内，必须严密观察腹部体征，一旦出现腹膜炎或肠梗阻的表现，应及时手术探查。

除上述情况外，嵌顿性疝原则上应紧急手术治疗，解除肠梗阻，以防疝内容物坏死。绞窄性疝的内容物已坏死更需手术。术前应作好必要的准备，如有脱水和电解质紊乱，应迅速补液纠正脱水及酸碱平衡失调。

（六）护理评估

1. 术前评估

（1）健康史及相关因素：包括患者一般情况，腹外疝的病因和诱发因素，有无增加腹压的慢性病史以及伴随其他疾病等。

1）一般情况：患者的年龄、性别、婚姻、职业、女性患者的生育史。

2）相关因素：有无慢性咳嗽、慢性便秘排尿困难、妊娠、腹水、婴儿经常啼哭等腹内压增高等情况；有无手术史，切口愈合情况，是否切口感染。

3）腹外疝发生情况：腹部有无疼痛或绞痛，有无恶心、呕吐和停止肛门排便排气等。肿块是否在站立、行走、咳嗽、用力或婴儿哭闹时出现或更膨大，能否在平卧休息时用手回纳。

4）既往史：患者有无高血压或其他疾病。是否饮酒及吸烟，有无长期用（服）药史、过敏史。

（2）身体状况

1）局部腹股沟区或外阴部有无隆起的肿块，疝块的部位、大小、形状、质地、有无压痛、能否回纳。易复性斜疝的疝块多呈带蒂的梨形，并可降至阴囊或大阴唇，平卧休息或用手将肿块向腹腔推送，肿块可向腹腔回纳而消失。难复性疝的疝块不能完全回纳。滑动性疝疝块除了不能完全还纳外，尚有消化不良和便秘等情况。嵌顿性疝的疝块往往突然增大，伴有疼痛，平卧或用手推送不能使之回纳。肿块紧张发硬，触痛明显。

2）全身有无因疝发生嵌顿或绞窄引起肠梗阻而导致脱水或电解质紊乱的迹象，如皮肤弹性差、乏力；有无感染中毒症状，如发热、畏寒或血压下降。

3）辅助检查：白细胞计数、中性粒细胞比例是否升高。X 线检查是否有肠梗阻表现。

（3）心理和社会支持状况：患者有无因病情反复影响工作和生活。对手术充满恐惧感或怀疑医生的技术水平等。患者对预防腹内压升高有关知识是否掌握。

2. 术后评估　术后有无阴囊水肿、切口感染等并发症，腹内压增高因素是否解除及疝复发。

（七）护理问题

1. 知识缺乏　缺乏预防腹内压升高的有关知识。

2. 疼痛　与疝块突出、嵌顿或绞窄及术后切口张力大有关。

3. 体液不足　与嵌顿疝或绞窄性疝引起的机械性肠梗阻有关。

4. 潜在并发症　术后阴囊水肿、切口感染。

（八）护理目标

（1）患者能描述预防腹内压升高的有关知识。

（2）患者自述疼痛得到缓解或控制。

（3）患者未发生水、电解质、酸碱代谢紊乱。

（4）并发症能得到预防、及时发现和处理。

（九）护理措施

1. 指导患者预防腹内压增高的知识

（1）术前

1）择期手术患者术前须注意有无存在腹内压增高的因素，如咳嗽、便秘、排尿困难或腹水，应预先处理。腹内压增高的因素最直接的影响是手术失败。

2）积极治疗支气管炎、慢性前列腺炎和便秘等。吸烟者因在术前 2 周内戒烟，注意保暖，预防受凉感冒；鼓励患者多饮水、多吃蔬菜，防止便秘，保证大便通畅。

3）术前晚灌肠，清除肠内积粪，防止术后腹胀及排便困难。

（2）术后

1）体位与活动平卧 3 日，膝下垫一软枕，使髋关节微屈，减少腹壁张力，促进切口愈合。一般于术后 3 ~ 5 天可考虑离床活动。无张力疝修补术的患者术后 6 小时可下床活动。年老体弱、复发性疝、绞窄性疝、巨大疝患者可适当延迟下床活动时间。

2）防止剧烈咳嗽术后剧烈咳嗽可引起腹内压升高，不利于切口愈合。指导患者在咳嗽时用手掌按压、保护切口，以免缝线撕脱造成手术失败。

3）保持排便通畅给予便秘者通便药物，嘱患者避免用力排便。

4）积极处理尿潴留手术后因麻醉或手术刺激引起尿潴留者可肌内注射卡巴胆碱或针灸，以促进膀胱平滑肌的收缩，必要时导尿。男患儿术后及时观察，如排尿时不慎将敷料尿湿，及时更换敷料，防止尿液污染切口。

2. 镇痛

（1）术前

1）疝块较大者尽量少活动，多卧床休息；离床活动时，使用疝带压住疝环口，避免腹腔内容物脱出而造成疝嵌顿。

2）观察腹部情况，患者若出现明显腹痛，伴疝块突然增大，紧张发硬且触痛明显，不能回纳腹腔，应高度警惕嵌顿疝发生的可能，应立即通知医生，及时处理。

（2）术后平卧3日，髋关节微屈，以松弛腹股沟切口的张力，利于切口愈合和减轻伤口疼痛。必要时根据医嘱应用止痛药物。

3. 维持体液平衡　若发生疝嵌顿或绞窄，应予禁食、胃肠减压、输液、纠正水、电解质及酸碱平衡，同时备血，做好紧急手术准备。行肠切除吻合术者术后禁食期间，应继续给予补液和肠内外营养支持治疗。待确定肠吻合手术成功后进流食。

4. 并发症的预防和护理

（1）预防阴囊水肿疝修补术后常见的并发症是阴囊水肿。为避免阴囊内积血、积液和促进淋巴回流，术后可用丁字带将阴囊托起，并密切观察阴囊肿胀情况。

（2）预防切口感染切口感染是疝复发的重要原因之一。

1）术前皮肤准备术前应用脱毛膏脱去阴囊及会阴部毛发。

2）应用抗生素普通疝修补术系无菌手术，术后无需应用抗生素。绞窄性疝行肠切除、肠吻合术后，预防感染，术后需及时合理应用抗生素。

3）切口护理保持切口敷料清洁和干燥，避免大小便污染；若发现敷料污染、渗出或脱落，应及时更换。

4）注意观察体温和脉搏的变化及切口有无红、肿、疼痛，一旦发现切口感染，应尽早处理。

5. 其他

（1）心理护理关心安慰患者，帮助其树立战胜疾病的信心。做健康宣教时向患者讲解手术的目的、方法、注意事项。若患者希望用无张力补片修补，应向其介绍补片材料的优点及费用等。

（2）饮食一般患者术后6小时无恶心、呕吐可进流质，应选择易消化软食。次日可行肠切除吻合术者术后应禁食，确定吻合口愈合良好可进流质饮食，在逐渐过渡半流质、普食。

（十）护理评价

（1）患者能否正确描述预防腹内压身高的有关知识。

（2）患者腹痛是否得以缓解。

（3）患者体液是否维持平衡，或已发生的代谢紊乱有否纠正。

（4）有无发生阴囊水肿、切口感染；若发生，是否及时发现和处理。

（十一）健康指导

（1）患者出院后逐渐增加活动量，三个月内应避免重体力劳动或提举重物。

（2）注意避免腹内压升高的原因，如剧烈咳嗽、用力排便等。

（3）若疝复发，应及早就诊。

三、其他腹外疝

（一）股疝

腹内器官通过股环、经股管向卵圆窝突出的疝，称为股疝。股疝的发病率约占腹外疝的3%～5%，多见于40岁以上妇女。

1. 病理生理　在腹内压增高的情况下，对着股管上口的腹膜，被下坠的腹内器官推向下方，经股环向股管突出而形成股疝。疝内容物常为大网膜和小肠。股管几乎是垂直的，疝块在卵圆窝处向前转折时形成一锐角，且股环较小，周围为坚韧的韧带，因此股疝容易嵌顿。是腹外疝中嵌顿最多者，高达60%；一旦嵌顿，可迅速发展为绞窄性疝。

2. 临床表现　疝块往往不大，表现为腹股沟韧带下方卵圆窝处有一半球形的突起。易复性股疝的症状较轻，常不被患者所注意，尤其在肥胖者更易疏忽。股疝若发生嵌顿，除引起局部明显疼痛外常伴有较明显的急性机械性肠梗阻症状。

3. 治疗原则　股疝易嵌顿、狭窄，因此，股疝确诊后，应及时手术治疗，目的是封闭股管以阻断腹内器官向股管坠入的通道。对于嵌顿性或绞窄性股疝，则应紧急手术。

（二）切口疝

切口疝（incisional hemia）是发生于腹壁手术切口处的疝。其发生率约占腹外疝的第三位。腹部手术后，若切口一期愈合，切口疝的发病率通在1%以下；切口发生感染，发病率可达10%，切口裂开在缝合者甚至可高达30%。最常见的腹壁切口疝是经腹直肌切口疝。

1. 病因

（1）腹部纵行切口：除腹直肌外，腹壁各层肌及筋膜、鞘膜等组织纤维大多为横向走行，纵行切口势必切断上述纤维；缝合时，缝线易在纤维间脱落；已缝合的组织常受到肌肉的横向牵引力而易发生切口裂开。

（2）切口感染：切口感染严重后形成瘢痕愈合，部分瘢痕组织薄弱，不能承受腹内压力。

（3）手术因素：切口留置引流物过久、切口内血肿形成、切口过长时切断肋间神经过多、腹壁切口缝合不严密、缝合时张力过大。

（4）腹内压升高：术后剧烈咳嗽、胃肠胀气致切口内层裂开。

（5）其他：肥胖、老龄、营养不良、合并糖尿病等所致切口愈合不良。

2. 临床表现　主要症状是腹壁切口处出现肿块，通常在站立或用力时更为明显，平卧休息时缩小或消失。多数患者无特殊不适；较大的切口疝，腹部有牵拉感，伴食欲减退、恶心、便秘、腹部隐痛等表现。因切口疝多无完整疝囊，疝内容物易与腹膜外腹壁组织粘连而成为难复性疝。检查时在腹壁切口瘢痕处可见肿块，有时疝内容物可达皮下；若为肠管，可见肠型和肠蠕动波，扪诊可感到肠管蠕动。疝内容物回纳后，常能扪及切口裂开处形成的疝环边缘。切口疝的疝环一般比较宽大，故很少发生嵌顿。

3. 治疗原则 手术治疗为主。对于较小的切口疝，手术基本原则包括：切除原手术切口瘢痕，回纳疝内容物后在无张力的条件下拉拢疝环边缘，逐层缝合健康的腹壁组织。对于较大的切口疝，可用合成纤维网片或自体筋膜组织加以修补。

（三）脐疝

疝囊通过脐环突出的疝称脐疝（umbilical hernia）。脐疝分为小儿脐疝和成人脐疝，以小儿脐疝多见。成人型脐疝为后天性，较少见，多数为中年经产妇女。

1. 病因 脐疝的发生原因主要是脐环闭锁不全或脐部瘢痕组织不够坚硬，在腹内压增高，如经常啼哭、便秘、一妊娠或腹水的情况下即可发生。

2. 临床表现 主要表现为脐部可复性肿块，多在小儿啼哭或成人站立、咳嗽时疝块脱出，安静平卧时消失。小儿脐疝极少发生嵌顿和狭窄。成人由于疝环较小，易发生嵌顿或绞窄。

3. 治疗原则

（1）非手术治疗：未闭锁脐环迟滞 2 岁时多能自行闭锁。因此，除了嵌顿或穿破等紧急情况下，在小儿 2 岁前可采取非手术疗法。满两岁后，如脐环直径大于 1.5cm，需行手术治疗。非手术治疗原则是在回纳疝块后，用一大于脐环、外包纱布的硬币或小木片抵住脐环，然后用胶布或绷带加以固定。6 个月以内的婴儿采用此法，疗效较好。

（2）成人脐疝：由于发生嵌顿或绞窄者较多，故应采取手术疗法手术原则。切除疝囊，缝合疝环。

（张小莉）

第四节 胃及十二指肠溃疡

胃、十二指肠局限性圆形或椭圆形的全层黏膜缺损，称为胃十二指肠溃疡（gas - troduodenal ulcer）。因溃疡的形成与胃酸 - 蛋白酶的消化作用有关，也称为消化性溃疡（pepticulcer）。纤维内镜技术的不断完善、新型制酸剂和抗幽门螺杆菌（helicobacterpylori，HP）药物的应用使得溃疡病诊断和治疗发生了很大改变。外科治疗主要用于急性穿孔、出血、幽门梗阻或药物治疗无效的溃疡患者以及胃溃疡恶性变等情况。

一、胃及十二指肠解剖生理概要

（一）胃的解剖

1. 胃的位置和分区 胃位于食管和十二指肠之间，上端与食管相连的入口部位称贲门，距离门齿约 40cm，下端与十二指肠相连接的出口为幽门。腹段食管与胃大弯的交角称贲门切迹，该切迹的黏膜面形成贲门皱襞，有防止胃内容物向食管逆流的作用。幽门部环状肌增厚，浆膜面可见一环形浅沟，幽门前静脉沿此沟的腹侧面下行，是术中区分胃幽门与十二指肠的解剖标志。将胃小弯和胃大弯各作三等份，再连接各对应点可将胃分为三个区域，上 1/3 为贲门胃底部 U（upper）区；中 1/3 是胃体部 M（mid - dle）区，下 1/3 即幽门部 L（lower）区（图 21 - 5）。

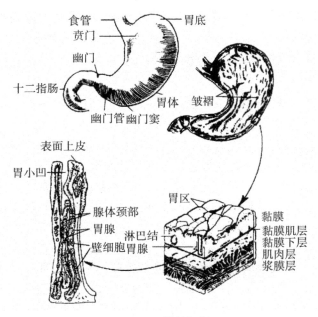

图 21 −5 　胃的解剖

2. 胃的韧带　胃与周围器官有韧带相连接，包括胃膈韧带、肝胃韧带、脾胃韧带、胃结肠韧带和胃胰韧带，胃凭借韧带固定于上腹部。

3. 胃的血管　胃的动脉血供丰富，来源于腹腔动脉。胃小弯动脉弓供血胃小弯。胃大弯的动脉弓供血胃大弯。胃短动脉供应胃底。胃后动脉分布于胃体上部与胃底的后壁。胃有丰富的黏膜下血管丛，静脉回流汇集到门静脉系统。胃的静脉与同名动脉伴行，胃短静脉、胃网膜左静脉均回流入脾静脉；胃网膜右静脉则回流入肠系膜上静脉；胃左静脉（即冠状静脉）的血液可直接注入门静脉或汇入脾静脉；胃右静脉直接注入门静脉。

4. 胃的淋巴引流　胃黏膜下淋巴管网丰富，并经贲门与食管、经幽门与十二指肠交通。胃周淋巴结，沿胃的主要动脉及其分支分布，淋巴管回流逆动脉血流方向走行，经多个淋巴结逐步向动脉根部聚集。胃周共有 16 组淋巴结。按淋巴的主要引流方向可分为以下四群：①腹腔淋巴结群，引流胃小弯上部淋巴液；②幽门上淋巴结群，引流胃小弯下部淋巴液；③幽门下淋巴结群，引流胃大弯右侧淋巴液；④胰脾淋巴结群，引流胃大弯上部淋巴液。

5. 胃的神经　胃受自主神经支配，支配胃的运动神经包括交感神经与副交感神经。胃的交感神经主要抑制胃的分泌和运动并传出痛觉；胃的副交感神经主要促进胃的分泌和运动。交感神经与副交感神经纤维共同在肌层间和黏膜下层组成神经网，以协调胃的分泌和运动功能。

6. 胃壁的结构　胃壁从外向内分为浆膜层、肌层、黏膜下层和黏膜层。胃壁肌层外层是沿长轴分布的纵行肌层，内层由环状走向的肌层构成。胃壁肌层由平滑肌构成，环行肌纤维在贲门和幽门处增厚形成贲门和幽门括约肌。黏膜下层为疏松结缔组织，血管、淋巴管及神经丛丰富。由于黏膜下层的存在，使黏膜层与肌层之间有一定的活动度，因而在手术时黏膜层可以自肌层剥离开。

（二）胃的生理

胃具有运动和分泌两大功能，通过其接纳、储藏食物，将食物与胃液研磨、搅拌、混匀，初步消化，形成食糜并逐步分次排入十二指肠为其主要的生理功能。此外，胃黏膜还有吸收某些物质的功能。

（三）十二指肠的解剖和生理

十二指肠是幽门和十二指肠悬韧带（Treitz 韧带）之间的小肠，长约 25cm，呈 C 形，是小肠最粗和最固定的部分。十二指肠分为四部分：①球部，长约 4～5cm，属腹膜间位，活动度大，黏膜平整光滑，球部是十二指肠溃疡好发部位。胆总管、胃十二指肠动脉和门静脉在球部后方通过。②降部，与球部呈锐角下行，固定于后腹壁，腹膜外位，仅前外侧有腹膜遮盖，内侧与胰头紧密相连，胆总管和胰管开口于此部中下 1/3 交界处内侧肠壁的十二指肠乳头，距幽门 8～10cm，距门齿约 75cm。从降部起十二指肠黏膜呈环形皱襞。③水平部，自降部向左走行，长约 10cm，完全固定于腹后壁，属腹膜外位，横部末端的前方有肠系膜上动、静脉跨越下行。④升部，先向上行，然后急转向下、向前，与空肠相接，形成十二指肠空肠曲，由十二指肠悬韧带（Treitz 韧带）固定于后腹壁，此韧带是十二指肠空肠分界的解剖标志。整个十二指肠环抱在胰头周围。十二指肠的血供来自胰十二指肠上动脉和胰十二指肠下动脉，两者分别起源于胃十二指肠动脉与肠系膜上动脉。胰十二指肠上、下动脉的分支在胰腺前后吻合成动脉弓。

十二指肠接受胃内食糜以及胆汁、胰液。十二指肠黏膜内有 Brunner 腺，分泌的十二指肠液含有多种消化酶如蛋白酶、脂肪酶、蔗糖酶、麦芽糖酶等。十二指肠黏膜内的内分泌细胞能够分泌胃泌素、抑胃肽、胆囊收缩素、促胰液素等肠道激素。

二、胃及十二指肠溃疡急性穿孔

急性穿孔（acute perforation）是胃十二指肠溃疡严重并发症，为常见的外科急腹症。起病急、病情重、变化快，需要紧急处理，若诊治不当可危及生命。近来溃疡穿孔的发生率呈上升趋势，发病年龄渐趋高龄化。十二指肠溃疡穿孔男性患者较多，胃溃疡穿孔则多见于老年妇女。

（一）病因和病理

90% 的十二指肠溃疡穿孔发生在球部前壁，而胃溃疡穿孔 60% 发生在胃小弯，40% 分布于胃窦及其他各部。急性穿孔后，有强烈刺激性的胃酸、胆汁、胰液等消化液和食物溢入腹腔，引起化学性腹膜炎。导致剧烈的腹痛和大量腹腔渗出液，约 6～8 小时后细菌开始繁殖并逐渐转变为化脓性腹膜炎。病原菌以大肠埃希菌、链球菌为多见。由于强烈的化学刺激、细胞外液的丢失以及细菌毒素吸收等因素，患者可出现休克。胃十二指肠后壁溃疡，可穿透全层并与周围组织包裹，形成慢性穿透性溃疡。

（二）临床表现

多数患者既往有溃疡病史，穿孔前数日溃疡病症状加剧。情绪波动、过度疲劳、刺激性饮食或服用皮质激素药物等常为诱发因素。

1. 症状　穿孔多在夜间空腹或饱食后突然发生，表现为骤起上腹部刀割样剧痛，迅速波及全腹，患者疼痛难忍，可有面色苍白、出冷汗、脉搏细速、血压下降等表现。常伴恶心、呕吐。当胃内容物沿右结肠旁沟向下流注时,可出现右下腹痛,疼痛也可放射至肩部。当腹腔有大量渗出液稀释漏出的消化液时,腹痛可略有减轻。由于继发细菌感染,出现化脓性腹膜炎,腹痛可再次加重。偶尔可见溃疡穿孔和溃疡出血同时发生。溃疡穿孔后病情的严重程度与患者的年龄、全身情况、穿孔部位、穿孔大小和时间以及是否空腹穿孔密切有关。

2. 体征 体检时患者表情痛苦,仰卧微屈膝,不愿移动,腹式呼吸减弱或消失;全腹压痛、反跳痛,腹肌紧张呈"板样"强直,尤以右上腹最明显。叩诊肝浊音界缩小或消失,可有移动性浊音;听诊肠鸣音消失或明显减弱。患者有发热,实验室检查示白细胞计数增加,血清淀粉酶轻度升高。在站立位 X 线检查时,80% 的患者可见膈下新月状游离气体影。

(三) 治疗原则

1. 非手术治疗 适用于一般情况好,症状体征较轻的空腹穿孔;穿孔超过 24 小时,腹膜炎已局限者;或是经水溶性造影剂行胃十二指肠造影检查证实穿孔已封闭的患者。非手术治疗不适用于伴有出血、幽门梗阻、疑有癌变等情况的穿孔患者。治疗措施主要包括:①持续胃肠减压,减少胃肠内容物继续外漏;②输液以维持水、电解质平衡并给予营养支持;③全身应用抗生素控制感染;④经静脉给予 H_2 受体阻断剂或质子泵拮抗剂等制酸药物。非手术治疗 6~8 小时后病情仍继续加重,应立即转手术治疗。非手术治疗少数患者可出现膈下或腹腔脓肿。痊愈的患者应胃镜检查排除胃癌,根治幽门螺杆菌感染并采用制酸剂治疗。

2. 手术治疗

(1) 单纯穿孔缝合术:单纯穿孔修补缝合术的优点是操作简便,手术时间短,安全性高。一般认为:穿孔时间超出 8 小时,腹腔内感染及炎症水肿严重,有大量脓性渗出液;以往无溃疡病史或有溃疡病史未经正规内科治疗,无出血、梗阻并发症,特别是十二指肠溃疡患者;有其他系统器质性疾病不能耐受急诊彻底性溃疡手术,为单纯穿孔缝合术的适应证。穿孔修补通常采用经腹手术,穿孔以丝线间断横向缝合,再用大网膜覆盖,或以网膜补片修补;也可经腹腔镜行穿孔缝合大网膜覆盖修补。对于所有的胃溃疡穿孔患者,需作活检或术中快速病理检查除外胃癌,若为恶性病变,应行根治性手术。单纯穿孔缝合术术后溃疡病仍需内科治疗,HP 感染阳性者需要抗 HP 治疗,部分患者因溃疡未愈仍需行彻底性溃疡手术。

(2) 彻底性溃疡手术:优点是一次手术同时解决了穿孔和溃疡两个问题,如果患者一般情况良好,穿孔在 8 小时内或超过 8 小时,腹腔污染不严重;慢性溃疡病特别是胃溃疡患者,曾行内科治疗,或治疗期间穿孔;十二指肠溃疡穿孔修补术后再穿孔,有幽门梗阻或出血史者可行彻底性溃疡手术。手术方法包括胃大部切除术外,对十二指肠溃疡穿孔可选用穿孔缝合术加高选择性迷走神经切断术或选择性迷走神经切断术加胃窦切除术。

胃溃疡常用的手术方式是远端胃大部切除术 (图 21-6),胃肠道重建以胃十二指肠吻合的 Billroth I 式 (图 21-7) 为宜。 I 型胃溃疡通常采用远端胃大部切除术,胃的切除范围在 50% 左右,行胃十二指肠吻合; II、III 型胃溃疡宜采用远端胃大部切除加迷走神经干切断术,Billroth I 式吻合,如十二指肠炎症明显或是有严重瘢痕形成,则可行 Billroth II 式胃空肠吻合; IV型,即高位小弯溃疡处理困难。根据溃疡所在部位的不同可采用切除溃疡的远端胃大部切除术,可行 Billroth II 式 (图 21-8) 胃空肠吻合,为防止反流性食管炎也可行 Roux-en-Y 胃空肠吻合。溃疡位置过高可以采用旷置溃疡的远端胃大部切除术或近端胃大部切除术治疗。术前或术中应对溃疡做多处活检以排除恶性溃疡的可能。对溃疡恶变病例,应行胃癌根治术。

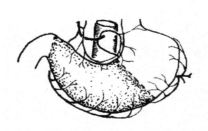

图 21 - 6 胃大部切除范围

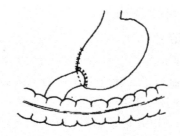

图 21 - 7 Billroth Ⅰ 式胃切除示意图

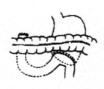 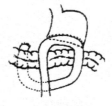

(1) 结肠后胃空肠吻合 (2) 结肠前胃空肠吻合

图 21 - 8 Billroth Ⅱ 式胃切除术

三、胃及十二指肠溃疡大出血

胃十二指肠溃疡患者有大量呕血、柏油样黑便，引起红细胞、血红蛋白和血细胞比容明显下降，脉率加快，血压下降，出现为休克前期症状或休克状态，称为溃疡大出血。胃十二指肠溃疡出血，是上消化道大出血中最常见的原因，约占50%以上。

（一）病因和病理

溃疡基底部的血管壁被侵蚀并导致破裂出血。胃溃疡大出血好发于胃小弯，出血源自胃左、右动脉及其分支。十二指肠溃疡大出血好发于球部后壁，出血源自胰十二指肠上动脉或胃十二指肠动脉及其分支。大出血后血容量减少、血压降低、血流缓慢、可在血管破裂处形成凝血块而暂时止血。由于胃肠道蠕动和胃十二指肠内容物与溃疡病灶的接触，暂时停止的出血可能再次出血。

（二）临床表现

胃十二指肠溃疡大出血的临床表现取决于出血量和出血速度。患者的主要症状是呕血和解柏油样黑便，多数患者只有黑便而无呕血，迅猛的出血则为大量呕血与紫黑血便。呕血前常有恶心，便血前后可有心悸、眼前发黑、乏力、全身疲软，甚至出现晕厥。患者过去多有典型溃疡病史，近期可有服用阿司匹林等情况。如出血速度缓慢则血压、脉搏改变不明显。短期内失血量超过800ml，可出现休克症状。患者焦虑不安、四肢湿冷、脉搏细速、呼吸急促、血压下降。如血细胞比容在30%以下，出血量已超过1 000ml。大出血通常指的是每分钟出血量超过1ml且速度较快的出血。患者可呈贫血貌、面色苍白，脉搏增快；腹部体征不明显，腹部稍胀，上腹部可有轻度压痛，肠鸣音亢进。腹痛严重的患者应注意有无伴发溃疡穿孔。大量出血早期，由于血液浓缩，血象变化不大，以后红细胞计数、血红蛋白值、血细胞比容均呈进行性下降。

（三）治疗原则

治疗原则是补充血容量防治失血性休克，尽快明确出血部位并采取有效止血措施。

1. 补充血容量　建立可靠畅通的静脉通道，快速滴注平衡盐液，作输血配型试验。同时严密观察血压、脉搏、尿量和周围循环状况，并判断失血量指导补液。失血量达全身总血量的 20% 时，应输注羟乙基淀粉、右旋糖酐或其他血浆代用品，用量在 1 000ml 左右。出血量较大时可输注浓缩红细胞，也可输全血，并维持血细胞比容不低于 30%。输入液体中晶体与胶体之比以 3∶1 为宜。监测生命体征，测定中心静脉压、尿量，维持循环功能稳定和良好呼吸、肾功能十分重要。

2. 留置鼻胃管　用生理盐水冲洗胃腔，清除血凝块，直至胃液变清，持续低负压吸引，动态观察出血情况。可经胃管注入 200ml 含 8mg 去甲肾上腺素的生理盐水溶液，每 4~6 小时一次。

3. 急诊纤维胃镜检查　可明确出血病灶，还可同时施行内镜下电凝、激光灼凝、注射或喷洒药物等局部止血措施。检查前必须纠正患者的低血容量状态。

4. 止血、制酸、生长抑素等药物的应用　经静脉或肌注立止血；静脉给予 H_2 受体拮抗剂（西咪替丁等）或质子泵抑制剂（奥美拉唑等）；静脉应用生长抑素（善宁、施他宁等）。

5. 急症手术止血　多数胃十二指肠溃疡大出血，可经非手术治疗止血，约 10% 的患者需急症手术止血。手术指征为：①出血速度快，短期内发生休克，或较短时间内（6~8 小时）需要输入较大量血液（>800ml）方能维持血压和血细胞比容者；②年龄在 60 岁以上伴动脉硬化症者自行止血机会较小，对再出血耐受性差，应及早手术；③近期发生过类似的大出血或合并穿孔或幽门梗阻；④正在进行药物治疗的胃十二指肠溃疡患者发生大出血，表明溃疡侵蚀性大，非手术治疗难以止血；⑤纤维胃镜检查发现动脉搏动性出血，或溃疡底部血管显露再出血危险很大。急诊手术应争取在出血 48 小时内进行，反复止血无效，拖延时间越长危险越大。胃溃疡较十二指肠溃疡再出血机会高 3 倍，应争取及早手术。

四、胃及十二指肠溃疡瘢痕性幽门梗阻

胃、十二指肠溃疡患者因幽门管、幽门溃疡或十二指肠球部溃疡反复发作形成瘢痕狭窄，合并幽门痉挛水肿可以造成幽门梗阻（pyloric obstruction）。

（一）病因和病理

溃疡引起幽门梗阻的机制有痉挛、炎症水肿和瘢痕三种，前两种情况是暂时的、可逆性的，在炎症消退、痉挛缓解后幽门恢复通畅。瘢痕造成的梗阻是永久性的，需要手术方能解除。瘢痕性幽门梗阻是由于溃疡愈合过程中瘢痕收缩所致，最初是部分性梗阻，由于同时存在痉挛或是水肿使部分性梗阻渐趋完全性。初期，为克服幽门狭窄，胃蠕动增强，胃壁肌层肥厚，胃轻度扩大。后期，胃代偿功能减退，失去张力，胃高度扩大，蠕动消失。胃内容物滞留，使胃泌素分泌增加，使胃酸分泌亢进，胃黏膜呈糜烂、充血、水肿和溃疡。由于胃内容物不能进入十二指肠，因吸收不良患者有贫血、营养障碍；呕吐引起的水电解质丢失，导致脱水、低钾低氯性碱中毒。

（二）临床表现

腹痛与反复呕吐是幽门梗阻的主要表现。早期，患者有上腹部膨胀不适、阵发性胃收缩痛，伴有嗳气、恶心与呕吐。呕吐多在下午或夜间发生，量大一次可达 1 000 ~ 2 000ml，呕吐物含大量宿食有腐败酸臭味，但不含胆汁。呕吐后自觉胃部饱胀改善，故患者常自行诱发呕吐以减轻症状。患者常有少尿、便秘、贫血等慢性消耗表现。体检时，患者营养不良性消瘦、皮肤干燥、弹性消失、上腹部隆起可见胃型和蠕动波，上腹部可闻及振水声。

（三）治疗原则

怀疑幽门梗阻患者可先行盐水负荷试验，空腹情况下置胃管，注入生理盐水 700ml，30分钟后经胃管回吸，回收液体超过 350ml 提示幽门梗阻。经过一周包括胃肠减压、全肠外营养以及静脉给予制酸药物的治疗后，重复盐水负荷试验。如幽门痉挛水肿明显改善，可以继续保守治疗；如无改善则应考虑手术。瘢痕性梗阻是外科手术治疗的绝对适应证。术前需要充分准备，包括禁食，留置鼻胃管以温生理盐水洗胃，直至洗出液澄清。纠正贫血与低蛋白血症，改善营养状况；维持水、电解质平衡，纠正脱水、低钾低氯性碱中毒。手术目的在于解除梗阻，消除病因。术式以胃大部切除为主，也可行迷走神经干协断术加胃窦部切除术。如老年患者、全身情况极差或合并其他严重内科疾病者可行胃空肠吻合加迷走神经切断术治疗。

五、护理

（一）护理评估

1. 术前评估

（1）健康史：了解患者的年龄、性别、职业及饮食习惯等；了解患者发病过程、治疗及用药情况，特别是非甾体类抗炎药加阿司匹林、吲哚美辛，以及肾上腺皮质激素、胆汁酸盐等。了解患者既往是否有溃疡病史及胃手术病史等。

（2）身体状况：了解患者是否有上消化道症状；评估患者腹痛的性质、程度、是否周期性发作；是否有呕血、黑便等症状；是否有腹部刺激征、程度及范围。患者的生命体征是否平稳、有无感染或休克的表现。便血前后是否有心悸、头晕、目眩甚至晕厥。患者是否有恶心、呕吐及发生的时间，了解呕吐物的性质。患者是否有水、电解质失衡及营养不良。

（3）心理－社会状况：了解患者对疾病的态度；情绪是否稳定；对疾病、检查、治疗及护理是否配合；对医院环境是否适应；对手术是否接受及程度；是否了解康复知识及掌握程度。了解家属及亲友的心理状态；家庭经济承受能力等。

2. 术后评估

（1）了解患者麻醉方式，手术方法，术中出血量、补液量及性质，放置引流管位置、数量、目的，麻醉及手术经过是否顺利。

（2）了解生命体征、切口、胃肠减压及引流情况；肠蠕动恢复及进食情况；是否发生并发症。

（3）了解患者术后各种不适的心理反应。患者和家属是否配合术后治疗、护理、饮食、活动及相关的康复知识的掌握情况。

（二）护理问题

1. 恐惧、焦虑　与疾病知识缺乏、环境改变及担心手术有关。

2. 疼痛　与胃十二指肠黏膜受侵蚀或胃肠内容物对腹膜的刺激及手术创伤有关。

3. 营养失调　低于机体需要量与摄入不足及消耗增加有关。

4. 有体液不足的危险　与禁食、穿孔后大量腹腔渗出液、幽门梗阻患者呕吐而致水、电解质丢失等有关。

5. 潜在并发症　出血、感染、吻合口破裂或瘘、术后梗阻、倾倒综合征等。

（三）护理目标

（1）患者恐惧（焦虑）减轻或缓解。

（2）疼痛减轻或缓解。

（3）营养状况得到改善。

（4）体液维持平衡。

（5）并发症得到预防、及时发现与处理。

（四）护理措施

1. 术前护理

（1）一般护理：急症患者立即禁食、禁饮；择期手术患者给予高蛋白、高热量、富含维生素、易消化、无刺激的食物；穿孔患者取半卧位；休克患者取休克体位。

（2）病情观察：密切监测生命体征、腹痛、腹膜刺激征及肠鸣音等变化。若患者有休克症状，根据医嘱及时补充液体和应用抗生素，维持水、电解质平衡和抗感染治疗；做好急症手术前的准备工作。

（3）用药护理：严格遵医嘱使用解痉及抗酸的药物，减少胃酸分泌，并观察药物疗效，防止并发症的发生。

（4）溃疡大出血患者的护理：严密观察呕血、便血情况，并判断记录出血量；监测生命体征变化，观察有无口渴、四肢发冷、尿少等循环血量不足的表现；患者应取平卧位；禁食、禁引；若患者过度紧张，应给予镇静剂；遵医嘱，及时输血、补液、应用止血药物，以纠正贫血和休克；同时，做好急症手术前的准备工作。

（5）幽门梗阻患者的护理：完全性梗阻患者禁食、禁引，不完全性梗阻者，给予无渣半流质，以减少胃内容物潴留。遵医嘱输血补液，改善营养状况，纠正低氯、低钾性碱中毒。做好术前准备，术前3天，每晚用300～500ml温生理盐水洗胃，以减轻胃壁水肿和炎症，以利于术后吻合口愈合。

（6）对拟行迷走神经切除术患者的护理：术前测定患者的胃酸，包括夜间12小时分泌量、最大分泌量及胰岛素试验分泌量，以供选择手术方法参考。

（7）术前准备：包括皮肤准备、药物敏感试验、术前插胃管、尿管等。

（8）心理护理：及时安慰患者，缓解紧张、恐惧情绪，解释相关的疾病和手术的知识。

2. 术后护理

（1）患者术后取平卧位：严密监测生命体征，血压平稳后取低半卧位。卧床期间，协助患者翻身。若患者病情允许，鼓励患者早期活动，活动量因人而异。对年老体弱或病情较重者，活动量适当减少。

（2）术后禁食：待肠功能恢复拔除胃管当日进食。注意维持水、电解质平衡；及时应用抗生素；准确记录24小时出入水量，以便保证合理补液；若患者营养状况差或贫血，应补充血浆或全血，以利于吻合口和切口的愈合。

（3）饮食饮水方法：患者拔除胃管当日可饮少量水或米汤，第2天进半量流质饮食，若患者无腹痛、腹胀等不适，第3天进全量流质，第4天可进半流质饮食，以稀饭为好，第10～14天可进软食。少进食牛奶、豆类等产气食物，忌生、冷、硬及刺激性食物。进食应少量多餐，循序渐进，每日5～6餐，逐渐减少进餐次数并增加每次进餐量，逐渐过渡为正常饮食。拔除胃管当日可少量饮水，每次4～5汤勺，每1～2小时一次。

（4）妥善固定胃肠减压管和引流管，保持通畅，尤其是胃管应保持负压状态。观察并记录胃管和引流管引流液体的颜色、性质和量。

（5）安全管理加强风险评估，根据需要给予保护措施及警示标识。

（6）并发症的观察和护理

1）吻合口出血常在术后24小时内发生，可从胃管不断吸出新鲜血液，患者有脉搏增快、血压下降等低血容量的表现。应立即报告医生，加快输液。遵医嘱应用止血药物和输新鲜血。通过非手术治疗止血效果不佳或出血量大于500ml/h，应行手术止血。

2）十二指肠残端破裂多发生于术后3～6天，是毕罗Ⅱ式胃切除术后早期最严重的并发症。原因一是患者术前营养不良未有效纠正；二是术中处理不当；三是术后胃管引流不畅。患者表现为突发上腹部剧痛，发热、腹膜刺激征及白细胞计数增加，腹腔穿刺可有胆汁样液体。一旦诊断，应立即手术治疗。并加强营养支持，局部引流。

3）吻合口破裂或瘘多发生于术后5～7天。贫血、水肿、低蛋白血症的患者更易发生。如患者出现高热、脉速、腹痛及弥漫性腹膜炎的表现，应及时通知医生。

4）胃排空障碍胃切除术后，患者出现上腹持续性饱胀、钝痛、伴呕吐含有食和胆汁的胃液。X线上消化道造影检查显示：残胃扩张，无张力，蠕动波少而弱，胃肠吻合口通过欠佳。

多数患者经保守治疗而好转，包括禁食、胃肠减压，肠外营养，纠正低蛋白，维持水、电解质和酸碱平衡，应用促胃动力药物等。若患者经保守治疗，症状不改善，应考虑可能合并机械性梗阻。

5）术后梗阻主要原因有吻合口缝合组织内翻过多、肠系膜间隙处理不当、局部粘连和水肿所致。根据梗阻部位分吻合口梗阻、输入襻梗阻和输出襻梗阻，后两者见于毕罗Ⅱ式胃切除术后。

a. 输入襻梗阻：完全梗阻，表现上腹部剧烈疼痛、频繁呕吐伴上腹部压痛，呕吐物量少，多不含胆汁，上腹部有时可扪及包块。急性完全性输入襻梗阻属于闭襻性肠梗阻易发生肠绞窄，病情不缓解者应行手术解除梗阻。慢性不完全性输入襻梗阻，也称"输入襻综合征"，表现为餐后半小时左右上腹胀痛或绞痛，伴大量呕吐，呕吐物为胆汁，几乎不含食物，呕吐后症状缓解消失。不完全性输入襻梗阻应采取保守治疗，包括：禁食、胃肠减压、营养支持等方法。若无缓解，可行手术治疗。

b. 输出襻梗阻：进食后患者上腹部饱胀、呕吐含胆汁的胃内容物。若保守治疗无效，应行手术治疗。

c. 吻合口梗阻：吻合口过小或吻合口的胃壁或肠壁内翻太多，或因术后吻合口炎症水肿出现暂时性梗阻。若非手术治疗无效，应行手术解除梗阻。

6）倾倒综合征：根据症状出现的早晚而分两种类型。

a. 早期倾倒综合征：多于进食后 30 分钟内，患者出现心悸、心动过速、出汗、无力、面色苍白等表现，伴有恶心、呕吐、腹部绞痛、腹泻等消化道症状。多数患者经调整饮食后，症状能减轻或消失。处理方法：少量多餐，避免过甜、过咸、过浓流质食物，宜进食低碳水化合物、高蛋白饮食。进餐时限制饮水。进餐后平卧 10 ~ 20 分钟。饮食调整后症状不缓解，应用生长抑素治疗。手术治疗应慎重。

b. 晚期倾倒综合征：又称低血糖综合征。患者表现为餐后 2 ~ 4 小时出现头晕、心慌、无力、出冷汗、脉细弱甚至晕厥，也可导致虚脱。处理方法：饮食调整、食物中加入果胶延缓碳水化合物吸收等措施，症状即可缓解。症状严重者，可应用生长抑素奥曲肽 0.1mg 皮下注射，每日 3 次，能改善症状。

7）碱性反流性胃炎患者表现为上腹或胸骨后烧灼痛、呕吐胆汁样液体及体重减轻。抑酸剂治疗无效，较顽固。一般应用胃黏膜保护剂、胃动力药及胆汁酸结合药物。症状严重者，应考虑手术治疗。

8）溃疡复发患者再次出现溃疡病症状、腹痛、出血等症状。可采取保守治疗，无效者可再次手术。

9）营养性并发症：患者表现为体重减轻、营养不良、贫血等症状。患者应调节饮食，给予高蛋白、低脂饮食，补充铁剂和丰富的维生素。饮食调整结合药物治疗，营养状况可改善。

10）残胃癌：胃十二指肠溃疡患者行胃大部切除术后 5 年以上，残留胃发生的原发癌，好发于术后 20 ~ 25 年。患者表现为上腹部疼痛不适、进食后饱胀、消瘦、贫血等症状，纤维胃镜可明确诊断。

（五）护理评价

（1）恐惧（焦虑）是否减轻或缓解，情绪是否稳定。

（2）疼痛是否减轻或缓解，睡眠状况是否改善。

（3）营养状况是否改善，体重是否稳定或增加，低蛋白血症及贫血是否得到纠正。

（4）水、电解质是否维持平衡，生命体征是否平稳，皮肤弹性是否良好。

（5）术后并发症是否得到预防，是否及时发现和处理并发症。

（六）健康指导

（1）告诉患者术后一年内胃容量受限，饮食应定时，定量，少量多餐，营养丰富，逐步过渡为正常饮食。少食腌、熏制食品，避免进食过冷、过硬、过烫、过辣及油煎炸的食物。

（2）告知患者注意休息、避免过劳，保持乐观的情绪，同时劝告患者放弃喝酒、吸烟等对身体有危害性的不良习惯。

（3）遵医嘱指导患者服用药物时间、方法、剂量及药物不良反应。避免服用对胃黏膜有损害性的药物，如阿司匹林、吲哚美辛、皮质类固醇等药物。

（4）告知患者及家属有关手术后期可能出现的并发症，如有不适及时就诊。

（张小莉）

第五节 结、直肠癌

大肠癌包括结肠癌（carcinoma of colon）及直肠癌（carcinoma of rectum），是常见的消化道恶性肿瘤，仅次于胃癌、食管癌，好发年龄 41～50 岁。在我国直肠癌比结肠癌发生率高，约 1.5：1。随着饮食结构、生活习惯的改变，我国尤其是大都市，发病率明显上升，且有超过直肠癌的趋势。

一、病因

根据流行病学调查和临床观察分析，可能与以下因素有关：

1. 饮食习惯　大肠癌的发生与高脂肪、高蛋白和低纤维素饮食有一定相关性；过多摄入腌制食品可增加肠道中致癌物质，诱发大肠癌；而维生素、微量元素及矿物质的缺乏均可能增加大肠癌的发病率。

2. 遗传因素　有 20%～30% 的大肠癌患者存在家族史，常见的有家族性多发性息肉病及家族性无息肉结肠癌综合征，此类人发生大肠癌的机会远高于正常人。

3. 癌前病变　多数大肠癌来自腺瘤癌变，其中以绒毛状腺瘤及家族性肠息肉病癌变率最高；而近年来大肠的某些慢性炎症病变，如溃疡性结肠炎、克罗恩病及血吸虫性肉芽肿也已被列入癌前病变。

二、病理和分期

1. 根据肿瘤的大体形态分型

（1）肿块型：肿瘤向肠腔生长，易发生溃疡。恶性程度较低，转移较晚。好发于右侧结肠，尤其是回盲部。

（2）浸润型：肿瘤沿肠壁呈环状浸润，易致肠腔狭窄或梗阻；转移较早。好发于左侧结肠，特别是乙状结肠。

（3）溃疡型：肿瘤向肠壁深层生长并向四周浸润；早期可有溃疡，边缘隆起，中央凹陷；表面糜烂、易出血、感染或穿孔；转移较早，恶性程度高，是结肠癌最常见类型。

显微镜下组织学分类较常见的是：①腺癌，占结肠癌的大多数；②黏液癌，预后较腺癌差；③未分化癌，预后最差。

2. 临床病理分期　结肠癌的分期普遍采用 Dukes 法：

A 期癌肿局限于肠壁，可分为三个分期：A_1：癌肿侵及黏膜或黏膜下层；A_2：癌肿侵及肠壁浅肌层；A_3：癌肿侵及肠壁深肌层。

B 期癌肿穿透肠壁或侵及肠壁外组织、器官，尚可整块切除，无淋巴结转移。

C 期癌肿侵及肠壁任何一层，但有淋巴结转移。

D 期有远处转移或腹腔转移，或广泛侵及邻近器官无法切除。

3. 扩散和转移方式　结肠癌主要转移途径是淋巴转移。首先转移到结肠壁和结肠旁淋巴结，再到肠系膜血管周围和肠系膜血管根部淋巴结。血行转移多见肝，其次为肺、骨等。结肠癌也可直接浸润邻近器官和腹腔种植。

三、临床表现

1. 结肠癌 早期多无明显症状，随着病程的发展可出现一系列症状：

（1）排便习惯和粪便性状改变：常为最早出现的症状，多表现为大便次数增多、粪便不成形或稀便；当出现部分肠梗阻时，可出现腹泻与便秘交替现象。由于癌性溃疡可致出血及感染，故常表现为血性、脓性或黏液性便。

（2）腹痛：也是早期症状。疼痛部位常不确切，程度多较轻，为持续性隐痛或仅为腹部不适、腹胀感；当癌肿并发感染或肠梗阻时腹痛加重，甚至出现阵发性绞痛。

（3）腹部肿块：肿块较硬似粪块，位于横结肠或乙状结肠的癌肿可有一定的活动度。若癌肿穿透肠壁并发感染，可表现为固定压痛的肿块。

（4）肠梗阻：多为晚期症状。一般呈慢性、低位、不完全性肠梗阻，表现为便秘、腹胀，有时伴腹部胀痛或阵发性绞痛，进食后症状加重。当发生完全性梗阻时，症状加剧，部分患者可出现呕吐，呕吐物为粪汁样。

（5）全身症状：由于长期慢性失血、癌肿溃破、感染以及毒素吸收等，患者可出现贫血、消瘦、乏力、低热等全身性表现。部分结肠癌穿透肠壁后，引起肠内瘘和营养物质的流失，致使患者出现水、电解质、酸碱失衡和营养不良，乃至恶病质。

由于癌肿病理类型和部位不同，临床表现也各异。一般右侧结肠癌以全身症状、贫血、腹部肿块为主要表现；左侧结肠癌则以肠梗阻、腹泻、便秘、便血等症状为显著。

2. 直肠癌 早期仅有少量便血或排便习惯改变，易被忽视。当病情严重时才出现显著症状。

（1）直肠刺激症状：癌肿刺激直肠产生频繁便意，便前常有肛门下坠、里急后重和排便不尽感；晚期可出现下腹部痛。

（2）黏液血便：为直肠癌患者最常见的临床症状，多数患者在早期即出现便血。癌肿溃破后，可出现血性和（或）黏液性大便，多附于粪便表面；严重感染时可出现脓血便。

（3）粪便形状变细和排便困难：癌肿增大引起肠腔缩窄，表现为肠蠕动亢进，腹痛、腹胀、粪便形状变细和排便困难等慢性肠梗阻症状。

（4）转移症状：当癌肿侵犯前列腺、膀胱时可发生尿道刺激征、血尿、排尿困难等；侵及骶前神经则发生骶尾部、会阴部时续性剧痛、坠胀感；女性直肠癌可侵及阴道后壁，引起白带增多，若穿透阴道后壁，则可导致直肠阴道瘘，可见粪质及血性分泌物从阴道排出。

四、辅助检查

1. 直肠指检 是诊断直肠癌的最直接和主要的方法。女性直肠癌患者应行阴道检查及双合诊检查。

2. 实验室检查

（1）大便隐血试验：可作为高危人群的初筛级普查的方法。持续阳性者应进一步检查。

（2）血液检查：癌胚抗原（CEA）测定对大肠癌的诊断有一定的价值，但特异度不高，有助于判断患者疗效及预后。

3. 影像学检查

（1）X线钡剂灌肠或气钡双重对比造影检查：是诊断结肠癌的重要检查，可观察到结肠壁僵硬、皱襞消失、存在充盈缺损及小龛影。但对直肠癌诊断价值不大。

（2）B超和CT检查：有助于了解直肠癌的浸润深度及淋巴转移情况，以及提示有无腹腔种植转移、是否侵犯邻近组织器官或肝、肺转移灶等。

4. 内窥镜检查　可通过直肠镜、乙状结肠镜或结肠镜，观察病灶的部位、大小、形态、肠腔狭窄程度等。并可在直视下获取活组织行病理学检查，是诊断结直肠癌最有效、可靠的方法。

五、治疗原则

手术切除是治疗大肠癌的主要方法，同时辅以放疗、化疗等综合治疗。

（一）手术治疗

手术方式的选择应根据癌肿的部位、大小、病理类型等因素来考虑。

1. 结肠癌

（1）结肠癌根治手术切除范围包括癌肿所在的肠袢及其系膜和区域淋巴结。式式包括右半结肠切除术、横结肠切除术、左半结肠切除术及乙状结肠切除术（图21-9）。

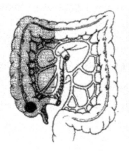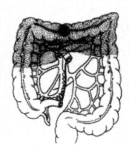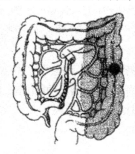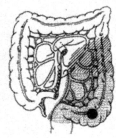

图21-9　结肠癌根治术切除范围示意图

（2）结肠癌并发急性肠梗阻的手术：左半结肠癌发生梗阻是右半结肠的9倍。右半结肠癌梗阻较适合作一期切除肠吻合术；若患者全身情况差，可先行切除肿瘤、肠道造瘘或短路手术；待病情稳定后，再行二期手术。分期手术常适用于左半结肠癌致完全性肠梗阻的患者。

2. 直肠癌

（1）直肠癌根治性手术：凡能切除的直肠癌，又无其他手术禁忌证，都应尽早施行直肠癌根治术。手术方式的选择根据癌肿所在部位、大小、活动度等因素综合判断，包括：

1）局部切除术：适用于早期瘤体小、局限于黏膜或黏膜下层、分化程度高的直肠癌。

2）腹会阴联合直肠癌根治术（Miles手术）：主要适用于腹膜返折以下的直肠癌（图21-10）。

3）经腹腔直肠癌切除术（直肠前切除术，Dixon手术）适用于直肠癌下缘距肛缘5cm以上的直肠癌（图21-11）。

4）经腹直肠癌切除、近端造口、远端封闭手术（Hartmarm手术）适用于身体状况差，不能耐受Miles手术或因急性肠梗阻不宜行Dixon手术的患者（图21-12）。

5）姑息性手术：晚期直肠癌患者若排便困难或发生肠梗阻，可行乙状结肠双腔造口。

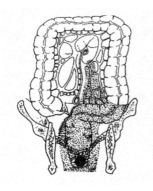 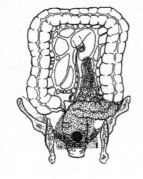 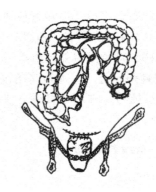

图 21 −10　Miles 手术　　　图 21 −11　Dixon 手术　　　图 21 −12　Hartmarm 手术

（二）非手术治疗

（1）放疗：术前放疗可缩小癌肿、降低癌肿细胞活力及淋巴结转移，提高手术切除率及生存率。术后放疗多用于晚期癌肿、手术无法根治或局部复发者，以降低局部复发率。

（2）化疗：用于处理残存癌细胞或隐性病变，以提高术后生存率。目前，常采用以氟尿嘧啶为基础的联合化疗方案。给药途径包括区域动脉灌注、门静脉给药、静脉给药、术后腹腔留置管灌注给药等方法。

（3）局部介入等治疗：对于不能手术切除且发生肠管缩窄的大肠癌患者，可局部放置金属支架扩张肠腔；对直肠癌患者亦可用电灼、液氮冷冻和激光烧灼等治疗。

（4）其他治疗：中医治疗、基因治疗、导向治疗、免疫治疗等方法。

六、护理评估

（一）术前评估

1. 健康史　了解患者年龄、性别、饮食习惯。既往是否患过结、直肠慢性炎性疾病，结、直肠腺瘤；以及手术治疗史。有无家族性结肠息肉病，家族中有无患大肠癌或其他恶性肿瘤者。

2. 身体状况　了解疾病的性质、发展程度、重要器官状态及营养状况等。患者是否有大便习惯和粪便形状的改变；是否有大便表面带血及黏液或脓血便；是否有腹痛、腹胀、肠鸣音亢进等症状；腹部是否有肿块等。患者有无贫血、消瘦、乏力、低热、恶病质等症状；有无腹水、肝大、黄疸等肝转移的症状。大便潜血试验、直肠指诊、内镜检查、影像学检查及 CEA 测定等结果是否阳性。

3. 心理 − 社会状况　患者和家属是否了解疾病和手术治疗的相关知识；患者及家属对有关结肠、直肠癌的健康指导内容了解和掌握程度等。患者和家属是否接受手术及手术可能导致的并发症；了解患者和家属的焦虑和恐惧程度。家庭对患者手术及进一步治疗的经济承受能力。

（二）术后评估

评估患者实施手术方式、麻醉方式、术中情况、术后恢复情况、并发症及预后的情况。

七、护理问题

1. 焦虑　与恐惧癌症、手术及担心造口影响生活、工作等有关。
2. 知识缺乏　与缺乏疾病和手术的相关知识有关。
3. 自理能力缺陷综合征　与手术创伤、术后引流及结肠造口有关。
4. 自我形象紊乱　与结肠造口的建立和排便方式改变有关。
5. 潜在并发症　出血、感染、吻合口瘘、造口缺血坏死或狭窄及造口周围皮炎。等并发症。

八、护理目标

（1）患者焦虑缓解或减轻。
（2）了解疾病、手术及康复的相关知识。
（3）能自理或自理能力提高。
（4）能适应自我形象的变化。
（5）术后并发症能得到预防或及时发现和处理。

九、护理措施

（一）术前护理

1. 心理护理
（1）通过交流，针对患者的特殊心理进行状态评估，并行有效性的心理疏导。
（2）讲解治疗过程，术后护理技巧，消除手术顾虑。必要时请患者现身说法。
（3）需做永久性人工肛门时，会给患者带来工作和生活上的不便，会因自我形象的改变而自卑。应耐心倾听，顾虑和关心患者，说明手术的必要性，使能以最佳心理状态受手术。

2. 饮食　加强营养，纠正贫血，增强机体抵抗力。补充高蛋白、高热量、丰富维生素、易消化的少渣饮食。对于贫血、低蛋白血症的患者，应给予少量多次输血。对于脱水明显的患者，应注意纠正水、电解质及酸、碱平衡的紊乱，以提高患者对手术的耐受力。

3. 肠道准备　术前大量不保留清洁灌肠，是大肠手术必不可少的重要准备，目的是避免术中污染、术后腹胀和切口感染等。介绍三种方法：
（1）传统肠道准备法
1）控制饮食术前 3 日进少渣半流质饮食，术前 2 日起进流质饮食。
2）清洁肠道术前 3 日番泻叶 6g 泡茶饮用或术前 2 日口服泻剂硫酸镁 15～20g 或蓖麻油 30ml，每日上午服用。术前 2 日每晚用 1%～2% 肥皂水灌肠 1 次，术前 1 日晚清洁灌肠。
3）使用肠道抗生素 可抑制肠道细菌，减少术后感染。如卡那霉素 1g，每日 2 次，甲硝唑 0.4g，每日 4 次。
4）补充肠道维生素：因控制饮食及服用肠道杀菌剂，使维生素 K 的合成及吸收减少，故患者术前应补充维生素 K。
5）需行肛管直肠全切的患者，术前 3 天用 1：5 000 的高锰酸钾温水坐浴，每天 2 次。
（2）全肠道灌洗法患者手术前 12～14 小时开始服用 37℃ 左右等渗平衡电解质液（由氯

化钠、氯化钾、碳酸氢钠配制），造成容量性腹泻，以达到清洁肠道目的。一般 3～4 小时完成灌洗全过程，灌洗液量不少于 6 000ml。可根据情况，在灌洗液中加入抗生素。对于年老体弱，心肾等器官功能障碍和肠梗阻者，不宜使用。

（3）口服甘露醇肠道准备法患者术前 1 日午餐后 0.5～2 小时内口服 5%～10% 的甘露醇 15 00ml 左右。高渗性甘露醇，口服后可吸收肠壁水分，促进肠蠕动，起到有效腹泻而达到清洁肠道的效果。此方法可不改变患者饮食或术前 2 日进少渣半流质饮食。另外，甘露醇在肠道内被细菌酵解，因此术中使用电刀，能产生易引起爆炸的气体。对于年老体弱，心、肾功能不全者禁用。

4. 术日晨　放置胃管和留置导尿管，若患者有梗阻症状，应早期放置胃管，减轻腹胀。如癌肿已侵及女患者的阴道后壁，患者术前 3 日每晚应行阴道冲洗。

（二）术后护理

1. 体位　病情平稳者取半卧位，以利于呼吸和腹腔引流。

2. 饮食　患者术后禁食水，行胃肠减压，由静脉补充水和电解质。2～3 日后肛门排气或造口开放后即可停止胃肠减压，进流质饮食。若无不良反应，进半流质饮食，1 周后改进少渣饮食，2 周左右可进普食。食物应以高热量、高蛋白、丰富维生素、低渣饮食为主。

3. 病情观察　每半小时监测血压、脉搏、呼吸一次，病情平稳后延长监测的间隔时间；观察腹部及会阴部切口敷料，若渗血较多，应估计量，做好记录，并通知医生给予处理。

4. 引流管的护理　保持腹腔及骶前引流管通畅，妥善固定，避免扭曲、受压、堵塞及脱落；观察记录引流液的颜色、质、量；及时更换引流管周围渗湿和污染的敷料。骶前引流管一般保持 5～7 天，引流液量减少、色变淡，方考虑拔除。

5. 结肠造口的护理　结肠造口又称人工肛门，是近端结肠固定于腹壁外而形成的粪便排出通道。

（1）造口开放前护理

1）保护外露肠管用生理盐水纱布或凡士林纱布敷在外露肠管表面，及时更换外层渗湿的敷料，防止感染。

2）保持造口通畅置造口引流者，术后及时将引流管接引流装置，保持通畅。

3）注意观察观察外露肠管有无肠段回缩、出血、苍白、瘀血、坏死等现象。

（2）造口开放护理：造口一般于术后 2～3 天，肠蠕动恢复后开放。

1）患者应取造口侧卧位，防止造口流出物污染腹部切口敷料。用塑料薄膜隔开造口与腹壁切口，保护腹壁切口。

2）保持造口周围皮肤清洁、干燥，及时用中性皂液或 0.5% 氯己定（洗必泰）溶液清洁造口周围皮肤，再涂上氧化锌软膏。

3）观察造口周围皮肤有无红、肿、破溃等现象。每次造口排便，以凡士林纱布覆盖外翻的肠黏膜，外盖厚敷料，起到保护作用。

（3）正确使用人工肛门袋

1）选择袋口合适的造口袋。

2）及时更换造口袋，造口袋内充满 1/3 排泄物，应更换造口袋。

3）除使用一次性造口袋外，患者可备 3～4 个造口袋用于更换。

4）每次换袋，注意观察有无肠黏膜颜色变暗、发紫、发黑等异常，防止造口肠管坏死、感染。

（4）造口并发症的观察与预防

1）造口狭窄术后由于瘢痕挛缩，可致造口狭窄。因此，造口处拆线愈合后，每日扩肛1次。方法：戴上指套，外涂石蜡油，沿肠腔方向逐渐深入，动作轻柔，避免暴力，以免损伤造口或肠管。

2）肠梗阻观察患者有无恶心、呕吐、腹痛、腹胀、停止排气排便等症状。

3）便秘患者术后1周后，应下床活动，锻炼定时排便习惯。若进食后3~4天未排便或因粪块堵塞发生便秘，可将粗导尿管插入造口，一般深度不超过10cm灌肠，常用液体石蜡或肥皂水，但注意压力不能过大，以防肠道穿孔。

6. 注意饮食卫生　避免进食胀气性、刺激性气味、腐败及易引起便秘的食物。

7. 帮助患者　接受造口现实，提高自护能力

（1）帮助患者及家属逐渐接受造口，并参与造口护理；

（2）鼓励患者逐渐适应造口，恢复正常生活，参加适量的运动和社交活动；

（3）护理过程中保护患者的隐私和自尊；

（4）指导患者自我护理的步骤，使能尽快回归家庭和社会。

8. Miles 手术护理　不宜过早半卧位，以免致脏器下垂。胃管、尿管待功能恢复后拔出。做好会阴部和患者的基础护理。

9. 并发症的预防和护理

（1）切口感染：①监测体温变化及局部切口情况；②及时应用抗生素；③保持切口周围清洁、干燥，尤其会阴部切口；④会阴部切口可于术后4~7天用1:5 000高锰酸钾温水坐浴，每日2次。

（2）吻合口瘘：①观察有无吻合口瘘；②术后7~10天不能灌肠，以免影响吻合口的愈合；③一旦发生吻合口瘘，应行盆腔持续滴注、吸引，同时患者禁食，胃肠减压，给予肠外营养支持。

十、护理评价

（1）患者焦虑是否缓解或减轻，如情绪是否稳定，食欲、睡眠状况是否改善。

（2）是否掌握与疾病有关的知识，能否主动配合治疗和护理工作。

（3）能否自理，或自理能力是否提高，能否正确护理造口。

（4）对造口的态度，能否接受造口，及有无不良情绪反应。

（5）术后并发症是否得到预防，是否及时发现和处理并发症。

十一、健康指导

（1）帮助患者及家属了解结、直肠癌的癌前期病变，如结直肠息肉、腺瘤、溃疡性结肠炎等；改变高脂肪、高蛋白、低纤维的饮食习惯。维持均衡的饮食，定时进餐，避免生、冷、硬及辛辣等刺激性食物；避免进食易引起便秘的食物，如芹菜、玉米、核桃及煎的食物；避免进食易引起腹泻的食物，如洋葱、豆类、啤酒等。

（2）对疑有结、直肠癌或有家族史及癌前病变者，应行筛选性及诊断性检查。鼓励参加适量活动和一定社交活动，保持心情舒畅。

（3）做好造口护理的健康宣教：①介绍造口护理方法和护理用品；②指导患者出院后扩张造口，每 1～2 周一次，持续 2～3 个月；③若出现造口狭窄，排便困难，及时就诊。④指导患者养成习惯性的排便行为。

（4）出院后，3～6 个月复查一次。指导患者坚持术后化疗。注意观察造口排便通畅情况。避免过度增加腹压，以免引起人工肛门的黏膜脱出。Miles 手术后排便次数会增多，排便控制功能较差者，指导做缩肛运动。

（张小莉）

第六节　直肠肛管疾病

一、肛裂

肛裂（anal fissure）是齿状线下肛管皮肤层裂伤后形成的小溃疡。方向与肛管纵轴平行，长约 0.5～1.0cm，呈梭形或椭圆形，常引起肛周剧痛。多见于青中年人，绝大多数肛裂位于肛管的后正中线上，也可在前正中线上，侧方出现肛裂者极少。若侧方出现肛裂应想到肠道炎症性疾病（如结核、溃疡性结肠炎等）或肿瘤的可能。

（一）病因和病理

病因尚未清楚，与多种因素有关。长期便秘，粪便干结，排便时机械性创伤是肛裂形成的直接原因。肛管外括约肌浅部在肛管后方形成的肛尾韧带伸缩性差、较为坚硬，肛管与直肠呈角相接，用力排便时，肛管后壁承受压力最大，故后正中线易被撕裂。急性肛裂边缘整齐，底浅、呈红色有弹性。慢性肛裂因反复发作、感染，底深边缘不整齐；基底及边缘纤维化，质硬，肉芽呈灰白色。裂口上端的肛门瓣和肛乳头水肿，形成肥大乳头，下端肛门缘皮肤炎性反应、水肿，形成袋状皮垂突出于肛门外，形似外痔，称"前哨痔"（图 21－13）。肛裂、"前哨痔"、肥大乳头常同时存在，称肛裂"三联症"。

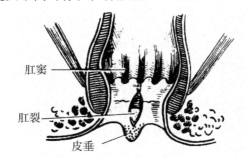

图 21－13　肛裂

（二）临床表现

肛裂患者有典型的临床表现即疼痛、便秘和出血。

1. 疼痛　为主要症状。疼痛多呈剧烈，有典型的周期性。排便时肛管裂伤或溃疡面被撑开、神经末梢受刺激，立刻感肛管烧灼样或刀割样疼痛，称为排便时疼痛。便后数分钟可缓解，称为间歇期；随后因肛门括约肌痉挛再次出现剧痛，可持续半到数小时，称为括约肌挛缩痛；直至括约肌疲劳、松弛，疼痛缓解，当再次排便时又发生疼痛。以上称为肛裂疼痛周期。

2. 便秘　患者因害怕疼痛不愿排便，久而久之引起便秘，粪便更为干硬，便秘又加重肛裂，形成恶性循环。

3. 出血　排便时常在粪便表面或便纸上见到少量血迹，或滴鲜血，大量出血少见。

（三）治疗原则

1. 非手术治疗

（1）保持大便通畅。

（2）坐浴便后用温水或 1：5 000 高锰酸钾溶液坐浴。

（3）扩肛疗法：患者侧卧位，局部麻醉下，先用戴手套的示指缓慢、均衡地扩张肛门括约肌，逐渐伸入中指，持续扩张 5 分钟。可解除括约肌痉挛，促进溃疡愈合。

2. 手术疗法　适用于非手术治疗无效，经久不愈的陈旧性肛裂。

（1）肛裂切除术。

（2）肛门内括约肌切断术治愈率高，但有导致肛门失禁的可能。

（四）辅助检查

（1）肛门检查：肛门检查发现肛裂"三联征"，可作出诊断，但应注意与其他疾病引起的肛管溃疡相鉴别，如溃疡性结肠炎、结核、肛周肿瘤、梅毒等引起的肛周溃疡相鉴别。必要时可以取活组织做病理检查以明确诊断。

（2）肛裂行肛门检查时，常会引起剧烈疼痛，有时需在局麻下进行。

（五）护理评估

1. 术前评估

（1）健康史：了解患者年龄、性别、饮食习惯。既往是否患过直肠肛管慢性炎性疾病。

（2）身体状况：了解疾病的发展程度，是否有大便习惯和粪便形状的改变；是否有大便表面带血及黏液或脓血便等症状。大便潜血试验、肛门检查、直肠指诊等检查结果。

（3）心理-社会状况：患者和家属是否了解疾病和手术治疗的相关知识、健康指导内容及掌握程度等。患者和家属是否接受手术及手术可能导致的并发症；了解患者和家属的焦虑和恐惧程度。家庭对患者手术及进一步治疗的经济承受能力。

2. 术后评估　评估患者实施手术方式、麻醉方式、术中情况、术后恢复情况、并发症及预后的情况。

（六）护理问题

1. 疼痛　与肛周脓肿及手术有关。

2. 便秘　与疼痛惧怕排便有关。

3. 体温升高　与全身感染有关。

4. 潜在并发症　肛门狭窄、肛瘘，与炎症粘连或扩散有关。

（七）护理目标

（1）疼痛缓解。

（2）不出现便秘。

（3）体温得到有效控制。

（4）未发生肛门狭窄、肛瘘等并发症或发生肛门狭窄、肛瘘等并发症及时能及时发现。

（八）护理措施

1. 非手术治疗患者的护理

（1）保持大便通畅：鼓励患者多饮水，多进食新鲜蔬菜、水果、粗纤维食物，养成良好排便习惯，防止便秘。便秘者服用缓泻剂。

（2）坐浴每次排便后应坐浴，清洁溃疡面或创面，减少污染，促进创面愈合，水温40℃~46℃，每日2~3次，每次20~30分钟。

（3）疼痛护理：遵医嘱适当应用止痛剂，如肌注吗啡、消炎痛栓纳肛等。

2. 手术治疗患者的护理

（1）肠道准备：术前3日少渣饮食，术前一日流质饮食，术前日晚灌肠，尽量避免术后3日内排便，有利于切口愈合。

（2）术后观察：有无出血、血肿、肛瘘、脓肿、痔脱垂和尿潴留并发症发生，如有及时报告医师，并协助处理。

（九）护理评价

（1）疼痛是否缓解。

（2）是否出现便秘。

（3）体温是否得到有效控制。

（4）是否发生肛门狭窄、肛瘘等并发症或发生肛门狭窄、肛瘘等并发症时能否及时发现。

（十）健康指导

选新鲜蔬菜、水果、粗纤维食物。养成定时排便的习惯，排便时勿看书、看报。保持大便通畅，鼓励患者有便意时，尽量排便。术后为防止肛门狭窄或大便变细，可于手术后5~10日内可行扩肛治疗。肛门括约肌松弛者，手术3日后做肛门收缩舒张运动，大便失禁者需二次手术。出院后发现异常应及时就诊检查。

二、直肠肛管周围脓肿

直肠肛管周围脓肿（perianorectal abscess）是指直肠肛管周围软组织内或其周围间隙发生的急性化脓性感染，并形成脓肿。脓肿破溃或切开引流后常形成肛瘘。脓肿是肛管直肠周围炎症的急性期表现，而肛瘘则为其慢性期表现。多见于青壮年。

（一）病因和病理

主要由肛腺感染引起，也可由肛周皮肤感染、损伤、内痔、药物注射等引起。肛腺开口于肛窦，肛窦开口向上。腹泻、便秘时易引起肛窦炎，感染沿肛腺体的管状分支或联合纵肌纤维向上、下、外三处扩散到周围间隙引起感染。由于直肠肛管周围间隙为疏松的脂肪结缔组织，感染极易蔓延、扩散，形成不同部位的脓肿（图21-14）。

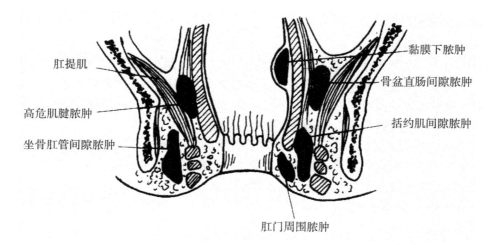

肛提肌

高危肌腱脓肿

坐骨肛管间隙脓肿

黏膜下脓肿

骨盆直肠间隙脓肿

括约肌间隙脓肿

肛门周围脓肿

图 21 - 14　直肠肛周脓肿

（二）临床表现

不同部位的脓肿，临床表现各具有不同特点。

1. 肛门周围脓肿　以肛门周围皮下脓肿最为常见，位置多表浅，以局部症状为主，全身症状少见。疼痛、肿胀、局部压痛为主要表现。疼痛为肛周持续性跳痛，可因排便、局部受压、摩擦或咳嗽而加剧；患者因疼痛而坐立不安、行动不便。早期局部红肿、发硬，压痛明显，脓肿形成时有波动感，若自行溃破，则有脓液排出。

2. 坐骨肛管间隙脓肿　又称坐骨直肠窝脓肿，较多见。因该间隙较大，形成的脓肿较大且深，全身感染症状重。早期即出现寒战高热、乏力、食欲缺乏、恶心等全身中毒症状。病变局部有持续性胀痛逐渐发展为明显跳痛。有些患者可出现排尿困难、里急后重。初期局部无明显体征，随病情的发展可出现患处红肿及深压痛。较大脓肿可穿出皮肤，形成肛瘘。

3. 骨盆直肠间隙脓肿　又称骨盆直肠窝脓肿，较少见。因其位置深、空隙大，全身感染症状严重而无典型的局部表现。早期就可出现持续高热、恶心、头痛等。局部症状为会阴和直肠坠胀感，排便不尽感，有时伴排尿困难。肛门周围多无异常表现。

（三）辅助检查

1. 血常规检查　有全身感染症状者可见白细胞计数和中性粒细胞比例升高，甚至出现核左移及中毒颗粒。

2. B超　有助于深部脓肿的诊断。

3. 直肠指检　对直肠肛管周围脓肿有重要意义。病变位置表浅时可触及压痛性肿块，甚至有波动感；深部脓肿则可有患侧深压痛，有时可摸到局部隆起。

4. 诊断性穿刺　局部穿刺抽出脓液则可确诊。

（四）治疗原则

脓肿未形成时可应用抗菌药治疗，控制感染；温水坐浴；局部理疗；为缓解患者排便时疼痛，可口服缓泻剂或液体石蜡以促进排便。脓肿形成后应及早手术切开引流。

（五）护理评估

1. 术前评估

（1）健康史：了解患者年龄、性别、饮食习惯。既往是否患直肠肛管慢性炎性疾病。

（2）身体状况：了解疾病的发展程度，是否有大便习惯和粪便形状的改变；是否有大便表面带血及黏液或脓血便等症状。评估肛周有无明显体征，局部有否红肿及深压痛、肛周有无渗液、渗脓。了解血常规、直肠指诊等检查结果。

（3）心理－社会状况：患者和家属是否了解疾病和手术治疗的相关知识、健康指导内容及掌握程度等。患者和家属是否接受手术及手术可能导致的并发症；了解患者和家属的焦虑和恐惧程度。家庭对患者手术及进一步治疗的经济承受能力。

2. 术后评估　评估患者实施手术方式、麻醉方式、术中情况、术后恢复情况、并发症及预后的情况。

（六）护理问题

1. 疼痛　与肛周脓肿及手术有关。

2. 便秘　与疼痛惧怕排便有关。

3. 体温升高　与全身感染有关。

4. 潜在并发症　肛门狭窄、肛瘘与炎症粘连或扩散有关。

（七）护理目标

（1）疼痛减轻。

（2）不发生便秘。

（3）体温得到有效控制。

（4）没有并发症发生或并发症能被及时发现和处理。

（八）护理措施

1. 有效缓解疼痛

（1）体位　指导患者采取舒适体位，避免局部受压加重疼痛。

（2）热水坐浴用 1 ：5 000 高锰酸钾溶液 3 000ml 坐浴，温度为43℃～46℃，每日2～3次，每次20～30分钟。

2. 保持大便通畅

（1）饮食：嘱患者多饮水，摄入香蕉、绿叶蔬菜、蜂蜜等有助排便的食物，鼓励患者排便。

（2）予以缓泻剂：遵医嘱给予麻仁丸或液体石蜡等口服。

3. 控制感染

（1）应用抗菌药：遵医嘱全身应用抗革兰阳性菌药，或根据药敏试验结果选择用药控制感染。

（2）脓肿切开引流护理：对脓肿切开引流者，应密切观察引流液的色、量、性状并记录。定时冲洗脓腔，保持引流通畅。当引流量小于50ml/日，脓液变稀薄时，可考虑拔管。

4. 控制体温过高　嘱患者多饮水，给以降温处理。

（九）护理评价

（1）疼痛是否减轻。

（2）便秘是否缓解。

（3）体温得到控制。

（4）有否发生肛门狭窄、肛瘘等并发症。

（十）健康指导

保持大便通畅，防止便秘；腹泻时及时应用抗生素控制感染。出现肛门不适、疼痛及时就诊。

三、肛瘘

肛瘘（anal fistula）是肛管或直肠下部与肛周皮肤相通的肉芽肿性管道，由内口、瘘管、外口三部分组成。其内口常位于齿状线附近，多为一个；外口在肛周皮肤上，可为一个或多个；经久不愈或间歇性反复发作。多见于青壮年男性。

（一）病因和分类

绝大多数肛瘘由直肠肛管周围脓肿发展而来，少数为特异性感染，如结核、克罗恩病、溃疡性结肠炎等；其他如直肠肛管外伤继发感染、恶性肿瘤溃破感染所致。

由于致病菌不断由内口进入，而外口皮肤愈合较快，常致引流不畅发生假性愈合并再形成脓肿；脓肿可从原外口溃破，也可从另处穿出形成新的外口，反复发作，可发展为瘘管迁曲、少数存在分支、有多个瘘口的复杂性肛瘘。

肛瘘按瘘管位置高低分为：①低位肛瘘：瘘管位于外括约肌深部以下；②高位肛瘘：瘘管位于外括约肌深部以上。按瘘管多少分为：①单纯性瘘：仅有一个内口，一个外口和一个瘘管；②复杂性瘘：一个内口，多个外口和瘘管。按肛瘘外口所在位置分为：①外瘘：肛瘘外口在肛门周围皮肤上；②内瘘：肛瘘内口和外口均在直肠肛管内。

（二）临床表现

1. 症状　主要症状是反复自外口溢出少量脓性、血性、黏液性分泌物，污染内裤；分泌物刺激肛周皮肤引起潮湿、瘙痒，有时形成湿疹。高位肛瘘可有粪便或气体从外口溢出。当外口阻塞或假性愈合时，瘘管中脓液积存，可伴有明显疼痛或形成脓肿，自行溃破或切开引流后症状缓解。

2. 体征　肛周皮肤可见单个或多个外口，呈红色乳头状或肉芽组织突起，压之有少量脓液或脓血性分泌物排出。若瘘管位置较浅，可在皮下触及自外口通向肛管的条索状瘘管。直肠指检时内口处轻压痛，可触及硬结样内口及条索状瘘管。

（三）辅助检查

1. 肛门镜检查　有时可发现内口。自外口注入亚甲蓝溶液，肛门镜下可见蓝色液溢入；观察填入肛管及直肠下段白色纱布条蓝染部位可判断内口位置。

2. X线　经外口注入碘剂造影，可以明确瘘管走向。

（四）治疗原则

肛瘘不能自愈，只有手术切开或切除，术中尽量减少肛门括约肌损伤，以防肛门失禁。手术方式有：肛瘘切开术、肛瘘切除术、挂线疗法（图21-15）。

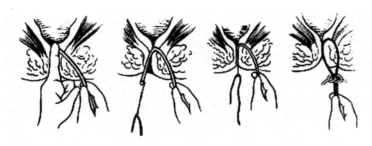

图 21 – 15　肛瘘挂线疗法

（五）护理评估

1. 术前评估

（1）健康史：了解患者年龄、性别、饮食习惯。既往是否患直肠肛管慢性炎性疾病。

（2）身体状况：了解疾病的发展程度，肛周是否有溢出脓性、血性、黏液性分泌物；评估肛周皮肤的潮湿、瘙痒程度；有否粪便或气体从外口溢出、疼痛、脓肿；评估肛周皮肤有否外口、形状、颜色；有否分泌物、性质，直肠指检时有否压痛、硬结及条索状瘘管等。

（3）心理－社会状况：患者和家属是否了解疾病和手术治疗的相关知识、健康指导内容及掌握程度等。患者和家属是否接受手术及手术可能导致的并发症；了解患者和家属的焦虑和恐惧程度。家庭对患者手术及进一步治疗的经济承受能力。

2. 术后评估　评估患者实施手术方式、麻醉方式、术中情况、术后恢复情况、并发症及预后的情况。

（六）护理问题

1. 疼痛　与感染有关。

2. 便秘　与肛周疼痛惧怕解便有关。

3. 潜在并发症　肛门失禁。

（七）护理目标

（1）疼痛缓解。

（2）没有发生便秘。

（3）没有并发症发生或并发症能被及时发现和处理。

（八）护理措施

1. 保持大便通畅　①饮食，清淡饮食，忌辛辣食物，多进新鲜果蔬，多饮水；②养成良好的排便习惯，应向患者解释术后排便的意义，在有便意时应及时排便，可口服缓泻剂，必要时应用止痛剂以缓解疼痛。

2. 加强肛周皮肤护理　①保持肛周皮肤清洁、干燥：嘱患者局部皮肤瘙痒时不可瘙抓，避免皮肤损伤和感染；②温水坐浴：术后第二天开始，浴后擦干局部，涂以抗生素软膏；③挂线后护理：嘱患者每 5 ~ 7 天至门诊收紧药线，直至药线脱落。脱线后局部可涂生机散或抗生素软膏，以促进伤口愈合。

3. 术后并发症的预防和护理　①肛门狭窄，术后 5 ~ 10 天内可用食指扩肛，每日一次。②肛门松弛、失禁，术后 3 日起指导患者进行提肛运动。一旦发生肛门失禁应保持肛周皮肤清洁、干燥，局部涂氧化锌软膏保护，勤换内裤。严重失禁者行肛门成形术。

（九）护理评价

（1）疼痛是否缓解。

（2）有否发生便秘。

（3）是否发生并发症或并发症发生时是否能被及时发现和处理。

（十）健康指导

保持会阴部清洁，经常更换内裤。术后观察排便有无变细、大便失禁，发现异常及时就诊。

四、痔

痔（haemorrhoids）是肛垫病理性肥大和移位。但传统认为是直肠下端黏膜或肛管皮肤下的曲张静脉团。在肛肠疾病中发生率最高，成年人常见。

（一）病因和分类

病因尚未完全明确，有以下两种学说：

1. 肛垫下移学说　肛垫是位于肛管黏膜下的组织垫，由平滑肌、弹性组织、结缔组织及静脉丛构成，可协助肛管闭合，调节排便。正常情况下，肛垫在排便时被推挤下移，排便后可自行回缩至原位；若存在反复便秘、妊娠等引起腹内压增高的因素，则肛垫中的纤维间隔逐渐松弛，向远侧移位，并伴有静脉丛充血、扩张、融合，从而形成痔。

2. 静脉曲张学说　由于直肠静脉丛无静脉瓣，且其管壁薄、位置表浅，末端直肠黏膜下组织疏松。任何引起腹压增高的因素均可阻滞直肠静脉回流，导致血液淤滞、静脉扩张而形成痔。

按痔发生部位分内痔、外痔和混合痔。

（1）内痔：最多见，位于齿状线以上，是直肠上静脉丛扩张、迂曲所致，表面为直肠黏膜所覆盖。内痔分四度：Ⅰ度：排便时出血，痔块不脱出肛门；Ⅱ度：常有便血，排便时痔块脱出，排便后可自行还纳；Ⅲ：偶有便血，排便、久站等使痔块脱出，需用手辅助方可还纳；Ⅳ：偶有便血，痔块脱出不能还纳或还纳后又脱出。

（2）外痔：位于齿状线以下，是直肠下静脉丛扩张、迂曲所致，表面为肛管皮肤覆盖。

（3）混合痔：位于齿状线上、下，由直肠上下静脉丛相互吻合、扩张、迂曲形成，表面为直肠黏膜和肛管皮肤覆盖。（图21-16）

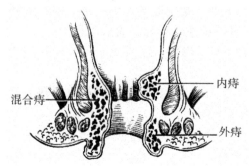

图 21-16　痔的分类

（二）临床表现

1. 便血　无痛性间歇性便血，是内痔或混合痔早期常见的症状；多因粪块擦破痔块表面黏膜引起。轻者大便带鲜血或便后滴血，出血量少；严重者呈喷射状出血，可自行停止。便秘、饮酒及刺激性食物可诱发出血。长期出血可导致贫血。

2. 痔块脱出　Ⅱ、Ⅲ、Ⅳ度内痔和混合痔可出现痔块脱出。轻者排便时出现，便后自行还纳，并逐渐加重；严重者需用手辅助还纳或持续脱出于肛门，较大痔块不能还纳时可发生嵌顿。咳嗽、活动等腹压增加时可引起脱出。

3. 疼痛　单纯性内痔无疼痛。当内痔或混合痔合并血栓形成、嵌顿、感染时可出现疼痛；外痔血栓形成时，疼痛剧烈。排便、咳嗽等使疼痛加重。

4. 瘙痒　外痔或内痔脱出时常有黏液分泌物溢出，刺激肛门周围皮肤引起瘙痒或湿疹。

（三）辅助检查

1. 肛门视诊　内痔除Ⅰ度外，其他三度都可在肛门视诊下见到。对有脱垂者，最好在蹲位排便后立即观察，可清晰见到痔块大小、数目及部位。

2. 直肠指诊　虽对痔的诊断意义不大，但可了解直肠内有无其他病变，如直肠癌、直肠息肉等。

3. 肛门镜检查　不仅可见到痔块的情况，还可观察到直肠黏膜有无充血、水肿、溃疡、肿块等。血栓性外痔表现为肛周暗紫色长条圆形肿物，表面皮肤水肿、质硬、压痛明显。

（四）治疗原则

非手术治疗效果良好，主要应用注射和胶圈套扎疗法，手术只限于非手术治疗失败者。

1. 非手术治疗

（1）一般治疗：适用于痔的初期和无症状静止期：①避免久站久坐，改变不良排便习惯，保持大便通畅；②温水坐浴；③肛管内纳入含有消炎止痛的油膏或有润滑和收敛作用的栓剂；血栓性外痔可先局部热敷，再外敷消炎止痛剂，若疼痛缓解可不手术；④嵌顿性痔初期，清洗后用手轻轻将脱出痔快还纳，阻止再脱出。

（2）注射疗法适用于Ⅰ、Ⅱ度内痔：效果较好。将硬化剂注射到痔核周围，产生无菌性炎症反应，使纤维组织增生，静脉闭塞，致痔核萎缩。

（3）红外线凝固疗法适用于Ⅰ、Ⅱ度内痔：通过红外线照射，使痔核发生纤维组织增生、硬化萎缩。

（4）胶圈套扎疗法适用于Ⅰ、Ⅱ、Ⅲ度内痔：将特制的胶圈套入到内痔的根部，利用胶圈的弹性阻断痔的血运，使其缺血、坏死、脱落而愈合。

（5）冷冻疗法适用于Ⅰ、Ⅱ度内痔：应用液态氮，使痔组织冻结、坏死、脱落，以后创面逐渐愈合。

2. 手术疗法　适用于外痔、Ⅱ、Ⅲ、Ⅳ度内痔和混合痔。方法有单纯性痔切除术、痔环形切除术、血栓性外痔剥离术。

（五）护理评估

1. 术前评估

（1）健康史：了解患者年龄、性别、饮食习惯。既往是否患直肠肛管慢性炎性疾病。

（2）身体状况：了解疾病的发展程度，排便时便血、疼痛的性质，出现痔块脱出的具体情况：排便时出现的痔块能否自行还纳？还纳后是否不在脱出，痔块有否嵌顿。咳嗽、活动等腹压增加时可否引起脱出。

（3）心理-社会状况：患者和家属是否了解疾病和手术治疗的相关知识、健康指导内容及掌握程度等。

2. 术后评估　评估患者实施手术方式、麻醉方式、术中情况、术后恢复情况、并发症及预后的情况。

（六）护理问题

1. 疼痛　与疾病的类型有关。

2. 便秘　与肛周疼痛惧怕解便有关。

3. 知识缺乏　缺少有关疾病的治疗和术后预防复发的康复知识。

（七）护理目标

（1）疼痛缓解。

（2）没有出现便秘。

（3）患者能掌握有关疾病的治疗及术后预防复发的相关知识。

（八）护理措施

1. 非手术患者的护理

（1）饮食：多饮水，进食新鲜蔬菜、水果、粗纤维性食物。忌食辛辣刺激性食物，忌酒。

（2）病情观察：观察患者排便时有无出血，出血量、颜色、便血持续时间。长期出血可出现贫血，注意防止患者在排便或淋浴时晕倒受伤。

（3）疼痛：对有剧烈疼痛者，给以止痛剂处理，肛管内纳入消炎止痛栓，肛门部位给予冷敷以缓解疼痛。

（4）坐浴：每次排便后应坐浴，清洁溃疡面或创面，减少污染，促进创面愈合，水温40℃~46℃，每日2~3次，每次20~30分钟。

（5）内痔：脱出者应用温水洗净，涂润滑油后用手轻轻将其还纳入肛管，阻止其脱出。

2. 手术治疗患者的护理

（1）术前准备：术前1日半流质饮食，可给予缓泻剂，必要时清洁灌肠。

（2）术后护理

1）一般护理：取侧卧位或仰卧位。仰卧者可臀下垫气圈以减轻对伤口的压力。

2）饮食：术后一天进流质饮食，术后2~3天进少渣饮食，逐渐过渡到普食。

3）排便：为减轻对伤口的刺激，缓解疼痛，术后宜限制排便。术后2~3天口服阿片酊，减少肠蠕动，三日内尽量不排大便，以保持手术切口清洁并良好愈合。三天后应保持大便通畅。每次排便后应先清洗后坐浴，再换药。如便秘，宜使用缓泻剂，但禁忌灌肠。

4）伤口护理：肛门部术后，多不缝合，需每日换药。每次便后坐浴，然后再换药。

5）并发症的观察和护理：因术后肛门疼痛，反射性引起膀胱括约肌痉挛；麻醉抑制作用使膀胱逼尿肌松弛，易发生急性尿潴留，通过诱导等促进排尿，必要时行导尿处理。排便困难、大便变细者，术后5~10日内可行扩肛。肛门括约肌松弛者，术后三日指导患者进行肛门肌收缩舒张运动。

（九）护理评价

（1）疼痛是否缓解。

（2）有否出现便秘。

（3）患者能否掌握有关疾病的治疗及术后预防复发的相关知识。

（十）健康指导

（1）养成良好排便习惯，避免长时间久站或久坐。保持大便通畅，多饮水，多食蔬菜水果，少吃辛辣食物，不饮酒。

（2）保持肛门卫生，建议使用柔软、白色、无刺激手纸，避免在肛门周围使用肥皂或用毛巾用力擦洗。

（3）如有便秘者，多食纤维食物，服用适量植物油或蜂蜜，促进肠蠕动，防止便秘发生。

（4）每日晨起或晚睡前做 10 分钟腹部按摩，即用手掌轻柔按顺时针方向反复按摩腹部。

（5）鼓励患者进行肛门括约肌收缩舒张运动。

（张小莉）

第七节　炎症性肠病

炎症性肠病（inflammatory bowel disease，IBD）一词专指病因未明的炎症性肠病（idio - pathic inflammatory bowel disease），包括溃疡性结肠炎（ulcerative colitis，UC）和克罗恩病（Crohn's disease，CD）。IBD 的流行病学有两个明显的特征。一是发病率有明显的地域差异及种族差异，以北美、北欧最高，亚洲较低；同一地域的白种人明显高于黑种人，犹太人明显高于非犹太人。二是近几十年来，IBD 在世界范围内发病率有持续增高趋势。我国尚无流行病学研究报道。总的来说，UC 在我国较欧美国家少见，且病情一般较轻，但近年患病率似有增加，重症也有报道；CD 少见，但非罕见。IBD 发病高峰年龄为 15～25 岁，亦可见于儿童或老年，男女发病率无明显差异。

IBD 的病因和发病机制尚未完全明确，已知肠道黏膜免疫系统异常反应所导致的炎症过程在 IBD 发病中起重要作用，目前认为这是由多因素相互作用所致，主要包括环境、遗传、感染和免疫因素。

一、溃疡性结肠炎

（一）概述

溃疡性结肠炎（ulceratlve colitis，UC）是一种病因不明的直肠和结肠慢性非特异性炎症性疾病。病变主要限于大肠黏膜与黏膜下层。病变分布呈连续性，由远端向近端发展。主要症状有腹泻、黏液脓血便、腹痛和里急后重。病程漫长，病情轻重不一，常反复发作。本病可发生在任何年龄，多见于 20～40 岁。男女发病率无明显差别。

（二）护理评估

1. 评估患者的健康史　询问患者既往病史、身体状况、家族史、饮食不洁史及最近情绪变化情况。UC 的病因不明，但其发病可能与免疫、遗传、感染（尤其是痢疾杆菌或溶血组织阿米巴感染）、精神神经因素有关。目前大多数专家认为，UC 的发病既有自身免疫机制参与，也有遗传因素为背景，感染和精神因素为诱发因素。

2. 临床症状评估与观察

（1）评估患者腹泻的症状：黏液脓血便是本病活动期的重要表现。轻者每日排便 2～4 次，便血轻或无；重者每日 10～30 次，脓血明显，甚至大量便血。粪质与病情轻重有关，多数为糊状，重者可至血水样。

（2）评估患者腹痛的症状：腹痛多为左下腹或下腹的阵发性痉挛性绞痛，可涉及全腹。有疼痛 – 便意 – 便后缓解的规律，常有里急后重。如并发中毒性巨结肠或炎症波及腹膜，有持续性剧烈腹痛。

（3）评估患者有无消化道其他症状：患者还可有腹胀、食欲不振、恶心、呕吐的症状。

（4）评估患者有无发热的症状：急性期多出现发热。

（5）评估患者营养状况，有无营养障碍及电解质失衡　慢性腹泻、便血、纳差可致不同程度的营养不良，重症者可有毒血症及水电解质平衡失调、低蛋白血症、贫血等。

（6）评估患者有无肠外表现：UC 可伴有多种肠外表现，以关节疼为多，还有虹膜炎、口腔溃疡、皮下结节及红斑等。

3. 辅助检查评估

（1）血液检查：血红蛋白下降，中性粒细胞增多，血小板增多。血沉加快和 C 反应蛋白增高是活动期的标志。电解质紊乱，血清蛋白下降。

（2）粪便检查：肉眼见血、脓和黏液。但需排除感染性结肠炎，故需反复多次（至少连续 3 次）进行便培养、便找阿米巴、粪便集卵的检查。

（3）内镜检查：是本病诊断与鉴别诊断的最重要手段之一。内镜下可见病变黏膜充血水肿，粗糙呈颗粒状，质脆易出血。黏膜上有多发浅溃疡，散在分布，亦可融合，表面附有脓性分泌物。假性息肉形成，结肠袋变钝或消失。

（4）自身抗体检测：血外周型抗中性粒细胞胞质抗体（P – ANCA）是 UC 的相对特异性抗体。

（5）X 线钡剂灌肠检查：黏膜粗乱及颗粒样改变、多发性浅溃疡、结肠袋消失肠管呈铅管状。

4. 心理社会因素的评估

（1）评估患者对溃疡性结肠炎的认识程度。

（2）评估患者的人格类型及与人交往、沟通能力。

（3）评估患者有无焦虑及恐惧心理及现在的心理状态。

（4）评估患者是否对医疗费用担心。

（5）评估患者的生活方式及饮食习惯。

5. 腹部体征的评估　左下腹或全腹部常有压痛，伴有肠鸣音亢进，常可触及硬管状的降结肠或乙状结肠，提示肠壁增厚。病变范围广泛的急性活动期患者，可有腹肌紧张。轻型病例或在缓解期可无阳性体征。直肠指诊常有触痛，指套染血。

（三）护理问题

1. 腹泻　由于炎症导致大肠黏膜对水钠吸收障碍以及结肠运动功能失常所致。

2. 疼痛 腹痛由于炎症波及腹膜或腹腔内脓肿形成、急性穿孔、部分或完全肠梗阻所致。

3. 营养失调——低于机体需要量 由吸收障碍、腹泻、纳差、摄入量不足所致。

4. 肛周皮肤完整性受损 由腹泻后肛周皮肤护理不当、皮肤营养状况差所致。

5. 体温过高 由肠道炎症、继发感染所致。

6. 活动无耐力 由营养不良、贫血所致。

7. （部分）生活自理能力缺陷 与腹泻所致体质虚弱及大量输液有关。

8. 焦虑 由于治疗效果不理想、疾病反复发作所致。

9. 有体液不足的危险 与肠道炎症致长期腹泻有关。

10. 潜在并发症——中毒性巨结肠、直肠结肠癌变、肠梗阻 与重度溃疡性结肠炎有关。

（四）护理目标

（1）患者大便次数减少，恢复正常的排便形态。

（2）患者主诉腹痛减轻或缓解。

（3）患者体重增加；无贫血现象或贫血症状得到改善；水、电解质平衡，无脱水征。

（4）患者住院期间肛周皮肤完整无破损。

（5）患者体温恢复正常；患者发热时能够得到护士有效的降温措施，舒适感增加。

（6）患者主诉活动耐力逐渐增加，生活能够自理。

（7）患者在卧床期间生活需要得到满足。

（8）患者焦虑程度减轻，能积极主动配合治疗。

（9）患者住院期间保证 24 小时机体需要量。

（10）住院期间通过护士的密切观察，能够及早发现或避免并发症的发生。

（五）护理措施

1. 一般护理

（1）为患者提供舒适安静的环境，嘱患者多卧床休息，避免劳累。

（2）定时开窗通风，保持空气清新，控制人员探视，避免感染。

（3）正确指导患者食用质软、易消化、少纤维素又富含营养、有足够热量的饮食，避免食用冷饮、水果、多纤维的蔬菜及其他刺激性食物，忌食牛奶及乳制品。

2. 心理护理

（1）患者入院时热情主动接待，为患者及家属介绍病房环境、作息时间及规章制度。

（2）耐心倾听患者倾诉，安慰患者，稳定患者情绪，放松心态，帮助患者建立信心。

（3）为患者讲解所需各项检查的目的、术前准备及术后注意事项，减少患者对检查的恐惧。

3. 治疗配合

（1）观察患者的腹痛性质、部位、持续时间及大便的量、色、性质及次数。

（2）观察患者生命体征变化，尤其是体温的变化。

（3）评估患者营养状况及皮肤黏膜情况，观察电解质变化。

（4）急性期可予流食；待病情好转后改为高营养少渣低纤维饮食。病情严重者应禁食，并予全胃肠外营养（total parential nutritlon，TPN）治疗。

（5）准确记录 24 小时出入量。观察患者进食情况，定期测体重，监测血红蛋白、血电解质和血清蛋白的变化。根据患者的身体状况，保证 24 小时机体需要量。

（6）基础护理，保持患者清洁，生活不能自理伴高热的患者注意皮肤的护理，避免压疮的发生。协助患者生活护理。腹泻严重者注意肛周皮肤的护理，可于便后用温水洗净，软毛巾蘸干。肛周有发红者可用鞣酸软膏涂抹，烤灯局部照射 15～20 分钟，每天 2～3 次。

（7）给予患者灌肠时需注意低压灌肠，并动作轻柔，必要时可选用吸痰管灌肠，避免肠穿孔。

（8）如病情恶化、毒血症明显、高热伴腹胀、腹部压痛、肠鸣音减弱或消失，或出现腹膜刺激征，提示有并发症应立即与医师联系协助抢救。

4. 用药护理

（1）氨基水杨酸制剂

1）柳氮磺氨吡啶：对磺氨过敏者慎用，长期服药可发生恶心、呕吐、药疹、药物热、白细胞减少等不良反应。服药期间应检查血象。肝、肾病患者慎用。

2）美沙拉嗪：过敏者禁用，检测肝、肾功能。服药时要整粒囫囵吞服，绝不可嚼碎或压碎。

（2）糖皮质激素：注意激素不良反应，不可随意停药，防止反跳现象。检测血象，预防感染。嘱患者饭后半小时服药，勿空腹服药，以免诱发或加重消化性溃疡，必要时遵医嘱给予保护胃黏膜的药物。

（3）免疫抑制剂：应用硫唑嘌呤或巯嘌呤时可出现骨髓抑制的表现，注意监测白细胞计数。饭后半小时服用，减轻消化道反应。治疗中监测肝功能。

5. 健康教育

（1）向患者及家属介绍溃疡性结肠炎诱因及保健知识，帮助患者养成良好的生活习惯。

（2）指导患者合理选择饮食，避免粗纤维多渣及辛辣生冷刺激性饮食，少食或不食牛奶或乳制品，减少肠道刺激。

（3）讲解用药的注意事项及不良反应，教会患者自我观察。

（4）指导患者放松自己、分散注意力的一些技巧，如听音乐，看报纸、杂志，参加一些力所能及的娱乐活动等。

（5）遵医嘱按时服药，如有病情变化及不适，及时来院就医。

二、克罗恩病患者的护理

（一）概述

克罗恩病（crohn disease，CD）又称局限性回肠炎、局限性肠炎、节段性肠炎和肉芽肿性肠炎，是一种原因不明的胃肠道慢性炎性肉芽肿性疾病。本病在整个胃肠道任何部位均可发病，多见于末端回肠和邻近结肠。病变呈节段性或跳跃性分布。临床表现以腹痛、腹泻、腹块、瘘管形成和肠梗阻为特点，且有发热、营养障碍等肠外表现。发病年龄多在 15～30 岁，但首次发作可出现在任何年龄组，男女患病率近似。

（二）护理评估

1. 评估患者的健康史　询问患者的既往身体状况、家族史及饮食不洁史。该病病因尚不明，可能为多种致病因素的综合作用，与免疫异常、感染和遗传因素较有关。

2. 临床症状评估与观察

（1）评估患者腹痛的症状：为最常见症状，因肠壁炎症、痉挛、狭窄所致。随病情进展多呈部分性肠梗阻特征，阵发性绞痛，伴腹胀、腹鸣，进食加重，休息、饥饿或排便后减轻。

（2）评估患者腹泻的症状：大部分患者有腹泻症状。粪便多为糊状。一般无脓血及黏液。一般每日不超过 2~6 次，间断或持续发生。如下段结肠或直肠受累可有脓血及里急后重。

（3）评估患者有无腹部包块：约 10%~20% 的患者可见包块。为肠粘连、肠壁增厚、肠系膜淋巴结肿大、内瘘或脓肿形成所致。以右下腹、脐周多见。

（4）评估患者有无瘘管形成：见于半数病例，因病变溃疡穿壁形成。

（5）评估患者有无肛门直肠周围病变：见于半数病例，局部形成脓肿、窦道及瘘管，个别以肛门瘘管为第一征象。

（6）评估患者有无发热症状：多为低热或中度热，如继发感染或肠道炎症活动可出现弛张热或间歇热。

（7）评估患者营养状况，有无营养障碍：因慢性腹泻、纳差，可致不同程度的营养不良。

（8）评估患者有无肠外表现：约见于 20% 病例，可有关节炎、结节性红斑、皮肤溃疡等表现。

3. 辅助检查的评估

（1）血液检查：贫血；活动期白细胞计数增高；血沉增快；血清蛋白下降；血抗酿酒酵母抗体（ASCA）是 CD 特异性抗体。

（2）粪便检查：可见红、白细胞；潜血阳性。

（3）X 线及胃肠钡餐检查：X 线表现为肠道炎症性病变；钡剂检查可有跳跃征或线样征。

（4）电子肠镜检查：内镜特征可包括：①右半结肠受累为主；②直肠通常正常；③节段性损害；④慢性穿壁性炎症。

4. 心理社会因素的评估

（1）评估患者对克罗恩病的认识程度。

（2）评估患者的性格类型及与人交往、沟通能力。

（3）评估患者有无焦虑及恐惧心理。

（4）评估患者是否有医疗费用的担心。

（5）评估患者生活方式及饮食习惯。

5. 腹部体征的评估　腹痛多位于右下腹或脐周，间歇性发作。压痛明显。右下腹及脐周还可见腹部包块，固定的腹块提示内瘘形成。

（三）护理问题

1. 疼痛（腹痛）　由于肠内容物通过炎症、狭窄肠段而引起的局部肠痉挛所致。

2. 腹泻 由于病变肠段炎症渗出、蠕动增加及继发性吸收不良所致。

3. 营养失调——低于机体需要量 由于长期腹泻、吸收障碍所致。

4. 体温过高 由于肠道炎症活动及继发感染所致。

5. 焦虑 由于病情反复、迁延不愈所致。

6. 有体液不足的危险 与肠道炎症致长期腹泻有关。

7. 潜在并发症——肠梗阻 与溃疡局部充血、水肿有关。

（四）护理目标

（1）患者主诉疼痛减轻或缓解。

（2）患者主诉大便次数减少或恢复正常的排便。

（3）患者体重增加；无贫血现象或贫血症状得到改善；水、电解质平衡，无脱水征。

（4）患者体温恢复正常。

（5）患者焦虑程度减轻，能积极主动配合治疗。

（6）患者住院期间保证 24 小时机体需要量。

（7）住院期间通过护士的密切观察，能够及早发现及避免并发症的发生。

（五）护理措施

1. 一般护理

（1）为患者提供舒适安静的环境，嘱患者多休息，避免劳累。

（2）定时室内通风，保持空气清醒。

（3）腹泻次数多的患者，指导患者肛周皮肤的护理，清洁皮肤，保持干燥，便后可用柔软手纸擦拭；如有发红，可涂抹 10% 鞣酸软膏保护。

2. 心理护理

（1）患者入院时热情主动接待，为患者及家属介绍病房环境及制度。

（2）患者腹痛、腹泻时，应耐心倾听患者主诉，安慰患者，稳定患者情绪，帮助患者建立信心。

（3）向患者讲解所需各项检查的目的、术前准备及术后注意事项，减少患者对检查的恐惧。

3. 治疗配合

（1）观察腹痛的部位、性质、持续时间，腹部体征的变化，及时发现、避免肠梗阻等并发症的发生。协助患者采取舒适体位。

（2）观察患者生命体征变化，尤其是体温变化，遵医嘱应用物理降温及药物降温。

（3）观察患者大便的量、色、性状及有无肉眼脓血和黏液，是否有里急后重等症状，及时通知医生给予药物治疗。

（4）评估患者营养状况，监测血电解质及血清蛋白变化，观察患者有无皮肤黏膜干燥、弹性差、尿少等脱水表现。

（5）指导患者合理选择饮食。一般给予高营养低渣饮食，适当给予叶酸、维生素 B_{12} 等多种维生素及微量元素。TPN 仅用于严重营养不良、肠瘘及短肠综合征者，应用时间不宜过长。

（6）指导患者合理用药，观察用药后效果及不良反应。

4. 用药护理（表 21 - 2）

表 21 - 2　炎症性肠病用药护理

溃疡性结肠炎、克罗恩病常用药物护理

· 氨基水杨酸制剂

柳氮磺氨吡啶：对磺氨过敏者慎用，长期服药可发生恶心、呕吐、药疹、药物热、白细胞减少等不良反应。服药期间应检查血象，肝、肾病患者慎用

美沙拉嗪：过敏者禁用，检测肝、肾功能。服药时要整粒囫囵吞服，绝不可嚼碎或压碎

· 糖皮质激素

注意激素的不良反应，不可随意停药，防止反跳现象。检测血象，预防感染。嘱患者饭后半小时服药，勿空腹服药，以免诱发或加重消化性溃疡，必要时遵医嘱给予保护胃黏膜的药物

· 免疫抑制剂

应用硫唑嘌呤或巯嘌呤时可出现骨髓抑制的表现，注意监测白细胞计数。饭后半小时服用，减轻消化道反应。治疗中监测肝功能

· 抗菌药物

某些抗菌药物如甲硝唑、喹诺酮类药物应用于本病有一定疗效。多在饭后半小时服用，与调整肠道菌群的药物（如双歧三联活菌、整肠生等）分开 2 小时服用。注意恶心、呕吐等消化道不良反应

· 抗 TNF - α 单克隆抗体（英夫利昔单抗）

为促炎性细胞因子的拮抗剂，对传统治疗无效的活动性克罗恩病有效。用药期间注意监测肝功能和血象

5. 健康教育

（1）向患者及家属介绍克罗恩病的诱因及保健知识，帮助患者养成良好的生活习惯。

（2）指导患者合理选择饮食，避免粗纤维多渣及刺激性饮食。

（3）讲解用药的注意事项及不良反应，教会患者自我观察。

（4）嘱患者劳逸结合，放松心情，避免情绪激动。

（5）遵医嘱按时服药，如有病情变化及不适，及时来院就医。

（张小莉）

第八节　肠结核

一、概述

肠结核（intestinal tuberculosis）是结核杆菌（tubercle bacillus）侵犯肠道引起的慢性特异性感染。过去在我国比较常见，随着人民生活水平的提高、卫生保健事业的发展及结核患病率的下降，本病亦逐渐减少。发病年龄为 2～72 岁，而以 21～40 岁最多，女性多于男性，约为 1.85：1。根据大体形态学表现，肠结核可分为溃疡型、增殖型和混合型。绝大多数病例继发于肠外结核病，主要是肺结核。无肠外结核病灶者称原发性肠结核，约占肠结核的 10% 以下。

二、护理评估

（一）评估患者的健康史及家族史

询问患者既往身体状况，尤其是近期是否患有身体其他部位的结核病，或近期是否与结

核患者接触过。

（二）临床症状的评估与观察

1. 评估患者腹痛的症状　有腹痛症状者占95%以上，疼痛性质一般为隐痛或钝痛，禁食易诱发或加重，出现腹痛与排便，排便后疼痛可有不同程度的缓解。

2. 评估患者腹泻与便秘的症状　腹泻常与腹痛相伴随。大便每日数次至数十次，半成形或水样，常有黏液，重症患者有广泛溃疡可有脓血便，量多，有恶臭味。常在清晨排便，故有"鸡鸣泻"之称。小肠结核如果病变广泛，可引起吸收不良而发生脂肪泻。无腹泻而只有便秘者约占25%。腹泻与便秘交替常被认为是肠结核的典型症状。腹泻数日继而便秘，如此循环交替。

3. 评估患者有无腹部肿块　主要见于增殖型肠结核。溃疡型肠结核病有局限性腹膜炎，病变肠曲和周围组织粘连，或同时有肠系膜淋巴结结核，也可出现腹部肿块。

4. 评估患者的营养状况、有无营养障碍　因进食可诱发疼痛，患者常有食欲不振、畏惧进食，食量因而减少，肠管炎症引起的淋巴梗阻、瘀张，使肠局部蠕动异常，发生肠内容物瘀滞，加之肠道菌群失调等因素干扰了食物的消化与吸收，甚至发生脂肪泻，从而体重下降，并有贫血等一系列营养障碍的表现。

5. 评估患者有无发热症状　溃疡型肠结核有结核毒血症，表现为午后低热、不规则热、弛张热或稽留高热，体温多在38℃，伴有盗汗。增殖型肠结核可无发热或有时低热。

6. 评估患者有无肠外表现　可有倦怠、消瘦、苍白，随病程发展可出现维生素缺乏、脂肪肝、营养不良性水肿等表现。部分患者可出现活动性肺结核的临床表现。

7. 评估患者有无肠梗阻、肠出血、肠穿孔的症状　并发肠梗阻时有腹绞痛，常位于右下腹或脐周，伴有腹胀、肠鸣音亢进、肠型与蠕动波；并发肠穿孔时，由于病变周围多有组织粘连，弥漫性腹膜炎较少见。

（三）辅助检查评估

1. 血液检查　溃疡型肠结核可有中度贫血，无并发症时白细胞计数一般正常，90%的病例血沉明显增快。

2. 粪便检查　外观常为糊状不成形便，或有黏液，镜检见少量脓细胞或红细胞，潜血可呈弱阳性。

3. 纯化（结核）蛋白衍生物皮内试验（purified protein derivative test，PPD）　如为强阳性有助于本病的诊断。

4. X线检查　X线征象有：①肠蠕动过快，钡剂通过加速，有间歇性张力亢进，病变部位黏膜皱襞僵硬和增厚；②钡剂通过病变部位出现激惹现象，称为Stierlin征；③小肠有梗阻时有肠管扩张、钡剂排空延迟和分节现象，钡剂呈雪花样分布、边缘锯齿状；④盲肠不充盈，升结肠缩短；⑤盲肠部位扭曲，回盲瓣出现裂隙，回肠末端出现宽底三角形、底向盲肠，称为Fleischner征。

5. 内镜检查　内镜特征有：①回盲部为主；②肠黏膜充血、水肿；③环形溃疡、溃疡边缘呈鼠咬状；④大小、形态各异的炎性息肉，肠腔变窄；⑤病理检查可见干酪样坏死性肉芽肿或用抗酸染色法发现抗酸结核杆菌。

6. 结核菌素（简称结素）试验　目前通用的结素有两类。一是旧结素（OT），是结核菌的代谢产物，由结核菌培养滤液制成，主要含结核蛋白。OT 抗原不纯可引起非特异反应。另一类是结核菌纯蛋白衍化物（PPD），是从旧结素滤液中提取结核蛋白精制而成，为纯结素，不产生非特异性反应，故临床上广泛使用。方法：通常在左前臂屈侧中部皮内注射 0.1ml（5U），48～72 小时后测皮肤硬结直径。阴性：<5mm；弱阳性：5～9mm；阳性：10～19mm；强阳性：>20mm 或局部有水疱、坏死。

（四）心理社会因素评估

（1）评估患者对肠结核的认识程度。

（2）评估患者心理承受能力、性格类型。

（3）评估患者是否缺少亲人及朋友的关爱。

（4）评估患者是否存在焦虑及恐惧心理。

（5）评估患者是否有经济负担。

（6）评估患者的生活方式及饮食习惯。

（五）腹部体征的评估

疼痛部位大多在右下腹部，也可在脐周、上腹或全腹部，因病变所在的部位不同而异。腹部肿块常位于右下腹，一般比较固定，中等质地，伴有轻度或中度压痛。

三、护理问题

1. 腹痛　由于病变肠曲痉挛及蠕动增强所致。

2. 腹泻　由溃疡型肠结核所致肠功能紊乱所致。

3. 便秘　由肠道狭窄、梗阻或胃肠功能紊乱所致。

4. 体温过高　由结核毒血症所致。

5. 营养失调——低于机体需要量　由于结核杆菌毒性作用、消化吸收功能障碍所致。

6. 有肛周皮肤完整性受损的危险　与腹泻有关。

7. 潜在的并发症——肠梗阻、肠穿孔　由于溃疡愈合后或腹腔粘连后出现的瘢痕收缩所致。

8. 知识缺乏　缺乏结核病的预防及治疗知识。

9. 焦虑　由病程长、疗程长所致。

10. 活动无耐力　由肠结核引起的体质衰弱所致。

四、护理目标

（1）患者主诉腹痛缓解。

（2）患者主诉大便次数减少或恢复正常的排便。

（3）患者体温恢复正常。

（4）患者体重增加，或精神状况转好、面色红润。

（5）患者在住院期间肛周皮肤完整无破损。

（6）通过护士密切观察能够及早发现梗阻或穿孔症状和腹部体征，及时给予处理。

（7）患者在住院期间能够复述肠结核的预防、保健知识。

（8）患者焦虑程度减轻，能积极主动配合治疗。

（9）患者住院期间活动耐力不断增加。

五、护理措施

（一）一般护理

（1）为患者提供舒适安静的环境，嘱患者卧床休息，避免劳累。

（2）室内定时通风，保持空气清新，调节合适的温度湿度。

（3）患者大便次数多，指导患者保护肛周皮肤，每次便后用柔软的卫生纸擦拭，并用温水清洗，以软毛巾蘸干。避免用力搓擦，保持局部清洁干燥。如有发红，可局部涂抹鞣酸软膏或润肤油。

（4）对于便秘的患者应鼓励患者多饮水、定时如厕，养成规律排便的习惯；适量进食蔬菜水果，保持大便通畅。

（二）心理护理

（1）患者入院时主动接待，热情服务，向患者及家属介绍病房环境及规章制度，取得患者及家属的合作，消除恐惧心理。

（2）患者腹痛、腹泻时，应耐心倾听患者主诉，安慰患者，稳定患者情绪，帮助患者建立战胜疾病的信心。

（3）向患者讲解肠结核的相关知识，介绍各种检查的必要性、术前准备及术后注意事项，消除患者紧张、恐惧的心理，使其积极配合治疗。

（三）治疗配合

（1）注意观察患者腹痛的部位、性质、持续时间、缓解方式，腹部体征的变化，及时发现，避免肠梗阻、肠穿孔等并发症的发生。协助患者采取舒适的卧位。

（2）注意观察患者大便次数、性状、量的变化，以及有无黏液脓血，及时通知医生给予药物治疗。

（3）注意观察患者生命体征变化，尤其是体温的变化，遵医嘱给予物理及药物降温。

（4）评估患者营养状况，监测血电解质、血红蛋白及血清总蛋白、白蛋白变化，观察患者皮肤黏膜有无干燥、皮下脂肪厚度、皮肤弹性。

（5）指导患者合理选择饮食，并向患者及家属解释营养对肠结核的重要性，与其共同制订饮食计划，选用清淡易消化、高维生素、高蛋白、高热量的食物，腹泻患者应限制纤维素、乳制品及高脂食物的摄入，便秘患者则应适量增加纤维素的摄取。

（6）指导患者合理用药，观察用药后效果及不良反应。

（7）每周测体重 1~2 次。如有腹水每日测腹围一次。

（四）用药护理

（1）抗结核药（链霉素、异烟肼、利福平、乙胺丁醇、吡嗪酰胺等）：一般采用 2~3 种药物联合应用，用药时间 2~3 年。链霉素使用前应做皮试，抗结核药宜空腹服用，服药后可有恶心、呕吐、药疹等不良反应。以上药物存在肝毒性，应定期检查肝功能（表 21-3）。

（2）有计划、有目的向患者及家属逐步介绍有关药物治疗的知识。

表 21 - 3 抗结核药使用注意事项

抗结核药（链霉素、异烟肼、利福平、乙胺丁醇、吡嗪酰胺等）使用注意事项：
·药物联合应用，强调早期、联合、适量、规律、全程化学治疗的重要性
·用药时间长，2~3 年
·链霉素使用前应做皮试
·抗结核药宜空腹服用，服药后可有恶心、呕吐、药疹等不良反应，以上药物存在肝毒性，应定期检查肝功能
·检测有无不良反应
·注意有无巩膜黄染、肝区疼痛、胃肠不适、眩晕、耳鸣等不良反应
·切不可自行停药

（3）强调早期、联合、适量、规律、全程化学治疗的重要性，使患者树立治愈疾病的信心，积极配合治疗。督促患者按医嘱服药、培养按时服药的习惯。

（4）解释药物不良反应时，重视强调药物的治疗效果，让患者认识到发生不良反应的可能性较小，以激励患者坚持全程治疗。

（5）嘱患者如出现巩膜黄染、肝区疼痛、胃肠不适、眩晕、耳鸣等不良反应时，应与医生联系，不可自行停药。

（五）健康教育

（1）向患者和家属讲解肠结核的保健知识，加强有关结核病的卫生宣教，肠结核患者的粪便要消毒处理，防止病原体传播。

（2）患者应保证充足的休息与营养，生活规律，劳逸结合，保持良好的心态，以增强机体抵抗力。

（3）指导患者坚持抗结核治疗，保证足够的剂量与疗程。定期复查。学会自我检测抗结核药物的作用和不良反应，如有异常，及时复诊。

（4）肺结核患者不可吞咽痰液，应保持排便通畅。提倡用公筷进餐，牛奶应经过灭菌。

（张小莉）

第九节　肠易激综合征

肠易激综合征（irritable bowel syndrome，IBS）是一种以腹痛或腹部不适伴排便习惯改变为特征的功能性肠病，经检查排除可引起这些症状的器质性疾病。本病是最常见的一种功能性肠道疾病，患者以中青年居多，50 岁以后首次发病少见。男女比例约 1：2。

（一）常见病因

本病病因尚不清楚，与多种因素有关。目前认为，IBS 的病理生理学基础主要是胃肠动力学异常和内脏感觉异常，而造成这些变化的机制则尚未阐明。肠道感染后和精神心理障碍是 IBS 发病的重要因素。

（二）临床表现

起病隐匿，症状反复发作或慢性迁延，病程可长达数年至数十年，但全身健康状况却不受影响。精神、饮食等因素常诱使症状复发或加重。最主要的临床表现是腹痛与排便习惯和粪便性状的改变。

1. 症状

（1）腹痛：以下腹和左下腹多见，多于排便或排气后缓解，睡眠中痛醒者极少。

（2）腹泻：一般每日 3～5 次，少数严重发作期可达十数次。大便多呈稀糊状，也可为成形软便或稀水样，多带有黏液；部分患者粪质少而黏液量很多，但绝无脓血。排便不干扰睡眠。部分患者腹泻与便秘交替发生。

（3）便秘：排便困难，粪便干结、量少，呈羊粪状或细杆状，表面可附黏液。

（4）其他消化道症状：多伴腹胀感，可有排便不净感、排便窘迫感。部分患者同时有消化不良症状。

（5）全身症状：相当部分患者可有失眠、焦虑、抑郁、头晕、头痛等精神症状。

2. 体征 无明显体征，可在相应部位有轻压痛，部分患者可触及腊肠样肠管，直肠指检可感到肛门痉挛、张力较高，可有触痛。

（三）治疗原则

主要是积极寻找并去除促发因素和对症治疗，强调综合治疗和个体化的治疗原则。

1. 一般治疗 详细询问病史以求发现促发因素，并设法予以去除。告知患者 IBS 的诊断并详细解释疾病的性质，以解除患者顾虑和提高对治疗的信心，是治疗最重要的一步。教育患者建立良好的生活习惯。饮食上避免诱发症状的食物，一般而言宜避免产气的食物如乳制品、大豆等。高纤维食物有助改善便秘。对失眠、焦虑者可适当给予镇静药。

2. 针对主要症状的药物治疗

（1）胃肠解痉药抗胆碱药物可作为缓解腹痛的短期对症治疗。

（2）止泻药洛哌丁胺或地芬诺酯止泻效果好，适用于腹泻症状较重者，但不宜长期使用。

（3）对便秘型患者酌情使用泻药，宜使用作用温和的轻泻剂以减少不良反应和药物依赖性。

（4）抗抑郁药对腹痛症状重，上述治疗无效且精神症状明显者可适用。

（5）其他肠道菌群调节药如双歧杆菌、乳酸杆菌、酪酸菌等制剂，可纠正肠道菌群失调，据报道对腹泻、腹胀有一定疗效，但确切临床疗效尚待证实。

3. 心理和行为疗法 症状严重而顽固，经一般治疗和药物治疗无效者应考虑予以心理行为治疗，包括心理治疗、认知疗法、催眠疗法和生物反馈疗法等。

（四）护理

1. 评估

（1）一般情况：病人的年龄、性别、职业、婚姻状况、健康史、心理、既往史，饮食习惯等。

（2）身体状况：主要是评估腹部不适的部位、性状、时间等；了解腹泻的次数、性状、量、色、诱因及便秘的情况。

2. 护理要点及措施

（1）饮食的护理：IBS 不论哪种类型都或多或少与饮食有关，腹泻为主型 IBS 病人 80%

的症状发作与饮食有密切的相关性。因此，应避免食用诱发症状的食物，因个人而异，通常应避免产气的食物，如牛奶、大豆等。早期应尽量低纤维素饮食，但便秘型病人可进高纤维素饮食，以改善便秘症状。

（2）排便及肛周皮肤护理：可以通过人为干预，尽量改变排便习惯。对于腹泻型病人，观察粪便的量、性状、排便次数并记录。多卧床休息，少活动。避免受凉，注意腹部及下肢保暖。做好肛门及周围皮肤护理，便后及时用温水清洗，勤换内裤，保持局部清洁、干燥。如肛周皮肤有淹红、糜烂，可使用抗生素软膏涂擦，或行紫外线理疗。对于便秘型病人可遵医嘱给予开塞露等通便药物。

（3）心理护理：IBS多发生于中青年，尤以女性居多。多数病人由于工作、家庭、生活等引起长期而过度的精神紧张，因此应该给予患者更多的关怀，自入院始尽可能给予他们方便，使他们对新的环境产生信任感和归属感。在明确诊断后更要耐心细致的给他们讲解病情，使他们对所患疾病有深刻的认识，避免对疾病产生恐惧，消除紧张情绪。耐心细致的讲解，也会使病人产生信任感和依赖感，有利于病情缓解。

3. 健康教育

（1）指导患者应保持良好的精神状态，注意休息，适当运动（如散步、慢跑等），以增强体质，保持心情舒畅。

（2）纠正不良的饮食及生活习惯，戒除烟酒，作息规律，保证足够的睡眠时间，睡前温水泡足，不饮咖啡、茶等兴奋性的饮料。

（3）如再次复发时应首先通过心理、饮食调整。效果不佳者应到医院就诊治疗。

（郭　敏）

第十节　缺血性肠炎

一、概述

缺血性肠炎（ischemic colitis）是由于肠道血液供应不足或回流受阻致肠壁缺氧损伤所引起的急性或慢性炎症性病变，轻者仅损伤黏膜，重者全层肠壁受累。病变呈节段性分布。临床主要表现为腹痛和便血。本病多见于50岁以上的中老年人，常患有心血管方面的原发病。男女发病比例约2∶1，女性多于男性。

二、护理评估

（一）健康史的评估

询问患者既往病史及起病原因，本病多见于50岁以上的中老年人，常伴有动脉粥样硬化等血管因素的疾病。本病多见于各种原因引起的肠道梗阻、肠管狭窄、肠腔压力增高、肠管蠕动增强及不适当饮食刺激、应激均可导致。评估患者的饮食习惯、睡眠情况、服药史。

（二）临床症状评估与观察

1. 评估患者的腹痛症状　90%以上的患者出现腹痛，本病腹痛主要位于中下腹或左侧腹部，呈突发性绞痛或持续性剧痛，进食后可加重，也可在睡眠中突发，因平卧时血压降低，肠系膜血流减少而加重肠缺血。

2. 评估患者便血情况 急性肠缺血者便血一般出现在腹痛后24小时。轻者黑粪或大便中带有鲜血；重者为血水样便，甚至鲜血便。慢性肠缺血者在不进食或进食少时腹痛不明显，少见便血，常伴腹胀。

3. 评估患者腹泻的程度 腹泻是大量肠液渗出、肠蠕动过快引起。腹泻次数在 3 ~ 20 次不等。

4. 评估患者有无发热 多为中度热。是由于坏死物质吸收、肠道细菌侵袭和炎性介质的释放引起。并发全身感染时，体温可超过39℃。

5. 评估患者有无其他消化系统症状 如腹胀、恶心、呕吐等。

（三）辅助检查的评估

1. 血液检查 血白细胞增高、血沉加快。

2. 粪便检查 可见红、白细胞，潜血阳性，便培养无致病菌生长。

3. 电子肠镜检查 可见黏膜轻度、非特异性炎症或多发性溃疡或有血痂。为本病早期诊断的关键。

4. X线及钡灌肠检查 腹平片可见局限性痉挛，随后肠腔积气、节段性扩张，病变结肠袋消失，但无特异性。一部分可见类似小肠 Kerckring 皱襞样的横嵴，为本病特征性 X 线征象之一。钡灌肠急性期特征性表现为指压痕。

5. 血管造影 炎症部位的毛细血管增生，造影剂漏出以及大肠的营养血管的分布和吻合异常、缺损等可认为是大肠缺血的间接征象。

6. 超声检查 早期可见肠壁增厚，后期出现肠腔狭窄。

（四）心理社会因素的评估

（1）评估患者对缺血性肠炎的认识程度。

（2）评估患者的性格类型及与人交往、沟通能力。

（3）评估患者现在的心理状态，有无焦虑及恐惧。

（4）评估患者是否有医疗费用的担心。

（5）评估患者的生活方式及饮食习惯。

（五）腹部体征的评估

腹部压痛，以左髂窝和盆腔部位明显。如有肌紧张、反跳痛提示出现坏疽。腹膨隆可两侧不对称，听诊时左右肠鸣音可不一致，缺血部位的肠鸣音明显减弱或消失。肛门指诊直肠周围明显压痛，指套血染。

三、护理问题

1. 疼痛 腹痛由肠壁缺血、肠肌痉挛所致。

2. 有体液不足的危险 与肠缺血坏死、肠蠕动过快所致腹泻便血、体液丢失有关。

3. 活动无耐力 由腹泻、便血引起贫血所致。

4. 体温过高 由坏死物质吸收、肠道细菌侵袭和炎性介质的释放所致。

5. 腹泻 由肠缺血坏死、肠蠕动过快所致。

四、护理目标

（1）患者主诉疼痛减轻或缓解。

（2）患者住院期间保证 24 小时机体需要量。

（3）患者住院期间活动耐力逐渐增加，生活能够自理。

（4）患者体温恢复正常；患者发热时能够得到护士有效的降温措施，舒适感增加。

（5）患者主诉血便次数减少或恢复正常排便。

五、护理措施

（一）一般护理

（1）为患者建立安静环境，采取舒适体位，多卧床休息，贫血患者应尽量减少下床。

（2）腹泻次数多的患者，指导患者肛周皮肤的护理，避免发红。

（二）心理护理

（1）患者入院时热情主动接待，为患者及家属介绍病房环境、作息时间及规章制度。

（2）耐心倾听患者主诉，安慰患者，稳定患者情绪。

（3）突发的腹痛便血会给患者带来紧张、恐惧的情绪。应多巡视病房，关心患者，安抚患者的紧张情绪，减轻因紧张造成的血压升高，加重病情。

（4）向患者讲解所需各项检查的目的、检查前准备及检查后注意事项，减少患者对检查的恐惧。

（三）治疗配合

（1）密切观察患者生命体征及腹部体征变化。如有肌紧张、反跳痛提示出现肠道坏疽。体温高者可遵医嘱应用物理降温和药物降温。定期测量血压，有异常及时告知医生。

（2）准确记录 24 小时出入量。监测患者血红蛋白及电解质变化，保持水、电解质平衡。

（3）观察大便的量、色、质及次数。恢复期患者应预防便秘。

（4）腹痛明显者可遵医嘱应用镇静、止痛药，慎用解痉、止泻药。

（四）用药护理

（1）主要用药是抗生素和改善微循环、扩张血管的药物。应用抗生素时，要询问有无过敏史，密切观察患者用药后的反应。用扩张血管的药物时，应根据患者的身体状况及药物性质，调节静脉滴注速度，监测血压。注意配伍禁忌。

（2）观察用药后作用及不良反应。

（五）健康教育

（1）饮食：定时定量，不要暴饮暴食，多吃清淡饮食，避免油腻、辛辣、过冷、刺激性食物。吃营养高含膳食纤维多的饮食。

（2）戒烟限酒。

（3）保持乐观情绪，注意休息，劳逸结合。

（4）治疗原发病，控制血压。

（5）注意观察大便，有异常及时来院检查。

（6）出院后及时遵医嘱服药，如有不适及时就医。

（郭　敏）

第十一节　溃疡性结肠炎

溃疡性结肠炎是一种病因尚不十分清楚的直肠和结肠慢性非特异性炎症性疾病。病变主要限于大肠黏膜与黏膜下层。临床表现为腹泻、黏液脓血便、腹痛。病情轻重不等，多呈反复发作的慢性病程。本病可发生在任何年龄，多见于20～40岁，亦可见于儿童或老年人。男女发病率无明显差别。本病在我国较欧美少见，且病情一般较轻，但近年患病率有明显增加，重症也常有报道。

一、常见病因

溃疡性结肠炎的病因尚未完全明确，但已知肠道黏膜免疫系统异常反应所导致的炎症反应在溃疡性结肠炎发病中起重要作用。目前认为这是由多因素相互作用所致，主要包括环境、遗传、感染和免疫因素。可概括为：环境因素作用于遗传易感者，在肠道菌丛的参与下，启动了肠道免疫及非免疫系统，最终导致免疫反应和炎症过程。可能由于抗原的持续刺激或（及）免疫调节紊乱，这种免疫炎症反应表现为过度亢进和难于自限。

二、临床表现

1. 症状及体征　起病多数缓慢，少数急性起病，偶见急性暴发起病。病程呈慢性经过，多表现为发作期与缓解期交替，少数症状持续并逐渐加重。

（1）消化系统表现：①腹泻和黏液脓血便，见于绝大多数患者。黏液脓血便是本病活动期的重要表现，排便次数及便血的程度反映病情轻重。②腹痛。一般主诉有轻度至中度腹痛，多为左下腹或下腹的阵痛，亦可涉及全腹。有疼痛便意便后缓解的规律，常有里急后重。③其他症状可有腹胀，严重者伴有食欲缺乏、恶心、呕吐。④体征。左下腹轻压痛，重型和暴发型患者常有明显压痛和鼓肠。若有腹肌紧张、反跳痛、肠鸣音减弱应注意中毒性巨结肠、肠穿孔等并发症。

（2）全身表现：中、重型患者活动期常有低度至中度发热，高热多提示并发症或见于急性暴发型。重症或病情持续活动可出现衰弱、消瘦、贫血、低蛋白血症、水与电解质平衡紊乱等表现。

（3）肠外表现：本病可伴有多种肠外表现，包括外周关节炎、结节性红斑、巩膜外层炎、前葡萄膜炎、口腔复发性溃疡等。

（4）并发症：暴发型或重症溃疡性结肠炎患者可发生中毒性巨结肠。直肠结肠癌变多见于广泛性结肠炎、幼年起病而病程漫长者。肠大出血、肠梗阻、肠穿孔也可发生。

2. 临床分型　按本病的病程、程度、范围及病期进行综合分型。

（1）类型：①初发型，指无既往史的首次发作。②慢性复发型，临床上最多见，发作期与缓解期交替。③慢性持续型，症状持续，间以症状加重的急性发作。④急性暴发型，少见，急性起病，病情严重，全身毒血症状明显。上述各型可相互转化。

（2）临床严重程度：可分为轻、中、重型。

（3）病变范围：可分为直肠炎、直肠乙状结肠炎、广泛性或全结肠炎。

（4）病情分期：分为活动期和缓解期。

三、辅助检查

1. 血液检查　血沉加快和 C 反应蛋白增高是活动期的标志。血红蛋白在轻型病例多正常或轻度下降，中、重型病例有轻或中度下降，甚至重度下降。白细胞计数在活动期可有增高。

2. 粪便检查　粪便常规检查肉眼观常有黏液脓血，显微镜检见红细胞和脓细胞，急性发作期可见巨噬细胞。粪便病原学检查的目的是要排除感染性结肠炎，需反复多次进行。

3. 结肠镜检查　该检查是本病诊断与鉴别诊断的最重要手段之一。应做全结肠及回肠末段检查，直接观察肠黏膜变化，取活组织检查，并确定病变范围。

4. X 线钡剂灌肠检查　结肠镜检查有困难时辅以钡剂灌肠检查。重型或暴发型病例不宜做钡剂灌肠检查，以免加重病情或诱发中毒性巨结肠。

四、治疗原则

1. 一般治疗　强调休息、饮食和营养。活动期患者应充分休息，给予少渣流质或半流质饮食，待病情好转后改为富营养的少渣饮食。病情严重者应禁食，并给予完全胃肠外营养治疗。患者的情绪对病情会有影响，可给予心理治疗。

2. 药物治疗

（1）氨基水杨酸制剂柳氮磺吡啶（SASP）是治疗本病的常用药物：该药适用于轻、中度患者或重度经糖皮质激素治疗已有缓解者。5 - ASA 新型制剂美沙拉嗪（me - salamine）、奥沙拉嗪（olsalazine）等不良反应较柳氮磺吡啶明显减少。5 - ASA 的灌肠剂适用于病变局限在直肠乙状结肠者，栓剂适用于病变局限在直肠者。

（2）糖皮质激素对急性发作期有较好疗效：适用于对氨基水杨酸制剂疗效不佳的轻、中度患者，特别适用于重度患者及急性暴发型患者。

（3）免疫抑制药硫唑嘌呤或巯嘌呤适用于对激素治疗效果不佳或对激素依赖的慢性持续型病例。

3. 支持、对症治疗　病情严重者禁食，给予静脉高营养，如应用脂肪乳、氨基酸静脉滴注，以使肠道得到充分休息，有利于病情恢复。纠正水、电解质平衡紊乱，贫血者应输血，补充人血蛋白纠正低蛋白血症。腹痛可应用阿托品。腹泻可用思密达、培菲康。对重症或有并发症常合并有细菌感染的患者，可使用抗生素如甲硝唑、环丙沙星类药物。

4. 手术治疗　紧急手术指征为：并发大出血、肠穿孔、重型患者特别是合并中毒性巨结肠，经积极内科治疗无效且伴严重毒血症状者。

五、护理

1. 评估

（1）一般情况：患者的年龄、性别、职业、婚姻状况、健康史、心理、自理能力等。

（2）身体状况：①消化系统症状，腹泻、腹痛、腹胀情况，食欲缺乏、恶心、呕吐等情况。②全身情况：生命体征、神志、精神状态，有无发热体温、脉速等症状；有无衰弱、消瘦、贫血、低蛋白血症、水与电解质平衡紊乱等表现。

（3）评估疾病临床类型、严重程度及病变范围。

2. 护理措施

（1）心理护理：本病病程较长，症状反复发作，患者的情绪对病情会有影响，应给予积极心理支持。多关心、开导患者，告知患者保持平和、稳定情绪，避免紧张、焦虑等不良情绪，并根据患者的情况提供个体化心理支持。

（2）腹泻及肛周皮肤护理：观察粪便的量、性状、排便次数并记录。多卧床休息，少活动。避免受凉，注意腹部及下肢保暖。做好肛门及周围皮肤护理，便后及时用温水清洗，勤换内裤，保持局部清洁、干燥。如肛周皮肤有淹红、糜烂，可使用抗生素软膏涂擦，或行紫外线理疗。

（3）加强饮食及营养支持：总的原则是高热能、高蛋白质、高维生素、少油少渣膳食。少食多餐，避免食用生冷、刺激性和纤维高的食物，如辣椒、芥末、芹菜、生蔬菜、生瓜果以及粗杂粮、干豆类等。

膳食安排：急性发作期采用流食或少渣半流食，如米汤、蒸蛋、藕粉等，牛奶不主张采用。可将蔬菜水果制成菜水、菜泥、果汁、果泥等食用；少渣半流可选用含优质蛋白的鱼肉、瘦肉、蛋类制成软而少油的食物，如氽鱼丸、芙蓉粥、鸡丝龙须面及面包类；对病情严重不能口服者可用管饲要素膳或静脉营养支持，待营养状况改善后逐渐增加口服自然食物。在饮食调养过程中，患者及家属应注意观察食物对患者的影响，如哪些食物患者食后感到不适或有过敏反应，应及时总结经验，不断摸索适合患者的饮食。

静脉营养支持：对病情较重患者给予静脉营养，必要时行全胃肠外营养。评估患者血管条件，必要时行大静脉置管，注意无菌操作，做好相关护理。

（4）药物指导：介绍药物的用法、作用、不良反应等。柳氮磺吡啶不良反应主要有头痛、关节痛、恶心、呕吐、皮疹、白细胞减少等，长期服用可出现尿路结石。饭后服用可减少恶心、呕吐等消化道不良反应，注意多饮水。对采取药物保留灌肠疗法的患者，指导在睡前排空大便后进行，取左侧卧位，灌后抬高臀部，尽量延长药物在肠道内的停留时间。

（5）病情观察：注意观察生命体征、症状及腹部体征，及时发现大出血、中毒性巨结肠、肠梗阻、肠穿孔等并发症，积极配合救治。

3. 健康教育

（1）出院后坚持服药治疗，缓解期主要以氨基水杨酸制剂作维持治疗。维持治疗一般认为至少要维持 3 年。

（2）注意饮食有节，对腹痛、腹泻者，宜食少渣、易消化、低脂肪、高蛋白质饮食；对可疑不耐受的食物，如鱼、虾、蝎、鳖、牛奶、花生等应尽量避免食用；应忌食辣椒，忌食冰冻、生冷食品，戒除烟酒嗜好。

（3）注意衣着，保持冷暖相适。

（4）注意劳逸结合，避免劳累，适当进行体育锻炼以增强体质，预防肠道感染，对防止复发或病情进一步发展有一定作用。保持心情舒畅安静。

（5）一旦有肠道感染，及早治疗。

（王晓婉）

第十二节 肠梗阻

一、概述

肠梗阻是指肠内容物不能正常运行、顺利通过肠道，是外科常见的急腹症。

二、病因与发病机制

1. 根据肠梗阻发生的基本原因分类

（1）机械性肠梗阻：为最常见的类型。由于各种原因引起肠腔狭小，使肠内容物通过发生障碍，引起梗阻。导致肠腔狭小的原因可有：肠腔堵塞，如寄生虫、粪石、异物、大胆石等；肠管受压，如粘连带压迫、肠管扭转、嵌顿疝或受肿瘤压迫等；肠壁病变，如肿瘤、炎症性狭窄、先天性肠道闭锁等。

（2）动力性肠梗阻：因神经反射或毒素刺激引起肠壁肌肉运动功能失调，使肠蠕动丧失或肠管痉挛，以致肠内容物不能正常运行，但无器质性的肠腔狭窄。其中，麻痹性肠梗阻较常见，见于急性弥漫性腹膜炎、腹部大手术、腹膜后血肿或感染等，痉挛性肠梗阻则甚少，如肠道功能紊乱或慢性铅中毒引起肠痉挛。

（3）血供性肠梗阻：由于肠系膜血管栓塞或血栓形成，使肠管血运障碍，继而发生肠麻痹，使肠内容物不能运行。随着人口老龄化，动脉硬化等疾病增多，此类肠梗阻已不属少见。

2. 根据肠壁有无血供障碍分类

（1）单纯性肠梗阻：只是肠内容物通过受阻，而无肠管血供障碍。

（2）绞窄性肠梗阻：指梗阻并伴有肠壁血运障碍，可因肠系膜血管受压、血栓形成或栓塞等引起。

三、临床表现

（一）症状

（1）腹痛：阵发性腹部绞痛是机械性肠梗阻的特征，由于梗阻部位以上强烈肠蠕动导致，疼痛多在腹中部，也可偏于梗阻所在的部位。持续性阵发性加剧的绞痛提示绞窄性肠梗阻或机械性肠梗阻伴感染。麻痹性肠梗阻时表现为持续性胀痛，无绞痛。

（2）呕吐：梗阻早期，呕吐呈反射性，吐出物为食物或胃液。此后，呕吐随梗阻部位高低而有所不同，高位梗阻呕吐早、频繁，吐出物是胆汁样物。低位梗阻呕吐少、可吐出粪臭样物。结肠梗阻呕吐迟，以腹胀为主。绞窄性肠梗阻时呕吐物呈咖啡样或血性。

（3）腹胀：高位梗阻，一般无腹胀，可有胃型。低位梗阻及麻痹性肠梗阻腹胀显著，遍及全腹，可有肠型，绞窄性肠梗阻表现为不均匀腹胀。

（4）停止排便排气：见于急性完全性肠梗阻。但梗阻初期、高位梗阻、不全性梗阻可有肛门排便排气。血性便或果酱便见于绞窄性肠梗阻、肠套叠、肠系膜血管栓塞等。

（二）体征

（1）全身：单纯性肠梗阻早期，患者全身情况多无明显改变，梗阻晚期或绞窄性肠梗阻患者，可有口唇干燥、眼窝内陷、皮肤弹性消失、尿少或无尿等明显缺水征，以及脉搏细速、血压下降、面色苍白、四肢发冷等中毒和休克征象。

（2）腹部：机械性肠梗阻时腹部膨隆、见肠蠕动波、肠型；麻痹性肠梗阻者见均匀性腹胀，肠扭转时有不均匀腹胀。单纯性肠梗阻者有轻度压痛，绞窄性肠梗阻者有固定压痛和腹膜刺激征，可扪及痛性包块。绞窄性肠梗阻腹腔内有渗液，移动性浊音阳性。机械性肠梗阻时肠鸣音亢进，有气过水声或金属音，麻痹性肠梗阻或绞窄性肠梗阻后期腹膜炎时肠鸣音减弱或消失。直肠指检：扪及肿块提示肿瘤或肠套叠的套头，血迹提示肠套叠或绞窄。

（三）辅助检查

（1）实验室检查：单纯性肠梗阻后期，白细胞计数增加；血液浓缩后，红细胞计数增加、血红细胞比容增加、尿比重增高。绞窄性肠梗阻早期即有白细胞计数增加。水、电解质紊乱时可伴钾离子、氯离子、钠离子等的改变。

（2）影像学检查：在梗阻 4~6h 或以后 X 线立位平片可见到梗阻近段多个液平面及气胀肠襻，梗阻远段肠内无气体。空肠梗阻时 X 线平片示"鱼肋骨刺"征；结肠梗阻 X 线平片示结肠袋。麻痹性梗阻时 X 线检查示小肠、结肠均扩张。腹部 X 线平片结肠和直肠内均含气体提示不全性肠梗阻或完全性肠梗阻早期。肠梗阻，尤其当有坏疽、穿孔可能时，一般不做钡灌肠检查，因为钡剂溢入腹腔会加重腹膜炎。结肠梗阻和肠套叠时低压钡灌肠可提高确诊率。

四、治疗表现

治疗原则是解除梗阻、治疗缺水、酸中毒、感染和休克等并发症。

1. 非手术治疗　包括禁食，留置鼻胃管进行胃肠减压，纠正水、电解质失衡。必要时给予输血浆、全血。应用抗生素防治腹腔内感染。对起病急骤伴缺水者应留置尿管观察尿量。禁用强导泻剂，禁用强镇痛药，防止延误病情。可给予解痉药、低压灌肠、针灸等非手术治疗措施，并密切观察病情变化。

2. 手术治疗　手术原则：①去除病因，松解粘连、解除疝环压迫、扭转复位、切除病变肠管等。排尽梗阻近侧肠道内的积气积液，减少毒物吸收。②肠切除肠吻合，恢复肠道通畅，修补腹壁缺损。进行腹腔清洗、引流。③短路手术，如晚期肿瘤已浸润固定，或肠粘连成团与周围组织愈合，可做梗阻近段与远段肠襻的短路吻合术。④肠造口或肠外置术，如患者情况极严重，或局部病变所限，不能耐受和进行复杂手术者，可行此术式解除梗阻。

五、护理评估

（一）术前评估

1. 健康史　询问病史，注意患者的年龄，有无感染、饮食不当、过劳等诱因，尤其注意过去腹部疾病、手术史、外伤史。

2. 身体状况　了解腹痛性质（绞痛、阵发性疼痛或持续性疼痛）、呕吐物、胃肠减压抽出液的性质和量；腹胀、肠鸣音等体征的动态变化。有无腹膜刺激征出现。生命体征的变化，有无体液失衡的表现，以及辅助检查的结果。

3. 心理社会状况　了解患者和家属有无因肠梗阻的急性发生而引起的焦虑或恐惧、对疾病的了解程度、治疗费用的经济承受能力等。

（二）术后评估

询问麻醉方式、术中输血和输液情况、手术方式和手术进行情况。术后患者的生命体征。术后恢复情况，有无切口感染、腹腔内感染或肠瘘等并发症。腹腔引流管是否通畅，引流液的颜色、性质和量。

六、护理措施

（一）术前护理措施

1. 非手术治疗患者的护理

（1）一般护理

1）休息和体位：患者卧床休息，无休克、生命体征稳定者给予半卧位，以减轻腹胀对呼吸循环系统的影响，促进舒适感。

2）禁食、胃肠减压：患者应禁食，若梗阻缓解，肠功能恢复，可逐步进流质饮食，忌食产气的甜食和牛奶等。胃肠减压期间，观察记录引出胃液的性质和量。

（2）病情观察：注意观察患者神志、精神状态、生命体征、呕吐、排便、排气、腹痛、腹胀、腹膜刺激征、肠蠕动情况，观察期间慎用或禁用镇痛药，以免掩盖病情。出现下列情况应考虑绞窄性梗阻，及时报告医师：病情发展迅速，早期出现休克，抗休克治疗后改善不明显；腹痛发作急骤，起始即为持续性剧烈疼痛，或在阵发性加重之间仍有持续性疼痛；肠鸣音可不亢进；呕吐出现早、剧烈而频繁；有明显腹膜刺激征，体温上升、脉率增快、白细胞计数增高；腹胀不均匀，腹部局部隆起或触及有压痛的肿块（胀大的肠襻）；呕吐物、胃肠减压抽出液、肛门排出物为血性，或腹膜穿刺抽出血性液体；经积极的非手术治疗而症状体征无明显改善；腹部 X 线见孤立、突出胀大的肠襻，不因时间而改变位置，或有假肿瘤状阴影，或肠间隙增宽，提示有腹腔积液。

（3）输液护理：遵医嘱静脉输液，准确记录液体出入量，结合血清电解质和血气分析结果，合理安排输液种类和调节输液量，维持水、电解质、酸碱平衡。

（4）呕吐的护理：呕吐时患者坐起或头偏向一侧，以免误吸引起吸入性肺炎或窒息；及时清除口腔内呕吐物，给予漱口，保持口腔清洁，并观察记录呕吐物的颜色、性状和量。

（5）用药的护理：遵医嘱应用抗生素，防治感染，减少毒素产生。

2. 手术治疗患者术前护理措施

（1）按普通外科疾病术前护理常规。

（2）全面评估患者：包括健康史及其相关因素、身体状况、生命体征，以及神志、精神状态、行动能力等。

（3）心理护理：护理人员应了解患者的心理状况，有计划地向患者介绍有关疾病的治疗、手术方式及结肠造口术的知识，增强患者对治疗的信心，使患者能更好地配合手术治疗及护理。同时也应取得患者家属的配合和支持。

（4）维持足够的营养：肠梗阻患者由于禁食水，手术前的营养状况欠佳。术后患者需有足够的营养进行组织修补、维持基础代谢。因此术前需纠正贫血和低蛋白血症，提高患者对手术的耐受力，利于术后康复。应给予静脉补液，输入营养液体。

（5）做好术前护理：协助患者做好术前相关检查工作：如影像学检查、心电图检查、X

线胸片、血液检查、尿便检查等。备皮。肠道准备：因患者肠梗阻不能服用泻药，应进行清洁灌肠。

（6）做好术前指导：嘱患者保持情绪稳定，避免过度紧张焦虑，备皮后洗头、洗澡、更衣，准备好术后需要的各种物品如一次性尿垫、痰杯等，禁食水，术晨取下义齿，贵重物品交由家属保管等。

（二）术后护理措施

1. 手术后护理常规　按普通外科一般护理常规及全麻手术后护理常规护理。

2. 观察病情　观察患者的生命体征、伤口敷料及引流液情况，用腹带包扎腹部，减少腹部切口张力。

3. 饮食　术后禁食，禁食期间给予补液。待肠蠕动恢复并有肛门排气后可开始进少量流质；进食后若无不适，逐步过渡至半流质。

4. 胃肠减压和腹腔引流管的护理　妥善固定引流管，保持引流通畅，避免受压、扭曲。密切观察和记录各引流管的颜色、性质及量。

5. 早期活动　麻醉清醒后，嘱患者床上翻身活动，24h后坐起或下地活动，预防肺部并发症及肠粘连的发生。

6. 并发症的观察及护理

（1）出血：手术后 24～48h 易发生出血等并发症，出血时患者会出现面色苍白、出冷汗、脉搏细速、血压下降或脉压缩小，伤口有渗血，引流液为血液，每小时出血量 >200ml，发现腹腔内出血时出现腹胀。一旦出现上述情况应及时报告医师，积极配合抢救。

（2）肠粘连：肠梗阻患者如术后护理不当，仍可能发生再次肠粘连。鼓励患者术后早期活动，尽早下床活动，以促进肠蠕动恢复，预防粘连。密切观察病情，患者有否再次出现腹痛、腹胀、呕吐等肠梗阻症状，一旦出现，应及时报告医师并协助处理，按医嘱给予患者口服液状石蜡、胃肠减压或做好再次手术的准备。

（3）腹腔感染：肠梗阻术后，尤其是绞窄性肠梗阻术后，若出现腹部胀痛、持续发热、白细胞计数增高、腹壁切口处红肿，或腹腔引流管周围流出较多带有粪臭味的液体时，应警惕腹腔内或切口感染及肠瘘的可能，应及时报告医师，并协助处理。

（4）切口裂开：营养状态差，低蛋白血症及腹胀患者，手术后易发生切口裂开。应给予切口减张缝合，咳嗽时用双手保护伤口，经常调整腹带的松紧度等预防措施。有慢性咳嗽、前列腺肥大者，做相应处理，口服液状石蜡，每次 100～200ml 以保持大便通畅。

七、健康教育

（1）告知患者注意饮食卫生，不吃不洁净食物，少量多餐，避免暴饮暴食。

（2）嘱患者出院后进易消化食物，少食刺激性食物；避免腹部受凉和饭后剧烈活动；保持大便通畅。

（3）老年便秘者应及时服用腹泻药，以保持大便通畅。

（4）出院后若有腹痛、腹胀、停止排气、排便等不适，应及时就诊。

（王晓婉）

第十三节　肠造口治疗护理

造口是指由消化系统或泌尿系统疾病引起的，需要通过外科手术治疗，对肠管进行分离，将肠管的一端引出到体表（肛门或尿道移至腹壁）形成一个开口，也就是通常说的人工尿道或人工肛门（图21－17）。

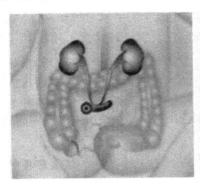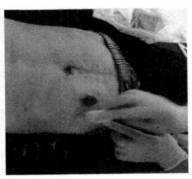

图21－17　尿路造口

一、概述

英国每年结肠造口约有10万人，回肠造口约有1万人，我国每年新增的肠造口患者约有10万人。肠造口术是临床常用的手术，是挽救、延续患者生命的重要手段，但造口改变了患者原有的排便方式，严重影响其生活质量，因此针对肠造口的护理显得尤为重要。

1917年，英国Lockhart Mummery医师总结了他做的50例结肠造口术案例，并提出了最早的"造口护理"的概念。从此，造口护理的概念被医护人员重视。1961年Turnbull首先提出了造口治疗是一门新兴的学科——造口治疗学，并且培养出世界上第一位专业造口治疗师Norma Gill。1962年，Turnbull主持召开了美国肠造口治疗师成立大会。1969年在Celveland成立了造口治疗师协会，即现在的国际造口治疗师协会WCET，致力于推动造口全球化发展。

（一）造口分类

根据肠造口术的目的可以分为结肠造口和尿路造口；根据用途可以分为永久性肠造口和暂时性肠造口；根据造口的形式可以分为单腔造口和双腔（袢式）造口；根据造口控制性分为节制性肠造口和非节制性肠造口。

（二）肠造口定位

主要目的便于自我护理，预防并发症的发生，尊重患者的生活习惯，避免不必要的因素影响患者的生活质量。

造口定位时间通常选在手术前24～48h，但不能超过72h。因为如果过早定位，由于淋浴、穿衣等会影响标志的清晰度；如果术晨定位，时间会太匆忙。

1975年，Turnbull提出了造口定位的5个原则：①造口位置通常应位于脐下；②造口位置应位于腹直肌内；③造口位置应位于皮下脂肪最高处；④造口位置应远离瘢痕、皱褶、皮肤凹陷、骨性突出等部位；⑤造口位置能被患者看见、触及（图21-18）。

总之，理想的造口位置应位于脐下方脂肪最高处的腹直肌内；患者自己能看见并且能触及，操作起来比较方便；但要远离瘢痕、褶皱、皮肤凹陷、骨隆突处；患者坐、立、躺、弯腰、行走、左右倾斜均感到舒适；周围皮肤无皱褶。

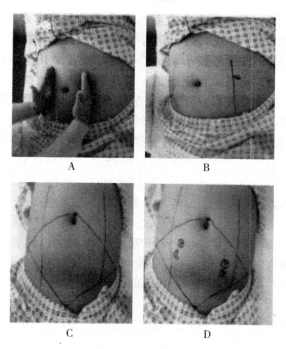

图21-18　造口定位

A. 找腹直肌；B. 标腹直肌；C. 标菱形区；D. 综合分析避开瘢痕处，方便患者操作

二、造口相关的疾病及造口种类

（一）常见疾病

1. 结直肠恶性肿瘤　低位直肠癌、结直肠吻合口瘘、直肠癌姑息性切除。

2. 炎症性肠病　顽固性溃疡性结肠炎、中毒性结肠炎、中毒性巨结肠、持续结肠大出血、不典型增生和癌变、因缩窄致急性结肠梗阻。

3. 肠梗阻　梗阻病变复杂，解除病因困难，或患者全身情况差，不允许行复杂手术，多用于急性结肠梗阻。

4. 大肠穿孔　左半结肠穿孔、穿孔大、腹腔污染严重。

5. 家族性腺瘤性息肉病　全结肠切除预防性造口。

6. 先天性疾病　高位直肠肛门闭锁、巨结肠中病变部位肠段太长。

7. 新生儿坏死性小肠结肠炎　病变范围大、患儿全身情况差。

8. 膀胱癌　肿瘤较大、非全膀胱切除不能达到根治目的、反复复发的高度恶性肿瘤、肿瘤侵犯两侧输尿管开口、肿瘤发生于膀胱颈和后尿道。

（二）造口种类

1. 结肠造口　包括乙状结肠造口和横结肠造口。

（1）乙状结肠造口：是最常见的造口手术，以乙状结肠单腔造口为多见，是永久性造口。单腔造口是把肠道切断，近端拉出腹腔，在腹壁上缝合形成一个末端功能性单腔造口。造口位于左下腹，脐与左侧髂前上棘连线的内1/3处，左侧腹直肌下端。理想的乙状结肠造口为圆形，造口直径为2～3cm，开口位于圆心，黏膜高出皮肤0.5～1cm，造口有活动余地，黏膜颜色为红色，似口唇，黏膜湿润有光泽，与周围皮肤紧密愈合。乙状结肠造口排泄物为软便或成形大便，便于护理，有异味。皮肤并发症少，晚期并发症多见。部分患者术后有便意感，可灌洗。

（2）横结肠造口：横结肠袢式（双腔）造口是暂时性造口。袢式造口是腹部做一切口，整段肠袢被拉出腹腔，用支撑棒做支撑预防肠管回缩，并沿肠管行横切，使近端形成一个具有排泄功能的开口，远段则没有排泄功能，造口外观仍为一个肠造口。造口位置选在右上腹以脐部和肋缘分别做一水平线，两线之间腹直肌处。理想的横结肠袢式造口为椭圆形，造口双腔开口在同一水平面，均高出皮肤，尤其造口近端开口需高出皮肤1～2cm，造口有活动余地，黏膜颜色为红色，似口唇，黏膜湿润有光泽，与周围皮肤紧密愈合。横结肠袢式造口排泄物为稀便或软便，一般无异味。排泄物量偏多。对皮肤有刺激性，容易发生造口周围皮炎。因横结肠肠管粗，双腔造口黏膜体积大，造口直径大。造口位于上腹部，容易影响衣服的穿戴，隐蔽性差，体位改变时周围皮肤容易出现皱褶，造口袋粘贴有困难，造口袋使用时间短，渗漏现象明显。有些患者造口偏大，需用特殊底板造口袋，如大口径的底板。

2. 回肠造口　回肠造口以回肠袢式（双腔）造口为多见，回肠袢式造口是暂时性造口。造口位于右下腹，脐与右侧髂前上棘连线的内1/3处，右侧腹直肌下端。理想的回肠袢式造口为椭圆形，造口双腔开口在同一水平面，均高出皮肤，尤其造口近端开口需高出皮肤1～2cm，造口有活动余地，黏膜颜色为红色，似口唇，黏膜湿润有光泽，与周围皮肤紧密愈合。回肠袢式造口排泄物为水便或稀便，无异味。排泄物量多，排泄物中含有大量消化酶，对周围皮肤有腐蚀作用，容易发生皮炎。回肠肠管细，造口小，同样是袢式造口，回肠袢式造口比横结肠袢式造口护理方便。

三、造口术前护理

（一）造口术前评估

1. 生活自理能力　患者术前的生活自理能力好坏，直接决定患者术后的自我护理能力。生活自理能力强的患者，术后能很快学会自我护理，他们希望自己能尽快掌握造口护理方法，减少对他人的麻烦。生活自理能力差的患者，依赖性比较强，往往需要有人帮助护理造口，因此对此类患者应帮助确定护理人选，以便对其进行指导。

2. 视力　患者的视力好坏影响造口袋的更换和观察。对视力差者，术后可选择透明的造口袋，以便观察排泄物的情况和造口袋的粘贴，底板可选择固定规格裁剪好的或事先有家人准备若干个裁剪好的底板，底板的内圈可稍偏大。

3. 手的功能　患者手指功能是否健全、手的灵活性，将直接影响自我护理。造口护理需要手的配合，术前了解患者是否有影响手的功能的疾病，如卒中后肢体偏瘫、强制性关节炎、帕金森病、外伤后遗症等。对手灵活性差的患者，可选择使用相对简单的一件式造口袋，开口式造口袋的夹子比较灵活，方便操作。

4. 体型　患者的特殊体型对自我护理有一定的影响，尤其是肥胖者，膨隆的腹部易挡住患者的视线，对这类患者术前定位时要注意，造口位置应偏上，定在腹部最膨隆的地方，患者能自己看见自己的造口，便于自我护理。

5. 皮肤情况　目前使用的造口袋以粘贴式为主，要使造口袋粘贴牢靠，使用时间长，造口周围的皮肤是否平整（如皮肤褶皱、瘢痕等），是否完整（如破损等），有无全身性皮肤病（如银屑病、过敏性皮炎）。选择平整的皮肤，有全身性皮肤病时可转诊给皮肤科医生，协助治疗。过敏性体质患者应术前做皮肤贴布试验（通过在皮肤上贴常规使用的造口袋底板来确认过敏、临时刺激、剥离反应的皮肤检查方法）。可在患者腹部贴 1 块 $2cm \times 2cm$ 大小的造口底板，48h 后剥离，并在刚刚剥离后、1h 后、24h 后的 3 个时段进行判断。皮肤贴布试验的结果判定：刚刚剥离后、1h 后、24h 后均无皮肤变化者为阴性；刚刚剥离后发红，1h 后消失则为剥离反应阳性；刚刚剥离后、1h 后发红，24h 后消失则为一时性刺激；刚刚剥离后、1h 后、24h 后不消失或严重则为变态反应。实施皮肤贴布试验时的注意事项是禁止洗澡，禁止剧烈体力活动，以免过度出汗。剥离反应阳性和一时性刺激可谨慎使用原产品底板，变态反应时应更换造口袋的品牌，继续行皮肤贴布试验。

6. 教育水平或程度　患者接受的教育不同，术后对康复的要求有差异，在康复指导中的接受能力也不同。对教育程度高者，要想到各个细小的环节，预计今后可能出现的问题，可用文字性的材料来补充指导内容。对教育程度低，尤其老年患者要用最简便的方法来指导造口护理，使患者便于掌握。

7. 文化背景　患者的文化背景不同会有不同的生活习惯，尤其是少数民族患者，要充分尊重个人信仰和风俗习惯，如印度人喜欢将造口定在左边，伊斯兰教徒认为腰围以上是清洁的，腰围以下是脏的，造口应定在腰围以下。

8. 职业特点　对于年轻患者要考虑到患者术后的康复和回归社会，尊重其社会角色，根据其职业特点选择合适的造口位置。

9. 家庭　如果患者术前生活不能自理、视力障碍、手功能障碍、过度肥胖，术前应确定一名家庭成员作为其造口护理的支持者，负责其术后的造口护理。让患者自己决定由谁做其护理者，对确定者进行指导。只要有可能，一个近亲如配偶、父母或子女在术前和术后的护理阶段能够陪伴在患者左右都是十分重要的。他们对患者而言是一个重要的资源，对患者造口术后能否适应并重拾生活的信心将起决定性作用。

（二）心理护理

造口术后失去了对排便的控制，这种失控严重影响到患者的自尊心，尽管这种影响的程度还取决于文化背景的教养。当一个人获得了对大小便的控制能力和自主能力后就进入了充分自信时期。失去了大小便的自主能力后就会觉得羞耻和不自信。所以一旦患者知道其将接受造口手术时，会产生不同程度的心理创伤。术前应安排造口治疗师与患者进行必要和充分的沟通，使其在良好的状态下接受手术。

（三）造口术前定位

1. 术前定位的目的

（1）便于自我护理：只要患者生活能自理，造口护理最终要由患者自己承担，永久性造口患者更是如此。造口位置要方便患者自我护理，如果患者无法直接看到自己的造口，自我护理将无法实现。

（2）便于造口用品使用：由于肠造口处没有括约肌，患者术后无法控制粪便的排放，临床上用造口袋来收集粪便，达到人为管理排泄物目的。尤其回肠造口者需长期使用造口用品，选择一个合适的位置能便于造口用品的使用，延长造口袋的使用时间，减少费用，减轻患者经济负担。

（3）预防并发症的发生：永久性造口随着造口术后时间的延长，造口并发症发生率会上升，其中造口旁疝、造口脱垂等与造口位置有关的并发症更为明显，选择合适的造口位置可预防并发症的发生。

（4）尊重患者生活习惯：造口不应该改变患者的生活习惯，造口者最终要像正常人一样生活，回归社会，术前定位应尊重患者利益，在不影响治疗的前提下，以患者需要而定位。

2. 定位的依据　肠造口的位置依据疾病、手术方式、患者个体差异而决定。疾病不同、手术方式不同、造口位置不同；疾病相同、手术方式不同、造口位置不同。造口治疗师应对患者情况有充分的了解，明确治疗方案，有的放矢地定位。患者个体差异如性别、身高、体型、手术次数、文化背景、职业等，决定选择造口位置有差异。造口位置应因人而异，合适为准。

3. 标准造口位置的选取原则

（1）患者看清楚造口：患者取不同体位时都能看清楚造口，尤其是半卧位、坐位、站立位。造口作为患者身体的一个部分，需每天呵护它，假如肥胖的患者造口位置太低，腹部脂肪挡住视线，患者就无法看到造口。即便患者术后体力恢复，生活基本自理，患者仍无法自我护理造口。造口护理问题将困扰患者，造口护理的任务靠家人来完成，对永久性造口患者而言，给家庭增加了负担。假如患者借助镜子看清自己造口后再护理，自我护理的难度大。总之，患者看清楚造口是参与自我护理的关键。

（2）造口周围皮肤平整：造口位于平整皮肤中，皮肤健康，无凹陷、瘢痕、皱褶、骨性突起。造口处排泄物收集方式是粘贴造口袋，造口袋通过有黏性的底板，能较长时间地固定于身体的同一位置。皮肤不健康，有脱屑、感染等，底板黏性受影响。皮肤不平整，底板不能紧贴皮肤，粪水易渗漏。避开不健康和不平整的皮肤是延长造口袋使用时间的关键。

（3）造口位于腹直肌处：造口开口于何处更为合适、科学，应该着眼于手术后并发症的预防。造口是人为在腹壁上开一个口，它形成了一个腹壁薄弱处，随着术后时间的延长，再加上因有腹内压增高的情况，如慢性咳嗽（慢性支气管炎）、排尿困难（如包茎、前列腺肥大、膀胱结石等）、重体力劳动、经常抬举重物、腹水等，年龄增长腹部肌肉薄弱，腹腔内活动度大的内脏如小肠、大网膜通过造口的薄弱处突向体外，形成造口旁疝。造口旁疝是造口常见并发症之一，随着患者生存期的延长，造口旁疝的发生率有上升趋势，造口开口于腹直肌处可预防造口旁疝的发生。

腹直肌位于腹前壁正中线的两旁，居腹直肌鞘中，为上宽下窄的带形腹肌，起自耻骨联合和耻骨嵴，肌束向上止于胸骨剑突和第 5~7 肋软骨的前面。腹直肌与深层的腹外斜肌、腹内斜肌、腹横肌共同组成腹前外侧肌群，它的作用是保护腹腔脏器及维持腹内压，保护腹腔脏器位置的固定。造口位于腹直肌处使造口平时处于微微关闭状态，可预防造口脱垂、外界异物进入造口。

（4）不影响患者生活习惯：生活中每个人穿戴衣服习惯不一样，男性的裤腰带往往扎在平脐或脐以下，女性的裤腰带扎在脐上。肥胖者喜欢宽松的衣服，瘦者喜欢穿紧身衣服。体力劳动者经常弯腰，造口位置宜低一点；久坐者造口位置宜高一点；上肢功能不全或丧失者的造口位置应适合患者的需要；脊柱侧凸者的造口位置应在凸侧；坐轮椅者的造口位置宜高一点，以便患者能看到造口，二胡演奏员造口宜放在右下腹。造口不影响系腰带，以裤腰带下方为最适宜。定位时应尊重患者的要求，以不改变患者的生活习惯为度。

4. 术前定位的意义

（1）不同体位皮肤皱褶的差异：人在平卧位时腹部皮肤皱褶最少，有些其他体位会出现的皱褶，在平卧时不一定出现。术前定位时造口治疗师可让患者改变体位，仔细观察腹部皮肤情况，避免造口在皮肤皱褶处。坐位、弯腰时腹部皮肤皱褶最多，平卧位时认为最理想的造口位置皮肤区域，不等于其他体位时该皮肤区域平整。

（2）开腹后解剖结构改变：传统的造口位置是在术中确定的，当腹腔打开后，腹部的解剖结构发生改变，术中造口理想位置与关闭腹腔后造口位置差异比较大，术中皮肤暴露有限，造口与切口、切口与底板的关系都难以确定。

（3）可避免术中与造口者交流障碍：若手术用全身麻醉，麻醉后患者意识完全丧失，操作者无法听取患者对造口位置的要求。一切都盲目进行，一旦手术结束，造口位置不易更改，不良的造口位置将长期影响患者生活。

5. 定位方法

（1）预计造口位置：术前洗澡后，患者取平卧位，暴露腹部皮肤。回肠造口或横结肠造口时操作者站在患者右侧，乙状结肠造口时操作者站在患者左侧。腹部造口位置区域为脐向左、右髂前上棘划连线，再由左、右髂前上棘向耻骨划连线联合形成的菱形区为最佳造口位置区。以乙状结肠造口为例，操作者用右手示指和拇指，示指放于脐与左髂前上棘连线上，左手示指放于左髂前上棘，拇指也放于脐与左髂前上棘连线上，将脐与左髂前上棘连线三等份，取脐与髂前上棘连线中上 1/3 交界处为预计造口位置。

预计造口位置可适合任何患者，但是预计造口位置不等同于实际造口位置。预计造口位置因人而异，经过调整后才是实际造口位置。

（2）实际造口位置：确定预计造口位置后，操作者右手放于患者背后，协助患者抬头看自己脚尖。操作者左手放于预计造口位置处，能摸到一条纵形收缩肌肉，该肌肉即为腹直肌。确定预计造口位置在腹直肌上后，用一个直径为 2.0cm 的圆形红色粘贴纸，贴于预计造口处，这个红色粘贴纸假设为造口。再让患者取半卧位、坐位、站立位、下蹲位等不同体位观察自己的造口，以能看清楚造口为原则。操作者此时要观察造口与不同体位的关系，调整粘贴纸的位置。为了明确造口与周围皮肤、解剖标志之间关系，用10cm×10cm 造口底板模型观察底板与脐、切口、皮肤皱褶、髂前上棘、腰带的关系。在观察过程中上下左右调整粘贴纸的位置。确定造口位置后再让患者平卧抬头看脚尖，进一步明确调整后造口与腹直肌的关系。如造口仍在腹直肌处，粘贴纸的位置即为实际造口位置。如造口不在腹直肌上，造口位置还需调整。

（3）造口标记：造口位置确定后，用耐擦、耐水的油性记号笔描出粘贴纸的形状，撕去粘贴纸，记号笔涂抹粘贴纸圆形，再用皮肤保护膜喷洒在圆形标记处，以确保圆形标记术前保留完好，术中使用时圆形完整、清晰。单纯用记号笔标记造口位置，如果患者还需术前洗澡，或者术中皮肤消毒后，造口位置标记有可能颜色变浅，甚至标记不清楚。使用皮肤保护膜后，局部防水达72h，常规洗澡、清洗时记号笔标记都不会受影响，标记后24h内使用图形清晰。此方法简单、实用、无痛苦。定位后需记录在病历和护理病历内。

6. 造口定位的注意点

（1）造口定位应在肠道准备之前，因为排空粪便后会使患者腹部的外形发生变化。

（2）造口定位一般由造口治疗师或有经验的护士执行，定位前应主动向医生了解患者病情，了解患者和家人对疾病治疗和转归掌握程度。确定造口位置是患者、造口治疗师、医生之间紧密合作的过程，有任何违背常规原则的位置标记都要记录在患者的病历中，这样做可以使参与者都知道偏差的原因。如果因为外科手术的原因不能满足患者造口位置的需求时，应该向患者解释清楚。

（3）造口应避开陈旧的瘢痕、皮肤皱褶、脐、腰部、髂骨、耻骨、手术切口、肋骨、腹直肌外、慢性皮肤病、现有疝的部位。

（4）坐轮椅、安装义肢的患者，需按日常生活需要坐在轮椅或穿戴义肢后再定位。

（5）在急诊手术或剖腹探查手术时，造口的位置要方便手术者操作，可同时定2个或2个以上的位置，手术者视术中情况选择，避免术中盲目定位，也避免术前所定的位置给手术者术中操作带来难度。

（6）患者需同时做肠造口和尿路造口时，两个造口位置不应在同一平面上。在右侧腹直肌处尿路造口应该略高；在左侧腹直肌处肠造口稍低一点，两个造口之间留有底板粘贴的空间。回肠和结肠双造口时，回肠造口应偏上。

（7）肥胖患者脂肪组织容易形成皱褶，不易发现造口，因此肥胖患者的腹部造口定于腹部隆起之上，但不能放在最隆起处，以方便患者能够看见造口。

（8）造口位置确定后，患者可试戴造口袋。造口治疗师将患者选择的造口袋按常规更换造口袋方法示范给患者和家人看，造口袋贴于实际造口位置。造口袋内装有100ml的清水，以增加患者对造口真实感。24h后造口治疗师了解患者对造口的感受，并适当调整造口位置。

四、造口术后护理

造口术后评估：造口患者术后，除了常规护理外还需要评估造口的功能及周围皮肤情况，评估造口一般在术后24h内进行。

1. 造口的颜色　造口颜色即为正常肠黏膜的颜色，呈红色或粉红色，表面光滑且湿润，黏膜富有弹性，当造口黏膜苍白、暗红色、黑色，应进一步观察。如果患者术前肠镜检查提示有结肠黑变病，行结肠造口后造口黏膜为黑色。术后14d内黏膜水肿是正常现象，造口变得肿胀、发亮、呈半透明，水肿一般自然消退。

2. 造口形状及大小　回肠单腔造口圆形、大小为1.5～2.0cm；回肠袢式造口椭圆形、短轴为1.5～2.0cm、长轴为2.0～3.0cm；乙状结肠单腔造口圆形、大小为2.0～3.0cm；横结肠袢式造口椭圆形、短轴为 2.0~3.0cm、长轴为 3.0~4.0cm。造口底板的裁剪应根据造口大小和形状来决定，造口的大小用底板测量板测量造口的基底部，圆形测直径、椭圆形测长轴和短轴、不规则图形时用图形表示。造口大小在术后 4~8 周内会有所变化。袢式造口支撑棒去除后应重新评估。

3. 造口高度　造口高度记录为突出、平坦、回缩、脱垂等。乙状结肠造口高出皮肤0.5~1.0cm；回肠造口高出皮肤 1~2cm；横结肠造口高出皮肤 1~2cm。适宜的造口高度便于造口袋的粘贴，可预防排泄物对造口边缘皮肤的刺激。造口回缩，贴上造口袋后，其开口处与造口底板齐平，排泄物易渗漏到底板下，排泄物刺激皮肤，造成皮肤损伤。造口脱垂，黏膜外露过多，造口底板对黏膜的摩擦，易引起黏膜的糜烂和坏死。

4. 造口位置　造口位于右上腹、右下腹、左上腹、左下腹、中上腹、脐部、切口上等。

5. 造口类型　根据手术记录确认造口类型，乙状结肠单腔造口、回肠单腔造口、回肠袢式造口、横结肠袢式造口等。

6. 造口周围皮肤　造口黏膜与周围皮肤经缝合后，皮肤与黏膜紧密愈合。外露缝线术后 7~10d 拆除。周围皮肤应健康、完整，是正常皮肤。对毛发稠密的患者，粘贴造口袋前应将毛发剪除。

7. 造口功能　回肠造口术后 24h 内恢复功能，术后早期会排出大量小肠液，排出液量可达 2~3L。当排出液量大于 1 000ml 时称为高排量造口，此时应监测患者水电平衡。术后2~8 周小肠分泌物会下降到 500~800ml/d，患者进食后可补充纤维素达到每天最大排出量不超过1L。结肠造口 2~3d 恢复，先排气后排便。早期时液体状，随着时间的推移，肠道吸收逐渐增加，排出量减少，大便性质变得更黏稠。远段结肠造口比近端结肠造口的排出量黏稠且量少。

五、造口术后常见护理问题

（一）粪水性皮肤炎

1. 相关因素　①造口位置不理想。②回肠造口平坦或回缩导致没有一个适当的乳头突起。③底板内圈裁剪不合适。④底板粘贴后过早改变体位。⑤底板粘贴时间过长。⑥回肠流出液中蛋白酶的腐蚀作用。⑦结肠造口粪便中的高浓度细菌。

2. 临床表现　①造口周围粪水经常接触处皮肤发红。②表皮破溃、渗液明显。③疼痛。④造口袋渗漏。

3. 护理措施

（1）提倡造口术前定位，选择理想的造口位置，避免造口周围皮肤不平引起粪水的渗漏。

（2）理想的造口黏膜能高出皮肤，尤其回肠造口者。对造口回缩者可选择凸面底板，以抬高造口基地便于排泄物的收集，减少渗漏现象。

（3）底板内圈的大小应合适，一般直径大于造口 1~2mm，内圈过大使造口周围的皮肤外露，外露皮肤易受粪水刺激。可常规使用防漏膏，尤其是回肠造口者，可弥补内圈过大的不足。

（4）对造口平坦后周围皮肤不平者，造口袋粘贴后应保持体位不变 10~15min，并用自己的手轻轻地按压在底板处，使其在体温的作用下与皮肤粘贴地更牢，避免因体位的改变而使底板内圈与皮肤分离，粪水即刻渗漏至皮肤。

（5）造口底板使用时间不宜超过7d。

（二）过敏性皮肤炎

1. 相关因素　对肠造口用品内各类成分过敏，包括底板、造口袋、防漏膏、护肤粉、夹子、腰带、皮肤清洗剂等，其中造口底板过敏者最多见。

2. 临床表现　身体局部接触某种致敏物质后，表现为皮肤红斑及水疱，皮疹的部位仅限于过敏源接触部位。自觉症状包括局部皮肤瘙痒及烧灼感。

3. 护理措施

（1）询问过敏史，并明确过敏源。

（2）更换造口用品的品牌。

（3）局部可外涂类固醇药物，在粘贴底板前将皮肤清洗干净，然后涂类固醇软膏，保留15～20min，再用清水洗干净，擦干后贴袋。

（4）必要时口服抗组胺药物可缓解瘙痒症状。

（5）严重过敏者或治疗无效者应转诊皮肤科。

（三）毛囊炎

1. 相关因素　①毛发稠密。②更换底板时，粘贴部位的毛发被底板黏胶连根拔起。③毛发未能完全拔起，但毛发根部被松动，细菌易侵入。④夏季，底板粘贴时间过长。

2. 临床表现　毛囊损伤，受金黄色葡萄球菌感染所致，毛囊周围点状红斑脓疱。

3. 护理措施

（1）用剪刀剪除或电动刀剃除毛发。

（2）底板粘贴时间不宜过长，一般不超过7d。

（3）毛发不要用手拔除，也不宜使用一般剃刀或脱毛剂，因为一般剃刀可造成皮肤上的微小擦伤，易在擦伤的基础上并发感染，脱毛剂可引起变态反应。

（4）严重感染者需进行细菌培养和药物敏感性试验。

（四）造口处肿瘤

1. 相关因素　①大肠多源发癌。②肿瘤转移。③溃疡性结肠炎、家族性腺瘤性息肉病等引起的造口皮肤与黏膜交界处的肿瘤。

2. 临床表现　①造口旁逐渐肿大。②造口部疼痛。③出血。④溃疡。⑤严重者伴有造口狭窄。

3. 护理措施

（1）使用质地软的底板，建议使用一件式造口袋。

（2）造口处出血时，用纱布压迫止血，止血后涂洒护肤粉。

（3）减少底板的更换次数，以防损伤出血。

（4）建议使用带有碳片的造口袋，可减轻肿瘤坏死的臭味。

（5）治疗前行组织学检查。

（6）放射线照射可使肿瘤变少，减轻局部症状。

（7）肿瘤严重阻塞者，可行造口重建手术。

（五）造口周围静脉曲张

1. 相关因素 ①肝病患者门静脉高压通过肠系膜静脉丛和腹壁静脉丛的各级高压静脉丛之间的相互作用形成，进行肠造口术后，并发造口旁门—体静脉分流，分流发生在肠系膜静脉与腹壁静脉之间，形成造口旁静脉曲张。②大便干结，摩擦刺激。③剧烈活动。常见肝硬化、结肠肿瘤肝转移者。

2. 临床表现 无痛性皮肤黏膜交界处反复出血，造口周围静脉的曲张和造口黏膜增大，皮肤呈紫蓝色，黏膜颜色暗红。

3. 护理措施

（1）出血时让患者平卧可减低门脉压力，减轻出血。

（2）用蘸有0.1%肾上腺素溶液的纱布按压出血点。

（3）保持大便通畅，减少摩擦刺激。

（4）更换或清洗造口袋时动作要轻柔，最大限度地减少创伤。

（5）避免使用硬质底板，底板内圈的直径应偏大，减少黏膜蠕动时的摩擦。

（6）避免剧烈活动，减少长时间的站立。

（7）内科保肝治疗。

（8）严重出血者可选择手术，如门体静脉分流术、造口移位术等。

（六）造口旁疝

1. 相关因素 ①造口位于腹直肌外。②腹壁筋膜开口太大。③腹壁肌肉薄弱，如肥胖、老年、营养不良、多次手术等患者。④持续腹内压增高，如慢性咳嗽、经常抬举重物、尿路梗阻、便秘等。

2. 临床表现 ①造口周围不适或胀痛。②造口旁有肿块。③肿块在站立时出现，平卧时肿块可消失或缩小。④用手按肿块并嘱患者咳嗽有膨胀性冲击感。⑤可扪及造口旁缺损。

3. 护理措施

（1）永久性造口患者应定时自查造口两侧腹部是否对称。

（2）使用造口腹带的注意事项：下床前佩戴使用；腹带先垫于腰部；造口袋从造口圈开口处拖出；腹带的松紧以不影响呼吸为佳；腹带过紧，患者感觉胸闷时，可平卧将腹带松动；佩戴腹带前尽可能使旁疝完全还纳；因腹部有压迫感，故进食及餐后1h内可暂时去掉腹带，以减少患者的不适感。

（3）腹部松弛者术后应预防性使用造口腹带：加强腹肌锻炼嘱患者均匀地做收缩腹肌动作，随着呼吸，吸气时收紧腹肌，然后稍停顿，呼气时放松腹肌。每一个动作要慢，2次/d，每次30min。平时注意收腹。

（4）控制慢性咳嗽，当咳嗽时，要嘱患者用手按压造口处，减轻咳嗽时腹壁的震动。

（5）避免肥胖和过度消瘦。

（6）限制剧烈活动及抬举重物。

（7）解除尿路梗阻及保持大便通畅。

（8）发生造口旁疝后造口灌洗者应停止灌洗。

（9）凡有嵌顿、绞窄、梗阻、穿孔者，应手术治疗。

（七）造口狭窄

1. 相关因素　①手术时皮肤或腹壁内肌肉层开口太小。②造口术后黏膜缺血、坏死、回缩、皮肤粘膜分离后肉芽组织增生，瘢痕收缩。③局部肿瘤复发。④二期愈合后瘢痕组织收缩。

2. 临床表现　①肠腔或造口腔的缩窄或紧缩，狭窄可发生在皮肤或筋膜水平。浅度狭窄者外观皮肤因开口缩小而看不见黏膜；深度狭窄者外观看起来像正常。②指检时肠管周围组织紧缩，手指难于进入。③造口狭窄时排泄物排空不畅、粪便变细、严重者有部分肠梗阻症状。

3. 护理措施

（1）用充分润滑的手指仔细探查。

（2）小指能通过者可采用手指扩张法：戴手套后小指涂液状石蜡，轻轻插入造口内，插入深度为 2～3cm，保留 5～10min，每天 1 次。手指扩张时避免出血、疼痛。忌用锐器扩张。

（3）饮食上少食粗纤维食物，保持大便通畅。

（4）造口狭窄合并肠梗阻时，应禁食后急诊就医。

（5）对黏膜缺血、坏死、回缩、皮肤黏膜分离者术后应定时随访，可行预防性造口扩张，每次换造口袋时扩张一次。

（6）当小指无法通过时，可考虑手术治疗。

（八）造口回缩

1. 相关因素　①造口黏膜缺血性坏死后，坏死黏膜脱落肠管回缩。②肠管游离不充分，外翻肠管长度不够。③造口处缝线固定不牢或缝线过早脱落。④袢式造口支撑棒过早拔除。⑤术后体重猛增，造口周围脂肪组织过多。

2. 临床表现　造口开口平齐或低于造口周围皮肤水平，当粪便稀软时，尤其是回肠造口者，容易引起排泄物渗漏，导致造口周围皮肤损伤。

3. 护理措施

（1）回肠造口回缩者可选用凸面底板加腰带固定，以抬高造口基底部，使黏膜被动抬高。

（2）皮肤损伤者用皮肤保护膜、护肤粉、防漏膏，保护皮肤不受排泄物的刺激。

（3）结肠回缩者可选用灌洗的方法。

（4）过度肥胖者可减轻体重。

（5）必要时手指扩张预防造口狭窄的发生。

（九）造口水肿

1. 相关因素　①腹壁及皮肤开口过小。②腹带过紧。③腹壁没有按层次缝合。④支撑棒压力过大。⑤低蛋白血症。⑥造口袋底板内圈裁剪过小。

2. 临床表现　①组织静脉回流障碍，引起细胞组织间隙渗出。②造口肿大、淡粉红色、半透明、质地结实。③回肠造口水肿会出现肠液分泌过多。④结肠造口水肿会出现便秘。

3. 护理措施

（1）术后轻度水肿时注意卧床休息即可。

（2）严重水肿用50%硫酸镁溶液或3%氯化钠溶液湿敷，改用二件式造口袋，每天3次湿敷。

（3）术后早期造口袋底板的内圈要稍大。

（4）腹带使用时不宜过紧，造口不能完全扎在腹带内。

（5）更换造口袋时常规检查支撑棒的情况。

（6）密切观察黏膜的颜色，避免缺血坏死。

（十）造口皮肤黏膜分离

1. 相关因素　①造口黏膜的缺血坏死。②造口黏膜缝线脱落。③腹内压过高。④伤口感染。⑤营养不良。⑥糖尿病。⑦长期服用类固醇药物。

2. 临床表现　①造口黏膜与腹壁皮肤的缝合处的组织愈合不良，使皮肤与黏膜分离形成伤口。②根据分离的程度可分为部分分离和完全分离。③根据分离的深浅分为浅层分离和深层分离。④当完全深层分离时可出现腹膜炎症状。

3. 护理措施

（1）清洗伤口后，评估伤口。

（2）逐步去除黄色腐肉和坏死组织。

（3）部分、浅层分离，擦干创面后洒护肤粉，再涂防漏膏后贴造口袋。

（4）完全、深层分离，伤口用藻酸盐敷料充填伤口，再用防漏膏或水胶体敷料覆盖伤口，贴造口袋。

（5）完全分离合并造口回缩者，选用凸面底板加腹带固定。

（6）避免腹内压增高。

（7）饮食和药物控制血糖，并监测血糖的变化。

（8）造口底板一般每2d更换1次，渗液多者需每天更换1次。

（9）皮肤黏膜分离处愈合后，指导定期手指扩张，预防造口狭窄。

（十一）造口脱垂

1. 相关因素　①腹壁肌肉薄弱。②腹壁肌层开口过大。③腹部长期用力，造成腹内压过大。④结肠太松弛。

2. 临床表现　①肠管全层经造口处突出体外，突出长度不等。②单腔造口和袢式造口均可发生，以袢式造口多见。③突出的肠管黏膜可出现水肿、出血、溃疡、嵌顿等症状。

3. 护理措施

（1）选择一件式造口袋，口袋的大小以能容纳脱垂的肠管为准。

（2）底板内圈裁剪合适，其大小以突出肠管最大的直径为准。

（3）对结肠造口者，排泄物排空时可用腹带或束裤加以支持固定。

（4）教会患者自行回纳脱垂的肠管，嘱患者戴手套，平卧放松，用生理盐水纱布盖在造口黏膜部位，顺势缓慢将造口推回腹腔内。

（5）避免剧烈活动。

（6）脱垂的黏膜有糜烂、坏死或脱垂伴旁疝时，应选择手术治疗。

六、造口灌洗

造口灌洗，将定量的温水经造口注入结肠，通过结肠反射性收缩，将粪便和液体从造口排出的操作过程。造口灌洗的目的是使造口者在两次灌洗间隙期之间没有粪便和气体排出。造口术后，因为不能控制粪便排出，给患者的生活带来诸多不便，造口灌洗可以人为地控制粪便的排出，已被部分患者和医护人员接受。造口灌洗的优点：能人为控制排便；减少肠造口异味；减少造口用品的费用；灌洗后排气少；皮肤并发症少；自我感觉良好，心理问题少。造口灌洗的缺点：操作耗时，需要 45～60min；需要在单独的盥洗室内进行。

（一）概述

1. 造口灌洗选择与要求　永久性乙状结肠单腔造口者最适合造口灌洗；其次是对造口用品过敏或造口位置不当，不适合用造口袋者；大便排空没有规律者；造口者需肠道准备者。要求本人有愿望进行灌洗、精神正常、生活能自理、有单独卫生间。

2. 不宜行造口灌洗　有以下情况不宜行造口灌洗：①有并发症的患者，如狭窄、旁疝、脱垂。②肠道炎性疾病。③暂时性造口和双腔造口者。④结肠中残余肿瘤者。⑤精神不健全者。⑥生活不能自理者。⑦结肠憩室者。

3. 造口灌洗专用设施及物品　①储水的容器，带有一个可控的阀门的轮子。②圆锥体灌洗头。③集粪袋。④腰带。⑤固定环。⑥夹子。

（二）操作步骤及护理措施

（1）将水袋、导管、灌洗头等安装好。

（2）关闭控制阀。

（3）用约 38℃ 的温水 500～1 200ml，水的量根据个人各不相同，以患者可以控制为准。

（4）水袋用挂钩悬吊在与头水平的高度，不管患者是坐位还是立位。

（5）取下造口袋，腰带固定集粪袋，集粪袋末端放在马桶内。

（6）用手指涂液状石蜡后插入造口内，再将灌洗头涂液状石蜡排尽空气后放入造口内。一手打开控制阀，另一手将灌洗头固定在造口处。

（7）液体灌入的时间为 5min，水灌完后，灌洗头按压片刻，腹痛明显时将灌洗头拿走。

（8）5～10min 后粪便第 1 次排出，量多。再过 10～15min 后第 2 次排出，至有气体排出。灌洗全过程约 40～60min。

（9）灌洗完后，用清水冲洗集粪袋，卸下腰带和集粪袋。粘贴造口袋。

（三）注意事项

（1）第 1 周灌洗每天要进行，灌洗后用造口袋。

（2）操作适应过程需 3 个月。

（3）有便秘习惯者，可每 2d 灌洗 1 次。

（4）灌洗效果不满意，24h 内不要重复进行。

（5）灌洗应定时进行。

（6）放入造口器具前，用手指插入造口，既可扩张造口，又可指示器具插入的方向。

（7）患者处于脱水状态，灌洗液会自结肠吸收，应增加灌洗液。

（8）有肠绞痛，肠痉挛时暂停灌洗，缓解后再灌。

（9）使用控制阀使液体灌入速度先慢后快。

（10）温度太热易烫伤，太冷有腹痛。

（11）一般用温水，禁用肥皂水，体弱者用生理盐水。

（12）进水量。右下腹饱胀不适；两次灌洗之间无粪便排出。长期灌洗者进水量800ml/次，不超过1200ml。

（13）造口患者灌洗。祥式造口可先近端后远端；或先造口后原肛门。单腔造口可口服泻药。

七、康复与健康教育

（一）造口护理指导步骤

1. 术后1~2d　①观察和评估造口及周围皮肤。②排放排泄物或更换造口袋。③指导患者及家人观看换袋过程。

2. 术后3~4d　①指导患者及家人观看换袋过程。②鼓励患者观看和触摸造口。

3. 术后5~8d　①指导患者及家人参与换袋过程。②介绍防止造口袋渗漏的方法。

4. 术后9~10d　①评估患者及家人换袋技能，并给予纠正。②提供生活指导。③为患者选择造口用品提供专业意见。

（二）造口袋更换方法

撕除底板→清洁皮肤及造口→评估造口及皮肤→测量造口大小→裁剪底板→抹干皮肤→洒护肤粉→涂防漏膏→撕粘贴纸→贴底板→扣造口袋→夹夹子。

患者希望家人能参与造口护理。所以我们建议在患者学习造口知识并受训时，患者的家人应该观看并参加造口更换的操作。调查证明，出院后那些对造口护理技术掌握很好的患者，往往是那些得到家人无限支持者。而要给患者这样的支持，家人也必须掌握造口护理相关的知识。

（三）造口术后的生活指导

肠造口手术后患者将面临新的排便方式，大部分患者术后早期会不习惯，甚至产生困惑。他们需要更多的专业指导，以帮助他们尽快恢复正常人一样的生活。

1. 衣着　患者术后避免穿紧身衣，以免压迫造口黏膜，引起黏膜的损伤及排泄物的排出。腰带不宜扎在造口上，建议穿高腰、宽松的衣裤或背带裤。

2. 饮食　造口术后患者的胃肠道消化吸收功能是健全的，所以患者手术前可以吃的东西术后一样可以吃。如果患者伴有糖尿病、肾病、痛风、胃病、心血管疾病等需要特别注意限制饮食外，造口术后平时饮食只要略加注意就可以。在正常饮食的基础上应注意以下几点。

（1）注意饮食卫生：选择新鲜食品，忌油腻，防止发生腹泻时给造口护理带来不便。

（2）定量进食：防止暴饮暴食，粪便量与进食量有一定关系。

（3）少进易产气的食物：进食易产气的食品后，肠道产气过多，气体在造口袋内积聚会使造口袋膨胀而影响患者的外表形象，与他人一起时，造口排气的响声会使患者尴尬而产生自卑。易产气的食品有豆类、红薯、萝卜、卷心菜、韭菜、洋葱、土豆、黄瓜、巧克力、碳酸饮料、啤酒等。

（4）有些行为也能使肠道内气体增多：如嚼口香糖、吸烟、进食时说话等。

（5）少进易产生异味的食物：异味的产生通常来自于脂肪痢或是肠道的细菌将某些特殊的食物发酵，产生酸性且令人不适的气味。产生异味的食物有洋葱、大蒜、蒜头、蒜薹、玉米、鱼类、蛋类、芦笋、卷心菜、花椰菜、香辛类的调味品等。如果患者使用的造口袋不具备防臭功能，应少吃产生异味的食物。酸奶、脱脂奶、含叶绿素高的绿叶蔬菜有助于控制粪臭。

（6）必要时控制粗纤维食物：粗纤维食物能促进肠蠕动，增加粪便量。对便秘者建议多食粗纤维食物能帮助粪便的形成，减轻排便困难。外出活动者少食粗纤维食物，可减少粪便排放或造口袋更换，造口狭窄者少食粗纤维食物，可避免造口梗阻。含粗纤维较多的食物有玉米、芹菜、红薯、梨、南瓜、卷心菜、莴笋、绿豆芽、叶类蔬菜、贝类海鲜等。进食粗纤维食物后多饮水可避免粪便硬结。

（7）在尝试某种新的食物时，一次进食不宜多，无反应时，下次可多吃。

（8）回肠造口者应每天饮水量不少于2000ml，避免食难消化的食物，如种子类食物、芹菜、玉米、蘑菇等。避免服胶囊类药物。

3. 沐浴　患者术后忌洗盆浴，提倡洗淋浴。患者术后体力恢复、伤口愈合后即可沐浴。初次沐浴者应选择在更换造口袋之前。检查造口袋粘贴是否牢靠，排空造口袋内排泄物，在底板的上、左、右侧贴防水胶布。沐浴时禁用热水龙头直接冲在造口袋上，水温不宜过高，为了避免视觉刺激，沐浴时可在造口袋处扎一个小围兜。使用一件式造口袋者，沐浴后用软布擦干造口袋外的水；使用二件式造口袋者，沐浴后更换一个干净造口袋。乙状结肠造口者沐浴时可不戴造口袋直接沐浴，或佩戴造口浴帽。回肠造口者沐浴时一定要佩戴造口袋。

4. 锻炼和运动　造口术后不妨碍适当的锻炼和运动，早期建议从散步开始，逐渐增加活动量。避免屏气、举重、剧烈活动。活动时可佩戴造口腹带，预防造口旁疝的发生。

5. 工作　造口术后随着体力的恢复，患者已掌握自我护理的方法，患者可回复原来的工作。如果是肿瘤患者，放疗和化疗结束后再工作。工作中避免持续抬举重物，术后1年内避免重体力劳动。

6. 旅游　患者术后体力恢复后，可以外出旅游。初次旅游时应选择近距离的地方，以后逐步增加行程；选择使用方便的一件式造口袋；携带比平时较多数量的造口袋；造口用品应放在随身行李中；自备水一瓶可在意外时冲洗用；外出前将造口袋排空；每到一个地方应处理造口袋；造口灌洗者可继续灌洗；旅途中注意饮食卫生，防止腹泻。

7. 性生活　患者术后3~6个月，体力恢复后，可以享受正常性生活。患者术后由于排便习惯和形体的改变，部分患者常常视自己不正常，从而拒绝性生活，拒绝配偶的要求，造成家庭的不稳定，自身内分泌的失调，不利于身心康复。造口者性生活前应检查造口袋的密闭性，排空或更换造口袋。结肠灌洗者，应先行灌洗，再贴造口袋。可选择不透明、迷你、有颜色图案的造口袋。可用腹带约束造口袋，防止造口袋脱落，增加安全感。必要时可喷洒香水，减少异味。鼓励患者在性交过程中尝试各种不同姿势，选择最舒适、最合适他们的方式。对因手术引起的性功能障碍者应从速就医。

（四）造口用品的选择

选择合适的造口用品可减少造口袋的渗漏，延长造口袋的使用时间，降低费用，减少并发症的发生，增加舒适度，有利于康复。造口用品的选择不仅要依据患者的造口位置、造口形状大小、术后时间的长短、排泄物的性状、造口周围皮肤情况、生活自理能力状况、经济状况等综合因素，尚需注意以下几点。

（1）造口袋的外观、形状、大小必须满足患者的需要。

（2）造口袋应容易佩戴及更换。

（3）造口袋的材料应足够柔软，避免不愉快的噪声。

（4）价格合理，患者基本能承受。

（5）造口底板对皮肤友好，没有刺激性，其粘贴时间应至少保持24h以上。

（6）根据患者并发症情况，选择特殊类型的造口袋和附件。

（7）常用造口用品的特性

1）闭口式造口袋：适用于乙状结肠造口后期患者，大便成形，量不多，每天更换1~2次即可。

2）开口式造口袋：适用于所有造口，造口袋下端有个夹子闭合开口，可以随时打开排空，造口袋更换时间取决于排泄物的性状及数量。

3）一件式造口袋：底板与袋子连为一体，底板与袋子需一起更换。一件式造口袋使用方便，比较经济。患者年老，视力和手灵活性欠佳，可选择一件式造口袋。缺点是贴在身上时间长后有异味，粪便排放和清洗麻烦。

4）二件式造口袋：底板与造口袋单独包装，利用卡环连接在一起。底板使用时间的长短取决于排泄物的性状、底板溶解的程度。备2个造口袋可轮流更换使用，清洗后晾干备用。二件式的底板对皮肤保护功能全。缺点是价格比较高。

5）透明造口袋：造口袋透明便于观察造口，适用于手术早期、视力差的患者。

6）不透明造口袋：造口袋不透明可隐藏排泄物，减少视觉刺激，适用于恢复期、年轻患者。

7）防漏膏：用来充填造口周围皮肤不平或皱褶，弥补底板造口圈剪得不合适，保护皮肤不受粪水的刺激，延长底板的使用时间，减少皮炎的发生。

8）护肤粉：粉剂性的水胶体敷料，当造口周围皮肤有破损时，可吸收渗液形成凝胶，在凝胶上涂防漏膏便于底板的粘贴，保护皮肤，促进破损的皮肤愈合。使用护肤粉时不可过多，否则影响底板的黏性。

9）碳片：用来吸收臭味及使造口袋内的气体能经其小孔排出袋外。有些造口袋本身已有碳片的装置；若造口袋没有碳片，可在袋外的左上或右上方刺2~3个小孔，然后贴上碳片。碳片的功能可维持12~24h。结肠造口在肠蠕动未恢复之前不可以用有碳片的造口袋，因气体排出后无法及时了解肠蠕动恢复情况。

（五）造口门诊

由于绝大多数造口者是门诊患者，所以由造口治疗师开设的造口门诊能为院外患者提供服务。造口治疗师是目前国际上已有的临床专科护士之一，工作独立性强，能提供常规医护工作未能提供或未能全面、系统、连续提供的专业护理。造口门诊的职责：确保从事造口护理的延续性；造口护理质量的记录、评估、存档；患者及家属的专业知识的咨询；各种造口并发症的处理；充分利用专业和经济资源；致力于专业发展；与基层社区紧密协作；和产品制造商、经销商和相关组织保持联系；负责培训工作并确保培训的质量。

（厉　珊）

第十四节　肠外瘘的护理

一、肠外瘘的概念

(一) 定义

肠瘘是指胃肠道与其他空腔脏器、体腔或体腔外有异常的通道，肠内容物将循此进入其他脏器、体腔或体外，并将由此而引起感染、体液丧失、内部稳态失衡、器官功能受损、心脏营养不良等改变。肠瘘穿破腹壁与外界相通称为外瘘；与其他空腔脏器相通，或肠与肠相通，肠内容物不流出肠腔外称内瘘。本章节重点讲述肠外瘘及其护理。

(二) 肠瘘的原因

产生肠瘘的原因很多，创伤、手术、感染、肿瘤、放射损伤等都是常见的原因。可概括分为创伤性和非创伤性两大类。创伤方面手术是最常见的创伤原因，火器伤、刺伤、刀刃伤等开放性伤或闭合伤如处理不当也可造成肠瘘，因放射损伤而形成肠瘘也有增多的趋势。在非创伤方面，急性或慢性炎症和特异性感染引起肠瘘最常见，各种疾病引起肠绞窄和急性穿孔也可产生肠瘘，肿瘤侵袭腹壁溃破成为肠瘘仅见于病程的晚期。

肠瘘发生的原因是多方面的，除了上述的局部因素外，尚与全身情况密切相关，如内稳态严重失衡、营养不良、免疫功能障碍及脓毒症等因素。

二、肠瘘的病理生理改变

肠瘘是腹部外科常见的一种严重并发症。肠瘘发生后，它的症状与对全身的影响将随肠瘘口的位置、大小及原有疾病而异。轻者仅有少量肠液样液体从瘘口流出，重者可引起一系列的全身性病理生理改变，主要有水、电解质丢失，导致内稳态失衡，循环血量不足；营养丢失与不能经胃肠补充，出现营养不良与由此而引起的器官功能、免疫机制及代谢紊乱；肠道细菌外移与外源性污染、组织腐蚀，带来严重的污染与感染，进而有全身性感染和多器官功能障碍。

三、肠瘘的类型与症状

(一) 肠瘘的类型根据瘘口的形状、数量及肠液的流量分型。

1. 内瘘与外瘘　肠瘘穿破腹壁与外界相通称为外瘘；与其他空腔脏器相通，或肠与肠相通，肠内容物不流出肠腔外称内瘘。内瘘与外瘘可同时存在。外瘘按其形态、数目、部位和流出的液量分为不同类型：

(1) 管状瘘：肠壁瘘口与腹壁外口之间有一段不同长短、曲或直的瘘管，瘘管的直径或粗或细，一般均较窄，瘘管的附近可能存在脓腔。多发生于术后吻合口破裂或肠道炎性疾病。

(2) 唇状瘘：肠黏膜外翻，与皮肤愈着而形成唇状。肠壁瘘口与腹壁外口之间无瘘管形成，肠液流出量较管状瘘多，且易有多个瘘同时存在。几乎所有的唇状瘘都需手术治疗，仅个别的唇状瘘经过适当的非手术治疗后，外翻的肠黏膜逐渐内缩，肠黏膜的边缘部分出现肉芽组织，而后对合愈着，上皮再覆盖而完全愈合。

（3）断端瘘：肠管全部或接近全部断裂，肠内容物全部从瘘口流出体外。这种肠瘘很少见，多是有医疗目的而人工造成。断端瘘必须手术治疗才能愈合。

2. 单个瘘与多发瘘 肠袢上的瘘口可以是单个，也可以是多个，腹壁上的外口也可以相应地是单个或多个。手术或外伤所引起的瘘，常是腹壁的外口数与肠壁的瘘口数相等，多为单个，亦可多个。多个瘘的病人可以同时存有管状瘘与唇状瘘。临床上单个瘘多见，有自行愈合的可能。多发瘘情况复杂，需要手术治疗，有时还需要分期手术治疗。

3. 高位瘘与低位瘘 依据瘘口所在肠段位置，分为高位瘘与低位瘘。习惯上以十二指肠、空肠交界处（十二指肠悬韧带）为分界线，在这以上的为高位瘘，在悬韧带以下的为低位瘘。在临床工作中，应按照肠液损失的量和性质以及对内稳态的影响来区分高位瘘和低位瘘。一般来说，高位瘘的病理生理变化较大，水、电解质与营养的丧失较重，处理上也较困难，死亡率高于低位瘘，但经过适当处理后，高位管状瘘的自愈率与愈合时间均较低位瘘为高为快。而低位瘘的感染较高位瘘明显。

4. 高流量瘘与低流量瘘 位置高、瘘口大，肠液的流出量越多，所引起的生理功能紊乱也越大，并发症越复杂。一般将空腹流出肠液量超过 500ml/d 为高流量瘘，少于 500ml/d 为低流量瘘。肠瘘流量的大小对维护内稳态的平衡、并发症的防治以及瘘口的处理方法等治疗护理计划的制定有重要作用。

（二）肠瘘的临床表现

肠外瘘的临床表现差异很大，轻者表现为腹壁有一难愈的细小的窦道，间歇性地有肠内容物或脓性物流出。重者则在腹壁上有多个瘘口，甚至有腹壁缺损及溃烂，反复感染，同时合并有严重营养不良、消化道出血、心肺肾等脏器功能障碍，死亡率极高。

1. 肠外瘘的腹部表现

（1）瘘口及漏出物：腹壁有 1 个或多个瘘口，有肠液、胆汁、气体或食物排出，是肠外瘘的主要临床表现。手术后肠外瘘可于术后 3～5d 出现症状，先是腹痛、腹胀及体温升高，接着出现局限性或弥漫性腹膜炎或腹内脓肿。于术后 7d 左右，脓肿向切口或引流口穿破，创口可见脓液、消化液和气体排出。瘘口多出现在感染或裂开的切口部位及引流管口位置。由于流出物对组织的消化和腐蚀，再加上感染的存在，可引起瘘口或窦道部位出血。从瘘口流出的液体的量和性质可大致判断肠瘘发生的部位。

（2）腹壁：瘘口周围皮肤受流出液的侵袭可出现潮红、糜烂和轻度肿胀，病人觉疼痛。部分病人可有感染、溃疡或出血。

（3）腹内感染：肠瘘发生的早期，可出现从肠损伤、腹内脓肿到外瘘形成的过程；肠瘘发展期，可出现肠襻间脓肿、膈下间隙脓肿、肝下脓肿或瘘管周围脓肿等。

2. 全身表现 由于肠瘘形成，病人表现焦虑、抑郁，甚至不能很好地配合治疗护理。大量肠液丢失，出现明显的水、电解质失衡及严重的酸碱代谢紊乱，可有低钾、低钠。由于低钠及人血白蛋白下降，出现水肿，严重者可表现明显的体重下降，皮下脂肪消失、骨骼肌萎缩。合并感染者，病人处于高分解代谢状态，有寒战、高热，伴有呼吸急促、脉率加速，严重者可表现为败血症或脓毒血症，血压下降，若病情不能控制，可导致 DIC、多器官功能障碍综合征或多器官衰竭。

四、肠外瘘的诊断

引流管内或伤口中溢出食物残渣或肠液,肠外瘘的诊断很容易成立。当瘘口很小,临床仅表现为切口或创口持久不愈,或愈后又破溃时诊断较难。要明确瘘的具体情况,可用以下方法协助诊断。

1. 亚甲蓝口服 口服亚甲蓝,观察腹部瘘口处有无亚甲蓝排出,可确定有无肠瘘,依其排出的时间及量以估计肠瘘的位置高低及瘘口大小。

2. 胃肠钡剂造影 用较稀钡剂做口服造影或钡剂灌肠,可了解瘘的部位、大小、形态,明确全胃肠道情况,如是否通畅,有无梗阻等。

3. 瘘管造影 以泛影葡胺口服消化道造影或直接经腹壁瘘口造影。目的是了解瘘是否发生、瘘的部位、数量、瘘口的大小、与皮肤的距离、瘘口是否伴有脓腔及引流情况,及瘘口之远近段肠管是否通畅。

五、肠外瘘的治疗

肠外瘘的治疗重点是设法使瘘闭合,恢复肠管的连续性,去除肠液外溢所致的病理生理改变。可分为局部治疗及全身治疗,非手术疗法与手术疗法。肠外瘘的治疗以保守治疗为主,充分引流促进自行愈合,外科手术是最后选择。

(一)全身治疗

1. 维持水、电解质及酸碱平衡 水、电解质的补充依瘘的高低、排出量的多少而定,除补充每日正常需要量外,还要补充前一天的瘘液、发热、出汗等额外丢失量。

2. 营养支持 病人感染得到控制,可行肠内营养,必要时按医嘱补充适量的脂肪乳、白蛋白、水、电解质、维生素及微量元素等。

3. 防治感染 防治腹腔内局部脓肿、全身感染及 TPN 和长期输液引起的感染。

4. 预防并发症 瘘口及系膜血管出血、应激性溃疡、肠炎及深部真菌感染等均应及时发现并予治疗。

(二)局部治疗

1. 引流 选用双腔负压引流,避免单腔负压引流时吸附周边的肠管、网膜等造成损伤。经持续吸引后,腹腔内不再有残腔,并在肠壁瘘口与腹壁瘘口间形成完整的瘘管。在无影响瘘口愈合的因素的条件下,肠瘘瘘口将随瘘管肉芽组织的生长而逐渐封闭愈合。

有效的负压吸收,不仅能防止瘘口周围皮肤的腐蚀、出血,避免了瘘口周围皮肤的糜烂,而且消除了病人因皮肤糜烂引起的疼痛,使病人得到良好的休息,利用瘘管的愈合。

2. 堵瘘治疗 条件是感染已被控制、瘘远端肠袢通畅、瘘口有生长趋势。

(1)外堵:是设法堵塞肠壁瘘口以外的部分,亦即堵塞管状瘘的瘘管部分,使肠液不外溢而沿肠管正常地流向远端肠袢。常用的外堵方法有:①黏合胶外堵;②纤维蛋白胶外堵;③管堵;④腔内支撑管闭瘘;⑤水压法。

(2)内堵:适用于唇状瘘,其目的是将瘘口堵住,不使肠液再流至肠外,恢复胃肠道的通畅。内堵的适应证:①肠黏膜与腹壁皮肤已愈合,瘘口周围组织较为牢固;②经瘘口造影证实瘘口所在肠袢较直,下端无梗阻;③瘘口附近组织中无感染或脓腔存在;④腹壁切口裂开，肠袢外露而形成的瘘，瘘口周围应有组织衬托。

3. 手术疗法

（1）适应证：①唇状瘘；②肠瘘管已上皮化、瘢痕化；③远端肠袢有梗阻；④瘘管部有残腔或脓肿；⑤瘘口周围异物残留；⑥肠管本身病变如肿瘤、结核、慢性炎性肠道疾病、放射性损伤等；⑦肠管已全部或大部分断裂。

（2）常用的手术方法：①肠壁瘘管切除及修补术；②肠段切除吻合术；③肠瘘旷置术；④空肠与十二指肠瘘 Roux – en – Y 术。

六、肠外瘘的护理

（一）局部护理

肠外瘘的局部护理重点是设法及时移去漏出的肠液或设法使肠液不漏出肠腔以外，并促进肠瘘的自行愈合。

1. 引流管的护理

（1）引流管的选择与安放：先了解瘘口的情况，适用合适的引流管。放置引流管前要检查引流管的质量、口径大小及软硬度，放置位置的合适。

（2）调整负压：在持续负压引流过程中，要根据肠液流出量、黏稠度进行负压的调整。负压过小，达不到吸引的目的，肠液会外漏；过大则容易造成瘘管周围组织被吸入内管，造成肠黏膜损伤、出血等情况。一般负压为 4Kpa 或更低，但肠液黏稠时可高达 6kPa，流出量大时负压要大些。

（3）调节冲洗液速度：按医嘱行引流管冲洗，冲洗的目的是保持吸引管内湿润，防止分泌物经持续抽吸而干燥、干涸成痂，影响吸引效果。肠液黏稠时冲洗量要多一些；高位瘘时速度可快些，以稀释肠液，降低其腐蚀性；餐后冲洗速度亦应快些。一般每天冲洗量为 3 000 ~ 5 000ml。

（4）记录肠液的流出量：正确记录冲洗液量及肠液量，包括引流管流出量及外溢部分流出量。瘘口外接造口袋可准确记录外溢部分的流出量。

（5）保持引流管通畅：经常巡视、检查，使管道保持清洁通畅，如双腔管内套管堵塞可更换内套管。

（6）换管：一般在术后 3 ~ 4 天，瘘管已形成的情况下进行第一次更换，以后根据肠流的流出量及黏稠度逐步更换管径较小的吸引管。

2. "堵"的护理 堵瘘时应注意观察：

（1）外堵是否成功，外堵物是否合适，是否有肠液外溢。

（2）注意瘘口有无不适或疼痛。观察瘘口周围组织有无红肿、感染的现象。

（3）有肠液外溢时除调整外堵的方法外，还应采用各种合适的方法保护瘘口周围的皮肤。

3. 瘘口周围皮肤的护理 皮肤保护是肠外瘘护理的一项难题。传统引流方法是直接采用腹腔引流管接引流袋，采用吸与堵虽已除去大部分溢出的肠液，但是在引流管口周围有较多肠瘘液渗出，所渗出的消化液对瘘口周围皮肤的腐蚀性很强，易导致局部皮肤红肿、糜烂及溃疡形成，病人疼痛明显。涂氧化锌等油剂保护引流管周围皮肤，但不能从根本上解决肠瘘液对皮肤的腐蚀。另外，由于肠瘘液不断渗湿伤口敷料，医护人员需要频繁地更换敷料，既不利于伤口愈合，加重了患者的经济负担，又增加了医护人员的工作量。因此，需采用有效、省时又符合成本效益的护理方法收集漏出液。

（1）瘘口周围皮肤护理的目的：①评估瘘管创面及周围皮肤情况，观察伤口愈合过程；②收集流出物，准确记录流出量，为治疗提供依据；③保护周围皮肤，控制臭味，减轻病人焦虑及提高舒适度；④保持引流通畅，清除伤口内的分泌物、细菌或坏死组织，避免细菌感染，促进新细胞的增生治愈创面。

（2）方法的选择：根据瘘管的流量、引流液性状，伤口大小、位置和瘘口周围创面情况选择适合的护理方法与护理产品。

（3）常用材料：负压吸引器（中心负压或电动负压装置）、思华龙引流管、尿管或一次性吸痰管、伤口引流袋或一件式、二件式造口袋及夹子、防漏膏、皮肤保护粉或创口保护膜、皮肤保护皮，如瘘口周围有伤口可根据创面情况选择伤口敷料，如水胶体敷料、藻酸盐敷料等。

（4）操作方法：

1）无需放置引流管的肠外瘘病人：如单一瘘口，可选用一件式或两件式透明开口造口袋收集漏出液；多个瘘口且位置邻近，如不需要分开记录各瘘口的流出量且相邻距离不超过50mm，可选择一件式透明开口造口袋收集漏出液；距离超过50mm，选择底盘足够大的一件式透明开口袋，如无足够大底盘的造口袋，可粘贴多个一件式造口袋进行收集；如需要分开记录各瘘口的流出液，则要选择多个一件式透明开口袋，并根据漏出液的性状、黏稠度选择大便造口袋或泌尿造口袋。

方法：生理盐水清洗瘘口及周围皮肤，方纱抹干，如周围皮肤有潮红或糜烂可涂皮肤保护粉，必要时喷皮肤保护膜或粘贴皮肤保护皮，对于瘘口周围皮肤糜烂直径 >5cm 或难于粘紧造口袋时，可重复涂粉和喷膜步骤 2~3 次，根据瘘口大小或多个瘘口的位置剪裁造口袋粘胶，中心孔径比瘘口大 1mm，如瘘口周围皮肤凹陷，涂上防漏膏及填防漏条，撕开粘贴纸，粘贴造口袋，用手由内向外抚平接压粘胶使粘贴紧密。当瘘口漏出液减少或消失时，可用方纱覆盖，固定。

2）有引流管且要接负压的瘘口：肠瘘时临床常采用引流管接负压进行抽吸，但引流管口周围仍不可避免地有肠瘘液外渗，不能从根本上解决肠瘘液对皮肤的腐蚀。因此，需合并应用造口袋收集流出液。

方法：NS 棉球清洗瘘口及周围皮肤，方纱抹干。如瘘口周围皮肤有潮红、糜烂，可涂薄薄一层皮肤保护粉，必要时喷创口保护膜或粘贴皮肤保护皮。按瘘口的大小和形状剪裁造口袋底盘，中央孔径比瘘口大 1mm，并于造口袋顺应引流管的位置上粘贴一块约 2cm×2cm 大小的皮肤保护皮或片状水胶体（避免穿出引流管时造口袋剪切口会增大而容易渗漏），然后在其上方剪 1cm 长的开口，引流管前端放入瘘管内或创面上，末端经造口袋底板中央孔径与造口袋表面剪裁的开口用血管钳拉出。如瘘口周围皮肤凹陷，可在凹陷处涂上防漏膏或填塞防漏条，或使用凸面底板的造口袋，将粘贴纸揭开部分，剪开粘贴纸至孔中心，再剪开对侧粘贴纸，紧贴患者皮肤，边撕边粘贴造口袋，用手由内向外抚平按压底板，使底板与皮肤紧贴，然后用造口夹子或橡皮筋封闭造口袋开口。再用剪成 Y 型皮肤保护皮或水胶体将引流管出口的缝隙粘贴并固定引流管，以防液体渗漏及引流管脱落，引流管末端接上负压持续吸引。粘贴造口袋后嘱病人平卧 10min 以增加造口底盘贴着力。如有多条引流管位置邻近而无需分开计量时，剪裁造口袋粘胶及造口袋上方穿出口时应注意将多条引流管的位置准确测量；如需分开计量时，按上述方法粘贴多个造口袋进行收集。

3）瘘口合并周围切口感染或切口裂开的处理：NS 棉球清洗创面，清除伤口坏死死组织，方纱抹干。根据伤口不同情况选择不同的伤口愈合敷料。创面坏死组织及渗出液多时可选用美盐敷料；创面肉芽生长，渗液量中～大量时填塞藻酸盐或水分纤维敷料；渗液出少～中量时填充水胶体糊剂；再于伤口敷料上覆盖一层凡士林油纱，选择合适的引流管经肠外瘘口放入，并用凡士林油纱将引流管口缠绕，避免或减少排出物污染创面。按瘘口或周围伤口的大小和形状剪裁造口袋底盘，再按以上的方法进行引流管处理及造口袋粘贴。

（5）瘘管周围皮肤保护的注意事项：

1）引流管的选择：根据瘘管的大小、流出物的性状选择直径粗细不一的引流管，最好是双腔引流管如思华龙引流管，或选择尿管或将一次性吸痰管剪多个侧孔。

2）造口袋的选择：根据瘘口周围创面的大小选用底盘规格各异的造口袋或伤口引流袋，最好为有黏性、底板裁剪平面足够大、柔软有弹性、有护肤胶、容量大、防臭、透明的一件式或二件式造口袋，根据漏出液的性质选择大便或泌尿造口袋，如漏出液水样无渣，可选择泌尿造口袋，漏出液时多时可接床边袋；漏出液黏稠或有渣，则要选择大便造口袋以方便排放。如瘘口合并周围切口感染或切口裂开，使用两件式造口袋，方便每天清洗伤口，避免经常更换造口袋，既减少病人痛苦，又减轻病人的经济负担；如管状瘘或伤口渗出液少，可选择一件式造口袋，3～5 天更换 1 次。

3）更换时间：造口袋底盘出现渗漏时及时更换；如无渗漏，但瘘口周围切口感染而应用一件式造口袋者，需 1～2 天更换 1 次，无切口感染者 3～5 天更换 1 次。

4）肠外瘘病人应尽早行皮肤保护，因为一旦瘘口周围皮肤糜烂直径 > 5cm，造口袋底盘就无法与皮肤紧粘，影响使用效果。对周围皮肤严重糜烂难以粘紧造口袋的病人，采用重复涂粉和喷膜步骤 2～3 次，可使造口袋牢固黏合。

5）要预留足够的时间来进行操作，操作前需设计好处理方案，准备好所有物品。

（6）应用造口袋或负压引流合并造口袋对肠外瘘皮肤保护的优点：

1）有效地保护皮肤，提高病人舒适度：肠外瘘病人皮肤受流出液的浸渍而致糜烂甚至溃疡的痛苦。皮肤保护粉是水胶体类敷料，可促进皮炎、糜烂和溃疡的愈合，减轻病人的疼痛；而 3M 创口保护膜采用多分子聚合物，喷洒后迅速形成一层透明薄膜，如同第二层皮肤，具有防水功能，防止流出物对皮肤的浸渍，并因不含酒精及其他刺激物质，对糜烂皮肤无刺激，病人不感觉疼痛。瘘口放置引流管接负压吸引装置，可吸出大部分肠液，而少部分从瘘口旁流出的肠液可通过造口袋收集，减少或避免肠液对瘘口周围皮肤的侵袭。造口袋底盘是水胶体皮肤保护剂，利于皮肤的保护和粘贴牢固。在瘘口周围皮肤凹陷处涂上防漏膏或防漏条可防止肠液渗漏，延长造口袋的使用时间。

2）预防感染，治愈伤口：根据伤口的不同情况和不同的愈合阶段选择不同的伤口敷料，可有效地吸收伤口渗出，利于坏死组织的自溶清创，加速肉芽组织的生长，促进伤口的愈合。

3）收集流出物，准确计量，为治疗提供依据：肠瘘液的多少和颜色是衡量病情的一个重要指标。传统的引流方法由引流管周围漏出的肠液不易收集，不能正确计算丢失量。由于高流量肠外瘘丧失大量的肠液而导致水电解质失衡，临床以估计敷料浸湿量来计算补充量。应用持续负压吸引和造口袋可正确观察渗出液的颜色，准确地记录流出量，为治疗方案提供可靠的依据。

4）减轻病人焦虑情绪，提高病人的自尊：肠外瘘病人由于流出液不断渗出，衣服、床单常被浸湿污染，常有恶臭难闻的气味，病人心理负担大，同时也影响了同病房病人。造口袋具有防臭功能，且处于密闭状态，漏出液的气味不易溢出，从而增强病人的自尊和恢复病人的自信心。同时应用造口袋进行收集流出液，病人可以带管、带袋下床活动，提高病人的生活质量。

5）减少护理工作量，减少经济负担，医疗费用减轻。肠外瘘病人由于肠液不断渗出而需要频繁更换敷料与衣服、床单。应用引流管外粘贴造口袋方法使明显减少换药次数，大大降低护理工作量和病人的医疗费用。

（二）健康教育与心理护理

心理护理的最终目的是调动病人自身潜在的积极因素，激发其以坚强的意志去战胜疾病。而医护人员的良好言行和神态是能够调动病人的潜在积极因素，使其精神处于最佳状态，促使疾病早日康复。肠外瘘发生，均较一般疾病的治疗过程长，耗费大，而且患者感觉疼痛，体表皮肤完整性受损，患者承受着疾病疼痛、自卑和经济压力的多重痛苦而出现精神紧张、恐惧、悲观失望、失去信心，有些不愿继续治疗。因此，护士在肠外瘘漏出物收集和皮肤保护、情感支持中扮演极其重要的角色，病人需要被理解和尊重。护士要了解患者的心理状况，关心、体贴患者，详细说明治疗的必要性，介绍治疗成功的病例，并将病情的严重程度逐渐向家属渗透，使家属渐渐接受现实，配合护士一起做好患者的思想工作，帮助患者适应角色，客观地面对现实，以最佳的心理状态接受治疗，配合护理。

（三）控制感染及维持内稳态平衡

肠瘘初期常有较严重的腹腔感染和水、电解质及酸碱平衡失调，甚至有低血容量性或中毒性休克，而感染已是肠瘘患者死亡的主要原因。护士对患者严密监测意识、生命体征，记录24小时出入量，精确估计体液丢失量，监测水电解质、肾功能和血气变化。遵医嘱使用抗生素和抗休克治疗，及时纠正水、电解质及酸碱平衡失衡，维护重要脏器功能。

（四）营养支持的护理

肠瘘患者由于消化液中丢失大量蛋白质，合并感染，使机体处于高分解状态，建立良好的营养通道甚为重要。肠外营养的应用使胃肠道处于休息状态，同时，从胃肠外给予高糖、高氮、高脂肪等营养物质，可抑制胃肠道液的分泌，直接降低肠瘘的肠液外漏，有利于控制瘘，更利于瘘管的形成。要监测水、电解质、血糖代谢状况，预防代谢并发症，并注意有无腹泻、腹胀、肠痉挛、恶心呕吐等胃肠道反应。

（五）护理记录

记录病人手术日期，出现瘘管的时间、瘘管的位置、类型、漏出液的性质、颜色、量及气味，周围皮肤情况，瘘口周围伤口的大小、深度、基底组织情况、目前采用的处理方法及应用的效果。

肠外瘘患者的护理要点为根据患者的个体情况制定护理计划，采取不同的护理措施，给予心理支持，调整患者心态，做好瘘口护理，保持持续有效的引流，保护瘘口周围皮肤，防止感染，适时实施TPN/EN及护理，重视全身营养状况的改善，维护机体内环境稳定，保持机体代谢均衡，防止并发症的发生。

（于　伟）

第十五节　肛肠病手术的护理

一、术前护理

从患者入院到手术前的这段时间称为手术前期，手术前期的护理工作是以提高患者手术的耐受力，减少术后并发症为目的。护理内容包括患者身心两个方面的准备。

（一）术前心理护理

手术前的心理状态与手术的适应能力有密切关系，因手术带来的心理问题对手术预后有直接影响，对手术估计不足能使患者不能很好地适应。因此，应充分做好术前的心理准备，减少患者的焦虑和紧张。

（1）入院时热情接待患者和家属，认真做好入院介绍。

（2）术前应关心患者，多与患者沟通，鼓励患者表达自己的想法及期望了解的信息，耐心听取患者的意见，尽量满足其合理要求。

（3）向患者介绍术前处理的程序和意义。介绍手术方法，阐明手术的重要性和必要性，对手术的安全性做适当的解释，并对手术前的一些特殊要求详细交代清楚，取得患者合作。

（4）向患者介绍麻醉方式、麻醉后的反应及注意事项，告之伤口疼痛是必然的、暂时的。介绍可能留置的引流管、氧气管、导尿管的目的和意义。

（5）介绍手术医生的水平和经验，在患者面前建立手术医生的威信，增加患者的安全感和战胜疾病的信心。教会患者如何正确回答医生的提问，如何配合手术。

（6）组织术后患者交流，从同类患者中获取有益信息。

（二）术前一般护理

（1）术前应详细了解病史，做好护理体检，定时监测生命体征。

（2）术前常规检查二便常规、血常规、电解质、肝肾功能、胸部 X 线摄片、心电图，较大手术及年老体弱者应做血型测定和交叉配血试验及肺功能检查。

（3）术前应了解患者有无药物过敏史，并做好药物过敏试验。

（4）术前应了解有无咳嗽、发热、腹泻、月经来潮等情况，如有上述情况发生，应及时与医生联系。有吸烟习惯的患者入院后应劝其停止吸烟。

（5）指导练习各种手术卧位及练习卧床排尿。指导患者学会正确的深呼吸、咳嗽、咳痰、翻身及肢体运动的方法并训练。

（6）对病情较重的，如严重感染、剧烈疼痛、大出血、贫血等患者应适当限制活动，减少体力消耗。

（7）促进休息和睡眠。保持安静、整洁的环境，解除心理压力，使患者舒适，必要时遵医嘱给予镇静剂。

（8）备好术中所需药品及物品，按医嘱给予手术前用药。术日晨测量体温、脉搏、呼吸、血压，进手术室前排空膀胱，护理人员携带病历夹，护送患者进手术室。

（三）术前皮肤护理

（1）术前患者应常规洗澡、洗头、更衣，修剪指甲及去除皮肤污垢。

（2）术前1天应剃去手术区切口周围15~20cm范围内毛发，然后用肥皂水冲洗干净，腹部手术区用75%乙醇擦拭，盖上无菌敷料。肛门周围手术前应用温水或1/5000高锰酸钾水坐浴，局部有严重感染者，如巨型尖锐湿疣、脓腔瘘道，除坐浴外，还应局部使用甲硝唑、过氧化氢溶液冲洗，然后用聚维酮碘消毒（近年来，有资料认为可以不剔除毛发，仅在手术区域将过长毛发剪除，并于术前晚用75%乙醇擦拭术区皮肤即可）。

（四）术前肠道准备

1. 术前抗菌药物的使用　以前多采用口服不吸收性抗生素如庆大霉素、甲硝唑、链霉素等，Wren等认为，术前口服非吸收性抗生素会导致难辨芽孢杆菌的感染率增加，可能是该类抗生素影响了肠道正常菌群环境，故不推荐。合理的抗生素给药方法是术前0.5~2h，单次静脉给予长效广谱抗生素，以保证手术时切口渗出的血液和组织液中有较高的浓度，从而达到最佳效果。

2. 肠道清洁　方法很多，根据医嘱选择一种或几种合用。

（1）灌肠法

1）清洁灌肠法：使用灌肠筒及一次性肛管，通过反复灌入液体，促进粪便排出，达到清洁肠道的目的。常用溶液为0.11%~0.12%肥皂水、生理盐水或清水。

2）磷酸钠盐灌肠剂：该灌肠剂集药液和灌肠器为一体，其活性成分磷酸钠盐在肠道内形成高渗环境，吸收肠管水分，刺激肠管蠕动亢进，同时通过渗透作用使大便软化后排出，从而得到较为理想的灌肠效果。

3）肠道水疗机的使用：肠道水疗法是通过仪器控制一定的压力、温度，经过过滤、消毒的温水注入肠道，并通过水疗师的腹部按摩，帮助患者清除结直肠内积存的粪便和气体，作用于整个结肠达到增强肠蠕动，恢复结肠功能。

（2）口服全肠道清洁法

1）20%甘露醇：甘露醇是一种低聚糖，口服后不易吸收，其高渗液增加肠腔内水分，软化粪便，增大肠内容物体积，刺激肠壁，促进肠蠕动从而达到清洁肠道的作用。在术前1天晚上6时口服20%甘露醇250ml加生理盐水800ml，再服温开水500~1 000ml。

2）50%硫酸镁：术前1天口服50%硫酸镁50ml加5%葡萄糖氯化钠注射液500ml。期间鼓励患者多饮水。

3）磷酸钠盐口服液：于手术前1天下午口服，再饮水1 000ml。

4）一般电解质液：1973年Hecilit提出用电解质全胃肠道灌洗液行手术前肠道准备，现仍广泛用于临床。心肾功能不全，有肠梗阻迹象者不宜采用此法。

5）复方聚乙二醇电解质散：其规格为A、B、C各1包。A包含氯化钾0.74g、磷酸氢钠1.68g，B包含氯化钠1.46g、磷酸钠5.68g，C包含聚乙二醇4000 60g。各取1包加温开水配成2 000ml溶液，首次口服1 000ml，以后每15min口服250ml，直至服完。

6）中药口服给药法：①番泻叶15g加热水1 000泡服。②蓖麻油。③中药煎剂：大黄制剂、芒硝制剂等。

（五）术前饮食护理

（1）术前应保持胃肠道空虚，以减少麻醉时引起呕吐和术后肠胀气。如手术为局部麻醉或低位骶管麻醉，术前则无需禁食。蛛网膜下腔阻滞麻醉和骶管麻醉，手术当日应禁食。

肛门手术当日晨起进少渣软食，七分饱为宜，暂忌豆制品、奶制品、含糖类食品、蔬菜和水果，以免术后肠胀气，增加不适。

（2）结直肠较大手术者，术前3天进无渣半流质，术前1~2天改全流质饮食，术前12h禁食，6~8h禁饮。

（六）术前造口定位

如行造口手术，需在术前进行造口定位，一般由造口治疗师、手术医师、患者共同完成。

（1）定位目的：便于自我护理，便于造口用品使用，预防并发症发生，尊重患者生活习惯。

（2）标准造口位置的特点：患者能看见并且手能触及造口；造口周围皮肤平整，远离瘢痕、皱褶、皮肤凹陷、骨隆起处；造口位于腹直肌处；不影响患者的生活习惯。

（3）定位方法：预计造口位置，做好定位位置的标记。

二、术后护理

由于手术创伤的刺激，人体会产生一系列的应激反应，这种变化将持续到手术结束后的一段时间。在术后必须给予适当的护理，以尽可能减轻患者的痛苦和不适，预防并发症的发生，使患者顺利康复。

（一）准备床位

患者由手术室返回病房前，护士应根据麻醉和手术的要求备好舒适的床位，术后由护士护送至床旁，并向责任护士交代手术经过及应注意的问题。

（二）休息

1. 卧位　全身麻醉未清醒患者应去枕平卧，头偏向一侧。蛛网膜下腔阻滞麻醉、硬膜外麻醉患者低枕平卧6h。肛门病术后平卧约2h，后改为自动体位。血压平稳后，可采取半卧位，使膈肌下降有利呼吸，也有利于腹腔积液流向盆腔，减少毒素吸收并使感染局限。

2. 休息及活动时间　一般肛门手术后平卧2h，即可下床做日常生活护理。

结直肠手术患者，应鼓励患者早期下床活动。下床活动时应有护士或家属陪同，特别是临厕时，由于体位改变，应注意防止患者昏厥而摔伤；不能下床的患者应鼓励或协助其翻身，每2~3h一次。同时，鼓励患者深呼吸和有效咳嗽，必要时叩击背部，以利痰液排出。

结扎痔核残端脱落期，应适当卧床休息，避免剧烈运动，以防止出血。

术后早期适当的活动可促进机体功能恢复，防止肺部感染，促进血液循环，防止血栓形成，防止腹胀便秘，防止尿潴留的发生，但应注意患者的耐受力，凡血压不稳定、有严重感染、出血及衰竭患者则不宜过早下床活动。

（三）观察病情

1. 生命体征观察　术后应定时监测体温、血压、呼吸、脉搏。大手术后每15~30min监测1次，普通手术每4h监测1次，直至平稳。术后体温通常略有升高，约至38℃，是由于组织破坏，分解产物吸收，局部渗液及血肿吸收后出现的反应，称为吸收热和手术热，一般2~3天后可恢复，无需处理。

2. 全身和局部情况观察　术后应注意观察患者面色、表情，观察伤口有无出血、渗血、渗液，敷料有无脱落，伤口渗血、渗液较多者应及时更换敷料，肛门术后常需塔形敷料加压包扎 24h，防止水肿与出血。如渗血过多，湿透敷料，或患者出现腹胀、口渴、面色苍白、出虚汗、脉细数等情况，提示可能有内出血发生，应立即通知医生，并做好手术止血准备。

（四）饮食护理

一般肛门部手术后无需禁食，24h 内可进少渣软食（如稀饭、面条、馒头、蒸蛋）。吃七分饱，暂忌奶制品、豆制品、含糖较多食品、蔬菜、水果。24h 后恢复正常饮食。适当增加营养丰富及含粗纤维较多的食物，并应注意粗纤维最好切细，同时与含油脂的食物合用（如芹菜、豆芽、竹笋、白菜、韭菜、鱼沥、肉汤等），但应忌辛辣刺激食品。痔疮手术后暂忌用当归炖鸡。术后小便排出顺畅前，应适当限制饮水及补液量，以防止尿潴留的发生，椎管内麻醉术后 6h 禁食、禁水。结直肠手术肠蠕动恢复后可进全流质，后逐步进半流质，术后 2 周或根据情况改为普食。施行人工肛门术者可较早进流质和普食。

（五）排便护理

一般肛门部手术后 24h 内应控制排便，以防肛门局部水肿，以后保持每日 1 次大便。为保持术后大便通畅，术后 24h 可给予润肠通便药物口服。对有排便困难，便意明显而不能排出者，可用开塞露塞肛，帮助排便。对便次频繁，质稀量少，坠胀明显者，应给予清热凉血、润肠通便的中药灌肠。对指诊有干硬大便嵌塞中间，周围有稀便流出者，应先行指挖干硬大便，再给予灌肠，可明显减轻坠胀。

（六）各种导管护理

1. 导尿管的护理　密切观察尿量及尿色，若每小时小于 50ml，应通知医师。每次放尿液不超过 1 000ml，如尿量 1 000ml，夹闭尿管，待 1h 后再引流出膀胱中的残余尿。训练患者定时排尿，定时开放导尿管。在病情允许的情况下鼓励患者多饮水，有利于细菌和毒素的排出。每日 2 次用碘伏或洗必泰液棉球擦拭尿道口，同时应尽早拔出导尿管，肛管直肠癌导尿管的拔出应在手术 1 周之后。

2. 引流管的护理　下床活动前将引流管固定好，防止脱落。术后应保持引流管通畅，并注意引流液的颜色、性状和数量。如发生吻合口漏，则可引出黄绿色食粪质的黏稠液体，味腥，日渐量多，易堵塞引流管腔，导致引流不畅而发生盆腔脓肿，应每日冲洗引流管 1 次。方法是：先用 0.9% 生理盐水 20ml，再用 20% 甲硝唑注射液冲洗，注意不可用力过猛。引流管一般术后 2 周拔除。

（七）肠造口的护理

（1）评估患者全身情况、手术名称、造口部位，观察记录造口黏膜颜色，造口形状及大小，造口袋有无渗漏，造口周围皮肤情况，造口底板渗漏溶解的部位与方向，造口术后第 1 次排气排便时间，排泄物的色、质、量及气味。正常肠造口黏膜颜色为红色或粉红色，类似正常人嘴唇的颜色，表面光滑湿润。

（2）观察并询问患者有无腹胀、腹痛，发现异常及时处理，预防并发造口出血、坏死、感染、回缩、水肿、狭窄、皮肤黏膜分离、脱垂、粪水性皮炎等并发症的发生。

（3）根据造口情况及患者的经济条件随时调整合适的造口护理用品。

（4）严格执行更换造口袋的操作程序

1）用物准备：造口用品（造口袋、造口测量尺、造口剪刀、造口粉、防漏膏、皮肤保护膜)、一次性手套、旧报纸或垃圾袋、纸巾或棉签、干纱布、温盐水或温开水等。

2)做好心理辅导:消除患者及家属对造口的恐惧心理,鼓励他们认真观看,参与造口护理全过程。

3)撕去旧造口袋:撕旧造口袋时要一手按压皮肤,一手轻揭造口袋,自上而下慢慢将底板撕除,如撕除困难则可用湿纱布浸润底板再撕造口袋。

4)观察造口黏膜、周围皮肤、排泄物、造口底板渗漏部位与方向等情况。

5)清洗造口及周围皮肤:将棉签或纸巾湿润后由外向内轻轻擦洗造口,动作要轻,造口清洗后,也用同样的方法清洗造口周围的皮肤,然后用纸巾或干纱布吸干皮肤上的水分。

6)处理皮肤及造口上的异常情况。

7)粘贴造口袋:造口底板裁剪大小应以造口的大小和形状为标准,再加上 0.2cm 左右,裁剪大小合适后用手指将底板的造口圈磨光,以防裁剪不整齐的边缘损伤了造口黏膜。粘贴上造口袋后先轻轻按压造口边上的底板,减少渗漏机会,根据患者的体位决定造口袋的开口方向。

8)整理用物并详细记录。

(八)热坐浴

坐浴是肛门术后最常用的一种简单方便、疗效较好的治疗方法。坐浴能降低痛觉神经末梢的兴奋性,改善血液循环,减轻局部水肿,缓解疼痛,清洁伤口,软化瘢痕,促进伤口愈合。一般肛门术后第 1 次排便结束,即可开始坐浴。常用坐浴液有淡盐温开水、1/5000 高锰酸钾溶液、中药苦参汤药液。苦参汤具有清热除湿、杀虫止痒、软化瘢痕之功效。

坐浴方法是:先将盆具消毒,然后将坐浴盆盛满 1/2 药液放入坐浴架上,将整个会阴部浸泡在药液中,时间为 15~20min。水温应保持在 40℃~50℃,也可用先熏后坐的方法。在坐浴的过程中,应及时添加热药液以保持水温,并注意观察患者有无心悸乏力、出虚汗、眩晕等情况,如有异常应立即停止坐浴。

(九)肛门术后换药

目的是观察伤口变化,保持引流通畅,控制局部感染,促进伤口愈合。肛门及其周围手术常留有开放性伤口,由于部位特殊,又有大便通过常有感染。因此,每次便后均需及时换药。换药方法如下。

1. 做好换药前准备 换药时要求室内空气清洁,光线充足,温度适宜,并每日行紫外线消毒一次。换药前换药者应先洗手,戴好口罩、帽子、穿工作服。换药前必须向患者做好解释,取得患者合作,对换药时有可能引起剧烈疼痛的伤口,可先用 0.5% 的丁卡因做表面麻醉后再换药。换药时应使患者姿势舒适,伤口暴露充分,臀部及伤口下方应垫橡胶单及一次性治疗巾。换药前应常规清洗坐浴。

2. 换药操作 先用手揭去外层敷料,再用一把无菌镊取下内层敷料。用无菌镊夹聚维酮碘棉球消毒创面周围皮肤,再用生理盐水棉球沾吸创面(不可涂搽),对瘘管术后伤口较深的创面,应先用 3% 过氧化氢溶液接冲洗针头,再用甲硝唑注射液或生理盐水冲洗干净,然后用洗必泰液消毒创面及肛缘。

一般痔病手术后可于肛内用油膏注射器注入消炎生肌、止痛止血的痔疮膏,再用清热消炎、生肌化瘢的复方紫草油纱夹具有消炎、止痛、消肿的黄连消炎膏上药。肛瘘的引流切口可用紫草油纱条或百伤愈纱条轻放入伤口中，不可填塞过紧，以便引流。表浅的肛瘘伤口可使用藻酸盐敷料吸收渗液，促进肉芽生长。挂线切割的胶线，每次换药时应适当收紧 1 次，以利瘘管切割，对疼痛明显忍耐性较差者，可用吲哚美辛栓（消炎痛栓）塞肛（心动过速者忌用）。大便排出较困难者，可用复方角菜酸酯乳膏（太宁栓）或美辛唑酮红古豆醇酯栓（痔疮宁栓），有利于排便。

拆线：切口止血缝线，可于术后第 1 次排便后换药时拆除。痔核结扎线于术后 7～14 天随痔核坏死组织一起自行脱落，不必拆除。一般无菌手术切口缝线 7～10 天拆除。整形手术张力过大时，可于术后 7 天开始间断拆线，11 天左右拆完，小儿手术后拆线时间可提前。

对肉芽生长过度的创面，可用无菌手术剪将其剪平，用棉球压迫止血后再上云南白药或止血粉。对肉芽水肿者可用 5%～10% 氯化钠溶液湿敷。生长较缓慢的伤口，可用生肌散上药，对后期生长较缓慢伤口还可用皮粘散上药。

3. 换药注意事项　换药时应先换无菌伤口，后换污染或感染伤口。传染性伤口应由专人换药。

换药时应严格遵守无菌操作原则，每次换药后需洗手，后再换另一人，并应更换无菌治疗巾，防止交叉感染。

对特殊伤口用过的敷料及废弃物应做焚烧处理。用过的器械应单独浸泡消毒，再清洁后严密消毒。

（郭　敏）

第十六节　肛门直肠手术后常见并发症的护理

一、尿潴留的护理

尿潴留是肛肠外科手术后最常见的并发症之一，发生率为 8%～17%。多发生于术后 12h 内，亦可于术后第 1 次排尿后再次发生，并持续数日。其主要表现为小腹胀痛，小便排出费力，排出不畅或呈点滴状。

（一）原因

患者思想过度紧张和环境改变；麻醉影响；手术刺激；术后敷料填塞过多，压迫过紧；术后疼痛或合并有其他疾病因素，如前列腺肥大、尿路感染或梗阻。

（二）护理

（1）术前做好预防：应让患者适应环境，训练改变体位后排尿，术前排空膀胱并适当控制饮水，选择有效的麻醉方式。

（2）术后麻醉作用消失前，应适当限制饮水，控制补液量不超过 500ml，同时给予心理指导，指出术后第 1 次小便可能发生困难，但不必紧张。

（3）术后 2～4h 即可嘱患者排尿，不必等便意明显、小腹胀满时才排尿。排尿时可适当增加腹压，不必过分担心伤口。

（4）若术后 6～8h 仍未排尿，触摸耻骨联合上缘，一旦发现尿潴留，应积极鼓励、安慰患者，给患者增加自己排尿的信心，提高无损害性措施促进排尿，如正常的排尿姿势、放松、听流水声、热敷下腹部、温水洗会阴等。

（5）术后肛管内填塞物过多，或敷料压迫过紧时，可于术后8~10h放松敷料，排尿后可再适当加压包扎至24h。

（6）应用药物：患者如有尿意而排出困难，叩诊膀胱高度在耻骨联合上两横指时，可肌肉注射阿托品0.1mg，以缓解尿道痉挛。膀胱高度在脐下两横指以下时，可肌肉注射新斯的明0.5~1mg，使平滑肌兴奋加速排尿。

（7）膀胱区穴位按摩挤压排尿法，膀胱中度充盈时可用大拇指、中指、小指分别放在气海、关元、中极穴位上，顺时针按摩2~3min，至患者腹肌松弛，再用另一手掌放在按摩的手背上，由轻至重，由浅入深，自上而下持续挤压膀胱区（下陷3~4cm）或针刺中极、关元、气海、三阴交、阴陵泉等穴。亦可用艾灸中极、关元5~10min。

（8）上述方法无效而膀胱充盈平脐时，应立即导尿。

二、出血

肛门直肠手术后最严重的并发症是大出血，以痔病术后出血为多见。

（一）原因

术中止血不完全或痔核残端保留过少，术后结扎线滑脱；手术创面过大过深；术后剧烈活动，排便过度用力；痔核脱落期，坏死组织下方动脉未闭塞；患者全身凝血功能障碍性疾病等。

（二）护理

（1）术后嘱患者平卧2h，适当压迫手术区域，24h内应减少活动并严密观察生命体征及面色、神态、创面敷料有无渗血。应特别注意有无出现伤口出血倒流入肠腔内不易被发现的情况。

（2）保持大便通畅，排便时勿过分用力。术后7~14天为痔核脱落期，应避免剧烈活动，熏洗坐浴时间不宜过长，水温不可过高。

（3）预防和控制感染，术后应教会患者自我养护，配合治疗按时用药。

（4）当出血量超过300ml，患者出现腹胀、便意明显、面色苍白、出冷汗、头昏心慌、口渴、脉细数时，应做好手术结扎止血及抢救准备，并应立即给予补液。

三、排便障碍

肛门直肠手术后常出现排便障碍，特别是老年患者。排便障碍可导致术后伤口出血、水肿，严重者影响患者康复。临床常见于两种情况。①排便不畅，患者感肛门坠胀不适，时有便意，频繁如厕而便量少。②排便困难，患者感下腹胀满便意明显，但如厕不能自解大便，时间超过2天。

（一）原因

患者惧怕切口疼痛有意或无意忽视或延长排便时间；年老体弱，肠道松弛，紧张性降低，肠蠕动缓慢；术中牵拉致肠功能异常；内痔注射致肛垫的感觉功能暂时性降低；术后长效止痛药物的使用造成肛门周围感觉神经暂时性抑制，使患者无便意感；饮食不当等。

（二）护理

（1）心理指导：术后及时讲解有关排便的生理过程及排便时间，排便时患者应当承受而又能克服的不适感，讲明排便与精神因素的关系，帮助患者度过排便关。

（2）术后应适当离床活动，早上起床后可自行按摩腹部。

（3）饮食宜清淡，富营养，易消化，适当增加蔬菜、水果、水分和油脂的摄入，术后24h即可恢复正常饮食。忌辛辣、烟酒等燥性食物。

（4）术前即有便秘者，术后次日早晨或临睡前可用蜂蜜30g、食盐1g、温开水200ml混匀后空腹服用，或用润肠通便药物预防便秘。也可于便意明显时用开塞露2支塞肛，协助排便。对粪便嵌塞者应用指挖法抠出嵌塞粪便，再行直肠灌洗，并服用缓泻剂，但时间不应超过2~3天。

（孙晓慧）

第十七节　肠造口并发症的预防及处理

一、肠造口出血

1. 原因　造口黏膜糜烂，擦洗造口用物过于粗硬，力度过于粗暴，造口受到外伤，系膜小动脉未结扎或结扎线脱落，肠管内毛细血管破裂（肠道菌群失调严重、腹泻、放疗、化疗等）。

2. 处理　较轻的早期出血常发生在术后头72h，轻微的造口黏膜可见少处出血点，用湿纸巾轻轻压迫即可止血。局部出血严重的可用止血剂，如肾上腺素溶液（1%肾上腺素加生理盐水100ml）、云南白药或局部激光电灼止血。必要时需手术止血。

二、肠造口缺血坏死

肠造口缺血坏死是严重的早期并发症，往往发生在术后24~48h。

（一）常见原因

损伤结肠边缘动脉、提出肠管时牵拉张力过大、扭曲及压迫肠系膜血管、造口孔太小或缝合过紧影响肠壁血供。

（二）坏死程度分度

根据坏死程度可分为轻度、中度、重度三度。

1. 轻度　表现：造口黏膜边缘暗红色，局部黑色不超过造口黏膜的1/3，无分泌物，无臭味，造口周围皮肤没有改变。原因：造口底板挤压过紧，缝线结扎过紧。处理：更换底板，拆除缝线，观察血运情况，局部生物频谱仪照射。

2. 中度　表现：黏膜呈2/3的黑紫色，有分泌物，有异常臭味，造口中央成淡红色或红色，用力擦洗黏膜有出血。处理：按轻度方法处理后坏死黏膜脱落，再按伤口处理方法进行清创，皮肤涂保护粉、保护膏。

3. 重度　表现：全部黏膜成漆黑色，有多量异常异味，擦洗黏膜没有出血点。处理：必须急诊手术，重做造口。

三、肠造口黏膜与皮肤分离

1. 原因　造口开口处肠壁黏膜部分坏死、造口黏膜缝线脱落、腹压过高、伤口感染、营养不良、糖尿病、长期使用类固醇药物。

2. 处理

（1）清洁及清创：用无菌生理盐水冲洗干净、擦干，如有坏死组织，可使用清创胶。

（2）填充腔隙：腔隙较浅，可仅使用康惠尔溃疡粉或糊剂。若腔隙较深，可使用海藻类填充条或糊剂。

（3）保护分离创面：用溃疡贴或者透明贴覆盖。

（4）贴上造口袋：避免粪便污染，促使伤口愈合。

四、肠造口水肿

轻度无需处理，重度用高渗盐水、50%硫酸镁外敷。

五、肠造口狭窄

肠造口狭窄是造口狭窄及紧拉，造口皮肤开口细小，难以看见黏膜；或造口皮肤开口正常，但指诊时手指难以进入，肠管周围组织紧缩。直肠指诊：箍指。

1. 原因　造口周边愈合不良；血运不良；造口黏膜皮肤缝线感染；筋膜或皮肤瘢痕组织收缩；手术时皮肤开口过小；手术时腹壁内肌肉层开口太小；克罗恩病复发，肿瘤压迫肠管（造口周围或造口边缘有肿瘤）；二期愈合形成，瘢痕组织收缩。

2. 处理　不严重者，可用手指或扩肛器扩开造口，但注意不可损伤造口，从小指开始慢慢好转后应用示指涂润滑剂轻轻进入造口，停留 2~5min，每日 1 次，需要长期进行。降结肠或乙状结肠造口，留意是否有便秘阻塞造口，如便秘可服泻药。教育患者有关肠梗阻的症状和体征，及时诊治。如情况严重需要外科手术治疗。

六、肠造口回缩

回缩是造口内陷低于皮肤表层，容易引起渗漏，导致造口周围皮肤损伤和患者情绪干扰。

1. 原因　游离不充分，产生牵拉；肠系膜过短；造口周边缝线固定不足或缝线过早脱落；造口周边愈合不良，以致瘢痕组织形成；环状造口的支架过早去除；体重急剧增加。

2. 处理　应用凸面猪油膏可应用于非常严重的病例；皮肤有损伤者，可应用皮肤保护粉或无痛保护膜；乙状结肠造口而皮肤有持续损伤，可考虑用结肠灌洗法；减体重；严重病例可能需手术。

七、肠造口脱垂

肠管由造口内向外翻出，长达数厘米至 10~20cm，多发生于环状造口，可能引起水肿、出血、溃疡、肠扭转、阻塞或缺血而坏死，导致患者极度尴尬及心理问题。

1. 原因　肠管固定于腹壁不牢，腹壁基层开口过大，腹压增加，腹部肌肉软弱。

2. 处理　选用一件式造口袋；选用较软的护肤胶；尺寸要恰当，指导患者正确量度造口及粘贴步骤，减少换袋次数；指导患者肠梗阻的症状和体征；指导患者肠坏死的症状；脱垂部分从造口推回腹内（若用手推回后，仍有可能脱出，如环状造口的远端脱垂，放回后用奶嘴塞住肠口，再将奶嘴固定于造口底环上，近端仍可排除大便，但单腔造口则不能采取此法，非要手术才行）；心理上的支持；严重病例需手术治疗。

八、肠造口旁疝

肠造口旁疝是由于一部分肠管经由筋膜缺口穿孔至皮下组织，因不平坦而引起粘贴造口袋困难。

1. 原因　造口位于腹直肌外，筋膜开口过大，腹部肌肉软弱，经过多次手术，持续腹压增加。

2. 处理　术后6~8周应避免提重物；重新选择适合的造口袋，如用较软的底盘；重新指导患者换袋技巧，如需用镜子；指导患者肠梗阻的症状；禁止造口灌洗；减体重；减轻腹压；咳嗽时用手按压造口部位，使腹压减少；解释原因，心理辅导；可佩带合适的造口腹带，缓解局部不适症状，严重者需手术修补。

九、造口周围皮肤粪水性皮炎

1. 原因　造口位置差，回肠造口没有形成适当的突起乳头，造口护理不当，皮肤皱褶造成渗漏。

2. 处理　检查刺激原因去除；治疗皮肤问题；重新指导患者选择造口用品，选择性使用造口护肤粉、皮肤保护膜、防漏膏；正确地更换造口袋。

十、接触过敏性皮炎

1. 原因　对造口袋或粘胶底板，贴于耳后皮肤，观察24h。局部皮肤红、痒、痛等不适症状者，为阳性。

2. 处理　过敏史，如过敏严重及原因不明，可需做过敏试验；更换另一种类造口用品；外用类固醇药物。涂药10min后，用清水洗，干后贴袋；若情况不改善，可能需皮肤科诊治。

十一、黏膜肉芽肿

为良性组织，通常发生在黏膜与皮肤接触处，可以是1~2粒或围绕造口边缘。

1. 原因　大部分由于缝线刺激引起，也可由坚硬的、造口物品刺激引起。

2. 处理　检查造口周围是否有缝线仍未脱落；指导患者正确量度造口尺寸，避免底盘经常摩擦造口边缘，引致肉芽增生；硝酸银点灼，3天一次。

（孙晓慧）

第十八节　肛肠手术的麻醉后护理

一、局麻后的护理

一般无特殊护理，但对发生毒性反应或过敏者应继续观察直至恢复。

二、椎管内麻醉后的护理

蛛网膜下腔阻滞麻醉患者清醒后回病房，但由于麻醉药的残余作用，术后患者的神志和反射较迟钝，应加强护理。术后去枕平卧 6h 左右，以免引起头痛，每小时测血压、脉搏 1 次，直至平稳。血压脉搏平稳后，酌情改变体位。

三、全身麻醉后护理

全身麻醉后应有专人护理，清醒前患者取平卧位，头转向一侧，便于呼吸道护理。

（1）呼吸观察与保持呼吸道通畅：全身麻醉后或在麻醉中，辅助药物应用过多或用量过大，会致患者延期苏醒，在苏醒期间，应仔细观察患者的呼吸运动、频率和幅度，每 10~20min 需检查皮肤黏膜颜色以及周围毛细血管床的反应。必要时做动脉血气分析，了解呼吸功能恢复情况。为了保持呼吸道通畅，常将患者侧卧，放置口咽和鼻咽导气管。全身麻醉后要注意有无喉头水肿，呼吸道阻塞。发生呕吐后，及时清除口腔内分泌物与呕吐物，防止误吸。床边应备吸痰器和气管切开包，以备窒息时急救。

（2）维持循环功能稳定，每 15~30min 测量血压 1 次。定期观察尿量及其他必要的循环监测数据，密切观测心电图的变化。保证静脉输液。血压下降而使用升压药维持者，应及时调整输液速度，或用定量输液泵维持循环功能。

（3）保持体温正常，体温过低时应保暖，过高者应降温。

（4）防止意外损伤，有的患者在苏醒期，可表现兴奋或躁动，需加约束，或适当使用镇静剂，防止不自觉拔除输液管与引流管及坠床。

（孙晓慧）

第十九节　肛肠病的健康教育

健康教育是通过信息传播和行为干预，帮助个人和群体掌握卫生保健知识，树立健康观念，自愿采取有利于健康的行为和生活方式的教育活动与过程。其目的是消除或减轻影响健康的危险因素，预防疾病，促进健康和提高生活质量。这里主要谈肛肠患者的住院教育，它是指对患者或家属进行的教育。

一、入院教育

入院教育的目的是使患者尽快适应环境，建立有利于接受治疗和护理的遵医行为。

（1）介绍病区环境与科室相关人员，医院各项规章制度，如探视陪伴制度、生活制度、卫生制度、公物管理制度、就餐规定以及作息时间安排。

（2）介绍病区安全，要求患者管理好自己的贵重物品，防止火灾，注意生命和财产的安全。

（3）介绍等级护理要求。

（4）介绍各种常规检查的意义，标本留取方法，取得患者合作。

（5）介绍所患疾病的病因、治疗方案和有关注意事项。

（6）指导患者改变不良的行为习惯及生活方式。

二、术前、术中教育

术前教育的目的是提高患者手术适应能力，减轻术前焦虑。

（1）介绍各种术前准备的内容、意义及配合方法，特别是饮食、肠道准备的方法。

（2）介绍心理因素对手术的影响，指导使用自我松弛技术，缓解紧张焦虑情绪。

（3）介绍手术医生，介绍麻醉种类及麻醉前用药的目的、作用及副作用。麻醉的体位配合，麻醉过程中患者应有的感受并如何叙述这些感受及麻醉后注意事项。

（4）介绍手术方式：介绍术中可能出现的不适，如肛门直肠手术的下腹坠胀是患者必须承受同时也能够承受的痛苦。

（5）如是低位直肠癌需要做肠造口手术时，术前在病情允许的情况下，向患者介绍造口功能、造口基本护理，明确造口手术的重要性。发放肠造口健康教育手册，必要时准备造口模型和肠管模型。

（6）介绍床上排泄法，静脉输液时的床上用餐方法及教导患者如何有效咳嗽。

三、术后教育

术后教育的目的是提高患者术后配合治疗能力，减少并发症。

（1）告知患者手术顺利的信息。

（2）术后适当限制饮水有利于防止尿潴留的发生。

（3）术后可能出现疼痛的时间及性质，止痛剂使用的利弊，指导实施放松技术。

（4）术后体位及其意义，术后活动的时间及意义，指导活动量及范围，注意事项。

（5）解释术后饮食的意义、内容，正确地指导饮食。

（6）解释术后恢复过程中可能出现的并发症的症状、体征及应对方法。

（7）解释排便过程中的特殊不适感及处理方法。

（8）教会排便后熏洗、坐浴方法。

（9）介绍术后换药的目的、意义、方法及感受。

（10）介绍各项护理操作的目的，使用药物的作用和副作用。

（11）痔病术后脱核期，应向患者交代可能出现的症状及预防方法，如减少活动、饮食指导、如何保持大便通畅等。

（12）教会患者各个不同时期的自我护理方式，帮助患者建立良好的行为习惯及生活方式，指导康复计划的实施。如直肠黏膜内脱垂的仰卧起坐锻炼；便秘患者的膝胸卧位锻炼；肛门病术后的提肛运动锻炼。

四、出院教育

出院教育的目的是帮助患者掌握日常的自我护理方法，促进功能恢复。

（1）指导患者建立良好的健康行为：每日定时起居，定时大便，保持大便通畅，便时勿久蹲或过分用力努责，预防便秘与腹泻，每日多饮水。

（2）饮食宜清淡，食用易消化、富含纤维素的食物，少食辛辣厚味和刺激性的食物。

（3）暂勿做剧烈运动，避免久站久坐，负重远行。

（4）保持肛门局部清洁，便后清洗肛门。

（5）出院后可酌情门诊换药以巩固疗效，必要时1周或半个月来院复查1次，如有不适，可随时复查。

（6）对出院带药应讲明作用、剂量和使用方法。

（7）指导患者进行肛门局部功能锻炼。①提肛运动：用力使臀部肌肉向内收缩，使肛门向上提，或连续而有节奏的做下蹲 - 站立 - 下蹲动作，每次做 0.5 ~ 1min，每日做 1 ~ 3 次，每次做 5 ~ 30 个，或量力而行。②便后操：保持肛门周围清洁干燥，便后先清洁肛门，然后用右手示指尖压在肛门缘轻轻推肛门向上，同时收缩肛门，重复 20 ~ 30 次。③睡前操：睡前两膝跪在床上，两肘着床，头低垂，腰部下弯，臀部稍高，挺身收腹吸气，同时用力收缩肛门。

五、肠造口患者的健康教育

（1）饮食：无论何种造口者，原则上不需要忌口，只需要均衡饮食便可。最好不要一次吃得太多，多食新鲜蔬菜及水果。少吃易产气或有刺激性的容易产生臭味食物，如洋葱、番薯、蒜、芹菜、豆类、啤酒、汽水及香料、鱼、蛋、牛奶、羊肉等。

（2）服装：宜穿吸汗不透明的服装。造口位于腰带位置的男士，避免穿皮带裤，可用背带裤代替，避免穿紧窄衣服，女性以连衣裙较为适宜。

（3）运动：身体健康恢复后，可以继续各项活动，但要避免剧烈的运动如跑步、冲浪、摔跤运动，避免提举重物。

（4）工作与社交：一般造口人士术后半年即可恢复原有的工作，而且无需担心因造口而影响正常的工作。注意劳逸结合，不要熬夜。平时身边应有备用袋以备急需，特别是大便稀薄时。

（5）沐浴：沐浴时选用无香精的中性沐浴液；一件式除去造口袋洗澡；二件式在底板与皮肤接触处封上防水胶布，浴毕揭去胶布即可。

（6）旅游：造口袋放在随身行李中；外出时带足造口用品；路途中注意饮食卫生，防止腹泻，并随身带常用的止泻药、抗生素及造口治疗师名片。

（7）结婚和怀孕：只要保持身心健康，年轻的女造口者是可以怀孕的。一般而言，造口患者可以正常哺乳，而造口患者最理想的避孕方法是由男方执行，亦即是说用避孕套或输精管切除术。

（8）造口袋的存贮：尽量不要一次性购买大量的造口袋，一般不超过 3 个月的用量，清洗后放在阴凉通风处吹干，避免阳光和热量的直接接触。

（9）出院后定期随访，有异常情况随时就诊。告之患者异常情况如：造口出血、狭窄、加缩、脱垂、造口旁疝、造口周围皮肤炎等。

（孙晓慧）

第二十节　危重患者的心理护理

一、危重患者一般心理特点及心理护理

（一）危重患者一般心理特点

危重患者病情险恶，心理反应强烈而且复杂。心理反应的强弱和持续时间的长短，不但取决于疾病的性质、严重的程度、对症状的改善以及对治愈的预期，也受到患者对自身疾病的认识，以及患者的心理素质、个性特征、文化水平、家庭经济状况等多种因素的影响。此外，个体对疾病信息的敏感性，以及对疾病所造成痛苦的耐受性和社会因素的影响，也会使其对疾病产生不同的心理状态。强烈的心理反应，表现为有明显的情绪反应或同时伴有行为反应，如喊叫、呼救、躁动等。还可见到极端的负性情绪反应，如木僵状态。有的患者还采用不良心理自卫机制，如迁怒于护理人员。有些患者不仅有情绪反应、行为反应和自我防御反应，还有因疾病引起的精神障碍，如烧伤后的患者，可出现幻听、幻视和罪恶妄想，精神活动减退的抑制状态。危重患者常见的心理特征如下。

1. 紧张与恐惧　危重患者多是突然起病，或突然遭受意外，或者在原来疾病的基础上，病情加重，往往生命危在旦夕，常表现出紧张与恐惧，心理反应强烈。由于致病原因不同，所以表现出不同的特点。

（1）事故导致意外的患者：因责任事故、技术事故或过失导致意外受伤者，往往表现急性心理创伤后的"情绪休克"状态，不言不语、无呻吟、表情淡漠、木僵、缄默、紧张、惧怕面容，有的拒绝救治。

（2）急性创伤致残、意外事故毁容或脏器损伤的患者，由于对疼痛、死亡和病情恶化的惧怕和对日后残废、生活能力丧失的担心，常表现出惊慌和恐惧的心理，他们对医护人员提出过急过高的要求，迫切希望得到最好的救治，达到他们所理想的治疗效果。

（3）急性心衰、急性心肌梗死和肺梗死的患者，发病时由于心前区、胸前区疼痛，患者往往手捂胸前、面色苍白、出冷汗、屏气、闭眼，不敢抬手抬腿，更不敢翻身，这种濒死的体验，使患者陷入极度的恐惧而难以自拔。

（4）休克患者往往面色苍白，大汗淋漓，四肢冰凉，表情呆滞，严重者濒临死亡，患者可有烦躁不安，甚至超限抑制。

（5）昏迷患者一旦抢救脱险，神志逐渐清醒，多种心理问题随之而来，如怕留有后遗症，怕再度昏迷陷入险境，心理负担较重。

（6）急性感染患者，如大叶性肺炎，常表现高热、胸痛、咳嗽和咳血痰等症状，患者可紧张恐惧，拒绝说话，不敢深呼吸及咳嗽。

（7）大量呕血、咯血，如食管静脉曲张破裂出血、支气管扩张破裂出血等患者，精神常高度紧张和极度恐惧。

2. 焦虑　焦虑常发生于患者对病因、疾病转归和治疗效果不明确的情况下。危重患者只要神志清楚，均有不同程度的焦虑。常表现为烦躁不安，敏感多疑，激怒性增高。焦虑心理主要是对自己伤病转归担心，如大出血患者对立即手术缺乏心理准备，惧怕手术与求生欲望的矛盾，使之产生严重的内心冲突而焦虑不安；急症住院患者，突然与家人和工作单位隔

离，一时难以适应医院环境，出现分离性焦虑；事故导致意外，外伤和烧伤患者，自我完整性破坏，有时需要截肢或整容时，患者则产生阉割性焦虑，担心将来可能影响工作和家庭生活，以致忧虑忡忡而不能自拔。在临床治疗过程中，患者表现出的最常见的心理反应形式是抑郁，轻者对外界事物的兴趣下降，重者则常放弃治疗，甚至自杀。

3. 孤独与抑郁　危重患者多数是急诊入院，对离开家庭和工作、入院后的陌生环境缺乏心理上的准备。尤其是 ICU，与外界隔离，家属探视时受到病情和时间限制，医护人员与患者谈心的时间不多，在这种环境里病情稍有好转，患者就会产生孤独感。加之病房内各种抢救器材，如氧气、吸痰器、呼吸机、急救车等，也容易使患者触景生情，感到自己病情严重，担心病情是否能好转，忧虑工作、家庭、生活，思绪万千，从而产生抑郁，严重者可萌发轻生念头。冠状动脉循环障碍者，偶可出现幻听，也可出现妄想状态，这就更增加了心理问题的复杂性。

4. 愤怒与抗治　有些患者尤其是意外伤害者，多面带怒容，双眉紧锁，由于愤怒可表现尖叫，迁怒于医护人员，服毒自杀未遂者常更暴躁、易怒，可喊叫不止，因委屈和挫折而失去自制能力。自感救治无望和自杀未遂的患者，常产生抗拒治疗的心理。

5. 期待与依赖　危重患者由于身体的衰弱，生活自理能力差，又渴望生存，期望迅速康复，患者角色强化，往往一切以自我为中心，对医护人员、家属、朋友依赖性增强，期待得到更多的照顾。

6. 冲突　长期慢性疾病，如风湿性心脏病、冠心病、慢性阻塞性肺气肿等，病情反复发作而住院，在急性发作时，既惧怕死亡，又怕麻烦他人，而产生求生不能，求死不成的动机冲突。伤残、毁容、生殖器损伤或截肢的患者，"自我概念"受到威胁，怕失去生活自理能力，怕失去自己心爱的工作，怕失去被爱的权利，产生既盼望早治疗、又怕终生残废连累他人，既想接触社会、又羞于见人的种种冲突心理。

（二）危重患者的一般心理护理

危重患者的心理护理是在护理人员与患者相互交往中进行的。通过护理人员的心理护理知识与技术，改善患者的心理状态与行为，使之有利于康复。

1. 稳定情绪　对于危重患者，时间就是生命，必须分秒必争，尽快救治。同时也应牢记，这类患者情绪反应强烈，而情绪对疾病又有直接影响，因此稳定患者的情绪是不可忽视的工作。

护理人员要富有责任心、同情心，要熟知危重患者的心理特点。得到紧急信息应立即前往探询患者，切记要礼貌、诚恳和自然地询问患者或家属的有关情况；要沉着、稳重、严肃、有序地进行抢救护理，这样可以稳定患者的情绪。应特别指出，在患者面前不可说"这么重"、"怎么办？"之类语言，也不可搓手顿足，面带难色。

对患者和家属要关怀尊重，从举止言谈上给患者及亲属以适当安慰和必要的心理指导，减轻和消除他们的紧张。要严密观察患者的生命体征，沉着、熟练地与医生密切配合。对于生命体征不平稳，生命危在旦夕的患者，切不可在患者面前谈论病情，只能单独向家属作交代，并提醒他们不可在患者面前流露，做好保护性医疗工作。

2. 理解支持　对危重患者要理解，并能谅解其过激行为。对于自杀未遂者不能训斥、嘲讽、讥笑，更不能迁怒。在抢救的恢复期，要对其进行认知疗法，改变错误认识，树立正确的人生观，改善其心理状况。对伤残患者可进行疏导心理疗法，从而调动患者的主观能动性，积极配合治疗护理，以达到身心两方面的康复。对身心疾病患者，要进行双重治疗，在进行积极的生物学治疗同时，也要进行心理治疗。患者亲属的言行举止直接影响着患者的情绪，所以还要指导患者家属如何配合医疗护理工作，如何支持鼓励患者，提高患者战胜疾病的信心。要求他们及时向医护人员反映患者的心理问题，对患者的合理要求，应尽量给予满足，以利康复。

3. 优化治疗环境　尽力创造优美、舒适的治疗环境，如室内色调应是使人情绪安静、平稳而舒适的冷色，如蓝色、绿色。要保持室内安静，创造一个安全、可靠、和谐的气氛和环境。

二、ICU 中患者的心理问题及心理护理

ICU 是收治各类重症患者的专科，它以现代的仪器设备、先进的医疗护理技术对患者实施严密的监护和集中的治疗护理，在有利于提高抢救成功率的同时，也提出了心理护理学中的新问题。

（一）监护病房中影响心理反应的因素

住进 ICU 的患者都是危重病者，尽管患者在这里有最全面的治疗及护理照顾，但同时也最容易发生不良的心理反应，这些心理反应受到多方面因素的影响。

1. 疾病因素　疾病显然与躯体及精神两方面因素有关。心脏科与神经外科的危重症患者所引起的精神反应发生率较高，主要由于心脏疾患时心功能代偿不良而继发脑供血不足及脑缺氧之故，临床上可发生不同程度的谵妄等表现。电解质紊乱以及有毒的中间产物蓄积也能引起类神经症症状，如情绪不稳、抑郁、疲倦、萎靡、乏力等。精神方面，主要因对疾病本身过度担忧而引起心理负担，表现为焦虑、恐惧、情绪反应、睡眠障碍等。这与患者的精神创伤或个性特征也有一定关系。

2. 治疗及环境因素　治疗时某些药物可以影响脑功能，而产生不良的心理反应，例如用利多卡因治疗心律失常，静脉滴注速度达 4mg/min 时，大部分患者可出现谵妄。还有一些治疗，如气管插管、使用呼吸器、鼻饲管、固定的体位、持续的静脉注射等都会给患者带来一定的痛苦。这些常造成患者的感觉阻断，从而成为不良心理反应的诱发因素。

ICU 对患者来说往往是相当陌生的，这里有各种医疗设备，医务人员频繁走动，呻吟声嘈杂，昼夜光线通明，使患者很难维持生物节律，呻吟嘈杂声中，极易失眠。加之高度隔离，也增加了患者的不安全感及孤独的情绪。目睹其他患者死亡，特别是濒死者的挣扎，更加重了焦虑、紧张心理。

3. 人际关系因素　监护病房气氛十分严肃，医护人员彼此很少说话，也很少与患者交谈，患者与家属亲友的心理交流已减少到最低限度，因此患者的精神负担很重。

（二）ICU 患者的心理反应征

1. 初期焦虑　为初期的心理反应，发生在入病房后 1～2d，呈现不同程度的焦虑状态，多数来自疾病本身、家庭、社会、经济因素的影响。有的患者因持续剧痛产生濒死感，有的因面临新的人际关系和环境而引起心理障碍，还有些患者不理解检查、治疗意义和安全系数，思想准备不足，这些因素都会使患者产生不同程度的焦虑。

2. 否认反应　约有半数以上患者产生心理否认反应，多数患者在入住后第 2 天开始出

现，第 3、4 天达高峰。否认是患者对疾病的心理防御反应。这类患者经抢救后病情好转，急性症状初步控制，患者表现为否认有病，或认为自己的病很轻，不需住院监护治疗。

3. 中期抑郁 抑郁症状一般在第 5 天后再现，可见于 30% 的患者。这是心理损伤感的反应，患者感到失去了工作、生活处理和社交能力，不愿病友和同事知道病因及患病，对探视、治疗和护理多采取回避态度。

4. 撤离时的焦虑 由于患者对 ICU 的适应和心理方面的要求，对离开 ICU 缺乏充分心理准备，或已对监护病房产生依赖，结果患者在离开监护室时产生焦虑反应。常表现出行为幼稚退化，希望得到全面照顾的倾向。

5. 急躁、消极与绝望 患者对家庭、工作的担忧不能消除，往往会迁怒于他人，或压抑在心底而表现消沉，表现对诊断治疗无动于衷。

（三）护理

1. 一般的心理护理 监护病房的患者受很多因素的影响，这些因素常掺杂在一起，使患者心理活动复杂化，并可相互转化。要抓住患者的心理活动，必须通过多种渠道探索患者的心理状况。首先要理解、同情患者，掌握 ICU 中常见的心理反应问题，以及常见的心理特征。要善于观察患者行为和情绪反应，根据具体情况有的放矢，对他们加以安慰、解释和开导，以消除心理障碍，并且切实地帮助患者解决一些问题。如患者在护理人员的温暖和关怀下表现出积极的反应，预示着心理护理的成功。

2. 环境心理护理法 环境心理护理的方法是改善 ICU 的环境，逐步缓解患者对 ICU 的陌生感。具体的方法是主动向患者介绍监护病房的基本情况。说明各仪器设备及其在应用中出现的声响，使患者明白仪器是为检测病情而使用，并非意味是病危，让患者坦然对待自己的病情，尽快适应新环境。

为避免仪器监测和特殊治疗对患者的心理刺激，在不影响诊疗规程的情况下，尽量将特殊诊疗操作集中一次完成，例如对需要做血气分析者，给予桡动脉穿刺置管，不仅可以持续监测血压，还可以通过三通开关随时采血，以减轻患者痛苦及心理负担。

设法缓和监护室的紧张气氛，如张贴振奋情绪的壁画，室内放置花卉、盆景，唤起患者乐观情绪。每日清晨拉开窗帘时，主动向患者报告气象，室内悬挂日历和时钟，增加患者的时空感，减轻患者紧张和恐惧情绪。

3. 语言心理护理法 语言心理护理法是通过护患交流中的语言技巧，改善患者心理状态的一种护理方法。重症患者住在 ICU，与周围的语言交流减少，加之对自身病情的猜疑和忧虑，易于出现抑郁和孤独感，对信息的需求，尤其对诊疗及其他信息需求十分迫切。护理人员要加强以提供信息、沟通感情为主的语言护理，及时向患者解释其诊疗情况。除对患者心理上难以承受的信息保密外，一般应如实告诉患者，使其对诊疗情况心中有数，减少不必要的猜测和恐惧，主动配合治疗。另外要主动热情地与患者进行其他方面的交谈，通过交谈不但了解患者的思想状况，还可以融洽护患关系，减少其紧张和恐惧感。

4. 遵医行为护理法 患者的遵医行为是保证治疗、护理措施得以实现的重要条件。心理否认反应对患者的精神具有保护作用，是一种心理防御反应，但否认反应可使患者对严重疾病存有侥幸心理，使患者对治疗缺乏充分思想准备，有的拒绝住在 ICU。通过遵医行为护理法可以转化患者的心理状态，要以认真、科学的态度向患者解释病情及诊疗方案，并注意方式、方法。由于患者是因恐惧而产生否认心理，突然的、过重的刺激会使患者心理难以承受，故需根据患者的心理承受能力，逐步地使其认识到自己的病情及其治疗措施，以充分的信心配合医护完成治疗工作。但是遇到病前即有心理缺陷的患者，往往有长期持续的心理否认，患者常拒绝执行医嘱。此时，要采取与患者协商的办法，尊重他们的合理要求，帮助他们恢复自制能力，防止对立情绪发生。

5. 支持性心理护理法　是护士通过以心理学的原则与方法和患者交谈，提高患者对精神刺激的防御能力，建立心理平衡的一种护理方法。ICU 的患者中期忧郁所产生的强烈心理损失感可表现烦躁、易怒、抑郁、自卑、情绪低沉，甚至出现自杀念头。这些心理损伤感是影响患者康复的重要因素，尤其是高血压病、心脏疾患等，情绪是诱发病情恶化的一个常见原因。所以此时的心理护理应列为监护的重要内容之一。对焦虑与抑郁所造成的心理损伤感可采用支持性心理护理疗法。支持性心理护理法的原则：接受、支持和保证。接受就是护理者要以同情、关心、亲切的态度，耐心听取患者意见、想法和自我感受，切忌以武断和轻率否定态度和患者讲话。护士不能机械地听取患者叙述，要深入了解其内心世界，注意言谈和态度所表达的心理症结所在，引导患者倾吐内心的损失感受。这种方法本身就有宣泄治疗作用。支持原则是通过以上"接受"，掌握患者的损失感受，然后给予患者精神上的支持，尤其对消极悲观的患者，应反复予以鼓励。支持原则不是信口开河，必须有科学依据，有一定的文学修养，懂得社会心理学等。支持语调要坚定慎重，充满信心，使患者感受到极大的心理安慰。保证原则是进一步对患者的身心症状、客观存在的病情加以说明，以劝导或启发等方式消除患者的疑虑或错误概念，指出其存在的价值和能力，以缓解或减轻患者的精神压力。保证原则要求护士必须切合实际，缺乏根据的语言，常使患者失去对护士的信赖而使治疗失败。保证的目的是为患者创立一种希望和积极的气氛，切忌任何方式的欺骗和愚弄。

总之，支持心理护理法是以同情体贴的态度，给予患者心理支持；以科学的态度向患者保证，使之树立征服病魔的决心，唤起患者抗御疾病的信心。同时还要动员社会、家庭各方面的力量，为患者解决生活上、工作上、学习上的后顾之忧，使患者安心治病，战胜疾苦。

6. 心理调节护理法　心理调节护理主要调动患者自身不断地进行内部协调，以适应客观现实和环境，最终达到恢复心理平衡的目的。对于心理矛盾冲突严重的患者，可针对病情采取治疗性心理护理，以调动患者心理调节机制，恢复心理平衡。如以宣泄法使患者发泄压抑的情绪；以升华法转移其心理矛盾；以调查法使患者正视自己的病情，正确对待疾病、对待生活。

7. 消除依赖心理　有些患者在病情恢复、即将离开 ICU 时，却又产生抑郁和依赖心理，担心以后病情复发而产生抑郁感及依赖心理。对这类患者，护士一方面要做好说服解释工作，使患者既明确自身疾病已经缓解，又要明确树立战胜疾病的信心，增强自身抗病能力。另一方面，对原治疗方案不能突然停用，要制定强化治疗和预防复发的治疗措施，以解除患者后顾之忧。

三、危重症护理和护士应具备的心理品质

人们在社会生活中，对社会都承担着一定责任和从事一项专门业务，其特定的专业和工作，规定着人们应具备相应的心理品质和行为规范。心理品质是一个人认识活动、情感活动和意志活动的有机结合。危重患者护理责任重大，分分秒秒都决定着患者的生命，哪点疏忽都可造成不可挽回的损失。敏锐的观察力可以获得珍贵的诊断依据；积极稳定的情绪可以安

抚患者的心境，唤起患者治病的信心，所以，做好危重患者的护理，必须要求护士具备相应的心理品质。

1. 高尚的道德感 道德感是关于人的言论、行为、思想及意图是否符合人的道德需要而产生的情感，是对于自我行为从理智和情感两方面所进行的统一评价。道德感的具体体现就是职业道德，其突出特点是利他精神和无私的奉献。做危重患者的护理，必须视患者的痛苦和生命高于一切。道德感是驱动人们道德行为的强大动力，具有高尚道德的护士会竭尽全力、千方百计解除患者痛苦；会设身处地为患者着想，和患者"角色互换"，视患者如亲人，以患者之忧而忧，以患者之乐而乐。

2. 良好的能力技巧 所谓能力，就是直接影响人们顺利而有效地完成某项活动的个性心理特征。所谓技巧就是在能力素质的基础上，通过练习形成的熟练活动。技巧与某项专业结合就形成了专业技术。救治危重患者仅具备良好的动机，而缺乏相应的能力就不可能取得良好的效果，甚至会延误抢救的时机。所以，必须具备良好的能力素质，经过勤奋的训练，娴熟地掌握护理技术。①稳：动作轻柔、协调、灵巧、稳定及富有条理。②准：熟悉患者，了解病情，处置操作做到规范化，准确无误。③快：动作熟练，眼疾手快，干净利落，用较少的时间高质量地完成操作任务。④好：技术质量高，效果好，举止行为美，自己满意，患者也满意。

娴熟的技术往往能赢得时间，赢得安全，挽救生命。在临床实践中时间就是生命，比如颅脑外伤，从接诊、测血压、量体温、数脉搏、记录瞳孔变化及意识情况，到采血、验血型、备血、做药物过敏试验、理发，直到送进手术室，这一系列工作要求护士约在 15min 内准确、无误地全部完成，如果不是一个训练有素的护士是很难办到的。

3. 积极而稳定的情绪 情绪是人对客观世界的一种特殊反映形式，即人对客观事物是否符合自己需要的内在体验。在医院这个特殊的环境里，特别是在 ICU，面对的是与死神抗争的患者，还有充满忧、悲、愁的患者亲属。对此，护士要有真挚的同情心和高尚的道德情操，但又不能在这复杂的情感漩涡里随波逐流，产生情绪波动。

生活中，人人都会受挫折；时时事事都可能有不顺心、不愉快的时候，护士自己也在所难免，这就要求护士对自己的情绪、情感要有一定的调节控制能力，做到急事不慌，纠缠不怒，悲喜有节，沉着冷静，以保持病房和治疗环境稳定。

护士的情绪变化，尤其是面部表情，对患者及家属都有直接感染作用。在一个危重患者治疗护理中，如果护士面孔紧张，动作惊慌，即会使患者感到自己处于险境之中，必定加重心理负担。所以，护士积极的情绪、和善可亲的表情和举止、热爱生活的愉快态度，不仅能调节病房和治疗环境气氛，而且能转换患者不良的心境，唤起患者治病的信心，增强安全感。

4. 敏锐的观察能力 观察是知觉的一种特殊形式，即有目的和有计划的主动的知觉过程。观察力是护理危重患者必备的能力和衡量其心理品质的一个重要标志。护士首先运用视、听、触、嗅等感觉直观地去得到患者资料，再判断患者的需要，帮助医生诊断、评价治疗和护理效果，以及预测可能发生的问题。

观察必须有科学性和系统性。护士除观察患者生命体征外，还应观察患者的面部表情、举止行为、患者睡态和进食情况等。对患者的哭泣声、叹息声、呻吟声等应有敏锐的察觉。护士从这些细微的外表行为、躯体动作语言中，可以了解一些患者的内心活动和躯体的情况。

护士的观察力实际上是广泛的知识、熟练的技巧和高尚情感的结合。如何培养自己的观察力，可以从以下几个方面入手。①观察目的明确：这是良好观察能力的前提。否则易被一些非本质的表象所迷惑，获得一堆杂乱无章的材料。②丰富的专业知识：这样才能抓住现象本质，使观察结果全面而且精确。③制定周密的计划：有的病情或生理变化迅速，如果不明确观察顺序，就会手忙脚乱。④观察中多思考：观察不能被动地收集、罗列印象，而是边观察边思考，不断地通过分析、综合、比较，主动地获取资料。⑤良好的记录习惯：有条理地详细记录，及时总结、不断提高。

5. 独立的思维能力　危重症患者抢救过程中，病情时刻呈现动态的变化，这就要求护士迅速执行医嘱。但是如果护士机械地执行医嘱，不假思索，也可能会在盲目执行中出现医疗差错或事故。有独立思维能力的护士并不把医嘱当作金科玉律，而是先按医生的思路去认真思考，再在病情的动态变化中发现问题，运用科学的思维方式去独立分析，然后提出自己的观点。这一点在危重症患者抢救护理中尤其重要，因为病情经常变化，不能机械地执行医嘱，要密切观察病情，给医生提出治疗的依据。

良好的独立思维能力，还表现在制定全面的护理计划中。当前所推行的责任制护理，要求护士充分发挥护理的相对独立功能，制定出有针对性的护理计划。一般说来，凡是善于独立思考的护士，抢救配合中多能正确理解医嘱，工作起来心中有数，有较强的应变能力；而缺乏独立思维能力的护士则往往手忙脚乱，遇到紧急情况更是不知所措，所以独立的思维能力是护士做好危重症护理的一个重要的心理品质。

6. 具备良好的沟通技巧　所谓沟通，就是人与人之间的信息传递和交流。日常护理活动中时时处处有着护士与患者之间的沟通，而在危重患者的护理中往往被护士忽略。常以为对危重患者只是救命而已，忽略了沟通的重要，不利于调动患者自身与疾病斗争的能力。

沟通可分为语言沟通和非语言沟通两种方式。语言沟通是指使用语言交流的沟通方式。做好危重患者的护理要有良好的语言沟通技巧，护理人员美好的语言，对患者可产生积极作用。在紧张繁忙的护理工作中，要抓住时机对患者说些安慰性、鼓励性、积极暗示性和健康指令性语言，这样就会改善患者的心理状况，有利调动患者自身抗病能力。

非语言沟通是指举止、行为和表情动作的沟通方式。据分析，在一个信息传递和交流（即沟通）的反应中，词语占7%，语调占38%，面部表情占55%，可见非语言沟通更为重要。因此，要求护士在紧张的气氛中，要注意保持面部表情的平和。在表情中，微笑是最美的语言。

护士在危重患者救治中，扮演着举足轻重的重要角色，护士与患者接触的时间多，与患者家属的联系也多于医生。护士与患者有效地沟通，增加了患者与疾病斗争的信心，有助于医疗护理计划顺利进行。护士与家属有效地沟通，就能更深入地了解患者的心理情况，并可以发挥家属的积极性，更好地解除患者的心理问题。因此，护士的沟通技巧不仅是文明礼貌问题，也不只是涉及人际关系的问题，而是直接影响着危重患者心理护理是否成功的问题，因此，做好危重症患者护理，护士必须具备良好的沟通技巧。

（韩玉敏）

参考文献

[1] 胡爱玲，郑美春，李伟娟. 现代伤口与肠造口临床护理实践 [M]. 北京：中国协和医科大学出版社，2010.

[2] 蒋南群. 中西护理干预对肛肠疾病术后疼痛的影响 [J]. Today Nurse，2012.

[3] 丁义江. 丁氏肛肠病学 [M]. 北京：人民卫生出版社，2006.

[4] 黄志强. 腹部外科手术学 [M]. 长沙：湖南科学技术出版社，2001.

[5] 皮执民. 消化外科学 [M]. 北京：人民卫生出版社，2002.

[6] 何继永. 外科疾病诊断标准 [M]. 北京：科学出版社，2001.

[7] 苏英杰，李曙光. 护理干预性诊断告知对癌因性疲乏的影响 [J]. 中国医刊，2012.47（5）：77-80.